Physiotherapeutische Maßnahmen

Leitfaden Physiotherapie

Bernard Kolster, Gisela Ebelt-Paprotny

Befund, Techniken, Behandlung, Rehabilitation

Physiotherapie Leitfaden

Herausgegeben von Dr. Bernard Kolster, Marburg
und Gisela Ebelt-Paprotny, Marburg

Reihenherausgeber: Dr. A. Schäffler, Ulm; U. Renz, Lübeck

Lektorat: Dr. M. Steinröder; Dr. H. Renz-Polster; S. Walden

Unter Mitarbeit von P. Appenroth, Schwalmstadt; Dr. M. Baumgart, Marburg; A. Debray, Marburg; Dr. U. Buck, Lüneburg; W. Dahlgrün, Marburg; I. Dittrich-Scherer, Marburg; S. Eifel, Trittenheim; A. Frank, Marburg; G. Groot Landeweer, Stockelsdorf; K. Horvat, Marburg; A. Jenner-Kief, Lübeck; C. Kiesewetter, Hamburg; A. Knipp, Siegen; W. Kraus, Hachborn; V. Kruft, Marburg; H. Marquardt, Königsfeld-Burgberg; J. Müller, Heyen; B. Neumann, Marburg; H.P. Ogal, Gießen; M. Plefka; Marburg; C. Rock, Zürich; J. Rohde, Mahlow/Berlin; B. Sonnwald, Köln; S. Stehmeyer, Marburg; W. Wenk, Marburg; Dr. A. Wilke, Marburg; U. Wolf, Marburg

Graphiken von Susanne Adler, Lübeck

Mit einem **Geleitwort** von Frau Antje Hüter-Becker, Heidelberg

2., neu bearbeitete Auflage

GUSTAV FISCHER

Urban & Fischer Verlag
München · Jena

Zuschriften und Kritiken an
Urban & Fischer Verlag, Lektorat Physiotherapie, Karlstr. 45, 80333 München

Wichtiger Hinweis

Die Erkenntnisse in der Medizin unterliegen laufendem Wandel durch Forschung und klinische Erfahrungen. Die AutorInnen dieses Werkes haben große Sorgfalt darauf verwendet, daß die gemachten (therapeutischen) Angaben – insbesondere hinsichtlich Indikation, Dosierung und unerwünschten Wirkungen – dem derzeitigen Wissensstand entsprechen. Das entbindet die BenutzerIn aber nicht von der Verpflichtung, anhand der Beipackzettel zu verschreibender Präparate zu überprüfen, ob die dort gemachten Angaben von denen in diesem Buch abweichen, und seine Verordnung in eigener Verantwortung zu bestimmen.

CIP erhältlich bei der British Library.

Sonderausgabe für Weltbild.

Gedruckt auf elementar chlorfrei gebleichtem Papier

1. Auflage August 1994
2. Auflage Januar 1996
2. Nachdruck der 2. Auflage 1999

Satz: SRP GmbH, Lübeck
Graphik: Susanne Adler, Lübeck; Gerda Raichle, Ulm; H. Zaender, Köln
Umschlag: SRP GmbH, Ulm
Druck: Clausen & Bosse, Leck
Printed in Germany
ISBN 3-437-45167-7

Geleitwort

Der Umfang dessen, was Krankengymnasten/Physiotherapeuten wissen müssen, um ihr praktisches Be-Handeln theoretisch zu untermauern, nimmt ständig zu. Alle wesentlichen Informationen aus allen Fachgebieten ständig „parat“ zu haben, ist fast nicht mehr möglich.

Begrüßenswert ist daher die Absicht der Autoren dieses Klinikleitfadens, eine Hilfe zur raschen Orientierung über Krankheitsbilder und Behandlungsschritte anzubieten.

Mit den hier zusammengestellten Kurzinformationen werden die Eckpunkte der krankengymnastischen Therapieplanung markiert, sie sind sozusagen die Schlüssel zum abgespeicherten Wissen des Therapeuten.

Berufsanfänger, Wiedereinsteiger oder auch Kolleginnen und Kollegen, die das Fachgebiet wechseln wollen, werden diesen Leitfaden dankbar aufgreifen. Das jedenfalls wünsche ich den Autoren!

Antje Hüter-Becker

Ausbildungsleiterin der Krankengymnastikschule Heidelberg

Vorwort der Reihenherausgeber

Das Informationsbedürfnis von in der Klinik und Praxis Tätigen ist immens. Dabei müssen die Informationen

- schnell verfügbar
- vollständig und zuverlässig
- direkt anwendbar sein.

Dem wollen die Bände der *„Leitfaden"*-Reihe Rechnung tragen. Das Konzept der Reihe wurde von Ärzten während der ersten Jahre ihrer klinischen Tätigkeit entwickelt und nun für den vorliegenden Band von Physiotherapeuten weiterentwickelt. *„Leitfäden"* verstehen sich als Nachschlagewerke für Fakten und Arbeitstechniken, die bei der Arbeit auf Station und in der Praxis benötigt werden.

„Leitfäden" enthalten konkrete Informationen für diagnostisches und therapeutisches Vorgehen, praktische Tips und Hinweise auf vermeidbare Fehler. Großer Wert wird auf eine qualitativ hochwertige Bebilderung gelegt.

Wir freuen uns über den Erfolg des Leitfadens Physiotherapie und wünschen, daß er sich weiterhin in der täglichen Arbeit bewähren wird.

Lübeck und Ulm U. Renz, A. Schäffler

Vorwort zur 2. Auflage

Der überwältigende Erfolg des Leitfadens Physiotherapie, der sich an alle PhysiotherapeutInnen und interessierten ÄrztInnen wendet, hat uns sehr gefreut. Das große Interesse und nicht zuletzt die zahlreichen konstruktiven Anregungen und Kritiken dienten als Ansporn, eine nochmalige gründliche Verbesserung, Erweiterung und Aktualisierung des Leitfadens vorzunehmen.

Für die 2. Auflage wurden alle Kapitel überarbeitet und dem aktuellen Erkenntnisstand angepaßt. Zusätzlich wurden neue Therapieformen wie Schädelakupressur, Akupunktmassage nach Penzel und CranioSacrale Therapie aufgenommen.

Wir hoffen, daß auch die zweite Auflage regen Anklang findet und in Theorie und Praxis wertvolle Hilfestellung leistet. An dieser Stelle sei noch einmal allen beteiligten AutorInnen für ihre Mitarbeit und ihr Engagement gedankt.

Marburg, im Dezember 1995 — Die Herausgeber

Vorwort zur 1. Auflage

Mit dem Leitfaden Physiotherapie stellen wir ein Kompendium vor, in dem das Stoffgebiet der gesamten Physiotherapie übersichtlich und umfassend dargestellt wird. Ziel ist, dem in diesem Gebiet tätigen Behandler alle im Arbeitsalltag benötigten Daten in komprimierter Form zur Verfügung zu stellen. In den letzten Jahren hat das Fachgebiet der Physiotherapie eine rasante Entwicklung vollzogen. Viele neue Techniken sind hinzugekommen, so daß ein enormes Potential an Behandlungsmöglichkeiten zur Verfügung steht. Das vorliegende Buch orientiert sich konsequent an der physiotherapeutischen Praxis. Neben der Darstellung der Methoden war es für uns eine besondere Herausforderung, die Teilgebiete der Medizin mit den wichtigsten Techniken der Physiotherapie zusammenzuführen. Der Leitfaden versteht sich jedoch nicht als Lehrbuch und räumt deshalb den theoretischen Grundlagen weniger Raum ein.

Der Leitfaden Physiotherapie gliedert sich in folgende Teile:

- Tips für die tägliche Arbeit, z.B. Organisation der Arbeit auf Station und in der Praxis, Verbandslehre, Hilfsmittelversorgung.
- Ausführlicher Methodenteil mit Befunderhebung, Basistechniken, Massage, Hydro- und Balneotherapie, Elektrotherapie, zahlreichen speziellen Techniken usw.
- Klinischer Teil, gegliedert nach Fachgebieten.

Wir wenden uns an Physio- und Ergotherapeuten in der Ausbildung und im klinischen Alltag. Aber auch alle Ärzte, die sich einen fundierten Überblick über den großen Bereich der Physiotherapie verschaffen wollen, möchten wir ansprechen.

Dieses Kompendium ist mit dem Fachwissen von vielen Physiotherapeuten und Ärzten entstanden. Diese Zusammenarbeit sollte auch im täglichen klinischen Leben realisiert werden, so daß die Kooperation beider Berufsgruppen den Patienten zugute kommt.

Therapieempfehlungen haben wir nach bestem Wissen und Gewissen gegeben. Es sei jedoch darauf hingewiesen, daß häufig viele Wege zum (Therapie)-Ziel führen. Kein Buch kann letztendlich die persönliche Erfahrung ersetzen.

Marburg, im Juli 1994 — Die Herausgeber

Danksagung

Für die Durchsicht der Manuskripte danken wir:

Herrn Dr. med. Th. Lemke, Chirurgie, Universitätsklinik Marburg

Herrn Dr. med. Herpertz, Asdonk-Klinik, St. Blasien

Frau Inge Berlin, PNF-Instruktorin, Berlin

Frau Birgit Ritter, Krankengymnastin, Marburg

Frau Gisela Huesges, Krankengymnastin, Marburg

Frau Meggi Maaß, Krankengymnastin, Marburg

Frau Dr. med. Heidi Siefken, Norderney

Herrn Dr. med. Gottschalk, Köln

Wir danken unseren Partnern und Familienangehörigen, namentlich Gisela und Lisa Wengler, die uns in den Phasen der größten Belastung hilfreich zur Seite standen.

Frau Karin Behrendt, Sekretärin der Krankengymnastik-Schule Marburg, führte den größten Teil der umfangreichen Tipp- und Korrekturarbeiten durch, wofür wir uns an dieser Stelle bedanken.

Unser Dank gilt auch der Grafikerin Frau Susanne Adler, Lübeck und dem Fotografen Herrn Boris Löffert, Rodgau. Frau Sigrun Zühlke, Frau Urte Paulat und Herrn Michael Gneiting danken wir für ihre engagierte Arbeit bei der Herstellung.

Zuletzt möchten wir unserem Verleger Herrn Dr. med. Jungjohann und den Lektoren des Jungjohann Verlages, namentlich Frau Dr. M. Steinröder, Herrn Dr. med. H. Renz-Polster und Frau S. Walden aus Lübeck, für ihre kompetente und kritische Bearbeitung des Manuskriptes danken. Ohne diese hervorragende, engagierte und kontinuierliche Zusammenarbeit wäre das Werk in seiner vorliegenden Form nicht denkbar.

Bedienungsanleitung

Der Leitfaden Physiotherapie ist ein Kitteltaschenbuch. Wir haben daher versucht, auf engem Raum das für die Praxis der PhysiotherapeutInnen wichtige Wissen darzustellen. Der Schwerpunkt liegt dabei auf den „Essentials“, d.h. den für die Therapie relevanten Daten. Die anatomischen, physiologischen und pathophysiologischen Grundlagen finden nur dann Berücksichtigung, wenn sie zur Begründung oder Verdeutlichung einer Methode unumgänglich sind.

Von Abkürzungen wurde aufgrund der Fülle von Informationen reichlich Gebrauch gemacht. Ein Abkürzungsverzeichnis findet sich vor dem 1. Kapitel. Folgende Symbole erleichtern die Übersicht:

Physiotherapeutische Maßnahmen und physiotherapeutische Befunderhebung. Die erforderlichen Techniken werden nach Therapiezielen gegliedert dargestellt.

Zusatzmaßnahmen, die die physiotherapeutische Therapie ergänzen.

Ärztliche Therapie

Tips & Fallen

! Besonderheiten, z.B. bei der physiotherapetischen oder ärztlichen Therapie

Querverweise auf Abschnitte oder Abbildungen, in denen das Stichwort ausführlich dargestellt wird, oder in denen wichtige Ergänzungen stehen, sind mit einem **Händchen** ☞ gekennzeichnet.

Der Leitfaden bietet drei Zugangswege:

- Informationen zu einem Krankheitsbild werden benötigt. Hier gibt die Inhaltsübersicht, die den jeweiligen Fachkapiteln vorangestellt ist, weitere Auskunft.
- Eine bestimmte physiotherapeutische Methode oder Technik wird gesucht. Diese sind in Kapitel 2 „Physiotherapeutische Methoden“ dargestellt. Das Inhaltsverzeichnis befindet sich auf der ersten Umschlagsseite.
- Der Index: Er ersetzt ein komplettes Inhaltsverzeichnis und ermöglicht das schnelle Auffinden aller wichtigen Stichworte.

Der Bildnachweis befindet sich auf Seite 707.

Abkürzungsverzeichnis

Symbole

®	Handelsname
↔	normal (im Normbereich)
↑	hoch, erhöht
↓	tief, erniedrigt
→	vgl. mit, daraus folgt
☞	siehe (Verweis)

A.	Arteria
AAT	Aachener-Aphasie-Test
Abd.	Abduktion
Add.	Adduktion
ADL	Activities of Daily Living
AeK	Agistisch exzentrische Kontraktion
AF	Atemfrequenz
AH	Aufrechte Haltung
AP	Alkalische Phosphatase
AR	Außenrotation
art.	arteriell
ASR	Achilles-Sehnen-Reflex
ASTE	Ausgangsstellung
asym.	asymmetrisch
AT	Atemtherapie

BB	Blutbild
BGA	Blutgasanalyse
BGM	Bindegewebsmassage
BH	Belastungshaltung
BL	Bauchlage
BM	Bauchmuskulatur
BSR	Bizeps-Sehnen-Reflex
Bsp.	Beispiel
BWS	Brustwirbelsäule

C	Halswirbel, cervical
chron.	chronisch
CK	Creatininkinase
CP	Cerebralparese
cP	chronische Polyarthritis
CPAP	Continous-positive-air-pressure
CRP	C-reaktives Protein

DD	Differentialdiagnose
DHS	Dynamische Hüftkopfschraube
DIP	distales Interphalangealgelenk
dist.	distal
dyn.	dynamisch(e)
DKPT	Dekubitus-, Kontraktur-, Pneumonie-, Thrombose-Prophylaxe
DS	Druckschmerz

E-Therapie	Elektrotherapie
EA	Einatmung
ED	Encephalomyelitis disseminata
EEG	Elektroenzephalogramm
Ext.	Extension
Extr.	Extremität
EZ	Ernährungszustand

FBL	Funktionelle Bewegungslehre
FEV_1	Einsekundenkapazität
Flex.	Flexion
Frakt.	Fraktur(en)

GOT	Gammaglutamatoxalacetat-transferase (Leberenzym)
GPT	Gammaglutamatpyruvat-transferase (Leberenzym)

H	Stunden
HF	Herzfrequenz
HKB	hinteres Kreuzband
HNO	Hals-Nasen-Ohren
HWS	Halswirbelsäule
Hz	Hertz

IgE	Immunglobulin-E
i.c.	intrakutan
i.m.	intramuskulär
Ind.	Indikation
IPPB	Intermittent positive pressure breathing
IR	Innenrotation
ISG	Iliosakralgelenk
i.v.	intravenös
IT-Kurve	Reizzeit-Intensitätskurve

KB	Kreuzband
KI	Kontraindikation
KO	Komplikation
kons.	konservativ

L	Lendenwirbel, lumbal
lat.	lateral
LDH	Lactatdehydrogenase
li.	links
Lig.	Ligamentum
Ligg.	Ligamenta
Lj.	Lebensjahr
LWS	Lendenwirbelsäule

M	Männer
M.	Muskel, Morbus
m	männlich
max.	maximal
MCD	Minimale cerebrale Dysfunktion
MCP	Metacarpo-Phalangealgelenk
med.	medial
Min.	Minute
Mm.	Muskuli
ms	Millisekunde
MT	Manuelle Therapie
MTT	Medizinische Trainingstherapie

N.	Nervus
NaCl	Natriumchlorid
Nn.	Nervi

OP	Operation
oper.	operativ
OS	Osteosynthese
OSG	oberes Sprunggelenk

Pat.	Patient/Patientin
$paCO_2$	Kohlendioxidpartialdruck
paO_2	Sauerstoffpartialdruck
pAVK	Periphere arterielle Verschlußkrankheit
PEEP	Positive endexpiratory pressure
PIP	proximales Interphalangeal-gelenk
prox.	proximal
PSR	Patellar-Sehnen-Reflex
PT	Physiotherapie

Re.	rechts
rez.	rezidivierend
RL	Rückenlage
RM	Rückenmark
Rö	Röntgen
RPR	Radius-Periost-Reflex
RR	Blutdruck nach Riva-Rocchi

S	Sakralwirbel
s.c.	subcutan
Sek.	Sekunde
SL	Seitlage
SRD	Sympatische Reflexdystrophie (M. Sudeck)
stat.	statisch
Std.	Stunden
STH	Somatotropes Hormon
SSW	Schwangerschaftswoche
s.o.	siehe oben
s.u.	siehe unten

Tbc	Tuberkulose
Temp.	Temperatur
TENS	Transkutane elektrische Nerven-Stimulation
TEP	Totalendoprothese
tgl.	täglich
Th	thorakal
Th.	TherapeutIn
Ther.	Therapie
TSR	Trizeps-Sehnen-Reflex

Urs.	Ursache
USG	unteres Sprungelenk
UV	Ultraviolett
UWA	Unterwassermassage

V.a.	Verdacht auf
VK	Vitalkapazität
VKB	vorderes Kreuzband

W	weiblich
Wirk.	Wirkung
WK	Wirbelkörper
Wo.	Woche
Wdhl.	Wiederholung

Z.n.	Zustand nach
ZNS	Zentrales Nervensystem
ZVD	Zentraler Venendruck

1

Claudia Kiesewetter

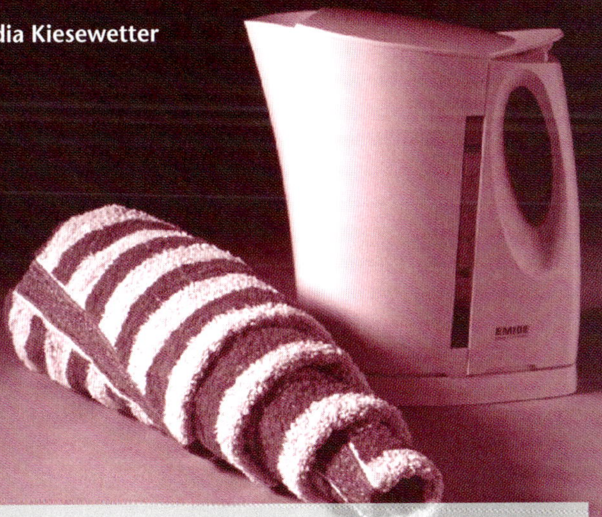

Tips für die tägliche Arbeit

1

1.1 Abrechnung und Verordnung

Eine Verordnung erfolgt außerhalb des Krankenhauses auf einem Rezept (☞ Abb. 1.01), im Krankenhaus auf einem krankenhausinternen Formular. Ausstellungsberechtigt sind nur ÄrztInnen.

Angaben auf Rezept/Krankenhausformular

- Name, Geburtsdatum und Anschrift des Pat.
- Krankenkasse und Pat.-Status (Mitglied, Familienangehöriger)
- Ausstellungsdatum
- Diagnose, Nebenerkrankungen
- Verordnete Therapie
- Praxis-/Krankenhausstempel
- Unterschrift der ÄrztIn
- *Abweichende Angaben auf dem Krankenhausformular:* Kein „Stempel" (Arztunterschrift ist ausreichend); Zus. Vermerk der Station sowie Aufnahmenummer des Pat.

Tips & Fallen

→ Ohne Verordnung keine Behandlung.
→ Therapiebeginn binnen 14 Tagen ab Ausstellungsdatum, ansonsten ist das Rezept ungültig.

1.1.1 Rezeptausstellung

Nebenerkrankungen

Zusätzlich zur Diagnose sollten die für die Physiotherapie relevanten Nebenerkrankungen aufgeführt werden → wichtige Hinweise z.B. auf:

- KI für bestimmte Therapieformen (z.B. Herzinsuffizienz)
- Aufbau der Therapie
- Evtl. Hygienemaßnahmen (z.B. bei ansteckenden Erkrankungen).

Beispiele

- *Diabetes mellitus:* Veränderte Propriozeption, sensorische Störungen durch Polyneuropathie (☞ 6.3.5). Bei passiven Techniken besteht durch herabgesetztes Schmerzempfinden die Gefahr der Überdosierung.
- *Periphere Durchblutungsstörungen:* Neigung zu Hauterkrankungen, z.B. Fußpilz. Vor der Anwendung bestimmter Techniken (z.B. PNF – Beinpattern) kontrollieren, ob Erkrankungssymptome (Rötung, Schuppung, Nässe) zwischen den Zehen vorhanden sind. Bei Infektionsgefahr mit Einmalhandschuhen arbeiten.
- *Osteoporose:* Erhöhtes Frakturrisiko, insbes. bei passiven Behandlungstechniken.
- *Bluterkrankheit (Hämophilie) und „künstliche Bluter"* (durch Einnahme von gerinnungshemmenden Medikamenten wie Marcumar®): Risiko der Gelenkeinblutung, besonders bei intensiven und/oder passiven Gelenkbewegungen.

- *„Fortgeschrittene“ Herz- und Lungenerkrankungen* (☞ 3.1, 3.2). Es besteht eine geringere Belastbarkeit. Techniken mit Widerständen und Ganzkörperisometrie vermeiden.

Verordnung von Physiotherapie

In der ärztlichen Verordnung ist festgelegt:
- Gesamtanzahl der Behandlungen (Behandlungsserie)
- Wöchentliche Anzahl der Behandlungen (Turnus)
- Art der Behandlung (vorbereitende Maßnahmen und Therapie)
- Günstig ist die Angabe des Therapieziels.

Behandlungsserie und Turnus
- *Praxis/Ambulanz:* Gängig sind 6, 8 oder 10 Behandlungen. Der wöchentliche Behandlungsturnus (z.B. 2 x pro Woche) kann festgelegt sein. Erkrankungen mit rasch wechselndem Erscheinungsbild (z.B. PcP) benötigen einen individuellen Behandlungsturnus.
- *Krankenhaus:* Meist keine Festlegung der Behandlungsanzahl, da von einer täglichen Behandlung ausgegangen wird (bis zur Entlassung oder Verlegung). Nur wenn keine tägliche Behandlung nötig ist, Turnus mit Arzt festlegen.

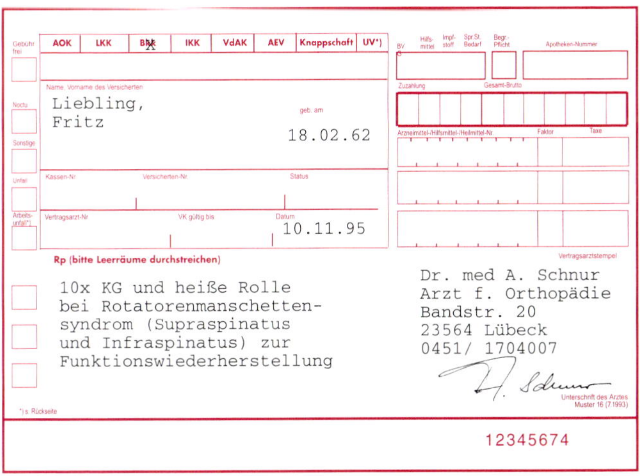

Gebühr frei | AOK | LKK | BKK | IKK | VdAK | AEV | Knappschaft | UV*)

BV | Hilfsmittel | Impfstoff | Spr.St. Bedarf | Begr.-Pflicht | Apotheken-Nummer

Noctu | Sonstige | Unfall | Arbeitsunfall*)

Name, Vorname des Versicherten: Liebling, Fritz

geb. am: 18.02.62

Zuzahlung | Gesamt-Brutto

Arzneimittel-/Hilfsmittel-/Heilmittel-Nr. | Faktor | Taxe

Kassen-Nr. | Versicherten-Nr. | Status

Vertragsarzt-Nr. | VK gültig bis | Datum: 10.11.95

Rp (bitte Leerräume durchstreichen)

10x KG und heiße Rolle
bei Rotatorenmanschetten-
syndrom (Supraspinatus
und Infraspinatus) zur
Funktionswiederherstellung

Vertragsarztstempel

Dr. med A. Schnur
Arzt f. Orthopädie
Bandstr. 20
23564 Lübeck
0451/ 1704007

Unterschrift des Arztes
Muster 16 (7.1993)

*) s. Rückseite

12345674

Abb. 1.01: Rezeptbeispiel

1

Art der Behandlung

→ Vorbereitende Maßnahmen (z.B. Heiße Rolle, Fango, Heißluft) werden von der eigentlichen Physiotherapie unterschieden. Die Anwendung erfolgt i.d.R. vor der physiotherapeutischen Behandlung.

→ Die physiotherapeutische Behandlung ist i.d.R. eine Einzeltherapie. Die Durchführung einer Gruppentherapie muß auf dem Rezept vermerkt sein (z.B. „6 x Physiotherapie in der Gruppe"). Ausnahmen sind z.B. Orthopädisches Turnen, Psychomotorik, Präventivmaßnahmen (Rückenschule, Geburtsvorbereitung), Koronarsport.

→ Rechtlich ist die Verordnung von „Physiotherapie" ausreichend. Die Maßnahmen können dann frei ausgewählt werden.

→ Bei konkreten Therapieangaben (z.B. Atemtherapie, Physiotherapie nach BRÜGGER) ist nur der Einsatz der entsprechenden Techniken und Maßnahmen möglich.

→ Zusatz „auf neurophysiologischer Basis": Verwendung oft bei neurologisch erkrankten Pat. Hier können verschiedene, auf neurophysiologischer Basis arbeitende Methoden (z.B. BOBATH, VOJTA, PNF) eingesetzt und entsprechend der komplexeren Behandlung höher abgerechnet werden. Bedingung für einen erhöhten Abrechnungssatz ist die durch Zertifikatskurs erworbene Qualifikation und der Nachweis gegenüber der Krankenkasse. Rezeptierbeispiel: „10 Behandlungen auf neurophysiologischer Grundlage nach BOBATH"

→ Bei Kindern (bis 14 J.) mit zerebralen Bewegungsstörungen kann mit dem Zusatz „auf neurophysiol. Grundlage f. Kinder nach BOBATH" bzw. ... nach VOJTA" ebenfalls entsprechend der Zusatzleistung höher abgerechnet werden.

Tips & Fallen

→ Entspricht die Verordnung nicht den benötigten Anforderungen: Rücksprache mit ÄrztIn.

→ *Im Krankenhaus:*
  - Mündlich vereinbarte Therapieänderungen von ÄrztIn in der Akte vermerken lassen (rechtliche Absicherung; ☞ 1.6.3).
  - Erstellung von Verordnungsformularen für Physiotherapie. Günstig: handschriftlich auszufüllendes Formular (z.B. Diagnose und Behandlungsart). Bei unvollständigen Angaben ÄrztIn darauf aufmerksam machen. Ungünstig: Ankreuzverfahren (z.B. von Krankheitsbildern und Therapieformen) → führt zu wahl- und kritikloser Verordnung.

→ *In der Praxis/Ambulanz:* Behandlungsunterbrechung max. 10 Tage, sonst wird das Rezept ungültig.

1.1.2 Die Abrechnung

Gesetzliche Krankenkassen

Die Abrechnungsbedingungen (z.B. allgemeine Abrechnungsgebühren, höher abrechenbare Therapien) sind unterschiedlich geregelt, je nach

- Bundesland
- Kasse: Die Primärkassen (ehemals RVO-Kassen, z.B. AOK) haben abhängig vom Bundesland unterschiedliche Abrechnungssätze, die VdAK-Kassen (Ersatzkassen, z.B. BEK) haben bundesweit einheitliche Sätze.

Die abgeschlossenen Rezepte (sowohl beendete als auch abgebrochene Behandlungsserie) werden vierteljährlich abgerechnet. Die Abrechnung erfolgt mit den gesetzlichen Krankenkassen oder dem Pat. selbst (Privatpatient).

Gebührensatz

Bei den gesetzlichen Krankenkassen richtet sich das Honorar nach den sogenannten „Positionen" (so hat z.B. die „Physiotherapie" einen geringeren Gebührensatz als „Physiotherapie auf neurophysiologischer Basis"). Ist eine Position nicht eindeutig formuliert (fehlt z.B. „auf neurophysiologischer Basis"), erstattet die Krankenkasse eventuell nur den einfachen Satz einer allgemeinen „Physiotherapie".

Bei nicht ausreichend genau ausgestellten Rezenpten rechtzeitig Rücksprache mit ÄrztIn halten (evtl. Rezeptänderung).

Rezeptgebühr

10 % der Behandlungssumme (Rezeptgebühr) ist vom Pat. spätestens zur ersten Behandlung zu entrichten. Bei Behandlungsabbruch dem Pat. die zuviel eingenommene Rezeptgebühr rückerstatten. Ausnahmebeispiel: In Hamburg und Schleswig-Holstein wird die Rückerstattung von Rezeptgebühren von den Primärkassen geregelt.

Zertifikatskurse

„Zertifikatskurse" werden von autorisierten InstruktorInnen durchgeführt. Auf der Basis des bescheinigten Kurses erbrachte Leistungen sind entsprechend den Kassen-Regelungen des jeweiligen Bundeslandes abrechnungsfähig.
I.d.R. werden Bobath- und Vojta-Kurse, Manuelle Therapie und PNF mit einem höheren Gebührensatz abgerechnet. In Hamburg und Schleswig-Holstein ist zusätzlich Sensorische Integration und Psychomotorik höher abrechenbar.

Beantragung der Abrechnungsfähigkeit

Einen formlosen Antrag und eine Fotokopie des Zertifikats an die Krankenkassen schicken. Ausnahme sind z.B. die VdAK-Kassen; Fotokopie an den zuständigen Ortsausschuß schicken. Auskünfte erteilen die Berufsverbände.

PrivatpatientInnen

- PrivatpatientInnen sind in keiner gesetzlichen Krankenkasse versichert. Die Abrechnung erfolgt i.d.R. direkt mit Pat. Pat. reicht die erhaltene Rechnung bei dem Versicherungsträger (i.d.R. private Krankenkasse) ein. Die Rückerstattung erfolgt entsprechend dem vom Versicherungsträger zugrunde gelegten Satz.
- Bei Privatpat. ist das Behandlungshonorar individuell festzulegen (i.d.R. aufgrund des bei Privatpat. höheren Verwaltungsaufwands *über* dem Kassensatz). Die schriftliche Vereinbarung kann durch Formulare erleichtert werden.

→ Privatpatienten sind daran interessiert, daß die Gebührensätze ihres Versicherungsträgers nicht überschritten werden.
→ Honorar vor erster Behandlung schriftlich festhalten (Pat.-Unterschrift). Nach Behandlungsbeginn ohne Honorarfestlegung kann der Pat. auf den „ortsüblichen Satz" (Krankenkassensatz) bestehen.

1.2 Tips für die Arbeit auf Station

1.2.1 Arbeiten im Stationsteam

Häufig besteht anstelle der fachübergreifenden Teambildung eine Abgrenzung der einzelnen Berufsgruppen. Kommunikation hilft, dieses Problem zu vermeiden.

Kontakt zu ÄrztInnen

Regelmäßiger Informationsaustausch z.B. durch Teilnahme an Visiten; Einrichten fester Termine für Besprechungen (mindestens 1 x pro Woche); Demonstration einer Behandlung (Verdeutlichen von Therapieerfolgen und -möglichkeiten).

Tips & Fallen

→ Dringende Probleme umgehend mit ÄrztIn besprechen.
→ In Gesprächen (sachlich und fachlich argumentieren) erklären/begründen: z.B. Therapieprobleme aus physiotherapeutischer Sicht zu beurteilen sind; welche Problembewältigungen durch Physiotherapie möglich sind.
→ Häufig halten sich ÄrztInnen mit Verordnungen aus Unsicherheit oder Unkenntnis zurück → Therapievorschläge z.B. während der Visite machen.

Zusammenarbeit mit dem Pflegepersonal

- Informationsaustausch, z.B. durch Teilnahme an den Übergaben (Schichtwechsel) und stationsinternen Planungen.
- Optimierung der physiotherapeutischen Versorgung des Pat. durch entsprechende Information des Pflegepersonals: Korrektes Patientenhandling. Optimale Lagerung, z.B. durch Beratung beim Bestellen von Lagerungsmitteln, Demonstration von Lagerungen usw. Aktivierung der Pat. durch Alltagstätigkeiten (ADL). Erreichten Leistungsstand der Pat. in die Krankenpflege integrieren. Negativbeispiel: Pat. wird trotz Gehfähigkeit noch gestützt.
- Hilfsmittelbestellungen für die Station (z.B. Rollstühle) mit organisieren. Auf physiotherapeutische Eignung achten (nach therapeutischen und funktionellen Kriterien aussuchen) → ein ¤Ausleihen“ für das PatientInnentraining ist dann möglich.
- Optimierung der Pflege durch Integrieren der PhysiotherapeutInnen in pflegerische Maßnahmen, z.B. bei Umlagerungen: Physiotherapie so planen, daß die nächste Umlagerung im Anschluß an die Therapie durchgeführt werden kann.
- Einarbeitung der PhysiotherapeutInnen in die Pflegestandards (soweit nötig).
- Zusammenarbeit klar definieren. Abgrenzung der Tätigkeiten von Pflegepersonal und PhysiotherapeutInnen anhand von Tätigkeitsmerkmalen. Tätigkeiten mit typisch pflegerischen Merkmalen sind z.B.: den Pat. in den Sessel setzen oder mit ihm über den Flur gehen, Gang zur Toilette und Umlagerungen.
- Ein *Tätigkeitskatalog,* mit Kennzeichnung der Tätigkeiten, die als „typisch pflegerisch“ einzuordnen sind, ist bei der Pflegedienstleitung erhältlich.

→ Verständnis für das Pflegepersonal aufbringen, das den verschiedensten Anforderungen gerecht werden muß.
→ Schulungen/Fortbildungen (z.B. Handling von Hemiplegiepatienten) für das Stationspersonal anbieten.

1.2.2 Therapieorganisation

Einzeltherapie

- Patientenakte (insbesondere „Kurve") vor Therapiebeginn einsehen (Veränderungen des Zustandes des Pat.?)
- Therapiegestaltung und eventuelle Änderungen vor der Behandlung planen.
- Benötigte Geräte und Utensilien in ausreichender Zahl bereitlegen.
- Räumlichkeiten einplanen und vorbereiten:
  - Im Patientenzimmer ausreichend Platz schaffen (z.B. Betten umschieben)
  - Die Belegung der Behandlungsräume (PT-Abteilung) über ausgehängte Listen (zum Eintragen für die TherapeutInnen) wöchentlich planen.

Tips & Fallen

→ *Möglichkeiten zur Reduzierung von Störungen:* Verschiedene Behandlungstermine des Pat. (z.B. Masseur, Logopäde) in Erfahrung bringen. Überschneidungen vermeiden, evtl. Änderungsmöglichkeiten klären. Vor Behandlungbeginn Namensschild der TherapeutIn an die Tür des Patientenzimmers hängen.
→ *Tips zur Müllvermeidung:* Statt einer Einmalunterlage bei der „Heißen Rolle" eine Gummiunterlage verwenden (Nutzung normalerweise für inkontinente Pat.). Nach Trocknung kann sie für den Pat. wiederverwendet werden. Statt Pappnierenschälchen Edelstahlnierenschälchen verwenden.
→ *Lungenerkrankungen:* Alle Geräte/Utensilien (z.B. Pustefix-Bär für Seifenblasen), die der Pat. anpustet, bei diesem lassen (Gefahr des Verbreitens von Keimen).

Gruppentherapie

Gruppenzusammensetzung und Patientenmotivation sind unter anderem ausschlaggebend für das Erreichen eines möglichst guten Therapieerfolges des einzelnen Pat.

Gruppenarten

- *Geschlossene Gruppe:* Feste Teilnahmebedingungen (z.B. Anzahl der Behandlungsstunden) → Vorteil: vieles planbar (z.B. Behandlungsaufbau, benötigtes Material). Die Kontaktaufnahme untereinander wird erleichtert.
- *Offene Gruppe:* Teilnahmebedingungen sind nur teilweise festgelegt. Die Pat. entscheiden selbst über die Anzahl und Kontinuität der Teilnahme. Nachteil: Geringere Planbarkeit, Kontaktaufnahme der Pat. untereinander wird erschwert.
- *Halboffene Gruppe:* Eine geschlossene Gruppe mit „Gastteilnehmern".

Regeln für die Gruppenzusammensetzung

- Gleicher Leistungsstand bzw. gleiche Fertigkeiten der Pat.
- Gleiche oder ähnliche Krankheitsbilder.
- Altersunterschied möglichst gering wählen
- Bei Kindergruppen max. 6 Kinder pro Gruppe, Altersunterschied < 3 Jahre.

Motivation

- Kennenlernspiele fördern persönliche Kontakte.
- Geräteauswahl entsprechend der Dynamik der Gruppe: In eine ruhige Gruppe zur Aktivierung z.B. einen Ball geben. In einer temperamentvollen Gruppe zum „Beruhigen“ mit „Spürhilfen“ (z.B. Sandsäcken, Igelbällen) arbeiten. Fördern der Eigenaufmerksamkeit /Wahrnehmung.
- Geräteauswahl nach den Fertigkeiten der Gruppenmitglieder treffen: Ball nur für manuell geschickte Pat., ansonsten springt er häufig weg. Keulen als „Schwunggeräte“ für Pat. mit entsprechender Disziplin und Koordinationsfähigkeit (Schlaggefährdung).

Tips & Fallen

→ Gruppenteilnahme nur auf freiwilliger Basis (kein indirekter „Zwang“), da sonst die gesamte Gruppe gestört wird (z.B. schwächere Gruppenleistung, Chaos).

→ Keinen Ball als „Tempomacher“ in eine „hyperaktive“ Gruppe geben.

→ Überforderung der Pat. mit Geräten führt zu Frustration.

Lagerung von Geräten

- Es ist sinnvoll „Vorräte anzulegen“: z.B. in der Chirurgie Unterarmstützen, Handstöcke usw.
- Zur Dauerlagerung von Geräten auf Station Geräteraum oder -regal beantragen.

1.2.3 Entlassung und Anschlußbehandlung

Grundsätze

- Pat. muß die Anschlußbehandlung selbst veranlassen/organisieren.
- Zur Orientierung für Pat. eine Liste der ortsansässigen PT-Praxen (aufgeschlüsselt nach Anschrift und Therapieschwerpunkten) bereithalten.
- Pat. eine Therapiebeschreibung (z.B. Formular) mitgeben → Arbeitserleichterung für die KollegInnen in der Praxis. Bei schwierigen Behandlungverläufen zusätzlich um telefonische Rücksprache bitten (Mitteilung schriftlich auf der ¤Kurzbeschreibung“ und mündlich an den Pat.).

1.3 Auf der Intensivstation

Claudia Kiesewetter, Klaus Horvat

Aufgabe der Physiotherapie ist einige negative Auswirkungen der Intensivtherapie zu lindern, Komplikationen einer Intensivtherapie zu verhüten und den Heilungsverlauf zu beschleunigen.

Der Gesetzgeber unterscheidet Intensivüberwachungs- und Intensivbehandlungsstationen. Auf den Überwachungseinheiten werden unter anderem verschiedene Organfunktionen *überwacht* (z.B. postoperativ), während auf den Behandlungseinheiten Organinsuffizienzen und -versagen *behandelt* werden.
Die Einteilung der Intensivbehandlungsstationen in Fachbereiche (interdisziplinär oder fachspezifisch) wird i.d.R. durch die Versorgungsaufgaben des Krankenhauses bestimmt. Auf der interdisziplinären Station sind alle medizinischen Fachgebiete vertreten, im Gegensatz zu fachspezifischen Stationen (z.B. kardiologische oder nephrologische Intensivstation).

1.3.1 Katheter, Sonden, Elektroden

Diagnostik, Überwachung der Vitalfunktionen (Monitoring), Ernährung und Therapie erfolgen auf der Intensivstation über unterschiedliche Zugangswege.

- Elektroden an der Brust des Pat. dienen der Überwachung der Herztätigkeit.
- Invasive Blutdruckmessung durch Katheterisierung einer Arterie (A. radialis, A. femoralis).
- Pulmonalisdruckmessung durch Katheterisierung einer Vene und Vorschieben eines Katheters bis in die A. pulmonalis. I.d.R. wird die V. jugularis interna, die V. subclavia oder die V. brachialis punktiert.
- Hirndruckmessung durch Implantation eines entsprechenden Katheters/Sonde. Die Messung erfolgt subdural, intraventrikulär (2. Hirnventrikel) oder intrazerebral (Gewebedruck).
- Harnblasenkatheter, entweder transurethral oder durch suprapubische Punktion (z.B. Cystofix®).
- Beatmung über einen endotracheal liegenden Tubus oder Trachealkanüle nach vorherigem Luftröhrenschnitt.
- Parenterale Ernährung über einen zentral liegenden venösen Katheter.
- Enterale Ernährung über eine Magen- oder Dünndarmsonde.
- Blutreinigungsverfahren (Dialyse) über spezielle, in einer großvolumigen Vene liegende Katheter (V. femoralis oder V. subclavia).
- Drainage des Pleuraraumes (bei Pneumothorax).
- Urostoma (künstlich geschaffene Verbindung zwischen Nierenbecken und Körperoberfläche).
- Hirnventrikeldrainage zur Ableitung von Liquor.
- Peritonealkatheter z.B. zur Therapie eines Nierenversagens.
- Periduralkatheter im Bereich des Rückenmarkskanals zur Schmerztherapie.
- Nasensonden oder auch Gesichtsmasken zur Insufflation von Sauerstoff.

- Weitere venöse Zugänge für extrakorporale Verfahren (Filtration, Plasmaseparation, CO_2-Elimination, Hämoperfusion).
- Wunddrainagen.
- Gallengangsdrainagen.

1.3.2 Psychosomatische Aspekte

Das „Erleben-Müssen" einer schweren Krankheit und von invasiven therapeutischen Maßnahmen kann zu psychischen Reaktionen führen, z.B. Ängste, Erregung, Stupor (geistig-körperlicher Erstarrungszustand), delirante Zustände und Bewußtseinsstörungen. Sie sind zum Teil Ausdruck einer individuellen Verarbeitungsstrategie.

Bei der Tätigkeit am Pat. versuchen, diesen zu verstehen und auf die spezielle Problematik einzugehen. Viele Verhaltensweisen sind Ausdruck seines Leidens. Von diesen sind die Symptome seiner primären Erkrankung zu unterscheiden.

1.3.3 Verhalten auf der Intensivstation

Allgemeines Verhalten

- Hygieneregeln beachten, z.B. Bereichskleidung anziehen.
- Vor Behandlungsbeginn Informationen über den aktuellen Zustand des Pat., die Erkrankungen, den Krankheitsverlauf usw. sammeln (Patientenakte einsehen, Gespräch mit Pflegepersonal/ÄrztIn).
- Pat. über alle Tätigkeiten informieren (z.B. bei Bewegungsabläufen verbale Bewegungsaufträge erteilen), auch wenn er durch die Erkrankung oder therapiebedingt (Analgesie, Sedierung, Relaxierung) nicht ansprechbar erscheint.
- In Gegenwart des Pat. nur mit ihm und nicht über ihn sprechen!
- Rücksprache halten mit dem Pflegepersonal/ÄrztIn über Therapieerfolge, Beobachtungen, Probleme usw.
- Bei Unsicherheiten immer erst Rücksprache mit einer kompetenten Person halten.

Eine Einweisung/Einarbeitung auf einer Intensivbehandlungsstation durch erfahrene Kollegen ist unumgänglich; sie ist die Grundlage für eine patientengerechte Arbeitsweise und einen sicheren Umgang mit den Geräten.

Vorsichtsmaßnahmen während der Behandlung

- Grundsätzlich nicht an Schläuchen oder Kabeln ziehen, da Sonden/Elektroden/Katheter ihre Position verändern können oder Unterbrechungen entstehen (Gefahr der Funktionseinschränkung und erhöhtes Infektionsrisiko). Wurde versehentlich eine Sonde/Elektrode/Katheter deplaziert, Pflegepersonal/ÄrztIn *sofort* benachrichtigen.
- An Sonden/Elektroden/Kathetern nicht direkt manuell arbeiten (Infektionsgefahr).

- Liegen Sonden/Elektroden/Katheter bei Bewegungen im Arbeitsbereich, z.B. an der zu bewegenden Extremität, abwägen, ob und wie weit der Bewegungsausschlag durchzuführen ist, ggf. Rücksprache. Bei Schmerzen im Bereich der Sonde/Elektrode/Katheter Bewegungen nicht durchführen. Übungen vermeiden, bei denen am „Zugang" gezogen wird.
- Überwachungsmonitore stets beobachten, um vegetative Reaktionen möglichst früh zu erkennen (Veränderungen von Puls, RR und Atmung). Vor Beginn der Behandlung Ausgangswerte (Atemfrequenz, HF, RR) notieren/merken. Vorsicht bei:
  - Abfall des Blutdruckes.
  - Pulsanstieg (Schmerzen?), Artefakten im EKG (schlecht sitzende oder lose Elektroden, Kabel), Pulsabfall. Die absolute Höhe des Pulsanstiegs ist u.a. altersabhängig.
  - Steigerung der Atemfrequenz über 20–30 % des bei dem Pat. bestehenden Normwertes. Ursachen z.B. Schmerzen, Sauerstoffmangel, kardiale Probleme, Angst. Dies gilt nicht bei beatmeten und relaxierten Pat.
  - Zusätzliche vegetative „Alarmzeichen" sind z.B. Kaltschweißigkeit (Patientengesicht beginnt zu glänzen, seine Stirn fühlt sich feucht und kalt an), abgeflachte Atembewegungen, weißes Munddreieck.

1.3.4 Ziele und Aufgaben der Physiotherapie

Physiotherapeutische Ziele

→ *Dekubitusfreiheit (☞ 2.2.7):* Frequenz des Lagewechsels richtet sich nach Erkrankung und Zustand des Pat.

! Achtung: Bei der Umlagerung können erhebliche Kreislaufschwankungen auftreten.

→ *Kontrakturfreiheit* (☞ 2.2.7)*:* Alle Gelenke selektiv und endgradig in alle Bewegungsrichtungen durchbewegen: Zehen und Fingergelenke selektiv durchbewegen. Größere Gelenke im PNF-Muster passiv oder aktiv-assistiv durchbewegen (☞ 2.3.16). Bewegungseingeschränkte Gelenke mit Manueller Therapie mobilisieren (☞ 2.3.15).

→ *Pneumoniefreiheit (☞ 2.2.7):* Insbesondere auch beim bewußtlosen Pat.: Die Umlagerung bewußtloser Pat. bewirkt eine Umverteilung des Durchblutungs-Belüftungs-Verhältnisses der Lunge.

→ *Thrombosefreiheit* ☞ 2.2.7.

→ *Individuelle Therapie des Krankheitsbildes* (z.B. bei Schädel-Hirn-Traumen).

Tips & Fallen

→ PT 2 x täglich durchführen.

→ Zehen- und Fingergelenke selektiv durchbewegen.

1.4 Tips für die Arbeit in der Praxis

1.4.1 Arbeitsablauf

In der Praxis

Der Arbeitsablauf ist individuell unterschiedlich. Die Behandlungszeit pro Pat. beträgt 20 oder 30 Min., bei neurologischen Behandlungen (z.B. Hemiplegiepatienten) i.d.R. 30 Min. Mit einem abrechnungsfähigen Zertifikatskurs (☞ 1.1.2) kann bis zu 45 Min. behandelt werden. Vor der eigentlichen Behandlung sind teilweise vorbereitende Maßnahmen durchzuführen, aber auch „Verwaltungstätigkeiten“ (evtl. an eine eingestellte Schreibkraft delegierbar): z.B. Inkasso der Rezeptgebühr (☞ 1.1.2), Telefongespräche annehmen, Termine planen, Karteikarten anlegen, Vorlage des Rezeptes zur Patientenunterschrift für jede einzelne Behandlung (vor jeder Behandlung).

Probleme und Lösungsvorschläge

- *Verspätungen* bei einem 20minütigem Behandlungsrhythmus sind schwer aufholbar → Vormittags und Nachmittags je einen Termin als ¤Zeitpuffer“ freihalten.
- *Bei Spannungen unter den KollegInnen* rasch Aussprache suchen.
- *Zeitknappheit*: Zeit optimal organisieren, z.B. bei zeitlichen Freiräumen die Karteikarten raussuchen und in Terminreihenfolge legen.
- Erleichtern der „Verwaltungstätigkeiten“ z.B. Übernahme von Routinetätigkeiten für gerade behandelnde KollegInnen (z.B. Telefondienst, Terminvergabe).
- Durchführung der vorbereitenden Maßnahmen möglichst durch Kollegen, die zeitliche Freiräume zwischen ihren Behandlungen haben. Im Terminbuch entsprechende Abkürzungen neben dem Pat.-Namen vermerken (z.B. HR = Heiße Rolle).

Haus und Heimbesuche

- *Hausbesuche:* Durchführung der Behandlung beim Pat. zu Hause. Nachteilig sind die verminderten Behandlungsmöglichkeiten (z.B. keine Behandlungsbank), es muß improvisiert werden. Ersatz für die Behandlungsbank kann z.B. das Patientenbett, ein Sofa oder der Boden sein. Vorteil beim Üben der „Aktivitäten des täglichen Lebens“ (ADL's ☞ 2.3.1): direktes Erarbeiten an Ort und Stelle ist möglich.
- *Heime und andere Institutionen:* Die Einsätze verlangen die Zusammenarbeit mit anderen Berufsgruppen (Pflegern, Schwestern, ErzieherInnen) und unterliegen dem Tagesrhythmus der jeweiligen Institution.

Tips für Hausbesuche

Hausbesuche finden im privaten Bereich des Pat. statt. Zur Vermeidung von Mißverständnissen und Unstimmigkeiten allgemeine Umgangsregeln beachten.

→ Erst nach Rückfrage handeln: Betreten der Wohnung mit Schuhen (evtl. ausziehen), andere Räume betreten, Schränke öffnen, um z.B. Wäsche zu entnehmen.

→ Den aus der Klinik gewohnten großzügigen Umgang mit Wäsche und Materialien den Gegebenheiten anpassen und ggf. einschränken.

→ Keine wertenden Äußerungen über den Pat. oder sein Umfeld (z.B. die Wohnung).

1.4.2 Tips für die Zusammenarbeit

Zusammenarbeit mit anderen PhysiotherapeutInnen

- Die Räume aufgeräumt hinterlassen.
- Bei Vertretungen (z.B. im Krankheitsfall) Fortbildungen und Kenntnisse der vertretenden PhysiotherapeutIn berücksichtigen.
- Zur Stärkung des Teamgeistes auch außerhalb der Arbeitszeit Kontakt zu Kollegen pflegen z.B. gemeinsam essen gehen, Organisation praxisinterner Fortbildungen. Hierbei führt jeder Kollege abwechselnd eine, seinem Fortbildungsstand entsprechende Schulung durch (Vorteil: Angleichung des Kenntnisstandes).

Zusammenarbeit mit ÄrztInnen

- Zusammenarbeit zum Informationsaustausch, zur Rückmeldung bei Therapieproblemen usw., i.d.R. telefonisch.
- ÄrztInnen evtl. zu praxisinternen Fortbildungen einladen.

Zusammenarbeit mit TherapeutInnen anderer Praxen

Zur Optimierung der Therapie Kontakte zu anderen PTs, MasseurInnen, LogopädInnen, ErgotherapeutInnen usw. pflegen (z.B. „Stammtisch").

Zusammenarbeit mit PatientInnen

Die Patientensituation ist eine andere als im Krankenhaus. Alltagsfaktoren (Beruf, Familie, Freizeit) bestimmen das Leben. Folge: Die Gesundheit (und damit auch die Physiotherapie) spielt evtl. eine untergeordnete Rolle.

- *Geringe Motivation des Pat.:* Wenig Engagement, z.B. versäumt Termine, kommt häufig zu spät, führt Hausaufgabenprogramm nicht durch. *Lösungsvorschlag:* Wertungsfreies Gespräch mit Pat. führen. Ursache solcher Probleme sind häufig Überforderungen (Beruf, Familie, Therapie)
- *Verändertes hygienisches Verhalten:* Pat. direkt ansprechen (auch wenn dies unangenehm ist). Hilfreich für die Fußbehandlung: Ein Handtuch vom Pat. mitbringen lassen, das in der Praxis deponiert wird. Evtl. Pat. vor der Behandlung die Füße waschen lassen (z.B. nach der Arbeit).
- *Hartnäckige „Problemfälle"* (z.B. Pat., die sich nicht an Anweisungen halten). *Lösungsvorschlag:* Rücksprache mit ÄrtzIn halten, um gemeinsam eine Lösung zu finden (in Extremfällen kann ein Behandlungsabbruch erwogen werden).

Zur Verminderung der Umweltbelastung sollen die Pat., die häufig oder langfristig zur Behandlung kommen, ihr Badehandtuch als Lakenersatz für die Behandlungsbank mitbringen bzw. in der Praxis deponieren.

1

1.5 Hausaufgabenprogramm/Elternanleitung

1.5.1 Hausaufgabenprogramm

Ein Hausaufgabenprogramm ist eine Auswahl von Übungen und Maßnahmen, die der Pat. (eigenständig bzw. mit fremder Hilfe) außerhalb der Behandlungszeiten durchführt. Einsatz:

- Zur Begleitung und Unterstützung der Therapie.
- Zur Verlängerung von behandlungsfreien Zeiträumen.
- Als Hilfemaßnahme bei auftretenden Beschwerden.

Planung

- Feststellen des Lernniveaus des Pat.: Welche Übungen kann er gut ausführen? Wobei hat er Verständnisschwierigkeiten?
- Festlegen einer entsprechenden Auswahl möglichst wenig aufwendiger Übungen/Maßnahmen. Schwerpunkte der bisherigen Therapie weiterverfolgen.
- Eine Übung auswählen und in Lernschritte unterteilen. Anzahl der Wiederholungen der Lernschritte festlegen und Übungsabschnitte in den Behandlungsaufbau integrieren.
- Alternativübung in gleicher Weise planen (einfachere Übungen). Dies dient der Absicherung während der Behandlung, falls die geplante Übung zu schwierig ist.

Weitere Planungskriterien

- *Umfang:* Weniger ist häufig mehr! Wenige (max. 3) Übungen bei der Gesamtplanung auswählen. Pro Behandlung die Erarbeitung nur einer Übung einplanen (dies hilft Verwechslungen zu vermeiden). Bei Langzeitpat. Erweiterungen des Hausaufgabenprogramms (zusätzliche Übungen) in kleinen Schritten vornehmen.
- *Integration in die Behandlung:* Es gibt keine spezielle Regel zur Plazierung innerhalb der Behandlung. Kriterium ist u.a. der Behandlungsaufbau, z.B.: *zu Beginn:* als Basis für neue komplexere Übungen; *am Ende:* als Wiederholung.
- Abbildungen oder Beschreibungen der Übungen einplanen, z.B. durch Merkblätter (z.B. „Gymnastik nach der Geburt" ☞ 7.2.1), Bücher (z.B. ADL in der Brüggertherapie) oder vorbereitete Aufzeichnungen. Der Pat. sollte sich zusätzlich eigene Notizen anfertigen.
- Einsatz von Geräten anhand der *Zweckmäßigkeit* (z.B. als Spürhilfe → deutliche Spürinformation erleichtert die Bewegungsausführung) und der *Verfügbarkeit* (Möglichkeit sie zu beschaffen/herzustellen) planen.
- Wiederholungen „altbekannter" Übungen einplanen. Überprüfung der korrekten Ausführung anhand einer selbständigen Demonstration der Übungen durch den Pat. (schnelles Sichtbarwerden von Fehlern).

Durchführung

Eigenmotivation des Pat. wecken. Bei Problemen mit dem Erlernen einer Übung bereitgehaltene Alternativlösung durchführen. In der Behandlung und den Folgebehandlungen Wiederholungen, Kontrollen und Anpassungen des Hausaufgabenprogramms vornehmen.

TherapeutInnenverhalten

- Nicht zu „streng“ mit dem Pat. umgehen → Motivationsverlust.
- Der Pat. ist sich selbst verantwortlich. Erachtet er die Durchführung des Hausaufgabenprogrammes als nicht notwendig, sollte dies akzeptiert werden.

Tips & Fallen

→ Nur Übungen zu Hause durchführen lassen, die der Pat. in der Behandlung korrekt ausführt. Viele Pat. haben wenig Erfahrung im Umgang mit dem eigenen Körper (Ursache für wiederholte Fehler).

→ Durchführungsmöglichkeiten im Alltag mit Pat. gemeinsam überlegen. Der Pat. kennt seine Möglichkeiten und die häuslichen Gegebenheiten am besten. Das Hausaufgabenprogramm nicht als eine „feste Übungseinheit“ an einer Stelle des Tages einplanen. Günstiger ist es, die Übungen über den Tag zu verteilen (Motivationsschwierigkeit ist geringer). Überlegen, wo im Tagesablauf welche Übungen am besten plaziert werden können. Einflüsse bedenken (z.B. Beruf, Familie).

1.5.2 Elternanleitung

Integration der Eltern in die physiotherapeutische Therapie ihrer Kinder durch Schulung. Dies ermöglicht z.B.:

- Hausaufgabenprogramme für Kinder (z.B. Orthopädisches Turnen).
- Funktionelles Handling des Kindes (z.B. innerhalb des Bobathkonzepts).
- Kindgerechten Umgang mit dem Handicap, z.B. bei Wahrnehmungsstörungen.

✓ Problematik der Elternanleitung

Die Eltern sind zwar an den therapeutischen Maßnahmen beteiligt, sie sollen jedoch keine Co-Therapeuten im engeren Sinne werden, d.h. sie nehmen auch in der Therapie primär ihre Rolle als *Eltern* wahr. Hauptsächliches Ziel der Elternanleitung ist die Unterstützung des Kindes und die Förderung seiner Eigenmotivation und Eigenaktivität, d.h.:

- Förderung der Zuwendung zum Kind.
- Förderung verantwortungsbewußten Verhaltens, z.B. durch Vermittlung von Informationen zu der jeweiligen Störung.
- Unterstützung der Eltern durch Austausch von Ideen.
- Auswahl eines entsprechenden Spielangebotes.

Tips & Fallen

→ Planung der Therapie, Vermittlung neuer Übungen, Überprüfung des Erfolges etc. durch die PhysiotherapeutIn!

→ Eltern chronisch kranker Kinder fixieren sich leicht auf die Behinderung ihres Kindes und die entsprechenden therapeutischen Maßnahmen; das Kind als „Kind“ kann dabei zu kurz kommen!

→ Lassen sich Eltern zu sehr in eine therapeutische Position drängen oder tragen einen „physiotherapeutischen Leistungszwang“ in die Familie, so kann dies zu erheblichen Eltern-Kind-Problemen führen. Kranke oder entwicklungsgestörte Kinder brauchen primär eine verläßliche und solidarische Begleitung durch die Eltern und erst an zweiter Stelle die körperliche Beübung!

Planung und Durchführung

- Die Elternanleitung nach dem Schema des Hausaufgabenprogramms planen und durchführen (☞ 1.5.1). Die PhysiotherapeutIn soll sich individuell auf die Eltern einstellen und deren Lernniveau berücksichtigen.
- Die Elternanleitung in kleinen Schritten, in ruhiger, entspannter Atmosphäre durchführen. Das Kind ist dabei weiterhin der „Mittelpunkt" (kein Demonstrationsobjekt).

Fähigkeiten, die die Eltern erlernen müssen

- *Beim Handling* (☞ 8.1.1) kindliche Bewegungsreaktionen beobachten und die entsprechenden Handling-Maßnahmen durchführen können. Fernziel ist der routinemäßige Übergang des Handlings in den Alltag der Eltern (☞ 8.1).
- *Beim Hausaufgabenprogramm* (z.B. für ein Schulkind): Korrekte Ausführung der Übungen beobachten und Korrekturen geben. Motivieren, z.B. durch kindgerechte Korrekturen (viel Lob, keinen/wenig Tadel), spielerisches Gestalten der Übungen (z.B. als Abenteuergeschichte, in der verschiedene Aufgaben in Form von Übungen zu bewältigen sind). Wichtig ist auch die Motivation der Eltern: eine ablehnende Haltung der Eltern überträgt sich auf das Kind. Hausaufgabenprogramm als Chance sehen, gemeinsam zu spielen und den Kontakt mit dem Kind zu fördern.
- Umgang und Verhalten bei Kindern mit veränderter Wahrnehmung: Eltern helfen, dieVerhaltensweisen des Kindes zu verstehen (zugrundeliegende Problematik erklären), und entsprechend zu reagieren (Umgehensweisen demonstrieren).

Beispiel Down-Syndrom

Viele Eltern empfinden die Kontaktaufnahme zu ihrem Kind (insbesondere anfänglich) erschwert, da u.a. die Reaktion auf Reize nicht eindeutig ist.
Tip: Im Umgang mit dem Kind klare, deutliche und intensive Reize verwenden (z.B. Ansprechen des Kindes zusammen mit Drucktapping auf das Sternum).

Tips & Fallen

- → Bei Therapieänderung die Eltern neu einweisen.
- → Verständnis der Eltern durch Erklärung der Gründe für die Auswahl der jeweiligen Übung wecken.
- → Nur sicher von den Eltern durchgeführte Übungen zuhause ausführen lassen.
- → Säuglingsbehandlung: Den Eltern nicht das Gefühl vermitteln, mit dem Kind besser umgehen zu können als sie.
- → Wird die Anleitung von den Eltern im täglichen Leben nicht umgesetzt, klärendes Gespräch führen. Konfrontationen vermeiden. Signalisieren die Eltern gegenüber der TherapeutIn Ablehnung, besteht die Gefahr, daß das Kind sich ebenfalls von TherapeutIn distanziert.
- → Einen besonderen Stellenwert erhält die Elternanleitung in der Therapie von Säuglingen und Kleinkindern. Bestimmte Maßnahmen (z.B. ein 24stündiges konsequentes Handling ☞ 8.1.1) und ein entsprechend förderndes Verhalten der Eltern verbessern den Therapieerfolg.

1.6 Rechtliche Aspekte

1.6.1 Berufsgesetz

Gesetz über die Berufe in der Physiotherapie (Masseur- und Physiotherapeutengesetz) vom 26. Mai 1994.

Berufserlaubnis

Die Erlaubnis zur Berufsausübung ist mit der Genehmigung zur Führung der Berufsbezeichnung „Masseur/in und medizinischer Bademeister/in" oder „Physiotherapeut/in" gegeben. Wer ohne Genehmigung eine dieser Berufsbezeichnungen führt, begeht eine Ordnungswidrigkeit (Geldbuße bis zu 5000 DM). Früher erteilte Berufsbezeichnungen (z.B. KrankengymnastIn) sind den jetzigen Berufsbezeichnungen gleichgestellt (z.B. PhysiotherapeutIn). MasseurInnen können ihre Berufsbezeichnung weiterführen oder nach einer 12monatigen Berufstätigkeit z.B. in einem medizinischen Badebetrieb (mit medizinischer Massage) die Berufsbezeichnung „Masseur/in und medizinische/r Bademeister/in" beantragen. Genauere Informationen bei den Berufsverbänden (☞ 12).

Berufsausbildung

- MasseurIn und medizinische BademeisterIn: 2jährige Ausbildung an staatlich ermächtigten Schulen. Anschließend 6monatige praktische Tätigkeit an ermächtigten Einrichtungen (z.B. Krankenhäusern). Wird die praktische Tätigkeit länger als 4 Wochen unterbrochen, muß die darüber hinausgehende Zeit nachgeholt werden (bei verkürzter praktischer Tätigkeit 2 Wochen)! *Zugangsvoraussetzung:* Vollendung des 16. Lebensjahres (Ausnahmeregelung auf Antrag möglich), gesundheitliche Eignung, Hauptschulabschluß oder gleichwertige Schulbildung oder mind. einjährige, abgeschlossene Berufsausbildung.
- PhysiotherapeutIn: 3jährige Ausbildung an ermächtigten Schulen
  - Verkürzungsregelung: bei staatlich anerkannten Turn-, Sport- und GymnastiklehrerInnen 6 Monate kürzere Ausbildungszeit. Für staatlich anerkannte MasseurInnen und medizinische BademeisterInnen gibt es unterschiedliche Regelungen (Auskünfte erteilen die Berufsverbände ☞ 12).
  - *Zugangsvoraussetzung:* Vollendung des 17. Lebensjahres (Ausnahmeregelung auf Antrag möglich), gesundheitliche Eignung, Realschulabschluß oder gleichwertige Schulbildung oder zweijährige, abgeschlossene Berufsausbildung.

Antragstellung

- Den Antrag zur Führung der Berufsbezeichnung bei der zuständigen Landesbehörde (z.B. Bezirksregierung), in dem die staatliche Prüfung bestanden wurde, stellen.
- Ausnahmegenehmigungen, die die Ausbildung betreffen (z.B. Ausbildungsverkürzungen) bei der zuständigen Behörde (z.B. Bezirksregierung) des Landes, in dem die staatlich anerkannte Schule liegt, beantragen.

1.6.2 Schweigepflicht [StGB § 203]

Die Schweigepflicht betrifft die Wahrung von Privatgeheimnissen der PatientInnen oder des Betriebes, die bei der Berufsausübung bekannt geworden sind. Sie besteht über den Tod der Pat. hinaus. Verstöße können mit Freiheitsstrafe bis zu einem Jahr geahndet werden.

- *Schweigepflicht beinhaltet:* Alle Privatangelegenheiten des Pat. Die Krankheit des Pat. (z.B. Rö-Aufnahmen, eigene Notizen über die Behandlung). Innerbetriebliche und geschäftliche Angelegenheiten.
- *Schweigepflicht besteht gegenüber:* Familienmitgliedern, Freunden und Bekannten des Pat. Nicht am Behandlungsgeschehen beteiligten Personen (z.B. Kollegen, Vorgesetzte).
- *Schweigepflicht wird eingeschränkt:* Zur Verhinderung von Straftaten (→ Meldung bei der Polizei). Zu Forschungszwecken und anderen wissenschaftlichen Erhebungen (Nutzung von Befunden, soweit keine berechtigten Patienteninteressen berührt werden).
- *Schweigepflicht gilt nicht:* Gegenüber Personen, die an der Behandlung beteiligt sind; wenn die betroffene Person (z.B. Pat.) den Ther. von seiner Schweigepflicht entbindet (schriftlich!). Bei Aussagen vor Gericht, wenn der Ther. selbst angeklagt ist. Für Fälle von meldepflichtigen Krankheiten (Bundesseuchengesetz).

Tips & Fallen

→ Auch telefonisch keine Auskünfte über Pat. erteilen.
→ Keine Gespräche mit entsprechenden Inhalten vor anderen Pat. führen (Wahrung der Privatssphäre des Pat.).
→ Bei Befundbesprechungen möglichst keine Patientennamen nennen.

1.6.3 Weisungspflicht und Direktionsrecht

Der Arbeitgeber oder eine von ihm beauftragte Person haben das Recht Art, Umfang, Zeit, Ort und Verhalten des Arbeitnehmers im Betrieb einseitig zu bestimmen, soweit es für den Betriebszweck erforderlich ist und es den bestehenden Verordnungen und Gesetzen entspricht.

Weisungsberechtigte Personen sind: Vorgesetzte (z.B. leitende PT), zuständige ÄrztIn (bei Therapieanordnungen), Abteilungsschwester (auf Station). Beispiel:
- Für die Praxis: PraxisinhaberInnen können festlegen, wann, wo und wieviele Hauspat. von Angestellten besucht werden (Zeit, Ort, Arbeitsumfang).
- Für das Krankenhaus: Leitende KrankengymnastInnen können den Einsatz der KrankengymnastInnen auf den Stationen festlegen (Ort).

Einer Weisung braucht nicht Folge geleistet zu werden, wenn sie:
- Von einer nicht weisungsberechtigten Person erteilt wird (z.B. KollegIn).
- Gegen bestehende Vorschriften/Rechtsgrundlagen verstößt (z.B. Schweigepflicht).
- Unzumutbar ist (z.B. fehlende Fachkompetenz, Überlastung wegen zu hoher Patientenzahl)
- Inhaltlich falsch ist (z.B. falsche Ther./Maßnahme mit vermutlichen Folgeschäden).

Die Verweigerung einer rechtmäßigen, zumutbaren Weisung ist Arbeitsverweigerung und somit ein Kündigungsgrund.

1.6.4 Haftpflichtansprüche

Jeder Betrieb (Krankenhaus, Arzt- bzw. Physiotherapie-Praxis) ist verpflichtet, für seine Angestellten und Arbeitskräfte in nicht selbständiger Tätigkeit eine Betriebshaftpflichtversicherung abzuschließen. Sie regelt alle Berufshaftpflichtansprüche im Schadensfall (Übernahme finanzieller Lasten). Wer auf eigene Rechnung arbeitet (z.B. Freiberufler) ist selbst haftpflichtig und verpflichtet, sich ausreichend zu versichern (z.B. durch eine eigene Betriebshaftpflichtversicherung).

Beispiel

Berufshaftpflichtansprüche bestehen z.B. bei einer (nicht fahrlässigen) Schädigung/Verletzung des Pat. Bei Nachweis einer *fahrlässigen Schädigung* (z.B. Durchführung von Maßnahmen trotz bekannter KI, Verletzung der Aufsichtspflicht) entfällt der Versicherungsschutz.

- Der Arbeitgeber haftet für das Verschulden seiner Angestellten. Ausnahme: unerlaubte Handlungen (z.B. Behandlung ohne Rezept).
- Der Arbeitgeber kann Schadensersatzansprüche gegen seinen Angestellten geltend machen.

1.7 Tips für den Umgang mit Patienten

Wichtig für ein gutes PatientInnen-TherapeutInnen-Verhältnis ist eine ausreichende Vertrauensbasis. Bei Problemen möglichst auf Pat. eingehen, versuchen, die Ursachen zu klären. Viele Probleme lassen sich durch ein Gespräch lösen. Eigenen Ärger zurückstellen („klaren Kopf behalten"). Ggf. mit KollegInnen über Schwierigkeiten sprechen (neue Lösungswege). Kann ein Pat. aus persönlichen Gründen nicht akzeptiert werden, diesen von andererPhysiotherapeutIn weiterbehandeln lassen.

Tips & Fallen

- Pat. umfangreich und verständlich über Ziele, Möglichkeiten und Konsequenzen der Therapie aufklären.
- Indirekter Zwang in Form von Mahnen, Drängen usw. kann zum Vertrauensverlust führen.
- Bei größeren Problemen auch mit behandelnder ÄrztIn Rücksprache halten (z.B. Änderung der Therapie oder Absetzen der Behandlung erwägen). Eine Notiz der ÄrztIn in die Krankenakte muß erfolgen (rechtliche Absicherung).

1

Verängstigter Patient

Ursachen für die Ängste in einem Gespräch klären. *Tip:* Bei Schmerzen Pat.-Probleme ernstnehmen (nicht bagatellisieren). Die Therapie in kleinen Schritten erarbeiten (Gefühl der Überforderung vermeiden), unterhalb der Schmerzgrenze arbeiten und Alternativtechniken suchen.

Ethno-kulturelle Ursachen

Pat. aus anderen Ländern, insbesondere außerhalb des europäischen Kulturraumes können sich für uns ungewohnt verhalten (z.B. klagen, jammern bei Krankheit).
Beispiele:

- Schonung bei schweren Erkrankungen (Pat. liegt im Bett). Bei der Mobilisation, z.B. nach einem Herzinfarkt, kann dies zur Weigerung, die ensprechenden Übungen mitzumachen, führen.
- Frauen aus orientalischen Ländern haben oft nur bei Krankheit und Geburt ein Recht auf Schonung und Ruhe.

Tip: Pat. umfangreich über die Wirkungsweise und den Sinn der Therapie informieren. Viel Lob und Geduld. Mit Aggressivität oder Drohung wird nichts erreicht.

Psychischer Hospitalismus (Deprivationssyndrom)

Pat., die lange ohne individuelle Zuwendung (z.B. Besuch) im Krankenhaus oder Altersheim gewesen sind, können ihre eigenen Bedürfnisse (z.B. der Körperhygiene) „verlernt" haben oder Pflichten und Notwendigkeiten (z.B. der Therapie) nicht mehr erkennen. Die Pat. sind u.a. schwer zur Physiotherapie zu motivieren.

Tip: Pat. insbesondere durch „Freude an der Bewegung" zum Mitmachen anregen, z.B. durch ansprechende Geräte (Pezzi-Ball) oder Musik. Korrekturen nicht zu früh und zu häufig einbringen (Motivationsverlust).

1.7.1 Behinderte PatientInnen

Behinderungen können durch körperliche oder geistige Schädigungen sowie starke Beeinträchtigungen im Wahrnehmungsbereich entstehen. Einige Behinderungen sind weniger deutlich ausgeprägt und können durch Verwechslungen mit anderen „Symptomen" zu „Imageeinbußen" führen (z.B. Verwechslung des unsicheren Ganges bei ED mit dem eines Angetrunkenen).

Im Umgang mit behinderten Menschen ist es wichtig, die Behinderungen und ihre Folgen (z.B. funktionelle und soziale Einschränkungen) sowie evtl. Hilfsmittelversorgungen genau zu kennen, um individuell und situationsgerecht auf den Pat. einzugehen:

- Erwachsene Pat. als vollwertige Partner der Therapie behandeln (nicht wie Kinder)
- Bei eigener Unsicherheit über Hilfestellungen den Pat. danach fragen.
- Geistig behinderte Menschen verfügen häufig über ein ausgeprägtes Gespür anderen Menschen gegenüber. In der Zusammenarbeit mit ihnen die eigenen Gefühle nicht verstecken, sondern sich „ehrlich" verhalten.
- Bei geistig behinderten Pat. evtl. vermindertes Erfassen der Übungsanweisungen und die fehlerhafte Umsetzung in der Behandlung berücksichtigen (Alternativen: z.B. Bewegungen führen, Geräte oder Spürhilfen verwenden).

- Erscheint ein Pat. nicht ansprechbar, trotzdem mit ihm reden, ihm Dinge erklären (z.B. Bewegungsabläufe).
- Bereits angewandte Rehabilitationsverfahren abklären → bei physiotherapeutischen Maßnahmen Erfolg erfragen (Hinweis auf evtl. geeignetere Behandlungsmaßnahmen).
- Einstellung des Pat. zur Behandlung erfragen (Besserung, Halten des momentanen Zustandes oder Behandlung erfolglos?).

1.7.2 Geriatrische PatientInnen

Geriatrie ist die Lehre von den Krankheiten im Alter.

Aufgrund des Alterungsprozesses verändern sich viele Körperfunktionen des Menschen. Am bekanntesten sind die Reduzierung der Sehschärfe (Altersweitsichtigkeit) und des Höhrvermögens sowie die Osteoporose und degenerative Erkrankungen, z.B. arthrotische Veränderungen. Können diese Störungen nicht ausreichend kompensiert werden, ensteht daraus eine Behinderung. Mögliche Handicaps und Hilfestellungen vor der Behandlung abklären → Vermeidung von Problemen.

- *Schwerhörigkeit/Hörgerät*
  - Pat. beim Sprechen ansehen, so hinstellen, daß Licht auf das eigene Gesicht fällt.
  - Langsam und deutlich sprechen. Kurze, präzise Sätze verwenden. Nicht zu laut sprechen.
  - Hoher Nebengeräuschpegel verschlechtert die Verständigung.
- *Sehbehinderung, Brille, Glasauge*
  - Für ausreichend beleuchtete Räume sorgen.
  - Nicht durch starkes Gegenlicht blenden (z.B. Gegenlicht vom Fenster) → weitere Reduzierung der Wahrnehmung.
  - „Stolperfallen" (z.B. auf dem Boden herumliegende Geräte) wegräumen. Sind Stolperfallen nicht zu beseitigen, Pat. darauf aufmerksam machen.
  - Reduzierte räumliche Orientierung des Pat. in der Behandlung berücksichtigen (z.B. kein Ballwerfen oder ähnliche Fangspiele).
- *Prothesen/Orthesen/Gehhilfen/Arthrodesen/Kontrakturen:* Mobilitätsreduzierung. Den Umfang der Einschränkungen mit dem Pat. besprechen und diese in der Behandlung berücksichtigen. Erfragen, ob besondere Hilfestellungen nötig sind.
- *Diabetes mellitus*
  - Störungen der Oberflächen- und Tiefensensibilität, sensomotorische Störungen, häufig in Kombination mit Sehbehinderungen.
  - Folgen sind u.a. die erschwerte Erfassung und ungeschickte Ausführung von Übungen. Das Übungsniveau auf die Fertigkeiten und Fähigkeiten der Pat. anpassen, evtl. Sehbehinderungen berücksichtigen.
- *Osteoporose:* Bei erhöhtem Frakturrisiko: Überprüfen der passiven Techniken; umfangreiche Unfallprophylaxe durchführen.
- *Herz-Kreislauf-Erkrankungen:* Verminderte Kreislaufanpassung (z.B. Schwindel), Reduzierung der körperlichen Leistungsfähigkeit (Herzerkrankungen, Arteriosklerose). → Puls und Blutdruck vor und nach jeder Behandlung messen.
- *Lungenerkrankungen:* Die Belastungsfähigkeit des Pat. ist reduziert. Atemnot z.B. durch körperliche Belastung und bei forcierter Ausatmung. → Vermindern des „air-trapping" bei Belastung z.B. durch Anwendung der dosierten Lippenbremse.

1

Tips zum Umgang mit älteren PatientInnen

- Verletzungsgefahr, z.B. durch Sturz. Den Behandlungsraum zur Therapie vorbereiten: Stolperfallen (Matten und Geräte, die auf dem Boden liegen) wegräumen. Ausreichend Platz schaffen (zum Abfangen des Pat. bei Sturz, Abstand zu Kanten usw.). Bei Gleichgewichtsstörungen keine Hockerbehandlung. Motivationssteigerung: Bei aktiven Maßnahmen Geräte, Musik, usw. einsetzen. Übungsauswahl vielseitig gestalten.

! PatientIn sichern.

- Überanstrengung vermeiden:
  - Vor und nach den Übungen Puls/Blutdruck messen. Übungsstabil im Stand bis zu 30 Herzschläge mehr oder bis zu 10 Herzschlägen weniger als der Ruhepuls. Trainingsstabil 180 Herzschläge minus Lebensalter des Pat.
  - Pat. auf vegetative Reaktionen beobachten. Typische Zeichen sind Blässe und Kaltschweißigkeit (glänzendes Gesicht, Stirn fühlt sich kalt und feucht an).
- Therapieabbruch wegen Erschöpfung → Ursache klären:
  - Puls und Blutdruck messen
  - Nach Beschwerden fragen
  - Keine Suggestivfragen wie „Ist Ihnen schwindelig?“ stellen. Der Pat. wird verführt, „ja“ zu sagen
  - Ungenaue oder indifferente Antworten können ein Zeichen für mangelnde Motivation sein.

  ! Pat. mit Wahrnehmungsstörungen (z.B. Diabetes mellitus) nehmen Beschwerden/Überanstrengungen schlecht wahr. Entsprechende Rückmeldungen (z.B. Schmerz) sind selten oder zeitlich verzögert.
- *Kleidung:* Immer der Therapie anpassen. Pat. soll z.B. bei der Gangschule feste Schuhe tragen und Bekleidung, die die Bein- und Rumpfbewegungen beurteilen lassen (keine „Pantoffeln“/Morgenmantel).
- Bei Pat., die sich nicht ausreichend äußern können (z.B. verwirrten Pat.), evtl. einen Angehörigen zur Behandlung hinzuziehen. Pat. muß einverstanden sein.

1.7.3 PatientInnen zu Hause

Verletzungsgefahr

Im Krankenhaus mit dem Pat. oder seinen Angehörigen Gefahrenquellen besprechen. Bei Hausbesuchen diese aufzeigen.

- *Teppiche:* Teppiche entfernen oder Ränder befestigen (ist unsicher, da die Kante bleibt). Bei Hemiplegikern und alten Menschen ist ein Sturz die häufigste Ursache für Oberschenkelhalsfrakturen.
- *Türschwellen/Teppichleisten:* Wenn möglich absenken oder entfernen, ansonsten durch Schrägen „entschärfen“.
- Aus *„tiefen“ Sitzgelegenheiten* besteht häufig keine Möglichkeit, sich mit eigener Kraft zu erheben.
- *Probleme beim Bücken* oder dem Aufheben von Gegenständen vom Boden: Dies in der Behandlung unter Zuhilfenahme verschiedener Hilfsmittel (Hocker, Stuhl) üben. Ist das Bücken nicht mehr möglich, können Hilfsmittel (z.B. Grillzange) Ersatzdienste übernehmen.
- *Sturz:* Häufiges Problem ist, daß alte Menschen nicht gewohnt sind, sich auf dem Boden zurechtzufinden (Entstehen von Angst). Abbau durch Fortbewegungstraining

(z.B. PNF-Mattenprogramm) auf Matten/Boden möglich. Üben des Transfers, auch über Hilfsmittel, vom Boden bis zum Stand und umgekehrt.
- *Probleme beim Anziehen:* Entsprechend der körperlichen Handicaps mit Hilfsmitteln (☞ 11.5) diese wieder ausgleichen.

Empfehlung von Sportarten

- Geeignet sind Sportarten, die die Kondition, Beweglichkeit und Koordination fördern (z.B. Fahrradfahren, Schwimmen, Wandern, Seniorengymnastik, Yoga).
- Keine einseitig belastenden Sportarten z.B. Krafttraining, spezielles Expandertraining, usw.
- Keine Sportarten mit hohem Verletzungsrisiko wie alpines Skifahren, Schlittschuhlaufen, usw. *Ausnahme*: Alte Menschen, die schon „ihr Leben lang" eine Sportart betrieben haben und in guter Verfassung sind. Das Verletzungsrisiko wird aufgrund erhöhter Übung kleiner und der Gewinn an Lebensfreude überwiegt.

1.7.4 AlkoholkrankePatientInnen

Bei Alkoholmißbrauch kann der Alkoholkonsum zu körperlichen und /oder psychosozialen Schäden führen.

Auswirkungen

- Neurologische Schäden: Polyneuropathie (insbesondere Funktionsausfälle in den Beinen), Myopathien, Sehstörungen (Schädigung des N. opticus), Schädigungen des Gehirns (Neigung zu intrakraniellen Blutungen, Atrophien, Gewebsnekrosen, Anfallsleiden). Abhängig vom Stadium Wahrnehmungsstörungen, Reduzierung der Geschicklichkeit (z.B. des Gleichgewichtssinnes), spastische Lähmungen, Ataxien (Wernicke-Enzephalopathie ☞ 6.2.13).
- Psychoorganische Auswirkungen: Psychische Veränderungen in verschiedensten Erscheinungsformen, z.B. Dämmer- und Erregungszustände, Situationsverkennungen, Desorientierung, Verwirrung, hochgradige Angst, Aggressivität, Halluzinationen (akustische Halluzinosen) und Wahnvorstellungen.
- Internistische Schäden (Magen-, Leber-, Stoffwechselerkrankungen).

Konsequenzen für die Physiotherapie

- Das Erfassen umfangreicher Kommandos ist u.U. nicht möglich. Mangelndes Umsetzen nicht für Weigerung halten. *Tip:* Einfache, klar strukturierte Aufträge und Übungen; Geräte als „Übungshilfen" einsetzen usw.
- TherapeutInnenverhalten:
  - Bei unzulänglicher Ausführung der Übungen den Pat. nicht „ständig" korrigieren oder ungeduldig werden. Der Pat. erfaßt i.d.R. seine Situation.
  - Treten durch das Verhalten des Pat. Probleme auf Rücksprache mit ÄrztIn, Pflegepersonal oder KollegInnen).
  - Den Pat. nicht provozieren (Affektlabilität, Vertrauens- und Motivationsverlust).
- Pat. generell nicht im Bewegungsbad behandeln (Gefahr des Ertrinkens während eines Krampfanfalls).
- Kein Abklatschen/Einreiben mit alkoholhaltigen Mitteln, z.B. Franzbrandwein (Alkohol kann vom Pat. inhaliert werden).

2

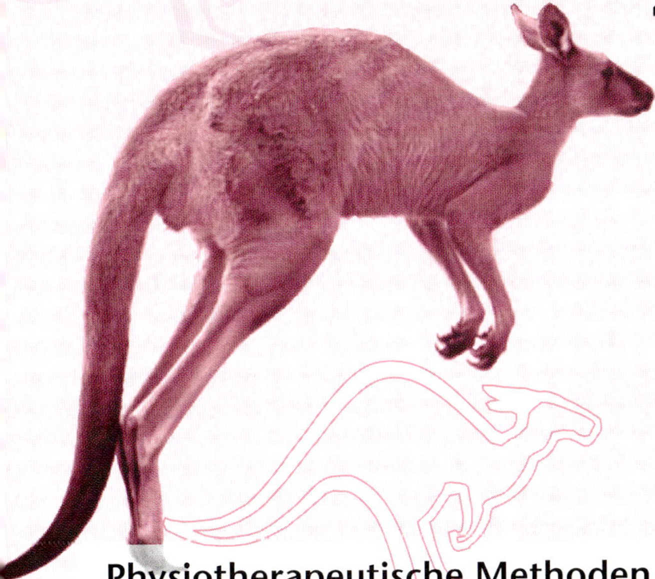

Physiotherapeutische Methoden

2.1 Befunderhebung

2

Claudia Kiesewetter

Systematische Begutachtung des menschlichen Körpers zur möglichst genauen Beurteilung seines Zustandes.

Befundgliederung

Abschnitte des Befundes	Aufgabe
Befunderhebung	Erkennen der Problematik als Grundlage der Behandlung
Physiotherapeutischer Behandlungsplan	Planung der erfolgversprechendsten Maßnahmen und deren günstigsten Aufbau in einer Behandlung
Wiederbefundung	Kontrolle der Effektivität der Behandlung

Es gibt mehrere Varianten der Befunderhebung. Viele Methoden folgen einem standardisierten Schema (MAITLAND, CYRIAX usw.). Wichtig ist die übersichtliche Darstellung der Fakten durch einen zweckbezogenen Dokumentationsaufbau (z.B. in den verschiedenen Fachbereichen).
Die Befunderhebung erfolgt vor der ersten Behandlung (Grundlage für die Planung der Behandlung) sowie im Verlauf einer oder mehrer Behandlungsserien (Überprüfung des Behandlungserfolges).

Dokumentation

- Informationen, die unter zwei Unterpunkte eingeordnet werden können, zum relevanteren einordnen und beim anderen einen Querverweis setzen.
- Nutzen einer *Bodychart* (☞ Abb. 2.01) zur schnelleren Übersicht. Eintragen der Beschwerden z.B.:
  - Ausbreitung („Felder").
  - „Felder" beschreiben (z.B. Schmerzqualität).
  - Numerieren mehrerer „Felder" (z.B. nach ihrem Auftrittsdatum).
  - Treten Beschwerden (einzelne „Felder") voneinander abhängig auf, dieses notieren (z.B. wenn „Feld" Nr. 1, dann auch „Feld" Nr. 3).

„Textverarbeitung"

- Relevante Informationen mit Textmarker anstreichen.
- „Alarmdaten" , die Kontraindikationen beinhalten (z.B. Bluter, Osteoporose, überschießende Milchproduktion, usw.), mit Rotstift zusätzlich unterstreichen.
- Tests wichtiger Befundergebnisse (z.B. Nutzen für die Wiederbefundung) mit einem Sternchen markieren.

Vorbereitung

- Pat.-Akte sichten und wichtige Informationen notieren (☞ 2.1.1, 2.1.2, 2.1.3).
- Kontraindizierte Befundmaßnahmen feststellen.
- „Fragenkatalog" und Tests zur Befundung (z.B. über die Beschwerden des Pat., den Krankheitsverlauf) erstellen.

- Benötigte Befundutensilien (Maßband, Winkelmesser usw.) planen und bereitstellen, Behandlungsraumes reservieren, falls Pat. Zimmer verlassen darf (Schweigepflicht und Intimsphäre des Pat.).
- Bei Unklarheiten Rücksprache mit ÄrztIn, KollegIn und Pflegepersonal.

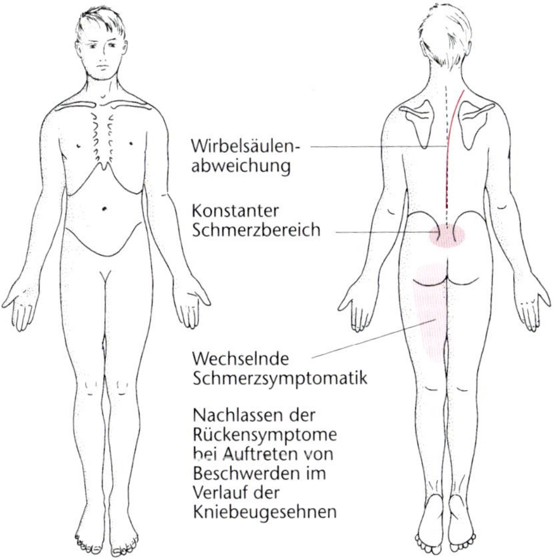

Abb. 2.01: Beispiel zur Benutzung einer Bodychart

2.1.1 Basisinformationen

Persönliche Daten

Sie vermitteln einen ersten Überblick über die Pat. und ihre Situation. Die Darstellung erfolgt schlagwortartig und tabellarisch auf dem Deckblatt des Befundes.

Daten aus der Patientenakte und der Patientenbefragung sind: Name, Geburtsdatum, derzeitiger Beruf, Aufnahmetag, Aufnahmekrankenhaus, Einweisungsdiagnose, jetzige Diagnose, Zeitpunkt und Art der verordneten Physiotherapie. Abhängig vom Fachbereich können weitere Daten aufgenommen werden (z.B. Größe, Gewicht → Erkennen von Übergewicht).

Anamnese

Erhebung der Krankengeschichte (aus Patientenakte und/oder Patientenangaben).

Familienanamnese (FA)

Erkrankungen der Großeltern, Eltern und evtl. Geschwister, die vererbbar (z.B. Diabetes mellitus, Anlage zu Allergien) oder schwerwiegend sind (z.B. Tbc).

Eigenanamnese (EA)

- Schwerwiegendere und/oder relevante Erkrankungen, Unfälle, Verletzungen. Bei Frauen auch Geburten, bei alten Pat. Kriegsverletzungen (z.B. Granatsplitter als Risikofaktor für die Elektrotherapie) notieren. Rauchverhalten (Was? Konsumbeginn, tägliche/wöchentliche Menge) bei Relevanz, z.B. Lungenerkrankung, notieren.
- Auf chronologische Reihenfolge achten. Im Kindesalter beginnen (z.B. Kinderkrankheiten). Zusammenhängende Darstellung längeranhaltender Erkrankungen (Verlauf, Ausgang).

Jetzige Anamnese (JA)

- *Jetziger Krankheitsverlauf:* Erste Symptome, weiterer Verlauf der Beschwerden, erste Diagnose, weiterer Verlauf unter der Behandlung (evtl. auch Behandlungsarten) usw.
- *Beschwerden*
  - *Allgemeinsymptome*: Krankheitsgefühl, Angst, Appetitlosigkeit, usw.
  - *Krankheitsbedingte Symptome:* Worin bestehen die Beschwerden? (Schmerzen, Schwindel, Atemnot, usw.); Auftreten (Wann?, Wie?, Dauer?); Lokalisation; Veränderung der Beschwerden (der Lokalisation, der Ausbreitung, der Intensität, von der Ausgangsstellung abhängig, morgens im Vergleich zu abends?). Passen die Beschwerden zum Lebensalter? (z.B. M. Perthes tritt nur im Kindes-/Jugendalter auf), Beruf/Hobby, bei Unfällen nach dem Unfallmechanismus fragen (z.B. Rückschlüsse auf Schädigungsart).

Bewegungsapparat: Probleme, die durch Steifigkeit oder durch Schmerzen entstehen durch entsprechende Fragen voneinander abgrenzen (Pat. vermischen beides häufig).

Patientenangaben zur Erkrankung

Der Pat. beurteilt seine Krankheit (Situation, Leistungsstand, bisheriger Therapieverlauf, usw.). Beurteilung von:

- Momentaner Situation: Wird die Lebensqualität durch die Erkrankung reduziert? Kann der Pat. seinen Interessen folgen?
- Einstellung zur Erkrankung z.B. verdrängt/akzeptiert der Pat. seine Erkrankung?
- Bereitschaft zur Mitarbeit (Kooperation, Engagement, Motivation).
- Bewertung der Krankheitsätiologie: Wie kam es zur Erkrankung?
- Bewertung der bisher durchgeführten Therapie (Effektivität, Probleme bei der Durchführung).

Auf Motivation achten, insbesondere bei „Langzeiterkrankungen", wie primär chronischer Polyarthritis.

Informationen aus der Patientenakte

Darstellen des Krankheitsgeschehens aus ärztlicher Sicht:

- *Aufnahmebefund:* Relevante Daten des ärztlichen Aufnahmebefundes notieren.
- *Krankheitsverlauf:* Wichtige Merkmale bzw. Veränderungen des Zustandes (Datum und Schlagwort) notieren, z.B. Gipsanfertigung und Art des Gipses, Operationen.

- *OP-Bericht:* Relevante Daten, z.B. Art der OP, OP-Technik, Komplikationen usw. notieren.
- *Röntgenbefund, Ultraschall, Perkussions- und Auskultationsbefund, usw.:* Relevante Befundergebnisse notieren.
- *Bisherige Behandlung/ärztliche Anordnung:* Relevante Medikamente (β-Blocker, Antikoagulantien, usw.), Physiotherapie (Seit wann? Was? Änderungen?), physikalische Therapie (Seit wann? Was? Änderungen) usw. notieren.

Tips & Fallen

Medikamentenwirkungen beachten, z.B.:
→ β-Blocker: Begrenzung der körperlichen Leistungsfähigkeit.
→ „Schmerzmittel": Schmerz (Warnsignal) ist herabgesetzt → Gefahr zu hoher Belastung, Überdosierung passiver Techniken.

2.1.2 Allgemeinbefund

Beschreibung des allgemeinen Zustandes, ohne näher auf das Krankheitsbild einzugehen.

Haltung

- Allgemein: In welcher Position/Haltung betritt Pat. das Zimmer?
- Spezifisch: Bestehen körperliche Probleme, die z.B. durch die Haltung kompensiert werden (Welche Körperstellung/-lagerung nimmt Pat. bevorzugt ein? Z.B. Rückenlage/Seitlage im Bett bei erhöhtem Oberkörper mit über dem Kopf abgelegten Armen, oder Sitz mit vor dem Körper gehaltenem Arm).

Konstitution

- Größe und Gewicht (Übergewicht, Normalgewicht, Untergewicht).
- Erscheinungstyp (muskulös, grazil, untersetzt, stämmig, schlank, hager, ausgezehrt, adipös, groß, klein, usw.).

Bewußtseinszustand und Verhalten

- *Bewußtsein* (klar, getrübt, bewußtlos; zeitliche, räumliche, persönliche Orientierung).
- *Gedächtnis, Wahrnehmung.*
- *Verhalten* (unauffällig, ängstlich, gespannt, temperamentvoll, hyperaktiv usw.). Auf Gestik und Mimik achten: Finger schlagen „Trommelfeuer", Hand ist gefaustet oder hält sich z.B. an der Bettdecke fest, Lippen werden immer wieder fest aufeinander gepresst, schnelle oder verlangsamte Bewegungen usw.

! Achtung: Veränderungen sind täglich möglich!

Belastbarkeit und Leistungsstand

- *Momentane Situation:*
  - Art der möglichen oder erlaubten Belastung (Liegen, Sitzen, Stehen; Gehen, z.B. Zimmer, Flur, Gelände, Treppensteigen; Fahrradergometrie, in der Chirurgie übungsstabil, teil- oder vollbelastbar oder Belastung nur mit Korsett usw.), Angabe der Belastung (Watt, Kilogramm).

  - Gefühl des Pat. bezüglich der Leistung (unterfordert, keine Probleme, fühlt sich wohl, überfordert bzw. Schmerzen), Ermüdung (schnell ermüdbar, keine Probleme, unterfordert), andere Probleme.
- *Situation vor Erkrankung/Krankenhausaufenthalt:*
  - Welche Tätigkeiten waren möglich/nicht möglich?
  - Alltagsbewegungen (Waschen, An- und Ausziehen, Essen usw.; ☞ 2.3.1).
  - Haushalt/Beruf.
  - Freizeit.

Hilfsmittelversorgung, apparative Versorgung

Versorgungsart notieren, ab wann wurde sie eingesetzt und ggf. ab wann soll sie aufgehoben werden:
- Brille, Kontaktlinsen, Blindenstock, Hörgerät usw.
- Orthesen und Prothesen (auch Zahnprothesen!).
- Lagerungsmaterial, Katheter, Infusionen, Überwachungsgeräte.

Allgemeine Daten

Daten, die erhoben werden müssen, aber für die Erkrankung nicht relevant sind, z.B.: Puls, Blutdruck.
Diese Faktoren können auch Kontraindikationen für Behandlungstechniken sein.

2.1.3 Spezifischer Befund

Planen der speziellen Befundung anhand der Basisinformationen. KI festhalten.

Lokalbefund

Sichtbefund (Inspektion)

- Allgemein: Offensichtliche, unabhängig vom Krankheitsbild bestehende Körperveränderungen (Narben, grobe Körperfehlstellungen, usw.). Pat. *muß* entkleidet sein, da ansonsten keine ausreichende Beurteilung möglich ist.
- Speziell (z.B.):
  - Orthopädie, Chirurgie: Inspektionsbefund möglichst aus 2 ASTE (Rückenlage, Bauchlage, Sitz, Stand von allen Seiten). Zusätzlich Gangbild und/oder grobe Funktions-/Gebrauchsbewegungen (☞ 2.3.1).
  - Innere (☞ 3.1.1): Bei Lungenerkrankungen und Herzerkrankungen z.B. Atemweg, Atembewegung, Atemhilfsmuskeleinsatz, Atemfrequenz, Atemrhythmus (unter Ruhe und Belastung).

Tastbefund/Palpation

Palpable Strukturen: Haut, Unterhaut; Muskeln, Sehnen; Knochen, Gelenke; Nerven, Gefäße. *Die Hauttemperatur mit den Handrücken palpieren!*

Beispiele von Tastbefunden
- *Wärmehaushalt:* Hauttemperatur im Seitenvergleich und Körperstamm zu den Extremitäten überprüfen.
- *Hautbeschaffenheit:* Trocken, feucht, schuppig usw.
- *Spannungszustand der Haut:* Z.B. altersentsprechend, fest, schlaff.

- *Narben:* Auf Unterlage verschiebbar, druckempfindlich, usw.
- *Schwellungen:* Konsistenz (hart, fest, weich usw.).
- *Muskeltonus:* Erhöht, normal, herabgesetzt.
- *Puls:* Frequenz, Rhythmus, Füllung.

Funktioneller Befund

Krankheitsrelevante Auswahl von:
- Messungen (z.B.Winkelmessung, Atemdiagramm).
- Tests (Belastungstests, Durchblutungstests wie RATSCHOW und Gehstrecke ☞ 3.3.1).
- Funktionsprüfungen (z.B. Muskelfunktionsprüfung).
- Pathologische Zeichen (TRENDELENBURG, LASÈGUE, BRAGARD, ☞ 5.9.8, 6.1).
- Elektrodiagnostik (☞ 2.7.3).
- Neurologischer Befund: Sensibilitätsbefund, Motorik und Reflexe usw. (☞ 6.1).

„Verspäteter Schmerz": Pat. mit Osteoporose, Diabetes mellitus oder Nervenwurzelkompressionssyndromen neigen zu verspäteter Wahrnehmung von Schmerzen → in Testposition halten (z.B. ca. 30 Sek.), um „Rückmeldung" abzuwarten.

Beschreibung des Patienten

Zusammenfassende Beschreibung und Beurteilung der Pat.-Kriterien:
- Einstellung zu Krankheit und Behandlung.
- Selbständigkeit.
- Seelisches Befinden und Übungsbereitschaft.
- Subjektives Ausmaß der Behinderung sowie Einschränkungen.

2.1.4 Physiotherapeutischer Behandlungsplan

Ziele

Die gesetzten Ziele sollen für den Pat. erreichbar sein:
- *Fernziele:* Wieweit kann Pat. durch Physiotherapie wieder gesunden? Welche Erkrankungen sollen abgewandt werden? Beispiel: Pat. soll seine Hand bei voller Funktionsfähigkeit und Schmerzfreiheit wieder im Alltag einsetzen können.
- *Nahziele:* Wie sollen die Fernziele erreicht werden? Welche Verbesserungen können durch die Physiotherapie als nächstes erreicht werden? Beispiele:
  - *1. Nahziel:* Aufheben der Schwellung im Hand-Unterarm-Bereich rechts.
  - *2. Nahziel:* Erhalt der Beweglichkeit der Daumengelenke, Fingergelenke der Finger 4 und 5 sowie des Handgelenkes der rechten Hand.
  - *3. Nahziel:* Lösen der Kontraktur der Fingergrundgelenke, PIP- und DIP-Gelenke der Finger 2 und 3 der rechten Hand.

2

Maßnahmen und Behandlungsaufbau

- *Gesichtspunkte:* Maßnahmengruppen (Thrombroseprophylaxe, Atemtherapie, usw.) zuordnen, die zu den Zielsetzungen (Nahziel) gehören. Beispiele:
  - 1. Nahziel: Wärmeanwendung.
  - 2. Nahziel: Kontrakturprophylaxe.
  - 3. Nahziel: Mobilisation.
- *Maßnahmen auswählen*, die zu den Gesichtspunkten gehören, beschreiben und begründen. Es werden *vorbereitende Maßnahmen* von *Behandlungsmaßnahmen* unterschieden. Vorbereitende Maßnahmen gehören u.a. zu den Bereichen der Massage, Elektrotherapie, Hydrotherapie usw.
  Beispiel für eine vorbereitende Maßnahme zum 1. Gesichtspunkt (s.o.): Um die Schwellung in der Hand-Unterarm-Region zu reduzieren mit einer Heißen Rolle (☞ 2.6.2) die Halsregion, die vordere Schulterregion bis in die betroffene Region abtupfen. Durch den proximalen Beginn werden die proximalen Lymphgefäße aktiviert und ermöglichen ein Nachströmen der Lymphe aus den distalen Bereichen. Unterstützend den Arm erhöht lagern (Schwerkraftgefälle).
- *Aufbau einer Behandlung* und evtl. Steigerungsmöglichkeiten beschreiben und begründen.
- *Übungsprogramm* für die behandlungsfreie Zeit und Tips für zu Hause entwerfen und begründen.

Die Auswahl der Maßnahmen erfolgt anhand der Symptome und Probleme sowie den festgelegten Zielen. Für Pat. müssen die Übungen durchführbar sein!

Wiederbefundung

Wie bei der Befunderhebung. Bei Zeitmangel zumindest die relevanten Punkte (z.B. Tastbefund der betroffenen Strukturen, Sensibilitätsbefund, Atemdiagramm usw.) wiederbefunden. Änderungen zum Erst- und Folgebefund in einem gesondertem Unterpunkt herausstellen.

2.1.5 Tips zur Befunderhebung

Befundung

In einer Behandlung nicht alles auf einmal befunden. Die wichtigsten Punkte auswählen:
- Persönliche Daten.
- Anamnese: Eigenanamnese und jetzige Anamnese.
- Allgemeinbefund: Körperhaltung, Belastbarkeit, Hilfsmittelversorgung, Beschwerden.
- Spez. Befund: Sicht- und Tastbefund der als betroffen anzusehenden Strukturen.
- Funktioneller Befund: Testauswahl für die als betroffen anzusehenden Strukturen.

Durchführung

- Pat. vor jeder Maßnahme informieren.
- Entscheidend für das Erhalten genauer Informationen ist die Umgehensweise mit Pat. (s.u.).

Bei erheblichen Diskrepanzen zwischen den Beschwerdeangaben der Pat. und dem ärztlichen Befund Rücksprache mit ÄrztIn → Evtl. erneute ärztliche Untersuchung vor Therapiebeginn.

TherapeutInnenverhalten

Ziel ist das Erhalten möglichst genauer Patientenaussagen.

- Offen für Pat. sein und eine Atmosphäre der Zuversicht schaffen (→ Patientenmotivation):
- ! Keine Vorurteile → ablehnendes Verhalten blockiert Pat.
- Ziel- und zweckgerichtete Wortwahl nutzen, um eine genaue und umfangreiche Beschreibung zu erhalten:
  - Pat. mit eigenen Worten genau beschreiben lassen, um Detailinformationen zu erhalten.
  - Nachfragen wertungsfrei gestalten. Keine Suggestivfragen stellen, z.B.: „Ihre Schmerzen sind doch besser geworden?".
  - Aussagen der Pat. wiederholen (Feedback, ob alles richtig verstanden wurde).
- Gestik und Mimik (nonverbale Kommunikation) zur Informationsgewinnung nutzen (z.B. Schmerz).
- Erkenntnisse dürfen nur auf der Befundung beruhen. Keine Spekulationen! Das klinische Bild nicht durch theoretisches Wissen verfälschen.

Auswahl der geeigneten Behandlungstechniken

- Gewonnene Informationen durch strukturiertes Denken und Handeln sinnvoll nutzen → Befundergebnisse interpretieren, Behandlungstechniken auswählen, Behandlung planen und die Behandlung anhand der Planung durchführen.
- Behandlungstechniken anhand des Befundes auswählen (keine festen Behandlungsschemata).
- Behandlungstechnik durch erneute, zielgerichtete Wiederbefundungen überprüfen:
  - Befragung nach Veränderungen bei schmerzhaften Alltagsbewegungen.
  - Befundtechniken, die das Problem testen.

Literatur

LIST, M.: Physiotherapeutische Behandlung in der Traumatologie. Springer Verlag, Berlin 1986
MAITLAND, G.D.: Manipulation der peripheren Gelenke. Springer Verlag, Berlin 1988
MAITLAND, G.D.: Manipulation der Wirbelsäule. Springer Verlag, Berlin 1991
WINKEL, VLEEMING, FISCHER, MEIJER, FROEGE: Nichtoperative Orthopädie (vier Bände), Gustav Fischer Verlag, Stuttgart 1985–1992

2.2 Basistechniken

2.2.1 Aktive Techniken

Claudia Kiesewetter

Die physiotherapeutischen Behandlungstechniken unterteilen sich in die zwei Hauptbereiche aktive Techniken und passive Techniken (☞ 2.2.2).

In der Therapie sind aufgrund der Komplexität der zu behandelnden Strukturen und des großen Anwendungsspektrums der Physiotherapie meist nur Kombinationen aus beiden Techniken zu finden.

Begriffserklärung zu den Grifftechniken
- *Proximale Hand:* TherapeutInnen-Hand, die „am dichtesten" am Rumpf der Pat. arbeitet.
- *Distale Hand:* TherapeutInnen-Hand, die „weiter entfernt" vom Rumpf arbeitet.

Aktive Techniken führen zu einer Muskelaktivität. Sie werden anhand der Art ihrer Muskelaktivität (motorischen Vorganges) in drei Formen gegliedert:
- Techniken, die dynamische/phasische Kontraktion (*Bewegung*) bewirken.
- Techniken, die statische/tonische Kontraktion (*Halten*) bewirken.
- Techniken, die wechselweise dynamische und statische Kontraktionen (*Bewegen und Halten*) bewirken.

Grifftechnik so handhaben, daß eine ökonomische Haltung und Arbeitsweise möglich ist. Dazu Griffe nötigenfalls abändern.

Bewegung

In den Gelenken verursachte Bewegungsausschläge führen zu Stellungsveränderungen von Körperteilen. Therapeutische Grundformen des Bewegens sind *unterstütztes Bewegen*, *freies Bewegen* und *resistives Bewegen* (sowie *passives Bewegen* ☞ 2.2.2).

Bei Bewegungen wird anhand von Freiheitsgraden unterschieden:
- *Isoliertes Bewegen:* Die Bewegung erfolgt um eine Achse (ein Freiheitsgrad) in einem Gelenk.
- *Komplexes Bewegen:* Die Bewegung erfolgt um mehrere Achsen (mehrere Freiheitsgrade) in einem oder mehreren Gelenken.

Unterstütztes Bewegen

Beim unterstützten Bewegen werden Bewegungen unter Abnahme der Eigenschwere von Körperabschnitten durchgeführt. Ziel ist die Reduzierung des Schwerkrafteinflusses. Dies kann z.B. ermöglicht werden durch:
- Manuelle Unterstützung.
- Geräte, z.B. den Schlingentisch (☞ 2.3.20).
- Wasserauftrieb, z.B. im Bewegungsbad (evtl. Auftriebskörper nutzen; ☞ 2.5.9).

Tips & Fallen

Fortlaufende Bewegungen in proximal gelegene Körperabschnitte vermeiden. Wenn keine muskuläre Sicherung möglich ist, manuell fixieren. Beispiel: Fixation der Mittelphalanx bei Bewegungen im DIP-Gelenk.

Beispiel Hüftgelenk (☞ Abb. 2.02)		
Ausgangsstellung	**Grifftechnik**	**Bewegungsausschläge**
Seitlage, unteres Bein ist gebeugt, oberes Bein gestreckt oder gebeugt, Th. steht hinter Pat. und unterstützt das oben liegende Bein	*Proximale Hand:* Fixation des Beckens an der Crista iliaca *Distaler Arm:* unter dem oben liegenden Bein (gebeugt oder gestreckt) durchführen und von der Innenseite unterstützen	Flexion und Retroversion Ab- und Adduktion Innen- und Außenrotation.

Weitere Grifftechniken siehe resistives Bewegen sowie passives Durchbewegen (☞ 2.2.2).

Freies Bewegen

Bewegungsabläufe, die ohne Unterstützung oder zusätzliche Widerstände ausgeführt werden. Das freie Bewegen erfolgt in den unterschiedlichsten Formen, z.B. aus verschiedenen Ausgangsstellungen, mit und ohne Geräte/Musik, in verschiedenen Tempi sowie in Kombination mit unterschiedlich langen Pausen. Typische Formen sind die allgemeine Gymnastik und die sog. Stoffwechselgymnastik.

Unterscheidung von 2 Trainingsmethoden (Intervallmethode und Dauermethode). Ziel ist die Verbesserung der lokalen Muskelausdauer oder der allgemeinen Ausdauer (Herz-Kreislauf-Leistungsfähigkeit).

Grundlagen der Belastungsgestaltung

- *Pause*
  - Lange Pausendauer *(vollständige Erholungspause):* Führt zu einer völligen Erholung. Die Dauer einer kompletten Erholung (Puls erreicht wieder Ausgangswert/Ruhewert) beträgt i.d.R. 3–5 Min., u.U. auch länger. Ind.: stark reduzierte Belastungsfähigkeit, z.B. bei Bettruhe.

  ! Je höher die Belastung und je schlechter die Leistung, desto länger die Pause.

  - Kurze Pausendauer *(unvollständige Erholungspause):* Führt zu keiner vollständigen Erholung. Das 1. Viertel einer vollständigen Pause liefert 2/3 an Erholung (kurze Pause → „lohnende“ Pause). Der Körper befindet sich dabei noch in Arbeitsbereitschaft. Die Dauer ist u.a. abhängig von der Belastungsdauer und der Intensität der Belastung und beträgt ca. 10–180 Sek. (Beispiele s.u.). Nutzung z.B. im Intervalltraining. Ind.: Geringe Belastungsintensität der Übungen oder geringe Einschränkung der Belastungsfähigkeit des Pat., z.B. zum Leistungsaufbau (Mobilisation).

  - *Aktive Pausengestaltung* durch die Beanspruchung von Muskelgruppen, die während der Belastungsphase nicht aktiviert wurden, oder durch eine Temporeduzierung beim Laufen und Gehen. Eine „Temporeduzierung“ kann auch das Stehen sein (10 % mehr Sauerstoffverbrauch als im Liegen).

- *Passive Pausengestaltung* durch Ruhen im Liegen oder angelehnten Sitzen. Zusätzlich Entspannungs- und Lösungstechniken durchführen. Indikation bei reduzierter Belastungsfähigkeit (in Kombination mit vollständigen Erholungspausen).

- *Reizintensität:* Stärke der Belastung. Trotz gleicher Übungen kann die Reizintensität unterschiedlich ausfallen. Gründe sind z.B.:
  - Unterschiedliche Konstitution (Über- oder Normalgewicht).
  - Trainingszustand.
  - Motivation, Bereitschaft aktiv die Übungen mitzumachen.
  - Lebensalter.
  - Die Reizintensität wird z.B. durch den Anstieg der Pulsfrequenz ermittelt.

- *Reizdauer:* Zeit der einzelnen Belastungsphasen, z.B. einer Bewegungsserie oder einer Laufstrecke.

- *Reizdichte:* Abhängig vom Verhältnis von Belastungs- und Pausendauer:
  - Große Reizdichte bei kurzen Pausen.
  - Mittelgroße Reizdichte bei längeren Pausen (vollständige Erholungspause).
  - Kleine Reizdichte bei Pausen, die doppelt oder dreifach so lang sind wie die Reizdauer.

- *Reizumfang:* Zeit aller Belastungsserien/Laufstrecken und Pausen zusammen.

Freies Bewegen in intermittierender Dauerform

Innerhalb einer Bewegungsserie Beanspruchung derselben Muskelgruppen über einen Zeitraum von mindestens 5 Min. Wesentlich ist der Wechsel von Erholungs- und Belastungsphase.

Bewegungsserien kleiner, mittelgroßer und großer Muskelgruppen

- *Bewegungsserien der Extremitäten* (kleine bis mittelgroße Muskelgruppen): Im Tempo von 1–2 Bewegungen pro Sek., 5–20 Bewegungswiederholungen, Pausendauer 10–30 Sek. ASTE Liegen oder Sitz.
  Beispiel: Bewegungsserie mit einem Arm. Reizintensität: 10 x Hand öffnen und Arm strecken, 10 x Hand fausten und Arm beugen, Reizdauer 20 Sek., Pausendauer 10 Sek., Reizdichte: groß (Pause ist halb so lang wie Belastungszeit), Reizumfang: ca. 80 Sek. (3 x 20 Sek. + 2 x 10 Sek.).

- *Bewegungsserien des Oberkörpers* (große Muskelgruppen): Einleitung der Bewegung über die Arme oder Beine. 3–5 Bewegungswiederholungen und Pause von 30–60 Sek. (u.U. länger). ASTE; Sitz z.B. auf dem Hocker, Pezzi-Ball.

- *Bewegungsserien der unteren Extremität* (mittelgroße bis große Muskelgruppen); unterschiedliche Anzahl von Bewegungswiederholungen (aufgrund der ASTE Stand ist der statische Anteil an Muskelaktivität von der Pat.-Konstitution abhängig) ca. 1–3 Min. (unvollständige Pause) im Stehen, Kombinationen Sitzen und Stand, evtl. Gehen.

- *„Stoffwechselgymnastik":* Schnelles Bewegen der Extremitäten mit 15–20 Bewegungswiederholungen, langsam beginnen und dann das Tempo steigern. Die Pausendauer beträgt 20–30 Sek. 2–3 Behandlungsserien durchführen. Indikation und Wirkung sind umstritten.

Gehen (große Muskelgruppen)
Gangtempo 60–80–100–120 Schritte/Min., Belastungsphase ca. 1–10 Min., Pausendauer ca. 1–5 Min. Bsp.: Langsames Gehen. Reizintensität 80 Schritte/Min., Reizdauer 1 Gangstrecke von 4 Min., Pausendauer 2 Min., große Reizdichte, Reizumfang ca. 16 Min.

Treppengehen
Belastungsbeginn bei gering belastbaren Pat. z.B. mit 6–12 Stufen bei einer Reizintensität von 1 Stufe/Sek. Pausen variabel einlegen (Sitz oder Stand).

Treppauf gehen ist eine größere Kreislaufbelastung als treppab gehen.

Laufen und Traben im Wechsel
Laufen, auch auf der Stelle (federnde Unterlage), oder Wechsel von Traben und Gehen (Intervallform) bei niedriger Arbeitspulsfrequenz (z.B. 110/Min.), z.B. als Kreislauftraining bei Pat. ohne Herzerkrankung. Die Reizintensität wird durch Anstieg der Pulsfrequenz gemessen (von ÄrztIn vorgegeben oder 180 minus Lebensalter).

Freies Bewegen in kontinuierlicher Dauerform

Bewegung mit gleichbleibender, dynamischer Belastung über einen Zeitraum von mindestens 5–10 Min. Die Belastung liegt unterhalb oder im Bereich der individuellen Grenze der Dauerleistung.

- *Sitzen* (sog. Dauergymnastik): Die Extremitäten (mit Integration des Rumpfes) im mäßigen Tempo bewegen. ASTE Sitz auf dem Hocker. Die Wirkung ist umstritten.
- *Gehen:* Auf ebener Strecke im gleichbleibenden Tempo für 5–10–20–30 Min. gehen. Ein Trainingseffekt entsteht, wenn der Pat. 50 % seiner maximalen Kreislaufleistung überschreitet, z.B. bei kardial oder pulmonal eingeschränkten Pat.
- *Laufen oder Traben:* Auf ebener Strecke, mit mehr als 50 % der maximalen Kreislaufleistung, bei einem gleichbleibenden Tempo für 5–10–20 Min. laufen oder traben. Parameter für die Reizintensität eines belastbaren Pat. ist die Pulsfrequenz (von ÄrztIn angegeben).

Bei eingeschränkter Dauerleistungsfähigkeit zur Erweiterung der Kreislaufleistungsfähigkeit mit dem Bewegen in intermittierender Dauerform beginnen.

Resistives Bewegen

Resistives Bewegen ist das Bewegen gegen einen Widerstand, zusätzlich zum Eigengewicht und dem Schwerkrafteinfluß. Der Widerstand wird gegen die geforderte Bewegungsrichtung gegeben, z.B. durch:

- Manuellen Widerstand.
- Geräte, z.B. Thera-Band, Knetmasse, Schlingentisch (☞ 2.3.5, 2.3.20).
- Bewegungsabhängiger Widerstand des Wassers (z.B. Bewegungsbad; ☞ 2.5.9).

Manueller Widerstand

Auf ökonomische Ausgangsstellung und Arbeitsweise (z.B. aufgerichtete WS, rumpfnahes Arbeiten) achten.

Isolierte Bewegungen gegen manuellen Widerstand
Das Bewegen erfolgt um eine Bewegungsachse. Den Widerstand entsprechend der Muskelkraft der Pat. dosieren und so geben, daß die Bewegungsrichtung für Pat. eindeutig ist. Fortlaufende Bewegungen nach proximal z.B. durch entsprechende Grifftechnik oder Aktivitäten der Pat. begrenzen (Fixation).

Komplexe Bewegungen gegen manuellen Widerstand

Das Prinzip der komplexen Bewegungen gegen Widerstand wird u.a. in den PNF-Techniken umgesetzt (☞ 2.3.16). Eine einfachere Form ist z.B. eine Bewegung um zwei Achsen in mehreren Gelenken. Beispiel:

- *Bewegung:* Flexion-Supination und Extension-Pronation im Ellenbogengelenk.
- *ASTE und Th.-Stellung:* Rückenlage, Pat.-Arm liegt seitlich neben dem Rumpf. Th. befindet sich neben dem zu bewegenden Arm.
- *Grifftechnik:* Mit der proximalen Hand den distalen Pat.-Oberarm nahe des Ellenbogengelenkes von dorsal umfassen. Mit der distalen Hand für das Setzen des Widerstands in die Pat.-Hand greifen.

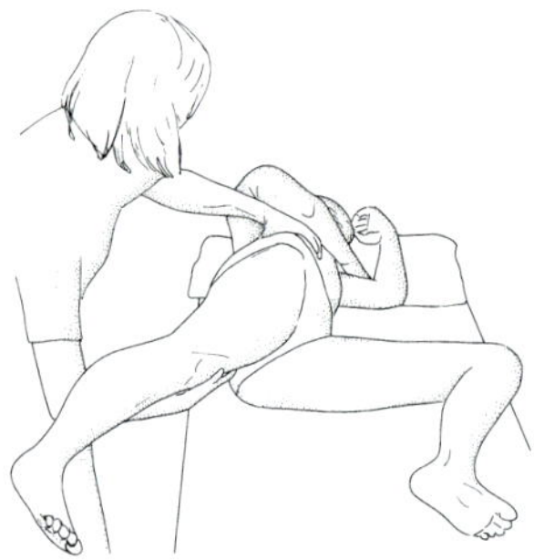

Abb. 2.02: Unterstütztes Bewegen – Hüftgelenk. ASTE: Seitenlage.

Manueller Widerstand – Hüftgelenk Ausgangsstellung, Therapeutenstellung und Grifftechnik (☞ Abb. 2.02)		
Bewegung	**Widerstand**	**Anmerkung**
Ab-/Adduktion	Gegen die Adduktion mit Untergriff am medialen Unterschenkel. Gegen die Abduktion mit Aufgriff am distalen Oberschenkel oberhalb des Malleolus lateralis	*Kommando:* Ferse fußwärts herausschieben und Bein Richtung Decke bzw. Richtung Unterlage bewegen
Flexion/ Retroversion	Mit der Hand am distal-ventralen Oberschenkel und zugleich mit dem Unterarm am distal-dorsalen Unterschenkel	Beckenfixation durch aktive Aufrichtung des Beckens
Rotation	Mit der Hand ventral oder dorsal der medialen Femorkondyle	*Kommando:* Bei gestrecktem Bein die Fußspitze Richtung Unterlage bzw. Richtung Decke drehen

Manueller Widerstand – Schultergelenk			
ASTE Sitz; Stellung der TherapeutIn: hinter Pat., mit der Hüfte und dem Oberschenkel Pat. Rücken Halt geben (☞ Abb. 2.03 und Abb. 2.04).			
ASTE	**Grifftechnik**	**Widerstand**	**Anmerkung**
Anteversion – Retroversion			
Pat.-Arm hängt seitlich am Körper herab (☞ Abb. 2.03)	*Proximale Hand:* Griff auf die Schulter (Fixation), ab 90° Anteversion gleitet Hand auf Scapula (Rückweg: ab 90° Anteversion gleitet sie wieder auf die Schulter). *Distale Hand:* umfaßt distalen Unterarm	Den Widerstand von der radialen bzw. ulnaren Seite des distalen Unterarmes geben	*Kommando:* Gestreckten Arm vorwärts, aufwärts Richtung Decke bzw. abwärts, rückwärts Richtung Boden führen
Abduktion – Adduktion			
Pat.-Arm im Ellenbogen gebeugt	*Proximale Hand:* Griff auf die Schulter (Fixation). *Distale Hand:* *Abduktion:* im Auf-griff Hand/Unterarm auf Unterarm des Pat. legen. *Adduktion:* im Unter-griff Hand/Unterarm von der Beugeseite auf Unterarm des Pat. legen	Den Widerstand von der Streck- bzw. Beugeseite des Unterarmes geben	Bewegungsausschlag bis 90° Abduktion *Kommando:* Ellenbogen Richtung Decke bzw. Richtung Boden bewegen
Horizontale Abduktion – Adduktion			
Pat.-Arm 90° abduziert und im Ellenbogen flektiert (☞ Abb. 2.04)	*Proximale Hand:* Griff auf die gegen-seitige Schulter (Fixation). *Distale Hand:* wie Ab-/Adduktion Untergriff	*Horizontale Adduk-tion:* Widerstand vom Handgelenk der Pat. geben *Horizontale Abduk-tion:* Widerstand von Pat.-Ellenbogen geben	*Kommando:* Ellen-bogen nach hinten, bzw. Hand nach vorne in Richtung gegenseitige Schulter führen
Rotation			
Pat.- Arm in 90° Abduktion und im Ellen-bogen flektiert	*Proximaler Arm:* Ellenbogen ruht vor der Pat.-Schulter, Unterarm vor dem Pat.-Oberarm, die Hand hält den Pat.-Ellenbogen *Distale Hand:* von der Kleinfingerseite das Handgelenk auf seine Beugeseite fassen	*Innenrotation:* den Widerstand von der Beugeseite des Handgelenkes geben *Außenrotation:* den Widerstand von der Dorsalseite des Handgelenkes geben	*Kommando:* Unterarm Richtung Boden bzw. Decke bewegen

2

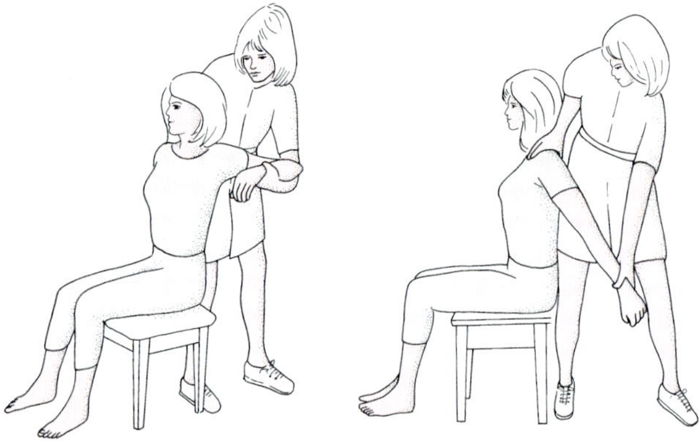

Abb. 2.03, 2.04:
Isolierte Bewegung gegen manuellen Widerstand – Schultergelenk. ASTE: Sitz.
links: horizontale Abduktion/Adduktion, rechts: Rückenabstützen und Retroversion.

Bewegung gegen Widerstand in intermittierender Dauerform

Es gelten die Grundsätze des Bewegens in intermittierender Dauerform. Der Widerstand wird durch Geräte (Thera-Bänder, Baligerät, Miniexpander) über die Extremitäten gegeben. Ein manueller Widerstand ist häufig zu aufwendig. Die Rumpfmuskulatur arbeitet stabilisierend und wird so vermehrt belastet.

Formen

- *Bewegungsserien* kleiner, mittelgroßer und großer Muskelgruppen gegen Widerstand, z.B. durch Manschettengewichte für die Extremitäten.
- *Gehen im Wasser* in unterschiedlichen Tempi. Im langsamen Tempo wirken Auftriebskraft (Heben des Beines) und Widerstand (Absetzen des Beines). Bei Steigerung des Tempos nimmt der Reibungswiderstand zu. Langsames Gehen entspricht ca. 1 Schritt pro 2 Sek. (Bein heben, wieder aufsetzen und Körpergewicht auf das Bein verlagern).
- *Radfahren* auf ebener Strecke oder mit dem Standfahrrad.

Bewegung gegen Widerstand in kontinuierlicher Dauerform

Es gelten die Grundlagen des Bewegens in kontinuierlicher Dauerform. Die Belastungszeit beträgt mindestens 5–10 Min. Den Widerstand gegen das Gerät kontinuierlich und gleichmäßig ausführen. Bei hohem Bremswiderstand des Gerätes wird die Muskulatur überwiegend im anaeroben Bereich trainiert (nicht sinnvoll). Folge: Pat. bricht die Bewegung meist vorzeitig aufgrund von Ermüdung ab. Formen: Gehen im Wasser, Radfahren (ebene Strecke oder mit dem Standfahrrad).

Halten

Halten in Prozent der Maximalkraft

Halten von Körper- und Gelenkpositionen mittels statischer Muskelkontraktion.
Bei den isometrischen Anspannungsübungen wird mit einer Anspannungskraft von ca. 50–70 % der Maximalkraft gearbeitet. Diese ist erreicht, wenn der Pat. die Haltespannung bei einer Haltedauer von 5–10 Sek., 5–10mal wiederholen kann. Für ein effektives Training genügen hierbei 3–5 Wiederholungen pro Tag. Wird mit Maximalkraft angespannt, ist eine Anspannungszeit von 2–3 Sek. ausreichend.

Halten durch Anspannung von Muskelgruppen (isometrische Spannungsübungen)

Behandlungsprinzip ist das Anspannen – Halten – Entspannen. Die Pausenlänge während der Anfangsphase der Behandlung doppelt so lang wie die Haltedauer gestalten (Anspannung: ca. 10 Sek., Pause: 20 Sek.). Kann Pat. die Anspannungsdauer halten, die Pause verkürzen.

Halten gegen die Erdanziehungskraft

Entsprechend der Ausgangs- und Extremitätenstellung kann die Schwerkraft eine kleinere oder größere Wirkung auf den Körper haben. Beispiel:

- *Rückenlage:* Körpergewicht wird gleichmäßig an die Unterlage abgegeben → wenig Muskelaktivität.
- *Stand mit nach vorn ausgestreckten Armen:* Das Ausstrecken der Arme bewirkt eine zusätzliche Haltearbeit im Rumpf.

Anspannungen über 50 % der Maximalkraft sind mit geringerem Aufwand erreichbar. Beispiel: ASTE Bauchlage, Oberkörper und Beine sind von der Unterlage abgehoben, Blick ist in Richtung Unterlage gerichtet.

Halten gegen manuellen Widerstand (selbst oder fremd gegeben)

Den Widerstand in nicht zu überwindender Form geben. Bei fremdgegebenem Widerstand erfolgt die Grifftechnik wie beim resistiven und passiven Bewegen.

Stemmen gegen feststehende Gegenstände (z.B. Wand, Boden)

Das Stemmen der Extremitäten gegen einen fixen Widerstand erfolgt häufig mit nahezu der Maximalkraft → anaerobes Muskeltraining. Bei der Stemmführung nach BRUNKOW (☞ 2.3.6) wird das Stemmen gegen einen fixen Widerstand (Einstemmung von Ferse und Handwurzel mittels Schub auf die Unterlage) zur koordinativen Schulung der Muskelanspannung genutzt.

Halten unter Konzentration auf den Spannungswechsel

Aufmerksamkeit auf die Empfindungen lenken, die beim Anspannen und Entspannen entstehen. Das Spüren sollte vor, während und nach der Anspannung erfolgen. Pat. durch eine entsprechende Frageform aufmerksam machen auf:

- Veränderung der Atemform.
- Lageempfinden der Körperabschnitte/des Körpers.
- Empfinden des Gewichtes der Körperabschnitte/des Körpers.
- Anspannungs- und Entspannungsempfinden.

Durchführung

- Die Durchführung erfolgt langsam (ausreichend Zeit für die Wahrnehmung). Spannungsauf- und Spannungsabbau sind zeitlich gleich (je ca. 10 Sek.).
- Vor, in und nach der Anspannung den jeweiligen „Zustand“ erspüren lassen (ermöglicht einen Vergleich der einzelnen „Zustände“).

- Fragetechnik:
  - „Vergleichende Form": „Ist die Hand leicht oder schwer?" Wichtig: Pat. soll die Fragen „für sich selbst beantworten" (keine tatsächlichen Antworten).
  - „Suggerierende Form": „Der Bauch geht vor und zurück!"
- Alle Formen des Haltens (z.B. isometrische Anspannung, Halten gegen die Schwerkraft) sind aus jeder ASTE nutzbar. Bei der gewählten Form bleiben.
- Unterteilung eines Spannungsaufbaus in mehrere Lernschritte (ca. 3). Beispiel:
  - ASTE Sitz auf dem Pezzi-Ball, Hände liegen auf den Oberschenkeln.
  - 1. Lernschritt: Füße dorsalextendieren, Fersen auf die Unterlage stemmen.
  - 2. Lernschritt: Spannungsaufbau wie Lernschritt 1, zusätzlich Hände auf die Oberschenkel stemmen.
  - 3. Lernschritt: Spannungsaufbau wie Lernschritt 2, zusätzlich Kopf in Richtung Scheitel zur Decke herausschieben (Kinn bewegt sich Richtung Kehlkopf).
- Den Spannungsaufbau bei einer Ganzkörperspannung so gestalten, daß die aufrechte Haltung geschult wird.
- Der Spannungsabbau erfolgt durch schrittweises Lösen der Muskelgruppen (kann auch Pat. selbst gestalten). Bei einer Ganzkörperanspannung können auch alle Muskeln zugleich gelöst werden.

Tips & Fallen

→ Techniken des Haltens (insbesondere bei Ganzkörperspannungen) sind kontraindiziert bei Erkrankungen, die eine Steigerung des peripheren Gefäßdrucks nicht tolerieren (z.B. bei fortgeschrittenen Herz- und Lungenerkrankungen, Blutungsneigung, Antikoagulantientherapie).

→ Beim Anhalten und Pressen der Atemluft Pat. zum Weiteratmen auffordern. Tip: Pat. soll leise zählen („Wer redet, der atmet.").

Bewegen und Halten

Nutzung dynamischer und statischer Arbeitsformen der Muskulatur durch das Anhalten einer Bewegung an einem beliebigen Punkt des Bewegungsausschlages. Das Anhalten kann verschiedene Wirkungen haben (u.a. abhängig von dem Punkt, an dem die Bewegung angehalten wird):

- Verstärkung der Muskelaktivität.
- Stabilisation, z.B. von Körperstellungen und Gelenkstellungen.
- Auslösen und Verstärken von Gleichgewichts- und Stellreaktionen. Bei den Gleichgewichtsreaktionen erfolgt eine Widerlagerung der Primärbewegungen durch Gegenaktivität (Muskelanspannung) und Gegenbewegungen (z.B. reaktive Bewegung der Arme zur Unterstützung der Balance). Die Gegenbewegungen verlaufen entgegen der Bewegungsrichtung der Primärbewegung.
- Mobilisation.

Übungsbeispiel

ASTE Sitz auf dem Pezzi-Ball. Gesäß nach hinten verschieben, Füße bleiben stehen. Wirkung: Es erfolgt eine Extension (Mobilisation) und Stabilisation der LWS.

Unterstütztes Bewegen und Halten

An einem beliebigen Punkt der unterstützten Bewegung Pat. auffordern, die Stellung zu halten, und die Unterstützung (manuell oder mit Geräten) aufheben. Wirkung: Verstärkung der Muskelaktivität, Stabilisation von Gelenkstellungen (s.o.). Im Bobath-

Konzept wird ein Führen der Bewegung mit spontanem Lösen des Griffes zur Beurteilung des Muskeltonus genutzt (Placing ☞ 2.3.4).

Freies Bewegen und Halten

Das Anhalten in Bewegungsabläufen kann unterschiedlich genutzt werden:

Freies Bewegen und Halten		
Wirkung	**Anwendung**	**Bewegungsbeispiel**
Stabilisation von Körperstellungen; Schulung des koordinativen Anspannens der Muskulatur	Übergang von einer Köperstellung in die andere, bevor der Bewegungsübergang instabil wird	Bewegungsübergang RL in BL: Die Bewegung kurz vor dem Punkt anhalten, an dem ein Zerfall der Körperhaltung einsetzt. Taktile Techniken (☞ 2.3.4, 2.3.6) zur Stimulation der Muskulatur einsetzen
Auslösen von Stell- und Gleichgewichtsreaktionen; Gegenaktivitäten (Muskelanspannung) und Gegenbewegungen	Mangelnde Stell- und Gleichgewichtsreaktionen, z.B. bei einer Hemiplegie; Auslösen von Muskelaktivität zum funktionellen Muskeltraining; Indirekte Mobilisation von eingeschränkten Bewegungen	ASTE Sitz an der Bankkante mit frei schwebenden Füßen. Pat. soll Gewicht auf eine Gesäßhälfte nehmen. Aufgrund der Gleichgewichts- und Stellreaktion verkürzt sich reaktiv die Rumpfseite, an dem das Gesäß abgehoben ist (Gegenaktivität), die Arme und das Bein der angehobenen Gesäßhälfte werden abduziert, das Bein der anderen Gesäß-hälfte adduziert (Gegenbewegung)

Übungsbeispiele

- *ASTE:* aufrechter Sitz auf dem Hocker (gleichmäßiges Belasten beider Sitzbeinhökker). Die Füße stehen so unter/vor den Knien, daß die Kniegelenke auf dem Niveau der Hüftgelenke oder tiefer sind.
- *Aufgabe:* Mit den Fingern der einen Hand Symphyse (Kleinfinger) und Bauchnabel (Daumen) und mit den Fingern der anderen Hand Bauchnabel (Kleinfinger) und Brustbeinspitze (Daumen) erfassen. Während der Durchführung der Übung den Abstand zwischen diesen Punkten konstant halten.
- *Durchführung:*
  - *Prinzip der Bewegung:* Im Hüftgelenk eine extensorische Bewegung so ausführen, daß sich die Einheit von Rumpf und Kopf nach hinten neigt. Die Abstände vom Becken zum Brustkorb und vom Brustkorb zum Kopf bleiben stets gleich. Am Ende der Bewegung kurz anhalten. Durch flektorische Aktivität im Hüftgelenk wieder in die Ausgangsstellung zurückkehren.
  - *Bewegungsausschlag:* Die Einheit Rumpf und Kopf wird soweit zurückgekippt, daß kein Gewicht mehr auf den Füßen ruht oder die Füße sich vom Boden lösen.
  - *Wirkung:* Bei Rückneigung erfolgt eine Verkleinerung der Unterstützungsfläche, ohne wesentliche Zunahme der Kontaktfläche des Gesäßes mit dem Stuhl (Stellung wird instabiler). Reaktiv wird eine vermehrte Haltearbeit ausgelöst, z.B. der Bauchmuskulatur.
  - *Anwendung:* Funktionelles Bauchmuskeltraining.

Bewegen gegen Widerstand und Halten

Während des Bewegungsweges gegen Widerstand diesen erhöhen, bis die Bewegung vollständig anhält.

2.2.2 Passive Techniken

Claudia Kiesewetter

2

Passive Techniken sind Maßnahmen, die an Pat. durchgeführt werden, ohne daß eine kortikale Bewegungsinduktion stattfindet. Die Muskulatur ist bei allen passiven Bewegungen dennoch aktiv. Dazu gehören z.B. Lagerungen, entlastende Ausgangsstellungen, Traktion und passives Bewegen in verschiedenen Formen.

Lagerung

Lagerung von Körperabschnitten oder dem Körper in bestimmten Positionen mittels Lagerungsmaterialien (Kissen, Fell, Schienen, spezielle Betten usw.). Der Einsatz von Lagerungen dient unterschiedlichen Zielen, z.B.:

- Neurologie: Lagerung zur Minderung der Spastizität (☞ 2.3.4).
- Bewegungsapparat: Entspannung, Entlastung.
- Haut: Dekubitusprophylaxe (☞ 2.2.7).
- Gelenke: Kontrakturprophylaxe (☞ 2.2.7), Schmerzlinderung.
- Kardiologie: Lagerung zur Entlastung des Herzens.
- Lunge (☞ 2.2.6): Z.B. Drainagelagen, Umlagerungen.
- Kreislauf: Hochlagerungen der betroffenen Extremitäten bei Ödemen, Umlagerungen nach RATSCHOW bei arteriellen Verschlußerkrankungen (☞ 3.3.2).

Entlastung des Bewegungsapparates

Mittels Lagerung von Körperteilen und Körperabschnitten erfolgt eine Reduzierung bzw. Aufhebung der Muskelaktivität, die gegen die Schwerkraft (fallverhindernd) arbeitet. Zusätzlich werden bei der Lagerung Kopf, Brustkorb und Becken bestmöglich in die Körperlängsachse eingeordnet.

Rückenlage, Arme liegen neben dem Körper

- Die Unterschenkel unterlagern, damit die Beine ihr Gewicht nicht an das Becken und die LWS „hängen".
- Bei verstärkter Kyphose der unteren BWS mit Beteiligung der LWS (Hyperlordose) die LWS unterlagern.
- LWS, BWS, Schultergürtel und den Kopf mit einem großen dicken Kissen unterlagern. Ind.: reduzierte Kyphose der unteren BWS und reduzierte LWS-Lordose (Flachrücken) bei gleichzeitiger Flexionsstellung des Beckens in den Hüftgelenken. Ziel ist der Ausgleich eines vorhandenen Extensionsdefizits der Hüftgelenke.
- Zur Entlastung der BWS (Ellenbogen stehen in Höhe der Schultergelenke) die Ellenbogen unterlagern. Die gefalteten Hände auf dem Bauch ablegen.

Rückenlage, Arme liegen neben dem Kopf

- Wenn möglich die unteren Extremitäten in Nullstellung des Hüftgelenkes und 90° Flexion der Kniegelenke lagern. Pat. legt sich so an das Ende der Behandlungsbank, daß die Kniekehlen diese berühren und die Unterschenkel herabhängen. Die Füße stehen auf dem Boden und werden unterlagert (Unterlagerung so, daß die Oberschenkel horizontal stehen).
- Alternativ die Füße so mit einem quadratischen Kissen (z.B. Schaumstoffquader) und einer Rolle unter den Fußballen unterlagern, daß die Oberschenkellängsachsen senkrecht im Raum stehen.

- Den Kopf nur unterlagern, wenn ein Rundrücken oder eine ausgeprägte Nackenkyphose zu Haltearbeit oder Schubbelastungen der WS führt.
- Die HWS unterlagern, wenn der Kopf auf der Unterlage ohne Probleme abgelegt werden kann (→ angenehmes Lagerungsgefühl).
- Die Arme (auf genügend Platz oberhalb des Kopfes achten) so unterlagern, daß die Unterarme auf einem höheren Niveau lagern. Wichtig ist die Unterstützung der Unterarme und Hände. Die Schultergelenke sind in nahezu endgradiger Flexion sowie Innenrotation und mäßiger Abduktion, die Ellenbogen in Flexion und die Unterarme in Pronation. Die Stellung entlastet die HWS und oberen Kopfgelenke. Ind. z.B. Überlastungssyndrome der Unterarm- und Handregion (Arthrose des Daumengrundgelenkes, Karpaltunnelsyndrom, Epikondylitis).

Bauchlage

- Arme sind neben dem Kopf abgelegt (☞ Abb 2.05).
- Für eine neutrale Rotationsstellung der Beine die Fußrücken unterlagern.
- Zur Vermeidung einer zu starken Extensionsstellung der LWS (z.B. bei Extensionsdefizit im Hüftgelenk) den Bauch, evtl. auch den Brustkorb unterlagern.
- Stirn unterlagern.

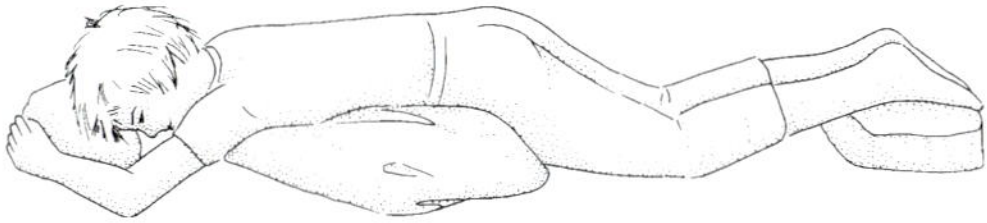

Abb. 2.05: Lagerung in Bauchlage

Seitlage (☞ Abb. 2.06)

- Obenliegendes Bein und Arm auf einer höheren Unterlage lagern (horizontale Lagerung auf dem Niveau des Hüft- bzw. Schultergelenkes) → Entlastung der WS.
- Den Kopf unterlagern, damit der Brustkorb nicht rotatorisch nach ventral oder dorsal aus der Seitlage gedrängt wird.
- Schmale Taille mit einem Kissen unterlagern, um ein Durchhängen der LWS zu vermeiden.
- Den seitlichen Thorax durch ein großes, flaches Kissen unterlagern, wenn die Beckenbreite (Trochanterabstand) im Verhältnis zum frontotransversalen Brustkorbdurchmesser überdurchschnittlich breit ist.

Halbseitenlage (☞ Abb. 2.06)

In dieser Lage stellt sich die Ruheatmung automatisch ein. Bei Pat. mit Meteorismus wirkt sie entblähend.

- Bauch und Oberschenkel (z.B. durch mehrere dicke Kissen) so unterlagern, daß der Rumpf um ca. 45° zur Horizontalen gekippt ist. Der Bauch erhält zur Vermeidung des Durchhängens der LWS einen Gegendruck in Richtung Extension. Den ventralen Brustkorb bei Flachrücken unterlagern (Vermeiden einer Gewichtsabgabe an die HWS). Die Unterlagerung muß so in Position gebracht sein, daß die ventrale Brust-

2

korbseite auf ihr liegt, ohne einen unangenehmen Druck auf die untere Schulter auszuüben.

- Evtl. HWS unterlagern. Der Kopf liegt frei auf der Unterlage. Hat der Kopf die Tendenz zum Abrutschen, ist diese Lagerung für eine HWS-Entlastung ungünstig.
- Arm der tiefliegenden Seite bequem nach hinten auf die Unterlage ablegen ohne unangenehmen Druck auf die Schulter. Unterlage so in Position bringen, daß der Brustkorb auf ihr liegt.
- Den obenliegenden Arm (Beugeseite und ventrale Schulter) so unterlagern, daß keine Rutschtendenz des Ellenbogens entsteht. Der Unteram liegt auf der Unterlage etwa parallel zur Körperlängsachse. Zur HWS-Entlastung den Oberarm auf ein hohes Kissen lagern.
- Das untere Bein liegt mit seiner Vorderseite auf der Unterlage. Hüft- und Kniegelenk sind bequem gebeugt.
- Das oben liegende Bein von der Beugeseite des Unterschenkels unterlagern (Verhindern der Rutschtendenz des Knies nach ventral). Hüft- und Kniegelenk sind in bequemer Flexion.

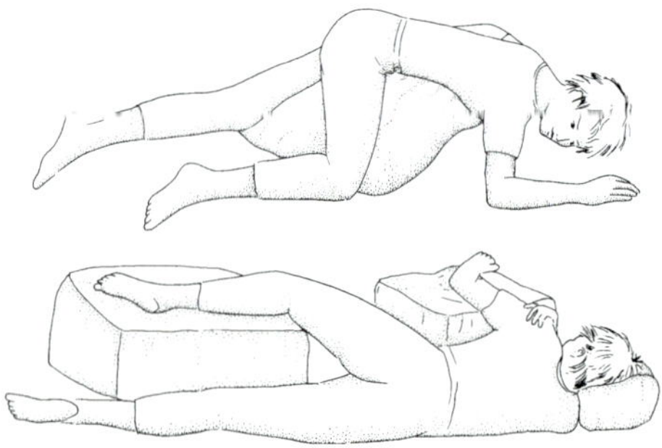

Abb. 2.06: Lagerung in Halbseitenlage (oben) und Seitenlage (unten)

Entlastende Ausgangsstellungen

Entlastende ASTE wirken durch die Reduzierung der körperaufrichtenden Muskelaktivität. Eine ökonomische Belastung (Einreihung der Körperabschnitte Becken, Brustkopf und Kopf in die Körperlängsachse) minimiert die Belastung zusätzlich.

LWS

- *Sitz am Tisch auf dem Schreibtischstuhl:* Stuhl so um 180° drehen, daß die Rückenlehne zum Tisch zeigt. Zur Abpolsterung für den Bauch ein Kissen vor die Lehne legen *(„Bauchlehne“).*

- *Freier Sitz:* Gefaustete Hände auf der Sitzfläche abstützen. Der Brustkorb wird so an die Arme „gehängt" und die LWS entlastet. Bei Steigerung der Druckaktivität der Hände bewirkt das Becken einen Zug auf die LWS (Selbsttraktion).
- *Freier Sitz:* Abstützen der Ellenbogen auf den Oberschenkeln *(Kutschersitz)* führt zur Entlastung des lumbo-sakralen WS-Bereichs.
- *Stand:* Mit dem Rücken (Schulterhöhe) an eine Wand lehnen. Das Hüftgelenk des Standbeines ist extendiert, die Längsachse von Becken und Brustkorb ist zur Wand geneigt. Ab dem Abstützpunkt die Körperlängsachse wieder senkrecht einstellen.
- *Stand:* Mit gefalteten Händen an eine geöffnete Tür hängen. Füße in leichter Schrittstellung oder auf gleicher Höhe. Die Tür befindet sich zwischen den Knien. Das Sternum lehnt an die Türkante und der Kopf seitlich an eine der Türflächen. Die Hände liegen auf der Tür.

BWS

- *Sitz am Tisch:* „Bauchlehne" (wie bei LWS). Zusätzlich die Ellenbogen auf den Tisch stellen (Entlastung der BWS vom Schultergürtelgewicht).
- *Freier Sitz:* Gefaustete Hände auf der Sitzfläche abstützen. Der Brustkorb wird an die Arme „gehängt" und entlastet so die BWS.
- *Stand:* Schrittstellung vor einer Wand. Mit dem vorderen Knie die Wand berühren, den Körper vorneigen und die Stirn an die Wand lehnen. Die Arme so auf dem Kopf ablegen, daß sie gleichzeitig auch an der Wand anlehnen und ihr Gewicht abgeben.

HWS

- *Sitz am Tisch:* Einen Ellenbogen aufstützen, mit der Hand dieses Armes den Kopf am Kinn (nur von ventral, nicht von kaudal) oder der Stirn abstützen. Beim Abstützen am Kinn mit dem Handgelenk einen zusätzlichen Abstützpunkt am Sternum suchen. Die Abnahme des Kopfgewichtes entlastet die extensorisch arbeitende HWS-Muskulatur.
- *Freier Sitz:* Hände auf den Oberschenkel ablegen (Entlastung der HWS-Muskulatur, da das Armgewicht auf den Oberschenkeln ruht).
- *„Bauchlehne"* (wie bei LWS).

Traktion

Die Gelenkflächen eines Gelenkes werden mittels Zug voneinander entfernt. Die Gelenkkapsel wird dabei gestrafft. Geräte werden insbesondere zur Traktion der Wirbelsäule eingesetzt.

Manuelle Traktion

An jedem Gelenk einsetzbar. Am distalen Gelenkpartner, unter Fixation des proximalen Gelenkpartners einen Zug setzen, der die Gelenkflächen voneinander entfernt.

Beispiel: Traktion des PIP-Gelenkes des 1. Fingers:

- *Grifftechnik:*
  - Mit der *prox. Hand* die Grundphalanx fixieren, dazu auf die radiale und ulnare Seite der Phalanx greifen. Strecksehne auf der Dorsalseite der Phalanx freilassen.
  - Mit der *distalen Hand* die Mittelphalanx greifen: Technik siehe proximale Hand.
- *Durchführung:* Mit der proximalen Hand den proximalen Gelenkpartner fixieren und zugleich mit der distalen Hand einen Zug an der distalen Phalanx geben, bis die Gelenkkapsel gespannt ist.

Tips & Fallen

Um den Bewegungsausschlag besser einzuschätzen, Griff beibehalten und mit dem Zeigefinger einer Hand den Gelenkspalt ertasten. Die Fingerkuppe dort liegen lassen, um bei Durchführung des Zuges das Auseinanderbewegen der „Gelenkränder" zu erspüren.

Passives Bewegen

Bewegen der Gelenke, ohne willkürliche Muskelaktivität (Pat. läßt locker). Das passive Bewegen kann, bei bestimmten Gelenken auch durch Pat. selbst (z.B. bei den Fingergelenken) oder apparativ (z.B. Motorschienen) erfolgen. Ziel ist z.B. eine Kontrakturprophylaxe/Mobilisation oder Prüfung der Gelenkbeweglichkeit.

„Durchbewegen"

Das Durchbewegen kann in verschiedenen Formen (z.B. isoliertes Bewegen) angewandt werden.

„Durchbewegen"

Anwendungsform	Indikation
Isolierte Bewegungen	Erreichen definitiv-endgradiger Bewegungen in einem Gelenk (z.B. Fingergelenke)
Komplexe Bewegungen	Einüben von Bewegungsabläufen (☞ 2.3.15), Bewegungen in mehreren Gelenken zugleich (Zeitersparnis)
Passive Bewegungen	Kontrakturprophylaxe, z.B. bei bewußtlosen Pat., peripheren Lähmungen
Aktiv-assistive Bewegungen	Unterstützung wiederkehrender Muskelfunktionen, z.B. bei peripherer Lähmung, Muskelatrophie mit Kraftverlust

Beispiel isoliert-passives Durchbewegen

Kriterien des isoliert-passiven Durchbewegens zur Pat.-Entspannung:

- Entsprechende Lagerung durchführen (s.o.).
- Die Gewichte der durchzubewegenden Körperteile vollständig übernehmen (auf sichere Grifftechnik achten).
- Die Bewegung langsam und rhythmisch ausführen.
- Die Bewegung exakt um die entsprechende Bewegungsachse führen.
- Um einen Gelenkflächenkontakt (Reibung) zu vermeiden, die Bewegung unter leichtem Zug durchführen.
- Den gesamten Bewegungsweg nutzen.
- Eine Fixation proximal des durchzubewegenden Gelenkes setzen, um eine fortlaufende Bewegung nach proximal zu unterbinden.
- Das Gelenk in alle Bewegungsrichtungen durchbewegen.

! Vor dem Durchbewegen überlegen, wie die Bewegungsachse im Gelenk verläuft.

„Passives Durchbewegen" in isolierten Bewegungen

Passives Durchbewegen – Schultergelenk		
ASTE Rückenlage, Lagerung: Unterlagerungskissen des Kopfes soweit zur Seite verschieben, daß der Bewegungsweg des durchzubewegenden Armes nach kranial nicht behindert wird.		
Stellung der TherapeutIn	**Grifftechnik**	**Anmerkung**
	Elevation	
Th. steht seitlich des durchzubewegenden Armes	*Proximale Hand:* distalen Humerus umfassen *Distale Hand:* Handgelenk von der Beugeseite umfassen, Zeigefinger liegt in der Pat.-Handinnenfläche	Bei Schultergürtelbewegungen Grifftechnik ändern: Die prox. Hand greift von kranial auf das Akromion und die angrenzende Klavikula der Schulter des durchzubewegenden Armes; Retroversion ist aus dieser ASTE nicht korrekt ausführbar
	Abduktion – Adduktion	
Th. steht seitlich der durchzubewegenden Schulter	*Proximale Hand:* Fixation der durchzubewegenden Schulter durch Aufstützen der Hand auf die Bank oberhalb des Akromions *Distaler Arm:* Hand greift distal-dorsalen Oberarm; Pat.-Unterarm ruht auf Th.-Unterarm; lockere Pat.-Hand liegt auf dem distalen Th.-Oberarm	Bewegungsweg der Abduktion geht ohne einen Bewegungsausschlag des Schultergelenkes bis max. 90°
	Rotation	
Th. steht oberhalb der durchzubewegenden Schulter	Pat.-Arm steht in 90° Abduktion und 90° Ellenbogenflexion *Proximaler Arm:* Ellenbogen fixiert die Schulter von ventral (unterhalb der Klavikula); Hand unterstützt den Oberarm (Griff auf den distalen Oberarm) *Distale Hand:* Handgelenk von der Beugeseite umfassen. Zeigefinger ruht in der Pat.-Handinnenfläche	Die Außenrotation ist erreicht, wenn der Brustkorb sich Richtung Decke zu heben beginnt (Beobachtungspunkt Brustbein)
	Horizontale Abduktion – Adduktion	
Th. steht seitlich der durchzubewegenden Schulter	*Proximaler Arm:* Den distalen Oberarm nahe des Ellenbogengelenkes umfassen *Distale Hand:* Handgelenk von der Beugeseite umfassen, Finger liegt in der Pat.-Handinnenfläche	Darauf achten, daß beim Durchbewegen der Schultergürtel nicht mit hochgezogen wird
	Zirkumduktion	
Th. steht seitlich der durchzubewegenden Schulter	*Proximale Hand:* Liegt in Ellenbogenbeuge *Distale Hand:* Das Handgelenk von der Beugeseite umfassen. Der Zeigefinger liegt in der Pat.-Handinnenfläche	Mit der Bewegung aus der Adduktionsstellung in Richtung medial-kranial beginnen

2

Passives Durchbewegen – Ellenbogengelenk		
ASTE: Rückenlage, TherapeutIn steht am Ende des durchzubewegenden Armes. Lagerung: Der Arm der zu bewegenden Seite liegt in Mittelstellung		
Bewegung	**Grifftechnik**	**Anmerkung**
Flexion/Extension	*Proximale Hand:* von lateral auf den distal-dorsalen Oberarm fassen *Distale Hand:* Das Handgelenk von der Beugeseite umfassen, der Daumen liegt dabei in der Handinnenfläche und Daumengabel	*Schulterfixation* bei Ausweichbewegungen der Schulter: Th. steht oberhalb der Schulter des durchzubewegenden Armes *Proximaler Arm:* Fixieren der Schulter von ventral durch den Ellenbogen, mit der Hand von der Beugeseite auf den distalen Oberarm fassen *Distale Hand:* Handgelenk von lateral umfassen
Pro-/Supination (Bewegung in der Articulatio radioulnaris dist. et prox.)	*Proximale Hand:* s.o. *Distale Hand:* s.o.	Der Unterarm befindet sich in 90° Flexion

Passives Durchbewegen – Sprunggelenk		
ASTE: Rückenlage, TherapeutIn steht am Fußende der Bank. Lagerung: Entfernen der Knierolle unter dem durchzubewegenden Bein		
Bewegung	**Grifftechnik**	**Anmerkung**
Dorsalextension, Plantarflexion	*Proximale Hand:* Griff auf dem distalen Unterschenkel von der lateralen Seite *Distale Hand:* Mittelfuß von der medialen Fußseite umfassen. Der Daumen stützt das Fußlängsgewölbe	Die Lagerung des Knies (durchzubewegendes Bein) in Flexion vergrößert den Bewegungsausschlag im Sprunggelenk und erschwert zugleich die Fixation des Unterschenkels
Pro-/Supination (Die Bewegung erfolgt in der Articulatio subtalaris und Articulatio talocalcaneonavicularis)	*Proximale Hand:* Fixieren der Ferse (Ferse ruht in der Handfläche) *Distale Hand:* Mittelfuß vom Fußrand her umfassen	*Griffwechsel:* Bei Supination und Pronation erfolgt ein Griffwechsel der distalen Hand; bei Supination von lateral, bei Pronation von medial greifen

„Freies" Kniegelenk

Voraussetzung für die Beweglichkeit des Kniegelenkes ist eine frei bewegliche Kniescheibe und ein nicht verklebter Recessus suprapatellaris. Die Überprüfung bei gestrecktem Kniegelenk durchführen. (Technik wie bei Mobilisation)

Maßnahme	Grifftechnik	Durchführung
Mobilisation der Patella	Patella von proximal und distal zwischen Zeigefinger und Daumen beider Hände umschließen	Patella nach kranial/kaudal und lateral/medial verschieben. Keinen Druck auf die Patella Richtung dorsal ausüben
Lösen des Recessus suprapatellaris	*Proximale Hand:* ca. 10–15 cm oberhalb der Patella mit abgespreizten Daumen quer auf den Oberschenkel greifen. Diese Hand dient der distalenHand als Widerlager *Distale Hand:* gestreckte Finger mit den Fingerkuppen oberhalb der Patella auf dem distalen Oberschenkel aufsetzen	Die distale Hand (Fingerkuppen) verschiebt durch stärkeren Andruck die Haut und Unterhautschichten unter die (gegenhaltende) proximale Hand, soweit das Gewebe diese Bewegung ermöglicht. Schmerzgrenze respektieren!

Passives Durchbewegen – Kniegelenk

ASTE: Rückenlage, TherapeutIn steht auf der Seite des durchzubewegenden Beines
Bewegungsausschlag: Flexion/Extension.

ASTE und Lagerung der Beine	Grifftechnik	Anmerkung
Nur Knie des nicht zu behandelnden Beines mit einer Rolle unterlagern. Das zu bewegende Bein liegt gestreckt auf der Bank	*Proximale Hand:* liegt in der Kniekehle *Distale Hand:* Hand umfaßt Ferse, Beugeseite des Unterarmes hat Fußsohlenkontakt (Fersenuntergriff)	Griffwechsel: Die proximale Hand gleitet bei Flexion auf die Knieaußenseite und bei Extension wieder zurück
Unterschenkel des zu behandelnden Beines hängt über die Bankkante, anderes Bein in der Kniekehle mit einer Knierolle unterlagern	*Proximaler Arm:* Unterarm wird von lateral unter das Knie geschoben (Verlängerung der Unterstützungsfläche zur Vermeidung einer Außenrotationsstellung des Oberschenkels) *Distale Hand:* Fersenuntergriff	Weicht bei der Bewegung der Oberschenkel nach ventral aus oder wird das Becken gekippt, gegenseiti- gs Bein anstellen lassen oder mit der proximalen Hand das Becken Richtung dorsal fixieren (Griff auf Spina iliaca ant. sup.)

Fingergelenke

Bewegungsmöglichkeiten im PIP- und DIP-Gelenk sind die Flexion/Extension. Die TherapeutIn befindet sich vor der durchzubewegenden Hand. Lagerung: Pat.-Unterarm liegt auf der Ulnarseite in Mittelstellung.

- *Proximale Hand:* Daumen und Zeigefinger fassen (von dorsal) auf die laterale und mediale Seite der Phalanx, die proximal des zu bewegenden Gelenkes liegt. Zur Blockierung des nächstgelegenen proximalen Gelenkes den Mittelfinger von dorsal gegen dieses Gelenk legen (☞ Abb. 2.07). Beim Durchbewegen des PIP-Gelenkes noch zusätzlich das Handgelenk sichern: Ringfinger liegt in der Pat.-Daumengabel und Kleinfinger umfaßt den Pat.-Daumen in Höhe des Daumengrundgelenkes.
- *Distale Hand:* Mit Zeigefinger und Daumen die distal, des zu bewegenden Gelenkes liegende Phalanx von lateral und medial fassen.
- Weitere Grifftechniken (☞ 2.2.1), Griffe nach Bedarf modifizieren.

Widerlagernde Mobilisation

Manuell ausgeführte passive Bewegung. Beide Gelenkpartner eines Gelenkes so bewegen, daß sie die Mobilisation auf dieses Gelenk begrenzen. Die TherapeutIn übernimmt (soweit möglich) das volle Gewicht der zu bewegenden Körperteile. Zusätzlich soll Pat. die ausgeführten Bewegungen wahrnehmen.

Prinzipien der Durchführung

- *Bewegungsausschlag:* 1 Freiheitsgrad (2 Bewegungen: z.B. Flexion/Extension).
- Die Bewegungsausschläge werden anhand ihrer Mechanik in Bewegungstypen unterteilt (z.B. Scharnierbewegung, Rotationsbewegung). Entsprechend diesen Bewegungstypen die gelenkbildenden Knochen (Hebel bei Scharnierbewegung, Zeiger bei Rotationsbewegung) bewegen.
- Die Hebel/Zeiger gleichzeitig so bewegen, daß ihre Bewegungsrichtung gegenläufig ist, z.B. Rotation oder Flexion/Extension: sie bewegen sich aufeinander zu bzw. voneinander weg → endgradiger Bewegungsausschlag in diesem Gelenk.
- Die Bewegung des geplanten Bewegungsausschlages mit dem proximalen Hebel bzw. Zeiger einleiten, da er eine geringere Bewegungsmöglichkeit in dem zu bewegenden Gelenk besitzt.
- Bei der Durchführung nach Möglichkeit Körperteile nicht gegen die Schwerkraft heben, sondern Bewegungen horizontal führen. Die Bewegungsachse steht in der Senkrechten.
- Pro Mobilisation ca. 10–15 Bewegungen im Tempo von 120 Bewegungen/Min.

Scharnierbewegung

- Bewegungsausschlag ist die Flexion/Extension oder Abduktion/ Adduktion.
- Günstigste Form ist das Bewegen beider gelenkbildenden Knochen (Hebel) mit Verschiebung des Gelenkes zwischen ihnen (Bewegen von 3 Punkten): Die Hebel laufen aufeinander zu und das Gelenk weicht ihnen aus, bzw. sie laufen voneinander weg und das Gelenk bewegt sich zwischen sie.
- Bewegen von 2 Punkten ist indiziert, wenn ein Verschieben von 3 Punkten unmöglich wird (z.B. durch zu große oder zu schwere Hebel). Es wird in der Regel das Gelenk selbst und einer der Hebel bewegt.

Beispiel rechtes Ellenbogengelenk

- *Scharnierbewegungen:* Flexion/Extension
- *ASTE:* Seitlage links, TherapeutIn steht ventral vor Pat. in Höhe des Pat.-Bauches.
- *Grifftechnik:* Mit der rechten Hand den distalen Pat.-Oberarm umfassen und mit dem eigenen Unterarm den restlichen Pat.-Oberarm unterlagern. Die linke Hand umfaßt den proximalen Pat.-Unterarm. Zugleich mit dem Unterarm den Pat.-Unterarm unterlagern.
- *Durchführung:* Die Bewegung verläuft horizontal um die vertikal stehende Bewegungsachse des Gelenkes. Die Bewegung vom Unterarm und Ellenbogengelenk (2 Punkte) aus der Null-Stellung einleiten. Für die *Flexion:* das Ellenbogengelenk nach dorsal führen und zugleich das distale Ende des Unterarmes Richtung Pat.-Schulter bewegen. Für die *Extension:* das Ellenbogengelenk nach ventral bewegen und zugleich den distalen Unterarm Richtung Pat.-Füße bewegen. Bei beiden Bewegungsausschlägen den Oberarm so mitbewegen, daß er am Ende der Flexion nahezu in einer Transversalebene und am Ende der Extension in einer Frontalebene des Pat.-Körpers steht.

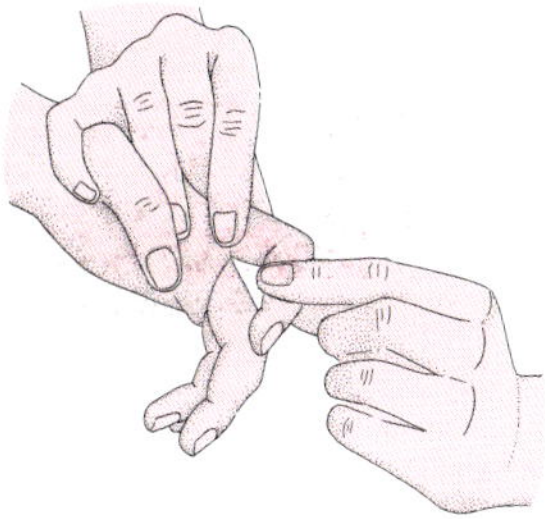

Abb. 2.07: Passives Bewegen – Flexion/Extension im PIP-Gelenk

Rotationsbewegung

- Bewegungsachse ist die Drehachse.
- Die gelenkbildende Knochen (Zeiger) gegeneinander drehen.
- Ist dies nicht möglich, von einem Zeiger den Bewegungsausschlag initiieren. Den anderen Zeiger fixieren.
- Die beiden Zeiger gemeinsam so verschieben, daß die Drehachse bei der Mobilisationsbewegung erhalten bleibt und die Zeiger keinen Winkel zu ihr bilden (vgl. Beispiel).

Beispiel rechtes Schultergelenk

- *ASTE:* Seitlage links, der zu mobilisierende Arm (rechter Arm) liegt seitlich auf dem Rumpf, die Beine sind angewinkelt, der unten liegende Arm ist gebeugt und die Hand unter den Kopf geschoben. Die TherapeutIn befindet sich hinter dem Pat., Richtung Pat.-Kopf schauend.
- *Grifftechnik:* Die rechte Hand umfaßt den distalen Oberarm im Bereich der Epikondylen von ventral. Der Th.-Unterarm liegt dabei so vor dem Pat.-Unterarm, daß er diesen unterstützen kann (tragen oder mit Druck am Th.-Körper fixieren). Die linke Hand ruht auf der Scapula und die Fingerspitzen an der Margo medialis scapulae.
- *Durchführung:* Bewegung von einem Hebel/Zeiger einleiten. Außenrotation: Mit der rechten Hand den Oberarm in Außenrotation drehen. Zugleich die Drehachse nach dorsal verschieben, indem die Scapula mit der linken Hand an die BWS herangeführt wird. Innenrotation: Mit der rechten Hand die Innenrotation vom Oberarm einleiten. Zugleich die Drehachse nach ventral verschieben, indem die linke Hand die Scapula von der BWS wegbewegt.

Translationsbewegung

- Es besteht eine Ebene, auf der sich die beiden Gelenkkörper bewegen, jedoch keine Bewegungsachse.
- Die gelenkbildenden Knochen (Verschiebekörper) werden translatorisch gegeneinander verschoben. Der Bewegungsimpuls kann von einem oder von beiden Verschiebekörpern ausgehen.

Traktions-/Pressionsbewegung

- Die Kontaktflächen eines Gelenkes können beide auseinandergezogen oder zusammengedrückt werden. Es kann auch eine Kontaktfläche fixiert und die andere heran bzw. weggeführt werden.

! Vor Beginn der Mobilisation Achsen im Gelenk festlegen, um die die Bewegung läuft.

- Immer nur einen Bewegungsausschlag (z.B. Extension) mobilisieren.
- Müssen mehrere Bewegungsrichtungen mobilisiert werden, die „wichtigste" zuletzt mobilisieren.
- Nach jeder Mobilisation die Bewegungen aktiv ausführen lassen.

Indikationen/Kontraindikationen der widerlagernden Mobilisation

- *Indikationen:* Bewegungseinschränkung/Ausweichbewegung eines Gelenkes, z.B. durch Störung der Gelenkmechanik. Störungen der gelenkumgebenden Muskulatur, Kontraktionsschmerz (exzentrisch oder konzentrisch), reaktiver Hypertonus (z.B. Schultergelenkmuskulatur bei HWS-Syndrom), Periostschmerz (Muskelansätze).
- *Kontraindikationen:* Frische Frakturen. Blutgerinnungsstörungen, z.B. Antikoagulation, Hämophilie; Hämarthros. Entzündliche Gelenkerkrankungen.

2.2.3 Patiententransfer

Claudia Kiesewetter

Das Pat.-Umsetzen ist mit vollständiger, teilweiser oder keiner Unterstützung möglich. Grundsätzlich eine körpergerechte Hebe- und Tragetechnik zum Schutz vor Überlastung anwenden.

Prinzip der Hebetechnik

Die Wirbelsäule ist während des Hebevorgangs aufgerichtet, die Ausgangsstellung ist stabil (z.B. Stehen auf beiden Füße). Die benötigte Kraft wird durch den Einsatz der Beine und Gewichtsverlagerung erreicht.

Merkmale eines ökonomischen Hebe- und Tragevorgangs:
- Große Unterstützungsfläche (breitbeiniges Stehen oder Schrittstellung).
- Tiefe Verlagerung des Körperschwerpunktes (Knie- und Hüftgelenke beugen).
- Tragen des eigenen Schwerpunktes und der Last innerhalb der Unterstützungsfläche (möglichst im Zentrum).

- Kurzer Lastenarm (rumpfnahes Tragen von Lasten) → geringer Kraftaufwand.
- Ökonomische Handhabung den Pat. (z.B. Griff an Knochenvorsprüngen).

Transfertechniken

Pat. aktiv in den Transfer einbeziehen (→ Entlastung der Hilfeleistenden und funktionelle Aktivierung der Pat.). Die Techniken entsprechend den Fähigkeiten der Pat. und der Hilfeleistenden auswählen (wenn möglich, Pat. ohne Fremdhilfe transferieren; abhängig vom Grad der Immobilisation den Transfer jedoch zusammen mit einer oder zwei weiteren TherapeutInnen ausführen). Ein sicheres Ausführen (z.B. durch sichere Grifftechniken) minimiert die Verunsicherung der Pat.

Transfer im Bett

Problem: Pat. ist an das Bettende gerutscht. *Vorbereitung:* Kopfteil flach stellen. Höhenverstellbares Bett in arbeitsgerechte Höhe stellen.

- *Keine Patientenaktivität:* Pat. wird in Rückenlage von 2 Th. transferiert. Th.-Position: stehend, seitlich neben dem Bett (jeder auf einer Seite) auf Rumpfhöhe des Pat., den einen Unterarm unter dem Becken durchstecken, den anderen unter den Schulterblättern. In der Rumpfmitte Pat.-Hände fassen, Köpfe gegeneinander stemmen und Pat. heben. Pat. hebt seinen Kopf selbständig.
- *Geringe Patientenaktivität:* Pat. in den Langsitz bringen und im Schinkengang rückwärts rutschen lassen. Stimulation des Schinkenganges rückwärts über die Sitzbeinhöcker. Th.-Position: stehend am Bettrand, seitlich hinter Pat. (oder hockt hinter Pat. auf der Bank). Hände seitlich unter das Becken stecken und die Sitzbeinhöcker fassen. Oberkörper der TherapeutIn drückt den Oberkörper des Pat. beim Schinkengang rückwärts vor. Bei 2 TherapeutInnen stehen diese seitlich am Bettrand auf Patienten-Höhe und fassen mit beiden Händen je einen Sitzbeinhöcker. Mit der zum Pat. zeigenden Schulter den Patientenoberkörper nach vorne schieben.

Transfer Bank/Stuhl

Pat. sitzt an der Bankkante (Bettkante). Heranrutschen an die Bankkante im Schinkengang vorwärts. Transfer über den Stand.

- *Keine Patientenaktivität:* Th.-Position stehend, frontal zum Pat., Füße umfassen die Patientenfüße seitlich von vorne (V-Stellung), Knie umklammern die Pat.-Knie seitlich von vorne, Arme umschlingen Pat. unterhalb der Achseln und Schulterblätter. Pat.-Arme liegen über den Schultern der TherapeutIn. Pat. durch Gewichtsverlagerung nach hinten anheben und auf der Stelle zum Stuhl drehen (dosierter Schwung). Durch erneute Gewichtsverlagerung und Flexion der Beine Pat. absetzen.
- *Geringe Patientenaktivität:* Transferprinzip s.o., Griffvariante: Pat. hält sich mit Armen an den Schultern der TherapeutIn fest, Th. greift unter die Sitzbeinhöcker. Achtung: Ängstliche Pat. „klammern" bei Panik und reißen evtl. die TherapeutIn um („Schwitzkastenprinzip").

Tragen oder Heben vom Boden

Transfer erfolgt durch 2 Th. Pat. in den Langsitz/Sitz bringen.

Th.-Position: stehend (Schrittstellung oder Einbein-Knie-Stand), seitlich, frontal neben Pat. Die dem Pat. zugewandte Hand umfaßt von medial den Oberschenkel, mit anderer Hand auf eigenem Oberschenkel abstützen. Pat. legt seine Arme über die zueinander zeigenden Schultern der TherapeutInnen. Beim Anheben des Pat. mit der Hand vom eigenen Oberschenkel hochstützen. Im Tragevorgang faßt die freie Hand an das Gesäß oder Becken des Patienten.

- → Verunsicherte Pat. nicht zu Aktivitäten bewegen, die sie sich nicht zutrauen (hohes Sturzrisiko). Erarbeitung durch Vorübungen und/oder in Teilschritten.
- → Vor jedem Transfer Pat. informieren: Durchführung und benötigte Eigenaktivität.
- → Evtl. Hilfsmittel einsetzen (z.B. Drehscheibe).
- → Erst Hebevorgang beenden, dann Pat. transferieren.

2.2.4 Mobilisationstechniken

Udo Wolf, Gisela Ebelt-Paprotny

Viele Methoden, z.B. Brügger, Cyriax, Manuelle Therapie, enthalten Elemente, die zur Mobilisation eingesetzt werden können. Mobilisationstechniken werden zur Verbesserung der Beweglichkeit, Tonusnormalisierung, Muskelentspannung und -dehnung angewandt. Ihr gemeinsames Ziel ist die „Mobilisation" des Patienten.

Tips & Fallen

Die Bezeichnung der einzelnen Techniken ist meist sehr unterschiedlich.

- → *Agonist* führt die Bewegung aus.
  Antagonist verhindert die Bewegung (bezogen auf Kontrakturen).
- → Bei Brügger:
  Agonist bekommt den Bewegungsauftrag
  Antagonist behindert die Bewegung (durch Funktionsüberwiegen einer Funktionsgruppe, z.B. Innenrotation der Schulter gegenüber Außenrotation.
  Synergismus: Zusammenspiel z.B. von Flexoren und Extensoren zur Ausführung einer eumetrischen Bewegung.

Techniken

Sehr schonende Techniken: Querreiben, Funktionsmassage, Reziproke Hemmung, Betontes Arbeiten an der Bewegungsgrenze, Postisometrische Relaxation.

„Querreiben"

- *Ziele:* Muskeltonussenkung, Durchblutungsverbesserung.
- *Ausführung:* Muskel in einen schmerzfrei erreichbaren Dehnungszustand bringen, Extremität in dieser Stellung unterstützen. Quer zum Faserverlauf mit dem Handballen bei gleichbleibendem Druck flächig und langsam reiben. Bei sicht- oder spürbarer Tonussenkung weiter in die Dehnstellung gehen.
- *Bsp.:* Eingeschränkte Knieflexion. Das Knie befindet sich in maximaler Flexion; auf dem M. quadrizeps wird quer gerieben.
- *Ind.:* Schmerzhaft eingeschränkte Beweglichkeit.
- *KI:* Direkt über Osteosynthesematerial; bei Zunahme von Schmerzen.

„Funktionsmassage“ (nach Evjenth)

- *Ziele:* Muskeltonussenkung, Durchblutungsverbesserung, kontrollierte Dehnung der betr. Strukturen, Stimulation der Ausrichtung von zugfesten längsgerichteten Fasern bei Heilungsprozessen. Aktivierung von Mechanorezeptoren (Schmerzlinderung).
- *Ausführung:* Vor Beginn das Gelenk einige Male passiv hin- und herbewegen, um das schmerzfreie Bewegungsausmaß zu testen. In Annäherung des Muskels Handballen der einen Hand proximal aufsetzen, den Muskel längs zum Faserverlauf gegen seine knöcherne Unterlage drücken und nach proximal schieben (Hautreserve geben), gleichzeitig mit der anderen Hand den Muskel über die Extremität in Dehnung bewegen; dann den Muskel wieder annähern. So den ganzen Muskelbauch durcharbeiten.
- *Bsp.:* Eingeschränkte Knieflexion. Das Knie befindet sich in Extension; die Funktionsmassage wird auf dem M. quadrizeps gleichzeitig mit passiver Flexion durchgeführt.
- *Ind.:* Eingeschränkte Beweglichkeit, Narbenverklebungen.
- *KI:* Direkt über Osteosynthesematerial; bei Kalkdepots; bei Schmerzen.

„Reziproke Hemmung“ (= Sherrington 2)

- *Ziel:* Bewegungserweiterung durch Tonussenkung der Antagonisten.
- *Ausführung:* Am Bewegungsende den Agonisten einige Sekunden statisch anspannen lassen, anschließend merklich oder unmerklich durch Nachlassen des Widerstandes („der listige Therapeut“) in die gewünschte Richtung weiterbewegen.

! Bei übungsstabilen Frakturen Hebelverhältnisse beachten.

- *Bsp.:* eingeschränkte Knieflexion. In maximaler Knieflexion werden die Kniebeuger statisch angespannt.
- *Ind.:* Eingeschränkte Beweglichkeit, hypertone Muskelspannung des Antagonisten.
- *KI:* Keine.

„Agistisch-exzentrische Kontraktion“ nach Brügger (☞ 2.3.5)

- *Ziel:* Erweiterung des Bewegungsausmaßes über reziproke Hemmung des funktionellen Antagonisten (verkürzter Muskel).
- *Ausführung:* Pat. geht aktiv ans Bewegungsende; TherapeutIn bewegt den betroffenen Körperabschnitt exzentrisch vom Bewegungsende weg (Kommando: „bremsen“); anschließend wird konzentrisch in die gewünschte Richtung bewegt. Wiederholungen so oft wie nötig, abhängig von der Kraft der Pat.
- *Bsp.:* Eingeschränkte Knieflexion. Aus bestmöglicher Knieflexion bremsen die Kniebeuger (exzentrische Bewegung) die Knieextension ab.
- *Ind.:* Störfaktoren z.B. Kontrakturen ☞ 2.3.5
- *KI:* Ausweichmechanismen, Schmerzen (Arbeiten nur im schmerzarmen Bereich).

! Bei übungstabilen Frakturen Hebelverhältnisse beachten.

Hemmung über „Haut-Muskel-Reflex“ nach Brügger (☞ 2.3.5)

- *Ziel:* Tonussenkung des Antagonisten (kontrakte Funktionsgruppe über reziproke Hemmung), Tonusregulation des Agonisten.
- *Ausführung:* Mit rauhem Eisball oder crushed-ice-Salzmischung unter kräftigem Druck kurz auf dem Agonisten reiben; evtl. zusätzlich Hitze auf den Antagonisten. Gut zu kombinieren mit AeK.
- *Bsp.:* Eingeschränkte Knieflexion. Eis auf den Kniebeugern, evtl. Hitze auf die Extensorengruppe.
- *Ind.:* Störfaktoren, z.B. Kontrakturen.
- *KI:* Kontraindikationen zur Kryotherapie (☞ 2.6.1).

„Querfriktionen“ (Deep frictions) nach CYRIAX (☞ 2.3.8)

- *Ziele:* Tonussenkung, lokale Durchblutungsverbesserung, Schmerzlinderung (durch Stimulation der Mechanorezeptoren), Mobilisation von Verklebungen, Stimulation der Bildung von zugfesten, längsgerichteten Fasern, Auslösen von Entzündungsreaktionen (bei chron. Insertionstendopathien).
- *Ausführung:* Vorbehandlung mit Hitze (Fango, Heiße Rolle) oder Ultraschall. Gelenk nach Reizzustand der betroffenen Struktur einstellen. Muskeln/Sehnen mit direktem Ansatz am Knochen entspannt einstellen, bei indirektem Ansatz gespannt. Je gereizter die Struktur, desto mehr den Muskel in Annäherung bringen; dann auch nur jeden 2. Tag behandeln. Friktion 3–5 Min. im akuten Zustand, 10–15 Min. bei chron. Insertionstendopathien quer zum Faserverlauf (mit Druck in nur *eine* Richtung), bis Tonusreduzierung oder Schmerzlinderung erreicht ist. Dosierung so, daß der Schmerz *gut* erträglich ist.
- *Ind.:* Schmerzhafte Sehnenansatzreizungen, Verklebungen, eingeschränkte Beweglichkeit, während des Heilungsprozesses.
- *KI:* Lokale Kortisoninjektion in den letzten 5 Tagen, Kalkdepots.

Bleibt der Schmerz gleich oder nimmt er zu: Dosierung überprüfen, Gelenkeinstellung überprüfen, vorbereitende Maßnahmen überdenken. Die Struktur ist für die Maßnahme evtl. noch zu stark gereizt.

„Manuelles Querdehnen“

- *Ziel:* Bewegungserweiterung.
- *Ausführung:* ASTE so wählen, daß TherapeutIn mit der Schwerkraft dehnen kann. Gelenk in mögliche oder erlaubte Stellung bringen (Vordehnung). Muskelbauch mit einer Hand flächig fassen, andere Hand hält die Gelenkstellung. Muskel quer zum Faserverlauf verschieben. Pat. spannt den Muskel einige Sekunden gegen Widerstand an. Anschließend erst entspannen, dann weiterdehnen.
- *Bsp.:* Verkürzte Adduktoren an der Hüfte. Das Bein in Abduktion einstellen, die Adduktoren großflächig umfassen und Querdehnen.
- *Ind.:* Eingeschränkte Beweglichkeit an Gelenken, die nicht bewegt werden können oder dürfen.
- *KI:* Stark ansatzgereizte Muskeln.

Technik ist gut anwendbar bei Gelenken, die durch Strukturveränderungen oder ärztliche Anordnung in ihren Bewegungen limitiert sind.

„Längsdehnen“

- *Ziel:* Gedehnte Muskulatur.
- *Ausführung:* Manuelles Dehnen über ein oder mehrere Gelenke (betroffenes Gelenk einstellen, über Nachbargelenk dehnen). Unterstützung durch vorherige Hitzeanwendung (Fango ☞ 2.6.3, Heiße Rolle ☞ 2.6.2).
- *Bsp.:* Verkürzter M. rectus femoris. Kniegelenk in maximaler Flexion, Hüftgelenk in maximaler Extension einstellen und Längsdehnen.
- *Ind.:* Verkürzte Muskulatur, Vorbereitung zum Sport.
- *KI:* Stark ansatzgereizte Muskulatur.

! Eher bei Sportlern einsetzbar, weniger bei Pat.

„Betontes Arbeiten an der Bewegungsgrenze"

- *Ziel:* Bewegungserweiterung.
- *Ausführung:* Pat. geht aktiv ans Bewegungsende. TherapeutIn bewegt *etwas* aus Bewegungsende heraus (vorsichtig exzentrisch). Pat. bewegt aktiv weiter in die gewünschte Bewegungsrichtung. Einige Male wiederholen.
- *Bsp.:* Eingeschränkte Knieflexion. Der Pat. bewegt das Knie gegen leichten Widerstand der TherapeutIn konzentrisch in die maximale Flexion, dann exzentrisch etwas in die Extension, anschließend wieder konzentrisch in die Flexion usw.
- *Ind.:* Schmerzhaft eingeschränkte Beweglichkeit, keine *KI*.

„Postisometrische Relaxation"

- *Ziel:* Bewegungserweiterung
- *Ausführung:* Pat. spannt den antagonistischen Muskel am Bewegungsende mindestens für 30–60 Sek. an. Anschließend *erst* Entspannung, dann den betroffenen Teil mit der Eigenschwere sinken lassen.
- *Bsp.:* Eingeschränkte Knieflexion. Das Knie befindet sich in maximaler Flexion; der M. quadrizeps wird statisch minimal angespannt.
- *Ind.:* Schmerzhaft eingeschränkte Beweglichkeit, keine *KI*.

„Ermüden der Antagonisten" (Sherrington 1)

- *Ziel:* Bewegungserweiterung.
- *Ausführung:* Pat. spannt den antagonistischen Muskel am Bewegungsende max. ca. 10 Sek. an. Anschließend *erst* entspannen, dann in die gewünschte Bewegungsrichtung weitergehen: aktiv (gleichzeitig reziproke Hemmung) oder passiv.

! Bei übungsstabilen Frakturen Hebelverhältnisse beachten.

- *Bsp.:* Eingeschränkte Knieflexion. Das Knie befindet sich in maximaler Flexion; der M. quadrizeps wird maximal angespannt.
- *Ind.:* Eingeschränkte Beweglichkeit.
- *KI:* Schmerzen.

2.2.5 Gangschulung

Gisela Ebelt-Paprotny, Werner Wenk

Die Ziele der Gangschulung bestehen einerseits in der Schaffung bzw. Erhaltung eines physiologischen, harmonischen Gangbildes, andererseits in der Vermeidung oder Behandlung sekundärer Erkrankungen (z.B. LWS-Syndrom), welche aufgrund von abnormen Bewegungsmustern auftreten können.

Normaler Gang

Ganganalyse (☞ Abb. 2.08)

- Fußstellung (funktionelle Fußachse).
- Fußbelastung (3-Punkte-Belastung).
- Abrollbewegung (am Belastungsende Pronation im Vorfuß).
- Schrittlänge, Schrittrhythmus, Spurbreite.
- Reaktiver Armschwung (= Kreuzgang), Aufrechthaltung des Rumpfes.

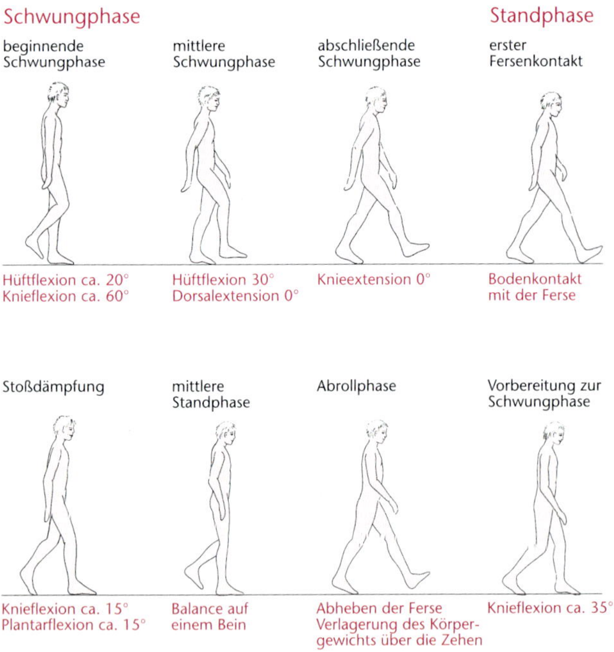

Abb. 2.08: Normaler Gang

Muskeltests

- *Trendelenburg:* Stand auf dem betroffenen Bein, Absinken der kontralateralen Bekkenseite. Urs.: Schwäche oder aktive Insuffizienz der kleinen Glutaeen auf der betroffenen Seite, Schwäche oder Verkürzung der Adduktoren.
- *Duchenne:* Stand auf dem betroffenen Bein, Absinken des Rumpfesauf der betroffenen Seite. Urs.: Schmerz- oder Entlastungshinken, Kompensation eines Trendelenburg, Schwäche des M. quadratus lumborum auf der betroffenen Seite.

Hilfsmittel: Gehbarren, Gehwagen, Rollator, reziprokes Gehgestell, Achselstützen, Unterarmstützen (☞ 11.1).

Praktische Durchführung

- Pat. und TherapeutIn gehen barfuß oder tragen feste Schuhe.
- *Gehwagen:* Bei älteren, unsicheren Pat.; wegen der besseren Selbständigkeit so schnell wie möglich Übergang auf *Unterarmstützen*.
- *Achselstützen* werden nur bei Pat. benötigt, die aktiv nicht stützen können oder dürfen, z.B. Pat. mit gleichzeitiger Bein- und Armfraktur.
- *Gehgestelle* finden vor allem bei unsicheren älteren Pat. (häufig auch zu Hause oder im Altenheim) Verwendung.
- *Gehbarren:* Erlaubt ein sicheres Üben, vor allem auch der Standbeinphase; zur PNF-Gangschulung.

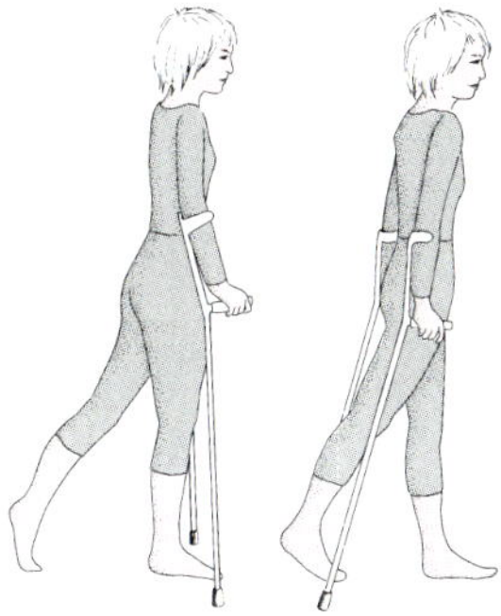

Abb. 2.09: 3-Punkte-Gang

Einstellung der Unterarm- und Achselstützen: Pat. steht in aufrechter Haltung in Schrittstellung. Die Stützen stehen in Höhe des Vorfußes des vorderen (zu entlastenden) Beines. Den Griff des Handteiles auf Handgelenkshöhe einstellen. Die Ellenbogen sind dabei gestreckt, die Schultern nicht hochgezogen.

Dosierung der Belastung: Die Höhe der Belastung ist abhängig von der Verletzung und wird vom Arzt angegeben, z.B. Gangschulung mit 30 kg Belastung.

Einübung der Belastung: Pat. steht mit beiden Beinen auf je einer Personenwaage; er verlagert sein Körpergewicht so weit auf die betroffene Seite, bis er die erlaubte Belastung erreicht hat, z.B. 30 kg.

Pat. übt die Belastung auf der Waage erst mit, später ohne Blickkontakt.

Gangformen

- *Schwunggang:* Das betroffene Bein wird im Gehrhythmus in der Luft nach vorn genommen und bewegt (heute nur noch selten gebräuchlich).
- *Unbelasteter 3-Punkte-Gang (☞ Abb. 2.09):* Das betroffene Bein wird mit Bodenkontakt zwischen die Stützen gesetzt, Belastung geht je nach Klinik vom reinen Sohlenkontakt (kein Gewicht) bis zu 15 kg Belastung (Eigenschwere des Beines).

! Vorteile gegenüber dem Schwunggang: Das normale Gangbild bleibt eher erhalten, und die minimale Belastung bewirkt eine geringere Entkalkung des Knochens.

- *Teilbelasteter 3-Punkte-Gang (☞ Abb. 2.09):* Wie unbelasteter 3-Punkte-Gang; Belastung wird nach Angabe des Arztes gesteigert.

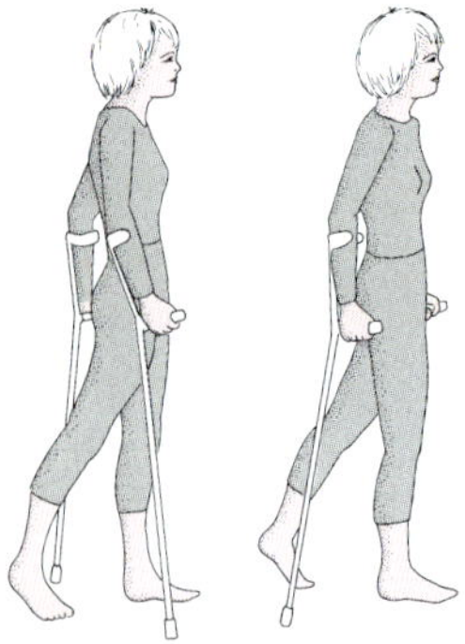

Abb. 2.10: 4- bzw. 2-Punkte-Gang

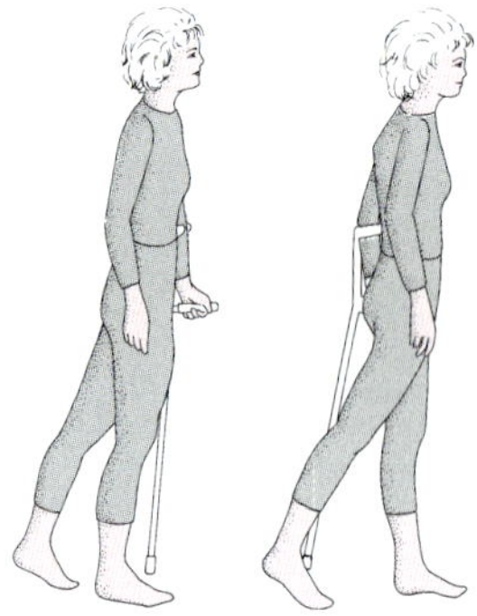

Abb. 2.11: Gang mit einer Stütze

Für die folgenden Gangformen muß Vollbelastbarkeit, mindestens aber die Belastung mit der Hälfte des Körpergewichts erlaubt sein.

- *4-Punkte-Gang (☞ Abb. 2.10):* Pat. setzt nacheinander re. Stütze, li. Bein, li. Stütze, re. Bein vor. Ind.: Pat. z.B. mit beidseitiger Coxarthrose, die schmerzbedingt viel Entlastung brauchen, Zerebralparetiker, Paraplegiker.
- *2-Punkte-Gang (☞ Abb. 2.10):* Pat. setzt gleichzeitig re. Stütze + li. Bein, li. Stütze + re. Bein vor.

! Der 2-Punkte-Gang ist dem 4-Punkte-Gang vorzuziehen, weil er ein flüssigeres Gangbild erlaubt.

- *1 Stütze (☞ Abb. 2.11):* Wird immer auf der nicht betroffenen Seite gleichzeitig mit dem betroffenen Bein vorgenommen *(Kreuzgang).*

! Weicht Pat. hierbei in eine Lateralflexion im Rumpf aus, empfiehlt es sich, weiterhin im 2-Punkte-Gang zu gehen.

Treppensteigen (☞ Abb. 2.12): Im 3-Punkte-Gang.

- *Hinauf:* Gesundes Bein geht voran, beide Stützen (oder eine Stütze, eine Hand am Geländer) und betroffenes Bein werden auf die gleiche Stufe nachgeholt oder alternierend eine Stufe hochgesetzt.
- *Herunter:* Beide Stützen (oder eine Stütze und eine Hand am Geländer) und betroffenes Bein gehen voran, gesundes Bein wird auf die gleiche Stufe nachgeholt oder geht alternierend eine Stufe

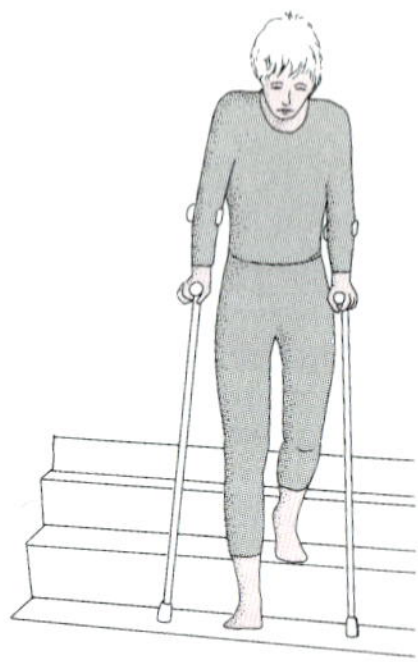

Abb. 2.12: Treppe abwärts; 3-Punkte-Gang

weiter. Beim Heruntergehen der Treppe immer schräg *vor* Pat. stehen (gibt Sicherheit). *Merksatz:* „Gesund geht's aufwärts, krank geht's abwärts“, d.h. beim Heraufgehen wird zuerst das gesunde Bein vorgesetzt, beim Herabgehen das kranke Bein.

Aufstehen von einem Stuhl (günstig sind anfangs Armlehnen): Pat. stützt sich mit weit nach vorn verlagertem Oberkörper, vom Stuhl hoch und ergreift nacheinander die Stützen.

Hinsetzen auf einen Stuhl (günstig sind anfangs Armlehnen): Pat. dreht sich vor dem Stuhl und geht mit Stützen soweit zurück, bis er mit den Beinen den Sitz berührt. Nacheinander legt er die Stützen ab, faßt die Armlehnen und setzt sich mit weit nach vorn verlagertem Oberkörper hin.

Beim Aufstehen und beim Hinsetzen stehen die Beine entweder in Schrittstellung, hierbei steht das betroffene Bein vorn, oder in Parallelstellung, hierbei muß der Pat. die Hälfte seines Körpergewichts belasten dürfen.

Sonderformen bei Paraplegikern

- *Zuschwunggang:* Beide Beine gleichzeitig zwischen die Stützen schwingen.
- *Durchschwunggang:* Beide Beine gleichzeitig vor die Stützen schwingen.

Sonderformen bei anderen neurologischen Patienten

- *Rotationsgang:* Die TherapeutIn gehrt hinter, vor oder seitlich vom Pat. und rotiert den Pat.-Oberkörper von den Schultern, von den Armen oder von Brustbein und BWS her mit seinen Händen im Sinne des Kreuzganges. So kann die TherapeutIn beeinflussen, ob sie mehr passiv rotiert oder den Pat. aktiv arbeiten läßt.
- *Zügelgang:* Um Knie- und Fußgelenk wird mit Hilfe eines Seiles oder einer nicht eleastischen Binde je eine Schlinge gelegt, die TherapeutIn kann nun, ohne sich bücken zu müssen, das Bein in der Hüfte beugen, den Fuß dorsalextendieren und das Bein in jeder gewünschten Schrittlänge und Abduktionsbreite aufsetzen. Dies ist besonders vorteilhaft bei der Gangschule mit Hemiplegikern im schlaffen Stadium und bei Pat. mit MS oder idiopathischer Polyneuritis.
- *Schaufelgang:* Die TherapeutIn geht hinter Pat. und leitet durch einen Kippimpuls am Becken („Schaufeln“) die Spielbeinphase ein. In der darauf folgenden Standbeinphase kann sie einen Approximationsimpuls am Beckenkamm setzen.
- *Oberschenkelgang:* Bei fehlender oder ungenügender Hüftflexion in der Spielbeinphase bringt die TherapeutIn von der Dorsalseite des Oberschenkels her entweder mit ihrer Hand oder mit ihrem eigenen Oberschenkel das Bein in Hüftflexion. In der darauf folgenden Standbeinphase kann sie das Knie mit der Hand oder mit ihrem eigenen Oberschenkel in der Streckung fixieren, während sie mit der anderen Hand den Pat. am Becken sichert.
- *Klatschgang:* Durch einen kurzen kräftigen Impuls mit der Hand auf die Oberschenkelrückseite in der Pre-swing-phase (Vorbereitung zur Schwungphase) wird der Oberschenkel nach vorne „geschleudert“. Durch diesen schwunghaften Impuls wird das Knie passiv gestreckt und kann zur Standbeinphase ansetzen.
- *Sturmgang:* Pat. muß gegen einen verhältnismäßig starken Widerstand der TherapeutIn ventral an Becken oder Schultern laufen, so, als ob er gegen einen starken Sturm laufen würde. Hierbei wird sehr gut die aktive Rumpfrotation im Sinne des Kreuzgangs geübt. Zusätzlich kann kurz vor der beginnenden Spielbeinphase auf der gleichen Seite ein Stretch gegeben werden. Der Widerstand am Becken ist generell nicht so positiv, da jeder Pat. geneigt ist, in den Paßgang (Arm und Bein der ipsilateralen Seite werden gleichzeitig vorgeholt) zu verfallen.

2.2.6 Atemtherapie (AT)

Angela Debray

Die Auswahl atemtherapeutischer Maßnahmen orientiert sich primär an den im Befund erhobenen Symptomen, weniger an der Art der Erkrankung.
Die Techniken dienen der Pneumoniefreiheit, Thoraxmobilität, verbesserten Vitalkapazität, Lösung und Beförderung von Sekret, Stabilisierung des Normotonus in Haut, Bindegewebe und Muskulatur des Rumpfes sowie der erleichterten Atemarbeit und verbesserten Entspannungsfähigkeit. Somit findet die Atemtherapie Anwendung:
- Präoperativ zur Verbesserung der Lungenfunktion.
- Prophylaktisch in allen Fachbereichen.
- Therapeutisch bei obstruktiven und restriktiven Lungenerkrankungen und vegetativen Funktionsstörungen.

Ein- und Ausatmung

Förderung der Einatmung

Ziele: Atelektasen- und Pneumoniefreiheit, Thoraxmobilität, verbesserte VK, Sekretolyse.
- Schnüffelnd durch die Nase einatmen bis zum Max., evtl. dabei ein Nasenloch zuhalten.
- Unter Vorstellung eines guten Dufts tief einatmen.
- Bei geschlossenem Mund durch die Nase gähnend einatmen (reflektorische Weitung der Bronchien).
- Tief einatmen, dabei die Bewegung einer auf dem Thorax oder Bauch liegenden Hand wahrnehmen.
- „Wegatmen" einer Hautfalte: Hautfalte im Thorax- oder Bauchbereich abheben, Pat. auffordern, sie der TherapeutIn durch tiefes Ein- und langes Ausatmen aus der Hand zu nehmen.
- Langsames, ausgiebiges Ausatmen und Abwarten der endexspiratorischen Atempause führen reflektorisch zu vertiefter Einatmung. *Zusatzmaßnahmen:* Abklatschen mit Alkohol.

Förderung der Ausatmung

Ziele: Sekrettransport mundwärts, Pneumoniefreiheit, Thoraxmobilität, verbesserte Vitalkapazität, Sekretolyse.
- Eine gedachte Kerzenflamme lange flackern lassen.
- Mit der Ausatemluft Zahlen, Namen oder Figuren schreiben.
- Ein vorgehaltenes Tuch lange zum Flattern bringen.
- Tönendes Ausatmen: Auf Vokale wie „aah", „ooh" (Staunen) oder „huh" (Sturm).
- Lippenbremse: Blasen bei leicht aufeinandergehaltenen Lippen (Weithalten der Luftwege durch Rückstau).

Atmung und Bewegung

Bewegungen von Rumpf und Extremitäten, die weiterlaufend eine Rippenhebung oder -senkung bewirken; Pat. zum tiefen Ein- oder Ausatmen aufgefordern.

Ziele: Pneumoniefreiheit, Thoraxmobilität, verbesserte Vitalkapazität, Sekretolyse.

Aktive oder passive Dehnzüge

- Mit einem Arm und evtl. gleichseitigem Bein in Mondsichellage (☞ Abb. 2.13), unterlagerter Seitlage, Sitz oder Stand.
- Mit beiden Armen in Rückenlage (BWS in Extension unterlagert), Sitz oder Stand.
- Extremitäten bei der Einatmung dehnen (Arme in max. Flexion), bei der Ausatmung entweder lockerlassen, am erreichten Platz halten oder weiterdehnen.

Ausführung

- Bewegungen mit Geräten im Sitz oder Stand. Geeignete Geräte: Stäbe, Reifen, Gymnastik- und Therabänder, Schwungtuch.
- PNF (☞ 2.3.16): Armdiagonalen uni- oder bilateral; Scapula-Pelvis-Diagonalen in SL; Stretch am Sternum nach der Ausatmung; Chopping, Lifting.

Bei älteren Pat. abnehmende Thoraxelastizität und zunehmend fixierte BWS-Kyphose bedenken und die Dehnung entsprechend dosieren.

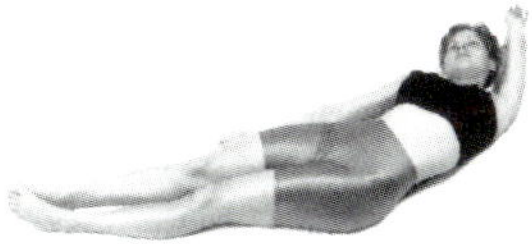

Abb. 02.13: Mondsichellage

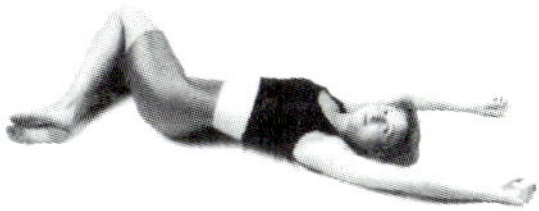

Abb. 02.14: Drehdehnlage

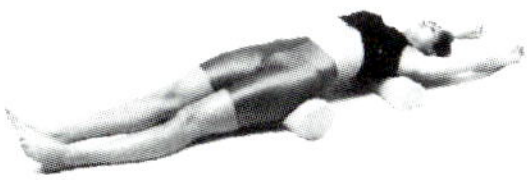

Abb. 02.15: Rollenlage

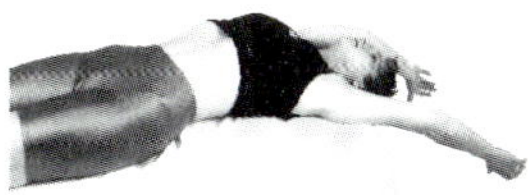

Abb. 02.16: Rückwärtsabhängen

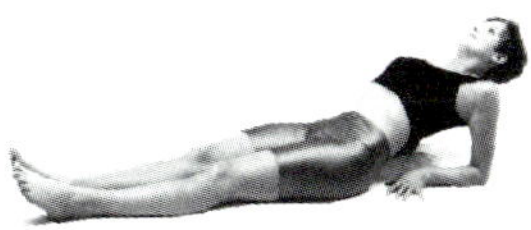

Abb. 02.17: Dehnstellung Hatha Yoga - Fisch

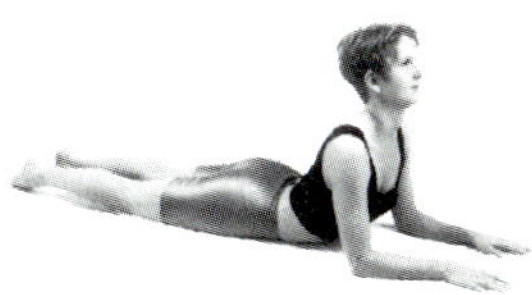

Abb. 02.18: Dehnstellung Hatha Yoga - Kobra

Dehnlagen und -stellungen

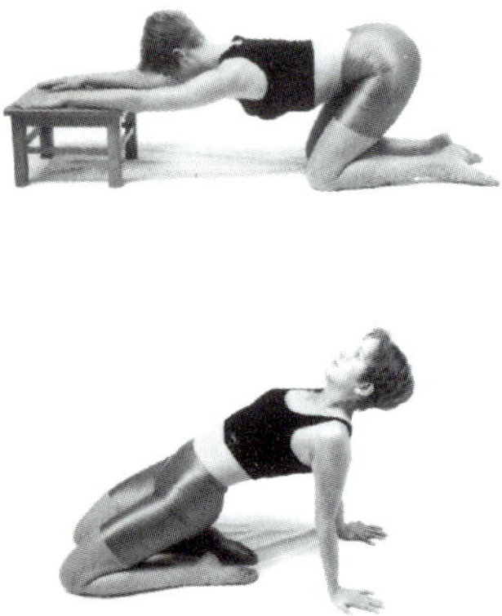

Abb. 2.19: Verschiedene Dehnstellungen: „Rutschbahn vorwärts/rückwärts"

Ziele: Sekretolyse und Sekretabtransport, Pneumoniefreiheit, Thoraxmobilität, verbesserte Vitalkapazität, anschließend erleichterte Atemarbeit.

Dehnlagen nach Haase

Mondsichellage (☞ Abb. 2.13), Drehdehnlage (☞ Abb. 2.14), Rollenlage (☞ Abb. 2.15), Rückwärtsabhängen (☞ Abb. 2.16). Günstig: Kombination mit Grifftechniken am Thorax (☞ 2.2.6).

Dehnstellungen (z.T. modifiziert aus dem Hatha Yoga)

„Fisch" (☞ Abb. 2.17), „Kobra" (☞ Abb. 2.18), „Rutschbahn vorwärts und rückwärts" (☞ Abb. 2.19), „Vogel" in BL und Stand (☞ Abb. 2.20).

Ausführung

Stellungen langsam einnehmen, auf Ext. der BWS achten, Leistungsgrenze respektieren, submaximal mehrere tiefe, langsame Atemzüge, Stellung langsam und schrittweise verlassen, ausruhen.

Atemerleichternde Stellungen

Ziel: Erleichterte Atemarbeit bei Luftnot. *Prinzip:*

- Skapula in Elevationsstellung erleichtert die Rippenhebung bei der Einatmung.
- Humerus und Skapula in fixierter Stellung ermöglicht die Rippenhebung durch M. pectoralis major und minor, M. latissimus dorsi und M. serratus anterior.
- Vorgeneigter Oberkörper erleichtert das Absenken des Zwerchfells beim Einatmen durch Vorfallen des Bauches mit Hilfe der Schwerkraft.
- Beispiele:
  - Kutschersitz (☞ 2.2.2).
  - Stand mit aufgestützten Händen oder Ellenbogen.
  - Sitz vor dem Tisch mit aufgestützten Ellenbogen.
  - SL, Oberkörper erhöht, mit einem Arm nach vorn abgestützt.
  - Fersen-Ellenbogen-Sitz mit gespreizten Knien.

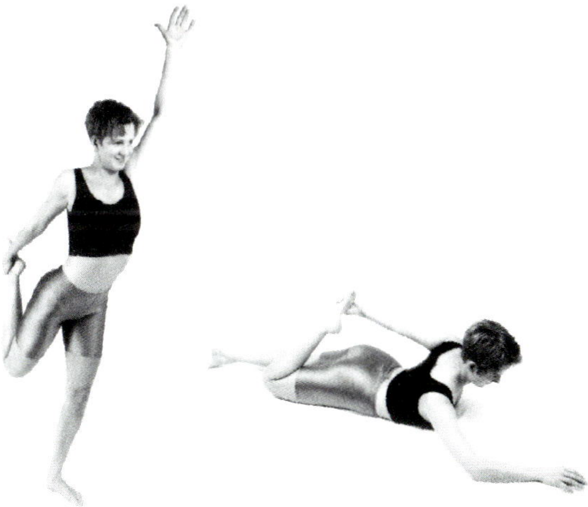

Abb. 2.20: Dehnstellung (Hatha Yoga): Vogel in Bauchlage und Stand

Grifftechniken am Thorax

Massagegriffe

Ziele: Normotonus in Haut, Bindegewebe und Muskulatur, erleichterte Atemarbeit.
- Ausstreichungen und Einfingerzirkelungen in den Interkostalräumen.
- Hautabhebegriffe, Hautrollungen.
- Erhöhung der Effektivität bei Einnahme von Dehnlagen (s.o.).
- Zusätzlich angrenzende Gebiete behandeln, z.B. Nacken, Schulter, Bauch, Rücken.

Passive Hilfe beim Ausatmen

Ziele: Erleichterte und verlängerte Ausatmung, Sekretolyse und Sekretabtransport.
- Hand über Hand auf dem Sternum, Druckrichtung: kaudal, dorsal.
- Hände jeweils seitlich auf den Rippen (ca. 5.–7. Rippe), Druckrichtung: kaudal, medial.

Sekretlösung und -beförderung

Ziel: Verflüssigtes und von der Bronchialwand gelöstes Sekret.

Vibrationen am Thorax

- Manuell: Klatschungen, Klopfungen.
- Apparativ: Vibrax®, Vibramat®
- Tönende Ausatmung: Wiederholte Zischlaute (ß-ß-ß; sch-sch-sch) oder Verschlußlaute (p-p-p; t-t-t; k-k-k), Brummen (mmh).

2

Autogene Drainage

- Langsam durch die Nase einatmen. Die Einatemtiefe nach und nach steigern.
- Luft kurz anhalten.
- Ausatmen ohne Anstrengung, erst am Ende der Ausatemphase Atemhilfsmuskulatur einsetzen. Bei vorzeitigem Bronchialkollaps mit dosierter Lippenbremse oder gegen die flache Hand ausatmen.
- Diesen Vorgang einige Male wiederholen. Husten solange wie möglich hinauszögern.
- Sekret schonend abgeben, räuspern.

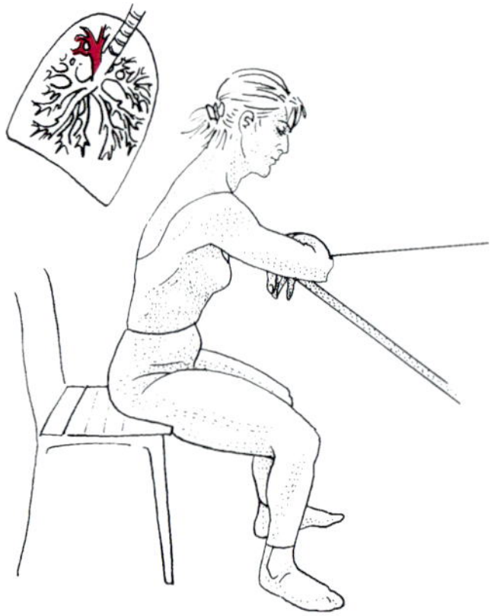

Abb. 2.21: Drainagelagerung für die kraniodorsalen Lungensegmente

Zusatzmaßnahmen: Inhalation, Salben, warme Getränke, feucht-heiße Wickel (☞ 2.5.3) oder Heiße Rolle (☞ 2.6.2); körperliche Aktivität innerhalb der zulässigen Belastbarkeit halten.

Hustentechniken

Ziele: Sekretfreiheit, erleichterte Atemarbeit.

- *Hustenreiz dämpfen*, wenn ein trockener Reizhusten besteht: Kurz Luft anhalten; langsam atmen; oberflächlich atmen; durch die Nase einatmen, sich auf etwas konzentrieren, z.B. Atembewegung, Auflagefläche; warmes Getränk; Hustenbonbon.
- *Schonende Sekretabgabe:* Vor dem Husten etwas Luft abatmen, räuspern oder hüsteln statt husten, wenn möglich gegen die geschlossenen Lippen hüsteln. Autogene Drainage (s.o.) statt Dauerhusten.
- *Huffing:* Hustentechnik ohne Verschluß des Kehlkopfes. Submax. durch die Nase einatmen (ca. 70 % der Vk.). Mit 4–5 schnellen Luftstößen ausatmen (hauchen). Nur wenige Wiederholungen wegen hoher Anstrengung.

Drainagelagerungen (☞ Abb. 2.21–Abb. 2.23)

Ziele: Sekretfreiheit, erleichterte Atemarbeit.

Lagerungen, die den Sekretabfluß aus einzelnen Bronchialabschnitten durch Einwirkung der Schwerkraft begünstigen; besonders effektiv in Kombination mit Vibrationen und tiefer Atmung.

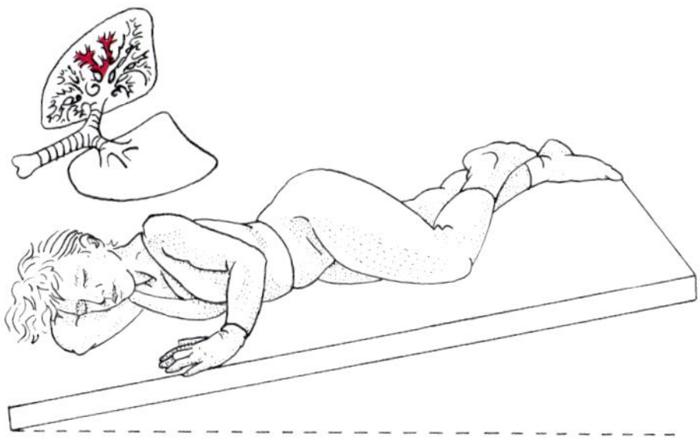

Abb. 2.22: Drainagelagerung für die mittleren Lungensegmente

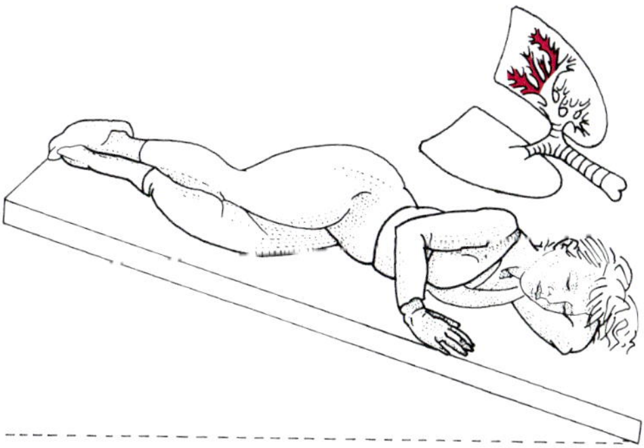

Abb. 2.23: Drainagelagerung für die unteren Lungensegmente

Zwerchfellatmung (Bauchatmung)

Ziele: Physiologisches Atmen, Normotonus der Muskulatur, Wahrnehmungs-, Konzentrations- und Entspannungsfähigkeit, innere Gelassenheit.

Atemwahrnehmung

Keine Bewegungsaufträge (z.B. „gegen die Hand atmen“, „Bauch verschieben“), sondern Wahrnehmungsaufträge erteilen:

- Geräusch des Atmens (Wann? Wie laut?).
- Temperatur der Atemluft (Wann warm/kalt?).
- Räume des Atemweges (Nase, Rachen, Brustkorb; wie weit?).
- Atembewegung (Wo? Wie groß?).
- Dauer der Atemphasen (Wie lange ein/aus/Pause?).
- Geschwindigkeit des Luftstroms (Wann schnell/langsam? Wann steht der Luftstrom?).

Körperwahrnehmung

- Auflageflächen: Wo? Wie breit? Wie fest?
- Gelenkstellungen: Wie groß ist der Winkel zwischen ....?
- Hauttemperatur: Wie warm/kalt?
- Körperräume: Wie groß?
- Aktive und passive Bewegung: Wie gut fließt sie, wie weit geht sie, wie ist das Ende?

Bildhafte Vorstellungen

- Den Atem kommen lassen, gehen lassen und warten, bis er von alleine wiederkommt (ILSE MIDDENDORF).
- Licht strömt mit jedem Atemzug ein.
- Luft strömt durch die Achselhöhle oder zum Beckenboden ein und aus.
- Mit jedem Atemzug ein kleines Stück wachsen.

Zusatzmaßnahmen: Maßnahmen zur Verbesserung der Entspannungsfähigkeit und des Gleichgewichts.

Apparative Atemhilfen

Wenn andere atemtherapeutische Maßnahmen die gesteckten Ziele ebenso gut erreichen, sind sie den apparativen Hilfen vorzuziehen. Dauer und Häufigkeit der Anwendung, wenn nicht angegeben, sind für jeden Pat. individuell festzulegen. Sie richten sich nach: Schweregrad der Atemfunktionsstörung und Kräftezustand der Pat.

- *IPPB* (*I*ntermittent *p*ositive *p*ressure *b*reathing): Positive Druckluft während der Einatmung. Begrenzung bei Erreichen der eingestellten Druckgröße. Die Ausatmung erfolgt passiv. *Ziele:* Sauerstoffzufuhr zur Optimierung des Säure-Basen-Haushalts, Eröffnung von Atelektasen, Sekretolyse, Verminderung der Atemarbeit. Einsatzbereiche:
  - Dauerbeatmung bei Bewußtlosigkeit.
  - Bei COLD zur Verringerung der Atemarbeit.
  - Postoperativ in Kombination mit Vernebler und Sekretolytika.
  - Prophylaxe pulmonaler Komplikationen.
  - Indikation und exakte Dosierung müssen ständig unter ärztlicher Kontrolle stehen.
- *IPUP* (*I*ntra*pu*lmonale *P*erkussion oder Jet-Inhalation): Kombination von Inhalation mit Vibration in den Atemwegen. Mit Hilfe von Druckluft werden vibrierende Gasimpulse erzeugt. Pat. atmet durch ein Mundstück (Maske oder Tubus) für 5–10 Minuten. *Ziel:* Verflüssigung von Bronchialsekret.
- *PEEP-Maske* (*P*ositive *e*nd*e*xpiratory *p*ressure): Positiver Druck am Ende der Ausatemphase bei maschineller Beatmung. *Ziel:* Offene Bronchiolen und Alveolen in dieser Phase, Vermeiden von Atelektasen.
- *„Atemtrainer"* Ziele: Eröffnete Atelektasen, optimale Sauerstoffverteilung und Diffusion, Sekretolyse, verbesserte Vitalkapazität.
  - *Atemflußorientierte Geräte, z.B.:* Triflo II®: Kunststoffgerät, 3 unterschiedlich gefärbte Bälle in 3 Kammern. Pat. atmet über ein flexibles Rohrstück durch diese Kammern ein, durch den Sog steigen die Bälle auf. Zur Ausatmung Mund vom Gerät absetzen. Ein zu schnelles Einatmen wird verhindert, da einer der Bälle untenbleiben soll. Pat. zum langsamen und lang anhaltenden Einatmen motivieren. Mediflo®: Im Unterschied zum Triflo II® ein Ball in einer Kammer. Die Floweinstellung kann zwischen 200 und 1200 ml/Sek. variabel eingestellt werden.

Pat. soll den Ball über möglichst lange Zeit obenhalten (SMI = *s*ustained *m*aximal *i*nspiration).
Verwendung beider Geräte möglichst stündlich über mind. 10–20 Atemzüge. Unbedingt auf ruhiges Ausatmen und endexspiratorische Atempause hinweisen.
- *Volumenorientierte Geräte* z.B. Coach® oder Voldyne®. Die Geräte sind einem Spirometer vergleichbar. Die Anzeige des eingeatmeten Volumens motiviert zur Steigerung. Anwendung stündlich, jedoch wegen Hyperventilationsgefahr nicht mehr als 6–8 x maximal ausatmen lassen und auf langsames Atmen und lange endexspiratorische Pausen achten

  Zusatzmaßnahmen für Kinder: Windmühlen, Seifenblasen, Blasinstrumente.

- *Flutter (VRP 1)* Ziele: Offene Bronchiolen und Alveolen in der Ausatemphase, Sekretolyse. Trillerpfeiffenähnliches Instrument mit einliegender schwerer Metallkugel. Pat. atmet durch das Gerät aus. Die Metallkugel erzeugt durch kurze Unterbrechung des Luftstromes einen positiv schwankenden Druck.
- *Giebelrohr (Totraumvergrößerer)* Ziele: Pneumoniefreiheit, Thoraxmobilität, verbesserte Vitalkapazität, Sekretolyse. Pat. erhält eine Nasenklemme und atmet durch ein Kunststoffrohr (Länge variabel, einzelne Segmente à 100 ml) aus und ein. Durch die Vergrößerung des Totraumes erfolgt eine Erhöhung des CO_2-Partialdruckes im Blut, die als zentraler Reiz für eine vermehrte Atemtätigkeit dient. Die Anzahl der Teilstücke darf nur so hoch sein, daß Pat. bei einer Anwendung von 3–5 Min. eine Atemfrequenz von 24/Min. nicht übersteigt. Wiederholungen stündlich.

Nicht einsetzen bei einer Atemfrequenz in körperlicher Ruhe von mehr als 24/Min., hochgradiger Herzinsuffizienz, Asthma und Emphysem mit Zyanose und Dyspnoe.

Inhalationsbehandlung (Aerosoltherapie)

Jürgen Rohde

Zerstäubung von Medikamenten und Heilwässern sowie deren Transport in die Atemwege mit Hilfe der normalen Inspiration. Ziel ist die Sekretolyse, Spasmolyse, Befeuchtung und Abschwellung der Bronchialschleimhaut.

Inhalationstherapie

Erforderliche Tröpfchengröße, um die Atemwege zu erreichen:
- 12 µm: Rachen, Mund und Nase.
- 6–12 µm: Große Bronchien.
- 3–4 µm: Mittlere bis kleine Bronchien.
- 1–3 µm: Kleinste Bronchien bis Lungenalveolen.

Applikationsformen:
- Sprays (Tröpfchengröße 10–40 µm); Aerosole (Tröpfchengröße 0,5–5 µm) mit verschiedenen Formen; Düsenaerosol; Ultraschall-Aerosole; Elektroaerosole; Dosieraerosole (Treibgasaerosole); Vibrationsaerosole; Ultraschall-Druckstoß-Vibrationsaerosole.
- Dosierung: Tägl. 10–15 Min. bei normaler Atmung, 2–4 Wo. lang.

Inhalationsmittel und ihre Wirkungen		
Mittel	**Handelsname/Herkunft**	**Wirkungen**
Heilquellen	Solequellen, leicht hypertone NaCl-Lösung	Befeuchtung und Reinigung der Schleimhäute, zur Vermeidung der Sekreteindickung und Schleimhautaustrocknung
Sekretolytika	Bromhexin®-Inhalat, Mucosolvan®, Tacholiquin® 1 %,	Sekretolyse, Förderung des Schleimabtransportes
Broncho-spasmolytika	Berotec® 200, 100, Broncho-spasmin®, Sultanol®, Bricanyl®	Abschwellung der Bronchialschleimhaut und Spasmolyse der Bronchialmuskulatur
Antibiotika	Nebacetin®, Amphotericin B®	Sanierung von Infekten
Kortikoide	Als Dosieraerosol: Beclomed®, Inhacort®, Pulmicort®	Entzündungshemmend

✓ Vorsicht vor Hyperventilation

Vorsicht bei forcierter Durchführung der Ein- und Ausatemtechniken. Es kann zur Hyperventilation mit vermehrter Abatmung von Kohlendioxid kommen.

- *Erste Anzeichen:* Bewegungsunruhe, Kribbel- oder Taubheitsgefühl an Händen, Füßen und Mundregion, Schwindel, Sehstörungen.
- Im weiteren Verlauf Atemnot aufgrund eines Spasmus der glatten Atemwegsmuskulatur, Muskelspasmen an Händen („Pfötchenstellung"), Füßen und Mundregion („Karpfenmaul").
- *Bei Verdacht*: Atemtherapie unterbrechen, Pat. beruhigen, aktive Bewegungen oder Hände vor Mund und Nase nehmen und die ausgeatmete Luft einatmen lassen, evtl. Arzt verständigen.

Vermeiden der Hyperventilation durch:

- Pat. beim tiefen Atmen veranlassen, langsam zu atmen; lange endexspiratorische Pausen.
- Bewegungsübungen zwischen den Atemtechniken
- Anzahl der tiefen Atemzüge pro Übung begrenzen (auf ca. 8–10).

Informationen

Arbeitsgemeinschaft Atemtherapie im ZVK e.V. (Adresse ☞ 12).

Literatur

AMELUNG, A., EVERS, A.: Handbuch der Bäder- und Klimaheilkunde. Schattauer, Stuttgart 1962
BRÜNE, L.: Reflektorische Atemtherapie. Thieme Verlag, Stuttgart 1994
CEGLA, U. H.: Atem-Techniken. Trias, Stuttgart 1992
CORDES, J.C., ZEIBIG, B.: Physiotherapie, Hydro- und Elektrotherapie. Volk und Gesundheit, Berlin 1981
EDEL, H., KNAUTH, K.: Atemtherapie. Ullstein Mosby, Berlin 1993
GILLERT, O.: Hydro- und Balneotherapie. Pflaum, München 1990
HAASE, H.: Lösungstherapie. Pflaum Verlag, München 1985
HENTSCHEL, G.: in CORDES, J.C. (Hrsg.): Physiotherapie. Volk und Gesundheit, Berlin 1988
HENTSCHEL, H.-D.: Naturheilverfahren in der ärztlichen Praxis. Deutscher Ärzte-Verlag, Köln 1991
HÖFLER, H.: Atemtherapie und Atemgymnastik. Trias, Stuttgart 1991
JORDAN, H.: Kurorttherapie. G. Fischer, Jena 1980
LODES, H.: Atme richtig. Goldmann, München 1994
MANG, H.: Atemtherapie. Schattauer, Stuttgart 1992
MIDDENDORF, I.: Der erfahrbare Atem. Junfermann, Paderborn 1993.

2.2.7 Perioperative PT und Prophylaxen

Andrea Knipp, Bernard Kolster

Längere Immobilisationsphasen (> 1 Tag) können zu typischen Komplikationen, z.B. Dekubitus, Kontrakturen, Pneumonien und Thrombosen führen. Ihre Verhütung ist ein wichtiges Behandlungsziel bei Bettlägerigkeit, aber auch prä- und postoperativ. Ziel ist der Dekubitus-, Kontraktur-, Pneumonie- und Thrombose-freie Pat. (DKPT-freier Pat.). Die entsprechenden PT-Maßnahmen dienen der Prophylaxe von Sekundärschäden und werden zusätzlich zur gezielten PT angewendet.

Dekubitus

Dekubitusursachen

Längere Druckbelastung (mehr als 2 Std.) führt zu einer ischämischen Nekrose (Druckgeschwür) des betroffenen Hautbezirkes.

- Druck von außen: Z.B. ungepolsterte Lagerungsschienen oder Falten im Bettlaken.
- Druck von innen: Knochen, die unmittelbar unter der Haut liegen.
- *Risikofaktoren:* Immobilität (Hemiplegie, polytraumatisierte PatientInnen., RollstuhlfahrerInnen). Sensibilitätsstörungen (z.B. ED, Diabetes mellitus), Kachexie.

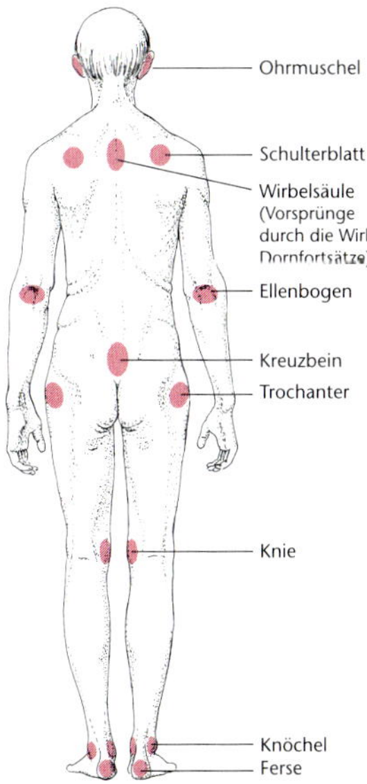

Abb. 2.24:
Dekubitusgefährdete Körperstellen

Druckgefährdete Körperstellen (☞ Abb. 2.24)

- *Rückenlage:* Steißbein, Kreuzbein, Schulterblatt, Dornfortsätze, Hinterkopf, Fersen, Ellenbogen.
- *Bauchlage:* Stirn, Spinae iliacae ant. sup., vorderer Thorax, Schienbein, Kniescheiben, Zehen, Schultergelenk.
- *90° Seitlage:* Seitlicher Kopfbereich, seitlicher Thorax, Beckenkamm, Kniegelenkseiten, Wadenbein, Trochanter major (besonders gefährdet durch erhöhten Auflagedruck), äußerer Fußknöchel.

2

Einteilung des Dekubitus	
Stadium	**Klinischer Befund**
Stadium 1	Begrenzte Hautrötung bei sonst intakter Haut
Stadium 2	Hautdefekt mit freiliegendem Subkutangewebe
Stadium 3	Beteiligung aller Weichteilschichten (Haut, Unterhaut, Fettgewebe, Muskeln, Sehnen, Bänder)
Stadium 4	Zusätzliche Beteiligung des Knochens

Erweiterte Norton Skala zur Erkennung der Dekubitusgefahr								
Kooperationsbereitschaft/ Motivation	voll	4	wenig	3	teilweise	2	keine	1
Alter	< 10	4	< 30	3	< 60	2	> 60	1
Hautzustand	normal	4	schuppig-trocken	3	feucht	2	Allergie, Risse	1
Zusatzerkrankungen	keine	4	Fieber, Diabetes, Anämie	3	ED, Ca, Kachexie, Adipositas	2	Koma, Lähmung	1
Körperlicher Zustand	gut	4	leidlich	3	schlecht	2	sehr schlecht	1
Geistiger Zustand	klar	4	apathisch-teilnahmslos	3	verwirrt	2	stuporös-stumpfsinnig	1
Aktivität	geht ohne Hilfe	4	geht mit Hilfe	3	rollstuhl-bedürftig	2	bettlägerig	1
Beweglichkeit	voll	4	kaum eingeschränkt	3	sehr eingeschränkt	2	voll eingeschränkt	1
Inkontinenz	keine	4	manchmal	3	meistens, Urin	2	Urin und Stuhl	1
Richtlinien zum Gebrauch der Tabelle: Beschreibung wählen. Ergebnis addieren. Dekubitusgefahr besteht bei 25 Punkten und weniger. Dokumentation, Kurve wöchenltich verwenden.								

Prophylaktische Maßnahmen

! Wichtig ist die Vorbeugung durch gute Zusammenarbeit mit dem Pflegepersonal.

- Abreibungen mit Frotteehandtuch, Bürstungen.
- Erkennen gefährdeter Pat. (Norton Skala).
- *Lagerung:*
  - Falten- und krümelfreie Unterlage.
  - Regelmäßige Umlagerung (mind. alle 2 Stunden) in Zusammenarbeit mit dem Pflegepersonal, Umlagerungsplan am Patientenbett (Nachttisch) zur Dokumentation der Umlagerung.
  - Große Druckverteilung anstreben: Freilagern der Ferse durch Kissen unter dem ganzen Bein.
  - In Spezialfällen Einsatz einer Unterlage, deren Druck kleiner als der im Körper herrschende Kapillardruck ist (Clinitron® -Einheit).

- *Lagerungsbeispiele:*
  - Prophylaxe: Rückenlage → 30°-Lage links → evtl. Bauchlage → 30°-Lage rechts → Rückenlage usw.
  - Fersendekubitus: Umlagerung wie bei Prophylaxe.
  - Sakraldekubitus: 30°-Lage links → 30°-Lage rechts → evtl. Bauchlage.
  - Trochanterdekubitus rechts: Rückenlage → 30°-Lage links → evtl. Bauchlage.
- *Hautpflege:* Haut trocken halten. Waschen mit alkalifreier Seife (nicht zu häufig). Keine Fettsalben verwenden, besser sind W/O Emulsionen (z.B. Nachtcremes).
- *Ernährung:* Eiweiß- und vitaminreiche Kost, ausreichende Flüssigkeitszufuhr.

Ärztliche Therapie

Konservativ: Vorbeugung durch gute Zusammenarbeit mit dem Pflegepersonal, Druckentlastung (Spezialmatratzen, geeignetes Lagerungsmaterial, Umlagerungsplan. Verbände (sog. „aktivierende" Wundversorgung z.B. mit Hydrogel-, Hydrokolloid-, Kollagen und Alginat-Verbänden bzw. -kompressen).
Evtl. Lokalbehandlung: Entfernung nekrotischer Bezirke durch Verbandmaterialien mit proteolytischen (eiweißabbauenden) Eigenschaften (z.B. Fibrolan®, Varidase®), Granulationsförderung (Granugenol®).
Operativ (Stadium 3–4): Abtragung der Nekrosen und plast. Defektdeckung.

Physiotherapeutische Maßnahmen

Zusätzlich als Ergänzung zu den pflegerischen Maßnahmen: Kontrolle der gefährdeten Körperstellen (☞ Abb. 2.24), Erarbeiten des selbständigen Lagewechels, z.B. mit PNF: Rollen von Rückenlage in Seitlage, Bauchlage und zurück; Bridging (☞ 2.3.16); im Rollstuhl Stütz zur Sitzentlastung erarbeiten.

Tips & Fallen

→ Kein Eisen und Fönen! (Wirkungslose Maßnahme, Keimzahlvermehrung, Verbrennung, Kälteschäden).
→ Keine prophylaktische Anwendung von Hautdesinfektionsmitteln (Zerstörung der natürlichen Hautflora, Resistenzbildung).
→ Die Wirkung von prophylaktischen Maßnahmen nicht durch Gummiunterlagen und ähnliches aufheben.

Kontraktur

Sammelbegriff für anhaltende Bewegungseinschränkungen. Häufig werden Kontrakturen durch Immobilisation verursacht. Sinnvoll für das therapeutische Management ist eine Unterscheidung in strukturelle und funktionelle Bewegungseinschränkungen. Die letzteren sprechen auf konservative Maßnahmen an.

Entstehung und Ursachen von Kontrakturen

	Entstehung	Ursache
Funktionell	Immobilisation, Schonhaltung, reflektorische Muskelverkürzung	Schmerzen
Strukturell	Gelenkdeformität, Gelenkverklebung, Muskel und Kapselschrumpfung; Narbengewebe	Posttraumatisch, degenerative Veränderungen, Immobilisationen, Lähmung, Mißbildung

PT-Maßnahmen ☞ 2.2.1, 2.2.2

Endgradige aktive und passive Bewegungen, ein- oder mehrdimensional (auch in PNF-Diagonalen) über mehrere Gelenke gleichzeitig ausgeführt, Lagerung, z.B. Spitzfußprophylaxe: Fuß in Nullstellung lagern, Fußkiste ans Bettende, aktive und passive Fußbewegungsübungen mehrmals täglich, Umlagerungen; aufstehen so bald wie möglich (Frühmobilisation).

Pneumonieprophylaxe

- Salbeneinreibungen, z.B. mit Transpulmin®, Alkoholabklatschungen, dabei zum tiefen Atmen auffordern; Inhalationen (Hygiene beachten!); stündliche Benutzung oder von Atemtrainern (☞ 2.2.6).
- Bettlägerige Pat. stündlich umlagern, Frühmobilisation nach Operationen, Sekretfreiheit (☞ 2.2.6) nach Vollnarkose (Nährboden für Keime).
- Bei Wunden im Thorax- oder Bauchbereich Pat. zum Abhusten motivieren. Bewegungstherapeutische Maßnahmen so dosieren, daß eine sichtbar tiefere Atmung erforderlich wird, z.B. Isometrische Ganzkörperspannungen über mindestens 8–10 Sek., dynamische Muskelkontraktionen möglichst vieler Muskelgruppen (bilaterale PNF-Diagonalen) oder die Verrichtung von Hubarbeit (Kniebeugen, Treppensteigen). Auswahl der Maßnahmen am Kräftezustand der Pat. orientieren.

Thromboseprophylaxe

Kompressionsstrümpfe, Hochlagerung der Beine, statisches Anspannen und dynamisch rhythmisches Bewegen der Füße und der Beine mit Kompression, Ausstreichungen in Abflußrichtung der Venen, tiefe Atemzüge, Frühmobilisation (möglichst oft Aufstehen und Gehen mit Gummistrümpfen oder elastischen Binden ☞ 1.7.3)

- *Erhaltene Kraft:* Maximale statische und dynamisch konzentrisch/exentrische Muskelarbeit in Muskelketten (☞ 2.3.6).
- *Verhinderte Obstipation:* Bauchmuskelspannung, Zwerchfellatmung, allgemeine aktive Bewegungen; ballaststoffreiche Ernährung, viel trinken.
- *Optimale Kreislaufsituation:* Allgemeine aktive Bewegungen (angepaßte, gesteigerte Atem- und Herzfrequenz), evtl. Bettschräglage, notfalls vor dem Üben nach Rücksprache mit StationsärztIn „Kreislauftropfen“, dann erst aufstehen (Beine wickeln), evtl. in Etappen.

2.3 Spezielle Techniken

2.3.1 Aktivitäten des täglichen Lebens (ADL)

Astrid Frank

Synonym: Activities of Daily Living, ADL. Übungsprogramme zur Bewältigung von alltäglichen motorischen Anforderungen (Sitzen, Stehen, Gehen, Alltagsbewegungen) mit dem Ziel, alle Strukturen des Körpers optimal zu belasten.

Bedingt durch äußere Faktoren (z.B. enge Kleidung, ungünstige Alltags- und Arbeitsumgebung, Narben) und innere Faktoren (z.B. Erkrankungen der inneren Organe) kommt es zu Fehlhaltungen und -belastungen und damit zu Überbelastungen aller Strukturen des Bewegungsapparates. Es treten z.B. Biegespannungen im Wirbelsäulenbereich auf, die großen Körperhöhlen werden eingeengt (dadurch wird z.B. die Atmung beeinträchtigt), Muskeln werden in ungünstiger Arbeitssituation beansprucht. Vom Ort der Störung gehen Nozizeptorensignale („Schadensmeldungen") aus, die bei entsprechender Intensität zum Gehirn weitergeleitet werden. Hier wird ein Reflexgeschehen zum Schutz der gestörten Strukturen aktiviert, in dessen Folge es von Ausweichmechanismen bis zur vollständigen Blockierung, evtl. auch verbunden mit Schmerzen, im Bewegungsablauf kommt („circulus vitiosus").

Ziele

Zur Vorbeugung bzw. Behandlung dieser Störungen, und um alle Strukturen entsprechend ihrer Funktion optimal zu beanspruchen, sollte eine aufrechte Haltung eingenommen werden. Wichtig ist die Übertragung auf Bewegungsmuster im täglichen Leben. Hierbei sind die Biegespannungen auf ein Mindestmaß reduziert, alle Strukturen erhalten ihren spezifischen, optimalen Bildungsreiz (z.B. Knochen: optimale Zug- und Druckverhältnisse) und die Muskulatur befindet sich in einer optimalen Arbeitssituation. Behandlungserfolge sind nur mit einer positiven Einstellung und aktiven Mitarbeit der Pat. zu erreichen.

Durchführung

Aufrechte Haltung im Sitz nach Brügger (☞ Abb. 2.25)

Voraussetzung für die optimale Haltung im Sitz sind:

- *Beckenkippung:* Die Beckenkämme nähern sich den Oberschenkeln, die Belastung liegt vor den Sitzbeinhöckern, ohne daß diese sich von der Unterlage heben.
- *Brustkorbhebung:* Schambein- und Brustbeinspitze entfernen sich voneinander; das Brustbein wandert im Raum nach vorne oben.
- Gleichzeitige Beckenkippung und Brustbeinhebung bewirken eine gleichmäßig hochgezogene Lordose bis Th5.
- *Gestreckter Nacken:* Den Nacken lang machen (= Hinterhauptschub); das Kinn nähert sich dabei der HWS.

! Die HWS darf dabei nicht in Flexion kommen.

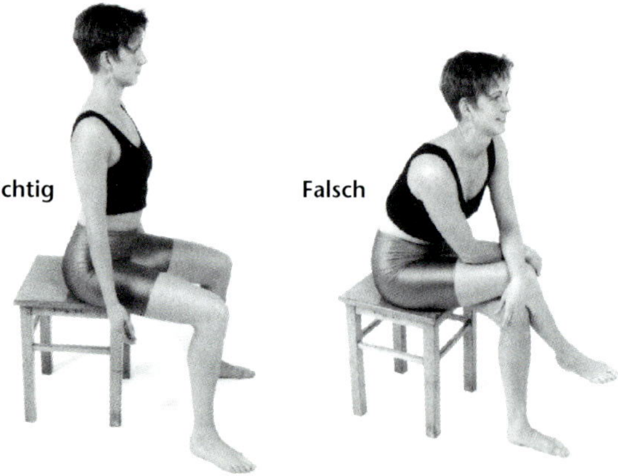

Abb. 2.25: Aufrechte Haltung im Sitz

- *Mittlere Schultergürtelposition:* Großer Schulter-Ohr-Abstand; die Arme hängen seitlich in Rotations-Null-Stellung neben dem Körper.
- Bei Armbewegungen werden die Schulterblätter muskulär in die posteriore Depression stabilisiert, um den Schultergürtel in mittlerer Position halten zu können.
- Kein Zusammenklemmen und Hochziehen der Schulterblätter.
- *Beinstellung, Beinachsen, Fußstellung:* Die Beine stehen in Abduktion (dadurch wird die Beckenkippung erleichtert); die Sprunggelenke stehen unter oder leicht vor den Kniegelenken, die Fußspitzen zeigen leicht nach außen. Die Beinachsen zeigen nach außen und sind in sich gerade.

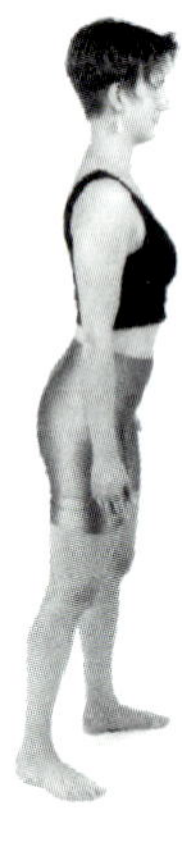

Abb. 2.26: Aufrechte Haltung im Stand

Aufrechte Haltung im Stand (☞ Abb. 2.26)

Voraussetzung für die aufrechte Haltung in Stand sind:

- *Beckenkippung:* Die Beckenkämme nähern sich etwas den Oberschenkeln.
- *Brustkorbhebung* (s.o.).
- *Gestreckter Nacken* (s.o.).
- *Mittlere Schultergürtelposition* (s.o.).
- *Beinstellung, Beinachsen, Fußstellung:* Die Füße stehen unter den Hüftgelenken, die Fußspitzen sind leicht nach außen gedreht, die Kniegelenke sind locker gestreckt.

! Keine Überstreckung in Hüft- und Kniegelenken!

Gehen in aufrechter Haltung

- Beide *Füße* leicht nach außen gedreht; Abrollen von leicht lateral vom Mittelpunkt der Ferse, über Klein- zum Großzehenballen (Abstoßphase Großzehenballen). Zu Beginn der Abrollphase Supinationsstellung. Zum Ende der Abrollphase Pronationsstellung des Fußes. *Kniegelenk:* je nach Phase zwischen lockerer Streckung und etwa 60° Flexion. Standbeinphase in der *Hüfte:* Extension und leichte IR, Spielbeinphase: Flexion und AR; *Beckenkippung; Brustkorbaufrichtung; Nackenstreckung; mittlere Schultergürtelposition; Arme* in leichter AR, schwungvoller Armpendel (reaktiv) im Kreuzgang, leicht gebeugte Ellenbogengelenke.
- Steigerungen: *Seitwärts-, Rückwärtsgehen, Treppengehen, Joggen* (☞ 2.2.5).

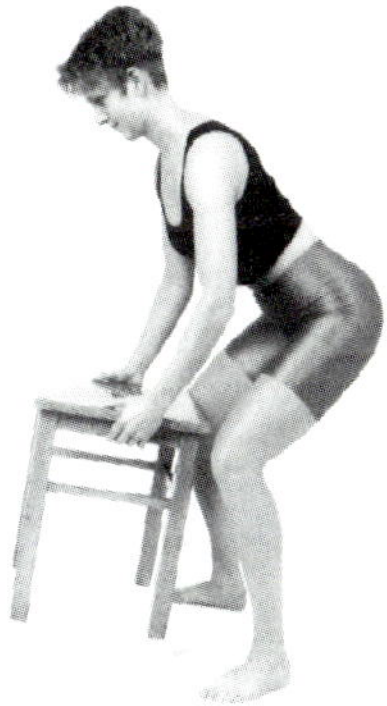

Abb. 2.27: Bückbewegung beim Anheben von Lasten

Alltagsbewegungen

Beispiel *Bücktraining* (☞ Abb. 2.27):

- Beine stehen leicht gegrätscht, in sich gerade Beinachsen, Beckenkippung, Brustkorbaufrichtung, gestreckter Nacken, mittlere Schultergürtelposition (Schulterblätter müssen nun muskulär gehalten werden).
- Die Bückbewegung erfolgt durch Knie- und Hüftflexion bei gleichzeitigem Rumpfabsenken und Beibehalten der Beckenkippung (individuell leicht verschieden; abhängig von Ober- und Unterlänge, überwiegend horizontal eingestellt) bei Ausnutzung des Bewegungssektors begrenzt durch die Beinachsen; (Aktivität innerhalb dieses Sektors ermöglicht optimale Belastung der WS-Strukturen) und Abduktion der Beine. Der Teil-Körperschwerpunkt (anzunehmen etwa in Höhe des Bauchnabels) befindet sich ca. über den Kniegelenken, auf Höhe der Fußlängsgewölbe.
- Steigerung: Bewegungsverhalten in allen Alltagssituationen wie Beruf (Arbeitsumgebung, z.B. Schreibtisch, Friseurarbeitsplatz), Haushalt, Hobby, Sport analysieren und verändern.

Haltungsänderung = Verhaltensänderung; Mit viel Mühe und sehr vielen Wiederholungen verbunden, um die neuen Bewegungen zu automatisieren.

Literatur

BRÜGGER, A.: Gesunde Körperhaltung im Alltag. Verlag Dr. A. Brügger, Zürich 1990

2.3.2 Alexander Technik

Angela Debray

2

Der Alexander Technik liegt kein naturwissenschaftlich-theoretisches Konzept zugrunde. Sie ist aus den Erfahrungen und Selbstbeobachtungen von FREDERICK MATTHIAS ALEXANDER (1869–1955) hervorgegangen. Der australische Schauspieler und Rezitator fand einen Zusammenhang zwischen der Stellung des Kopfes gegenüber dem Rumpf und der Funktionstüchtigkeit der Organe wie Atmung, Verdauung, Durchblutung und Bewegung.

Verspannte Nackenmuskeln erhöhen den Tonus der Rumpfmuskeln und verschlechtern ihre Sensorik und Koordination. Das bewußte Lösen der Muskelspannung, die Ausrichtung des Kopfes nach vorn oben und das Längen und Weiten des Rückens sollen schädigenden Verhaltensmustern entgegenwirken. Dabei gilt als pädagogisches Prinzip, nicht bestimmte korrekte Verhaltensweisen zu vermitteln, sondern Störendes zu unterbinden. Es werden Bedingungen hergestellt, die den Körper das Richtige von selbst tun lassen. Auch Gedanken und Gefühle werden ins Bewußtsein genommen und in Zusammenhang mit den Ursachen von Funktionsstörungen gestellt.

Ziele

- Optimale Funktionstüchtigkeit des Körpers („Gebrauch des Selbst").
- Schmerzfreie, ökonomisierte und koordinierte Bewegung.
- Optimale Organfunktionen (Stimme, Atmung, Verdauung, Durchblutung).
- Leichtigkeit in der Ausübung einer Kunst, z.B Singen, Musizieren, Jonglieren.
- Bewußtheit über eigene körperliche und geistige Fähigkeiten.
- Innere Ausgeglichenheit.

Durchführung

Nach dreijähriger Ausbildung arbeiten Alexander-LehrerInnen vorwiegend in Einzelunterricht mit folgenen Inhalten:
- Wiederholte Durchführung von alltäglichen Bewegungen wie Schreiben, Gehen, Aufstehen-Hinsetzen oder Bücken; dabei behutsame manuelle Führung.
- Wahrnehmungsaufträge, z.B. im Stand: „Spüre deine Knie, sind sie festgehalten oder frei?"
- Selbstbetrachtungen im Spiegel, Vergleich des realen mit dem vorgestellten Bild
- Mentales Training, z.B.: Wie begrüße ich jemanden? Wie fest ist mein Händedruck? Nehme ich Blickkontakt auf?
- Imaginationen, z.B. den eigenen Körper als Haus vorstellen und es nach Belieben einrichten.
- Bildliche Vorstellungen von Gegenständen, Wegstrecken oder Menschen.
- Eigene Motivationen ergründen, z.B., berufliche oder familiäre.
- Bewußtmachen schlechter Gewohnheiten (Atem-, Bewegungs- oder Eßverhalten).
- Bewußtmachen von Körpersprache.
- Bewegungs- und Dehnübungen.
- Stimmschulung, Leseübungen.

- Geschicklichkeitsübungen.
- Kontrolle bei der Ausübung von Kunstfertigkeiten.

Indikationen/Kontraindikationen

- *Ind.:* Chronische Schmerzen, Atemfunktionsstörungen, Migräne, Depressionen.
- *KI:* Bei sachgerechter Anwendung keine.

Weitere Informationen

Gesellschaft der Lehrer der F.M. Alexander-Technik e.V. (G.L.A.T.), Adresse ☞ 12.

Literatur

ALEXANDER, F.M.: Der Gebrauch des Selbst. Goldmann, München 1993
ALEXANDER, F.M. (Hrsg. E. Maisel): Die Grundlagen der F.M. Alexander-Technik. Arbor 1985
BARLOW, W.: Die Alexander-Technik. Kösel, München 1989
GRAY, J.: Die Alexander-Technik. Bastei-Lübbe, Bergisch-Gladbach 1992
LEIBOWITZ, J. und CONNIGTON, B.: Die Alexander-Technik. Rowohlt, Reinbek 1993
STEVENS, C.: Alexander-Technik. Sphinx Medizin Verlag, Basel 1993

2.3.3 Bio-Feedback

Werner Wenk

Die Biofeedback-Technik (Biofeedback = Rückmeldung biologischer Signale) wurde in den 60er Jahren in den USA als interdisziplinäre Forschungsrichtung im Rahmen der Verhaltensmedizin entwickelt und umfaßt eine Vielzahl von Techniken und biophysiologischen Instrumenten, mit denen Personen Informationen über Veränderungen von Körperfunktionen vermittelt werden, die gewöhnlich dem Bewußtsein nicht zugänglich sind.

Eine bestimmte, zu kontrollierende Körperfunktion, z.B. HF, RR, Hauttemperatur, Gehirnströme oder Muskelaktivität, wird mit einem geeigneten Gerät gemessen. Die Ergebnisse der Messungen werden Pat. als visuelle oder akustische Signale übermittelt. Diese rückgemeldete Information gibt Pat. Hinweise auf die Wirksamkeit seiner Versuche, spezifische Körperreaktionen zu beeinflussen. Der Pat. lernt also per Versuch und Irrtum, seinen körperlichen Zustand und dessen Veränderungen zu erkennen. Die größte Bedeutung hat das EMG- (Elektromyographie-) Biofeedback, bei dem über Oberflächenelektroden Muskelaktionspotentiale abgeleitet, verstärkt und dadurch sichtbar oder hörbar gemacht werden. Alle weiteren Ausführungen beschränken sich auf diese Art der Therapie. Sie gelten jedoch auch exemplarisch für die anderen Bereiche.

Apparative Grundlagen

Grundsätzlich gibt es zwei Arten von Geräten:

- Geräte, die direkt mit dem EMG-Rohsignal arbeiten und dieses sichtbar machen. *Vorteil:* Aussagemöglichkeit über Leistung, Qualität, Ermüdung oder Reinnervation, vorausgesetzt, die TherapeutIn kann diese Rohsignale richtig interpretieren. *Nachteil:* Für Pat. ist dieses Rohsignal nicht oder nur sehr schwer zu interpretieren.
- Für die Therapie günstiger ist daher die zweite Gruppe von Geräten: Geräte, die dieses Rohsignal umwandeln und optisch als Leuchtdichten-, Leuchtbalken- oder

Analoganzeige darstellen. In der folgenden Gerätebeschreibung wird nur diese Geräteart berücksichtigt.

Gerätebeschreibung und Bedienung

- Je nachdem, ob es sich um ein Einkanal- oder Zweikanalgerät handelt, stehen ein oder zwei Elektrodenpaare zur Verfügung.
- Elektroden in dem Hautbereich plazieren, in dem der entsprechende Parameter (Muskelaktivität, Hauttemperatur, Hautwiderstand etc.) gemessen werden soll.
- Zusätzlich eine weitere Elektrode als Bezugselektrode an einer beliebigen Stelle am Körper fixieren.
- Für jeden Kanal gibt es einen Empfindlichkeitsregler und eine Digital- oder Leuchtbandanzeige.
- Maßeinheiten: Muskelaktivität in µV; Temperatur in °C; Hautwiderstand in Ω.
- Um das gemessene Signal hörbar zu machen, ist zusätzlich ein Regler für die Lautstärke vorgesehen, der über den eingebauten Lautsprecher dem Pat. das Rauschen oder Knacken in der gewünschten Lautstärke wiedergibt. In der Regel besitzen die Geräte auch einen Anschluß für einen Kopfhörer.
- Mit dem sogenannte Schwellwertregler stellt die TherapeutIn einen bestimmten, von dem Pat. zu erreichenden Meßwert, basierend auf den Eingangsmessungen (s.u.), ein. Wird dieser erreicht, gibt das Gerät optisch oder akustisch eine Erfolgsmeldung wieder. Dieser Schwellenwert, den es zu erreichen gilt, stellt für den Pat. einen zusätzlichen Motivationsfaktor dar.

Praktische Durchführung

Aufklärung

Bevor mit dem Biofeedbacktraining begonnen wird, Pat. über den Sinn und Zweck dieser Methode aufklären, besonders darüber, daß diese Methode keine Heilmethode sondern lediglich ein Hilfsmittel darstellt und daß er selbst aktiv an der Veränderung seines Zustandes mitwirken kann und muß.

Erprobungsphase

Danach folgt eine genaue Einführung in die technische Funktionen des Gerätes und seine Bedienung.

Bevor direkt das therapeutisch zu beeinflussende Körpergebiet angegangen wird, sollte zuerst an einem gesunden Körperbereich gearbeitet werden, damit der Pat. mit der Arbeitsweise vertraut wird.

Vorbereitung

- Vor dem Aufkleben der Elektroden betreffende Hautstelle mit Alkohol reinigen und evtl. Haare entfernen.
- Ableitungsstellen markieren, damit von Sitzung zu Sitzung vergleichbare Ableitungsbedingungen bestehen.
- Elektroden so anbringen, daß sie sich nicht verschieben oder abfallen können.
- Bei Messungen von Muskelspannungen die Elektroden auf dem betreffenden Muskel möglichst weit voneinander entfernt angelegen.

- Zu heftige Bewegungen können Störpotentiale hervorrufen, daher auf eine gute Lagerung (in der Regel Rückenlagerung oder Sitz) und auf die Vermeidung von Ausweichbewegungen achten.
- Gerät regelmäßig auf Störeinflüsse und Artefakte überprüfen: korrekte Erdung, vorschriftsmäßiger Anschluß der Elektroden, Kabel auf Schädigung kontrollieren.
- Während der Sitzung sollte der Pat. nicht nur die Rückmeldung des Gerätes im Auge haben, sondern auch eine positive Rückmeldung und einen Ansporn von der TherapeutIn erhalten.
- Kurze Trainingsintervalle (1–2 Sitzungen pro Tag à 20–30 Min.) sind bes. günstig.
- Nach etwa 20 Sitzungen sollte ein meßbarer Erfolg zu verzeichnen sein.
- Verlauf der Biofeedbacksitzungen dokumentieren (Aufzeichnung der Meßwerte).

Therapieaufbau

Beispiel periphere Lähmung mit Muskelstatus 2–3.

Nach Durchführung der Erprobungs- bzw. Testphase und Abschluß der Vorbereitungen (s. o.), beginnt die eigentliche Therapiephase:

- Lagerung in einer bequemen Position (z.B. Rückenlage), der betroffene Muskel sollte sich in seiner Mittelstellung befinden.
- Pat. auffordern, den Muskel für ca. 2–5 Sek. unter Blickkontakt zur Anzeigeeinheit maximal anzuspannen.
- Speicherung des Spitzenwertes als Ausgangsbasis für das Training.
- Zur Sicherung des Wertes nach einer Pause von etwa 1 Min. ein bis zwei weitere Messungen durchführen. Variieren die Meßwerte, wird das arithmetische Mittel als Ausgangsbasis für das Training genommen.
- Das Training erfolgt mit mindestens 50–70 % des Maximalspannungswertes, je nach Leistungszustand des Muskels und Trainingsziel:
  - *Ausdauertraining:* Anspannungszeit auf etwa 15 Sek. steigern.
  - *Maximalkrafttraining:* Der Schwellenwert am Gerät sollte mindestens 90 % des Maximalwertes betragen (Grund: ein höherer Schwellenwert kann die Leistungsbereitschaft des Pat. erheblich steigern).
  - Eine Trainingsserie besteht aus etwa 10–15 Wiederholungen, wobei zwischen den Wiederholungen die Pausen etwa 2–3 mal so groß wie die Anspannungszeit sein sollte.
  - Durchführung von 2–3 Serien, zwischen den Serien 2–4 Min. Erholungszeit.
  - Wird die Leistungsfähigkeit des Muskels während den Sitzungen deutlich geringer, müssen die Pausen verlängert werden.
- Dokumentation aller Meßwerte.

Tips & Fallen

Weicht Pat. aus oder wird ein anderer Muskel angespannt, als gewünscht wird, ein zweites Elektrodenpaar auf diesen Muskel aufsetzen. Hierfür wird ein zweiter Kanal mit einer separaten Anzeige benötigt. Dadurch kann Pat. selbst kontrollieren, inwieweit er diesen nicht gewünschten Muskel willkürlich ausschalten kann. Diese Zweikanalmethode kann auch bei spastischen Lähmungen angewendet werden: Während ein Elektrodenpaar die Aktivität eines nichtspastischen Muskels, den es zu trainieren gilt, mißt, wird mit dem anderen Elektrodenpaar die Entspannungsfähigkeit des spastischen Antagonisten gemessen. Erwünscht ist eine *möglichst große* elektrische Aktivität in dem zu trainierenden Muskel und eine *möglichst kleine* elektrische Aktivität in dem spastischen Antagonisten.

2

Bewertung der Biofeedback-Methode

- *Vorteile:* Die Motivation kann durch diese Methode deutlich erhöht werden, da der Pat. aktiv an der Genesung beteiligt ist. Gleichzeitig erfogt eine Schulung der Wahrnehmungsfähigkeit, da er stets seine subjektiven Empfindungen mit den objektiv gemessenen und ihm rückgemeldeten Werten vergleichen und überprüfen kann. Für die TherapeutIn bedeuten diese Messungen eine exakte Kontrolle über Besserung oder Verschlechterung eines Zustandes sowie eine Rückmeldung über die Effektivität einer Behandlung.
- *Nachteile:* Biofeedbackgeräte sind verhältnismäßig teuer (ab 2000.– DM aufwärts), es besteht durch Einstreuung von Störspannungen die Gefahr von Meßfehlern, ein zur Zeit noch unzureichender Forschungszustand des Biofeedbacks ermöglicht wenig Aussagen über Effizienz, es besteht die Gefahr der „Entfremdung" zwischen TherapeutIn und Pat.

Indikationen/Kontraindikationen

Indikationen
- Körperwahrnehmungsschulung, Entspannungstherapie.
- Neurologische Erkrankungen: Spannungskopfschmerz, Migräne, schlaffe Paresen Status 0–2, Myopathien, zentrale Paresen (spastische Lähmung), Zervikalsyndrom, Lumbalgie, Ischialgie, Schiefhals, Fazialisparese.
- Postoperatives Muskeltraining, Reduzierung der muskulären Abwehrspannung bei Schmerzen.
- Bestimmte Formen der Blasenentleerungsstörungen bei Kindern.
- Internistische Erkrankungen: Asthma bronchiale, essentieller Bluthochdruck, paroxysmale Tachykardien.
- Dysmenorrhoe, Geburtsvorbereitung.
- Psychosomatische Beschwerden, Schlafstörungen, herzphobische Attacken, Schreibkrampf.

Kontraindikationen: Prinzipiell nur bei unkooperativen Patienten.

2.3.4 Bobath-Konzept

Claudia Kiesewetter, Sabine Eifel

Erwachsenenbehandlung

Das Bobath-Konzept wird bei der Therapie neurologischer Erkrankungen eingesetzt. Es wurde speziell für Pat. mit Läsionen des ersten motorischen Neurons, z.B. Hemiplegien, entwickelt. Im Rahmen der konzeptspezifischen Befunderhebung erfolgt eine Analyse des erhaltengebliebenen Zustandes (Bewegung, Wahrnehmung usw.) und entstandener Abweichungen. Dies ermöglicht die Auswahl geeigneter Behandlungsansätze. Die Behandlung gründet auf der Hemmung von abnormalen Reflexaktivitäten und dem Wiedererlernen normaler Bewegungen, z.B. durch Facilitieren (Bahnen der normalen Bewegung).

Ziele

Die durch eine Störung im ZNS verursachte Dysregulation des Muskeltonus soll durch aktive Änderung pathologischer Bewegungsmuster korrigiert werden. Die Koordination des Bewegungsablaufs wird verbessert durch:
- Verbesserung der Tonusregulation.
- Unterstützen der Wahrnehmung.
- Hemmung abnormer Bewegungsmuster.
- Bahnung physiologischer Bewegungsmuster.

Krankheitsbild

Hemiplegie verläuft in 3 Stadien (zeitlich individuell verschieden):

Stadien der Hemiplegie		
I	Schlaffes Stadium (starke Tonusminderung)	**Akutphase (I. Phase)**
II	Spastisches Stadium (Tonussteigerung)	**Spätphase (II. Phase)**
III	Stadium relativer Wiederherstellung	**Spätphase (II. Phase)**

Die Übergänge der Phasen sind fließend. In der II. Phase kann das komplette Erscheinungsbild einer zentralen Bewegungsstörung (nach BOBATH) beobachtet werden:
- *Abnormer Haltetonus:* Erniedrigt, erhöht oder fluktuierend → keine Basis für koordinierte Bewegungen vorhanden.
- *Störung der reziproken Innervation:* Gleichzeitige Hemmung bzw. Kontraktion von Agonist und Antagonist → Bewegungsunfähigkeit oder unangepaßte Bewegungen. Folgen sind das Fehlen der proximalen Stabilität als Grundlage für selektive Bewegungen, die fehlende „automatische" Tonusanpassung und die fehlende dosierte Kontrolle der Bewegung.
- *Pathologische Bewegungsmuster:* Assoziierte Reaktion (s.u.) → Einengung der Willkürmotorik.

! Aufgrund des abnormalen Haltetonus kommt es zu einer Instabilität des Rumpfes. I.d.R. sind nur bedingt selektive Bewegungen im Rumpf möglich → keine oder eingeschränkte Gleichgewichtsreaktionen und keine oder nur bedingt selektive Bewegungen der Extremitäten möglich.

Massenmusterreaktionen

Steigerung des Extensoren- oder Flexorentonus mit bestimmter Haltung einzelner Körperabschnitte. Eine Auslösung dieser Massenmusterreaktionen (assoziierte Reaktion) ist von proximal oder distal („proximale" oder „distale Quelle") möglich:
- Proximale Quelle:
  - *Extensorenreaktion:* Steigerung des Extensorentonus vom Rumpf nach distal. Probleme: Pathologischer Tonusaufbau (Extensionsaktivität) durch zu häufige RL (Druckaktivität des Kopfes und oberen Rumpfes auf die Unterstützungsfläche) oder durch Kommandos, die zu einer Überaktivität der Extensoren führen, z.B. „Gerade sitzen" ohne ausreichende Unterstützungsfläche.
  - *Flexorenaktivität:* Steigerung des Flexorentonus vom Rumpf nach distal. Probleme: Durch zu frühes Sitzen (häufig ohne ausreichende Unterstützung) über einen längeren Zeitraum entsteht eine Tonuserhöhung (z.B. der angenäherten Bauchmuskuklatur und Hüftgelenksflexoren). Bei Dehnung (z.B. Pat. wird wieder in RL gebracht) wird das Flexionsmuster in Rumpf und Beinen ausgelöst.

  ! Je mehr sich die Flexoren verkürzen, desto schneller ist der Dehnreiz auslösbar.

- Folge permanenter Auslösung der beider Reaktionsformen: Verlust selektiver Bewegungen des Rumpfes und der Extremitäten → keine oder nur bedingt mögliche Gleichgewichtsreaktionen → hohes Sturzrisiko.

- Distale Quelle:
  - *Positive Stützreaktion (Extensorentonus):* Steigerung des Extensorentonus vom Fuß ausgehend nach proximal. Problem: Druck und Berührung des Vorfußes (Hypersensibilität).
  - *Greifreaktion (Flexorentonus):* Steigerung des Flexorentonus von der Hand ausgehend nach proximal. Problem: Druck und Berührung des Handballens sowie Dehnung der Handinnenfläche (Hypersensibilität).
  - *Behandlungsbeispiel:* Therapieziel ist die Annahme des Reizes und seine adäquate Verarbeitung (Hyposensibilisierung). Maßnahmen können z.B. sein mit der Hand über den Tisch streichen, leichte Dehnungen und Querdehnungen der Handinnenfläche, Bürstung mit einer Flaschenbürste oder Abrollen des Fußes.

Das Muster kann, egal ob von proximal oder distal ausgelöst, komplett oder teilweise auftreten.
- Kopf: Zur betroffenen Seite geneigt und zur Gegenseite gedreht → Blick weist zur nichthemiplegischen Seite → Gefahr der Vernachlässigung der betroffenen Seite.
- Unterarm: Der Ellbogen ist gebeugt und der Unterarm meist proniert. Fingerflexion.
- Hand: Das Handgelenk ist nach ulnar gebeugt, Finger und Daumen gebeugt und adduziert.
- Rumpf: Zur betr. Seite geneigt und im ganzen (en block) nach hinten genommen.
- Hüftgelenk: Extension, IR, Add. Achtung: Durch eine extreme Beckenposition erscheint die Stellung im Hüftgelenk (IR und Extension) evtl. als AR und Flexion.
- Knie: Hyperextension.
- Fuß: Plantarflexion und Inversion. Die Zehen sind in Flektion und Add. (die Großzehe kann evtl. gestreckt sein).

→ Immer vom Ort der Reaktionsauslösung das Muster auflösen.
→ Mustererscheinung kann täglich variieren → Behandlungaufbau entsprechend des aktuellen Befundes.
→ Immer langsame Reizeingabe.

Wahrnehmungsstörungen

Die Wahrnehmung ist u.a. auch verantwortlich für die Planung komplexer Handlungen. Wahrnehmungsstörung sind *am Verhalten* erkennbar (Handlungsunfähigkeiten, z.B. sich anzuziehen). Im Gegensatz zum spastischen Muster sind sie deshalb nicht immer offensichtlich.

Eine Hemiplegiebehandlung ist nur dann erfolgreich, wenn auch die Wahrnehmungsprobleme erkannt und therapiert werden (z.B. bei Pusher-Symptomatik, s.u.).

Grundlagen und Prinzipien

Im Bobath-Konzept wird mit 3 Behandlungstechniken gearbeitet, die in der Therapie ineinander übergehen:
- *Inhibition (Hemmung):* Hemmung von Tonus und pathologischen Bewegungsmustern, um eine bessere Ausgangssituation für aktive Bewegungen zu schaffen.
- *Facilitation (Bahnung):* Bahnung physiologischer Bewegungsmuster.

- *Stimultionstechniken:* Maßnahmen, die unmittelbar die Nahsinne ansprechen und Bewegungen vorbereiten oder sie einleiten. Es wird die hemmende (inhibitorische) Stimulation von der aktivierenden (facilitierenden) Stimulation unterschieden.

Schlüsselpunkte

Schlüsselpunkte sind spezifische Regionen des Körpers von denen aus Haltungstonus und Bewegungsmuster beeinflußt werden können. Proximale Schlüsselpunkte befinden sich an Sternum, Schulter oder Becken. Typisch distale Schlüsselpunkte sind z.B. Hände und Füße.

Inhibition und Facilitation

Inhibition und Facilitation erfolgen von Schlüsselpunkten (s.o.). Entscheidend für die Wahl der Schlüsselpunkte ist die Quelle der assoziierten Reaktion (wo primär ausgelöst?) sowie die Reaktion des Pat. beim Anbahnen der Bewegung. Es gilt das Prinzip der abnehmenden Hilfe: soviel aktive Kontrolle (Hemmung) wie möglich bei Pat. belassen. Zusätzlich ist entscheidend, wieviel Hilfe beim Facilitieren notwendig ist, um ein Bewegungsmuster anzubahnen.

Meßkriterien sind immer die assoziierten Reaktionen. Bsp. ASTE Sitz: Ein Zuviel an Gewichtsverlagerung auf die hemiplegische Seite (ohne ausreichende Inhibition und Facilitation) führt zur Hyperaktivität (Kompensation) auf der nicht hemiplegischen Seite und zu vermehrter Spastik auf der betroffenen Seite.

! In der Akutphase sind noch keine assoziierten Reaktionen auslösbar → Gefahr der Überdosierung.

Stimulationstechniken

Wahrnehmungssysteme der Nahsinne

Wahrnehmungssystem	Rezeptoren	Reizart	Beispiel
Taktiles System	Haut	taktil	Berührung, z.B. Streichen
Propriozeptives System	Gelenke, Muskeln, Sehnen	propriozeptiv	Druck, Zug
Vestibuläres System	Labyrinth	vestibulär	Bewegung und Beschleunigung, hoch/runter, vor/zurück, rechts/links, Drehbewegung.

Das Zusammenspiel dieser 3 Systeme ist sehr wichtig und ermöglicht die Entwicklung des Körperschemas. Beispiel:

- Die über die Schlüsselpunkte eingeleiteten Bewegungen werden durch Druck und Zug besonders betont, z.B. Anbahnen der Beinbewegungen beim Gehen (Zug und Druck am Becken). Die TherapeutInnenhände vermitteln den propriozeptiven Reiz.
- Einsatz von Stimulationstechniken zur Tonusregulierung (insbesondere für den Tonusaufbau). KI, Spastik. Bsp.:
  - *„Drucktapping“:* Klopfen längs des Muskelfaserverlaufs
  - *„Push-Pull“:* Wechselweiser Zug und Druck auf ein Gelenk.
  - *„Sweep-Tapping“:* Absteigendes, festes Wischen mit der ganzen Hand auf den zu hemmenden Flexoren.

- *„Fersenstampfen“:* Das Aufstampfen der Ferse (unter Griffkontrolle der TherapeutIn) bewirkt eine Hyposensibilisierung der Fußsohle sowie eine Stimulierung der Knieextensoren, die Gewichtsübernahme auf die hemiplegische Seite, z.B. im Stand, wird erreicht.

Durchführung

Die Behandlungsschwerpunkte der Früh- und Spätphase gehen entsprechend der zurückkehrenden Funktionen und der zunehmenden Spastizität ineinander über. Die Behandlung soll den Pat. Spaß machen (Angst steigert die Spastik). Zusätzlich zur Funktionsverbesserung sollen Pat. lernen, mit ihrem Defizit zu leben.

Behandlungsaufbau

Hemmung und Bahnung erfolgt durch Einnahme von hemmend wirkenden ASTE, in denen Bewegungsmuster (Stell- und Gleichgewichtsreaktionen) meist manuell eingeleitet werden. Prinzip: Bewegungsmuster so „zerlegen“, daß Pat. lernen, aktive rumpfnah beginnende Bewegungen auszuführen. Dazu werden zu Beginn der Therapie die am Rumpf befindlichen Schlüsselpunkte (stark hemmende und bahnende Wirkung), später auch die distalen Schlüsselpunkte (geringere Hemmung und Bahnung) genutzt.

Zusätzlich eingesetzte Stimulationstechniken unterstützen z.B. Bewegungsimpulse und hemmen tonische Muster. Einsatz dieser non-verbalen Information erfolgt z.B. bei unwillkürlichen Bewegungen (Gleichgewicht, Gehen). Verb. Informationen erfolgen zur Unterstützung von kognitiv-willkürlichen Bewegungen, z.B. selektive Beinbewegungen.

Maßnahmen der Behandlung

Es gibt keine speziellen „Übungen“ für die Phasen. Die im Befund getesteten Gleichgewichtsreaktionen werden in der Therapie genutzt.

Beispiel Rumpfaktivität aus dem Sitz:
Lateralflexion des Rumpfes an der hohen Bank (der fehlende Fußkontakt fördert die Gleichgewichtsreaktion der Beine und des Körpers). Als zentrale Schlüsselpunkte Sternum und Schultern (massive Hemmung) nutzen.

- *Griff:* TherapeutIn kniet hinter Pat. auf der Bank. Unterarme so unter der Patientenachsel durchführen, daß die Fingerkuppen auf dem Sternum liegen.
- *Bewegung:* Z.B. Lateralflexion nach rechts: Mit rechter Hand Sternum nach rechts, mit dem li. Unterarm die Konkavität der linken Rumpfseite führen. Rechter Unterarm führt den Pat.-Oberarm in Abduktion. Zugleich mit beiden Unterarmen einen Impuls nach kranial setzen.

! Immer die Reaktion abwarten und analysieren.

- Reaktionen: Pat. soll diese Bewegung im Rumpf nach seinen Möglichkeiten übernehmen. Zusätzlich können die Arme und Beine Gleichgewichtsreaktionen ausführen (z.B. Arme spreizen ab).

Stadium I

Behandlungsbeginn sofort nach Eintritt der Hemiparese. Bei allen Handlungen am Pat. die betroffene Seite mit einbeziehen (→ bewußte Wahrnehmung).

Umgang

Umgang (Ansprechen, Aktivitäten) von der betroffenen Seite. Entsprechende Instruktion der Angehörigen.

Gestaltung des Patientenraumes
Bei allen gewohnheitsmäßigen Aktivitäten Zuwendung zur betroffenen Seite erreichen (☞Abb. 2.28):
- Bett so im Raum plazieren, daß die betroffene Seite zur Raummitte zeigt.
- Nachtschrank/-tisch auf betroffener Seite plazieren usw.

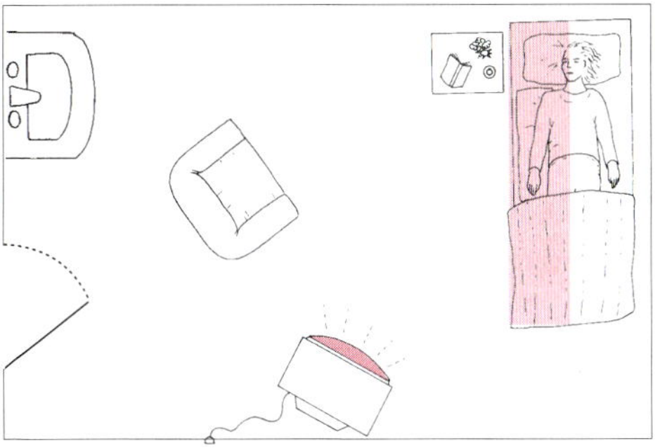

Abb. 2.28: Raumgestaltung nach dem Bobath-Konzept (betroffene Seite hinterlegt)

Lagerung
Im Bett
Flach gestelltes Bett, feste Matratze. Vorteil: Gute „Spürinformation", Ausführung von Bewegungen, z.B. Drehen, erfolgt mit weniger Kraftaufwand. Umlagerungen in der Frühphase ca. alle 2 h, Lagerung zu ca. 50 % auf hemiplegischer Seite, 25 % auf nichthemiplegischer Seite und 25 % Nest. Gut ersichtlicher Aushang eines Lagerungsplanes (z.B. Bett, Wand) → Dokumentation der gelagerten Seite mit Uhrzeit.
- *Liegen auf der betroffenen Seite* (☞ Abb. 2.29): Der Kopf liegt auf einem Kissen (HWS und Kopf sind horizontal eingestellt), die betroffene Schulter ist vorgezogen, betroffener Arm ist nach vorne ausgestreckt (die Handfläche zeigt zur Decke), das betroffene Bein ist im Hüftgelenk gestreckt und im Kniegelenk leicht gebeugt, das nicht betroffene Bein liegt auf einem Kissen vor dem betroffenen Bein. Hinter den Rücken ein Kissen stecken (Sicherung gegen das Zurückrollen).
- *Liegen auf der nicht betroffenen Seite* (☞ Abb. 2.29): Der Kopf liegt auf einem Kissen (Kopf und HWS sind horizontal eingestellt), der nicht betroffene Arm liegt angebeugt vor Pat., der betroffene Arm (von der Scapula gelöst) liegt nach vorne ausgestreckt auf einem Kissen (Hand und Finger sind geöffnet), betroffenes Bein mit weniger als 90° Knie- und Hüftgelenksflexion nach vorn auf einem Kissen lagern.
- *Nestlagerung:*
  - Kissen vorbereiten: 4 normale Kopfkissen (80 x 80 cm) und 1 kleineres Kissen. Plazierung der Kissen in Hufeisenform: 1. Kissen – linkes hinteres Bettende, diagonal über die Bettdecke; 2. Kissen – rechtes hinteres Bettende, diagonal über die Bettdecke, überlappt das 1. Kissen; 3. Kissen – Bettmitte, linke Seite, Kissen in Anschluß (leicht überlappend) an das erste legen; 4. Kissen – Bettmitte, rechte

2

Seite, wie 3. Kissen; 5. Kissen – quer auf die Überlappung von Kissen 1 und 2 legen („Kopfstütze").

- Pat. mit Oberkörper in das „Nest" legen, Brustbein soll zwischen den Kissen Richtung Unterlage absinken, Kopf und Schultern liegen erhöht. Gesamter Rükken soll aufliegen (auf Nest und Unterlage). Ist dies nicht möglich, Kissen z.B. unter die Beine und/oder LWS legen. Pat muß entspannt liegen. Die Fußsohlen sollen ohne Kontakt sein.

! Ist das Bett so schmal, daß in Seitlage nicht der gesamte Arm auf der Matratze gelagert werden kann, das Fußbrett des Bettes abnehmen und auf Armhöhe unter die Matratze stecken. Den Arm mit einem Kissen unterlagern.

Im Bett ist die Lagerung auf der betroffenen Seite am günstigsten, da das Körpergewicht auf ihr ruht und so die Wahrnehmung gefördert wird. Zusätzlich hemmen die Stellung der Gelenke und das Körpergewicht die Spastik.

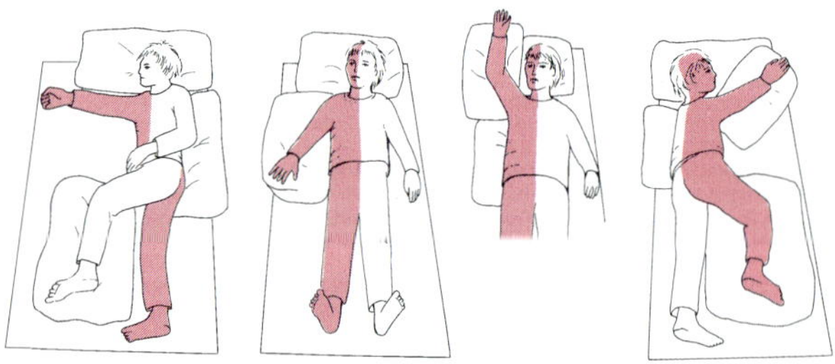

Abb. 2.29: Patientenlagerung bei Hemiplegie

Sitz auf einem Stuhl vor einem Tisch

Der Stuhl muß eine flache, horizontale Sitzfläche und eine feste Rückenlehne haben und fest stehen. Günstig sind Armlehnen (Sicherung gegen seitliches Kippen). Pat. sitzt auf der ganzen Sitzfläche, die Füße stehen ganzflächig auf dem Boden, die Becken ist nach vorne (in Kippung) gebracht. Als „Lagerungshilfe" können ein Kopfkissen (hinter den Rücken stecken → Becken- und Oberkörpervorlage) oder ein Brüggerkissen dienen (Beckenkippung). Die Arme liegen auf dem Tisch (Oberkörpervorlage), die Hände sind gefaltet (Selbsthemmung).

Tips & Fallen

→ Der Sitz bietet eine optimale Hemmung (Oberkörpervorlage → Hüftgelenksflexion über 90° → Gewicht wird auf die Füße gebracht) und zugleich gute Möglichkeiten zur Eigenaktivität des Pat. Ein zügiges Erreichen dieser Position ist deshalb empfehlenswert. Kontraindikation sind z.B. Gehirnblutungen und verunsicherte Pat.

→ Bei langem Sitzen ist der Stuhl besser als ein Rollstuhl, da eine feste Sitzunterlage eine deutlichere „Spürinformation" ermöglicht.

→ In Rückenlage Kopfteil des Bettes nicht erhöhen, da Pat. sonst herunter rutscht.

Selbsthemmung (Autoinhibition)

Auch wenn im Stadium I noch keine (ausgeprägte) Spastik vorhanden ist, wird das Händefalten (betroffener Daumen liegt oben, Handwurzeln liegen aneinander) erlernt. Das Händefalten wird bei vielen Aktivitäten der Arme (z.B. Hände falten und Arme anheben zur Mobilisation des Schultergelenkes) oder beim Drehen, genutzt, um den betroffenen Arm in die Bewegung mit einzubeziehen. Zur Hemmung von Spastizität und pathologischen Bewegungsmustern der oberen Extremität (erkennbar z.B. am Fingerkrallen) zusätzlich die angehobenen Arme (90° Anteversion) nach ventral vorschieben (Protraktion der Schulter, Streckung des Ellbogen). Die Arme aus dieser Position zur nichthemiplegischen Seite führen (vermehrte Protraktion der Schulter).

Beim Drehen (z.B. Rückenlage → Seitlage) Hände nur falten, wenn zur nicht betroffenen Seite gedreht wird.

Handling (funktionelle Umgehensweise mit Pat.)

Beispiel Transfer von der Rückenlage bis zum Sitz an der Bettkante (der Rückweg wird in umgekehrter Reihenfolge erarbeitet):

Transfer Rückenlage — Sitz		
Phase	**Grifftechnik**	**Durchführung**
Beine nacheinander anstellen (nicht betroffenes Bein, dann betroffenes Bein)	Betroffenes Bein: Griff an Zehenenkuppen oder Fußaußenrand, andere Hand in die Kniekehle	Nicht betroffenes Bein aktiv heranziehen lassen. Betroffenes Bein unterstützen: Durch Griff an die Zehen die Dorsalextension der Zehen und des Fußes führen. Das betroffene Bein mit aktiv-assistiver Unterstützung heranziehen lassen. Ferse schleift über Unterlage → Spürhilfe.
Bettrand	Betroffenes Bein: Hand oberhalb des Knies auf den Oberschenkel legen, andere Hand unter die Gesäßhälfte	Kommando z.B. „Po hoch und zu mir herüberheben". Betroffenes Knie Richtung Fußrücken führen (evtl. mit der Gesäßhand das Becken-Herübersetzen unterstützen)
Bettkante	Betroffenes Bein: An die Zehenkuppen bzw. den Fußaußenrand und in die Kniekehle fassen	Nicht betroffenes Bein aktiv ausstrekken lassen. Betroffenes Bein (Pat.-Bein ist im Knie gebeugt) über die Bettkante führen und herunterlassen. Unterschenkel streift an der Bettkante entlang → Spürhilfe
Aufsitzen (Pat. kann aktiv mitarbeiten)	Mit dem Arm von hinten um die betroffene Schulter auf die nicht betroffene Schulter greifen, mit der anderen Hand oberhalb des Knies auf den betroffenen Oberschenkel oder das Becken fassen	Betroffene Pat.-Schulter mit dem Arm in Protraktion halten, betroffener Oberschenkel in AR bahnen bzw. Belastungsdruck auf Becken Richtung Matratze ausüben. Nicht betroffener Arm kreuzt die Mittellinie und der Pat. setzt sich auf. Kein Händefalten, da am betroffenen Arm der Ellenbogenstütz gebahnt werden soll.

2

Stadium II & III

Behandlung
Die therapeutischen Ansätze des Stadium I weiterverfolgen. Mit zunehmender Rückkehr der Funktionen und einsetzender Spastik „höhere Positionen“ (z.B. Stand) erarbeiten. Wichtig ist eine gute Rumpfkontrolle, da die Extremitäten eine „proximale Verankerung“ brauchen, um physiologische Bewegungsmuster durchzuführen (Rumpf ist bei Hemiplegie instabil).

Tips & Fallen

- → Tonusregulierung durch Rumpfaktivität. Aufbau: 1. Ext./Flex., 2. Lateralflex., 3. Rotation
- → Rumpf arbeit senkt pathologischen Tonus in den Extremitäten
- → Transfer/Bewegungsübergänge: Bewegung mit nicht hemiplegischer Exremität beginnen → Gewichtsübernahme auf hemiplegische Seite → Reduzierung von Massenmusterreaktionen.
- → Tonusregulation: ASTE mit großer Unterstützungsfläche benötigen geringen Tonus, ASTE mit kleiner Unterstützungsfläche benötigen höheren Tonus. Nutzungsbeispiel: Armaktivitäten im Stand (Ko-Kontraktion im Hüft-, Becken- und Bauch-Bereich bewirkt Sockelfunktion des unteren Rumpfes für Scapulafunktion).

- Ziel ist das selbständige Durchführen von Tätigkeiten des alltäglichen Lebens. Mit dem Training so früh wie möglich beginnen (wenn Pat. ansprechbar ist). Keine Überforderung! Nur soviel an Pat.-Aktivitäten mit einbeziehen, wie möglich ist. ADLs sollen in das tägliche Leben einfließen, z.B. das Anziehen.

- Durch Führen der Bewegungen die Bewegungserfahrung vermitteln. Wiedererworbene Funktionen mit einbeziehen und nur soviel Hilfe geben wie nötig.

- Alle Kleidungsstücke ausprobieren. Günstigste ASTE ist der Sitz, z.B. auf einem Stuhl. Ungünstig ist die Rückenlage, z.B. im Bett (assoziierte Reaktionen). Beispiel:
  - Pullover ausziehen: Nicht betroffene Hand rafft auf der betroffenen Seite (seitlicher Brustkorb) den Pullover hoch; nicht betroffene Hand faßt den Pullover im Genick und zieht ihn über den Kopf; nicht betroffene Hand zieht den Ärmel des betroffenen Armes herunter; zwischen den Oberschenkeln den Ärmel des nicht betroffenen Armes abstreifen.
  - Pullover anziehen: Bank vor Pat. stellen – Pullover wird „richtig herum“ auf die Bank gelegt (Schild dient dem Pat. als Orientierung, wenn nicht vorhanden, einnähen) – Pat. zieht den Pullover, in korrekter Lage, auf den Schoß; Ärmel der betroffenen Seite zwischen die Oberschenkel gleiten lassen, Pullover von unten aufraffen (aufkrempeln) und den betroffenen Arm mit Hilfe des nicht betroffenen Armes in den Ärmel stecken; nicht betroffener Arm schlüpft in den anderen Ärmel; nicht betroffene Hand hilft den Kopf in den Pulli und die Kopföffnung zu stecken.
  - Einhänderknoten (☞ 11.5): Knoten zur Schnürsenkelfixierung immer auf der zur betroffenen Seite zeigenden Schuhlaschenseite anbringen (Pat. zielt Schnürsenkel beim Anziehen zur betroffenen Seite).

Selbsthemmung

Z.B. bei den ADL Ausziehen/Anziehen, Ausgangsstellung Sitz, Hemmung des betroffenen Armes:

- Oberkörper vorneigen, betroffenen Arm nach vorne-unten frei hängen lassen → Durch Anteversion und Protraktion der Schulter (Schwerkrafteinwirkung) wird von proximal gehemmt.
- Betroffenes Bein ist über das nicht betroffene Bein geschlagen (→ Gewichtsverlagerung auf die betroffene Seite). Den betroffenen Arm diagonal über dem Schoß ablegen (Oberkörpervorlage, Rumpfrotation, Schulterprotraktion).
- Das betroffene Bein soll über das nicht betroffene Bein geschlagen werden (z.B. für das Schuheanziehen/-ausziehen): Hände falten, vorbeugen und gefaltete Hände am betroffenen Bein herunterrutschen lassen. Gefaltete Hände umfassen das Schienbein und heben das betroffene Bein über das nicht betroffene Bein.

Tips zur Hilfsmittelversorgung

- Hilfsmitteleinsatz immer im physiotherapeutischen Team entscheiden.
- Zur Beurteilung der Hilfsmittel funktionellen Befund ermitteln.
- Die Gewöhnung an Hilfsmittel erfolgt schnell → Der Hilfsmittelabbau ist entsprechend schwierig. Ausnahme ist der Rollstuhl (i.d.R. hohe Bereitschaft, ihn zu verlassen).
- Hilfsmittelversorgung für ein funktionelles Gehen ist durch Schuhversorgung oder Stock gewährleistet. Immer erst zugunsten einer Schuhversorgung entscheiden.
- Schuhversorgung (☞ *11.2.3*): Der spastische Fuß ist instabil (reduzierter/aufgehobener Fersenkontakt, Supinationsstellung) → Wichtig ist ein stabiler Schuh. Bewährt hat sich die Kombination von Valenser Schiene und Bally-Valens® Schuh. Die funktionelle Schiene korrigiert den spastischen Fuß (insbesondere Supination) unter Erhalt der für das Gehen benötigten Bewegung (Plantarflexion). Der Bally-Valens® Schuh wurde für die Probleme des spastischen Fußes und die Gangschwierigkeiten entwickelt (z.B. durch eine hochgezogene Fußspitze → Reduzierung des „Hängenbleibens").
- Gehhilfe: Problem einer einseitigen Gehhilfe: Pat. lehnt sich auf die nicht betroffene Seite und verlagert so das Körpergewicht von der betroffenen Seite zur nicht betroffenen Seite → Weniger Hemmung und mehr Spastizität. Als Gehhilfe einen funktionellen Handstock einsetzen (anatomischer Handgriff, höhenverstellbar). Keine Unterarmstütze, 3- oder 4-Punkte-Stock oder Stock in „korrekter Höhe" verwenden (Gewichtsverlagerung auf die nicht betroffene Seite). Griffhöhe höher als „korrekte Höhe" aber nicht über Bauchnabelniveau einstellen (Gewichtsverlagerung auf die nicht betroffene Seite wird schwieriger).

! Tip: Zur Erprobung einen Besenstiel (Hirtenstab) nehmen.

Eigenaktivität

Eigenaktivitäten dienen der Verbesserung von wiederkehrenden Funktionen, z.B. des Armes. Pat. kann sie in der Therapie oder behandlungsfreien Zeit durchführen.
Beispiele für Aktivitäten zur Unterstützung wiederkehrender Armfunktionen:

- ASTE Sitz am Tisch: Hände sind gefaltet, Unterarme und Ellenbogen liegen auf und wischen in verschiedene Richtungen über den Tisch. Auch ohne Handfalten möglich. Steigerung der senosorischen Information durch ausgestreuten Reis/Erbsen auf dem Tisch. Oder Wischen mit einem Handtuch über dem Tisch.
- ASTE Sitz am Tisch: Hände sind gefaltet, Ellenbogen stehen auf dem Tisch und sind gebeugt. Den Kopf zur betroffenen Seite auf die gefalteten Hände ablegen. Evtl. ist es möglich den Kopf in die betroffene, geöffnete Hand zu legen.

Tips & Fallen

Bei starker Tonuserhöhung im Arm-, Handbereich die Hand zunächst als punctum fixum einsetzen, den Rumpf als punctum mobile. Bsp.:

→ ASTE Sitz vor der Bank, Arm/Hand mit ca. 90° Anteversion auf der Bank abgelegt (Hyposensibilisierung der Hand → Tonussenkung, sensorischer Input). Aktiv-assistive Rumpfaktivitäten in der Ext./Flex., Lateralflexion → Scapulamobilisation, Schultermobilisation, automatische Tonusanpassung. Gut geeignet für Pat. mit schmerzhafter Schulter.

→ Günstigste ASTE für Armaktivitäten ist i.d.R. der Stand, da hier die besten muskulären Voraussetzungen gegeben sind.

Pusher-Symptomatik

Der Pat. schiebt (englisch: push) sich mit der nicht betroffenen Seite auf die betroffene Seite (gut sichtbar im Sitz, Gang und Stand). Eine Pusher-Symptomatik besteht bei Rechtshirnschädigung sowie als Durchgangssyndrom bei Linkshirnschädigung, selten auch bei Linkshirnschädigung mit massiver Aphasie oder bei Pat. mit Linkshirnschädigungen, bei denen die rechte Hirnseite dominant ist (Aphasie fehlt dann bei Linkshirnschädigung).

Probleme in der Therapie

Aufgrund der Pusher-Symptomatik können verschiedene Störungen eintreten, z.B.:

- *Tonusprobleme:*
  - Durch den Hypotonus der hemiplegischen Seite kann Pat. das Körpergewicht nicht zur nicht hemiplegischen Seite verlagern (Folge: Pat. kann z.B. im Sitz sein hemiplegisches Bein nicht über sein anderes schlagen, Socke/Schuhe anziehen auf dem hemiplegischen Fuß wird unmöglich).
  - „Pushen“: Durch den höheren Tonus der nicht hemiplegischen Seite schiebt der Pat. sich aus jeder ASTE zur hemiplegischen Seite herüber. Bei Versuch die Stellung zu korrigieren, setzt Pat. der TherapeutIn Widerstand entgegen.

- *Wahrnehmungsstörungen* auf allen Ebenen (Körperwahrnehmung, Raumwahrnehmung, usw.). Folge ist z.B.:
  - Pat. fühlt seine Mitte dort, wo etwa die Mitte der nicht betroffenen Körperseite ist. → Körperneigung um ca. 12° zur betroffenen Seite verschoben.
  - Pat. folgt nur verbalen Aufforderungen, da non-verbale nicht erfaßbar sind.
  - Komplexe Handlungen sind nicht durchführbar (z.B. Anziehen), da Handlungsabläufe für Pat. nicht planbar sind.
  - Vernachlässigung von Informationen (visuell, auditiv, taktil), die den Pat. über die betroffene Seite erreichen.

- *Keine Kopf-Stellreaktionen:* Kopf ist zur nichthemiplegischen Seite fixiert (geneigt und gedreht). Hohes Sturzrisiko, da keine Gleichgewichtsreaktionen.

- *Gehen:*
  - Pat. schiebt sich von der funktionsfähigeren Seite weg → keine Gewichtsübernahme auf das Bein (Th. stützt Pat.) → hemiplegisches Bein kann nur bedingt einen Schritt nach vorne machen.
  - Hemiplegisches Bein kann in der Standbeinphase des nicht hemiplegischen Beines evtl. nicht mehr mit dem Fuß den Boden berühren (aufgrund der Extensorenaktivität des nicht hemiplegischen Beines nimmt die Flexorenaktivität des hemiplegischen Beines zu).

- Hemiplegisches Bein kann evtl. in seiner Standbeinphase kein volles Körpergewicht übernehmen (keine ausreichende Extensorenaktivität) → dorsale Beinschiene nutzen. Evtl. kreuzt es beim Vorsetzen (Spielbeinphase) vor nicht hemiplegisches Bein.

Erscheinungsbild in der Akutphase (Beispiele)
- Keine Krankheitseinsicht (Anosognosie) aufgrund der Wahrnehmungsstörungen. Pat. klettert z.B. über das Bettgitter, ohne Angst vor dem Sturz zu haben.
- „Chaos-Syndrom": Pat. „wühlt" im Bett und ist mit der nicht betroffenen Seite ständig in Bewegung, Lagerungsmittel werden deplaziert.

Prinzipien der Behandlung
- Schulung von Gleichgewichtsreaktionen (auch der Stellreaktionen zwischen Kopf und Körper), z.B. durch Drehen.
- Aktivitäten (Strecktonus) im Rumpf und im betroffenen Bein stimulieren (Ziel: Geh- und Stehfähigkeit), z.B. durch Bridging, Fersenstampfen und Treppensteigen. Streckung im Körper führt zu eine Ausbildung der Körperlängsachse.
- ADL (entsprechende Tätigkeiten), z.B. Anziehen durch Führen schulen.

Durchführung (Auswahl)
- Behandlung stets so durchführen, daß Pat. korrekte taktile und kinästhetische Erfahrungen sammelt. Bsp: Pat. steht mit der nicht hemiplegischen Seite zur Bank (Bank auf Beckenhöhe) Th. bittet Pat., sein Becken soweit zur Bank hinzuschieben, bis dieses die Bankkante berührt (taktiles feedback).
- Aufgrund der Wahrnehmungsstörungen kann Pat. verbale Komandos, z.B. für eine Haltungskorrektur, nicht umsetzen (Unfähigkeit komplexe Handlungsabläufe zu erfassen und zu planen). Für Richtungsangaben immer einen Gegenstand benennen, z.B. „Gehen Sie zum Tisch" anstelle von „Gehen sie jetzt vorwärts/geradeaus." Beim Bewegen von Körperabschnitten kann die TherapeutIn ihren Körper als Orientierungshilfe nutzen (Druck/Widerstand geben), z.B. „Bewegen Sie das Becken von meiner Hand weg".
- Lösen der fixierten Kopfposition (z.B. durch passive Bewegungen). In angenäherter RL beginnen (z.B. Kopfteil hochgestellt), dann mehr und mehr in RL, später diese Bewegungen auf höhere Positionen übertragen.
- Stimulation von Symmetrie/Körperlängsachse und Wahrnehmung: Beginn so früh wie möglich. ASTE Stand/Gang fördert den Strecktonus. Beispiel: Schlagaktivitäten des nicht hemiplegischen Armes. Luftballon so in die Luft schlagen, daß Pat. ihn oberhalb der Kopfhöhe zurückschlägt. Durch Heben des Armes über Kopfniveau streckt sich Pat. nach kranial → Verlängerung der nichthemiplegischen, Verkürzung der hemiplegischen Rumpfseite. Weitere Möglichkeiten sind z.B. Fersenstampfen, Ball im Stand mit nichthemiplegischem Bein wegschießen.
- Aufgaben im Stehen, Gehen und Treppensteigen (vor dem Stehen üben) liefern dem Pat. den nötigen Strecktonus und die Erfahrungen für das Stehen selbst.
- Treppensteigen: Sehr guter Reiz für den Strecktonus. Nach dem Treppensteigen ist der Gang häufig deutlich besser.
- Rollstuhlversorgung: Rumpfaufrichtung durch Brett (z.B. Tablett) und Kissen zwischen Rückenlehne und Rücken, Entfernen der Armlehne auf der nichthemiplegischen Seite (Verringerung der Pusher-Symptomatik).

Tips & Fallen

- → Verminderung der Pusher-Symptomatik, z.B. Transfer Bettkante – Stuhl: Pat. nicht zum vollen Stand kommen lassen (mit gebeugten Beinen kann er nicht pushen).
- → Zügige Mobilisation (schnell aus dem Bett).
- → Absolutes Muß: Treppensteigen (stimulierende Aktivität), Hände falten (Finden der Mittellinie).
- → Anlage der dorsalen Beinschiene: in RL auf hoher Bank. Fixierung: 1. Bandage am Knie, 2. Bandage am Unterschenkel, 3. Bandage am Oberschenkel. Aufstehen zuerst mit nicht hemiplegischem Bein. Abnahme im Stand nach Übungssequenz. Pat. ohne Schiene gehen lassen (Beckenkontakt mit nicht hemiplegischer Seite an der Bank).

Heimprogramm

Da gewisse Bewegungen im Alltag nicht vorkommen, müssen sie durch ein Heimprogramm ermöglicht werden. Ziel des Heimprogrammes ist es Komplikationen (z.B. Kontrakturen, vermehrtes spastisches Muster) vorzubeugen und alle Möglichkeiten für die Wiederherstellung von Funktionen offen zu lassen.

Beispiele

- Verkürzung der Flexoren von Finger-, Hand- und Ellbogengelenk vorbeugen: Pat. steht vor einem Tisch. Hände falten und umdrehen. Handflächen gefaltet auf den Tisch drücken. Ellbogen strecken und Handflächen belasten.
- Hemmung der Extensorenspastizität in der unteren Extremität: ASTE RL. Hände falten (evtl. Protraktion der Skapula), Beine anziehen und mit den gefalteten Händen umarmen. Beine zur Brust heranziehen und Kopf abheben. Dann die Beine Richtung Gesäß senken (Ellbogen werden gestreckt und Schulterblätter protrahiert). Beide Bewegungen wechselweise nacheinander Durchführen.

Techniken des Führens

Durch das Führen von Bewegungen entsteht ein normales, reibungslos ablaufendes Bewegungsmuster. Pat. erhält eine normale Erfahrung der durchgeführten Bewegung und ist besser in der Lage komplexere Handlungen durchzuführen. Z.B. beim Handhaben von Gegenständen die Pat.-Hände so halten und führen, daß nur die Pat.-Hände Kontakt mit dem Gegenstand haben. Der Ablauf der Bewegungen erfolgt im normalen Tempo und normalem Rhythmus. Die Pat.-Hände nur so stark wie nötig unterstützen. Es können mit Hilfe dieser Technik auch andere Körperteile geführt werden, z.B. das Becken (Crista iliaca) beim Balancieren eines Tabletts und/oder Gehen durch den Raum.

! Achtung: Keine verbalen Anweisungen oder Feedback erteilen (außer bei Pusherpat.). Pat. kann dadurch evtl. abgelenkt werden und erhält evtl. Informationen für einen demnächst durchzuführenden Bewegungsablauf, der selbst geplant werden kann.

Indikationen und Kontraindikationen des Konzeptes

Besonders bewährt hat sich das Konzept bei zentral bedingten, schlaffen sowie spastischen Hemiparesen. KI sind nicht bekannt.

Das Kinder-Bobath-Konzept

Sabine Stehmeyer

Grundlagen und Prinzipien

Das Bobath-Konzept wurde zur Behandlung zerebral-bewegungsgestörter Kinder entwickelt. Inzwischen wird durch immer neue Behandlungseinflüsse das Konzept mit seinen Möglichkeiten auch zur Behandlung für Kinder mit anderen sensomotorischen Störungen und genetisch bedingten Behinderungen eingesetzt.

Das Kinder-Bobath-Konzept soll nicht nur als eine Technik eingesetzt werden. Das Konzept bietet aufgrund langjähriger Erfahrungen eine breite Variabilität zur Behandlung. Voraussetzung ist eine gute Befunderhebung und ständige Beobachtung des Säuglings und Kindes. Die Behandlung muß den individuellen Bedürfnissen des Kindes angepaßt werden.

Das Erscheinungsbild einer zerebralen Entwicklungsstörung beinhaltet immer:

- Einen abnormen Haltetonus: Hypertonus (Spastizität, Rigidität oder intermittierende Spasmen, wie bei der dystonen Athetose) oder eine generelle Hypotonie
- Eine gestörte reziproke Innervation: Es besteht entweder eine gesteigerte Konkontraktion (Anspannung von Agonist und Antagonist) oder eine reziproke tonische Hemmung (bei Aktivität des Agonisten erschlafft der Antagonist).
- Abnorme Haltungs- und Bewegungsmuster als Enthemmung von untergeordneten tonischen Reaktionen.

Die zerebrale Bewegungsstörung ist eine Hirnschädigung bzw. eine Fehlentwicklung des kindlichen Gehirns meistens im frühesten Entwicklungsstadium. Als Folge zeigt sich eine funktionelle Störung des normalen Reifungsprozesses und der sensomotorischen Entwicklungsfähigkeit des Kindes.

Prinzipien der Behandlung

In der Kinder-Bobath-Behandlung wird mit drei Techniken gearbeitet, die in der Therapie je nach Behandlungsschwerpunkten ineinander übergehen:

- *Stimulation:* Vorbereitung und Einleitung von Bewegung durch zwei unterschiedliche Stimulationstechniken, die unmittelbar die Nahsinne ansprechen. Es wird die hemmende (= inhibitorische) Stimulation von der aktivierenden (= facilitierenden) Stimulation unterschieden. Durch die Stimulation werden die unterschiedlichen Wahrnehmungssysteme angesprochen. Sensorik (= Wahrnehmung) und Motorik stehen in untrennbarem Zusammenhang. Bewegungserfahrung und Wahrnehmungserfahrung ermöglichen dem Kind ein Körperschema zu entwickeln (s.o.).
- *Inhibition:* Durch die Inhibition (= Hemmung) wird die Tonusqualität verändert und pathologische Bewegungsmuster aufgelöst, um dem Kind eine günstigere Ausgangslage zur aktiven Bewegung zu geben. Die Hemmung pathologischer Bewegungsmuster bewirkt eine Dehnung der Muskulatur. Deshalb immer auf die Reaktionen des Kindes achten und langsam aus den gewohnten Bewegungsmustern herausarbeiten. Durch die totale Hemmung gewohnter (= pathologischer) Bewegungsmuster stimmt das innere Körperschema nicht mehr mit den ankommenden Informationen überein. Dies bedeutet Unsicherheit für das Kind. Deshalb wird meistens die partielle Inhibition angewendet um dem Kind soviel Eigenkontrolle wie möglich zu überlassen.
  Die Wechsel von Körperpositionen müssen langsam vorbereitet und angebahnt werden. Beispiel: Die Position Kniestand kann in der Rückenlage mit angestellten Beinen durch aktive Hüftstreckung vorbereitet werden.

- *Facilitation:* Anbahnen physiologischer Bewegungsmuster. Eine wichtige Voraussetzung um die Variationen der Bewegungsmuster zu kennen ist eine gute Bewegungsanalyse der normalen sensomotorischen Entwicklung.

Durchführung

Schlüsselpunkte

Schlüsselpunkte sind Zonen am Körper, von denen aus Tonus beeinflußt wird und physiologische Haltungs- und Bewegungsmuster angebahnt werden. Unterschieden werden proximale und distale Schlüsselpunkte.

- Proximale Schlüsselpunkte: z.B. Sternum, Schulter, Becken.
- Distale Schlüsselpunkte: z.B. Hand- und Fußgelenk, Daumenballen, Großzehe.

Tips & Fallen

→ Je proximaler der Schlüsselpunkt liegt von dem aus gearbeitet wird, desto stärker ist die hemmende Wirkung und desto mehr Führung erfolgt für die angebahnte Bewegung. Das Kind braucht nur wenig Eigenkontrolle und Aktivität aufzubringen.

→ Je distaler der Schlüsselpunkt liegt von dem aus gearbeitet wird, desto weniger hemmende Wirkung und desto mehr Eigenkontrolle und Aktivität muß vom Kind ausgeführt werden.

Inhibition und Facilitation

Inhibition und Facilitation erfolgen von den Schlüsselpunkten aus. Entscheidend für die Auswahl der Schlüsselpunkte ist die Reaktion des Kindes auf die Tonuskontrolle und Bahnung der Bewegung.

Bei der Inhibition und Facilitation gilt das Prinzip der abnehmenden Hilfe: Soviel aktive Kontrolle (Hemmung) wie möglich dem Kind überlassen und sowenig Führung (Facilitation) für physiologische Bewegungsmuster wie nötig.

Literatur

DAVIES, P.M. (1986): Hemiplegie, Springer-Verlag, Berlin Heidelberg
DAVIES, P.M. (1991): Im Mittelpunkt, Springer-Verlag, Berlin Heidelberg
BOBATH, B. (1993): Die Hemiplegie Erwachsener, Thieme Verlag, Stuttgart

2.3.5 Brügger – Funktionskrankheiten d. Bewegungsapparats

C.-M. Rock

Grundlagen

Nach BRÜGGER gehen die meisten Erkrankungen des Bewegungsapparates primär nicht auf strukturelle Erkrankungen zurück, sondern auf Schutzmechanismen des Gehirns. Diese Schutzmechanismen werden bei fehlerhafter Beanspruchung gestartet (neuronale Mechanismen). Das arthromuskuläre System reagiert auf reflektorischem Weg mit Schmerzen (Warnsignale). Chronische Fehlbelastungen stören das Reparaturpotential der Strukturen, so daß es in der Folge zunächst zu Funktionsstörungen kommt. Später können sich aus den nicht beseitigten Funktionsstörungen Strukturver-

änderungen entwickeln. Dies kann umgangen werden, wenn der Bewegungsapparat (das lokomotorische System) optimal eingesetzt wird, was nur bei Einnahme der physiologischen, dynamischen Körperhaltung und einem Bewegungsverhalten ohne Funktionsüberwiegen der Fall ist.

Aufrechte Körperhaltung
Die aufrechte Körperhaltung (AH) ist gekennzeichnet durch eine ausgewogene thorakolumbale Lordose (vom Sakrum bis Th5), die als Tragstütze des Stammes entscheidend mitwirkt (☞ Abb. 2.30). Die drei Zahnräder in der Abbildung stellen die Primärbewegungen (Nackenstreckung, Thoraxanhebung und Beckenkippung) der AH dar.
Die Stellung der Extremitäten ergibt sich reaktiv durch die auslaufenden Bewegungen (AL) von den Primärbewegungen (PB). Nur auf dieser Basis kann sich ein optimales neurophysiologisches Bewegungsmuster entwickeln. Unter den erwähnten neurophysiologischen Bedingungen arbeitet die Muskulatur funktionell synergistisch.
Abweichungen von der AH stellen stets ein Problem der Fehlbeanspruchung des lokomotorischen Systems dar. Die Korrektur der Haltung ist für BRÜGGER daher nicht nur eine therapeutische Maßnahme, sondern bedeutet für den Körper gleichzeitig auch eine Prävention gegen den Rückfall in die Fehlbelastung durch die krumme Körperhaltung.

Ziele

- Ziel ist, die bestehenden Störfaktoren zu erkennen und zu beseitigen, sowie die bestehende Fehlhaltung zu korrigieren.
- Wesentlich ist, daß die Korrektur der Haltung mit deren praktischer Anwendung im Alltag (ADL-Training) verknüpft wird.

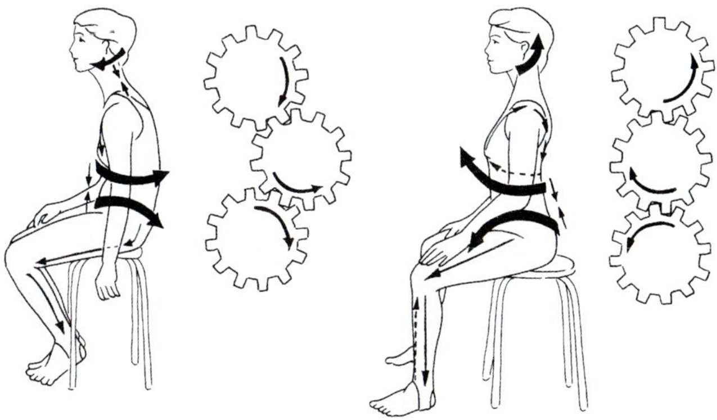

Abb. 2.30: Aufrechte Körperhaltung und Belastungshaltung nach BRÜGGER (mit frdl. Genehmigung des Brügger-Instituts, Zürich).

Durchführung

Befunderhebung (☞ Abb. 2.31)

Ziel der Befunderhebung ist, den Krankheitsursprung zu evaluieren.

- Geht die Krankheitsursache primär vom Bewegungsapparat aus, so zielt die Therapie auf eine Korrektur der Fehlbeanspruchung.
- Bestehen primär andere Organerkrankungen, so kann das „lokomotorische System" eine Schutzfunktion übernehmen → Behandlung der Organerkrankung.

Am Abschluß der Befunderhebung steht die Formulierung einer Arbeitshypothese bezüglich Art und Schwere der zugrundeliegenden Störfaktoren; sie dient als Basis zur Festlegung der Therapie. Die Arbeitshypothese muß während der Therapie immer wieder auf ihre Richtigkeit (mit Funktionstests) überprüft und ggf. modifiziert werden.

Anamnese

Das Alltagsverhalten des Pat. wird analysiert. Ziel ist es zu erkennen, welche Aktivitäten zu Fehlbelastungen führen.

Fragestellung

- Funktionsquantitäten: Sitz, Stand, Liegen, Bewegung und Transfers.
- Funktionsqualitäten: Monoton, statisch, dynamisch, abwechslungsreich.
- Funktionsüberwiegen: Welche Funktionen überwiegen?
- Funktionsbeeinträchtigungen: Welche Funktionen sind beeinträchtigt?

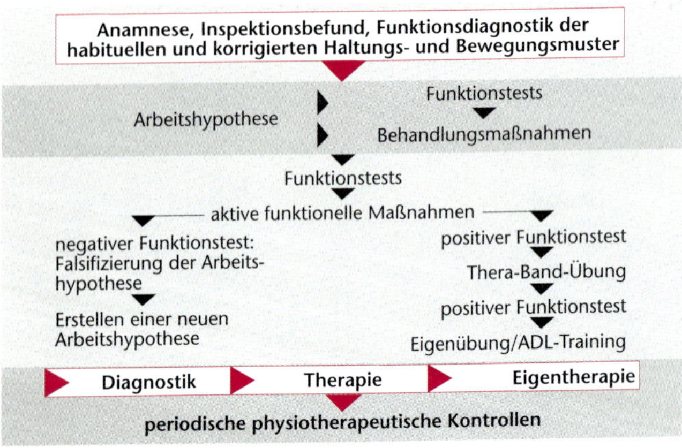

Abb. 2.31:
Befunderhebung und Behandlung der Funktionskrankheiten des Bewegungsapparats

Fallbeispiel
Computerfachmann, 41 Jahre, ledig, Rechtshänder. Diagnose: V.a. Koxarthrose mit rechtsseitig schmerzhafter Bewegungseinschränkung.

Funktionsquantitäten
- 90 % Sitzen im Beruf, Sitzen auf dem Berufsweg (Auto), Rudern 3x/Woche à ca. 2,5 Std.
- Computerarbeiten zu Hause ca. 2 Std./Tag.
- Lesen ca. 1 Std./Tag in Belastungshaltung sitzend.

Funktionsqualitäten
- Beruf: 80 % monoton-statische Arbeiten (70 % Computer, 10 % Schreibmaschine und 20 % Handschriftliches), 10 % monoton dynamisch, 10 % abwechslungsreich-dynamisch.
- Freizeit/Rudern: 70 % monoton dynamisch, 30 % abwechslungsreich-dynamisch, Computer: 100 % monoton-statisch, Lesen: 100 % monoton-statisch.

Funktionsüberwiegen
- Primärbewegungen (PB)
  - Beckenaufrichtung (dorsales Drehmoment).
  - Thoraxsenkung.
  - Reklination der oberen Kopfgelenke mit starker HWS-Lordose.
- Extremitäten
  - Obere Extremität: Flexion (Finger, Hand, Ellenbogen, Schulter); Innenrotation/Adduktion (Schulter); Abduktion/Elevation (Skapula).
  - Untere Extremität: Plantarflexion/Supination (Fuß); Flexion/Innenrotation (Knie); Flexion/Abduktion/Außenrotation (Hüfte).

Funktionsbeeinträchtigungen
- „Anlaufschmerz" im Leistenbereich nach längerem Sitzen.
- Schmerzhafte Müdigkeit, z.T. Kraftlosigkeit bei Hüftflexionsbewegungen.
- Schmerzen im Nacken und zwischen den Schulterblättern, ab Mittag beginnend gegen Abend zunehmend.
- Fast täglich Rückenschmerzen, im Laufe des Tages zunehmend (belastungsabhängiger Schmerz).
- In Rückenlage ist der Pat. schmerzfrei. Die Bauchlage kann er hingegen nur mit Schmerzen einnehmen.

Analyse der Anamnese
Die Krankheitsursache geht primär von funktionellen Fehlbelastungen des Bewegungsapparates aus: Überlastung durch monotones Sitzen in Belastungshaltung (BH), monotone Aktivität der Extremitäten mit ausgeprägten Flexionskomponenten.

Inspektion

Der Inspektionsbefund ermittelt:
- Transitorische Störfaktoren, z.B. einengende Kleidung und Schuhe.
- Narben von Operationen oder Verletzungen.
- Infrastrukturelle Störungen, z.B. Durchblutungsstörungen und Ödembildungen.

Funktionsdiagnostik

Die Funktionsdiagnostik beurteilt zunächst das habituelle Bewegungsverhalten. Fragestellung: Wie stark weichen Haltung und Bewegung der Pat. im Alltag von der neurophysiologischen Norm der AH ab (☞ Tab.). Beurteilt wird der Grad der Belastungshaltung (+ geringe BH, ++ starke BH und +++ sehr starke BH).

Anschließend werden die Auswirkungen auf das lokomotorische System analysiert. Fragestellung: Wie gut kann sich Pat. auskorrigieren (☞ Tab.)? Beurteilt wird das Defizit der korrigierten Haltung zur Norm der AH (- verminderte AH, - - - stark verminderte AH und - - sehr stark verminderte AH). Der Vergleich von habitueller und korrigierter Haltung ergibt erste Prognosen über den Umfang der Funktionsstörungen.

Fallbeispiel: Beurteilung der Haltung

Habituelle Haltung (Grad der Belastungshaltung)		Norm AH	Korrigierte Haltung (Defizit zur AH)		Beurteilung
Beckenaufrichtung (Beckenextension)	+++	Beckenkippung	Beckenkippung (Beckenflexion)	- - -	Keine Korrektur
Thoraxsenkung	+++	Thoraxhebung	Thoraxhebung	- -	Wenig Korrektur
Reklination mit	+++	Inklination	Inklination	- -	Wenig Korrektur
HWS-Lordose	+	Ventrale Translation	Ventrale Translation	-	Keine Korrektur

Funktionstests

Sie werden im Sitz, Stand oder während der Bewegung durchgeführt. Tests aus Rükkenlage sind nur ergänzend. Eingesetzt werden je nach Fragestellung z.B. „Th5-Wippen", Hüftfunktionstests, HWS-Rotation und Inklination, Skapuladrehung, Beckenrollen und die jeweiligen eingeschränkten Bewegungen.

Beispiel: Standardtest „Th5-Wippen" (☞ Abb. 2.32)

- Durch rhythmische extendierende Bewegungsimpulse, die die TherapeutIn (Impulsgeber) mit ihrer hinteren Hand unterhalb von Th5 abwärts bis zum Sakrum auf Pat. (Impulsnehmer) überträgt, wird die Qualität und Quantität der Primärbewegungen getestet.
- ASTE: Pat. sitzt in korrigierter Haltung, der vordere TherapeutInnenarm (Hand und Ellenbogen) fixiert die Schultern ohne die Bewegungen des Pat. zu behindern.

Fragestellung

- Wie gut kann extendiert bzw. lordosiert werden?
- Wie pflanzen sich die Bewegungsimpulse der Primärbewegungen (PB) fort?
- Bremsen die PB primär die auslaufenden Bewegungsimpulse oder bremsen die Extremitäten primär die PB?
- Wie groß ist das Defizit zur AH (harmonische thorakolumbale Lordose Th5 bis zum Sakrum)?
- Treten während des Th5-Wippens Symptome oder Schmerzen auf?

Analyse (Fallbeispiel)

- Während des Tests traten reflektorische Bremsschmerzen zwischen den Schulterblättern und ein Ziehen im Nacken auf (vgl. Funktionsbeeinträchtigungen).
- Der Kopf wurde beim Wippen in die Reklination gezogen, d.h. er konnte nicht inkliniert werden.
- Die auslaufenden Bewegungen der Thoraxhebung wurden stark gebremst. Es war lediglich ein Flexionsschwingen des Ellenbogens zu beobachten.
- Eine eigentliche Beckenkippung (Beckenflexion) war nicht möglich. Der Bewegungsimpuls in diesem Bereich übertrug sich anstatt auf das Becken kompensatorisch auf den BWS-LWS-Übergangsbereich.
- Die auslaufenden Bewegungen auf die untere Extremität erzeugen eine adduktorische Kreiselung der Hüfte mit Außenrotation im Knie und Supination im unteren Sprunggelenk vom proximalen Hebelarm.

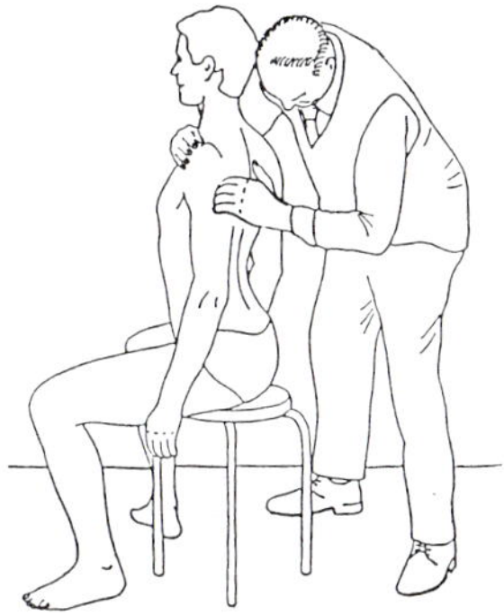

Abb. 2.32: „Th5-Wippen" (mit frdl. Genehmigung des Brügger-Instituts, Zürich)

Therapiemaßnahmen

Anhand der jeweiligen Arbeitshypothese werden Therapiemaßnahmen ausgewählt, um die bestehenden Störfaktoren zu beseitigen.

Beispiel

Der Befund ergibt eine eingeschränkte Außenrotation. Die Therapie wird als „agistisch exzentrische Kontraktionstechnik" durchgeführt:

- Störfaktor kann z.B. eine verminderte „exzentrische Kontraktionsfähigkeit" (Verlängerungsfähigkeit) der Innenrotatoren sein.
- Ziel: funktioneller Synergismus von Außen- und Innenrotatoren.

Behandlung

- ASTE: Korrigierte Sitzhaltung, der Pat.-Arm ist soweit außenrotiert, wie dies schmerzfrei und ohne Ausweichbewegungen möglich ist.
- Bewegungsablauf: Pat. spannt die Außenrotatoren (Agisten) an und bremst die innenrotatorische Bewegung der TherapeutIn ab (exzentrische Kontraktion).
- Funktionelle Parameter: Sie bestimmen die Häufigkeit der Wiederholungen der agistisch exzentrischen Kontraktionstechnik.
- Bei Ausweichbewegungen oder Schmerzen: Übungsende!

Positive und negative funktionelle Parameter	
positive Parameter	**negative Parameter**
Kraft ↑	Kraft ↓
Bewegungsausmaß ↑	Bewegungsausmaß ↓
Rigor ↓	Rigor ↑
Koordination ↑	Koordination ↓
↑ Zunahme, ↓ Abnahme.	

Thera-Band-Übungen

- Das Ergebnis der Übungen wird mit Funktionstests überprüft. Bei positivem Testergebnis wird die entsprechende Funktion in eine Thera-Band-Übung umgesetzt.
- Sie ermöglicht einen Wechsel von exzentrischen und konzentrischen Kontraktionen. Das Thera-Band wird so gewickelt, daß der Hinweg eine schnellere konzentrische Kontraktion und der Rückweg eine langsamere exzentrische Kontraktion beinhaltet.
- Die Bewegungsqualität bestimmt die Übungsanzahl, d.h. sobald Pat. Ausweichbewegungen zeigt (z.B. nach der vierten Wiederholung) wird die Übung beendet und evaluiert. Bei positivem Funktionstestergebnis ist es nun die Aufgabe des Pat., diese Übung alle ein bis zwei Stunden viermal durchzuführen. Zur Dokumentation erhält er ein Übungskontrollblatt.
- Thera-Band-Übungen helfen, das Funktionsüberwiegen im Alltag auszugleichen und somit die Koordination (funktioneller Synergismus) zu fördern.

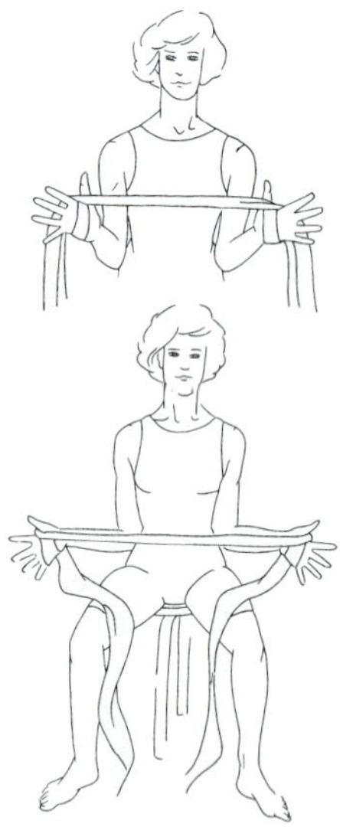

Abb. 2.33: Thera-Band-Grundübung (mit frdl. Genehmigung des Brügger-Instituts, Zürich)

Activities of Daily Living (ADL)

- Die Integration der aufrechten Körperhaltung (AH) in den Alltag ist der wichtigste und schwierigste Teil der Behandlung.
- Da die TherapeutIn aufgrund der Anamnese gut mit den Alltagsaktivitäten des Pat. vertraut ist, weiß sie, welche Aktivitäten vorrangig zu erarbeiten sind.
- Alltagsbewegungen sind die einzigen „Übungen“, die jeder Mensch ein Leben lang ausführt.

Alle Übungen, die die Pat. durchführen, erhalten ihren Stellenwert durch ihren Nutzen für das Alltagsverhalten. Daher sollte so wenig wie möglich in liegender Position geübt werden.

Periodische physiotherapeutische Kontrollen

Kontrollen im Abstand von 3–6 Mon. nach Therapieabschluß sind eine Motivationshilfe für den Pat. Sie helfen dabei, konsequenter die aufrechte Haltung in den Alltag zu integrieren und das Übungsprogramm weiterhin korrekt durchzuführen. Sie sind somit ein wichtiger Bestandteil der präventiv ausgerichteten Therapie.

Literatur

BRÜGGER, A.: Die Erkrankungen des Bewegungsapparates und seines Nervensystems: Grundlagen und Differentialdiagnose; ein interdisziplinäres Handbuch für die Praxis. G. Fischer Verlag, Stuttgart 1980
BRÜGGER A. : Gesunde Körperhaltung im Alltag. Verlag Dr. A. Brügger, Zürich 1990
ROCK C.-M.: Thera-Band-Grundübungen. Verlag Dr. A. Brügger, Zürich 1993

2.3.6 BRUNKOW – Stemmführung

Claudia Kiesewetter

Bei der Behandlungsmethode nach BRUNKOW werden die Extremitäten in bestimmte Haltungen eingestellt und mit einem Schub auf die Hände und Füße („eingestemmt") versehen. Dadurch erfolgt eine Fortleitung der Muskelspannung in den Rumpf; dies wiederum bewirkt die unwillkürliche Rumpfaufrichtung mit isometrischer Ganzkörperanspannung. Als Steigerung führt der Pat. mit den eingestemmten Extremitäten zusätzlich Bewegungen aus (Stemmführung).

Abfolge im Behandlungsaufbau

- Erarbeiten der Arm- und Beinposition: Zu Beginn der Therapie wird erst die Arm-, dann die Beinposition geübt. Die Hand- bzw. Fußposition ist hierbei entscheidend (Grundlage der Methode!). Ein Druck („Schub") auf die Hände/Füße leitet die eigentliche Einstemmung ein → Fortleitung der Anspannung nach proximal. „Günstige Ausgangsstellungen" erleichtern die Einnahme und das Erlernen der korrekten Position.
- Erarbeiten der Stemmübungen mit den jeweiligen „Stemmführungen", wenn Pat. die Positionseinnahme und Einstemmung der Extremitäten einwandfrei durchführt.
- Durch Grifftechniken (facilitierende Techniken) kann die TherapeutIn zusätzlich in jeder Phase der Behandlung die Position der Extremitäten verbessern.

Wirkung der Methode

Die „Einstemmungen" haben u.a. folgende Wirkung:

- Agonisten und Antagonisten spannen gleich stark an (Kokontraktion). Dies führt zu einer Stabilisation der Gelenke. Therapieziel: Stabilisation von Ausgangsstellungen und Körperstellungen.
- Tonusregulation der gesamten Körpermuskulatur zugunsten der aufrichtenden Muskulatur (über die Behandlung hinaus anhaltend) → Begünstigung der physiologischen Körperhaltung/Bewegungsmuster. Therapieziel: Umbahnung von fehlerhaften Körperhaltungen, Bewegungsmustern und Automatismen.

Durchführung

Erarbeiten der Arm- und Beinposition

Günstige Ausgangsstellungen

Sie erleichtern den Pat. die Einnahme und das Ausführen der Extremitätenposition.

- Sitz am Tisch: Unterarme liegen etwas über schulterbreit und parallel auf dem Tisch, Füße stehen gut beckenbreit vor den Knien. Die Knie zeigen zu den Kleinzehen der Füße. Pat. sitzt aufrecht → Begünstigung der Hand- und Fußposition.
- Schneidersitz: Hände liegen geöffnet auf den Oberschenkeln → Begünstigung der Handposition.
- Langsitz: Arme seitl. auf Beckenhöhe abstützen → Begünstigung der Fußposition.

Erarbeiten der Armposition

- Die Armeinstellung erfolgt immer in leichter Ellenbogenflexion und minimaler Schultergelenksabduktion. Das Schultergelenk steht in Rotations-0-Stellung.
- Das Erarbeiten der Handposition durch Üben eines kräftigen Faustschlußes beginnen → Vergrößerung der Abstände der Mittelhandknochen zueinander (metakarpale Abduktion). Maximales Spannen des Daumengelenkes nach radial fördert dies zusätzlich. Unter Faustschluß Handgelenk dorsalextendieren. Finger locker strecken, Dorsalextension nachspannen und einen Schub auf die Handwurzel geben. Auflösen der Anspannung von der Hand zum Rumpf.
- Erwartete Reaktion: Scapula legt sich an den Brustkorb → Brustkorb und BWS richten sich auf → Die HWS wird gestreckt.

Erarbeiten der Beinposition

- Die Beineinstellung erfolgt in leichter Knieflexion und minimaler Hüftgelenksabduktion. Das Hüftgelenk steht in Rotations-0-Stellung.
- Das Erarbeiten der Fußposition mit Üben eines kräftigen Zehenkrallens beginnen. Unter Zehenkrallen die Füße maximal dorsalextendieren. Zehen lösen, Dorsalextension nachspannen und einen Schub auf die Fersen geben. Lösen der Anspannung von den Füßen zum Rumpf.
- Erwartete Reaktion: Einstellung der physiologischen LWS-Lordose → Fortlaufende Aufrichtung der BWS.

Nach korrekt getrennt erlernter Einstellung und Einstemmung der oberen und unteren Extremität, werden beide zusammen geübt. Stets zuerst die obere, dann die untere Extremität einstemmen lassen. Das anschließende Lösen der Spannung erfolgt zuerst von den Armen, dann von den Beinen.

Modifikationsbeispiel der Extremitäteneinstellung

Bei Muskeldysbalance kann die erwartete Rumpfaufrichtung eventuell nicht eintreten. Lösung: Veränderte Winkeleinstellung der Extremitäten in die Richtung der zu aktivierenden Muskulatur, z.B.:

- Bei zu geringer Aufrichtung der LWS: Abduktion der Beinposition verstärken und evtl. eine leichte AR vornehmen.
- Bei vom Brustkorb abstehender Scapula durch minimale AR im Schultergelenk die Scapulaposition korrigieren.

Kommt es zu keiner Aufrichtung im Rumpf, erfolgt eine Korrektur ausschließlich über die Veränderung der Extremitätenpositionen oder über „Grifftechniken“ (s.u.).

Stemmübungen

Einstemmung aller Extremitäten mit variablen Stemmführungen. Es kann jede Ausgangsstellung genutzt werden.

Die Stemmführung erst vornehmen, wenn die Rumpfsymmetrie während der Stemmübung gehalten wird. Die auf diese Art eingeleiteten und verstärkten Muskelaktivitäten strecken den Rumpf.

Beispiele von Stemmübungen

Übung 1

- ASTE: Bauchlage. Arme schulterbreit neben dem Kopf ausstrecken. Die Handflächen und Stirn auf die Unterlage und die Beine etwas über Hüftbreit ablegen.
- Einstemmung/Stemmführung der Extr. mit Fäusten oder geöffneten Händen.
  - Stemmführung mit geöffneten Händen: Arme nach kranial bewegen, mit gefausteten Händen wieder heranziehen.
  - Offene Hände seitlich neben der Schulter auf den Boden aufstützen, Rumpf beim Einstemmen evtl. abheben.
  - Eine Hand offen, seitlich neben der Schulter auf den Boden stützen, einen Arm seitlich neben Kopf abgelegt.

Übung 2

- ASTE: Rückenlage. Beine ausgestreckt: der Kopf liegt in der Mitte, die Arme leicht flektiert neben dem Körper, die Handflächen zeigen zum Boden, die Beine hüftbreit abgelegt.
- Vor den Einstemmungen/Stemmführungen die Beinposition erarbeiten, da mit gestreckten Beinen nicht gestemmt werden kann: Füße maximal plantarflektieren, dann dorsalextendieren, Zehen in Mittelstellung einstellen und Schub auf die Fersen geben → Knie und Hüftgelenk stellen sich unwillkürlich in Beugung ein.

! Achtung, X-Beinstellung vermeiden!

- Einstemmung/Stemmführung der Extremitäten:
  - Arme: Einstemmen der Arme neben den Körper, Stemmführung der Arme nach kranial-ventral Richtung Decke.
  - Beine: Stemmführung eines oder beider Beine nach kranial-ventral Richtung Decke.
  - Kopf: Evtl. Anheben Richtung Brustbein (Anforderungserhöhung).

Übung 3

- ASTE: Vierfüßlerstand: Knie etwas über hüftbreit spreizen, Unterschenkel und Füße in Verlängerung der Oberschenkel ablegen, Hände stehen unter den Schultergelenken, Finger zeigen nach kranial, Ellenbogen (Olecranon) Richtung Oberschenkel drehen. Wichtig für die Armeinstellung ist die Reaktion der Schulterblätter, BWS und HWS → Schulterblätter liegen am Brustkorb an, BWS ist aufgerichtet, HWS gestreckt.
- Einstemmung/Stemmführung der Extremitäten:
  - Arme: Einstemmung der Handwurzelknochen Richtung Unterlage; Stemmführung z.B. eines Armes nach kranio-dorsal, Richtung Kopf.
  - Beine: Einstemmung z.B. Füße dorsalext. und Fersenschub oder Fußrücken gegen die Unterlage drücken (bewirkt nur Beckenaufrichtung und Rumpfstabilisierung), Stemmführung eines Beines nach kaudo-dorsal, Richtung fußwärts.
  - Bei der Einstemmung ist die Dorsalextension des Fußes effektiver, scheitert aber häufig an der Unbeweglichkeit des Großzehengrundgelenkes.

Beispiele von Ausgangsstellungen

Die Auswahl der Ausgangsstellungen für die Stemmübungen orientiert sich am Nachholbedarf von frühkindlichen Bewegungsabläufen.

Stemmübungen — Ausgangsstellungen

Ziel	Ausgangsstellung	Angestrebte Reaktion
Erarbeiten einer möglichst physiologischen Schulter-Nacken-Haltung	Bauchlage: Arme gestreckt oder in U-Haltung neben Kopf	Armeinstemmung: Scapula legt sich an den Brustkorb, BWS wird aufgerichtet, HWS streckt sich
Training des Beckenbodens und der Bauchmuskulatur (Spätwochenbett!)	Rückenlage: Beine sind gestreckt oder angestellt	Stemmführung der unteren Extremitäten Richtung Decke: Kontraktion der Bauchmuskulatur (Unterbauchbereich verkürzt sich, im Oberbauchbereich Verschmälerung des epigastrischen Winkels), Aktivierung des Unterbauch-Beckenboden-Synergismus
Aktivierung der Handstrecker bei einer Radialisparese	Bauchlage: Arme liegen gestreckt oder in U-Haltung neben dem Kopf. Die betroffene Hand zur Entfaltung auf einen entsprechend großen Ball legen, Th. fixiert den Ball. Sitz am Tisch: Die Unterarme sind auf den Tisch gelegt. Die betroffene Hand wird zur Entfaltung auf einen entspr. großen Ball gelegt oder von Th. manuell entfaltet.	Tonusregulation im Unterarm/Handbereich begünstigt die Extensorenaktivität

Dosierung der Stemmübungen

Durch Befragen (Anstrengung, Verspannungsgefühl, Muskelkater nach Behandlungen) und Beobachten (Gestik, Mimik, angehaltene Atmung, unkorrekte Ausführung) der Pat. Dosierung individuell festlegen. Ein Hausaufgabenprogramm, insbesondere für die Stemmführungen, ist hilfreich.

Therapeutische Grifftechniken „Manuelle Hilfen"

Die 5 Techniken stimulieren die Rezeptoren der Oberflächen- und Tiefensensibilität. Über einen Spannungsausgleich von Agonisten und Antagonisten kommt es zur Verbesserung der Hand- und Fußposition.

Hautwischen

Zartes Wischen nach proximal auf dem Unter- und Oberschenkel (ventral und lat.), der Bauchmuskulatur, dem dorsalen Unter- und Oberarm sowie der Schultergürtelmuskulatur. Ausführung:

- Kurzes weiches Wischen: Mit den Fingern in hohem Tempo und häufiger Wdhl.
- Langes weiches Wischen: Mit der ganzen Handfläche, in langsamem Tempo.

Tiefes Streichen

Streichungen in den einzelnen Muskeln mit tief und langsam eindringenden Finger- und Daumenkuppen. Durchführen auf denselben Stellen wie Hautwischen.

Weiches großflächiges Streichen

Auf den Flexoren- und Adduktorengruppen von Hand, Arm, Fuß und Bein mit flacher Hand nach distal streichen.

Manuelle Hand- und Fußentfaltung

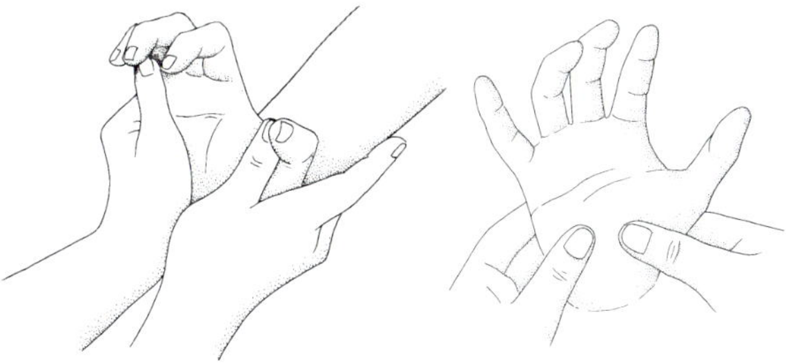

Abb. 2.34: Grifftechniken bei der Handentfaltung

- Prinzip: Dorsalextendierte Hand oder Fuß von der Palmar- bzw. Plantarseite mit beiden Händen spreizen → TherapeutIn sitzt immer am Hand- bzw. Fußende.
- Handentfaltung: Von der Radial- und Ulnarseite mit beiden Daumen in die Handfläche greifen. Die Finger ruhen auf den Handrücken. Es gibt 2 Griffmöglichkeiten:
  - Die Daumenkuppen auf den Ursprung des Kleinfinger- und Daumenballens legen (☞ Abb. 2.34).
  - Die Daumen der Länge nach hinter die Kleinfinger- und Daumenballen haken (☞ Abb. 2.34).
- Fußentfaltung: Von medial und lateral mit den Daumenkuppen auf die seitlichen Zehenballen in Höhe der Metatarsalköpfchen greifen. Die Finger ruhen auf dem Fußrücken.

Druck-Stauch-Impulse

Voraussetzung ist die eingestemmte Hand bzw. der eingestemmte Fuß. An der Hand können zwei Techniken durchgeführt werden:

- Patientenhand ist z.B. auf der Unterlage eingestemmt. Auf der Dorsalseite des Handgelenkes mit Zeigefinger- und Daumenkuppe Druck-Stauch-Impulse Richtung Handgelenk setzen.
- Arm ist z.B. in einer Stemmführung. Die TherapeutInnenhand (Handfläche) faßt von der Daumenseite in die Pat.-Hand, umfaßt den Daumenballen und spreizt ihn ab. Druck-Stauch-Impulse in die Längsachse des Armes setzen.

Am Fuß setzen die Zeigefinger- und Daumenkuppe Druck-Stauch-Impulse am dorsalen Sprunggelenk Richtung Ferse. Die Sehne des M. tibialis anterior und des M. extensor digitorum longus liegen dabei zwischen den Fingern.

Indikationen/Kontraindikationen

Direkte Indikationen oder Kontraindikationen gibt es nicht. Häufig können Kontraindikationen durch Modifizierungen umgangen werden. Die Methode hat sich besonders bewährt in der:

- Orthopädie: WS-Erkrankungen (Bandscheibenerkrankungen, Lumbago usw.), Arthrosen, Haltungsschulung usw.
- Neurologie: Periphere Lähmungen, Multiple Sklerose.
- Chirurgie: Belastungsstabile Frakturen.

Kontraindikationen

- Kontraindikationen der Ganzkörperisometrie (Tonuserhöhung im Gefäßsystem wird nicht bewältigt):
  - Arterielle Hypertonie: Alarmzeichen sind Schwindel, Kaltschweißigkeit, Ohnmacht.
  - Herzleiden mit einem reduzierten Belastungsvermögen: z.B. akuter Herzinfarkt, dekompensierte Herzinsuffizienz, Klappenfehler.
  - Lungenleiden, die das rechte Herz stark belasten: z.B. Lungenemphysem und chronische Bronchitis im fortgeschrittenen Stadium, schwere akute Bronchitis.
- Neurologie: Schäden des ZNS, bei denen durch Schub Spastiken (assoziierte Reaktionen) ausgelöst werden.
- Chirurgie: Nicht belastbare Frakturen.

Modifikationsbeispiel

Chirurgie (übungsstabile Frakturen): Den Schub an der betroffenen Extremität modifizieren, um die Belastung (5–10 kg) nicht zu überschreiten. Kommandobeispiel: „Stellen sie sich vor, sie würden gegen ein rohes Ei schieben". Bei ungenauer Ausführung (z.B. zu starkem Belasten), keinen Schub auf die betroffene Extremität geben lassen → Gefahr der Dislokation.

Tips & Fallen

Dieses Behandlungskonzept läßt sich hervorragend variieren und mit Grundzügen anderer Konzepte erweitern, z.B. Aspekte aus dem Brügger-Konzept.

Literatur

BOLD, R.M., GROSSMANN, A.: Stemmführung nach Brunkow, Enke Verlag, Stuttgart 1989

2.3.7 CranioSacrale Therapie

Gert Groot Landeweer

Die CranioSacrale Therapie wurde in den 70er Jahren von dem Osteopathen Dr. JOHN UPLEDGER auf den Grundlagen der cranialen Osteopathie entwickelt.

Das theoretische Konzept basiert auf den Annahmen daß:

- Das Bindegewebe im weiteren Sinne alle Organe des Körpers umschließt.
- Die Hirn- und Rückenmarkshäute ein Teil des Bindegewebes bilden.
- Eine spezifische strukturelle Projektion von den peripheren Strukturen (Bindegewebe außerhalb der Hirn- und Rückenmarkshäute) zu den zentralen Strukturen (Hirn- und Rückenmarkshäute) sowie eine allgemeine Projektion von den zentralen zu den peripheren Strukturen vorhanden ist.

- Die Behandlung des Bindegewebes sowie der Hirn- und Rückenmarkshäute einen Einfluß auf das Nervensystem hat.
- Innerhalb des Bindegewebes und der Hirn- und Rückenmarkshäute eine sogenannte CranioSacrale Bewegung stattfindet.

Spannungszunahmen, die in den bindegewebigen Anteilen des Körpers bestehen, bewirken spezifische Spannungszunahmen der Hirnhäute *(spezifische strukturelle Projektion)*. Die Behandlung der Spannungen der bindegewebigen Anteile verändert die Spannungsmuster innerhalb der Hirnhäute und hat gleichzeitig Effekte, die nur durch eine verbesserte Funktion des Nervensystems erklärt werden können *(allgemeine Projektion)*. Bei der Berührung des Körpers kann dann eine qualitative Verbesserung einer Bewegung festgestellt werden, die von Atmung und Herzschlag unabhängig ist *(CranioSacrale Bewegung)*.

Spannungsungleichgewichte innerhalb des gesamten Bindegewebes und der Hirn- und Rückenmarkshäute können somit eine Veränderung der Funktion des Nervensystems bewirken.

Ziele

Alle Maßnahmen dienen dem Spannungsausgleich innerhalb des Bindegewebes und der Hirn- und Rückenmarkshäute mit dem Ziel der Optimierung der Funktion des Nervensystems.
In der patientenindividuellen Anwendung (s.u.) wird über die Optimierung der Funktion des Nervensystems eine größere Bewußtheit angestrebt.

Durchführung

Die CranioSacrale Therapie ist eine sanfte, nicht invasive manuelle Technik, mit deren Hilfe die vorhin genannten Ungleichgewichte aufgespürt und behandelt werden. Die Untersuchung und Behandlung kann sowohl nach einem vorgegebenen Schema (10-Schritte-Programm) als auch patientenindividuell durchgeführt werden.

10-Schritte-Programm

Wesentliche Grundlage des Programms ist eine rhythmische „CranioSacrale Bewegung", die durch Druckschwankungen innerhalb des Liquor cerebrospinalis ausgelöst werden soll.

Bei der Therapie werden sanft ausgeführte Druck- und Zugkräfte angewandt. Diese Kräfte geben in das zu behandelnde Gewebe einen Impuls, wobei eine „Entwirrbewegung" von der BehandlerIn wahrgenommen wird. Diese Entwirrbewegung wird unterstützt und führt zu einer Gewebeentspannung.

Vor Beginn einer Behandlungstechnik sollte die CranioSacrale Bewegung von der BehandlerIn wahrgenommen werden können. Diese Bewegung ist nicht mehr wahrnehmbar, sobald die Entwirrbewegung in den Vordergrund tritt und erscheint wieder am Ende der Gewebeentspannung. Die qualitativen Veränderungen der CranioSacralen Bewegung werden ertastet. Ziel ist eine Qualitätszunahme der Bewegung. Zur Überprüfung des Behandlungserfolges wird vor und nach jeder Behandlung die CranioSacrale Bewegung an Beinen, Becken, Armen, Schultern, Sakrum, Hirn- und Gesichtsschädel palpiert.

Behandlungsaufbau

Der Untersuchungs- und Behandlungsaufbau erfolgt von peripher nach zentral. Die Behandlung wird direkt nach der Untersuchung durchgeführt. Die Bereiche mit der höchsten Spannung werden zuerst behandelt.

- *Körperquerstrukturen:* Strukturen, die im Körper einen überwiegend horizontalen Verlauf haben, z.B. das Zwerchfell. Technik: Eine Hand auf die Vorderseite, die andere Hand auf die Rückseite der zu behandelnden Struktur legen. Danach mit beiden Händen die Struktur leicht komprimieren (bis ca. 100 g pro Hand) bis die „Entwirrbewegung" wahrgenommen wird. Dieser Bewegung bis zur Gewebeentspannung folgen. Reihenfolge der Behandlung: Beckenboden, Zwerchfell, obere Brustkorbapertur und Zungenbein.
- *Körperlängsstrukturen:* An jeweils einer Extremität von der Hand oder vom Fuß aus eine leichte Traktion ausüben. Den „Entwirrbewegungen" folgen bis eine Gewebeentspannung wahrgenommen werden kann. Alle vier Extremitäten behandeln.
- *Becken, kraniozervikaler Übergang und Rückenmarkshäute;* Beispiel Behandlung des Beckens: Zuerst beide Iliosakralgelenke, danach den lumbosakralen Übergang behandeln. Eine Hand auf das Sakrum legen, die andere Hand mit Unterarm auf beide Spinae iliacae ant. sup. (= SIAS) oder nur die Fingerspitzen der Hand dorsal in Höhe der Dornfortsätze von L5 bis L3. Durch leichte Kompression auf beide SIAS nach innen (über Hand und Unterarm) eine leichte Traktion auf die beiden Iliosakralgelenke ausführen. Die Hand am Kreuzbein nimmt die auftretende „Entwirrbewegung" wahr und folgt dieser bis zur Gewebeentspannung. Danach die vordere Hand nach hinten mit den Fingern auf die Dornfortsätze der unteren Lendenwirbel legen. Dann übt die Hand am Kreuzbein eine leichte Traktion nach kaudal aus. Der „Entwirrbewegung" bis zur Gewebeentspannung folgen.
- *Hirnhäute und die Suturen des Hirnschädels:* Behandlung über Anhebetechniken der Schädelknochen. Beispiel: Die Großhirn- und Kleinhirnsichel wird in antero-posteriorer Richtung durch Anhebung des Stirnbeins „gedehnt".
- *Schädelbasis* (Verkeilung zwischen Os occipitale, Os sphenoidale und Os temporale): Spezifische „Mobilisation" der Schädelbasis. Die Keilbein-Hinterhauptsbein-Verbindung wird in drei Ebenen behandelt. Kopf des Pat. in beide Hände nehmen, die Daumenkuppen befinden sich auf den großen Flügeln des Keilbeins. Danach in kranio-kaudaler und latero-lateraler Richtung die Bewegungsmöglichkeiten des Keilbeins feststellen. Die am meisten freien Bewegungen unterstützen. Der „Entwirrbewegung" bis zur Gewebeentspannung folgen.
  Dies gilt ebenfalls für die Verbindungen zwischen Schläfenbein und Keil- sowie Hinterhauptsbein.
- *Knöcherne Anteile des Gesichtsschädels:* Behandlung des Oberkiefers einschließlich Zähne, sowie Gaumenbeine, Pflugscharbein, Nasen- und Jochbeine. Ober- und Unterkiefer werden mit Traktionstechniken behandelt. Zur Behandlung der Gaumenbeine, des Pflugscharbeins und der Nasen- und Jochbeine sowie der Zähne die freieste Bewegungsrichtung der Knochen feststellen, diese Richtung bis zur Gewebeentspannung unterstützen.
- *Weiche Anteile des Gesichts:* Behandlung der Hals- und Rachengewebe, des Mundbodens und der Zunge mit der sogenannten „Körperquerstruktur-Technik" (s.o.).
- *Kiefergelenke:* Der Unterkiefer wird, ähnlich wie die Verbindung zwischen Keil- und Hinterhauptsbein, mit Kompression und Distraktion im Kiefergelenk behandelt. Hierzu am liegenden Pat. eine Kraft auf den unteren Ast des Unterkiefers in Kompressions- oder Distraktionsrichtung ausüben. Der „Entwirrbewegung" des Unterkiefers wird bis zur Gewebeentspannung gefolgt.

- *Mundöffnung:* Eine Hand auf den Hinterkopf des Pat. legen, die andere Hand auf oder über die Mundöffnung. Mit beiden Händen die „Körperquerstrukur-Technik" durchführen.
- *Augen:* Die Hand bleibt auf dem Hinterkopf des Pat. liegen, die andere Hand über ein Auge des Pat. plazieren. Danach erneut „Körperquerstrukur-Technik" anw.

Patientenindividuelle Behandlung

Sie besteht aus der Erfassung und Behandlung der ausgeprägtesten Spannung innerhalb des Bindegewebes und der Hirn- und Rückenmarkshäute eines Menschen. Diese Spannungen sollen Folge einer unzureichenden Verarbeitung psychischer und physischer Traumata sein, die zu einer ganzheitlichen Neuorganisierung mit Aufbau von Schutzmechanismen führen. Auf der körperlichen Ebene zeigen sich diese Schutzmechanismen in Spannungen der Muskeln oder des Bindegewebes. Diese Spannungen sollen den Pat. daran hindern sich somato-emotional frei zu bewegen.

Kriterien der Spannungsbereiche

- Sie üben innerhalb des Bindegewebes Zug auf die umgebenden Strukturen aus.
- Sie zeigen eine starke Abnahme der Qualität der CranioSacralen Bewegung.
- Je nach Wichtigkeit des Bereichs besteht eine Zunahme des Energieniveaus.

Die non-invasive und non-direktive patientenindividuelle Behandlung hat keine schematische Reihenfolge wie das 10-Schritte-Programm. Anhand der drei Kriterien wird zunächst der am meisten gespannte Bereich aufgesucht, danach erfolgt die Behandlung des ganzen Menschen.
Es wird sorgfältig palpiert, wo und wie im gespannten Bereich bereits eine Entwirrbewegung im Vordergrund vorhanden ist. Die Behandlung besteht in der Unterstützung der Entwirrbewegung. Da meist der gesamte Körper beteiligt ist, wird das Ausmaß der Entwirrbewegung im gesamten Körper beurteilt. Diese Bewegung wird behutsam unterstützt, bis die Bewegung durch die Schutzmechanismen gehemmt wird. An diesem Punkt verweilen und Pat. die Möglichkeit anbieten, ein Bewußtsein für die Bewegung in die freie Richtung und für die Schutzmechanismen zu bekommen.
Die Überprüfung des Behandlungserfolgs geschieht wie beim 10-Schritte-Programm über die Palpation der CranioSacralen Bewegung am gesamten Körper.

Indikationen und Kontraindikationen

- Alle Symptome, bei denen eine (zentral) neuronale Dysfunktion im Vordergrund steht, z.B. chronische Schmerzen, Cerebralparese, hyperkinetische Syndrome.
- Bei sachgerechter Anwendung keine KI.

Weitere Informationen

Upledger Institut Deutschland (☞ 12)

Literatur

UPLEDGER, J.E. und VREDEVOOGD, J.D.: Lehrbuch der Kraniosakral-Therapie. Haug, Heidelberg 1991
UPLEDGER, J.E., Auf den inneren Arzt hören. Sphinx, Basel 1994
UPLEDGER, J.E., CranioSacral Therapy II, Beyond the Dura. Eastland Press, Seattle 1987
UPLEDGER, J.E., SomatoEmotional Release and Beyond. UI Publishing, Palm Beach Gardens 1990

2.3.8 Cyriax

Claudia Kiesewetter

Die Methode nach CYRIAX gehört zu den Manualtherapien und dient der funktionellen Weichteildiagnostik und -behandlung. Sie gliedert sich in Befunderhebung und Therapie. Die Methode teilt die Störung des Bewegungsapparates in sogenannte Strukturschäden ein. Die Befunderhebung lokalisiert die Schädigungen an den Strukturen des Bewegungsapparates. Anschließend erfolgt die lokalisationsbezogene Therapie, d.h. im Gebiet der Schädigung („Kausaltherapie").

Ziele

Die Methode wird hauptsächlich in der Orthopädischen Medizin angewandt. Ziel ist, bei Erkrankungen des Bewegungsapparates, die betroffenen Strukturen einwandfrei zu identifizieren. Dies erfolgt durch die Abgrenzung der betroffenen Strukturen von allen anderen, die das gleiche Beschwerdebild verursachen könnten. Die Behandlung basiert auf den so gewonnenen Erkenntnissen über die geschädigten Strukturen.

Strukturschäden

Störung der Gelenke

- Gelenkschmerzen aufgrund von Schmerzausstrahlung oder nicht erkennbaren Gelenkveränderungen → (Noch) kein Nachweis von Strukturschäden möglich.
- Gelenkerkrankungen, -schäden:
  - Traumatisch: Verstauchung, Sub-/Luxation.
  - Nichttraumatisch: Arthritis in Folge von Infektion, entzündlichen rheumatischen Erkrankungen, Arthrose, angeborenen Gelenkdeformitäten, stoffwechselbedingten Gelenkerkrankungen (Gicht, Bluterkrankheit); neoplastische Arthropathien (z.B. intraartikuläre Tumore).

Störung der Kapsel

Klassisches Symptom ist ein typisches Muster von Bewegungseinschränkungen (sog. „Kapselmuster" oder „kapsuläre Zeichen"), die in einem festen Verhältnis zueinander stehen. Beispiel Kapselmuster des Schultergelenkes: Die Außenrotation ist stärker eingeschränkt als die Abduktion, welche stärker eingeschränkt ist als die Innenrotation (AR < Abd. < IR). Die Kapselmuster haben in jedem Gelenk ein anderes Muster der Bewegungseinschränkung. Auftreten bei Gelenken, die durch Muskelführung stabilisiert werden (Hüftgelenk, Kniegelenk, Schultergelenk). Gelenke die ausschließlich durch Kapsel und Bänder gesichert werden (Iliosakralgelenk, Akromioklaviculargelenk), zeigen kein Kapselmuster. Wird ein Kapselmuster festgestellt, besteht eine Kapselreizung (z.B. Arthritis, Arthrose).

Störung der Bänder

- Akute Verletzungen (Traumatische Bandverletzungen): Überdehnung, Teilruptur, Totalruptur.
- Chronische Verletzungen:
  - Funktionell stabil: Typisches Symptom sind Schmerzen, z.B bei Überlastung
  - Funktionell instabil: Typisches Symptom ist die Gelenkunsicherheit, z.B. bei nicht wiederhergestellter Totalruptur.

Störung der Schleimbeutel

Traumatische, infektiöse oder tumorbedingte Schleimbeutelentzündung (Bursitis).

! Keine Therapiemöglichkeit durch Physiotherapie!

Störung der Bandscheiben

- Protrusion: Vorwölbung der Ringfasern. Keine neurologischen Ausfälle. Die Beschwerden sind lokal begrenzt. Der Beginn ist schleichend. Eine temporäre Schonhaltung ist typisch.
- Prolaps: Nicht intakte (z.B. gesprengte) Ringfasern → Vorwölbung des Gallertkerns. Neurologische Ausfälle (Sensibilitäts- und Kraftminderung, Reflexabschwächung). Die Beschwerden (Parästhesien, Schmerzen) sind ausstrahlend. Der Beginn ist plötzlich. Die Schonhaltung besteht permanent.

Störung der Wirbelgelenke (Facettengelenke)

Die Blockierungen der Wirbelgelenke sind umstritten. Bei Bandscheibenschädigung mit Höhenverlust kommt es zu erhöhter Druckbelastung und unkontrollierten Bewegungen in den Wirbelgelenken → diffuse Schmerzen (Facettensyndrom).

Störung der Sehnen und Muskeln	
Erkrankung Verletzung	**Schadensart/-lokalisation**
	Chronisch
Tendopathie	Degeneration von Sehnenansatz, Sehnen, Muskel-Sehnen-Übergang
Myositis ossificans	Knochenbildung im Muskelbauch nach Trauma
Myosynovitis	Reizungen beziehen sich auf die Kombination von Muskelbauch und dem Übergang zur Sehnenscheide
Tendosynovitis	Entzündung der Sehnenscheideninnenhaut
Tendovaginitis stenosans	Reizung der Sehnenscheide → Verengung der Sehnenscheide → Blockierung der durchlaufenden Sehne (z.B. schnellender Finger.)
	Akut
Überdehnung	Muskelbauch und Sehne
Teilruptur	Sehnen- und Muskelfasern
Totalruptur	Häufig: Muskel-Sehnen Übergang

Reizprojektion in die Dermatome (Hautreflexzonen ☞ Abb. 2.57)

Ursache für die Projektion von Reizen in die Dermatome sind Störungen der Gelenke (Kapsel, Bänder, Knochen), des tendomyotischen Systems (Sehne, Sehnenansatz, Muskelsehnenübergang, Muskelbauch) oder der inneren Organe.
Die Folge ist ein Schmerz im Dermatom. Er tritt innerhalb des Dermatoms an einer beliebigen Stelle auf, wird von dort vor allem nach distal weitergeleitet und breitet sich selten im gesamten Dermatom aus. Der Pat. empfindet diesen Schmerz als „tiefliegend". Einige Pat. vergleichen die Empfindung mit einem Boxhieb auf den Oberarm. Das Dermatom liegt selten über der gestörten Struktur, aber häufig in dessen Nähe, d.h. der Schmerz tritt entfernt von der tatsächlichen Schmerzquelle (fortgeleiteter-ausstrahlender Schmerz = referred pain). Typisch bei einer Schädigung des Bewegungsapparates sind ausstrahlende Schmerzen auf der unilateralen (gleichen) Körperseite.

Beispiel — Reizprojektion

Gestörte Struktur	Typische Lokalisation des fortgeleiteten Schmerzes
Schultergelenk	Lateraler Oberarmbereich, insbesondere in Höhe des Ansatzes des M. deltoideus (Dermatom C5)
Hüftgelenk	Vorderseite des Beines und Bereich der Glutaeen (Dermatom L3) → Kann durch Schmerzen im ventralen Kniebereich eine Störung des Kniegelenkes vortäuschen
Iliosakralgelenk	Dorsales Bein (Dermatom S1–S2)

Durchführung

Allgemeines Untersuchungschema nach Cyriax

Anamnese

Analyse der Pat.-Situation mit Betrachtung des Patientenumfeldes, Feststellen der Beschwerden usw.

Allgemeine Inspektion

In Ruhe und unter Bewegung Haltung und Bewegungsbild überprüfen. Kriterien, die in Ruhe aufgefallen sind, unter Bewegung erneut beurteilen (z.B. Asymmetrien, Muskel- und Gelenkreliefs).

Beispiel: Pat. mit Beschwerden (z.B. Schmerzen) im Bereich der Schulter nimmt in Ruhe den Arm an den Rumpf. Unter Bewegung (z.B. Gehen) kann das Armpendeln (Vorhanden?, auf betroffener Seite verkürzt?) und der Rumpf (Ausweichbewegungen?) beobachtet werden. Ziel: Gesamterscheinung der Problematik erkennen.
Bei schwer auszulösenden Beschwerden die Bewegung zeigen lassen, die zu Problemen führt.

Allgemeine Palpation

Beispiele von Tastkriterien	
Kriterien	**Mögliche Interpretationen**
Konsistenz	Teigigkeit/Schwammigkeit z.B. bei synovialer Schwellung, prall-elastisch bei Ganglion oder Zyste
Temperatur	Überwärmung bei Entzündung
Strukturstörungen	Unregelmäßige Verläufe/deutliche Asymmetrien sind als abnormal zu werten, z.B. harte Vorsprünge an Knochen deuten auf: (ehemalige) Fraktur, Entzündung, Tumor
Fluktuation	Abszeß oder Gelenkerguß.

Spezielle Funktionsprüfung

Für jedes Gelenk sind eigene, spezielle Funktionsprüfungen vorgesehen. Kriterien sind Schmerz, Bewegungseinschränkungen und Kraftverlust. Generell sind die speziellen Funktionsprüfungen in vier Abschnitte unterteilt:

- *Aktive Bewegungen:* Ermittlung des maximalen Bewegungsumfanges, des Schmerzerlebens, der Bewegungsbereitschaft und der Koordination.
- *Passive Bewegungen:* Pat. soll keine Mitbewegungen durchführen. Ziel ist, die aktive Muskelbewegung auszuschalten. Passives Bewegungsausmaß mit den aktiven Bewegungsausschlägen vergleichen. Schmerzerleben und Endgefühl (TherapeutIn erfühlt die endgradige Bewegung) geben Hinweise auf die Schädigungsart bzw. die geschädigte Struktur.
- *Isometrische Widerstände:* Widerstände werden von TherapeutIn gegeben.
- *Zusatztests:* Nicht obligatorisch. Konkretisierung der speziellen Funktionsprüfung, z.B. Schultergelenk: Verdacht der Affektion der Bizepssehne im Ansatzbereich → isometrische Widerstandstests aus Dehnstellung durchführen → verstärkte Belastung der Sehne.

Spezielle Inspektion und Palpation

Wenn zur genaueren Befunderhebung erforderlich.

- In Ruhe: Erneutes Ertasten der Strukturen, die bei der Untersuchung als betroffen erkannt wurden. Schmerzgebiete zuletzt palpieren, damit Pat. nicht verspannt.
- In Bewegung: Einige Strukturen (z.B. Gelenkspalt) werden unter Bewegung leichter ertastet.

Tips & Fallen

Das Schmerzempfinden ist individuell verschieden, gleiche Schmerzursachen führen zu unterschiedlichen Aussagen. Bei der Befragung berücksichtigen:

- → Pat. darüber aufklären, daß eine ungenaue Schmerzbeurteilung zur ungenauen Befundung führt.
- → Pat. soll die Schmerzqualität beschreiben (dumpf, schneidend, stechend) → Abgrenzung von scheinbaren Problemen, z.B. einfachem Dehngefühl.
- → Pat. befragen, ob der ausgelöste Schmerz mit dem typischen Beschwerdeschmerz übereinstimmt, bzw. ähnlich oder ein Teil dieses Schmerzes ist → Abgrenzung des angegebenen Problems von anderen, nicht erkannten.
- → Pat. mit Veränderungen des Körperstoffwechsels (Diabetes mellitus, Osteoporose), haben häufig ein reduziertes/verlangsamtes Schmerzempfinden → Pat. zum Erspüren des Schmerzes Zeit lassen.

2

Therapie

Manuelle Mobilisation

Unterscheidung zwischen einer Mobilisation der Muskeln (Dehnung) und einer Mobilisation der Gelenke (☞ 2.3.13).

- *Ind. der Muskelmobilisation:* Ausschließlich Schäden an Sehnen und Muskeln
- *Ind. der Gelenkmobilisation:* Beseitigen einer Bewegungseinschränkung, abnormalen Stellung (Sub-/Luxation), Gelenkblockierung (Menisken, freie Gelenkkörper usw.)
- *KI der Gelenkmobilisation:* Bewegungseinschränkungen durch Reizungen der Gelenkinnenhaut, Entzündungen und Tumoren. Therapie mit Antikoagulantien (Risiko der Gelenkeinblutung), spezielle Kontraindikationen für die Wirbelsäule (z.B. Cauda equina-Syndrom).

Tiefe Querfriktion (Querreibung) ☞ 2.2.4

Injektionen/Infiltrationen

Injektionen und Infiltrationen von Lokalanästhetika und Kortikosteroiden sind der ärztlichen Therapie vorbehalten.

Literatur

WINKEL; VLEEMING; FISHER; MEIJER; FROEGE: Nichtoperative Orthopädie. Bd. 1–4, Gustav Fischer Verlag 1985–92

2.3.9 Eutonie nach G. Alexander

Annette Jenner-Kief

Der Begriff der „Eutonie" (von eu = harmonisch, und tonos = Spannung) drückt den angestrebten Zustand einer ausgewogenen Körperspannung aus. Die Methode wird einerseits als Weg zur Selbsterfahrung, andererseits als Therapieform genutzt.

Jedem Mensch ist eine, je nach Situation und Person variierende, Balance zwischen Spannung und Entspannung zu eigen. Diese Balance kann durch die in der zivilisierten Welt häufig einseitigen Bewegungsmuster („trainierte Bewegungen") gestört werden. Voraussetzung zum Wiedererlernen der natürlichen Balance ist die Schulung der Selbstwahrnehmung. Die Selbstwahrnehmung wird dabei nicht über suggestive oder autosuggestive Verfahren (z.B. Hypnose) erreicht, sondern erfolgt über die Schulung von Oberflächen- und Tiefensensibilität; hierdurch wird ein „Körperraumbewußtsein" für die eigenen Muskeln, Knochen und Organe entwickelt.

Ziele

- Bewußte Beeinflussung von Körpertonus, vegetativem Nervensystem (Sympathikus und Parasympathikus) und motorischem Nervensystem.
- Lösung psychischer und physischer Verspannungen.
- Verbesserung des Allgemeinbefindens.

Durchführung

Die Übungen werden in Einzel- oder Gruppenbehandlung durchgeführt. Konkrete Fragen erleichtern den Pat. die Selbstwahrnehmung. Bestandteile der Methode:
- „Aktive" Übungen
- Bewußtseins- und Konzentrationsübungen (mit und ohne Gerät)
- Haltungs- und Dehnungsübungen
- Kontaktübungen (z.B. mit Bällen, Kastanien, Kirschkernen)
- „Passive" Maßnahmen
- „Kontakttechnik" (s.u.)
- Vibration und Druck (Stimuli für die Körper-Aufrichtung).

! Die Harmonisierung der Atmung erfolgt sekundär über die ausgewogene Körperspannung, nicht durch bewußte Beeinflussung (z.B. Atemübungen).

✓ **„Kontakttechnik"**
Sie dient der Vermittlung des eigenen Eutonus an Pat. (z.B. bei Athetose) und erfolgt durch Handauflegen der TherapeutIn im Bereich der Headschen Zonen (☞ Abb. 2.45–2.52), der Bindegewebszonen nach Dicke (☞ Abb. 2.56) oder chinesischer Akupunkturpunkte.
Formen: „Zentrierender", nach innen gerichteter Kontakt (z.B. bei Poliomyelitis); „ableitender" Kontakt (z.B. bei Asthma bronchiale).

Der erreichte Eutonus einzelner Körperabschnitte wird durch „Kontrollstellungen" (Muskeldehnungen aus Rückenlage und Sitz) überprüft.

Übungsbeispiele

- In Rückenlage die eigene Lage spüren. Einen Gymnastikstab paravertebral nah an die WS legen, die auftretenden Spannungen und evtl. Schmerzen erspüren und tolerieren. Das Nachlassen der Spannung und Seitendifferenzen erspüren. Nach einigen Minuten den Stab entfernen und erneut die eigene Lage und eingetretene Veränderungen spüren.
- Sitz im Kreis mit anderen Übenden. Mit geschlossenen Augen Objekte verschiedener äußerer Beschaffenheit einige Zeit erspüren, auf sich wirken lassen und dann weiterreichen.

Indikationen/Kontraindikationen

- *Ind.:* Neurologische Erkrankungen, Para- und Tetraplegien, Poliomyelitis, Phantomschmerz, Arthrosen, Wirbelsäulenschmerzen, Atemwegserkrankungen und Gynäkologische Erkrankungen.
  Bei Kindern insbesondere: Zerebralparesen, Athetose, Asthma bronchiale und Sprachstörungen.
- *KI:* Psychische Erkrankungen mit Verlust der Ich-Grenze.

Literatur
ALEXANDER, G. Eutonie - Ein Weg der körperlichen Selbsterfahrung. Kösel, München 1992

2.3.10 Feldenkrais

Wolfgang Dahlgrün

Der Physiker MOSHE FELDENKRAIS *(1904–1984) wurde unter anderem durch eigene Kniebeschwerden zur Erforschung der Zusammenhänge zwischen Bewegungsmechanik, Neurophysiologie und Psychologie angeregt.*

Ganz aus der Sicht eines Physikers ging er zunächst von folgenden auf Biomechanik und Schwerkraft beruhenden Grundbedingungen aus:

- Jeder Organismus bewegt sich innerhalb eines Gravitationsfeldes, das die Stammesentwicklung (Phylogenese) und Individualentwicklung (Ontogenese) grundlegend geprägt hat. Gravitation und in unerheblichem Maß Luftdruck erleben wir als das aktuelle Gewicht aller Dinge, also auch unseres Körpers.
- Jeder Organismus unterliegt aufgrund seines Skelett-, Muskel-, Faszien- und viszeralen Systems biomechanischen Grundgesetzen, z.B. Hebel-, Arbeits- und thermodynamischen Gesetzen.

Ziele und Wirkungen der Feldenkraisarbeit

Die Feldenkraismethode ist keine Therapie, da sie nicht an starren Zielen orientiert ist, auch nicht an den Begriffen „gesund oder krank". Sie ist als Lernmethode bzw. Unterricht, als organisches Lernen zu begreifen, wie es jeder Säugling und jedes Kleinkind in den ersten Lebensjahren tätigt. Dementsprechend wendet sich die Feldenkraismethode an alle Menschen, die auf der Suche nach Entwicklung und Verbesserung ihrer individuellen Potentiale sind, unabhängig von Alter und Krankheit.

- Auf der motorischen Ebene steht das Erkennen der individuellen Bewegungsabläufe im Vordergrund: Wie hebe ich mein Bein, was bewege ich zuerst, in welcher Richtung, mit welchem Kraftaufwand, wie reagieren darauf andere Körperteile, meine Atmung etc.
- Durch die Bewußtheit dieser Bewegung wird über sensomotorische Rückkopplung Körperbild und Umwelt erfahren.
- Durch die spielerische, zwangfreie und schmerzlose Schaffung von Bewegungsalternativen werden stereotype Bewegungsmuster durchbrochen, die über sensomotorische Rückkopplung zu einer veränderten Körper- und Umwelterfahrung führen.
- Durch den Vergleich meiner Absicht mit dem Tun der Bewegung, durch weiteres Experimentieren und Modifizieren der Bewegung wird es leichter, die Bewegung der individuellen Absicht anzugleichen.
- Erst wenn man eine Handlung auf 5–6 verschiedene Arten ausführen kann, benutzt man das Potential des Gehirns, sagte FELDENKRAIS und weiter (sinngemäß): Erst wenn ich weiß, wie ich was mache, kann ich machen was ich will.

Organisation und praktische Anwendungsbeispiele

Die Feldenkraisarbeit umfaßt zwei Hauptbestandteile:

- *Gruppenarbeit* mit dem Ziel „Bewußtheit durch Bewegung": Hierbei stehen Bewegungssequenzen im Vordergrund, die die FeldenkraislehrerIn verbal angibt (Übungsbeispiele s.u.).

- *Einzelarbeit* mit dem Ziel der „Funktionalen Integration“: Bei der Einzelarbeit findet eine nonverbale Kommunikation zwischen LehrerIn und SchülerIn statt, indem Bewegungen am und im Körper mit den Händen der LehrerIn hervorgerufen werden.

Die beiden nachfolgenden Beispiele sind Übungen, die dazu dienen, stereotype, alltägliche Bewegungsmuster bewußtzumachen und wahrzunehmen.

Wahrnehmungsübung 1

- Stellen Sie sich an einen beliebigen Ort im Raum und beobachten Sie zunächst, wie das Gewicht auf Ihren beiden Füßen verteilt ist. Wo liegt das Gewicht auf Ihren Fußsohlen: Vorne? Hinten? Außen? Innen? Mehr auf dem rechten oder dem linken Fuß?
- Versuchen Sie jetzt 5 Minuten still zu stehen. Sie werden merken, daß dies selbst unter größten Anstrengungen nicht möglich ist.
- Erklärung: Im Stehen liegt der Schwerpunkt des Menschen sehr hoch (etwas unterhalb des Nabels). Er ermöglicht aufgrund der sehr kleinen Unterstützungsfläche der Fußsohlen kein stabiles Gleichgewicht. Blutzirkulation, Atmung, kleinste Bewegungen mit den Extremitäten, mit dem Rumpf, dem Kopf und den Augen zwingen unser Nervensystem und unseren Körper zu einem neuen Gleichgewicht, das sogleich wieder zur Instabilität tendiert. Dieser Verlust von Stabilität wird jedoch in hohem Maß von Flexibilität belohnt: Durch geringe Verlagerung des Schwerpunktes stehen uns die drei Dimensionen des Raumes offen.

Wahrnehmungsübung 2

- Falten Sie Ihre Hände, so daß Ihre Finger miteinander verschränkt sind. Betrachten Sie jetzt Ihre Hände und bemerken Sie, daß immer der Daumen, Zeige-, Mittel-, Ring- und kleiner Finger der einen Hand vor den Fingern der anderen Hand liegt. Wechseln Sie jetzt beim Falten Ihre Hände so, daß immer die Finger der anderen Hand zuerst kommen. Lassen Sie sich etwas Zeit, dieses „Falten“ zu erspüren.
- Aufgrund unserer Gewohnheit haben wir meist nur eine Art, unsere „Hände zu falten“, entwickelt. Die andere Art – obwohl nicht richtiger oder falscher – fühlt sich dann ungewohnt, fremd und komisch an.
- Wenn schon bei einer relativ einfachen Handlung wie „Hände falten“ das gewohnheitsmäßige Muster so stark ausgeprägt ist, wie sieht es dann mit den Handlungen Liegen, Sitzen, Stehen und Gehen aus?

Indikationen und Kontraindikationen

- *Indikationen:* Ein direkter Bezug auf Krankheitsbilder ist wenig sinnvoll, die Feldenkraismethode zielt auf die Entwicklung individueller Potentiale ab. Bewährte Ind. gibt es jedoch bei zahlreichen orthopädischen und neurologischen Krankheitsbildern. Z.B.: Degenerative Erkrankungen des Bewegungsapparates; Encephalitis disseminata (Multiple Sklerose); Zerebralparese; Apoplexie.
- *Kontraindikationen:* Die Feldenkraisarbeit ist keine Therapie im eigentlichen Sinne, sie unterscheidet auch nicht zwischen den Kategorien „krank“ oder „gesund“, daher lassen sich keine konkreten Kontraindikationen benennen.

Literatur

FELDENKRAIS, M.: Die Entdeckung des Selbstverständlichen. Suhrkamp-Taschenbuch 1440, Frankfurt/Main 1987
FELDENKRAIS, M.: Das starke Selbst. Inselverlag, Frankfurt 1989
FELDENKRAIS, M.: Die Feldenkraismethode in Aktion. Jungfermann Verlag, Paderborn 1990
FELDENKRAIS, M.: Body and Nature Behaviour. University Press, Boston 1970

2.3.11 Jacobson – Progressive Muskelentspannung

Viktor Kruft

Grundprinzip dieser Methode ist die Muskelentspannung durch vorherige Anspannung. Dem Pat. wird die Fähigkeit vermittelt, Spannungszustände im Nerv-Muskelsystem zu erkennen und zu beeinflussen.

Therapieprinzip

Der Spannungsaufbau beginnt an kleinen Muskelgruppen und mit geringer Intensität und steigert sich dann allmählich zur Spannung des ganzen Körpers mit maximaler Intensität. Nach jeder Anspannung folgt die optimale Entspannung.

Schmerzen dürfen nicht entstehen oder stärker werden. Atembewegungen nicht anhalten. Der individuelle Zustand bestimmt die Intensität und den Aufbau der Übungen.

Ziele
- *Somatisch:* Normotonus der Muskulatur, verbesserte Durchblutung, gute Koordination.
- *Psychisch:* Verbesserte Körperwahrnehmung, verbesserte Einstellung zum eigenen Körper, Entspannung nach Bedarf.

Übungsbeispiel

- Ausgangsstellung Rückenlage, die Augen möglichst geschlossen halten; die Arme liegen neben dem Körper.
- Finger der rechten Hand locker beugen, einige Sek. halten, entspannen; mehrmals wiederholen, dabei den jeweiligen Spannungs- und Entspannungszustand spüren.
- Finger locker strecken, einige Sek. halten, entspannen; mehrmals wiederholen, die Unterschiede zwischen Beugen und Strecken spüren.
- Spannungsintensität jeweils steigern, die Unterschiede spüren.
- Die ganze re. Hand beugen und strecken wie oben.
- Zum Abschluß den Zustand im ganzen Körper, besonders aber den Unterschied zwischen re. und li. Hand spüren. Anschließend die Übungen auf die li. Hand übertragen, um einen Spannungsausgleich zu erreichen.
- Die Übungen werden über einen Spannungsaufbau am Unterarm, Oberarm, Schultergelenk fortgesetzt; gleiches Vorgehen mit unteren Extremitäten und Rumpf.

Indikationen/Kontraindikationen

- *Ind.:* Nach Herzinfarkt (anfangs nur geringer Spannungsaufbau), essentielle Hypertonie, allg. Nervosität, Einschlafstörungen, Migräne, Körperwahrnehmungsstörungen, Hyper- und Hypotonus der Muskulatur, Obstipation, Asthma, funktionelle arterielle Durchblutungsstörungen. Psychische Störungen.
- *Kontraindikationen:* Bei sachgemäßer Anwendung keine.

Literatur
KRAHMANN, H. und HAAG, G.: Die Progressive Relaxation in der Physiotherapie. Pflaum Verlag, München 1987

2.3.12 Klein-Vogelbach – Funktionelle Bewegungslehre

Annette Jenner-Kief

Grundlagen

Nach KLEIN-VOGELBACH gibt es einen Idealkörperbau für Statik und Konstitution, bei dem die optimale Gewichtsverteilung und die Längen von Rumpf und Extremitäten ökonomische Bewegungen ermöglichen (☞ Abb. 2.35). Bei jedem normalen Menschen treten Abweichungen von diesem Ideal auf, die zu veränderten Bewegungsabläufen und evtl. Schmerzen führen.

Mit der Erstellung eines systematisierten Befundes („funktionellen Status") werden die Abweichungen für jedes einzelne Gelenk erfaßt. Daraus leitet die TherapeutIn die bestehenden Beschwerden ab. Die Therapie funktioneller Wirbelsäulenbeschwerden besteht aus drei Teilen:

- Mobilisierender Massage
- Widerlagernder Mobilisation
- Hubfreier und hubarmer Mobilisation.

Für alle auszuführenden Bewegungen wird eine Ausgangsstellung gesucht, in der soviel wie möglich des Körpergewichtes abgelegt wird (Hubarmut).

Bei allen drei Techniken wird erst stark unterstützt gearbeitet, bis der Pat. die Übungen selbständig ausführen kann. Für aktive Bewegungen werden sehr detaillierte Instruktionen gegeben, die sich auf zwei körpereigene Punkte beziehen. Beispiel: Für die Ellenbogenflexion wird die Handwurzel zum Schultergelenk bewegt, für die Lateralflexion der LWS wird die Spina iliaca anterior zum gleichseitigen Fuß geschoben. Dieselben Prinzipien gelten für die „funktionelle Atemtherapie". Im Liegen oder im Sitz in stark unterstützter Ausgangsstellung wird die bewußte Wahrnehmung und Beeinflussung der Atembewegung geübt. Ganganalyse und -schulung sind ebenfalls ein wichtiger Bestandteil der Methode.

Ziele

Unter Berücksichtigung der Konstitution und der bestehenden Bewegungsdefizite soll eine Ökonomisierung täglicher Bewegungsabläufe und Schmerzfreiheit erreicht werden.

Durchführung

Es wird ein umfassender „funktioneller Status" unter besonderer Berücksichtigung der aktuellen Beschwerden erstellt. Anhand des „Status" übt die TherapeutIn mit dem Pat. die jeweiligen Ausgangsübungen oder deren Variationen, die für die Abweichungen vom „Idealkörperbau" passen, ein. Die Therapie besteht aus vier Blöcken:

Funktionelles Rumpfmuskel- und Atemtraining

Eine Bauchmuskelübung (Frosch), eine Rückenmuskelübung (Vierfüßler) und eine Rotationsübung werden jeweils für die abweichenden Längen und Gewichte des Pat. variiert zur Therapie genutzt. Beim funktionellen Atemtraining erfolgt eine Anpassung der zwei Ausgangsübungen an den Pat. Die Grundausgangsstellung für die hubfreien

Übungen ist die Rückenlage, bzw. der Vierfüßlerstand. Als Variationen können sie aber z.B. auch im Stand ausgeführt werden.

Funktionelle Therapie statisch bedingter Wirbelsäulensyndrome

- *Mobilisierende Massage:* Pat. liegt in Seitlage. Am zu bewegenden Wirbel intermittierend Druck nach vorn geben, bis Pat. die Bewegung aktiv ausführt.
- Die *widerlagernde Mobilisation* wird an den Extremitäten ausgeführt. Aus Seitlage oder Sitz werden zwei gedachte Punkte des Körpers einander angenähert (s.o.).
- *Hubfreie und hubarme Mobilisation* werden in Rücken- oder Seitlage, im Sitz oder im Stand ausgeführt. Für die auszuführende Bewegung wird das Gelenk in eine Stellung gebracht, in der ohne (hubfrei) bzw. nur mit geringer Schwerkrafteinwirkung (hubarm) bewegt werden kann.

Beispiele: LWS-Lateralflexion aus Rückenlage, die Spinae iliacae wechselseitig nach unten herausschieben. BWS-Extension im Sitz, in aufgerichteter Körperhaltung das Brustbein einziehen und herausstrecken.

Ballgymnastik

Auf einem Gymnastikball werden mit genau definierten Übungen Gleichgewichtsreaktionen genutzt, um Koordination, Mobilisation und Kräftigung zu erreichen.

Gangschulung

Das Gangbild wird analysiert, die falschen Bewegungsabläufe zerlegt und in Teilen geübt. Bei allen Übungen wird versucht das Ziel der Ökonomisierung der Bewegungsabläufe mithilfe provozierter Gleichgewichtsreaktionen und reaktiver Übungen zu erreichen. Dabei werden durch eine aktive Bewegung fortlaufende Bewegungen (als passive Widerlagerung, Veränderung der Unterstützungsfläche) ausgelöst.

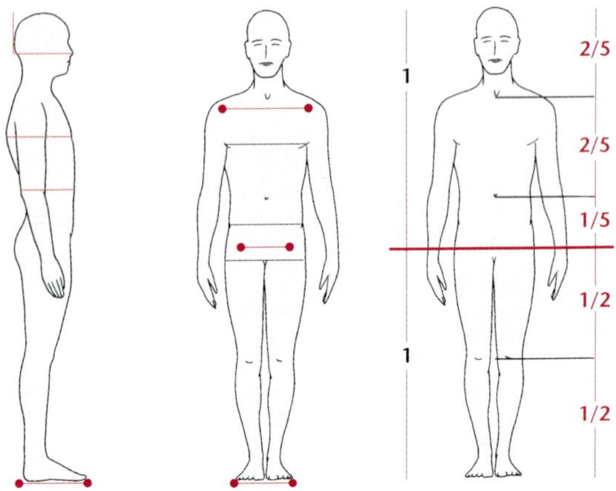

Abb. 2.35: Idealkörperbau. Idealwerte für Breite und Tiefe in der Literatur

Indikation

Schmerzen und funktionelle Bewegungseinschränkungen in Wirbelsäule, Hüfte und Knie, Schulter und Ellbogen.

Literatur

KLEIN-VOGELBACH, S.: Funktionelle Bewegungslehre. Bd. 1: Rehabilitation und Prävention. Springer, Berlin 1990

KLEIN-VOGELBACH, S.: Gangschulung zur Funktionellen Bewegungslehre. Springer Verlag, Berlin 1995

2.3.13 Maitland

Claudia Kiesewetter

Konzept der Manualtherapie. Durch passive Bewegungen wird der Stütz- und Bewegungsapparat untersucht, behandelt und beurteilt.

Das Konzept besteht aus drei eng miteinander in Beziehung stehenden Hauptteilen:

- *Untersuchung:* Besteht aus zwei Teilen, deren Ergebnis die Wahl der Techniken und Maßnahmen der Behandlung bestimmt. Sie werden vor und während der Behandlung durchgeführt.
- *Behandlung:* Typisch für das Konzept bei der Mobilisation ist die Einteilung der Gelenkbewegung in Grade (Bewegungsabschnitte) und deren oszillierende (schwingende) Ausführung.
- *Beurteilung:* Schwerpunkt des Maitland-Konzeptes. Jeder Aspekt der Behandlung und des Krankheitsbildes sowie deren Zusammenspiel wird ergründet und beurteilt. Ziele der Behandlung werden festgelegt und Zukunftsprognosen erstellt. Diese müssen in der folgenden Behandlung durch die Untersuchung, die Behandlung und die erneute allumfassende Beurteilung widerlegt oder bestätigt werden.

! Die Ergebnisse jedes der drei Teile schriftlich festhalten. Die Erstellung erfolgt in kurzer und präziser Form → Verwendung festgelegter Abkürzungen und Zeichen des Maitland-Konzeptes.

Ziel

Ermittlung des Behandlungserfolges anhand eines objektiven Ergebnisses aus den drei Hauptteilen des Konzeptes → Erstellung eines umfassenden Gesamtbildes (Krankeitsbild, Behandlung und Zusammenwirkung) durch klar definierte Schlußfolgerungen. Die TherapeutIn wird veranlaßt, jeden Teilschritt der Therapie zu planen → effektive Gestaltung der Behandlung.

Durchführung

Untersuchung

Ziel ist das Erlangen einer möglichst genauen Beurteilung. U.a. gilt daher für die Untersuchung: Pat. sollen Beschreibungen und Auskünfte möglichst genau erteilen → keine Irritierung oder Beeinflussung der Pat., Denkvorgänge klar strukturiert gestalten (u.a. keine voreiligen Schlüsse ziehen), Erkennen des klinischen Bildes nicht durch theoretisches Wissen beeinflussen.

Subjektive Untersuchung
Pat. beschreibt und beurteilt sein Problem. Aus dieser subjektiven Untersuchung eine Annahme bilden über:

2

- Auftreten- und Verhaltensweisen der Störung (Wann, wie tritt es auf? Wie verhält es sich, wenn es aufgetreten ist?).
- Die möglichen gestörten Gelenkstrukturen, die die Beschwerden auslösen könnten.

Aus diesen gewonnenen Informationen die objektive Untersuchung planen.

Objektive Untersuchung
Testbewegungen sollen die in der subjektiven Untersuchung beschriebenen Symptome reproduzieren oder vergleichbare Zeichen auslösen → Erkennen der Strukturen, die das Erscheinungsbild verursachen. Da mehrere Strukturen von einem Test belastet werden, ist die Anzahl von Kombinations- und Differenzierungstests groß.

Indikationsbeispiel zur Testauswahl
- Langanhaltende starke Belastung verursacht Schmerzen → Einsatz von Tests zur vollen Reproduktion des Schmerzes.
- Problem, z.B. Widerstand oder Schmerz liegt am Bewegungsende → Einsatz von Tests die am Bewegungslimit arbeiten, abhängig von der Schmerztoleranz.

Behandlung

Behandlungstechniken anhand der Symptome festlegen, da sonst die anschließende Beurteilung ungenau ausfällt. Beispiel: Behandlungstechniken arbeiten nur an gewissen Strukturen (z.B. Gelenkkapsel). Bessern sich die Symptome (z.B. Bewegungseinschränkungen) ist dies ein Zeichen dafür, daß die als geschädigt angesehene Struktur (in diesem Fall die Gelenkkapsel) wirklich geschädigt ist.

Planung der Behandlung
Vor der Behandlung anhand des Untersuchungsergebnisses entscheiden:
- Welche Aspekte des Problems sollen behandelt werden?
- Welche Behandlungstechniken können generell eingesetzt werden?
- Welche Behandlungstechniken werden in *dieser* Behandlung eingesetzt?

Die ausgewählten Techniken müssen aus den Informationen der Untersuchung begründbar sein.

Auswahlkriterien
- Schmerzverhalten und andere Symptome (z.B. Gefühl der Gelenkinstabilität).
- Bewegungseinschränkungen oder andere Widerstände.
- Schutzspasmen (unwillkürliche muskuläre Blockierung eines Gelenkes).

Auswahlbeispiele
- Bewegungsbegrenzende Störungen, z.B. Steifigkeit: Techniken wählen, die am Bewegungsende arbeiten. Sie werden in kräftiger Form ausgeführt und dehnen am Bewegungsende.
- Bei Schmerzen, z.B. in einem Gelenk, Techniken wählen, die am Bewegungsanfang in der schmerzfreien Zone arbeiten. Sie werden langsam und sanft ausgeführt.

Behandlungstechniken
Im Maitlandkonzept ist der Bewegungsausschlag (eingeteilt in Grade) sowie das Oszillieren von wesentlicher Bedeutung.

Bewegungsausschlag
Ein Gelenkpartner wird gegen den anderen manuell verschoben. Er legt von seiner Ruheposition A zu seiner Endposition B eine bestimmte Strecke zurück, den Bewegungsausschlag/-weg (☞ Abb. 2.36). Der Bewegungsweg wird in Grade eingeteilt:

Definition der Bewegungsgrade nach MAITLAND

Grad	Bewegungsausschlag
I	am Beginn der Gelenkbewegung
II	im Bereich der freien Gelenkbeweglichkeit
III	im Bereich der freien Gelenkbeweglichkeit beginnend, bis an das Bewegungsende reichend
IV	am Ende einer Gelenkbewegung

Zusätzliche – oder + bezeichnen den Kraftaufwand mit dem der Bewegungsausschlag ausgeführt wird.

Oszillieren
Die Anwendung der Oszillationen erfolgt in der Mobilisation (passive Bewegungen, die Pat. gegebenenfalls verhindern können). Passive, oszillierende Bewegungen sind in 2 unterschiedlichen Formen durchführbar:
- Im Bereich der freien Gelenkbeweglichkeit im langsamen (1 oder 2 Bewegungen pro Sek.) oder schnellen (2 oder 3 Bewegungen/Sek.) Tempo. Die Durchführung erfolgt gleichmäßig oder stakkatoartig.
- Am Ende der Bewegung (die Gelenkpartner werden in Dehnstellung gehalten) in sehr kleinen oszillierenden Bewegungen.

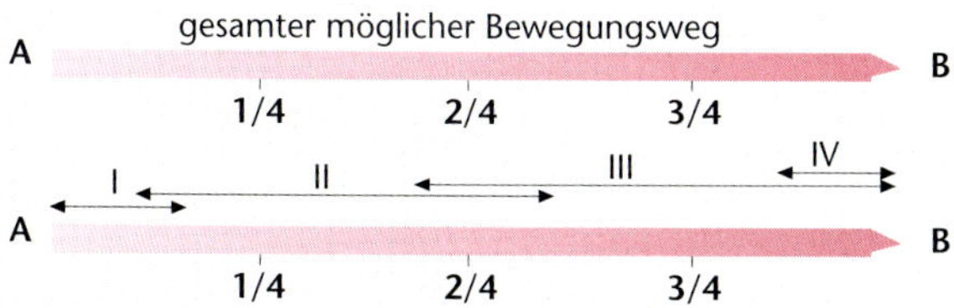

Abb. 2.36: Einteilung der Bewegungsstrecke

Beurteilung (Befundaufnahme)

Es wird die *Beurteilung* von der *Analytischen Beurteilung* unterschieden. Die „Beurteilung" prüft die Techniken auf ihre Wirkung und wertet sie. Die „Analytische Beurteilung" prüft und beurteilt alle Aspekte des Verlaufs der Gesamtsituation des Pat. und seiner Erkrankung.

Diese Gesamtsituation erstreckt sich über:

- *Anamnese:* Zusammenhänge zwischen Beschwerdebeginn, Beschwerdeform usw.
- *Untersuchung:* Verbindungen der einzelnen Befunde zu Beschwerden herstellen.
- *Veränderungen*: Weshalb ändert sich bei den eingesetzten Techniken die Symptomatik.
- *Andere Behandlungsformen:* Entwicklungsabhängig den Einsatz anderer Behandlungsformen ergründen und durchführen.
- *Behandlungsergebnis:* Nicht optimales Ergebnis akzeptieren oder weiterbehandeln.

Beurteilung während der Erstuntersuchung

Die gewonnenen Informationen werden in Beziehung zueinander gesetzt. Folgende Punkte werden beurteilt:

- Diagnose, Vorgeschichte.
- Beeinträchtigung des Pat. durch die Beschwerden (Symptome).
- Reaktionen (Schmerz, Widerstand, „Schutzspasmus") in den Testbewegungen.

Während der Behandlung

Angewandten Techniken bewerten (sind die Zielsetzungen und angestrebten Veränderungen erreicht worden? Weshalb nicht?) → Vor der Behandlung festlegen, welche Ziele bzw. Veränderungen erreicht werden sollen.

- Befundaufnahme zu Beginn einer Behandlung (Ermitteln der Wirkung der vorangegangenen Behandlung).
- Befundaufnahme während der Anwendung der jeweiligen Behandlungstechnik (Verschlimmerung oder Linderung z.B. des Schmerzes).
- Befundaufnahme zwischen den Ausführungen der einzelnen Behandlungstechniken (Bestimmen der unmittelbaren Wirkung der Behandlungstechnik).
- Befundaufnahme zum Abschluß der Behandlungssitzung (Ermitteln der Auswirkung der Gesamtbehandlungssitzung).

Wirkung der Techniken beurteilen:

- Über 24 Std. (Aussage über das Verhalten von Verbesserung und Verschlechterung über einen gewissen Zeitraum).
- Nach 3 oder 4 Behandlungen (Gesamtbeurteilung der Wirkung der Techniken über einen längeren Zeitraum).
- Feststellen, ob der Behandlungserfolg stagniert oder sich verlangsamt (Ursachen).
- Im Anschluß an eine Unterbrechung, um den „Ausgangspunkt" der weiteren Behandlung festzustellen.
- Durch Unterbrechung: Nachweis, ob es sich um einen allgemeinen Heilungsprozeß oder um die Wirkung der Techniken handelt.
- Bei Abschluß der Behandlung: Prognose und Prophylaxe anhand der durchgeführten Techniken.

Die Wirkungsbeurteilung der Techniken kann zur Unterstützung der Diagnosefindung genutzt werden.

Analytische Beurteilung

Wird während und nach den Behandlungen durchgeführt.

Durch die analytische Beurteilung wird der Zusammenhang zwischen „Ursache und Wirkung" hergestellt, z.B. Technikeinsatz in der jetzigen Behandlung unter Berücksichtigung der effektiven Auswertung in der nächsten Behandlung planen.

- In der Gesamtbehandlung den Behandlungserfolg rückblickend darstellen (Störungsbeseitigung spontan und/oder aufgrund der Behandlungen).

- Nach der Gesamtbehandlung eine Zukunftsbeurteilung jeder Behandlungsform erstellen und eine Rückfallwahrscheinlichkeit abschätzen.

! Die permanente analytische Beurteilung ist die Basis des Maitlandkonzeptes.

Indikationen/Kontraindikationen

Das Konzept hat sich insbesondere in der Orthopädischen Medizin bewährt. Die Indikationen sind von der Durchführungsart der Technik abhängig.

Generelle Kontraindikationen für Mobilisationen

Bei betroffenen Gelenken in folgenden Regionen:
- WS: Kompressionssyndom von Rückenmark und Cauda equina.
- Gelenkschmerzen (psychosomatisch bedingt oder unklarer Ursache).
- Tumore (maligne).
- Krankheitsprozesse/entzündliche Prozesse, z.B.: rheumatische Artritis, aktiver M. Bechterew, Osteomyelitis usw.
- Osteoporose und frische Frakturen.

Literatur

MAITLAND, G.D.: Manipulation der peripheren Gelenke. Springer Verlag. Berlin 1988
MAITLAND, G.D.: Manipulation der Wirbelsäule. Springer Verlag, Berlin 1994

2.3.14 McKenzie

Peter Appenroth

Von ROBIN MCKENZIE entwickeltes Untersuchungs- und Behandlungsprogramm insbesondere für Pat. mit Rückenbeschwerden im Bereich der LWS. Die Methode ist auch im Bereich der HWS und BWS anwendbar. Heute wird nach seiner Methode in USA, Neuseeland, Nordeuropa, seit einigen Jahren auch in Deutschland behandelt.

Grundlagen

MCKENZIE definiert verschiedene Syndrome, die Schmerzzuständen oder Bewegungseinschränkungen des Haltungs- und Bewegungsapparates zugrunde liegen können. Er teilt die Pat. nach dem von ihm entwickelten Befundschema in eine oder mehrere der folgenden Kategorien ein.

Haltungssyndrom

Mechanische Deformation (z.B. Überdehnung) von Strukturen des Halteapparates unter längerer Belastung, charakterisiert durch intermittierende haltungsabhängige Schmerzen.

Dysfunktionssyndrom

Bewegungseinschränkungen, die durch adaptiv verkürzte Strukturen verursacht sind. Der Mechanismus ist derselbe wie beim Haltungssyndrom, außer daß die Schmerzen das Resultat der Dehnung von adaptiv verkürztem oder abnormalem Gewebe sind und vor allem am Ende einer normalen Bewegung zunehmen.

Derangementsyndrom(e)

Am häufigsten bei Pat. zwischen 20 und 55 Jahren, M > F. Der Schmerz beim Derangementsyndrom wird durch eine Verlagerung oder veränderte Position von Gelenkstrukturen erklärt, die zu einer mechanischen Deformierung von schmerzempfindlichen Strukturen führt. Hierdurch resultiert z.B. eine veränderte Stellung der Gelenkflächen zueinander, was sich klinisch in Fehlhaltungen und Abweichungen von der normalen Bewegungsbahn äußern kann. Je nach Schmerzlokalisation und -ausstrahlung werden verschiedene Derangementsyndrome (s.u.) unterschieden.
Nach McKENZIE wird ein Derangementsyndrom der Wirbelsäule im wesentlichen durch eine mechanische Störung im intervertebralen Discus verursacht (posteriores Derangement durch Verlagerungen des Nucleus pulposus nach dorsal, anteriores Derangement durch Verlagerungen nach ventral).

Prädisponierende Faktoren

- *Sitzhaltung:* Durch Verminderung oder Verstärkung der normalen Wirbelsäulenkurvatur geraten die ligamentären Strukturen in einen Dehnungsstreß → Erhöhung des intradiskalen Drucks.
- *Extensionsverlust:* Hervorgerufen durch adaptive Verkürzungen (z.B. Bauch- und Hüftmuskulatur, Narbengewebe nach Trauma) beeinflußt ein vermindertes Maß an Extension die Haltung im Sitzen, Stehen und Gehen.
- *Flexionshäufigkeit:* Durch unseren Lebensstil nehmen wir zu häufig ein Flexionsmuster ein (Schlaf in flektierter Position, Stand am Waschbecken, Sitz bei den Mahlzeiten, Sitzhaltung am Arbeitsplatz, Fernsehen).

Ziele

Schmerzlinderung, Wiederherstellung der Funktion, Anleitung zur Selbständigkeit (TherapeutInnenunabhängig) durch gezieltes Übungsprogramm im Umgang mit Kreuzschmerzen, auch im Sinne einer Prophylaxe.

Befunderhebung – Beispiel Derangement-Syndrom

Die Zuordnung zu den drei Kategorien erfolgt durch die Befunderhebung. Sie orientiert sich an der Veränderung der Symptome nach wiederholten Bewegungen während der Durchführung von Tests und der Behandlung.

Hauptkriterien des Derangement-Syndroms

- *Schmerzverteilung und -qualität:* Zentral, unilateral, symmetrisch oder asymmetrisch; ausstrahlend in Gesäß, Ober-, Unterschenkel oder Fuß; Lokalisation, Schmerzverteilung und Intensität. Qualität: tiefe, dumpfe, scharfe Schmerzen; Parästhesien oder Taubheitsgefühle.
- *Schmerzcharakterisierung:* Z.B. plötzliches Auftreten mit oder ohne bekannten auslösenden Faktor. Der Schmerz kann in kurzer Zeit stärker werden und/oder in die Peripherie ausstrahlen. Schmerz konstant oder intermittierend.
- *Inspektion:* Oft akute Fehlhaltung: abgeflachte Lordosierung oder kyphotische Fehlhaltung, lateraler Shift (s.u.) oder, beim anterioren Derangement, akzentuierte Lordosierung.

- *Verschlechterung:* Beim posterioren Derangement: beim Bücken, Sitzen und/oder anderen gehaltenen Positionen, beim Aufstehen vom Sitzen. Bei vorhandenem Shift ist evtl. auch das Stehen und Gehen schmerzhaft. Bei anteriorem Derangement: beim Gehen und Stehen.
- *Verbesserung:* Bei posterioren Derangement: Beim Gehen, Liegen. Beim anterioren Derangement: Beim Sitzen und in anderen Positionen in Flexion.

Zentralisationsphänomen

Verlagerung von ausstrahlenden Schmerzen von der Peripherie zur Mittellinie der Wirbelsäule, z.B. bei der Ausführung bestimmter wiederholter Bewegungen oder beim Einnehmen bestimmter Haltungen. Die Schmerzintensität kann dabei im „Zentrum" der Wirbelsäule vorübergehend stark zunehmen.

- *Therapeutischer Wert* des Phänomens: Bewegungen, die ein Zentralisationsphänomen verursachen, können zur Behandlung und Prophylaxe des unteren Rückenschmerzes eingesetzt werden.
- *Prognostischer Wert:* Das Zentralisationsphänomen ist ein verläßlicher Indikator für den Therapieverlauf. Tritt es bei der Erstuntersuchung auf, so ist i.d.R. ein günstiger Behandlungsverlauf zu erwarten.
- *Diagnostischer Wert:* Da das Zentralisationsphänomen nur beim Derangementsyndrom auftritt, hilft es zur diagnostischen Eingrenzung.

Lumbale Skoliosierung (Lateral shift)

Durch ein Derangementsyndrom bedingte Fehlhaltung (auch als laterale Translation, laterales Gleiten, skoliotische Fehlhaltung oder laterale Verschiebung bezeichnet). Von hinten gesehen steht der Oberkörper in Bezug auf das Becken seitlich verschoben.

- Steht der Oberkörper rechts vom Becken, so liegt ein *„Shift nach rechts"* vor.
- Gleitet der Oberkörper von der Schmerzseite weg, so liegt ein *kontralateraler Shift* vor. 9 von 10 Pat. mit einer lateralen Translation zeigen einen kontralateralen Shift (wesentlich bessere Prognose).
- Gleitet der Oberkörper zur Schmerzseite, so liegt ein *ipsilateraler Shift* vor.

Einteilung der Derangementsyndrome

- *Derangement eins:* Zentraler oder symmetrischer Schmerz auf Höhe L4/5, selten Gesäß- oder Oberschenkelschmerzen, keine Deformierung der Wirbelsäule.
- *Derangement zwei:* Zentraler oder symmetrischer Schmerz auf Höhe L4/5 mit oder ohne Gesäß- und/oder Oberschenkelschmerzen mit lumbaler Kyphosierung.
- *Derangement drei:* Unilateraler oder asymmetrischer Schmerz auf Höhe L4/5 mit oder ohne Gesäß- und oder Oberschenkelschmerzen, keine Deformierung.
- *Derangement vier:* Unilateraler oder asymmetrischer Schmerz auf Höhe L4/5 mit oder ohne Gesäß- und/oder Oberschenkelschmerzen, mit lumbaler Skoliosierung.
- *Derangement fünf:* Unilateraler oder asymmetrischer Schmerz auf Höhe L4/5 mit oder ohne Gesäß- und/oder Oberschenkelschmerzen mit Beinschmerzen bis unter das Knie ausstrahlend, keine Deformierung.
- *Derangement sechs:* Unilateraler oder asymmetrischer Schmerz auf Höhe L4/5 mit oder ohne Gesäß- und/oder Oberschenkelschmerzen bei Beinschmerzen bis unter das Knie ausstrahlend, mit lumbaler Skoliosierung.
- *Derangement sieben:* Symmetrischer oder asymmetrischer Schmerz auf Höhe L4/5 mit oder ohne Gesäß- und/oder Oberschenkelschmerzen mit akzentuierter lumbaler Lordosierung.

Therapeutische Elemente

ASTE auf der Behandlungsbank oder Boden (außer bei Extension im Stehen): Bauchlage (0 BL); Bauchlage in Extension (BL in E); Extension im Liegen (EIL); Extension im Liegen mit Gurtfixation; Gehaltene Extension (E); Extension im Stehen (EIS); Extensionsmobilisation (Emob); Extensionsmanipulation; Rotationsmobilisation in Extension (Rotmob in E); Rotationsmanipulation in Extension; Gehaltene Rotation/Mobilisation in Flexion; Rotationsmanipulation in Flexion; Flexion im Liegen (FIL); Flexion im Stehen (FIS); Flexion im Stufenstehen; Korrektur der lumbalen Skolisierung (Shiftkorrektur, Seitengleiten im Stehen = SGIS); Selbstkorrektur der lumbalen Skoliosierung.

2

Behandlung der Derangementsyndrome

Typische Behandlung und Progression

- *Allgemeines Vorgehen:* Reduktion des Derangements; Erhalten der Reduktion; Wiederherstellen der Funktion; Prophylaxe.
- *Wird erreicht durch*: Selbstbehandlungsverfahren, z.B. Selbstkorrektur der lumbalen Skolisierung. TherapeutInnentechniken, z.B. manuelle Korrektur der lumbalen Skolisierung.

Behandlung

Behandlung der Derangement-Syndrome am Beispiel von Derangement 1.

- *1. Behandlung:* 5 Min. Bauchlage. 5 Min. Bauchlage in Extension. 4 x 10 EIL. Information über Ursachen und Konsequenzen für das Verhalten. 24 Std. Lordose erhalten, z.B. durch Lendenrolle beim Sitzen, evtl. Nachtrolle beim Schlafen. Stündlich 10 x EIL. Bei Wiederauftreten der Schmerzen sofort EIL oder EIS.
- *2. Behandlung*: Diagnose bestätigen. Sitzhaltung und Übungen kontrollieren. Falls weniger Schmerzen: 10 x EIL alle 2 Std. Falls Schmerz unverändert: Häufigkeit und Ausführung der Übungen kontrollieren. Wenn die Übungen korrekt ausgeführt wurden, TherapeutInnentechniken (Extensionsmobilisation; Rotationsmobilisation in Extension).
- *3. Behandlung:* Sitzhaltung und Übungen kontrollieren. Falls besser → weiter so. Falls Schmerz intermittierend: Stop BL und BL in E. Weiter EIL alle 2 Std. Zusätzlich die Übung „Zusammensinken-Überkorrigieren“. Falls Schmerz unverändert: Emob; Rotmob in E, anschließend E mit Gurtfixation.
- *4. Behandlung:* Kontrolle. Bei guten Fortschritten: 3x/Wo. Therapie, Behandlung unverändert bis Pat. 3 Tage schmerzfrei. Bei ungenügenden Fortschritten: TherapeutInnentechniken; evtl. E Manipulation.
- *5.–7. Behandlung:* Kontrolle. Bei Schmerzfreiheit während 3 Tagen: reduzieren auf 3 x tägl. 10 EIL; EIS nach Bedarf. Mit 5 x 5 FIL in der zweiten Tageshälfte beginnen. Anschließend immer 10 x EIL. Falls Derangement stabil: steigern bis 10 x FIL, anschließend 10 x EIL
- *Für 6 Wochen:* Morgens 10 x EIL. Abends 10 x FIL, anschließend 10 x EIL. EIS bei Bedarf. Bei schlechter Sitzhaltung: Übung „Zusammensinken-Überkorrigieren“.
- *Vor Entlassung:* Instruktion über Prophylaxe und Verhalten bei Rezidiven.

Indikationen/Kontraindikationen

Indikationen

- Akute, subakute und chronische Kreuzschmerzen, charakterisiert durch langsamen oder plötzlich auftretenden, eher stechenden Schmerz, mit oder ohne Ausstrahlung ins Gesäß oder weiter ins Bein und begleitende Einschränkungen der Beweglichkeit.
- Intermittierende Ischialgien.

Kontraindikationen

- Ausschluß von Pat., bei denen keine Reduktion oder Zentralisation des Schmerzes durch Lagerung oder Bewegung festzustellen ist.
- S4-Sympt., hyperakuter Lumbago, Protrusion/Prolaps mit neurologischen Defiziten.
- Letzte Schwangerschaftsmonate, Neurosen, Osteoporose, Tumore, Metastasen, Frakturen.

Literatur

MCKENZIE, ROBIN: Die lumbale Wirbelsäule; mechanische Diagnose und Therapie, Verlag Spinal Publications, Zürich

MCKENZIE, ROBIN: Behandle deinen Rücken selbst, Verlag Spinal Publications, New Zealand

2.3.15 Orthopädische Manuelle Therapie (OMT)

Udo Wolf

Die Orthopädische Manuelle Therapie wird durch einen internationalen Ausbildungsstandard der International Federation of Orthopaedic Manipulative Therapists (IFOMT) geregelt. In Deutschland erfüllen diesen Standard die Kurse der Arbeitsgemeinschaft für Manuelle Therapie im Zentralverband der Physiotherapeuten (AGMT), des Deutschen Verbandes für Manuelle Therapie DVMT (Maitland-Konzept) und der Deutschen Gesellschaft für Orthopädische Manuelle Therapie DGOMT (Kaltenborn-Evjenth-Konzept, s.u.). Die Verbände sind über einen gemeinsamen Dachverband, die Förderative Artbeitsgemeinschaft für Manuelle Therapie (DFAMT), Mitglied in der IFOMT. Die Orthopädische Manuelle Therapie ist ein vom WCPT (World Confederation for Physical Therapy) und der WHO (World Health Organisation) anerkanntes physiotherapeutisches Verfahren.
Dieses Kapitel beschreibt exemplarisch das Kaltenborn-Evjenth-Konzept, sowie weitere Techniken, die von ManualtherapeutInnen häufig angewendet werden. Es deckt die Kursinhalte der AGMT weitestgehend ab.

Ziele

Auffinden und Behandeln von Dysfunktionen (Schmerz, Hypo- oder Hypermobilität und Weichteilaffektionen) am Bewegungsapparat mit dem Ziel des Erhalts oder der Wiederherstellung normaler Funktion im „Gelenk" und allen funktionell und strukturell damit verbundenen Geweben.

Allgemeine Biomechanik

Ebenen und Achsen

Neben den in der Humanmedizin gebräuchlichen Bezeichnungen für Ebenen und Achsen zur Beschreibung und Messung von Bewegungen im Raum führt die Manuelle Therapie den Begriff der *Behandlungsebene* ein. Diese schneidet die Verbindungslinie zwischen dem Berührungspunkt zweier Gelenkpartner und deren Rotationsachse bei einer Bewegung rechtwinklig. Sie liegt auf dem konkaven Gelenkpartner.

Gelenkstellungen (am Bsp. der Schulter):

- *Nullstellung:* Definierte Position für jedes Gelenk, aus der die Messung nach der Neutral-Null-Methode (nach DEBRUNNER) vorgenommen wird (☞ hintere Umschlagseite). Beispiel Schulter: Der Arm ist parallel zum Rumpf, der Daumen zeigt nach vorne.
- *Ruhestellung* („maximally loose-packed position"): Muskulatur und Kapsel sind max. entspannt, die Gelenkpartner haben geringstmöglichen Kontakt. Optimale Stellung für Test und (Schmerz-) Behandlung. Bsp. Schulter: 55° Abduktion und 30° horizontale Adduktion.
- *Aktuelle Ruhestellung:* An eine pathologische Situation angepaßte Ruhestellung. Ausgangsstellung für Test und (Schmerz-) Behandlung.
- *Verriegelte Stellung* („close-packed position"): Weichteile und Kapsel sind max. gestrafft, die Gelenkpartner haben den größtmöglichen Kontakt. Beispiel: Schulter: max. Abduktion und Außenrotation.

Knochen- und Gelenkbewegungen

In der Biomechanik werden zwei Arten der Gelenkbewegungen unterschieden: Rotation und Translation.

Rotation

Alle aktiven und passiven Bewegungen im Raum, die sich um Achsen innerhalb oder außerhalb des Körpers vollziehen (Osteokinematik). Der Winkel zwischen zwei durch ein Gelenk verbundenen Knochen verändert sich. Die Rotationen werden nach der anatomischen Nomenklatur mit Flexion, Extension, Abduktion, Adduktion, Innenrotation und Außenrotation bezeichnet und unter dem Begriff anguläre Bewegungen zusammengefaßt. Bei Rotationen vollziehen sich im Gelenk Roll- und Gleitbewegungen (Arthrokinematik).

- *Rollen* bewirkt eine Verlagerung der Rotationsachse. Die Kontaktfläche beider Gelenkpartner verändert sich während der gesamten Bewegung. Es haben dabei fortlaufend andere Gelenkflächenabschnitte miteinander Kontakt. Bsp.: Ein Autoreifen rollt über die Straße.
- *Gleiten* vollzieht sich nicht um eine Rotationsachse. Die Kontaktfläche eines Gelenkpartners bleibt ebenfalls an derselben Stelle. Ein Abschnitt einer Gelenkfläche kommt ständig mit neuen Abschnitten des anderen Gelenkpartners in Berührung. Bsp.: Bremsen auf glatter Straße.
- *Rollgleiten:* Während allen Rotationen findet eine Kombination aus Rollen und Gleiten statt, die Rollgleiten genannt wird.

Das Rollen vollzieht sich immer in die gleiche Richtung, in die sich der Knochen bewegt. Das Gleiten geschieht am konkaven Gelenkpartner ebenfalls in dieselbe, am konvexen Gelenkpartner jedoch in die der Knochenbewegung entgegengesetzte Richtung *(Konvex-Konkav-Regel nach KALTENBORN)*, da die Rotationsachse im konvexen Gelenkpartner liegt. Bsp.: Am Kniegelenk findet bei Beugung ein Rollen und Gleiten

des konkaven Tibiakopfes nach hinten statt. Am Schultergelenk dagegen findet bei seitlicher Armhebung ein Rollen des konvexen Humeruskopfes nach oben mit gleichzeitigem Gleiten nach unten statt.
An Gelenken mit relativ viel Kongruenz überwiegt das Gleiten (z.B. Hüftgelenk), an Gelenken mit wenig Kongruenz das Rollen (z.B. Kniegelenk).

Translation
Passive Verschiebung eines Körpers, die sich in einer Ebene, parallel zu einer Achse, vollzieht. Dabei beschreiben alle Anteile der sich bewegenden Körperabschnitte gradlinige Bewegungen. Der Winkel zwischen zwei durch ein Gelenk verbundenen Knochen bleibt konstant. Die Translationen werden mit Traktion und Gleiten bezeichnet und als Gelenkspiel zusammengefaßt. Einteilung des Gelenkspiels:

- *Traktion:* Die rechtwinklige Translation eines Körpers im Verhältnis zur Behandlungsebene, die zur Separation zwischen Körpern führt. Bsp. Schulter: Passiver Zug am Oberarm nach lateral.
- *Gleiten:* Die parallele Translation eines Körpers im Verhältnis zur Behandlungsebene, die zu einer Verschiebung zwischen zwei Körpern führt. Bsp. Schulter: Passives Gleiten des Humeruskopfes nach kaudal.

Translation				
Stufe	**Art**	**Name**	**Wirkung**	**Anwendung**
I	Traktion	Lösen	Aufhebung der Kohäsionskräfte und muskulärer Kompressionskräfte	Während Gleit-Tests und Gleit-Mobilisation
II	Traktion und Gleiten	Straffen	Straffung der gelenkumgebenden Weichteile	Schmerzbehandlung
III	Traktion und Gleiten	Dehnen	Dehnung der Weichteile im kollagenen Belastungsbereich	Mobilisationsbehandlung

Grundlagen der Untersuchung

Bei aktiven und passiven Gelenkbewegungen werden folgende Kriterien untersucht:

Bewegungsausmaß (Quantität der Bewegung)

- Messen der aktiven und passiven Rotationen (angulären Bewegungen): Mit dem Winkelmesser (Goniometer) Bewegungseinschränkungen und vergrößertes Bewegungsausmaß feststellen und messen. Während der aktiven Bewegungsprüfung die Bewegungsausführung beobachten und besonders auf Abweichungen vom normalen Bewegungsablauf achten. Bei der passiven Bewegungsprüfung Widerstände sowie Krepitationen o.ä. erspüren
- *„Kapsuläres Zeichen“:* Vergleicht man an einem Gelenk das Ausmaß der Bewegungseinschränkungen in die verschiedenen Richtungen, so kann man bei Affektionen der Gelenkkapsel (z.B. Arthrose, Arthritis) ein bestimmtes Verteilungsmuster der Bewegungseinschränkung feststellen, das sogenannte Kapsuläre Zeichen (☞ 2.3.8). Bsp. „Kapsuläres Zeichen“ der Schulter: Außenrotation, Abduktion, Innenrotation; d.h. die Außenrotation ist sehr stark, die Abduktion ist stark, die Innenrotation am wenigsten eingeschränkt.
- *Muskelverkürzungen:* Sie können Ursache von Bewegungseinschränkungen sein. Befunderhebung: Das Gelenk zunächst mit angenäherter Muskulatur in eine Rich-

tung testen und dann den Test mit max. gedehnter Muskulatur wiederholen. Die Bewegung sollte in beiden Fällen frei möglich sein. Bsp. Schulter: läßt sich das Schultergelenk mit gebeugtem Ellenbogen voll extendieren, nicht aber bei gestrecktem Ellenbogen, so muß eine Verkürzung des M. bizeps vorliegen.
- Kann an einem Gelenk kein Goniometer angelegt werden oder ist das Bewegungsausmaß aufgrund der anatomischen Gegebenheiten sehr klein, die Beweglichkeit manuell prüfen und palpieren. Dabei das Ausmaß abschätzen und nach folgender Skala einteilen:

Manuelle Prüfung des Bewegungsausmaßes		
Hypomobilität	0	keine Beweglichkeit, Ankylose
	1	sehr eingeschränkte Beweglichkeit
	2	wenig eingeschränkte Beweglichkeit
Normal	3	normale Beweglichkeit
Hypermobilität	4	etwas hypermobil, ohne Schmerz
	5	hypermobil mit Schmerz
	6	völlig instabil

- Bei passiven Translationen: Während der Testung des Gelenkspiels zwischen den Gelenkpartnern das Bewegungsausmaß palpieren. Zur Einteilung ebenfalls die obenstehende Skala benutzen.

Qualität der Bewegung

Bei der Untersuchung der passiven Bewegungen spannen sich vom Bewegungsbeginn an zunehmend die Weichteile. Die TherapeutIn spürt kurz vor dem Bewegungsende einen deutlichen Widerstand („erster Stop"). Danach läßt sich das Gelenk passiv noch um einen Betrag weiterbewegen bis zum „letzten Stop".

Qualität nach dem ersten Stop – Das Endgefühl

Auf dem Weg vom ersten zum letzten Stop spürt man das sogenannte Endgefühl. Es gibt drei physiologische Endgefühle, die für jede Bewegungsrichtung an jedem Gelenk typisch sind.
- *Weich elastisch:* Bei einer passiven Bewegung wird zwischen zwei Knochen Muskulatur komprimiert und die Bewegung hierdurch gestoppt. Beispiel: Kniebeugung bei kräftiger Muskulatur.
- *Fest elastisch:* Bei einer passiven Bewegung wird diese durch eine zunehmende Spannung der Gelenkkapsel gestoppt. Beispiel: Außenrotation der Schulter.
- *Hart elastisch:* Eine passive Bewegung wird durch den knöchernen Kontakt zweier Gelenkpartner gestoppt. Beispiel: Extension des Ellenbogens.

Folgende Befunde werden als pathologisch bezeichnet:
- Endgefühl vor dem zu erwartenden Bewegungsende (z.B. nach 60° Knieflexion).
- Endgefühl entspricht nicht der zu erwartenden Qualität (z.B. kein Endgefühl, da die Bewegung wegen Schmerzen nicht zu Ende geführt werden kann).

Schmerzbogen (painful arc)

In begrenzten Bereichen der Bewegungsamplitude können Schmerzen mit entspr. Ausweichbewegungen auftreten, die bei Weiterbewegen an einem bestimmten Punkt wieder verschwinden. Dies spricht für die Einklemmung sensiblen Weichteilgewebes während der Bewegung. Bsp. Schulter: Einklemmung der entzündlich verdickten Bursa subacromialis unter dem Akromion zwischen 60° und 120° Abduktion.

Funktionszustand der Muskulatur

- Krafttest zur Erhebung des *Muskelstatus* ☞ 6.1
- Untersuchung der *Muskellänge* (Kontrakturen) s.o.
- *Widerstandstests* zur Lokalisation von Muskel- und Sehnenläsionen: Unter isometrischen Bedingungen soll der betreffende Muskel gegen Widerstand kontrahieren. Kann ein dabei auftretender Kontraktionsschmerz nicht eindeutig einem Muskel zugeordnet werden, so gibt es folgende Möglichkeiten zur weiteren Differenzierung:
  - Eine weitere Funktion am selben Gelenk testen. Bsp.: Bei schmerzhafter Knieflexion spricht eine zusätzlich bestehende schmerzhafte Außenrotation für die Beteiligung des M. biceps femoris.
  - Weitere Funktion an einem benachbarten Gelenk testen. Bsp.: Bei schmerzhafter Schulterflexion spricht eine zusätzlich bestehende schmerzhafte Ellenbogenflexion für den M. biceps.
  - Hemmung der Synergisten durch Anspannung der Antagonisten. Bsp.: Isometrische Anspannung der Fingergelenkbeuger. Dann isoliert die einzelnen Handgelenkextensoren (Differenzierung Finger- und Handgelenkstrecker) testen.

Provokationstests

Anspannung aus Vordehnung. Den betreffenden Muskel durch Einstellung entgegen seiner aktiven Funktion vordehnen und ihn dann kontrahieren lassen. Ist der Schmerz in dieser Einstellung am deutlichsten provozierbar, so kann der Muskel als Schmerzursache angesehen werden.

Palpation: Am entspannten Muskel schmerzhafte Veränderungen palpieren.

Untersuchungstechniken

Allgemeine Befunderhebung ☞ 2.1.2

Schmerzanamnese

In der Manuellen Therapie wird besonderer Wert auf die Schmerzanamnese gelegt.

- *Schmerzlokalisation:* Was schmerzt? Pat. beschreibt das Ausbreitungsgebiet des Schmerzes. Extrasegmentalen oder segmentalen Schmerz differenzieren und einem oder mehreren Segmenten bzw. dem Versorgungsgebiet peripherer Nerven zuzuordnen.
- *Schmerzdauer:* Wann tritt der Schmerz auf, seit wann besteht er? Akuter oder chronischer Schmerz? Bestehen zeitliche Rhythmen? Beispiele:
  - Zu bestimmten Uhrzeiten, bewegungsunabhängiger Schmerz: Inneres Organ (z.B.: morgens zwischen 3 und 4 Uhr Leber/Gallenblasenstörung).
  - *Nachts*: Pat. wacht nachts von Schmerzen auf: Gelenkinstabilität oder Tumor.
  - *Morgens:* Schmerz bei den ersten Bewegungen (Anlaufschmerz): Arthrose.
  - *Tagsüber bei Bewegungen:* Hypomobilität oder ausgeprägte Gelenkinstabilität.
- *Schmerzcharakter:* Wie ist der Schmerz? Heller, stechender Schmerz (A-Delta-Fasern) als Hinweis auf ein akutes Krankheitsgeschehen. Dumpfer, bohrender Schmerz (C-Fasern) eher als Ausdruck eines chronischen Krankheitsgeschehens.
- *Schmerzverstärkung:* Wodurch kann der Schmerz ausgelöst oder gelindert werden? Die Beschreibung von Bewegungen oder Positionen nutzen, um dann während der Funktionsprüfung durch spezifische Schmerzprovokations- und -linderungstests, die betroffene Struktur zu identifizieren.

- *Allgemeinbefinden:* Womit ist der Schmerz verbunden? Hat Pat. weitere Symptome, die er selbst nicht in Zusammenhang mit der Erkrankung beschrieben hat (z.B. starker Gewichtsverlust als Verdachtsmoment für einen Tumor).

Inspektion ☞ 2.1.3

Funktionsprüfung

Die Reihenfolge der beschriebenen Funktionstests ist zugleich ein Vorschlag für den Untersuchungsaufbau.

Aktive/passive anguläre Beweglichkeitsprüfung (Rotationen)

- *Ziel:* Feststellung des Bewegungsausmaßes in der betroffenen Region.
- *Ausführung:* Zunächst die im jeweiligen Gelenk möglichen einfachen (sog. anatomischen) Bewegungen wie Flexion, Extension, Abduktion, Adduktion, Innenrotation, Außenrotation durchführen. Die aus der Anamnese als schmerzhaft bekannten Bewegungen zuletzt testen. Pat. bewegt aktiv so weit er kann in die angegebene Richtung und verharrt am Bewegungsende. Von dort aus passiv weiter bis zum Bewegungsende weiterbewegen. Danach die gesamte Bewegung nochmals passiv durchführen und das Endgefühl beurteilen. An den Extremitätengelenken und an der Wirbelsäule zusammengesetzte Bewegungen prüfen (Beispiel: Ellenbogenflexion mit gleichzeitiger Supination). Während einfachen und zusammengesetzten Bewegungen evtl. mit einem Finger zwischen zwei Dornfortsätzen oder am Gelenkspalt palpieren.

Schmerzprovokations- und -linderungstests

Unspezifische Schmerzprovokation

- *Ziel:* Lokalisation der schmerzauslösenden Region.
- *Ausführung:* Beginn in Neutralstellung. Pat. bewegt sich bis kurz vor Auftreten des Schmerzes in die schmerzhafte Bewegungsrichtung. Dann bewegt er selektiv eine Region weiter in die schmerzprovozierende Richtung, wobei die Nachbarregionen neutral oder in Gegenrichtung gehalten oder in die entgegengesetzte Richtung bewegt werden sollen.
- *Beispiel:* Schmerz zwischen den Schulterblättern bei Beugung. Der Schmerz kann durch die Flexion der HWS oder der BWS ausgelöst worden sein. Pat. thorakal in Extension halten und dann den Nacken beugen lassen. Tritt der Schmerz wiederum auf, so muß er in der HWS ausgelöst worden sein.

Unspezifische Schmerzlinderung

- *Ziel:* Bestätigung der als Schmerzquelle identifizierten Region.
- *Ausführung:* Beginn in schmerzhafter Stellung. Dann bewegt Pat. selektiv eine Region aus der schmerzprovozierenden Richtung heraus, wobei die Nachbarregionen möglichst gar nicht oder aber weiter in die schmerzhafte Richtung bewegt werden.
- *Beispiel:* Schmerz zwischen den Schulterblättern bei Beugung. Pat. beugt so weit, daß er den Schmerz gerade ausgelöst hat. Dann fixiert die TherapeutIn die BWS in Flexion und der Pat. streckt den Nacken. Verschwindet der Schmerz, so wurde er von der HWS ausgelöst. Läßt er sich auf diese Weise nicht beeinflussen, so kann der Pat. mit flektiertem Nacken die BWS strecken. Schmerzlinderung bei diesem Test spricht für die BWS als Schmerzauslöser.

Spezifische Schmerzprovokation

- *Ziel:* Feststellung des Gelenkes, in dem die Schmerzen ihre Ursache haben.
- *Ausführung:* Einstellung der Region kurz vor der schmerzhaften Position. Dann das betreffende Gelenk isoliert in die schmerzprovozierende Richtung bewegen. Gleichzeitig bewegen sich die benachbarten Gelenke in die Gegenrichtung (Entlastung).
- *Beispiel:* Tiefer Rückenschmerz bei Flexion im Stand. Pat. beugt sich so weit nach vorne, wie es gerade noch schmerzfrei möglich ist. Der Schmerz kann durch die dabei entstehende Flexion der LWS, durch das „Nicken" des Kreuzbeines nach vorne (Nutation) oder durch die Beugung des Hüftgelenkes entstanden sein. Läßt sich der Schmerz durch Drehen des Iliums nach ventral (Iliumextension) provozieren, so muß er seinen Ursprung im Hüftgelenk haben, da sich Iliosakralgelenk und die LWS aus der schmerzprovozierenden Richtung heraus bewegen. Schmerz beim Bewegen der Kreuzbeinbasis nach ventral bestätigt das Iliosakralgelenk als Schmerzquelle. Zunächst L5 nach ventral/kranial über den Dornfortsatz schieben (Flexion). Entsteht dabei der typische Schmerz, so muß er im Segment L5/S1 ausgelöst worden sein, da die darüber liegenden Segmente in Richtung Extension bewegt wurden.

Spezifische Schmerzlinderung

- *Ziel:* Bestätigung des als Schmerzquelle identifizierten Gelenkes.
- *Ausführung:* Das Gelenk wird in gerade schon schmerzhafte Position eingestellt. Die TherapeutIn bewegt es entgegen der schmerzhaften Richtung, gleichzeitig bewegen sich die anderen Gelenke weiter in die schmerzhafte Position (besonders Wirbelsäule) oder werden neutral gehalten.
- *Beispiel:* Tiefer Rückenschmerz bei Flexion im Stand. Der Schmerz kann durch die dabei enstehende Flexion des LWS, durch das „Nicken" des Kreuzbeines nach vorne unten (Nutation) oder durch die Beugung des Hüftgelenks entstanden sein. Pat. beugt sich so weit nach vorne, daß er den Schmerz gerade ausgelöst hat. Dann bewegt die TherapeutIn das Ilium nach dorsal. Dabei wird das Hüftgelenk in Richtung Extension bewegt (schmerzfreie Bewegungsrichtung), die Nutation im Iliosakralgelenk jedoch verstärkt sich, die LWS bewegt sich weiter in Flexion. Läßt sich der Schmerz dabei lindern oder verschwindet er, so kann er nur von der Hüfte ausgegangen sein. Schmerzlinderung bei Druck nach ventral auf die Apex des Kreuzbeines bestätigt eine Störung im Iliosakralgelenk. Dann die Basis des Kreuzbeines nach vorne schieben. Kommt es dadurch zu einer Schmerzlinderung, so ist das Segment L5/S1 als Schmerzauslöser bestätigt.

Passive translatorische Untersuchung des Gelenkspieles

- *Ziel:* Feststellung einer Hypo- oder Hypermobilität. Dazu passiv vor allem das Gleiten testen, das während der schmerzhaften Bewegung vonstatten geht.
- *Ausführung:* Beginn in Neutralstellung. Dann wird die translatorische Beweglichkeit des Gelenkes/Segmentes erst in Ruhe-, dann zunehmend in Zielstellung gestestet. Die Gelenkpartner werden entweder parallel zueinander (Gleiten nach medial, lateral, dorsal oder ventral) oder rechtwinklig zueinander (Traktion oder Kompression) oder in Form schneller Wechselbewegungen mit kleinem Bewegungsausschlag in zwei entgegengesetzte Richtungen (*s*mall *a*mplitude *m*ovements = SAM) bewegt. Quantifizierung des Gelenkspieles durch Seitenvergleich (bes. Extremitätengelenke) oder durch Vergleich mit benachbarten Gelenken (bes. Wirbelsäule).
- *Beispiel:* Flexion im oberen Kopfgelenk ist schmerzhaft. Bei dieser Bewegung gleiten die Okziputkondylen nach dorsal. Den hinteren Atlasbogen zwischen Daumen und abgespreiztem Zeigefinger von dorsal fixieren und zunächst auf der einen, dann auf der anderen Seite das Okziput nach dorsal schieben.

Strukturdiagnostik

Ziel: Unterscheidung zwischen Muskel, Gelenk und Nervengewebe als Auslöser für die gefundene Funktionsstörung.

Ausführung

Muskel

Befunde, die auf eine Beteiligung der Muskulatur hinweisen:

- Distales Weiterbewegen bei von proximal angenähertem Muskel ist möglich (bei zweigelenkigen Muskeln).
- Weiterbewegung nach isometrischer Anspannung möglich.
- Bewegung ist aktiv in eine und passiv in entgegengesetzte Richtung schmerzhaft.
- Das Endgefühl ist weich elastisch.
- Widerstandstests (in mittlerer Annäherung) und Provokationstests (in max. Dehnstellung) können positiv sein.

Beispiel: Verkürzter M. extensor carpi radialis brevis. Bei eingeschänkter Volarflexion und Ulnarduktion kann das Handgelenk bei Ellenbogenflexion weiter bewegt werden als bei Extension, Bewegungserweiterung nach mehrmaligem isometrischen Anspannen in Dorsalextension und Radialduktion, die Anspannung in diese Richtung ist sowohl aus Mittelstellung als auch aus Dehnung schmerzhaft, ebenso die Dehnung in die Gegenrichtung. Das Endgefühl ist weich elastisch.

Gelenk/Kapsel

Folgende Befunde sprechen für eine Beteiligung der Kapsel und Kapselbänder:

- Annäherung des Muskels bewirkt keine Vergrößerung des Bewegungsausmaßes.
- Keine Weiterbewegung nach isometrischer Anpannung.
- Das Endgefühl ist fest elastisch.
- Die aktiven und passiven Bewegungen sind in die gleiche Richtung schmerzhaft.

Gelenk/Knochen

Folgende Befunde sprechen für eine pathologische Veränderung der knöchernen Strukturen am Gelenk:

- Veränderung der Muskelspannung hat keinen nennenswerten Einfluß auf das Bewegungsausmaß.
- Die einer isometrischen Anspannung folgende Entspannung hat keinen Einfluß auf Bewegungsamplitude.
- Das Engefühl ist hart elastisch.
- Beschwerden/Einschränkung bei aktivem und passivem Bewegen in dieselbe Richtung.

Nerv

Folgende Befunde sprechen für eine Beteiligung des Nervensystems:

- Plötzlich einschießender Schmerz bei Dehnung des Nerven/der Dura.
- Verringerung des Bewegungsausmaßes am untersuchten Gelenk bei Vorspannung des Nerven/der Dura über andere, frei bewegliche Gelenke.
- Druckdolenz (Ringing-Bell-Phämomen) im Verlauf des Nerven mit Ausstrahlung.

Beispiel: N. medianus. Der Ellenbogen läßt sich bei Lateralflexion der HWS zur betroffenen Seite weiter extendieren als bei Lateralflexion zur Gegenseite. Palpation des N. medianus löst einschiessende, ausstrahlende Schmerzen aus.

Palpation

Die diagnostische Ausssagekraft von Schmerzbefunden bei der Palpation wird allgemein überschätzt. Daher i.d.R. nur zur Bestätigung des erhobenen Befundes benutzen. Der charakteristische Schmerz soll durch Palpation der betroffenen Struktur auslösbar sein. Ferner Lage, Größe, Schwellung, Konsistenz, Temperatur, Feuchtigkeit, Stellung Tonus, Trophik, Verschieblichkeit der Gewebeschichten beurteilen. Die Palpation wird außerdem zur Kontrolle des Bewegungsablaufes benutzt.

Zusatzuntersuchung

- *Neurologische Untersuchung:* Geprüft werden Kennmuskeln und Reflexe, Sensibilität, Motorik (Tonus, Klonus etc.), Koordination und Hirnnerven (☞ 6.1).
- *Physiotherapeutische Zusatzuntersuchungen:* Ausführung spezieller Stabilitäts- und Meniskustests, wenn sich die Notwendigkeit sich aus der vorangegangenen Untersuchung ergibt. Beispiel: Schmerzhafte Knieflexion mit federndem Endgefühl läßt einen Meniskustest sinnvoll erscheinen. Dann aus Bauchlage prüfen, ob am 90° flektierten Knie Rotation unter Kompression schmerzhaft ist (Apley-Test ☞ 5.4.1)
- *Ärztliche Zusatzuntersuchungen:* Befunde im Rahmen der labortechnischen, apparativen und invasiven Diagnostik sollten bekannt sein, evtl. erfragen.

Probebehandlung

- *Ziel:* Überprüfung der Arbeitsdiagnose anhand der Reaktion auf erste Behandlung.
- *Anwendung:* Bei Hypomobilität zunächst Weichteiltechniken und leicht dosierte Mobilisationstechniken, bei Hypermobilität Weichteiltechniken, Traktion zur Schmerzlinderung und vorsichtige Stabilisation.
- Pat. nach 1. und zu Beginn 2. Behandlung befragen (Beschwerdeänderung?). Kontrolltests ausführen (z.B. Lasègue ☞ 6.1). Hat Probebehandlung keine Veränderung der Beschwerden bewirkt, so muß eine neue Untersuchung durchgeführt werden.

Grundlagen der Behandlung

Ausgangsstellungen

- *TherapeutIn:* Dicht am Pat. stehen und sich mit geradem Rücken stabilisieren. Gurte benutzen, um Pat. zu fixieren und/oder das Gewicht des zu behandelnden Körperabschnittes teilweise abzunehmen. An den eigenen Gelenken (besonders Hand- und Daumensattelgelenk) endgradige Einstellungen vermeiden.
- *PatientIn:* Pat. befindet sich in schmerzfreier Ausgangsstellung, dicht an TherapeutIn. Pat. möglichst so lagern, daß die TherapeutIn ihr Körpergewicht mit einsetzen kann, die aufzubringende Kraft also in Richtung der Schwerkraft wirkt (z.B.: Gleitmobilisation der Tibia nach ventral aus Bauchlage des Pat.).

Grifftechnik

Der Griff der TherapeutIn darf nicht schmerzhaft sein. Deshalb die Hände möglichst flächig anlegen und gepolsterte Stellen benutzen (z.B. Daumenballen).

- Die *fixierende Hand* umgreift den zu fixierenden Gelenkpartner oder hält ihn auf der Unterlage fest. Fixationshilfen wie Sandsäcke, Keile und Gurte verwenden.
- Die *mobilisierende Hand* faßt den zu mobilisierenden Gelenkpartner. Ist dies schmerzhaft, so werden Polster untergelegt.

- Beide Hände sollten so dicht wie möglich am Gelenk liegen. In manchen Fällen kann die Fixation mit Gurten ausreichend sein, so daß beide Hände zur Mobilisation verwendet werden können oder eine Hand die „Bewegung" palpiert.

2

Behandlungsrichtung

Alle translatorischen Behandlungen werden entweder rechtwinklig zur Behandlungsebene ausgeführt (Traktion) oder parallel dazu (Gleiten). Die Richtung des Gleitens ergibt sich aus der Konvex-Konkav-Regel.

Behandlungsaufbau

Reihenfolge für die einzelnen Maßnahmen während einer Behandlung (Beispiel):

- Heimübungen demonstrieren lassen.
- Kurztest (Schmerzprovokation, Gelenkspiel).
- Schmerzlindernde und/oder entspannende Behandlung.
- Provokationstest (besser/schlechter?).
- Koordinatives Training/Stabilisierende Übungen.
- Provokationstest (Besser/schlechter?).
- Mobilisation kombiniert mit aktiven Bewegungsübungen.
- Provokationstest (Besser/schlechter?).
- Heimübungen einüben.
- Medizinische Trainingstherapie (kurz anleiten, dann alleine weiterüben lassen).

Wenn eine manipulative Behandlung indiziert ist, sollte dies direkt am Beginn der Sitzung durchgeführt werden. Pat. muß zustimmen. Behandlungsplan mit jeder Sitzung aktualisieren. Er ist direkt abhängig vom Tagesbefund.

Behandlungstechniken

Behandlung akuter Schmerzzustände oder Beschwerdebilder

Ziel: Minderung der nozizeptiven Aktivität (z.B. Ruhigstellung, Lagerung) und Aktivierung von Mechanorezeptoren (Bewegen im schmerzfreien Bereich, Bewegen von anderen Gelenken im selben Segment) zur Schmerzhemmung auf spinaler und subkortikaler Ebene, Senkung der sympathischen Reflexaktivität zur Sicherung der physiologischen Heilungsprozesse. Reduzierung der Abwehrspannung am betroffenen Gelenk, um eine spezifische Untersuchung zu ermöglichen und die Voraussetzungen für mobilisierende oder stabilisierende Behandlung zu schaffen.

Ausführung

- *Dreidimensionale Traktion:* Gelenk in aktueller Ruhestellung einstellen. Intermittierende Traktion unter Beibehaltung der Stellung innerhalb Stufe II (Straffen).
- *Oszillationen:* Gelenk in aktueller Ruhestellung einstellen, kleine schnelle translatorische Bewegungen (z.B. medial-lateral) innerhalb Stufe II (vor erstem Stop).
- *Weichteiltechniken:* Aktivierung von Mechanorezeptoren durch bestimmte Techniken zur Schmerzhemmung und zur Verbesserung der Zirkulation im Gewebe.
- *Sympathikusdämpfung:* Schmerzloses anguläres oder translatorisches Bewegen von Gelenken oder mechanischer Behandlung von Geweben im sympathischen Ursprungsgebiet (BWS) der betroffenen Struktur.
- *Thermo-, Hydro- Elektrotherapie:* ☞ 2.5, 2.6, 2.7

Behandlung chronischer Schmerzzustände oder Beschwerdebilder

Ziel: Bei Weichteilaffektionen wird die Aktualisierung des (Mikro-) Traumas und damit das Auslösen einer neuer Entzündungsreaktion angestrebt, um nachfolgend eine bestmögliche Ausheilung mit mechanisch gut belastbarem Gewebe zu erreichen. Bei fortgeschrittener Degeneration mit Veränderungen der anatomischen Situation (Spondylolisthese, Koxarthrose etc.) ist das Ziel eine Reduzierung der pathogenen Belastungssituation (z.B. durch Haltungsschulung, Mobilisation der BWS, Stabilisation der LWS, Dehnung der Hüftbeuger bei Spondylolisthese L5/S1).

Ausführung (Behandlung von Weichteilaffektionen)

- Querfriktionen einmalig mit relativ hoher Intensität über 15–20 Min. Ab der nächsten für Behandlung 2–3 Min.
- Weichteilmanipulation: Dosierte kurze Dehnung der max. kontrahierten (Muskel) oder gedehnten (Bänder, Kapsel) Struktur zur Lösung von Adhäsionen.

! OMT 2-Examen erforderlich.

Entspannende Behandlung (nach VAN DEN BERG)

Ziel: Behebung von Bewegungseinschränkungen, die nach Verletzungen oder Entzündungen auftreten und durch Verspannung der kontraktilen Elemente in Bändern, Sehnen und Kapseln (Myofibroblasten) und Muskeln entstanden sind. Mobilisation im eigentlichen Sinne ist hier nicht indiziert.

Ausführung

- Intermittierende dreidimensionale Traktion.
- Oszillationen.
- Weichteiltechniken im schmerzfreien Bereich der Bewegungsamplitude.
- Sympatikusdämpfung.

Gewebespezifische funktionelle Maßnahmen (nach VAN DEN BERG)

Ziel: Erhaltung oder Verbesserung der funktionellen mechanischen Eigenschaften im Heilungsprozeß (während der Proliferationsphase, nach der ersten Woche) oder der normalen Erneuerung des Gewebes (turn-over).

Ausführung

- Isometrische, isotonische und isokinetische Kontraktionen in konzentrischer und exzentrischer Form (für Muskelgewebe).
- Zugreiz durch Quer- und Längsdehnung, anguläres Bewegen (für Band-, Sehnen- und Muskelgewebe).
- Dosierte intermittierende Gelenkkompression (für Knorpelgewebe) bei beginnendem oder leichtem Knorpelschaden.
- Limitierte Rotation und Flexion im schmerzfreien Bewegungsbereich (Bandscheibe) nach Ablauf der Entzündungsreaktion im schmerzfreien Bereich.
- Ausgangsstellungen für axiale Belastung mit Körpergewicht (für Knochengewebe) oder spezielle Übungen, z.B. Trampolin.

Mobilisierende Behandlung

Ziel: Erhaltung vorhandener, Verzögerung schwindender und Wiederherstellung eingeschränkter Beweglichkeit.

Ausführung

- *Muskeldehnung (nach EVJENTH):* Gelenk entgegen der aktiven Muskelfunktion einstellen. Bei zweigelenkigen Muskeln über das größere bzw. schmerzfreie Gelenk Vorspannung aufnehmen und halten. Bereits vor dem Bewegungsende Pat. mehrfach isometrisch halten lassen (Erwärmung). Dann erst nach erreichter Entspannung weiter in die Dehnung bewegen. Am Bewegungsende halten und dann Pat. weiter in die Dehnungsrichtung bewegen lassen (Stimulation der Antagonisten).

- *Gelenkmobilisation (nach KALTENBORN):* Gelenk submaximal in die eingeschränkte Richtung einstellen, mittels dreidimensionaler Traktion oder translatorischem Gleiten (nach Konvex-Konkav-Regel) in Stufe III gehen und dort halten oder oszillieren.
- *Gelenkmanipulation:* Obligatorische Sicherheitstests sorgfältig durchführen (Anamnese, aktuelles Röntgenbild ärztlich beurteilen lassen, Stabilitätstests, A. vertebralis-Test, Sensibilitäs-, Kraft- und Reflexprüfung, Probebehandlung mittels Mobilisation, ärztliche Verordnung). Gelenk bis Stufe II in die eingeschränkte Richtung einstellen und dann in Traktionsrichtung einen schnellen Impuls mit kleinstem Bewegungsweg geben. Auf gleiche Weise kann in die freie oder in die eingeschränkte Gleitrichtung behandelt werden.

! OMT 2-Examen erforderlich.

- *Lösung verklebter Bänder/Rezessus (nach CYRIAX):* Verschieben auf der Unterlage durch Querfriktionen bei eingestellter Dehnung, endgradiges anguläres Bewegen, Manipulation.

! OMT 2-Examen erforderlich.

- *Lösung verklebter Bursen (nach PFUND):* Einstellung kurz vor schmerzprovozierender Stellung, dann Blätter der Bursen über einen möglichen Hebel mit schnellen Impulsen parallel gegeneinander verschieben. Beispiel Bursa subacromialis: Schulter in gerade noch schmerzfreie Abduktion bringen, in dieser Stellung den Humerus mit kleinen Impulsen nach lateral (rechtwinklig zur Behandlungsebene) behandeln.
- *Lösung verklebter Nerven (nach MAITLAND/ELVEY/BUTLER/GIFFORD):* Nerv in allen von ihm überspannten Gelenken in gerade noch schmerzfreie Dehnung einstellen und dann von proximal entspannen. Mittels wiederholter kleiner Bewegungen des distalen oder proximalen Gelenkes in einen leichten Dehnschmerz hinein bewegen und so gegen seine Unterlage oder Hüllstrukturen verschieben. Beispiel: Nervenwurzel L5. Pat. steht mit gestreckten Knien vor der Behandlungsbank und beugt sich so weit nach vorne, daß er gerade ein leichtes Ziehen spürt. Er stützt sich in dieser Stellung an der Bank ab. Dann Nackenextension und leichte Lateralflexion in der LWS zur betroffenen Seite einstellen, um den Nerven von proximal zu entspannen. Mit kleinen Impulsen am Querfortsatz von L5 den Wirbel in Rotation bewegen.

Stabilisierende Behandlung

Ziel: Koordinierte Muskelführung zur Stabilisation überbeweglicher oder stark belasteter Gelenke.

Ausführung

- Solange Muskulatur/passiver Halteapparat insuffizient: Von außen stabilisieren (Tape, Korsett, Gurt, Orthese, ☞ 11.2).
- Manuelle Stimulation zur Fazilitation der betreffenden Muskulatur durch Anwendung von Rotationen und translatorischen Bewegungen am Gelenk, die Pat. verhindern soll (isometrische Anspannung).
- Zunächst in Ruhestellung, dann weiter in instabile Richtung oder Luxationsposition, zuletzt in diesen Positionen üben.
- Zunächst mit kleinstem Hebel arbeiten, dann Hebel verlängern.
- Zunächst große Unterstützungsfläche wählen, dann schrittweise abbauen.
- Zunächst stabile Unterlage, dann labile wählen.
- Zunächst statisch, dann dynamisch (konzentisch und exzentrisch) unter Anwendung der Prinzipien der Trainingstherapie arbeiten.

- Zunächst in Positionen, dann während einfachen Positionswechseln, dann in alltags- oder arbeits- bzw. sportspezifischen Bewegungsabläufen.
- Gezieltes Krafttraining nach der Medizinischen Trainingstherapie (☞ 10.2).

Indikationen/Kontraindikationen

- *Indikationen:* Indiziert sind prinzipiell alle reversiblen Bewegungseinschränkungen am Bewegungsapparat.
- *Kontraindikationen*
  - *Allgemein:* Entzündliche Prozesse (z.B. Spondylitis), destruierende Prozesse (z.B. metastasierendes Mammakarzinom), Traumen mit Verletzungen anatomischer Strukturen (z.B. Fraktur), ausgeprägte Osteoporose (z.B. bei Cushing-Syndrom), ausgeprägte degenerative Veränderungen (z.B. Ankylose).
  - *KI für die Behandlung der Wirbelsäule:* Erkrankungen der A. vertebralis (für HWS-Behandlung), Antikoagulation (z.B. Heparin, aber auch Langzeit-Medikation von Aspirin), Zeichen zentraler Schädigung (Rückenmarkszeichen, z.B. Hyperreflexie), Zeichen peripherer Nervenschädigung (z.B. Reflexausfälle).
  - *KI für die Behandlung der Kopfgelenke:* Fortgeschrittene rheumatische Erkrankungen, Trisomie 21, Langzeit-Kortisontherapie, häufige Entzündungen im Hals-Nasen-Ohren-Bereich bei Kindern (M. Grisell).

Literatur

KALTENBORN, F. M.: Manuelle Therapie der Extremitätengelenke. Bd I und II; Olaf Norlis Bokhandel, Oslo 1992
KALTENBORN, F.M.: Wirbelsäule – Manuelle Untersuchung und Mobilisation. Olaf Norlis Bokhandel, Oslo 1992
EVJENTH, O. und HAMBERG, J.: Muscle Stretching in Manual Therapy. Vol I, II und III; Alfta Rehab Forlag, Alfta 1984
NEUMANN, H.-D.: Manuelle Medizin. Springer Verlag, Heidelberg 1989
FRISCH, H.: Programmierte Untersuchung des Bewegungsapparates. Springer Verlag, Heidelberg 1993

2.3.16 Propriozeptive Neuromuskuläre Fazilitation (PNF)

Gisela Ebelt-Paprotny

Von Maggie Knott (Physiotherapeutin) in den USA entwickelte Methode, basierend auf neurophysiologischen Arbeiten von Dr. Kabat (Physiologe).

Grundlagen

Die Methode führt zur Bahnung von Bewegungen über die funktionelle Einheit von Nerv und Muskel. Die Bahnung läßt sich stimulieren durch:

Exterozeptive Reize (über Haut, Auge, Gehör)

- *Taktile Stimulation* über manuellen Kontakt auf der Haut mit Hilfe des Lumbrikalgriffes (Beugung der Fingergrundgelenke und Streckung der Fingermittel- und -endgelenke durch die Mm. lumbricales).
- *Visuelle Stimulation* über den Blickkontakt zur TherapeutIn und zur übenden Körperregion.

- *Verbale Stimulation* über das Präparationskommando (ausführlich beschreibende Anleitung) und das Aktionskommando (kurze und prägnante Anleitung).

Propriozeptive Reize (über den Bewegungsapparat)

2

- *Dehnung:* Auslösen monosynaptischer Reflexe mittels Dehnung und kurzzeitiger Überdehnung („Stretch") einer Muskelgruppe. Dadurch erfolgt eine Bewegungsbahnung und Kontraktion der beübten Muskelgruppe.
- *Gelenkstimulation* über Traktion (Zug) oder Approximation (Druck). Bei der Traktion erfolgt ein Auseinanderziehen der an der Bewegung beteiligten Gelenke; dies wird genutzt bei der Vordehnung von Bewegungen *gegen* die Schwerkraft und zur Schmerzlinderung. Bei der Approximation wird eine Kompression der an der Bewegung beteiligten Gelenke durchgeführt; dies wird genutzt bei Bewegungen *mit* der Schwerkraft und zur Stabilisation.

Elemente

- *Pattern:* Komplexe Bewegungsmuster, die durch exterozeptive und propriozeptive Reize ausgelöst werden und sich an Bewegungen aus Alltag und Sport orientieren. Jeweils drei Bewegungskomponenten (Flexion bzw. Extension; Abduktion; Außenrotation bzw. Innenrotation) sind an einem Pattern beteiligt, so daß die Bewegungen diagonal und spiralförmig verlaufen. Bsp: Beinpattern → Ext., Abd., IR; z.B. zur Erarbeitung der Standphase nach Frakturen der unteren Extremität.
- *Widerstand:* TherapeutIn setzt den Bewegungen des Pat. aktiv Widerstand entgegen. Die Bewegung beginnt rein passiv, geht über zum Führungswiderstand (aktiv-passiv) bis hin zum max. Widerstand gegen die auszuführende Bewegung; der Widerstand muß *immer* an die Kraft des Pat. angepaßt werden.
- *Irradiation* (overflow): Überfließen der Kraft von kräfigeren Muskelgruppen auf schwache Muskelgruppen. Voraussetzung hierfür ist eine „Summation von Reizen", in der Praxis erreichbar durch gleichzeitigen Einsatz von z.B. Stretch, Kommando, Blickkontakt, max. Widerstand. Bsp.: Pat. nach frischer Knieoperation; geübt wird max. mit den nichtbetroffenen Extremitäten und dem Rumpf, um eine Übertragung der Muskelanspannung auf das operierte Bein zu erreichen.
- *Sukzessive Induktion:* Nach einer Kontraktion des Antagonisten zeigt der Agonist eine erhöhte Erregbarkeit. Dies ist die Grundlage z.B. für die Technik „Dynamische Umkehr".

Ziele

Koordinierung physiologischer Bewegungsabläufe, Abbau pathologischer Bewegungsmuster, Normalisierung des Muskeltonus, Muskelkräftigung, Muskeldehnung.

Durchführung/Techniken

Techniken

Die Techniken werden, abhängig vom Krankheitsbild, bei jedem PNF-Pattern eingesetzt. Bsp.: Kräftigung der Arme nach Armfraktur. Armpattern werden anfangs mit der Technik „Rhythmische Bewegungseinleitung" begonnen. Hat Pat. die Bewegung erlernt, können wahlweise „Dynamische Umkehr", „Agonistische Umkehr", „Wiederholte Kontraktionen", „Betonte Bewegungsfolge" eingesetzt werden.

Rhythmische Bewegungseinleitung („rhythmic initiation")
Rhythmische Bewegung über den gesamten verfügbaren Bewegungsweg.
- *Ziele:* Erlernen eines Bewegungsablaufes, Bewußtmachung einer Bewegung; Vergrößerung des Bewegungsausmaßes.
- *Ausführung:* Passives Bewegen im vorgegebenen Muster, aktiv-passives Bewegen (Pat. hilft mit), aktives Bewegen, gesteigerte Widerstände.

! Bei dieser Technik wird kein Stretch eingesetzt.

Dynamische Umkehr („dynamic reversal")
Kontinuierliche Bewegung abwechselnd von Agonist und Antagonist gegen Widerstand ohne zwischenzeitliche Entspannung.
- *Ziele:* Verbesserte Kraft, optimale Koordination, gute Entspannungsfähigkeit, vergrößertes Bewegungsausmaß.
- *Ind:* Kraftdefizite, Ataxie, Kontrakturen.
- *Ausführung:* Beginn mit dem kräftigsten Bewegungsmuster. Wechsel zum schwachen Bewegungsmuster. Kontinuierlicher Wechsel zwischen Agonist und Antagonist mit zunehmendem Widerstand.

! Initialstretch ist möglich.

Halten-Entspannen („hold-relax")
Statische Kontraktion des Antagonisten (= verkürzter Muskel) mit anschl. Entspannung und nachfolgender aktiver oder passiver Erweiterung des Bewegungsausmaßes.
- *Ziele:* Beseitigung von Schmerzen, Vergrößerung des Bewegungsausmaßes.
- *Ind:* Schmerzhafte Bewegungseinschränkungen.
- *Ausführung:* Zu beübenden Körperteil aktiv oder passiv in die max. erreichbare Stellung bringen. Antagonisten solange wie möglich statisch anspannen (mind. 7 Sek.). Entspannen, aktiv oder passiv weiter in die eingeschränkte Richtung bewegen (ggf. gesamte Übung wiederholen).

Anspannen-Entspannen („contract-relax")
Dynamische Kontraktion des Antagonisten mit anschließender Entspannung und nachfolgender aktiver oder passiver Vergrößerung des Bewegungsweges.
- *Ziel:* Vergrößertes Bewegungsausmaß, Tonusverminderung.
- *Ind:* Bewegungseinschränkungen, Spastik.
- *Ausführung*: Aktiv oder passiv die Agonisten bis zur Bewegungsgrenze bewegen, die antagonistische (verkürzte) Muskulatur anspannen, dabei die Rotation dynamisch zulassen (Pat. auffordern, z.B. den Arm zu drehen), entspannen, danach aktiv oder passiv in die eingeschränkte (agonistische) Richtung bewegen (ggf. gesamte Übung wiederholen).
- *KI:* Schmerzen.

Agonistische Umkehr („combination of isotonics")
Anspannung der Agonisten in Kombination dynamisch-konzentrischer, dynamisch-exzentrischer und haltender Muskelarbeit.
- *Ziele:* Verbesserte Kraft über funktionelle Muskelarbeit, verbesserte Koordination.
- *Ind:* Kraftdefizite, Koordinationsprobleme.
- *Ausführung:* Konzentrische, exzentrische und haltende Arbeit einer Muskelkette.

Stretch (Initial- und Restretch)
Durch Auslösen von Reflexen findet ein fazilitierender (übergreifender) Effekt auf die vorgedehnte oder kontrahierte Muskulatur statt.
Initialstretch:
- *Ziele:* Erleichteter Bewegungsstart, Stimulierung von ruhenden Potentialen.

2

- *Ind:* Kraftdefizit.
- *Ausführung:* Max. passive Dehnung der Muskulatur im gesamten Pattern mit anschließender leichter, kurzer Überdehnung.

Wiederholte Kontraktion („repeated contractions"); Restretch
Wiederholtes Stretchen auf dem gesamten Bewegungsweg mit anschließender dynamischer Weiterbewegung.
- *Ziele:* Optimierung der Kraft, verbesserte Ausdauer, verringerte Ermüdbarkeit des Muskels, vergrößertes Bewegungsausmaß.
- *Ind:* Muskeldefizite, Bewegungseinschränkungen.
- *KI:* Instabiler Bewegungsapparat, Schmerzen.
- *Ausführung:* Nach Initialstretch und darauf folgender konzentrischer Muskelarbeit wiederholtes Stretchen bei nachlassender Kraft im beübten Pattern.

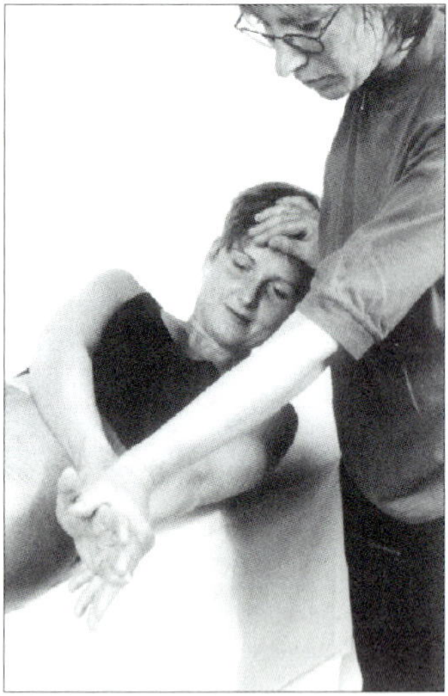

Abb. 2.37 Chopping

Betonte Bewegungsfolge („timing for emphasis")
Gezieltes Beüben eines Teils des Patterns. Die kräftigen Muskelanteile werden zur Irradiation genutzt.
- *Ziele:* Optimale Kraft im schwachen Teil eines Patterns, verbesserte Ausdauer und vergrößertes Bewegungsausmaß.
- *Ind.:* Partielle Muskeldefizite, Kontrakturen.
- *KI:* Instabiler Bewegungsapparat, Schmerzen.
- *Ausführung:* Statische Anspannung der kräftigeren Muskulatur, dynamisches Arbeiten mit der schwachen Muskulatur (z.B. schwache Dorsalextensoren der Hand: statisches Anspannen der Schulter- und Oberarmmuskulatur sowie dynamisches Arbeiten der Dorsalextensoren der Hand.

Rhythmische Stabilisation („rhythmic stabilisation")
Rein statische Kontraktion im Wechsel Agonist/Antagonist ohne zwischenzeitliche Entspannung.
- *Ziele:* Optimale Kraft, verbesserte Entspannung, verbesserte Koordination, erhöhte Stabilität.
- *Ind:* Bei mangelnder Stabilität, Koorditationsstörungen und Kraftdefizit.
- *KI:* Nichtbelastbare Gelenke.
- *Ausführung:* Aktive Bewegung bis zu der Stelle des entsprechenden Patterns, an der noch Reststabilität vorhanden ist, Approximation, stat. Spannen ins kräftigere Pattern. Wechsel zum Gegenmuster in allen drei Komponenten.

! Den Widerstand langsam aufbauen, nie brechen. Keine Pausen.

Bewegungsmuster (Pattern)

Mattenprogramm

Die motorische Entwicklung im Kindesalter verläuft nach einem im Gehirn programmierten Reifungsprozeß (z.B. ist erst der Handstütz, dann der Vierfüßlerstand möglich). Besteht bei Pat. eine motorische Entwicklungsstörung (z.B. bei zerebralen Bewegungsstörungen), kann das Mattenprogramm zur Behandlung eingesetzt werden. Die Übungen der Mattenarbeit orientieren sich an dem Zustand des Pat.; ist z.B. der Kniestand noch sehr unsicher, wird zunächst im Vierfüßlerstand gearbeitet. Bei allen Übungen muß der Pat.

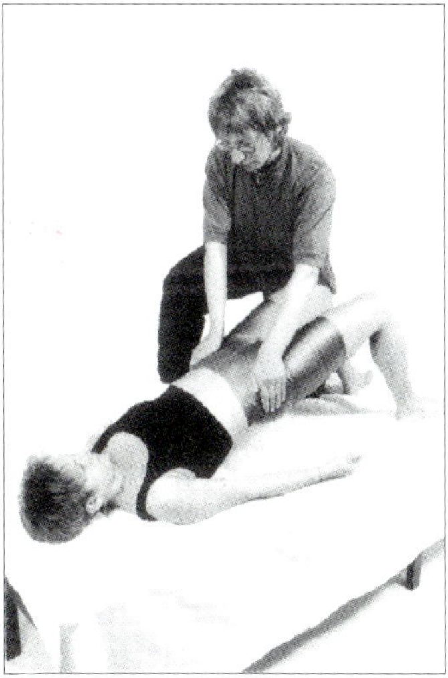

Abb. 2.38: Bridging

- Eine bestimmte Stellung einnehmen (Mobilität): z.B. Ellenbogenkniestand → Vierfüßlerstand.
- Diese Stellung halten (Stabilität): Verfüßlerstand.
- Bewegungen ausführen (Mobilität auf stabiler Basis): Gewichtsverlagerung im Vierfüßlerstand.
- Sich aus einer Stellung heraus bewegen im Sinne der Fortbewegung (Geschicklichkeit): Vierfüßlergang. Bsp.: Entwicklung aus der RL: Rollen (Rückenlage-Seitlage-Bauchlage und zurück) → Bauchlage → Ellenbogenstütz → Robben → Ellenbogen-Kniestand → Vierfüßlerstand → Vierfüßlergang → Fersensitz → Kniestand → Kniegang → Einbeinkniestand → Stand → Gang.

! Jede neue Ausgangsstellung wird stabilisiert durch statische Widerstände nacheinander an Kopf, Rumpf (Scapula, Pelvis), Armen, Beinen.

Gangschulung

Das Ziel der motorischen Entwicklung ist die Fortbewegung. Ziel der Gangschulung ist, dem Pat. zu ermöglichen sich ohne Hilfsmittel koordiniert zu bewegen.

- *Sitz:* Erarbeiten der Aufrichtung bei z.B. Sitz im Rollstuhl durch Widerstände ventral am Becken oder rotatorisch an den Schulterblättern (eine Hand ventral, eine Hand dorsal). Stabilisation der aufrechten Haltung. Rollstuhlaktivitäten (Bremse lösen, Fußpedal hochstellen).
- *Sitz → Stand:* Vorrutschen auf dem Hocker (scooting); Becken nach ventral bewegen (rocking of pelvis); Hochkommen zum Stand (anfangs gesundes Bein hinten).
- *Stand:* Stabilisation; Übertriebene Balance (Ein-Bein-Stand).
- *Gang:* Halber Schritt; ganzer Schritt; Fortbewegung; Seitwärtsgang, Rückwärtsgang, Treppengang.

Beispiele: *Rumpfmuster:* Chopping (☞ Abb. 2.37), Lifting, Bridging (☞ 2.38).

Extremitätenmuster

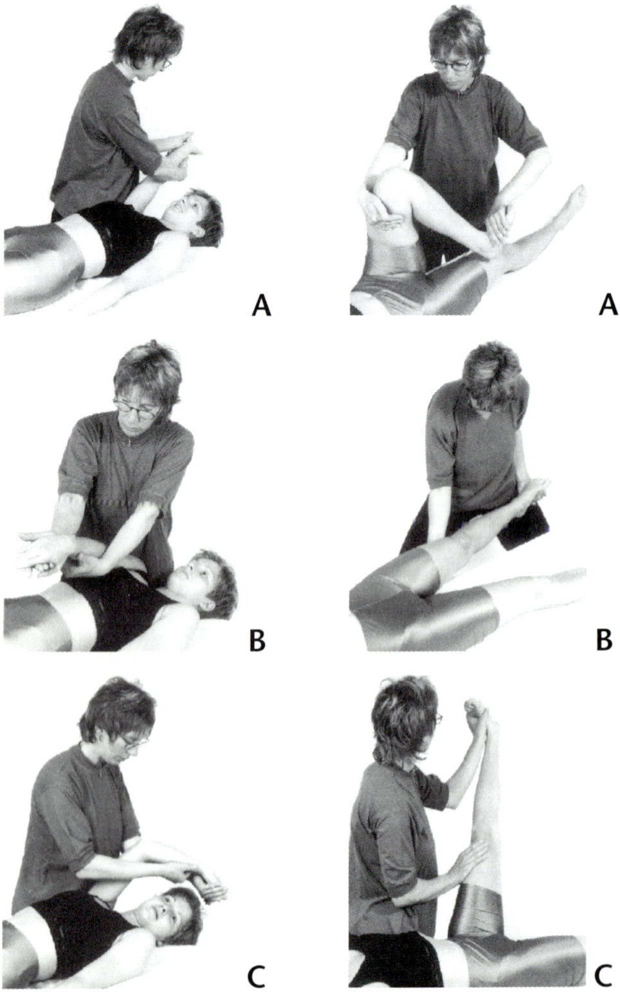

Abb. 2.39: Extremitätenmuster I *(links):* Flex., Abd., AR m. Ellenbogenext. (A); Ext., Add., IR m. Ellenbogenext. (B); Flex., Add., AR m. Ellenbogenflex. (C). Extremitätenmuster II *(rechts):* Flex., Add., AR m. Knieflex. (A); Ext., Abd., IR m. Knieext. (B); Flex., Abd., IR m. Knieext. (C).

Bilaterale Extremitätenmuster (☞ 2.40)
In der Abb. *links:* Bilateral symmetrisch (rechter und linker Arm in Flexion, Abduktion, Innenrotation. *Rechts:* Bilateral asymmetrisch reziprok (linker Arm in Extension, Abduktion, Außenrotation, rechter Arm in Flexion, Abduktion, Außenrotation).

Gesichtsmuster
Z.B. Augenbrauen hochziehen, Stirn runzeln, Augen schließen und öffnen, Nase rümpfen, Kußmund, lächeln (Mundwinkel auseinander).

Indikationen/Kontraindikationen

Indikationen

- Periphere Nervenläsionen, z.B. Peroneus- oder Radialisparese.
- Erkrankungen des zentralen Nervensystems: Ataxie, Multiple Sklerose, Zerebralparesen, Rückenmarkserkrankungen einschließlich Para- und Tetraparesen aufgrund von Traumen, Tumoren, Entzündungen und degenerativen Erkrankungen.
- Traumatologie: Nach Frakturen (konservativ oder operativ versorgt), Muskel-, Band- und Sehnenverletzungen, Sportverletzungen, Amputationen, Muskelatrophien und Gelenkkontrakturen nach Ruhigstellung.
- Orthopädie: nach Wirbelsäulenoperationen, Hüft- und Kniegelenkendoprothesen, M. Bechterew, degenerativen Erkrankungen der Wirbelsäule und der Extremitätengelenke.

Kontraindikationen

- Schwere Herzerkrankungen, z.B. nach Herzinfarkt.
- Bösartige Tumore mit Metastasen.
- Fieber.
- Bei übungsstabilen Frakturen Hebelverhältnisse beachten, d.h. keine Widerstände distal der Fraktur geben.

! KI der jeweiligen Technik beachten.

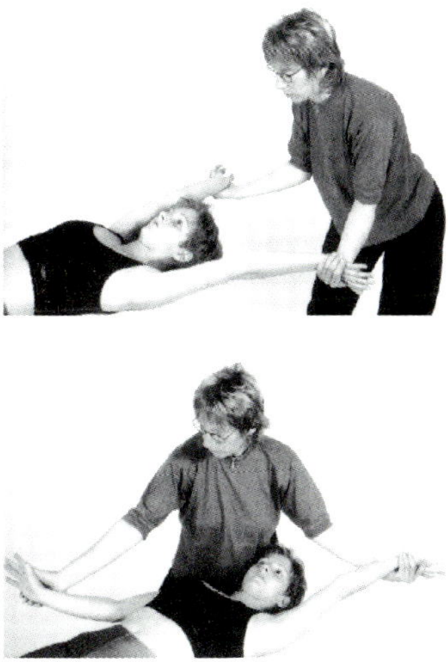

Abb. 2.40: Bilaterale Extremitätenmuster

Literatur

SULLIVAN, P., MARKOS, P., MINOR: PNF, ein Weg zum therapeutischen Üben. G. Fischer Verlag, Stuttgart 1985
BECKERS, B.: PNF in der Praxis. Springer Verlag, Berlin 1993
VOSS, D., IONTA, MYERS: Propriozeptive, Neuromuskuläre Fazilitation. G. Fischer Verlag, Stuttgart 1987
HEDIN-ANDEN, S.: PNF, Grundverfahren und funktionelles Training. G. Fischer Verlag, Stuttgart 1994

2.3.17 Psychomotorik

Wilhelm K. Kraus

2

Grundlagen

Die Psychomotorik versteht sich als Methode zur Förderung der Persönlichkeitsentwicklung von Kindern. Sie baut auf einem ganzheitlichen Ansatz auf, d.h. sie spricht sowohl Körper als auch Geist an. Grundlegend ist die Vorstellung, daß Kinder über Sinneswahrnehmungen ihre Umwelt erfahren und mit Handlungen (z.B. Bewegung, Sprache, Mimik) reagieren, durch die wiederum die Umwelt beeinflußt wird.

Eine gestörte kindliche Wahrnehmung kann zu unangepaßten Handlungen führen, die entsprechende Reaktionen der Umwelt bewirken. Durch eine gezielte Beeinflußung von Wahrnehmungen und Handlungen versucht die Psychomotorik die Persönlichkeitsentwicklung zu fördern. Die Methode wird vorwiegend bei Kindern ab dem 3. Lj., aber auch bei Erwachsenen mit Auffälligkeiten im Bewegungs-, Wahrnehmungs- und Verhaltensbereich eingesetzt.

Arbeitsfelder der Psychomotorik sind Sonderschulen, Heilpädagogoische Einrichtungen, Kinder- und Jugendpsychatrische Einrichtungen und evtl. Kindergärten.

Ziele

Förderung der Persönlichkeitsentwicklung von Kindern durch Unterstützung von
- Sensorischen Fähigkeiten (z.B. Wahrnehmung).
- Motorischen Fähigkeiten (z.B. Bewegungskoordination).
- Geistigen Fähigkeiten (z.B. Konzentration).
- Sozialem und emotionalem Verhalten (z.B. Kooperation und Angstüberwindung).

Durchführung

Voraussetzung ist, daß das Kind sich angenommen und verstanden fühlt. Nur in einer „geschützten" Atmosphäre ist eine neue Lernerfahrung möglich. Die Therapie sollte in Kleingruppen mit 3–4 Kindern durchgeführt werden, bei schweren Störungen in Einzeltherapie.

Wichtig ist außerdem die interdisziplinäre Kooperation mit anderen Berufsgruppen, z.B. LehrerInnen, ErzieherInnen und ÄrztInnen.

Befunderhebung

- Bewegungsbeobachtung, z.B. mit Hilfe spezieller Beurteilungsbögen und Stundenprotokolle.
- Spezielle Testverfahren zur Erfassung des psychomotorischen Verhaltens und des Entwicklungsstandes, z.B. KTK (Koordinationstest für Kinder), Entwicklungsgitter nach KIPHARD, LOS KF 18 (Lincoln-Oseretzky-Skala), MOT 4–6 (Motoriktest für 4–6jährige Kinder von R. ZIMMER).
- Erstellung eines Therapieplanes. Diesen nicht starr einhalten, sondern auf die aktuelle Situation des Kindes eingehen.

Bei Befunderhebung und Therapie unbedingt die Eltern mit einbeziehen. Die Auffälligkeiten des Kindes stehen oft im Zusammenhang mit der familiären Situation.

Anregungen für die Praxis

Folgende Inhalte sind hilfreich:

- Tanz – Bewegung mit Musik erfahren, sich beim Gruppentanz integriert fühlen.
- Rhythmus – eigene Rhythmen kennenlernen, Rhythmus empfinden, Rhythmus selbst machen.
- Übungen mit der Stimme – Spaß am eigenen „Tönen", auch mit Bewegung.
- Pantomime – Körperausdrucksfähigkeit fördern.
- Theater – Erleben unterschiedlicher Rollen ermöglichen.
- Zauberei – Aufmerksamkeit wecken.
- Clown – Lachen und Freude bewirken.
- Jonglieren – Koordination, Konzentration und Lernerfolge spielerisch erleben.
- Partnerakrobatik – Vertrauen empfinden, sich selbst „präsentieren".

Tips & Fallen

→ Impulse, die von den Kindern kommen, so weit wie möglich einbeziehen (auf jeden Fall Rückmeldungen geben).

→ Bewertungen möglichst einschränken, da die Fremdbewertung zugunsten der Selbsteinschätzung des Kindes verringert werden soll.

→ Inhalte vielseitig gestalten (Gefahr der Überforderung).

→ Einzelförderung parallel zur Gruppenförderung kann sehr erfolgreich sein, da an Problemen, die in der Gruppe auffallend sind, einzeln noch gezielter gearbeitet werden kann.

Beispiele für Fördermaßnahmen

Bereich Bewegung

Reaktionsübungen, Entspannungsübungen, Kräftigung, Abbremsübungen, Ausdrucksübungen, Balanceübungen, Zielanpassungsübungen usw.

Bereich Wahrnehmung (Orientierungsübungen)

- *Akkustisch:* Geräusch-, Tonunterscheidung, Gedächtnis, Wortbedeutung, Reaktion.
- *Optisch:* Farb-, Form-, Mengenerkennung.
- *Taktil:* Differenzierung nach Gewicht, Temperatur, Form und Material.
- *Körper-Raum:* Körper-, Gliederstellungen nachvollziehen, Raumbezug herstellen.

Bereich Verhalten

Erfindungsübungen, Partneraufgaben, Rollen- und Bewegungsspiele.

Indikationen/Kontraindikationen

Indikationen

Kinder mit Auffälligkeiten/Störungen im Bewegungs-, Wahrnehmungs- und Verhaltensbereich. Beispiele:

- Unruhige, überaktive Kinder mit mangelhafter Steuerung der Bewegungen (Hyperkinetik).
- Unkonzentrierte, leicht ablenkbare Kinder.
- Ängstliche und gehemmte Kinder.

- Motorisch ungeschickte Kinder mit Koordinationsschwäche/-störung.
- Kinder mit stark abweichendem Entwicklungsstand im Altersvergleich.
- Kinder mit verminderter Reaktionsfähigkeit, Gleichgewichtsstörungen.
- Antriebslose, träge, schnell ermüdbare, inaktive Kinder.
- Kinder mit Kontaktstörung, „Außenseiter".
- Kinder mit mangelhaftem Körperschema.

Kontraindikationen im üblichen Sinne existieren nicht.

Tips & Fallen

Auf die Veränderung von Verhaltensmustern und mögliche Konsequenzen achten. Neue Erfahrungen, die das Kind macht, können „überschießende" Auswirkungen haben. Das Kind probiert Neues aus und muß das richtige Maß noch erfahren. Solche Verhaltensänderungen werden oft im vertrauten Umfeld, also zu Hause, erprobt (→ Elternarbeit!). Beispiele:

→ Ein Kind, das immer ängstlich war, beginnt sich zu wehren.
→ Ein Kind entdeckt seine Stimme und schreit viel.
→ Ein Kind lernt, Kontakt aufzunehmen; es verhält sich zunächst distanzlos.

Literatur

GERBER, BURGER, RISCH, NAVILLE: Was ist psychomotorische Therapie? Therap. Umschau, 1981
IRMISCHER: Lehrbriefe: Grundzüge der Motopädagogik. Aktionskreis Psychomotorik, Selbstverlag Lemgo 1987
KIPHARD, E.J.: Motopädagogik. Verlag Modernes Lernen, Dortmund 1992

2.3.18 Rückenschule

Astrid Frank

Die Rückenschule ist eine präventive Gruppenbehandlung für Personen mit leichteren Beschwerden. Diagnostik und gezielte, individuelle Therapie sind nicht möglich.

Die häufigste Ursache für „Rückenschmerz" sind muskuläre Probleme, bedingt durch Fehlhaltungen und -belastungen. Seltener sind strukturelle Veränderungen. Daher soll der ganze Körper, nicht nur der Rumpf, in das Konzept einbezogen werden (☞ 2.3.1, 2.3.5). Nur in der Aufrechten Körperhaltung (AH) werden Knochen, Knorpel und Gelenke optimal belastet, Kapseln und Bänder haben eine gute Spannung (Meldungen der Tiefensensibilität besser). Die Muskeln arbeiten in der AH am besten zusammen, es ist eine größere Kraftentfaltung möglich.

Ziel

Die TeilnehmerInnen sollen zum Abschluß des Kurses in der Lage sein, selbständig zu entscheiden, was für ihre Gesundheit wichtig, was krankmachend ist und fähig sein, dies zu beachten und durchzuführen.

Durchführung

Voraussetzungen

- Die Rückenschule mit Erwachsenen erfolgt meist in Zusammenarbeit mit Krankenkassen, Volkshochschulen, in PT-Praxen oder über Privatanbieter; mit Kindern in Kindergärten oder Schulen.
- Gruppengröße: 8 bis max. 12 TeilnehmerInnen.
- Zeit: 10x 30–60 Min.; nur dann sind Verhaltensänderungen möglich, weniger Sitzungen haben nur Informations- bzw. Motivationscharakter.
- Regelmäßige Teilnahme erwünscht, da die Stunden aufeinander aufbauen.
- *Information der TeilnehmerInnen:* Vorher klären, daß die Rückenschule eine umfassende Informationen gibt und keine „Gymnastikstunde" ist, um falschen Erwartungen vorzubeugen; Schweigepflicht über Dinge, die in der Gruppe besprochen werden, ansprechen.
- Tägliche, häusliche Übungsphasen sollten möglich sein.
- Selbstakzeptanz der KursleiterInnen; die TeilnehmerInnen nehmen nur das an, was „vorgelebt" wird.
- Die unterschiedlichen Ausgangssituationen bedenken und die individuellen Fortschritte hervorheben. Störungen der Haltung, die sich meist über viele Jahre entwikkelt haben, lassen sich nicht innerhalb von 10 Sitzungen beheben.

Vorschlag zu Stundeninhalten

- Kurzes Aufwärmprogramm (5–10 Min.) unter Berücksichtigung der AH, von der 1. Sitzung an. Zur Verbesserung der Durchblutung, Steigerung der Herz- und Atemfrequenz, als Vorbereitung zu den Übungen (☞ 10.1.4); Hinweis zum selbständigen Ausdauertraining (☞ 10).
- *Haltungsaufbau:* Die AH zunächst im Sitzen üben (☞ 2.3.1), dann im Stand, im Gang. Zu Beginn reicht es aus, Beckenkippung mit Brustkorbhebung im Sitz zu üben und sich immer wieder im Alltag in sitzender Position diese Körperstellung bewußt zu machen, bzw. diese zu verbessern. In den nächsten Sitzungen folgen weitere Korrekturschritte der anderen Körperabschnitte und die anderen Ausgangsstellungen.
- *Aktivitäten des täglichen Lebens* ca. ab der 6. Sitzung (☞ 2.3.1). Zunächst Bücken in verschiedenen Höhen, in unterschiedlichen Situationen, dann z.B. Kehren, Gartenarbeit, Staubsaugen, Aktivitäten in Bad und Küche usw. (evtl. als Rollenspiel).

Übungen

Sie sollen die TeilnehmerInnen in die Lage versetzen, die AH besser und länger einzunehmen. Je besser das möglich ist, um so weniger spezielle Übungen sind nötig. Die Übungselemente können in Teilen in jeder Sitzung enthalten sein.

- *Dehnübungen* verbessern die Beweglichkeit der Gelenke (Techniken ☞ 2.2.4, 10.1.4). Geeignete Techniken sind „Längsdehnen" oder Reziproke Hemmung von Zehen- und Fußflexoren (Wadenmuskeln), dorsalen und ventralen Adduktoren, Hüftextensoren, Hüftflexoren, ischiokruraler Muskulatur, Bauchmuskeln, Adduktoren und Innenrotatoren der Schultern, Finger-Handflexoren und Ellenbogenflexoren, HWS-Muskeln, dorsal und lateral.
- *Angepaßte Dehnlagerungen* (☞ 2.2.6). Bei diesen Übungen ist eine gewisse Individualisierung möglich. Die TeilnehmerInnen wählen die Übungen aus, bei denen sie ein deutliches „Dehnziehen" spüren.

- *Kräftigungsübungen* für die Muskeln, die den Körper gegen die Schwerkraft in der AH halten. Die Muskeln arbeiten in Muskelketten (☞ 10.1.4) zusammen, trainiert werden Fußheber und Pronatoren, Hüftflexoren-, -extensoren und -abduktoren, Rükkenmuskeln, Bauchmuskeln (in Verlängerung) Außenrotatoren und Abduktoren der Schultern, HWS-Flexoren, Hand- u. Fingerext. Die Anzahl der Wiederholungen richtet sich individuell nach den Ausweichbewegungen.
- *Mobilisationsübungen* verbessern Beweglichkeit und Koordination; z.B. hubfreie und hubarme Mobilisation der Wirbelsäule nach KLEIN-VOGELBACH (☞ 2.3.12).
- *Entspannungsübungen* senken den Muskeltonus, einsetzbar z.B. bei Streß. Günstig ist z.B. die Muskelrelaxation nach E. JACOBSON (☞. 2.3.11).

Information

In jeder Sitzung TeilnehmerInnen über Hintergründe von Rückenproblemen informieren. Das fördert die Selbstverantwortung und die Motivation eigenständig weiterzuarbeiten. Information kann in folgenden Bereichen vermittelt werden:

- Überblick über die Anatomie.
- Aufrechte und krummer Körperhaltung am 3-Zahnradmodell (☞ Abb. 2.30).
- Ursache von Rückenbeschwerden (☞ 2.3.1) oder anderen Beschwerden, die durch die krumme Körperhaltung erklärt werden können.
- Beratung über Kleidung, Alltagsumgebung, Arbeitsplatzgestaltung und Freizeit.
- Beratung über Sportarten und deren „rückenfreundliche" Durchführung (☞. 2.3.1).
- Hilfsmittel zeigen und probieren, z.B. Sitzkeil zum Unterstützen der Beckenkippung bei Sitzen und arbeiten vorne/unten, Lordosekissen zum Unterstützen der Thoraxhebung und der Orientierung nach vorne, auch zum Autofahren; Sitz auf Pezziball.
- Jeweils den Hintergrund zu den praktischen Übungsteilen (welche Ziele, welche Technik) erläutern.
- Möglichkeiten von Schmerzlinderung und Schmerzbewältigung zusammenfassen und ergänzen (☞ 2.5 und 2.6).
- Psychische Komponente der Haltung mit einbeziehen; Haltungsänderung = Verhaltensänderung; die Haltung als Ausdruck der physischen Verfassung darf nicht unterschätzt werden, die AH vermittelt auch Selbstbewußtsein.

Als ergänzende Praxisteile mit Information

- *Bewegungsausgleich:* Ausgleichende, entgegengesetzte Bewegungen bei monotonen Bewegungsabläufen in den Alltag einbauen, bevor es zu Zeichen der Überbelastung kommt (z.B. bei langem Schreiben: Finger strecken und spreizen, Dorsalextension der Hand, Supination, Ellbogenextension, Arme seitlich und nach kranial ausstekken und strecken).
- *Gangschule in der AH* (☞ 2.3.1).
- *Entlastende Ausgangsstellungen* (☞ 2.3.1).

Indikationen/Kontraindikationen

- *Indikationen:* Beschwerden durch einseitige, belastende Körperhaltung, Schwerarbeit, seelische Belastungen, ungünstige Haltungsgewohnheiten.
- *Kontraindikationen:* Akute Schmerzphase, Bandscheibenvorfall, evtl. Herz-Kreislaufprobleme, kürzliche Operationen.

Literatur

BRÜGGER, A.: Gesunde Körperhaltung im Alltag, Verlag Dr, A. Brügger, Zürich, 1990
RIEDER, H.: Rückenschule interdisziplinär, Georg Thieme Verlag, Stuttgart, 1993
KAISSER, P.J.: Münchner Manual zur orthopädischen Rückenschule, Springer Verlag, 1990

2.3.19 Schaarschuch-Haase – Lösungstherapie

Viktor Kruft, Angela Debray

Körperwahrnehmungstherapie. ALICE SCHAARSCHUCH *entwickelte Mitte unseres Jahrhunderts die sogenannte „Lösungs- und Atemtherapie" (heute bekannt als Lösungstherapie). Aus der späteren Zusammenarbeit mit* HEDI HAASE *resultierte eine Weiterentwicklung der Methode.*

Behandlungsziel

- Ökonomische Bewegungsabläufe.
- Psychische Ausgeglichenheit.
- Optimaler („gelöster") Muskeltonus.
- Optimale periphere Durchblutung.
- Akzeptanz des Körpers bei Veränderungen, z.B. nach Ablatio mammae oder bei Anorexie.
- Verbesserte Körperwahrnehmung.
- Realistisches Körperbild.
- Ökonomische Atembewegungen („natürlicher Atem").
- Schmerzfreiheit.
- Wohlbefinden.

Behandlungsprinzip

Die Aufmerksamkeit des Pat. wird auf verschiedene Wahrnehmungen seines Körpers (=„Tastarbeit") gelenkt. Der Pat. konzentriert sich dabei auf z.B.:

- „Körperräume" (nicht nur tatsächlich vorhandene Körperräume wie z.B. Nasen-Rachen-Raum, Brustkorbraum, sondern auch z.B. Oberarm, Becken) und „Körperhüllen" (= Körperoberflächen).
- Den Spannungszustand der Muskulatur.
- Die Auflagefläche seines Körpers (z.B. in Rückenlage).
- Die Abstände zur Unterlage.
- Die Temperatur.
- Die Atembewegungen.

Behandlungstechniken

- Abhebeproben (s.u.)
- Dehnlagen, z.B. Drehdehnlagen, Mond-Sichellage (☞ 2.2.6).
- Packegriffe (großflächiges Abheben einer Hautfalte mit beiden Händen).

Jede Behandlung enthält Wahrnehmungsaufträge für Pat.: Vergleich beider Körperhälften oder Vergleich vor und nach einer der genannten Techniken.

2

Übungsbeispiele

Abhebeproben des Armes

- ASTE Rückenlage (auf einer Therapiebank), die Arme liegen neben dem Rumpf. Die TherapeutIn steht neben der Bank.
- Mit einer Hand das Handgelenk des Liegenden untergreifen, verweilen.
- Die zweite Hand unter den Oberarm dicht an Ellenbogen legen, verweilen.
- Mit beiden Händen gleichmäßig und ruhig den Arm 1–2 cm abheben, den Arm in die Abd. bewegen, wieder absenken, verweilen.
- Übung wiederholen.
- Bei zunehmender Spannung auf dem Bewegungsweg etwas zurückgehen, neu ansetzen; ggf. langsamer arbeiten.
- Die Übung endet in der Ausgangsstellung. Bei liegendem Arm zweite Hand nach außen, erste Hand nach kaudal herausziehen.
- Nachspüren lassen.

Schnelles Lagern (Bsp. obere Extremität).

- ASTE wie bei Abhebeproben.
- Beide Hände unter das Schulterblatt legen, verweilen.
- Das Schulterblatt heben und senken, verweilen.
- Die kaudale Hand auf die Schulter legen.
- Beide Hände gleiten ruhig und gleichmäßig den Arm entlang abwärts.
- Zum Schluß flächig und sehr langsam Handrücken und -innenfläche ausstreichen.
- Den anderen Arm entsprechend behandeln.

Tastarbeit der Atmung

- Entspannte Ausgangsstellung.
- Der Pat. bekommt Wahrnehmungsaufträge:
  - Wo spüre ich Atembewegung?
  - Wie schnell ist der Atemrhythmus?
  - Wo ist die meiste Bewegung zu spüren?
  - Wie groß ist sie am Brustbein, am Bauch, in der Leistengegend usw.
  - Kann ich der Bewegung zuschauen ohne sie willentlich zu verändern?

Indikationen/Kontraindikationen

- *Indikationen:* Psychosomatische Erkrankungen; Körperwahrnehmungsstörungen; Konzentrationsstörungen; Hypertone Muskulatur; Schmerzen; Bewegungseinschränkungen; Erkrankungen der inneren Organe (z.B. Atemwegserkrankungen, Herzerkrankungen, Obstipation, M. Crohn); Neurologische Erkrankungen (z.B. M. Parkinson, ED). Psychosomatische Störungen, funktionelle arterielle Durchblutungsströrungen, Migräne.
- *Kontraindikationen:* Das Spüren des Körperinnenraums, wie im ersten Übungsbeispiel beschrieben, kann bei bestimmten Psychoseformen zu starken Ängsten führen.

Literatur

SCHAARSCHUCH, A.: Der atmende Mensch. Turmverlag, Bietigheim 1987
HAASE, H.: Lösungstherapie in der Physiotherapie. Pflaumverlag, München 1985

2.3.20 Schlingentisch (ST)

Werner Wenk

Der Schlingentisch ist eine Gerätekonstruktion in der ein Pat. die Schwerelosigkeit am ganzen Körper oder an einzelnen Körperteilen erfahren kann.

Dazu werden einzelne Körperteile mit Hilfe von speziellen Seilzügen und Schlingen aufgehängt. Die Seilzüge sind so konstruiert, daß sie höhenverstellbar sind und das daran hängende Gewicht des Körperteils beim Hochziehen halbieren (☞ Abb. 2.41).

Grundlagen und Prinzipien

Die Arbeit im Schlingentisch erfordert detaillierte Kenntnisse über die Wirkung der Aufhängepunkte. Je nach Lage der Aufhängepunkte können Bewegungen erleichtert oder erschwert, Zug oder Druck auf ein Gelenk gegeben, Muskeln gedehnt oder gekräftigt werden.

Der Einsatz von Expandern und Gewichten ermöglicht eine intensivere Kräftigung, Dehnung oder Traktion. Vorteile der Therapie mit Hilfe des Schlingentischs sind:
- *Exaktes Arbeiten:* Durch die Bindung an eine horizontale Bewegungsebene bei einer axialen Aufhängung können Bewegungen selektiv geübt, Ausweichbewegungen schnell erkannt und wirkungsvoll verhindert werden.
- *Arbeitserleichterung:* Die TherapeutIn braucht die entsprechenden Körperteile des Pat. nicht zu halten und hat die Hände frei für andere Aktivitäten, z.B. Tasten, Fixieren, Widerstandgeben, Massieren oder Hautreize setzen.
- *Kraftersparnis:* Den benötigten Kraftaufwand für Muskelkräftigung, Traktion oder Muskeldehnung übernehmen ganz oder teilweise die Züge, Expander oder Gewichte. So braucht z.B. bei einer Dehnung der ischiokruralen Muskulatur die TherapeutIn nicht ständig das zu dehnende Bein zu halten oder bei der Antagonistenermüdung den Widerstand zu geben. Diese Funktionen kann der Schlingentisch übernehmen.
- *Zeitersparnis:* Mehrere Therapieformen können im Schlingentisch miteinander kombiniert werden: Statt nacheinander wird *gleichzeitig* appliziert: Unter einer Traktion mit Gewichten kann z.B. gleichzeitig Fango oder Elektrotherapie angewandt werden.
- *„Therapie ohne TherapeutIn“:* Pat. kann im Schlingentisch nach vorheriger Anleitung eigenständig aktiv üben, Muskeln können gedehnt, Gelenke trahiert oder entlastend gelagert werden.

Ziele

- Kräftigung gelähmter Muskeln bis Status 2 in axialen Aufhängungen.
- Trainingstherapie mit Gewichten oder Expandern.
- Traktion von Gelenken mit Gewichten oder Expandern.
- Gezielte Extensionen der Wirbelsäule.
- Muskeldehnung.
- Stabilisierung von Gelenken oder Wirbelsäulenabschnitten.
- Entspannung in stabilen Mehrpunktaufhängungen.
- Koordinationstraining in axialen Aufhängungen.

- Mobilisation von Gelenken in axialen Aufhängungen.
- Lagerung zur Entlastung oder Mobilisation von Gelenken oder zur Muskeldehnung.
- Fixation zur Vermeidung von Ausweichbewegungen.
- *Bewegungserleichterung:* Pat. kann unter Abnahme der Eigenschwere und ohne Reibungswiderstand Bewegungen ausführen, die aufgrund von Schmerzen (Trauma, Arthrose) oder aufgrund von Muskelschwächen (Lähmungen, Muskeldystrophien) sonst nicht möglich wären. Zur Anwendung kommen hier die axiale Einpunkt- oder axiale Mehrpunktaufhängung (s.u.).

Gerätekunde

Ein Schlingentisch besteht aus einem Rahmengestell aus Metall (☞ Abb. 2.41), welches mit zahlreichen Ösen versehen ist. An diesen Ösen können über Seilzüge Körperteile aufgehängt oder fixiert werden. Ein Standschlingentisch besteht in der Regel aus einem Deckenteil, an dem man den Pat. aufhängen kann und aus zwei Seitenteilen, die zum Fixieren von Körperteilen dienen.

Gerätetypen

Je nach Anwendungsbereich Unterscheidung in
- *Standtyp*, der mit vier Stützen auf dem Boden steht und dort fixiert werden kann.
- *Deckentyp*, der an der Decke fixiert wird, um möglichst viel Bewegungsfreiheit zu besitzen.
- *Bettentyp*, mit dem bettlägerige Pat. auf Station behandelt werden können.

Zubehör

Das Schlingentischzubehör gliedert sich in drei Teile:
- *Schlingen:* Für jeden Körperteil gibt es die entsprechende Schlinge. Zu einem kompletten Set gehören: 1 Kopfschlinge, 1 Brustkorbschlinge, 4 Arm/Beinschlingen, 1 Beckenschlinge, 2 Fußschlingen und 2 Handschlingen.
- *Seilzüge*, mit denen man den Pat. hochziehen und ablassen, aber auch fixieren kann. Ein komplettes Set sollte 16 Seilzüge enthalten.
- *Sonderzubehör* für Spezialanwendungen: z.B. Fixier- und Traktionsgurte, Umlenkrollen, Gewichte oder Expander zum Muskeltraining oder für Traktionen, Traktionsmanschetten für Hand und Fuß, Unterlagerungskissen für Wirbelsäulenbehandlung usw.

Therapeutische Möglichkeiten – Aufhängeformen

Die gesamten Aufhängungen gliedern sich in zwei Bereiche:

Teilaufhängung

Es werden einzelne Körperteile aufgehängt, z.B. ein Arm, ein Bein, zwei Beine, Becken und Beine, Kopf und Arme. Hierbei gibt es immer ein punctum mobile (aufgehängter Körperteil) und ein punctum fixum (der Körperteil, der nicht aufgehängt ist und auf der Bank liegt). Gebräuchliche Teilaufhängungen:
- *Extremitätenaufhängungen*:
  - *Bein-, Armaufhängung* in Rückenlage, Seitenlage und Bauchlage.
  - *Seitliche Arm-Beinaufhängung* in Seitenlage.

- *Wirbelsäulenaufhängungen:*
  - *Kopfaufhängung* (HWS) in Rückenlage.
  - *Oberkörperaufhängung* in Rücken- und Bauchlage (BWS): Bei der Oberkörperaufhängung werden beide Arme, der Kopf und der Oberkörper aufgehängt (Aufhängepunkt Th6).
  - *Becken-Beinaufhängung* in Rücken-, Seit- und Bauchlage: Bei der Becken-Beinaufhängung werden das Becken und beide Beine aufgehängt. Aufhängepunkt über L3 (Bauchnabel).
  - *Sitzaufhängung* für die ges. Wirbelsäule: In der Sitzaufhängung werden nur beide Arme aufgehängt, Pat. sitzt auf einem Hocker (Aufhängepunkt über dem Kopf).

Ganzaufhängung

Der ganze Körper wird aufgehängt und schwebt in der Luft. Er besitzt keinen Fixpunkt mehr. Diese Aufhängeart dient der Behandlung von Wirbelsäule und Extremitäten gleichzeitig, da hierbei immer der ganze Körper reagieren muß. Wird z.B. ein Pat., der in Rückenlage komplett aufgehängt ist, von den Füßen her aus dem Lot verschoben, müssen nicht nur die Beine Stützarbeit verrichten, sondern auch der Rumpf muß stabilisiert werden. Nebenbei wird durch die Lotverschiebung der Kreislauf trainiert und über eine vermehrte Knochenbelastung einer Inaktivitätsosteoporose vorgebeugt.

Aufhängetypen

Sowohl in der Teilkörper- als auch in der Ganzkörperaufhängung gibt es zwei Aufhängetypen:

Einpunktaufhängung

Bei einer Einpunktaufhängung werden alle Züge in einer Öse des Schlingentisches aufgehängt. Einpunktaufhängungen sind in der Regel mobil.

- Typ. Anwendungsbeispiel einer Einpunktaufhängung ist die *axiale Aufhängung:* Der Aufhängepunkt befindet sich senkrecht über dem Gelenk, das therapeutisch beeinflußt werden soll. Die Bewegungen in diesem Gelenk können dann hubfrei, d.h. ohne Schwerkrafteinfluß durchgeführt werden.
- *Indikationsbeispiele* für die axiale Aufhängung: zur Muskelkräftigung bei peripheren Lähmungen, Muskeldystrophien, Multiple Sklerose, schlaffe Hemiplegien, zur Mobilisation bei Kontrakturen, zur Stabilisierung bei Instabilitäten (z.B. Spondylolisthesis, Schleudertraumen, Luxationen, ligamentärer Insuffizienz).

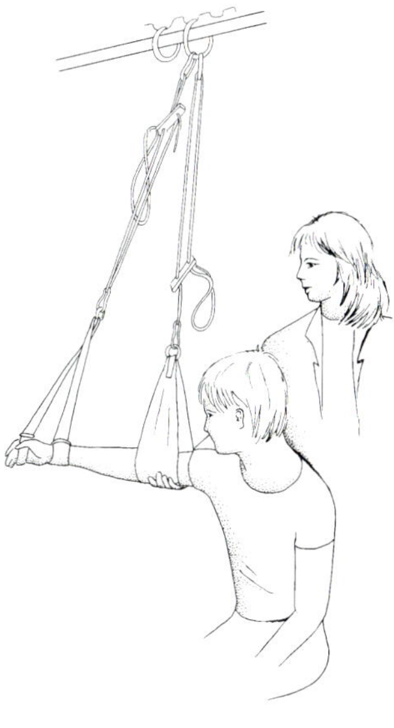

Abb. 2.41: Axiale Aufhängung über dem Ellenbogengelenk

! Eine axiale Aufhängung übt immer Druck auf das bewegte Gelenk oder den bewegten Wirbelsäulenabschnitt aus, so daß diese Aufhängung bei Arthrosen oder Bandscheibenpatienten nicht geeignet ist.

Mehrpunktaufhängung
Jeder Zug und jede Schlinge besitzt ihren eigenen Aufhängepunkt. Mehrpunktaufhängungen sind stabil.
- Typisches Anwendungsbeispiel einer Einpunktaufhängung ist die *neutrale Aufhängung.* Bei dieser Aufhängeform liegen die Aufhängepunkte senkrecht über den Schlingen, so daß weder Zug noch Druck auf ein Gelenk oder auf die Wirbelsäule übertragen werden.
- *Indikationsbeispiele* für die neutrale Aufhängung: Stabile Traktionen von Gelenken und der Wirbelsäule, zur Entspannung und zur entlastenden Lagerung, z.B. bei arthrotischen oder rheumatischen Gelenken.

Tips & Fallen
→ Der Nachteil dieser Aufhängung liegt in der fehlenden Mobilität. In dieser Aufhängung kann nur *gegen* die Schwerkraft bewegt werden.
→ Der gewählte Aufhängetyp ist abhängig vom Therapieziel. Bei der Mobilisierung und der Stabilisierung eines Gelenkes oder eines Wirbelsäulenabschnittes wird eine Einpunktaufhängung gewählt. Die Mobilität stellt hohe Anforderungen an die Stabilisierung.
→ Bei dem Therapieziel Entspannung (in einer entlastenden Position) ist die stabilisierende Mehrpunktaufhängung auszuwählen.
→ Für spezielle Therapieziele können die Aufhängepunkte weiter variiert werden → proximale, distale und divergierende Aufhängung.

Axiale Mehrpunktaufhängung
Neuer Aufhängetyp, der die Vorteile der axialen und neutralen Aufhängung vereint, deren Nachteile aber beseitigt und horizontale Bewegungen ohne Druck ermöglicht. Dieser Aufhängetyp ist nur mit einem speziellem Zusatzgerät, dem Dekompressionsstab, zu verwirklichen (☞ Literatur).

Therapiemöglichkeiten – Axiale Aufhängung

Kräftigung
Pendeln, Pendeln mit Zielangabe, Halten, Pendeln mit Halten am Bewegungsende, Führungswiderstand, konzentrischer, exzentrischer angepaßter Widerstand, Haltewiderstand, verhinderte Bewegung, Bewegen gegen gedachten Widerstand, Bewegen gegen einen Gewichts- oder Expanderzug.

Dekontraktionstechniken
Mobilisation einer myogenen Kontraktur:
- *Antagonistenermüden* durch konzentrische, exzentrische oder stat. Muskelarbeit.
- *Reziproke Hemmung* durch konzentrische, exzentrische oder statische Arbeit der agonistischen Muskulatur (Muskeln, welche die gewünschte Bewegung ausführen).
- *Passive Muskellängsdehnung* (Hemmung der Muskelspannung durch Aktivierung der Sehnenspindeln).
- *Muskelquerdehnung, Eis- oder Fangoapplikation* auf dem kontrakten Muskel.

Schmerzlinderung
Entlastende Lagerung oder durch Traktionen in einer neutralen, distalen oder axialen Mehrpunktaufhängung.

Muskeldehnungen

Sie lassen sich am besten in Dehnlagerungen durchführen. Die betreffende Extremität wird mit Zügen am Schlingentisch so fixiert, daß der verkürzte Muskel ständig in gedehnter Position bleibt. Zur Vermeidung von Muskelfaserrissen soll der verkürzte Muskel vor der Dehnung durch aktive Arbeit aufgewärmt werden. Die fixierenden Züge müssen sich im rechten Winkel zur dehnenden Extremität befinden. Ausweichbewegungen werden durch zusätzliche Schlingen oder Fixationsgurte verhindert.

! Bei kapsulärer Kontraktur können in axialen oder auch neutralen Aufhängungen Gleitmobilisationen nach den Regeln der Manuellen Therapie (☞ 2.3.15) durchgeführt werden.

Indikationen/Kontraindikationen

- *Indikationen:* Generell können alle Erkrankungen aus dem Bereich der Orthopädie, Chirurgie und Neurologie mit dem Schlingentisch behandelt werden. Die Methode ist besonders geeignet bei Pat. mit Koxarthrose, Gonarthrose, Periarthritis humeroscapularis, Ischialgie, Lumbalgie, HWS-Syndrom, Zervikobrachialgie, peripheren Paresen, Plexusparesen, Muskeldystrophien, M. Scheuermann, M. Bechterew, Querschnittlähmung.
- *Kontraindikationen:* Großflächige Hautverletzungen, Verbrennungen oder Ekzeme. Speziell bei der Ganzaufhängung: Kreislaufinsuffizienz und Schwindel. Unkooperative Pat. (bedingt).

Literatur

FIRNISS, M.: Propädeutik der neurophysiologischen Schlingentischtherapie. Firniss, Neuenbürg 1989

LILIENFEIN, W.: Funktionelle Schlingentisch-Therapie in der Praxis. (Bd. I: Lendenwirbelsäule, Hüfte. 1993, Bd. II: Knie, Fuß. 1994) Gustav Fischer Verlag

WENK, W.: Der Schlingentisch in Praxis und Unterricht, Pflaum, München 1989

Fortbildung: Die Technik der Schlingentisch-Therapie kann in speziellen Kursen erlernt werden (Adressen von Fortbildungsinstituten in den Fachzeitschriften).

2.3.21 Schroth – Dreidimensionale Skoliosetherapie

Anette Jenner-Kief

Ausgehend von der Anatomie der Wirbelsäule teilt K. SCHROTH den Rumpf in 3 physiologischerweise rechteckige Blöcke ein. Bei einer Seitverschiebung der Wirbelsäule (Skoliose) sind sie trapez- bis keilförmig.

Diese pathologischen Keile (☞ Abb. 2.42) werden unterteilt in:

- *Sagittalebene:* Hals-Schulter-Keil, Brust-Rippen-Keil, Lenden-Becken-Keil.
- *Frontalebene:* Lateraler Hals-Schulter-Keil, Lateraler Brust-Rippen-Keil, Lateraler Lenden-Becken-Keil.

Bei einer Skoliose verschieben sich die Keile so gegeneinander, daß das Lot insgesamt gewahrt bleibt. Zusätzlich zur Keilbildung kommt es zu einer Rotation der Wirbelkörper, so daß Rippenbuckel oder Lendenwulst entstehen. Durch Rotation und Keilbildung entsteht eine Höhenminderung der Wirbelsäule mit Einschränkung der Rippenbeweglichkeit. Beides bedingt eine Behinderung der Atembewegung und eine Reduktion des Atemvolumens.

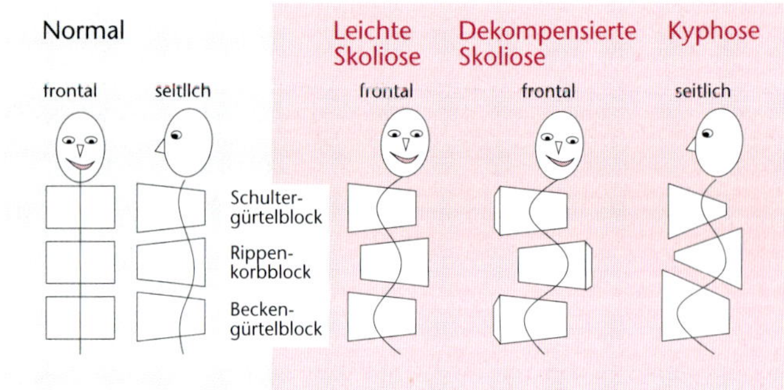

Abb. 2.42: Die Blöcke der Wirbelsäule beim Gesunden, bei Skoliose und Kyphose

Ziel

Haltungskorrektur und Vergrößerung des Atemvolumens durch mechanische Gegendrehung der verschobenen Wirbelsäulenabschnitte.

Durchführung

Die Übungen werden an der Sprossenwand, mit Stuhl und Tisch, am Boden oder evtl. mit Hilfsmitteln wie Stab und Thera-Band ausgeführt. Zur Bewußtmachung der Korrekturrichtung kann manueller Gegendruck von TherapeutIn oder Pat. selbst gegeben werden. Im Behandlungsaufbau sollen alle 4 Arten von Übungen enthalten sein. Zwischen den einzelnen Korrekturübungen erfolgen zur Entspannung in dehnenden Ausgangsstellungen Atemübungen. Dabei soll bewußt in die verkürzte Seite geatmet werden.

- *Hangübungen an der Sprossenwand:* Im Hang an der Sprossenwand werden verschiedene Bewegungen ausgeführt (z.B. Pendeln der Beine, Spreizhang, Radfahren). Schwerkraft und aktive Muskelspannung wirken zusammen.
- *Mobilisationsübungen:* Durch wenig kraftaufwendige, dehnende Übungen, z.B. aus dem Vierfüßlerstand, soll die Beweglichkeit der Wirbelsäule verbessert werden.
- *Formungsübungen:* Durch aktive Muskelspannung korrigierende Übungen, z.B. aus dem Sitz, dem Überhang, der Seitlage. In Korrekturstellung wird die „Dreh-Winkel-Atmung" (verstärkte Atembewegung in verkürzte Brustkorbabschnitte) geübt.
- *Kräftigungsübungen mit Streckung:* Isometrische Übungen, die in korrigierter Stellung die Muskulatur kräftigen sollen, um die Stellung dauerhaft halten zu können.

Übungsbeispiel

- *ASTE:* Kniestand, Arme gestreckt und schulterbreit auseinander, Hände am Boden, Kopf in Verlängerung der Wirbelsäule, bei Hohlkreuz das Becken etwas nach hinten verlagern.
- *Bewegung:* Sternum wird nach rechts und links gezogen und dem Boden genähert.

- *Hilfen:*
  - Unterlagerung der betroffenen Seite.
  - TherapeutIn fixiert mit den Unterschenkeln das Becken des Pat. und zieht den Oberkörper nach kaudal, Hände auf den Rippenbuckeln.
  - Evtl. passive Gegendrehung der Rippenbuckel und Dehnung der konkaven Seite.
  - Th. schiebt mit ihren Daumen paravertebral die Wirbelkörper nach kaudal.
- Aus der korrigierten Stellung erfolgt eine isometrische Spannung beider Hände in den Boden, Zug des Kopfes in Verlängerung der Wirbelsäule.

Indikation: Jede Art von Fehlhaltungen und Skoliosen bei Kindern und Erwachsenen.

2.3.22 Therapeutisches Reiten

Astrid Frank

„Therapeutisches Reiten" beinhaltet drei unabhängige Arbeitsbereiche, die sich jedoch teilweise überschneiden:
- Hippotherapie
- Heilpädagogisches Reiten und Heilpädagoisches Voltigieren
- Behindertenreiten und -voltigieren.

Hippotherapie

Durchführung von PhysiotherapeutInnen mit entsprechender Zusatzausbildung; das Pferd wird als „lebendes Übungsgerät" eingesetzt. Pat. reagiert auf die dreidimensionalen Schwingungen des Pferderückens in der Gangart Schritt. Es kommt zur Rotation, Lateralflexion und Extensions-/ Flexionsbewegung im Becken; Bewegungen, die auch beim normalen Gehen im Rumpf auftreten. Auch andere Impulse können ausgenutzt werden, z.B. Tempo-Variationen, gebogene Linien, Seitgänge, Schritt-Halt. Auf diese Impulse hin kommt es zur Normalisierung des Muskeltonus, Förderung der Rumpf- und Kopfkontrolle, Verbesserung des Gleichgewichts und zur Schulung des Bewegungsgefühls (der Rumpf reagiert wie beim Gehen). Besondere Übungen sind nicht erforderlich.

Ziele und Behandlungsbeispiel

Pat. mit spastischer Hemiplegie rechts
- *Normaler Muskeltonus:* Ruhiger, eher langsamer Schritt mit nicht allzu großen Schwingungen (evtl. Pferd danach aussuchen); langsamer Richtungswechsel.
- *Verbessertes Gleichgewicht:* Schritt auf gebogenen Linien, plegische Seite innen (mehr Belastung auf dieser Seite); z.B. „Zirkel" rechte Hand, keine engen Bögen.
- *Verbesserte Rumpfkontrolle (Symmetrie):* Seitengänge (Weiten und betonte Belastung auf der plegischen Seite); z.B. „dem linken Schenkel weichen lassen".

! Bei allen Maßnahmen beobachten, ob die Pat. entsprechend reagieren, da auch andere Reaktionen möglich sind.
- Die Behandlungszeit beträgt ca. 15–20 Min.

Indikationen (ohne Begrenzung des Lebensalters)

Zerebrale Bewegungsstörungen unabhängig von Ursache und Schweregrad (Ataxien, Athetosen, Hemiplegien), Encephalitis dissiminata (ED), Spina bifida-Syndrom, Torticollis spasticus, Dysmelien, Haltungsschäden, WS-Syndrome.

Kontraindikationen

Kardiale Dekompensation, Anfallsleiden, Pferdehaarallergie, -phobie, Encephalitis dissiminata (akuter Schub), Skoliose dritten Grades.

Heilpädagogisches Reiten und Heilpädagogisches Voltigieren

Einsatz des Pferdes zum Reiten oder Voltigieren (meist in Gruppen) im Rahmen heilpädagogischer Förderung verhaltensauffälliger oder intelligenzgeminderter Kinder und Jugendlicher, durchgeführt von pädagogischer Fachkraft mit Zusatzausbildung.

Behindertenreiten und -voltigieren

Reiten und Voltigieren als Behindertensport in Gruppen; Maßnahme der körperlichen und psychosozialen Rehabilitation, durchgeführt von reiterlich geschulten Fachkräften mit Zusatzausbildung.

Literatur

C. Heipertz-Hengst, A. Kröger, W. Kuprian und U. Zinke: Therapeutisches Reiten – Medizin, Pädagogik, Sport. Frankh'sche Verlagsbuchhandlung, 1977

2.3.23 Vojta

Annette Jenner-Kief

Neurophysiologisch orientiertes Bahnungssystem zur Wiederherstellung angeborener physiologischer Bewegungsmuster, die durch frühkindliche Hirnschäden in ihrer Entwicklung blockiert oder durch Traumata verlorengegangen sind. Die auch als Reflexlokomotion bezeichnete Methode wird hauptsächlich zur Prophylaxe und Behandlung kindlicher neurolog. Bewegungsstörungen und orthopäd. Fehlhaltungen eingesetzt.

Reflexfortbewegung

Die Vojta-Methode baut auf dem Prinzip der *Reflexfortbewegung* auf: durch Druck auf bestimmte Körperpunkte („Auslösezonen") lassen sich *reflektorisch* Bewegungen erzeugen, wie sie in der normalen motorischen Entwicklung erst in einem späteren Stadium auftreten (z.B. das Umdrehen). Pathologische Haltungs- und Bewegungsmuster können so korrigiert werden. Vojta nutzt insbesondere zwei haltungskorrigierende Bahnungssysteme: das *„Reflexkriechen"* und das *„Reflexumdrehen"* (s.u.)

Auslösezonen
Vojta definiert 20 *Auslösezonen*, die in Haupt- und Nebenzonen unterteilt werden. Die Hauptzonen liegen an den Extremitäten (→ „Periostreize"), die Nebenzonen am Rumpf (→ „Muskelreize"). In der Regel löst die Reizung einer einzigen Zone das gesamte Reflexmuster aus. Zusätzlich zur motorischen kommt es zu starken vegetativen Reaktionen (z.B. Hautrötung, Schweißbildung) über der betroffenen Muskulatur.

Ziele

- *Bahnung physiologischer Bewegungsabläufe*, bevor sie von der pathologischen Entwicklung mit ihren Ersatzmustern verhindert werden. Dadurch Umbahnung und Aufhaltung einer drohenden „spastischen Entwicklung" bei Säuglingen sowie bereits bestehender pathologischer Bewegungsmuster bei älteren Pat.
- *Einbettung von Muskeln*, die bisher in einem pathologischen Ersatzmuster oder gar nicht gearbeitet haben, in physiologische Bewegungsketten.
- *Globale Körperhaltungsveränderung* durch Auslösen der beiden komplexen reflektorischen Bewegungsfolgen „Reflexkriechen" und „Reflexumdrehen". Im einzelnen kommt es dabei zu verbesserter Schwerpunktverlagerung, Aufrichtung, Gleichgewichtssteuerung und besser koordinierter Körperhaltung.
- Beeinflussung vegetativer Funktionen und der Atmung, besonders in der Frühgeborenen-Behandlung.

Durchführung

Die Ausführung der Reflexbewegungen erfolgt größtenteils isometrisch.
- Vordehnung der Muskulatur durch genau definierte Ausgangsstellungen, evtl. unter zusätzlichem Dehnreiz durch TherapeutIn.
- Evtl. Unterlagerung der Pat., wenn die Ausgangsstellung nicht eingenommen werden kann.
- Suchen der besten Auslösezone für die gewünschte Reaktion (die beste Zone ist dann gefunden, wenn die Reflexbewegung optimal auslösbar ist).
- Die einzelnen Gelenkbewegungen, aus denen sich die Reflexbewegung zusammensetzt, werden hier als „Zugrichtung" beschrieben.
- Die durch propriozeptive Reize an bestimmten Körperzonen ausgelösten Reflexbewegungen münden in definierte Endstellungen.

Tips & Fallen
Bisweilen ruft erst die gleichzeitige Reizung mehrerer Reizpunkte durch zeitliche und räumliche Summation eine Erfolgsreaktion hervor.

„Reflexkriechen"
ASTE: Bauchlage, Kopf 30° gedreht, „Gesichtsarm" über den Kopf gehoben, die Hand um ein Holz gefaustet. „Gesichtsbein" leicht gebeugt außenrotiert, „Hinterhauptsarm" innenrotiert neben dem Körper mit geöffneter Hand, „Hinterhauptsbein" leicht gebeugt außenrotiert.

Auslösezonen: ☞ Abb.2.43
- *„Gesichtsseite":* Ellbogen, Skapula, Becken, Knie.
- *„Hinterhauptsseite":* Akromion, Rumpfzone (Brustkorb), M. glutaeus medius, Ferse.

2

Zugrichtung

- Kopf in Verlängerung der Wirbelsäule.
- *„Gesichtsseite“:* Ellbogenflexion mit Pronation, Innenrotation der Schulter, Skapula an die WS, Hüftflexion mit Außenrotation, Knieflexion, Dorsalextension und Pronation des Fußes.
- *„Hinterhauptsseite“:* Ellenbogenflexion mit Supination, Außenrotation der Schulter, Hüftextension mit IR, Kniestreckung, Dorsalextension und Pronation des Fußes.
- Bei Wechsel der Auslösezonen von der „Gesichtsseite“ zur „Hinterhauptseite“ erfolgen reziproke Bewegungen (ähnlich der Fortbewegung).

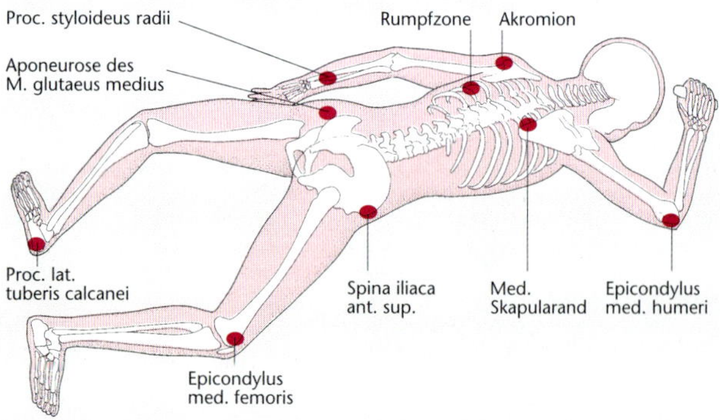

Abb. 2.43: Auslösezonen des „Reflexkriechens“, dorsale Sicht

„Reflexumdrehen“

Je nach Indikation werden lediglich bestimmte Phasen des Gesamtablaufs im Übungsprogramm ausgeführt.

I. Phase

ASTE: Rückenlage, Kopf 30° gedreht, Arme liegen gestreckt und in Nullstellung neben dem Körper, Beine leicht abduziert gestreckt in Nullstellung.

Auslösezonen, Brustzone (Rippenbogen 6. Rippe), zusätzlich Widerstand am Kopf (Linea nuchae) und am Kinn.

Zugrichtung

! Bei Fazialisparese zusätzliche Zone am Kinn (Trigeminusaustrittspunkt).

- Kopf in Mittelstellung.
- Schultergürtelrotation zum Hinterhauptsarm.
- Beckenaufrichtung.
- Beckenrotation zum Hinterhauptsbein.
- Hüftflexion bis 90°.
- Knieflexion bis 90°.
- Füße in Dorsalextension, Pronation.

II. Phase

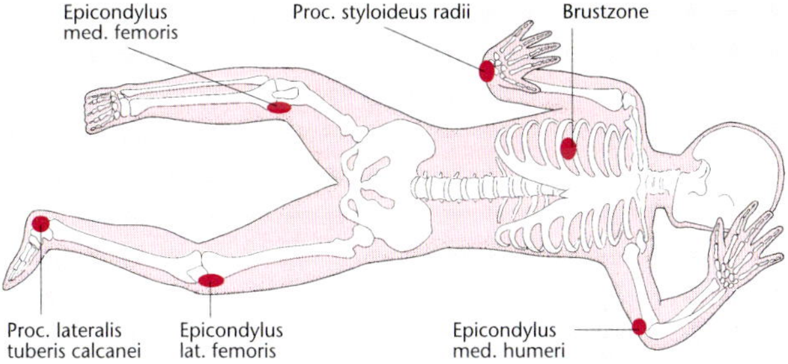

Abb. 2.44: Auslösezonen der zweiten Phase des „Reflexumdrehens", ventrale Sicht.

ASTE: Seitlage, Kopf zum Boden gedreht, unterer Arm 90° zum Körper, unteres und oberes Bein in Hüfte und Knie 40° gebeugt, oberer Arm liegt gestreckt leicht innenrotiert auf dem Körper.

Auslösezonen: ☞ Abb. 2.44
- Untere Seite: Ellbogen, Knie, Ferse.
- Obere Seite: Akromion, Skapula, Handwurzel, Brustzone, M. glutaeus medius, Knie.

Zugrichtung
- Kopf in Mittelstellung.
- Unterer Arm: Skapula an die WS, Schulterretraktion mit Außenrotation, Ellbogenflexion, Handöffnung.
- Unteres Bein: Hüftstreckung mit Abduktion, Kniestreckung, Fuß wie bei I. Phase.
- Oberer Arm: Schulter flektiert, abduziert, außenrotiert, Ellbogen gestreckt, supiniert, Handgelenk in Dorsalextension und Dorsalduktion.
- Oberes Bein: Hüftbeugung mit Abduktion und Außenrotation, Kniebeugung bis 80°, Fuß in Nullstellung, Zehen geöffnet.

! Die Fußreaktion (ab 6. Monat) kann dadurch verbessert werden, daß der obere Fuß vor dem unteren Knie aufgestellt wird. Dabei ist der Kalkaneus der Auslösepunkt.

III. Phase
ASTE: Wie II. Phase, aber Hüft- und Kniegelenke 90° flektiert.

Auslösezonen
- Untere Seite: Skapula, Knieaußenseite.
- Obere Seite: Akromion, Knieinnenseite.

Zugrichtung: Wie bei II. Phase, aber Reaktion beider Beine entspr. oberem Bein.

Tips & Fallen

→ Die Beinreaktion wird verstärkt, wenn die Beine von der TherapeutIn in der Ausgangsstellung gehalten werden.
→ Gute Aufrichtung der unteren LWS.
→ Diese Phase ist z.B. hilfreich bei Diplegien, da die Pat. in der II. Phase die Beine in Extension bringen. Vorsicht bei Hüftproblemen!

IV. Phase

Diese Phase wird z.B. zur besseren Hüftdifferenzierung bei Diplegien eingesetzt. Gute Aufrichtung in der unteren LWS z.B. bei Skoliose.

ASTE: Wie bei II. Phase, aber oberes Bein in Hüfte und Knie 90° flektiert.

! Bei einem gefährdeten Hüftgelenk muß die betroffene Seite unten liegen (d.h. Lagerung auf der kranken Hüfte).

Auslösezonen

- Oberes Bein: Knieinnenseite
- Unteres Bein: Knieaußenseite.

Zugrichtung: Beide Hüftgelenke in Flexion, Abduktion und Außenrotation.

Therapieplanung

- Die Übungsprogramme müssen möglichst regelmäßig (z.B. von den Eltern) durchgeführt werden → Motivation und Schulung der Eltern ist der wesentliche Faktor für den Erfolg der Therapie!
- Frühzeitiger Beginn der Therapie (möglichst vor 12. Lebensmonat)
- Mit der leichtesten Übung anfangen (z.B. Reflexumdrehen I. Phase).

✓ Tips für Eltern

- Je selbstverständlicher und konsequenter die Therapie durchgeführt wird, desto weniger schreien die Kinder.
- Zu Beginn nach Zeiten arbeiten, je Übung und Seite 1/2–1 Min., 3 x tägl. Spielt das Kind nach ca. 2 Monaten beim Üben „toter Mann", trotzdem weiterüben.
- Keine Machtkämpfe mit dem Kind ausfechten, Übung lieber neu beginnen.
- Nie beim stärksten Brüllen mit einer Übung aufhören.

Selbsthilfeprogramm

Z.B. für ältere Kinder mit nachlassender Motivation.

→ „Reflexkriechen": Päckchensitz auf der Bank, oder am Boden mit Rolle unter den Füßen, ASTE s.o., Hinterhauptsarm über die Seite bis Schulterhöhe hin- und herbewegen. Gedachter Widerstand am Processus styloideus.
→ „Reflexumdrehen" I. Phase: Aus Rückenlage selbst mit dem Daumenballen die Brustzone reizen.

Indikationen

- *Kinder:* ICP, Zentrale Koordinationsstörungen, Spina bifida, Prävention von Haltungsstörungen und -asymmetrien, Schiefhals, Plexusparesen, Hüftdysplasie, Fußfehlstellungen.
- *Erwachsene:* Neurologische Erkrankung (z.B. Poliomyelitis, Querschnitt, ED, Hirntrauma), orthopädische und chirurgische Erkr. mit neuromuskulären Störungen.

Literatur

VOJTA, V., PETERS, A.: Das Vojta-Prinzip. Springer; Berlin 1992

2.4 Massagetherapie und Reflexzonentherapien

Bernard Kolster, Jürgen Rohde, Victor Kruft

Grundlagen der Massagetherapie

Die Massage ist eine Therapiemethode zur Beeinflussung von Tonus und Turgor der Haut und Muskulatur, von Kontrakturen, Narben und Zirkulationsstörungen durch Dehnungs-, Zug- und Druckreize.

Verschreibung: Massagen werden auf Rezept verordnet. Aus diesem müssen hervorgehen: Therapiebezogene Diagnose, Art und Lokalisation der Massage, Anzahl und Zeitraum sowie für die Behandlung wichtige Hinweise (z.B. wichtige Begleiterkrankungen wie Angina pectoris, ☞ 3.2.2).

Allgemeine Massagewirkungen

- Steigerung der örtlichen Durchblutung
- Entstauung des Venen- und Lymphbereichs
- Regulierung des Muskeltonus, Entmüdung der Muskulatur bei Hypertonus, Hartspann und Hypotonus
- Lösung von Narben und Gewebsverklebungen, die noch nicht ca. 1 Jahr bestehen
- Verbesserung von Trophik und Turgor von Haut und Bindegewebe
- Schmerzlinderung
- Wirkung über Reflexbögen auf innere Organe
- Eutonisierung und Stabilisierung des Vegetativums
- Psychische Entspannung.

Grundlagen der Reflexzonentherapie

Mittelpunkt der Behandlung sind die mit inneren Organen über den viszerokutanen Reflex (kutane Reize führen über vegetative Verschaltungen zu Reaktionen innerer Organe und umgekehrt) verbundenen sog. Reflexzonen in der Körperperipherie. Hierzu zählen:

- *Headsche Zonen, Dermatome nach HANSEN und SCHLIACK:* Hyperalgetische Hautzonen (☞ Abb. 2.45–2.52).
- *Bindegewebszonen:* Verquellungszonen der Unterhaut (☞ Abb. 2.56).
- *Myotome:* Verspannungzonen der Muskulatur.
- *Mackenzie-Zone:* Muskuläre Hyperalgesie im Bereich bestimmter Muskelgruppen.
- *Muskuläre Maximalpunkte (KOHLRAUSCH):* Muskuläre Hyperalgesie (☞ Abb. 2.53)
- *Sklerotom*: Veränderungen am Periost.

Durch bestimmte Massagetechniken kann man in diesen Zonen über den kutiviszeralen Reflexbogen auf das zugeschaltete innere Organ Einfluß nehmen. Dies führt z.B. zu verbesserter Durchblutung, Spasmolyse und Schmerzverringerung. Zu den Reflexzonen wurden mehrere Massageformen entwickelt, welche die Reflexzonen in unterschiedlichen Schichttiefen angehen:

- Bindegewebsmassage (☞ 2.4.6)
- Manuelle Segmenttherapie nach QUILITZSCH (☞ 2.4.7)
- Fußreflexzonenmassage (☞ 2.4.8)
- Kolonbehandlung nach VOGLER und KRAUß (☞ 2.4.5).

In den Abb. 2.45–2.52 sind die segmentale Hyperalgesie (HANSEN und SCHLIACK) hellrot, die Maximalpunkte der oberflächlichen und tiefen Hyperalgesie dunkelrot dargestellt.

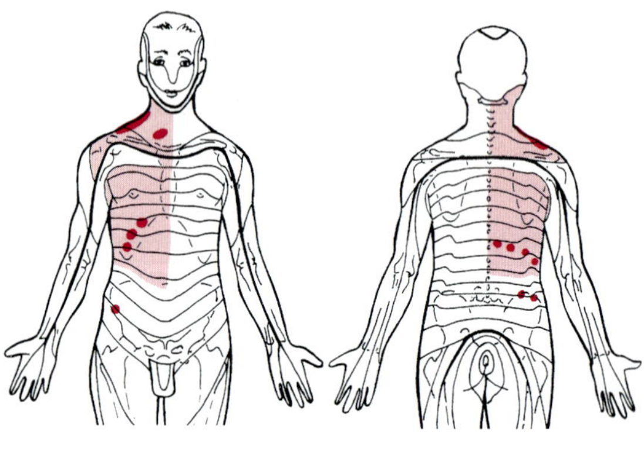

Abb. 2.45: Reflexzonen der rechten Lunge

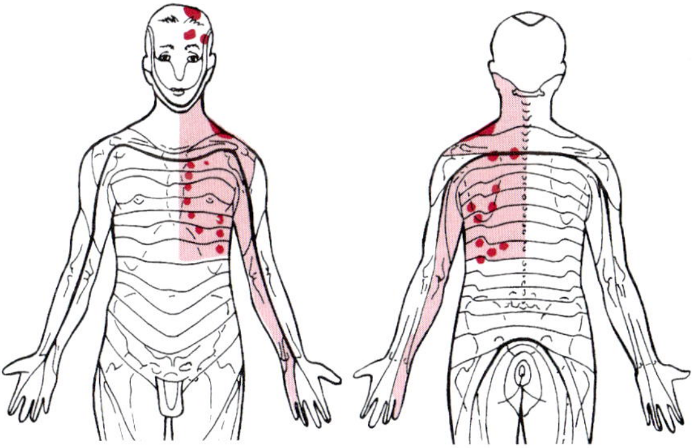

Abb. 2.46: Reflexzonen des Herzens

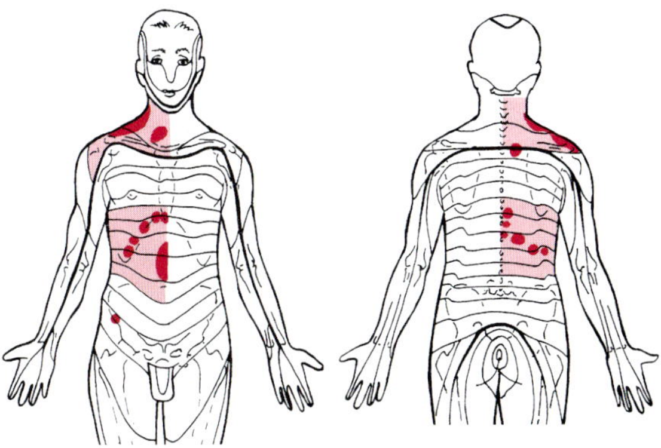

Abb. 2.47: Reflexzonen der Leber und der Gallenblase

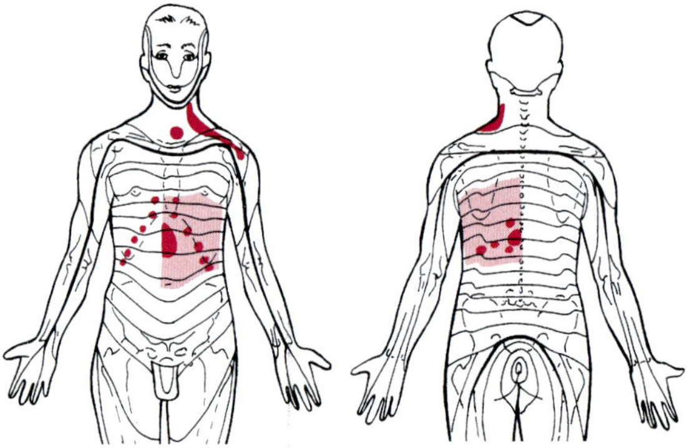

Abb. 2.48: Reflexzonen des Magens

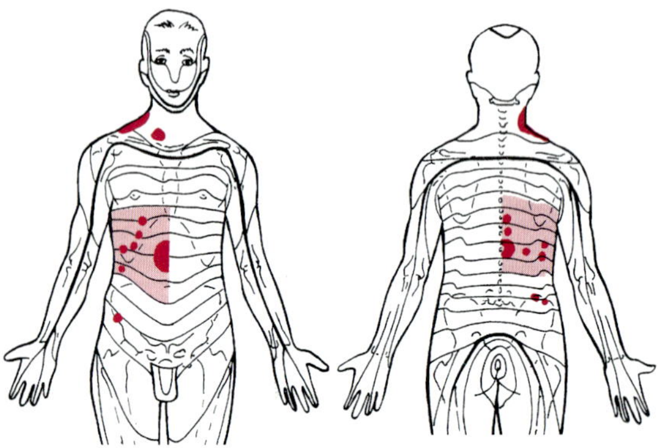

Abb. 2.49: Reflexzonen des Duodenums

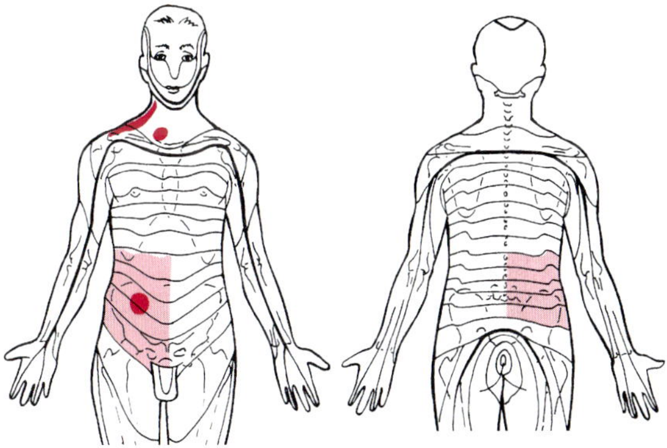

Abb. 2.50: Reflexzonen von Zoekum, Appendix, Colon ascendens und proximalem Colon transversum

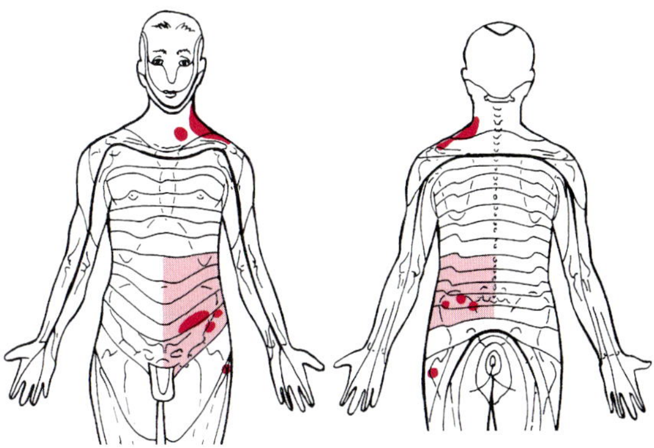

Abb. 2.51: Reflexzonen von distalem Colon transversum, Colon descendens, Sigma und Rektum

2

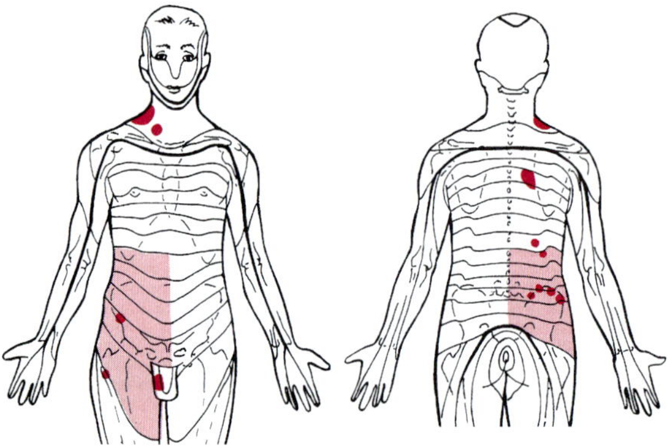

Abb. 2.52: Reflexzonen der rechten Niere und des rechten Ureters

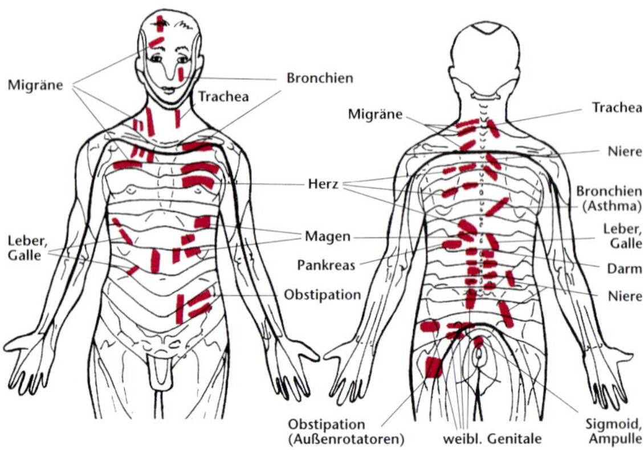

Abb. 2.53: Muskuläre Maximalpunkte (nach KOHLRAUSCH)

2.4.1 Klassische Massage

Seit dem Altertum gebräuchliche Massage, die mit den „klassischen" Grifftechniken arbeitet.

Rezeptierung

Als Vorbereitung zur physiotherapeutischen Behandlung kann Massage in Kombination mit Hitze, Kälte, BGM oder Musik angewandt werden. Unterschieden werden Ganzkörper- und Teilmassagen. Zu den Teilmassagen gehören Rückenmassage, Schulter- und Nackenmassage, Armmassage, Beinmassage, Beckenmassage, Bauchmassage und Brustkorbmassage, Hand- und Fußmassage, Gesichts- und Kopfmassage.

Durchführung

Dosierung

Faustregel: So stark wie nötig (um den gewünschten Behandlungserfolg zu erzielen) und so schwach wie möglich (zur Vermeidung von Unverträglichkeitsreaktionen und im Hinblick auf eine ökonomische Arbeitweise).

- Massagedauer: I.d.R. 12–15 Min. bei Teilmassage; 15–25 Min. bei Ganzkörpermassage.
- Normalerweise 6–12 Massagen, 2–3x/Wo. als Serie.

Aufbau einer Massagebehandlung

- Beginn in der Regel mit (Aus-)Streichungen. Ziel: Gewöhnung des Pat. an die massierende Hand, Anregung der Lymphgefäß-Eigenmotorik.
- Nach Knetungen, Walkungen und Reibungen (Aus-)Streichungen durchführen. Ziel: Beschleunigung des Abtransportes der durch die genannten Maßnahmen mobilisierten Ablagerungen und Entspannung.
- Knetungen, Walkungen und Reibungen zunächst mit leichtem Massagedruck beginnen, langsam steigern, gegen Ende der Applikationszeit Druck wieder verringern.
- Auf fließende Übergänge bei Griffwechseln achten. Die massierende Hand sollte guten Hautkontakt bei Griff- und Richtungswechsel beibehalten.
- Griffauswahl ist abhängig von der therapeutischen Zielsetzung. Bei schmerzhaften hypertonen Muskeln steht beispielsweise die Tonussenkung im Vordergrund; sinnvoll sind Griffe wie Streichungen, Schüttelungen, Vibrationen, Knetungen, Zirkelungen.

Die Griffe exakt anwenden, um ein oberflächliches Massieren zu vermeiden. Die Verträglichkeitsgrenze in der Intensität muß unbedingt mit dem Pat. geklärt sein. Die Fingermittel- und -endgelenke nicht überstrecken.

Klassische Grifftechniken

Streichungen

Die Ausführung der Griffe erfolgt flächig mit beiden Händen. Möglich sind z.B.

- *Parallele Streichungen:* Die Hände werden im Wechsel gegeneinander verschoben und dabei über die Haut geführt.
- *Drückungen:* Die Hände werden nebeneinander aufgelegt und üben einen Druck auf das Gewebe aus. Nach Lösung des Drucks werden die Hände nach proximal ver-

schoben, üben erneut Druck aus usw. *Wirkung:* Gewöhnung an die Therapiemaßnahme, Entspannung des Nerv-Muskelsystems, verbesserte Eigenmotorik des Lymphgefäßsystems, Körperwahrnehmung.

Knetungen
S-förmige Knetbewegungen einer Muskelgruppe von distal nach proximal und umgekehrt, die einzelnen Muskelgruppen werden mit Daumen und Fingerkuppen umfaßt und im Wechsel der Hände durchbewegt.
Wirkung: Lösen von Haut- und Muskelverspannungen, Verbesserung der peripheren Durchblutung, Förderung des Abtransportes von Stoffwechselprodukten, Tonisieren und Detonisieren der Muskulatur (je nach Durchführung und Intensität der Griffe), Haut- und Muskeldehnung, Körperwahrnehmung.

! Der Muskel muß als ganzer umfaßt werden; nicht über die Haut rutschen.

Rollungen
Sonderform der Knetungen, rollende Bewegungen in Muskellängsrichtung zur Dehnung.

Reibungen
Je nach Druck flache oder tiefdringende schnelle Reibebewegungen.
Wirkung: Erwärmung des Gewebes (Mehrdurchblutung) und Lösung von Gewebsverklebungen.

Zirkelungen
Kleine, meist feste, spiralige Bewegungen über umschriebenen Verspannungen. Je nach Größe der Muskelgruppe wird mit den Fingerkuppen oder den Handballen tief im Muskel eine kleine kreisförmige Bewegung ausgeführt.
Wirkung: Lösen von Verspannungen und Schmerzen in kleineren Muskelbereichen, Mobilisierung von bindegewebigen Verklebungen.

Hautreizgriffe
- *Walkungen:* Größerflächige Knetbewegungen, die entsprechenden Bereiche werden mit beiden Händen kräftig hin- und herbewegt.
- *Klopfungen:* Kurze Schlagbewegungen mit Handkante, Hohlhand oder Fingern.
- *Klatschungen:* Kurze schlagende Bewegungen mit der flachen Hand.

Gemeinsame Wirkung: Verbesserung der peripheren Durchblutung (Hyperämie), Muskeltonuserhöhung bei höherer Intensität und -senkung bei geringerer Intensität, Abtransport von Stoffwechselprodukten, Verbesserung der Sekretolyse.

Vibrationen
Niedrigfrequente Zitterbewegungen in vertikale Richtung, meist bei flacher Hand, je nach Größe des zu behandelnden Gebietes mit den Fingerkuppen oder der Handfläche schnelle, feine Bewegungen am Muskel ausführen.
Wirkung: Muskeltonussenkung, Entspannung, im Bauchraum auch zur Milderung spastischer Magen-/Darmbeschwerden.

Schüttelungen
Lockere Schüttelbewegungen von Extremitäten, Rumpf oder einzelnen Muskelgruppen. *Wirkung:* Entspannung und Krampflösung.

Indikationen

- Erkrankungen des Bewegungsapparates: WS-Syndrome, Arthrosen, rheumatische Erkrankungen, posttraumatisch.
- Erkr. der Haut, reflektorische Verspannungen auf Grund von Erkr. innerer Organe.
- Erkrankungen der inneren Organe; Atemwegserkrankungen; Gefäßerkrankungen (z.B. funktionelle arterielle Durchblutungsstörungen, Arteriosklerose); Erkrankungen der Verdauungsorgane (z.B. Obstipation, funktionelle Leber-Galle-Störungen); Erkrankungen im Urogenital-Bereich (z.B. Entzündungen, klimakterische Beschwerden, Amenorrhoe, Dysmenorrhoe).
- Neurologische Störungen (z.B. Paresen, Spastik, Neuralgien, Sensibilitätsstörungen, ED, M. Parkinson).
- Allgemeine Überbelastung (Streß); psychische Störungen; psychosomatische Störungen, z.B. funktionelle Hypertonie u. funktionelle Herzunregelmäßigkeiten; Körperwahrnehmungsstörungen.

Kontraindikationen

- Lokale Entzündungen von Haut, Unterhaut und Muskulatur (z.B. Thrombophlebitis, Lymphangitis, Myositis → Verstärkung möglich).
- Tumore (bes. bei Malignomen Anregung des Wachstums und Metastasierung mögl.)
- Fieberhafte Erkrankungen (weitere Temperaturerhöhung möglich).
- Blutungsneigung (Antikoagulantientherapie).
- Kreislaufdekompensation, schlechter Allgemeinzustand, frischer Herzinfarkt (kardiale Übelastung durch Volumenmobilisierung möglich).
- Sympathische Reflexdystrophie (M. Sudeck).
- Arterieller Verschluß (im Verschlußgebiet); schwere Arteriosklerose (O_2-Mangel durch vermehrten Bedarf); Emboliegefahr.

Literatur

CORDES, J. CHR., ARNOLD, W., ZEIBIG, B.: Physiotherapie – Grundlagen und Techniken der Hydro-, Elektrotherapie und Massage. Verlag Volk und Gesundheit, Berlin 1989
HAMANN, A.: Massage in Bild und Wort. Gustav Fischer Verlag, Berlin 1988

2.4.2 Lymphdrainage (Vodder)

Angela Debray

Grundlagen und Prinzipien

Durch schonende manuelle Gewebsverformungen überwiegend an der Körperoberfläche wird der Abtransport von Gewebeflüssigkeit gefördert.

Die Griffe orientieren sich entlang dem Verlauf von Lymphgefäßen in Abflußrichtung. In bestimmter Abfolge werden einzelne Körperregionen behandelt: Zuerst Regionen, die den Lymphgefäßmündungen am rechten und linken Venenwinkel naheliegen, danach entferntere. Die leichte Drucksteigerung im Gewebe begünstigt die Aufnahme von Gewebsflüssigkeit über die Initialgefäße in die Lymphbahnen. Die Dehnung des Gewebes regt die glatte Muskulatur der Lymphgefäße zur Kontraktion an. Deren Aktivierung wird unterstützt durch eine Vagotonisierung, die als Folge der langen Dauer und des ruhigen Verlaufes der Behandlung auftritt. Die Lymphdrainage wird an autorisierten Lehrinstituten (mindestens 180 Unterrichtsstunden) unterrichtet.

Ziele

Verbesserte Lymphtransportkapazität; entstaute Körperregion; Schmerzfreiheit; verbesserte Eigenmotorik der glatten Muskulatur der Lymphgefäße; Neubildung von Lymphgefäßen an Unterbrechungsstellen und Vagotonisierung.

Durchführung

- Möglichst entspannte und schmerzfreie Lagerung.
- In der Behandlung abschnittweise vorgehen: immer im Mündungsgebiet der Lymphgefäße im rechten und linken Venenwinkel beginnen (Hals- und Schultergürtelbereich). Es folgen jeweils peripher liegende Gebiete, z.B. Bauch, Oberschenkel, Unterschenkel.

Bei bestehender Unterbrechung des Lymphabflusses, z.B. nach Entfernung von Lymphknoten spezielle Reihenfolge einhalten.
Beispiel Z.n. Mastektomie (mit Entfernung axillärer Lymphknoten): Auf keinen Fall in Richtung Achselhöhle der betroffenen Seite arbeiten. Behandlungsabschnitte: Halsregion, gesunde Brustkorbhälfte in Richtung gleichseitiger Achselhöhle, betroffene Brustkorbhälfte in Richtung gesunde Brustkorbhälfte, Oberarm der betroffenen Seite in Richtung dorsale Schulter, Unterarm in Richtung Oberarm.

Griffeigenschaften

- Langsame, kreisförmige Gewebsverformungen.
- Ein- und ausschleichender Druck.
- Großflächig, druckschwach.
- Auf der Stelle in Lymphknotenregionen.
- Fortschreitend entlang der Lymphgefäße, in Fließrichtung.
- Griffe 5–7 x wiederholen.
- Spezielle Griffe bei bestehendem Ödem oder Fibrose.

Griffarten

Basisgriffe (nach Dr. Vodder)

- *Stehende Kreise* (vorwiegend in Lymphknotenregionen): Hände flächig auflegen, druckschwache Kreise auf der Stelle in Abflußrichtung, mehrmals wiederholen, sehr langsam arbeiten.
- *Drehgriff* (☞ Abb. 2.54): Flach aufliegender Daumen und übrige 4 Finger kreisen in gleiche Richtung, fortschreitend im Verlauf von Lymphbahnen, Bahnen mehrmals wiederholen.
- *Schöpfgriff* (☞ Abb. 2.54): Flach aufliegender Daumen und übrige 4 Finger kreisen in entgegengesetzte Richtung, wie Drehgriff ausführen.
- *Quergriff:* Kombination aus Quergriff der fußwärtigen und stehendem Kreis der kopfwärtigen Hand, fortschreitend, TherapeutIn steht quer zum Verlauf der Lymphbahnen.

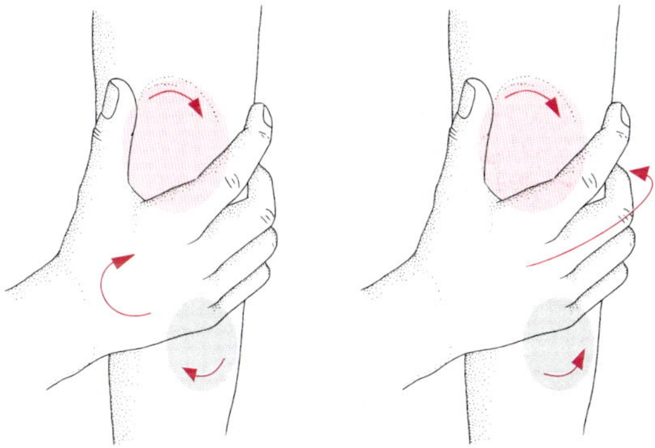

Abb. 2.54: Drehgriff (links), Schöpfgriff (rechts)

Ödemgriffe nach Asdonk

- *Ultrafiltrat-Verdrängungsgriff:* Flache Hand mit fest aneinanderliegenden Fingern gibt langsam zunehmend Druck in die Tiefe, mindestens 20 Sek. (→ Reabsorption der Ödemflüssigkeit über Blutkreislauf).
- *Ödemverschiebegriffe:* Ödemflüssigkeit langsam, langdauernd und druckstark nach proximal verschieben:
  - *Rundumverschiebegriff:* Extremitäten beidhändig ringförmig umgreifen.
  - *Daumenverschiebegriff:* Kräftige, langsame Kreise mit beiden flächig aufliegenden Daumen, gleichzeitig oder wechselweise.
  - *Vollhandverschiebegriff:* Beide Hände bilden mit abgespreizten Daumen ein W, Finger zeigen in proximale Richtung.

Fibroselockerungsgriffe

! Nicht bei Strahlenfibrose.

- *Hautfaltengriff:* Mit einer Hand Hautfalte abheben, Daumen der 2. Hand drückt die Hautfalte gleichzeitig gegen die Finger und führt eine Abrollbewegung in die Tiefe aus, mehrmals wiederholen.
- *Scheibenwischergriff:* Flach aufliegende Hände, Drehachse der Scheibenwischerbewegung liegt etwa in den Grundgelenken der beiden Mittelfinger, mehrmals wdh.

Zusatzmaßnahmen: Bandagierung oder Kompressionsbestrumpfung der behandelten Extremitäten; Hochlagerung mit Intervalltraining; Elektrotherapie (TENS); Atemtherapie (Förderung des Venenrückstroms).

Vermeiden ödembildender Reize an der betroffenen Extremität: Verletzungen, OP, Injektionen, häufige Blutdruckmessungen, muskuläre Überlastung, Sonnenbrand, einschnürende Kleidungsstücke.

Indikationen/Kontraindikationen

Indikationen

- Sekundäres Lymphödem nach operativer Tumorentfernung mit Ausräumung und/oder Bestrahlung der regionären Lymphknoten, z.B. Tumoren der Brust (Armlymphödem), des kleinen Beckens (Beinlymphödem), des HNO-Bereiches (Gesichtslymphödem).
- Primäres Lymphödem bei Hypo- oder Aplasie der Lymphgefäße (v.a. untere Extremität).
- Schwellungen versch. Ursachen: Phlebödem mit und ohne Ulcus cruris, posttraumatisches und postoperatives Ödem, Lipödem, Ödem bei Erkrankungen des rheumatischen Formenkreises, Lähmungsödeme, ischämische und idiopathische Ödeme.
- Neurovegetative Syndrome: Sympathische Reflexdystrophie (M. Sudeck), Migräne, Trigeminusneuralgie.

Kontraindikationen

Akute Infekte (Gefahr der bakteriellen Streuung); dekompensierte Herzinsuffizienz (→ Lungenödem); akute Phlebothrombose (→ Lungenembolie); evtl. maligne Tumoren (abwägen: palliative Wirkung); evtl. Asthma bronchiale (Vagotonisierung); akute Ekzeme im Ödemgebiet.

Weitere Informationen

- *Weiterbildungsstätten:* VPT e.V. (☞ 12); Bundesanstalt für Arbeit, Regensburger Str.101, 90478 Nürnberg.
- *TherapeutInnenliste:* Deutsche Gesellschaft für Lymphologie (☞ 12).

Literatur

BRINGZU, G., SCHREINER, O.: Die Therapieform Manuelle Lymphdrainage. Otto Haase Verlag, Lübeck 1987

FÖLDI, M., KUBIK, S.: Lehrbuch der Lymphologie. Gustav Fischer Verlag 1993

HUTSCHENREUTER, P.: Lymphologie für die Praxis, Hippokrates Stuttgart 1991

WITTLINGER H. und G.: Lehrbuch der manuellen Lymphdrainiage nach Dr. Vodder. Haug Verlag, Heidelberg, Bd. I: Grundkurs. 1992, Bd. II: Therapie. 1994, Bd. III: Krankheitslehre. 1989

2.4.3 Unterwassermassage (UWAM)

Jürgen Rohde, Bernard Kolster, Victor Kruft

Massagebehandlung des ganzen Körpers oder einzelner Regionen im Wasser mit Hilfe eines warmen Wasserdruckstrahles von 0,5–6 Atü.

- *Vorteil* gegenüber der Massage: Wirkung von Temperatur, Auftriebskraft und psychischem Faktor.
- *Nachteil:* Gezielte Massage schwerer möglich.

Wirkungen

Detonisierung der verspannten Muskulatur; Anregung des Gewebestoffwechsels und der Trophik; vegetativ-psychische Entspannung; Schmerzlinderung; Förderung der Resorption im Gewebe; Lösung von Gewebsverklebungen und Vernarbungen.

Hinweise zur praktischen Durchführung

- Vor Beginn der Massage dem Pat. 5 Min. Zeit lassen, sich an Wassertemperatur und hydrostatischen Druck zugewöhnen.
- UWAM nicht unmittelbar im Anschluß an Mahlzeiten durchführen (erhöhte Kreislaufbelastung), sinnvoll frühestens 60 Min. postprandial.
- Temp.: 34–40 °C
- *Behandlungszeit:* 10–20 Min.
- *Strahlführung:* Gerade Striche, zickzackförmige Striche, Kreise, Zirkelungen, punktförmig auf schmerzhaften Stellen (bis zur Schmerzreduktion), Schüttelungen.

Tips & Fallen

→ Jede UWAM mit Behandlung der Füße beginnen oder abschließen, da die Fußabrollfähigkeit höher und das Gehen anschließend wesentlich leichter und gelöster ist.
→ Die Strahlführung nicht auf Knochenvorsprünge und Periost lenken. Genitalbereich, Achselhöhle, Kniekehle und weibliche Brustdrüse aussparen. Mit niedrigen Drücken (1,5–2,5 Atü) beginnen.
→ Beim Verlassen des Bades besteht die Gefahr orthostatischer Dysregulationen mit Kreislaufkollaps, daher zuerst das Wasser aus der Wanne ablassen, ggf. den Pat. kalt abduschen und dann mit Hilfestellung aufstehen lassen.
→ Abbruchkriterien für die Anwendung sind Anzeichen von Blässe, Tachykardie, Zyanose, hochrotes Gesicht, Atemnot, Schwindel oder Benommenheit.

Dosierungsmöglichkeiten

Die Unterwasserdruckstrahlmassage kann durch die Dreierabstufung der folgenden Parameter dosiert werden: *geringere, mittlere* und *höhere* Reizstärke.
Die Reizstärke richtet sich nach der individuellen Empfindlichkeit und Belastbarkeit des Pat. sowie dem Stadium der Erkrankung. Daher mit der geringen Reizstufe (bes. bei akuten Schmerzsyndromen des Bewegungssystems) beginnen und im Laufe der Behandlung den Reiz erhöhen.

- Strahldruck: (1)–2–(3) kp/cm^2
- Körperabstand: (5)–10–(15) cm
- Düsenquerschnitt: (40)–80–(120) cm^2
- Auftreffwinkel: (90°)–80°–(30°)
- Wannenwassertemperatur: (35)–36–(37) °C
- Senkung der Wassertemperatur um (3)–6–(9) °C.

Indikationen/Kontraindikationen

Indikationen

- Rheumatischer Formenkreis: Lumbale Radikulärsyndrome in der postakuten Rehabilitationsphase; chron. rezidivierende Lumbalgien mit großflächigen Verspannungen des M. erector spinae; Spondylitis ankylosans; rheumatoide Arthritis mehrerer großer Gelenke; Koxarthrose.
- Posttraumatische Bilder mit Muskelhartspann und Gelenkkontrakturen großer Gelenke: Nachbehandlung nach Frakturen, Luxationen, Distorsionen; Sportverletzungen; Nachbehandlung nach Operationen (Bandscheiben-OP, Endoprothesen-OP); M. Sudeck Stadium III (und II); Inaktivitätsatrophien nach langer Ruhigstellung.
- Neurolog. Krankheitsbilder: Z.n. Poliomyelitis; schlaffe und spastische Paresen; ED; M. Parkinson; Sensibilitätsstörungen.

Kontraindikationen
Es gelten die allgemeinen KI für ein Vollbad (☞ 2.5.5). Außerdem:
Akut entzündliche Prozesse, Gelenktuberkulose, maligne Tumoren (auch Verdacht) und Metastasen, Gravidität, organische Durchblutungsstörungen, Varizen im Behandlungsgebiet, Blutungsneigung (Antikoagulantientherapie), Erkrankungen, die einen chirurgischen Eingriff erfordern.

2.4.4 Bürstenmassage

Bernard Kolster

Bürstungen der Haut von Extremitäten und Rumpf mit Hilfe von Handbürsten. Eine der wichtigsten Maßnahmen der vorbeugenden Gesundheitspflege, die gut zu Hause durchführbar ist. Wirkungen:
Bildung gefäßaktiver Stoffe (Histamin), Anregung von Herz und Kreislauf bei Hypotonie, Anregung der peripheren kapillaren Durchblutung mit zentraler Entlastung bei essentieller Hypertonie, Förderung des Venen- und Lymphflusses und Verbesserung der Hautelastizität.

Durchführung

Praktische Hinweise zur Bürstenmassage
Anwendungsdauer ca. 10 Min.

Durchführung einer Trockenbürstung
- Die Bürstenmassage erfolgt beidhändig, d.h. die TherapeutIn verwendet zwei Bürsten.
- Mit leichtem, gleichmäßigen Druck werden Strich- und Gegenstrichbewegungen ausgeführt, empfindliche Regionen und Krampfadern werden ausgespart.
- Beginn am re. Unterschenkel. Behandlung von Fußsohlen und -rücken. Allseitige Bürstung der Oberschenkels.
- Behandlung des li. Beines in gleicher Weise.
- Behandlung des re. und li. Armes.
- Bürstung des Rückens: Pat. in sitzender Position. Bürstungen beiderseits vom Hinterhaupt über die Mm. trapezii zur Schulter. Strich mit Gegenstrich entlang der Wirbelsäule. Kreisende Strichführung über den Hüften.
- Bürstung der Rumpfvorderseite unter Aussparung der Brustwarzen; am Rippenverlauf orientieren.
- Bauch entlang dem Kolonverlauf in großen Kreisen bürsten.

Tips & Fallen
→ Kombinationen mit Halbbad und Sauna erleichtern die Kreislaufanpassung.
→ Zur Anregung des venösen und lymphatischen Rückflusses zentripetale Strichführung an den Extremitäten, zur Anregung der peripheren Durchblutung zentrifugale Bürstenstrichrichtung.

Indikationen/Kontraindikationen

Indikationen: Mangelnde Hautdurchblutung, kalte Hände und Füße; Herz-Kreislauferkrankungen mit Hypotonie; Essentielle Hypertonie; peripherer Rheumatismus; bei schlechter Infektabwehr Maßnahme zur Abhärtung.

- *Relative Kontraindikationen:* Nervös-erregbare Pat.; Hyperthyreose; Histaminempfindliche Pat.

Nicht abends durchführen (evtl. Schlafstörungen); Krampfadergebiete umgehen.

2.4.5 Kolonbehandlung (Vogler und Krauß)

Jürgen Rohde

Reflextherapeutische Methode, die durch manuelle Reizung von fünf retroperitoneal gelegenen Kolonpunkten (☞ Abb. 2.55) funktionsordnend auf die Bauchorgane einwirkt. Diese Punkte werden nacheinander aufgesucht und mit kreisenden Bewegungen entsprechend dem Atemrhythmus massiert (je Punkt ca. 2–5 Min.).

Wirkungen

- Einfluß auf den vegetativen Tonus der Abdominalorgane.
- Ausgleich spastischer, aber auch atonischer Symptome der glatten Muskulatur, bes. am Kolon selbst (Tonus und Peristaltik).
- Einfluß auf Tonus und Peristaltik des Kolons.
- Dosierung: 1x tägl., insges. 6–12 x.

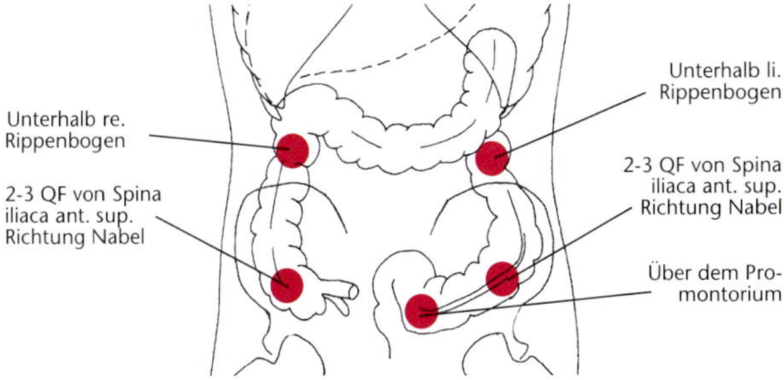

Abb. 2.55: Die 5 Ansatzpunkte der Kolonbehandlung

Indikationen/Kontraindikationen

- *Indikationen:* Reizkolon (Colon irritable), chron. Obstipation, Meteorismus, Gastro-entero-kardialer Symptomenkomplex (ROEMHELD), Gallenwegsleiden, Ulcus duodeni.
- *Absolute Kontraindikationen:* Colitis ulcerosa, Divertikulitis (Verstärkung der Entzündung möglich). Akute pyogene Entzündungen im Bauchraum und kleinen Becken (Appendizitis, Gallenblasenempyem, Hepatitis, Pyelonephritis, Adnexitis, Peritonitis). Karzinose des Abdomens, Tumoren, Ileus. Gravidität, extreme Adipositas.
- Relative KI: Chron. rezidivierende, örtlich begrenzte Entzündungen:
  - Perityphlitis: Kolonpunkt 1 auslassen
  - Cholezystopathie: Kolonpunkt 2 auslassen
  - Pankreatitis: Kolonpunkt 3 auslassen
  - Adnexitis: Kolonpunkt 5 auslassen.

Literatur

KRAUß, H.: Periostbehandlung und Kolonbehandlung. Enke, Stuttgart 1986

2.4.6 Bindegewebsmassage (BGM)

Viktor Kruft, Bernard Kolster

Spezielle Massagetechnik, die mit tangentialen Zugreizen am subkutanen Bindegewebe ansetzt. Es werden Haut-, Unterhaut- und Faszientechnik zur Behandlung der Bindegewebszonen eingesetzt. Über den kuti-viszeralen Reflexbogen werden dabei eine nervös-reflektorische Reaktion auf die dazugehörigen Organe, den Bewegungsapparat und die Haut ausgelöst. Es können jedoch auch andere Organe, die nicht mit der entsprechenden Bindegewebszone in Verbindung stehen, beeinflußt werden (☞ 2.4.7).

Bindegewebszonen

Bindegewebszonen (Abb. 2.56) sind von der Lokalisation weitgehend identisch mit den Headschen Zonen (☞ 2.4). Sie zeichnen sich dadurch aus, daß sie keine spontanen Beschwerden verursachen; erst beim Tasten und Behandeln treten sie schmerzhaft in Erscheinung. Sie sind *tastbar* durch erhöhte Spannung und verminderte Verschiebbarkeit und Schmerzhaftigkeit und *sichtbar* durch Einziehungen mit am Rand verdickten Hautabschnitten.

Lokalisation der Bindegewebszonen zwischen
- Haut und Unterhaut (obere Verschiebeschicht)
- Unterhaut und Körperfaszie (tiefe Verschiebeschicht).

Wirkung und Ziele

Die therapeutische Bedeutung der BGM besteht in der Möglichkeit, Einfluß auf vegetative Regulationsmechanismen zu nehmen. Über den kuti-viszeralen und kuti-kutanen Reflexbogen erfolgt eine Tonusnormalisierung sowohl der Bindegewebsspannung, als auch der inneren Organe, der Muskulatur, Nerven und Gefäße.

- Im Behandlungsbereich erfolgt über die Detonisierung der peripheren Blutgefäße zunächst eine örtliche Durchblutungssteigerung. Diese Hyperämie tritt als erste Reaktion bei fast allen Behandlungen auf.
- Im behandelten Hautareal kommt es im Behandlungsverlauf zu einer Normalisierung der Gewebeelastizität, welche sich in einer vergrößerten tangentialen Verschieblichkeit zwischen den Hautschichten äußert.
- Über den kuti-viszeralen Reflexbogen werden Organfunktionen in Hinblick auf Vasomotorik, Sekretion und Motilität normalisiert.
- Über die Detonisierung wird möglicherweise auch die schmerzlindernde Wirkung bei funktionellen Schmerzsyndromen vermittelt.

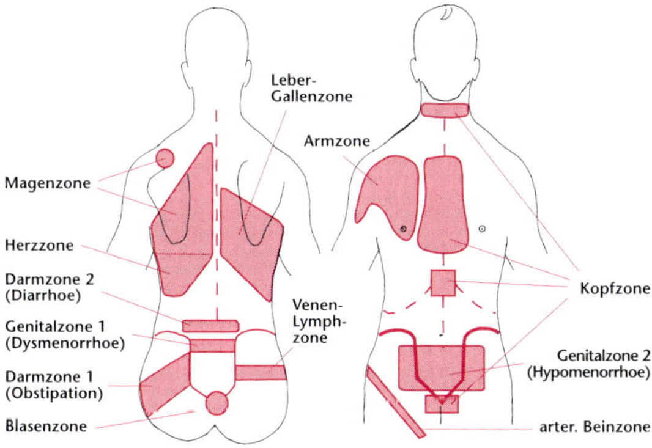

Abb. 2.56: Einziehungs- und Verquellungszonen der Unterhaut (Bindegewebszonen)

Durchführung

Behandlungsdauer

10–30 Min., in den ersten Behandlungen länger, um die individuelle Reaktionsbereitschaft auf diese Therapieform kennenzulernen.

Behandlungsaufbau

- *Behandlungsbeginn:* In der Regel als „kleiner Aufbau"; im Bereich der kaudalen Rückenabschnitten (Kreuzbein) beginnen.
- *Begleitende Maßnahmen:* Im Anschluß an die BGM können Heiße Rolle und/oder PT angewandt werden.

Tips & Fallen

→ Pat. darauf hinweisen, daß sich 1–2 Stunden nach der BGM-Behandlung eine extreme Müdigkeit einstellen kann. Daher den Behandlungszeitpunkt so wählen, daß eine *Nachruhe* eingehalten werden kann. Vorsicht z.B. beim Autofahren und Bedienen von Maschinen unmittelbar nach der Behandlung.

→ Evtl. Vorbereitung mit Heißer Rolle → BGM intensiver.

Techniken

- *Flächige Technik*: Flächiges Verschieben des Unterhautgewebes mit Daumen- und Fingerkuppen zur Vorbereitung und bei stark gespanntem Unterhautgewebe.
- *Hauttechnik*: Flächiges, oberflächliches Verschieben in der oberflächlichen Verschiebeschicht der Haut mit den Fingerkuppen bei sehr empfindlicher Haut, bei stark erhöhter Spannung und bei Kindern. Ausführung mit geringem Druck und längeren Arbeitsgängen.

! Bei Kindern ist nur diese Technik möglich.

- *Unterhauttechnik* (in der tiefen Verschiebeschicht): Erfordert stärkeren Zug als die Hauttechnik. Die Länge der Arbeitsgänge ist abhängig von der Spannung: Je höher die Spannung, desto kürzer die Arbeitsgänge.
- *Faszientechnik* (am Muskel- und am Faszienrand): An den Faszienrändern mit den Fingerkuppen mit kurzen Arbeitsgängen („anhaken") arbeiten. Der Zug ist stärker als bei der Unterhauttechnik.

Tips & Fallen

→ Bei der Ausführung der Techniken darauf achten, daß alle Fingergelenke in leichter Flexion, das Handgelenk in leichter Dorsalextensiongehalten werden.

→ Keine Überstreckung der Fingermittel- und -endgelenke.

Reaktionen bei der BGM

Erwünschte Reaktionen

- Während der Behandlung sollte Pat. ein helles, klares Schneidegefühl in dem behandelten Gewebebereich wahrnehmen. Dieses Schneidegefühl signalisiert, daß die Technik in der therapeutisch wirksamen Weise durchgeführt wurde.
- Je höher die Gewebsspannung des Pat., desto intensiver imponiert das Schneidegefühl.

! Die Technik so dosieren, daß das Schneidegefühl gut erträglich bleibt.

- *Adäquate Hautreaktion*
  - *Dermographia rubra:* Strichförmige, scharf begrenzte Hautrötung; daraus entwikkelt sich teilweise bei stark erhöhter Gewebespannung die
  - *Dermographia elevata:* Quaddelbildung.

  Je stärker die Spannung, desto stärker und länger andauernd ist die Reaktion.

! Bei Pat. mit schwachem Bindegewebe können nach den ersten Behandlungen blaue Flecke auftreten, die nicht schmerzhaft sind. Pat. auf diese Möglichkeit hinweisen.

Unerwünschte Reaktionen (Fehlreaktionen)

Sie sind ein Ausdruck der falschen nervös-reflektorischen Schaltung im vegetativen Nervensystem und/oder einer unkorrekten Technik. Während der Behandlung ständig in verbalem Kontakt bleiben und sich Rückmeldung über die Qualität des Reizes geben lassen.

Technik und Behandlungsaufbau überprüfen; evtl. in angrenzenden Bereichen weiterarbeiten beim Auftreten von:

- *Druckgefühl* (hinterläßt beim Pat. das Gefühl von blauen Flecken) und/oder
- *Mischgefühl* aus Schneiden und Druck.
- *Irritationen:* Unerwünschte Reaktionen, die aufgrund von Mitreaktionen anderer Bindegewebszonen auftreten, wie Juckreiz, Muskelzuckungen, Atemnot, Blasendruckgefühl, Kopfschmerz, Herzklopfen, Herzbeklemmungen.
- *Nichtreaktion:* Sind weder Hautreaktionen noch ein Schneidegefühl auslösbar, kann dies auf eine periphere angiospastische Gefäßerkrankung hinweisen. I.d.R. stellt sich nach mehreren Behandlungen langsam eine schwache Reaktion ein.

! Wichtig ist der Behandlungsbeginn im Bereich der kaudalen Rückenabschnitten (Kreuzbein) in den ersten Behandlungen bei schweren Störungen.

Indikationen/Kontraindikationen

Indikationen

- Erkrankungen des Bewegungsapparates: WS-Syndrome, Arthrosen, rheumatische Erkrankungen, nach Traumen.
- Erkrankungen der Haut; reflektorische Verspannungen auf Grund von Erkrankungen innerer Organe.
- Erkrankungen der inneren Organe: Atemwegserkrankungen, Erkrankungen der Verdauungsorgane (z.B. Obstipation, Leber-Galle-Störungen), Erkrankungen im Uro-Genital-Bereich (z.B. Entzündungen, klimakterische Beschwerden, Amenorrhoe, Dysmenorrhoe).
- Gefäßerkrankungen: Funktionelle arterielle Durchblutungsstörungen, Arteriosklerose, postthrombotisches Syndrom, Migräne.
- Neurologische Störungen: Paresen, Spastiken, Neuralgien, Sensibilitätsstörungen.
- Allgemeine Überbelastung (Streß).
- Sympathische Reflexdystrophie (M. Sudeck).

Kontraindikationen: Akute Entzündungen. Bei Schwangerschaft im Bereich Th11 bis S5, akuter Asthmaanfall im Bereich C1–Th12, akute Herzerkrankungen im Bereich C1–Th12, Bestrahlungsgebiete.

Die Behandlung muß bei Auftreten von Berührungsschmerz, unangenehmem Druckgefühl, Fehlreaktionen (z.B. Übelkeit, Druck- oder Engegefühl) abgebrochen werden.

Literatur

DICKE, E., SCHLIACK, H., WOLFF, A.: Bindegewebsmassage. Hippokrates, Stuttgart 1982
KOHLRAUSCH, W.: Reflexzonenmassage in Muskulatur und Bindegewebe. Hippokrates, Stuttgart 1959
SCHUH, I.: Bindegewebsmassage. Gustav-Fischer Verlag, Stuttgart 1992

2.4.7 Manuelle Segmenttherapie Quilitzsch

Udo Wolf

Erkennen von Organfunktionsstörungen v.a. durch gezielte Palpation aller erreichbarer Gewebsschichten. Normalisierung der gestörten Funktion durch Beseitigung der Gewebsveränderungen sowie durch systematische Anwendung vegetativer Reflexe.

Besonders geeignet zur Früherkennung von Störungen innerer Organe und deren physiotherapeutischer Behandlung, sowie als Möglichkeit zur Differentialdiagnostik zwischen arthrogenen und viszeralen Beschwerdebildern. Diese Methode entspricht in Ihrem Stellenwert der Bindegewebsmassage. Bezeichnend sind einfache manuelle Untersuchungs- und Behandlungstechniken, kurze Behandlungszeiten, sowie die schonende Anwendung für Pat. und TherapeutIn.

Ziele

Normalisierung der Aktivität und des Funktionszustandes innerer Organe.

Begriffe

Segment

Von einem Spinalnerven versorgtes Gebiet bestehend aus Haut- (Dermatom), Muskel- (Myotom), Knochen- und Knochenhaut- (Osteotom), Organ- (Viszerotom) und Gefäßzone (Angiotom) sowie dem Nerven selbst (Neurotom).

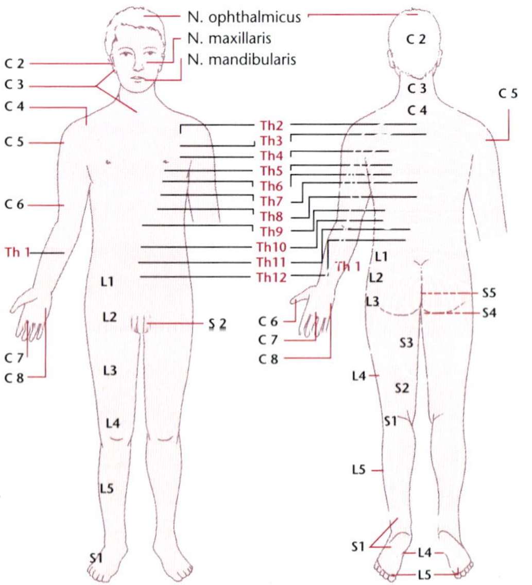

Abb. 2.57: Dermatome des Körpers (nach HANSEN und SCHLIACK)

Vegetative Reflexe

- *Viszero-kutaner Reflex:* Vom Organ zu Haut und Unterhaut. Verantwortlich für veränderte Sensibilität (Headsche Zone ☞ 2.4), Trophik (Dermographie, Schweissekretion, Quellungen, Tonus) und Haarmuskelaktivität (Piloarrektion). Bsp.: Hautbrennen über dem Magen bei Ulcus ventriculi.
- *Viszero-somatomotorischer Reflex:* Vom Organ zur segmentzugehörigen Muskulatur. Verantwortlich für hyper-, hypotone und schmerzhafte („McKenzie-Zone") Muskulatur. Bsp.: Brettharte Bauchmuskeln bei akutem Abdomen.
- *Viszero-periostaler Reflex:* Vom Organ zu Knochen und Knochenhaut. Verantwortlich für die Entstehung von schmerzhaften Quellungen und Eindellungen im Periost (Periostpunkte). Bsp.: Druckschmerzhafte Sternokostalgelenke bei Herzerkr.

- *Viszero-viszeralreflex:* Von einem Organ zu einem anderen. Verantwortlich für gegenseitige Beeinflussung von in der gleichen Körperhäfte gelegenen Organen. Bsp.: Lebererkrankungen bei Gallenblasenstörungen.
- *Kuti-viszeralreflex:* Von der Haut zum zugehörigen Organ. Möglichkeit der Organbeeinflussung durch gezielte Behandlung der Haut. Bsp.: Schröpfen dorsal am Thorax bei Atemwegserkrankungen.
- *Myo-viszeralreflex:* Von der Muskulatur zum zugehörigen Organ. Möglichkeit der Organbeeinflussung durch gezielte Behandlung der Muskulatur. Bsp.: Massage der Bauchmuskulatur bei Obstipation.
- *Osteo-viszeralreflex:* Von der Knochenhaut zum zugehörigen Organ. Möglichkeit der Organbeeinflussung durch gezielte Behandlung der Knochenhaut. Bsp.: Reiben der Schläfen bei Kopfschmerz.

Metamerie

- Jedes Organ ist immer in bestimmten Zonen der verschiedenen Segmentanteile repräsentiert (☞ Abb. 2.57).
- Homolateralität: Die Zonen befinden sich immer auf der gleichen Seite wie das betreffende Organ.

Durchführung

Befunderhebung

Neben der Inspektion ist die Palpation aller erreichbarer Gewebsschichten wichtig.

Hautzeichnung (Dermographie)

- Normale (Dermographia rubra), ausbleibende *(Dermographia alba)* überschießende Hautrötung *(Dermographia flammata)* oder Rötung mit Aufquellung *(Dermographia elevata)* nach mechanischer Reizung.
- *Ziel:* Aussage über die vegetative Reaktionslage des Pat., Hinweis auf die Dosierung bei Behandlung, erster Hinweis auf möglicherweise betroffene Organe (wenn Abweichung von der normalen Hautschrift innerhalb einer gesamten Organzone).
- *Ausführung:* Kräftig mit dem Fingernagel entlang der Wirbelsäule über alle Dermatome streichen und anschließend Reaktion beurteilen.

! Auf Mehrbehaarung, Piloarrektion, vermehrte Schweissekretion, Narben und Quellungen in Organzonen achten.

Hautsensibilität

- Hyper- oder Hypästhesie der Haut innerhalb einer gesamten Organzone aufgrund des Viszero-kutanen Reflexbogens.
- *Ziel:* Auffinden von Headschen Zonen (☞ 2.4) oder Dermatomen mit verminderter Sensibilität.
- *Ausführung:* Mit einer Kugelsonde oder ähnlichem entlang der Wirbelsäule alle Dermatome von kranial und kaudal überstreichen. Pat. soll bei Änderung des Empfindens oder Auftreten von Mißempfindungen „stop" sagen. Auf diese Weise Hautzone eingrenzen.

Hautspannung

- Vermehrte Myofibroblastenaktivität in Haut und Bindegewebe einer gesamten Organzone aufgrund des Viszero-kutanen Reflexbogens.
- *Ziel:* Feststellung oberflächl. Spannungsvermehrung in Haut und Unterhautgewebe.

- *Ausführung:* Eine Hand mit geringem Auflagedruck flach kaudal neben die Wirbelsäule legen, andere Hand darüberlegen und die untere palpierende Hand durch das Gewebe ziehen. Von kranial wiederholen, auf beiden Seiten der Wirbelsäule aufführen. Widerstand des Gewebes vor den Fingerspitzen der palpierenden Hand registrieren.

! Form der WS und die bereits dadurch zu erwartenden Spannungsverhältnisse beachten.

Muskeltonus

- Hyper- oder Muskelhypotonus der Muskulatur innerhalb einer gesamten Organzone aufgrund des Viszero-somatmotorischen Reflexbogens.
- *Ziel:* Tiefe Spannungsvermehrung in Muskulatur und ihren Faszien feststellen.
- *Ausführung:* Wie oben beschrieben, Hand steht jedoch steil, so daß nur die Fingerspitzen Kontakt haben. Widerstand es Gewebes registrieren.

! Form der WS und die bereits dadurch zu erwartenden Spannungsverhältnisse beachten.

Muskelschmerz

- Hyperalgetische Zone in der Muskulatur innerhalb einer gesamten Organzone aufgrund des Viszero-somatomotorischen Reflexbogens.
- *Ziel:* Auffinden von McKenzie-Zonen in der Muskulatur und ihren Faszien.
- *Ausführung:* Verschieben einer tiefen Muskelfalte entlang der Wirbelsäule zwischen Daumen, Zeige- und Mittelfinger beider Hände von kaudal nach kranial. Bei Auftreten von heftigem Schmerz (Pat. zuckt zusammen) abbrechen und Gebiet von kranial her auf dieselbe Weise eingrenzen.

! Form der WS und die bereits dadurch zu erwartenden Spannungsverhältnisse beachten.

Suche nach Periostpunkten

- Trophisch veränderte oder schmerzhafte Stellen an der Knochenhaut (Periostpunkte) aufgrund des Viszero-periostalen Reflexbogens.
- *Ziel:* Auffinden von Periostpunkten in veränderten Organzonen.

! *Ausführung:* Abtasten der erreichbaren Knochenvorsprünge mit einem Finger. Registrierung von Erhebungen, Dellen sowie Schmerzäußerungen.

Suche nach Maximalpunkten

- Schmerzhafte Veränderung aller übereinanderliegender Gewebsschichten an einem Punkt ohne morphologische Veränderung.
- *Ziel:* Auffinden von Maximalpunkten in der veränderten Organzone.
- *Ausführung:* In allen Segmenten kräftig mit einer Kugelsonde oder ähnlichem von der Wirbelsäule ausgehend entlang der Dermatome streichen. Schmerzreaktionen registrieren.

! Zwischen Myogelosen (Kugelsonde springt über Hindernis) und Maximalpunkten (keine Gewebsveränderung palpierbar) differenzieren.

Interpretation des Befundes

Nur wenn sich alle oben beschriebenen reflektorischen Krankheitszeichen in derselben Organzone zu finden sind, werden diese als Ausdruck einer Funktionsstörung eines Organs gewertet und behandelt.

Behandlungstechniken

Beseitigung der reflektorischen Krankheitszeichen und damit gezielte Auslösung vegetativer Reflexe. Funktionsstörungen können beeinflußt werden. Erkrankungen mit ausgeprägten morphologischen Veränderungen können nur symptomatisch beeinflußt werden.

Behandlung der Haut/Unterhaut

- *Ziel:* Schmerzfreiheit, nomale Tonusverhältnisse, physiologische Trophik und Feuchtigkeit der Haut und damit reflektorische Normalisierung der gestörten Organfunktion durch Aktivierung des Kuti-viszeralreflexes.
- *Ausführung:* Flächige Vibrationen mit der flachen Hand zur Beseitigung der Hyperalgesie, weiche Hautrollungen oder Friktionen zur Normalisierung der Spannung und der gewebshormonellen Lage.

Behandlung der Muskulatur/Faszien

- *Ziel:* Normaler Tonus und Schmerzfreiheit und damit Normalisierung der gestörten Organfunktion durch Aktivierung des Myo-viszeralreflexes.
- *Ausführung:* Handstellung wie zur Feststellung tiefer Spannungsvermehrung, Hand vibrierend durch das Gewebe ziehen (schmerzhafte Muskulatur), Friktionierung der betroffenen Muskulatur mit Daumen, mehreren Fingern oder dem Daumenballen (hypertone Muskulatur).

Behandlung des Periosts

- *Ziel:* Verbesserung der Trophik des Periosts, Normalisierung der Schmerzempfindlichkeit und damit Normalisierung der gestörten Organfunktion durch Aktivierung des Osteo-viszeralreflexes.
- *Ausführung:* Einen Finger steil auf die schmerzhaften Punkt stellen und vibrieren (Schmerz) oder weiche Reibung mit Daumen oder Zeigefinger ausführen (Trophik).

Behandlung der Maximalpunkte

- *Ziel:* Beseitigung der schmerzhaften Punkte und damit Normalisierung der gestörten Organfunktion durch Aktivierung der vegetativen Reflexe von allen Gewebsschichten zum Viszerotom.
- *Ausführung:* Mit einem Finger auf der betreffenden Stelle vibrieren.

Behandlung von Narben

- *Ziel:* Sensibilität und Trophik des Narbengewebes normalisieren um die Narbe als Störfeld und pathogenen Faktor im Kuti-viszeralen Reflexkreis zu eleminieren.
- *Ausführung:* Engmaschiges intrakutanes Anhaken rund um die Narbe mit einer dünnkalibrigen Spritzenkanüle.

Behandlung von zentralnervösen Strukturen

- *Ziel:* Steigerung der Durchblutung in der unteren Extremität.
- *Ausführung:* Bei entspannter Bauchmuskulatur mit steilgestellten Fingern etwa in Höhe des Bauchnabel unter schaufelnden Bewegungen bis zum Grenzstrang (neben den Wirbelkörpern) vordringen und diesen leicht massieren bis Pat. ein Hitzegefühl im betreffenden Bein verspürt.

Behandlung von Koliken und Anfällen

- *Ziel:* Sofortiges Kupieren von Asthma- oder Migräneanfällen sowie Nieren- oder Gallenkoliken.
- *Ausführung:* Unabhängig von Tastbefund werden in der betreffenden Organzone bestimmte Griffe angewandt, die reflektorisch die momentane Überfunktion des

Organs zu normalisieren. Am Tag nach dem Anfall unbedingt Tastbefund erheben und behandeln.

! Sollte nur von in MST ausgebildeten TherapeutInnen angewandt werden!

Behandlungsregeln

QUILITZSCH gibt für die Behandlung folgende empirisch gefunde Empfehlungen:

- *Tageszeit:* Pat. während der Maximalzeit (Zeit der größten Aktivität) der betroffenen Organe behandeln, z.B. Menstruationsbeschwerden vormittags.
- *Dosierung:* Die Behandlung sollte stets schmerzfrei durchgeführt werden. Je geringer der Reiz, desto größer die Wirkung, Überdosierung führt zu Gegenreaktion.
- *Behandlungsdauer:* Eine Behandlung sollte möglichst nicht länger als 10 Min. dauern. Ggf. in den ersten Sitzung nicht bereits alle Gewebsschichten behandeln.
- *Segmentspezifität:* Die angewendeten Griffe sollten exakt auf die betreffende Organzone beschränkt bleiben.
- *Behandlungsrichtung:* Die entsprechenden Segmente von kaudal nach kranial und von lateral nach nach medial angehen, zuerst die oberflächlichen Veränderungen, dann die tiefergelegenen behandeln.
- *Häufigkeit:* 6–8 Behandlungen führen i.d.R. zum Erfolg, in seltenen Fällen sind 10–12 Sitzungen notwendig.

! Hinweise zur Überdosierung s.o.

Indikationen/Kontraindikationen

Indikationen

- Herzerkrankungen: KHK (stabile Angina pectoris), nervöse Herzbeschwerden.
- Atemwegserkrankungen: Asthma bronchiale, Lungenemphysem, Bronchiektasen, Nachbehandlung einer Pneumonie, Pleuritis.
- Magen-, Darmerkrankungen: Gastritis, Ulcus ventriculi, Ulcus duodeni, Obstipation, nicht-infektiöse Durchfälle.
- Leber- und Gallenblasenerkrankungen: Funktionelle Störungen, Spasmen der Gallenwege und der Gallenblase.
- Nieren- und Blasenerkrankungen: Nephrose, Nephritis, Pyelitis, Nierensteine, Nierenkolik, Oligorie, Anurie, Blasenstörungen.
- Gynäkologische Erkrankungen: Zyklusbeschwerden, Dysmenorrhoe, Amenorrhoe, Senkungsbeschwerden, klimakterische Beschwerden, Graviditätsbeschwerden, Laktationsbeschwerden, Fluor albus.
- Bewegungsapparat: Sympatische Reflexdystrophie, Frakturen, Ischialgien.
- Gefäßerkrankungen: Arterielle und venöse Durchblutungsstörungen.
- Kopfschmerz: postraumatischer und vertebragener Kopfschmerz, Migräne.

Kontraindikationen

- Akut entzündliche Prozesse (aller Organe).
- Herzerkrankungen: Endokarditis, Myokarditis, schwere KHK.
- Atemwegserkrankungen: Tuberkulose, Malgnome.
- Gefäßerkrankungen: Thrombose, Thrombophlebitis.
- Hirntumoren.

Literatur

QUILITZSCH, G.: Manuelle Segmenttherapie. Müller & Steinicke, München 1986

2.4.8 Reflexzonentherapie am Fuß (RZF)

Hanne Marquardt

Die Reflexzonenthererapie am Fuß (RZF) zählt zu den Umstimmungs- und Ordnungstherapien und arbeitet mit der im Menschen vorhandenen Regenerationskraft. Sie bedient sich einer speziellen Grifftechnik, die die Reflexzonen des Fußgewebes hyperämisiert und ordnet.

RZF kann eingesetzt werden als:
- Monotherapie
- Kombinationsbehandlung mit anderen (z.B. naturheilkundlichen) Verfahren.
- Hilfs- bzw. Differential-Diagnostikum.

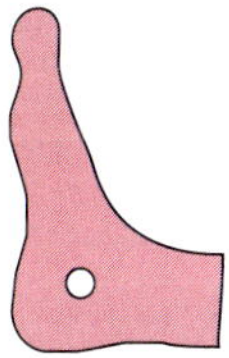

Abb. 2.58: „Sitzender Mensch im Fuß"

Die Formenanalogie zwischen Fuß und sitzendem Menschen weist auf die auch therapeutisch erkennbaren Zusammenhänge zwischen dem Ganzen und dem Teil hin (☞ Abb. 2.58).

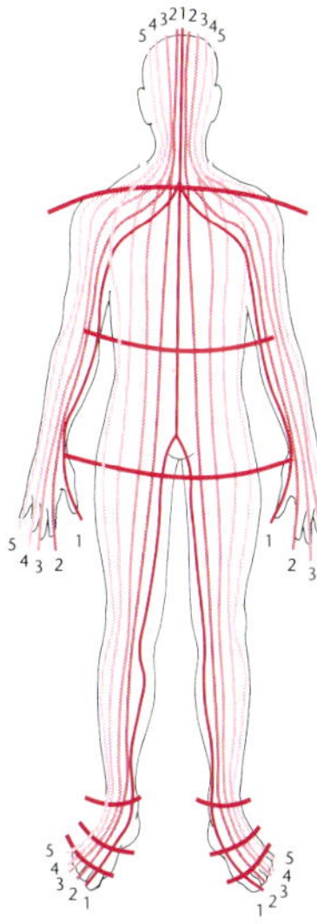

Abb. 2.59: Rasterbild 10 Zonen nach FITZGERALD

Durchführung

Hilfe zum Auffinden der einzelnen Zonen (☞ Abb. 2.60 – 2.62)

Körperzonenraster (nach FITZGERALD): Wenn ein Organ, Gewebe oder Gelenk von einer der 10 Längskörperzonen (☞ Abb. 2.59) durchzogen wird, findet sich am Fuß der entsprechende Bereich als Reflexzone in der gleichen Längskörperzone.

Beispiel: Die Wirbelsäule ist wie ihre Reflexzone an den Füßen (Längsgewölbe) der Längskörperzone 1 zugeordnet; das Schultergelenk befindet sich auch am Fuß in der Längskörperzone 5 (Kleinzehengrundsgelenk).

3 Querzonen bilden eine Rasterung in der Horizontalen: Kopf und Hals finden die Zuordnung in den Zehen, Thorax und Oberbauch im Mittelfußraum und Bauchraum u. Becken im Fußwurzelanteil bis an die Malleolen.

Befunderhebung

Bei der Erstbehandlung wird ein Befund erstellt, der eine Übersicht über den augenblicklichen Zustand des Pat. gewährt. Belastete Zonen lassen sich am Fuß sowohl durch *Schmerzhaftigkeit* als auch durch *vegetative Überreaktionen* während der Behandlung erkennen.

Überprüfen der Zonen

Palpation: Mit bewegtem, sensibel tastenden Daumen oder Zeigefinger den ganzen Fuß in sieben aufeinanderfolgenden Arealen palpieren:

- Zonen des Kopfes und des Halses
- Wirbelsäule, Schultergürtel, Gelenke
- Harnableitende Wege
- Herz und Atmung
- Verdauungstrakt
- Lymphsystem
- Endokrinium.

Bei jeder Behandlung wird zw. *Symptomzonen* und *Hintergrundzonen* unterschieden:

- *Symptomzonen:* Diejenigen Zonen, an deren entsprechenden Organen Beschwerden bestehen. Beispiel: Pat. mit Otitis media hat die Symptomzone in der 4. Zehe, die den Ohren zugeordnet ist.
- *Hintergrundzonen:* Zonen, die während des ersten systematischen Palpierens zusätzlich als behandlungsbedürftig ertastet werden, weil sie druckschmerzhaft sind. Sie kennzeichnen das belastete Terrain bzw. das gestörte Milieu, durch das die Symptomatik überhaupt erst entstehen kann. Beispiel: Bei Pat. mit Otitis media können Darm, Nieren, Tonsillen und Lymphsystem Hintergrundzonen sein.

Am Ende der ersten Behandlung wird der erhobene Befund auf einer Tastbefundkarte notiert. Sie bilden die Grundlage der darauffolgenden Sitzungen.

! Verschiedenfarbige Eintragungen erleichtern die Dokumentation (z.B. schwarz für Sichtbefund, rot für Symptomzone und grün für Hintergrundzone).

Inspektion: Sie ergänzt die Palpation. Es werden folgende Bereiche auf Fehlformen und Störungen überprüft:

- Statik des Fußes (Deformationen)
- Fußgewebe (Ödeme, Schwellungen)
- Beschaffenheit von Haut und Nägeln (Druckstellen, Dystrophien)
- Temperatur der Füße.

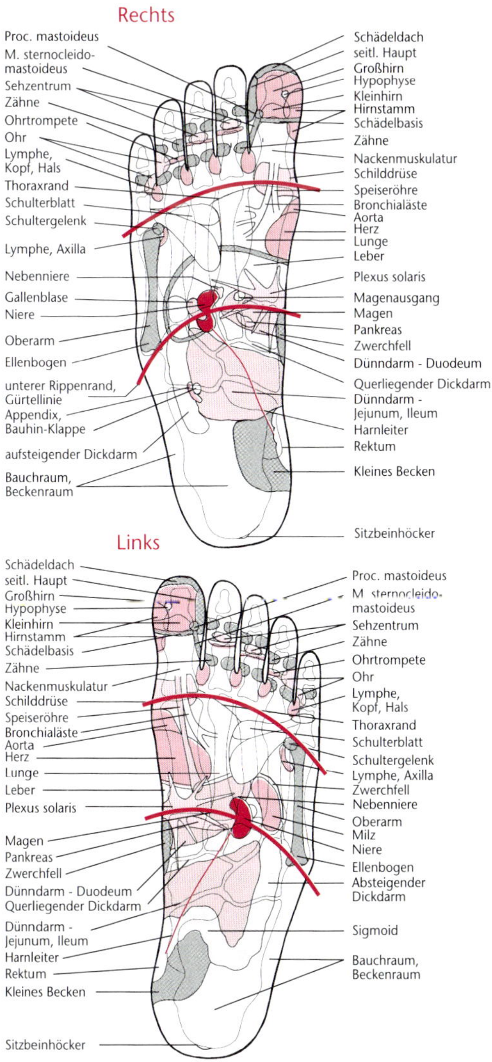

Abb. 2.60: Reflexzonen der Fußsohle rechts (oben), links (unten)

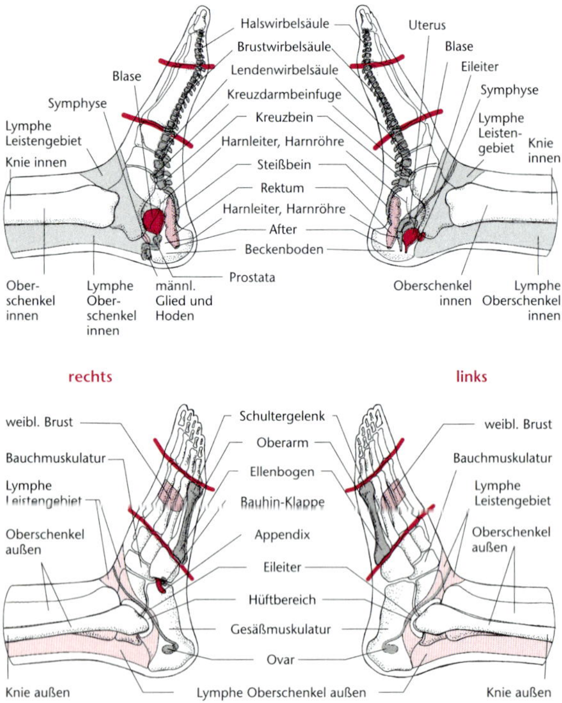

Abb. 2.61: Fußreflexzonen von medial und lateral, beide Füße

Hinweise zur Behandlung der RZF

- *Behandlungsdauer:* Behandlung 2–3x wöchentl. für etwa 20–25 Min. Eine Serie besteht i.d.R. aus 6–12 Sitzungen.
- Vor jeder neuen Behandlung werden die in Frage kommenden Zonen kurz auf Behandlungsbedürftigkeit überprüft. Pat. soll alle Reaktionen in den Behandlungsintervallen genauen beobachten. Durch die Schilderung dieser Reaktionen erkennt die TherapeutIn, welche Zonen bei der jeweiligen Behandlung wichtig sind.
- Je nach Reaktionslage werden die Zonen tonisierend oder sedierend behandelt. Dies geschieht durch Veränderungen im Arbeitsrhythmus (Variationen im Tempo des Griffes, schnell oder langsam) und in der Intensität (Variationen des Griffes zwischen weich und kräftig).
- Bei akuten Beschwerden (z.B. Zahnschmerzen, Gallenkolik, Menstruationsschmerzen, Ischialgie) wird der spezielle Sedierungsgriff in der Symptomzone eingesetzt.

Reaktionen

Reaktionen werden als Antwort auf einen Heilreiz verstanden und verlaufen oft im Sinne einer „regressiven Vikariation". Sie können störend oder angenehm empfunden werden und bestätigen, daß sich der bisherige Zustand des Pat. ändert.

Häufig beobachtete Reaktionen

- Verbesserung bzw. Verschlimmerung der Symptomatik.
- Veränderung der Ausscheidungen über Darm, Niere, Haut und Schleimhäute, in Qualität (Konsistenz, Farbe, Geruch) und Quantität.
- Veränderte Schlafqualität, -quantität und Träume.
- Stabilisierung der psychischen Verfassung.

Spezielle Aspekte der RZF

Durch den geordneten Umgang mit dem Schmerz bei der Behandlung kann Pat. sich vom Feindbild Schmerz lösen und ihn in seiner Funktion respektieren lernen:

- Als Chance zur Veränderung.
- Als Möglichkeit, mit störenden Lebensaspekten konstruktiv umzugehen, in dem er die Erfahrung macht, daß der Schmerz nicht bekämpft werden muß, sondern durch Verarbeitung übrwunden werden kann.

Dosierungshilfen

Die spontane Pat.-Reaktion auf die Behandlungsgriffe dient als Ausgangspunkt einer guten Dosierung. Um individuell arbeiten zu können, die Dosierungszeichen als Hinweise auf die Grenze der augenblicklichen Belastbarkeit der Pat. ernstnehmen.

- *Subjektive Hinweise des Pat.*: Veränderte Mimik, verbalisierte Schmerzempfindung und deutliche Veränderung der emotionalen Befindlichkeit.
- *Objektive Zeichen* (über das Vegetativum): Schnell und profus auftretender Handschweiß, Schweiß an anderen Körperstellen. Starke Veränderung von Gesichtsfarbe, Körpertemperatur, Pulsfrequenz, Speichelfluß und Atemrhythmus.

Indikationen/Kontraindikationen

- *Indikationen:* Adjuvante Therapie bei statisch/muskulären Fehlhaltungen, z.B. Zervikalsyndrom, Schulter-Armsyndrom, Ischialgien, Myogelosen, Blockaden der Ileosakral- und Wirbelgelenke, funktionellen Organbeschwerden.
- *Kontraindikationen:*
  - Allgemeine Erkrankungen: Akute Entzündungen im Venen- und Lymphsystem, infektiöse und hochfieberhafte Erkrankungen, operativ zu erfassenden Krankheiten, Psychosen, auch im Intervall, Risikoschwangerschaft.
  - Erkrankungen des Fußes: Akute rheumatische Erkrankungen, die die Fußgelenke schmerzhaft belasten, Morbus Sudeck, generalisierter Mykosebefall, Gangrän.

Adressen/Fortbildung

Die jährlich aktualisierte *Liste praktizierender TherapeutInnen* ist über die Hauptlehrstätte Hanne Marquardt, Prof. Domagk Weg 15, 78126 Königsfeld-Burgberg erhältlich. Aufgeführt sind alle TherapeutInnen der Hauptlehrstätte und der 10 Zweig-Lehrstätten des In- und Auslandes, die die Ausbildung in 3 Kursen absolviert haben.

Literatur

MARQUARDT, H.: Lehrbuch für Reflexzonentherapie am Fuß, Hippokrates, Stuttgart 1994
Informationsschriften für Pat. und Verordner, 8-farbige Zonentafeln in versch. Größen und anderes Material im Eigenverlag Hanne Marquardt, Königsfeld-Burgberg.

2.4.9 Akupunkt-Massage nach Penzel (APM)

Johannes Müller

2

Die Akupunkt-Massage basiert auf der traditionellen chinesischen Medizin. In ihr wird u.a. von einer im Organismus auf genau definierten Bahnen (Meridianen) zirkulierenden Lebensenergie ausgegangen, die alle Funktionen des Körpers steuert.
WILLY PENZEL (1918–1985) entwickelte auf dieser Basis eine dem westlichen Verständnis entsprechende neue Therapiemethode, die Krankheit als Energieflußstörung definiert.

Ziele

Ausgleichen des gestörten Energieflusses, wodurch die Harmonie im Kreislauf der Lebensenergie wiederhergestellt wird.

Durchführung

Befund

Bei der Befunderhebung wird der Zustand einer energetischen Störung (Energiefülle- bzw. Energieleerezustand) oder des gesamten Energiekreislaufes erfaßt. Hierauf basiert die Auswahl der Therapiemethode. Der Befund ist keine (ärztliche) Diagnose!

Testmaßnahmen

Zur *indirekten* Ermittlung der energetischen Ausgangslage.
Bei Pat. mit Beschwerden werden spezifische Reize gesetzt und anhand der Reaktion die energetische Ausgangslage ermittelt. Als Testmaßnahme kann zum Bespiel der „Probestrich" angewandt werden:

> **Praxisbeispiel**
>
> *Behandlungsgrund: Schmerzen im LWS-Bereich*
>
> Pat. bitten, die Intensität und Ausbreitung der Beschwerden vor Beginn des Testes bewußt zu registieren. Dann mehrmals mit dem Massagestäbchen ein Teilstück des Konzeptionsgefäßes vom Schambein bis zum Bauchnabel tonisieren.
>
> - Bei Besserung basieren die Beschwerden vermutlich auf einer Energiefülle. Therapieansatz: Verlagerung der Energiefülle aus dem LWS-Bereich in die ventralen Körperregionen durch Tonsierung der dort verlaufenden YIN-Meridiane.
> - Bei Verschlimmerung der Symptomatik basieren die Beschwerden eher auf einer Energieleere. Die über den LWS-Bereich hinwegziehenden YANG-Meridiane tonisieren.

Tastmaßnahmen

Zur *direkten* Erfassung des energetischen Zustandes. Sie erlauben auch bei beschwerdefreien Pat. eine energetische Befundung. Häufig eingesetzt werden Hauttasttechniken („Energetische Striche", „Sand- und Seiden-Striche"), oder die energetische Befunderhebung über die Ohrmuschel.

- *„Sand- und Seidenstriche":* Zart mit der Fingerkuppe des Tastfingers über die zu befundende Meridianstrecke tasten. Das Handgelenk der TherapeutIn weist dabei in Energieflußrichtung des betreffenden Meridianes. Die Fingerbeere soll nicht eigentlich die Hautbeschaffenheit, sondern in erster Linie die Energieabstrahlung des Meridianes prüfen.
  Folgende Tastempfindungen können registriert werden:
  - *Seidenstrich:* Gefühl, über glatte Seide zu streichen. In Energieflußrichtung ertastet weist der Seidenstrich auf einen Energiemangel hin.
  - *Sandstrich:* Die Fingerbeere gleitet anscheinend über eine rauhe Fläche, wird abgebremst, arbeitet „gegen den Strich". In Energieflußrichtung getastet weist er auf eine Energiefülle hin.
  - *Indifferenzstrich:* Die abgetastete Haut ist weder rauh noch seidig. Er zeigt ausgewogene Energieverhältnisse an.
- *Energetische Striche* erfordern die gleiche Tasttechnik wie die Sand- und Seidenstriche. Der wesentliche Unterschied besteht in der vergrößerten Auflagefläche. Bei Energetischen Strichen wird anstatt einer Fingerbeere die gesamte Handfläche als Tastfläche benutzt, so daß eine gesamte Meridiangruppe, z.B. die kurzen YIN-Meridiane (Lungen-, Kreislauf-Sexus-, Herz-Meridian) befundet werden kann.
- *Ohrbefund* (s.u.)

Therapie

Meridiantherapie

Die vorangegangenen Testmaßnahmen geben Aufschluß über den Energiestatus. Im Vordergrund der Therapie steht der Energieausgleich bzw. die Erzielung einer energetischen Balance der Meridiane. Dazu werden die betreffenden Meridiane mit einem speziellen Metallstäbchen massiert.

Punktbehandlung

Die zu behandelnden Akupunkturpunkte werden aufgrund des vorher erstellten energetischen Befundes individuell ausgewählt. Mit einem speziellen Vibrationsgerät die jeweiligen Akupunkturpunkte mechanisch so lange stimulieren, bis Pat. die am Punkt ankommende Energie deutlich wahrnimmt (je nach Stimulationsart z.B. ein deutliches „Stichgefühl" oder ein deutliches „Wärmegefühl"). Vorteil der Akupunktmassage (im Vgl. zur Akupunktur) ist, daß die Haut des Pat. unverletzt bleibt und kein Infektionsrisiko besteht.

Spezialtherapien

- *Narbentherapie:* Narben können den Energiefluß stören und damit den Organismus belasten. Z.B. kann eine Blinddarmnarbe nicht nur lokal im Unterbauch Beschwerden verursachen, sondern auch Fernstörungen wie Kopfschmerzen, Schulterprobleme, Schwindel u.a. hervorrufen. Vor der Behandlung werden die Energiezustände der in Frage kommenden Meridiane untersucht. Als Therapiemöglichkeiten werden spezielle Akupunkturpunkte und elektrische Therapieströme eingesetzt.
- *Wirbelsäulentherapie:* Die Wirbelsäule und der zugehörige Muskel- und Bandapparat werden energetisch hauptsächlich vom Gouverneurgefäß und dem paarigen Blasenmeridian versorgt. Energieflußstörungen führen zu funktionellen Beschwerden im Bereich der Wirbelsäule. Die Wirbelsäule wird durch sanfte Schwingungen mit der flachen Hand und dem Daumen angeregt, ihre normale Statik wieder aufzubauen. Ein eventuell blockiertes ISG wird durch leichte Rollschwingungen des Oberschenkels – die Bewegung wird über das Hüftgelenk auf der ISG übergeleitet – gelöst.

- *Kleiner Kreislauf*
  Der Kleine Kreislauf (KKL) regt den Energiefluß im gesamten Organismus an. Er verläuft über die beiden zentralen übergeordneten Energiegefäße der Körpermitte (Konzeptions- und Gouverneurgefäß). Er besitzt eine vegetativ ausgleichende Wirkung und eignet sich u.a. auch vorzüglich zur energetischen Schwangerschaftsbetreuung und Geburtsvorbereitung. Durchführung: Zunächst erfolgen tonisierende Striche im Verlauf des Konzeptionsgefäßes (KG) vom Schambein bis zur Unterlippe. Eine Hautrötung (Dermographismus) im Verlauf der Strichrichtung ist als positives Zeichen zu bewerten. Im nächsten Schritt wird die Energie um die Mundwinkel herum in das nachfolgende Gouverneurgefäß (GG) geleitet. Es verläuft von der Oberlippe bis zur Steißbeinspitze und wird ebenfalls bis zur eintretenden Hautrötung behandelt. Schließlich wird die Energie seitlich am Genital vorbeigeführt und der Kreislauf am Schambein geschlossen. Dieser Zyklus wird ggf. mehrmals wiederholt und häufig noch mit den Anfangs- und Endpunkten des KG und GG kombiniert.
- *Elektrotherapie:* Therapie mit niederfrequenten elektrischen Therapieströmen unter energetischen Gesichtspunkten. Wichtig ist z.B. die Abstimmung von Energie- und Stromflußrichtung. Ind.: Massive Energiemangelzustände oder besonders intensive Energieflußstörungen.
- *Ohrtherapie:* Die Ohrmuschel entspricht einem Spiegelbild des Körpers, deshalb können Energieflußstörungen des Körperkreislaufes über einen sorgfältigen Tastbefund am Ohr aufgespürt werden. Hyper- bzw. hyposensible Ohrpartien liefern den Befund und damit die Basis der Ohrakupunktmassage. Sie ergänzt Befunderhebung und Therapie am Körper.
- *YIN-Striche:* YIN-Striche bewirken ohne Eigenleistung des Pat. eine körperliche und seelische Entspannung. Mit ganz zarten Reizen im Sinne der Energetischen Striche arbeiten, die Haut des Pat. wird eben gerade noch berührt.
  Mit dieser Technik zunächst im Bereich des Konzeptionsgefäßes arbeiten, also vom Schambein über die vordere Körpermitte bis zur Unterlippe, und anschließend im linken und dann im rechten YIN-Gebiet (von der Fußsohle über die Innenseiten der Beine, die vorderen Rumpfhälften, weiter über die Innenseiten der jeweiligen Arme bis zu den Handflächen und den Fingerspitzen). Diese Striche solange ausgeführen, bis ein rauhes Hautgefühl in Energieflußrichtung des gesamten YIN-Gebietes ertastet wird. Damit wird die Entspannung eingeleitet, anschließend ruht Pat. in eine flauschige Decke eingehüllt.
  Ind.: Alternative zu chemischen Beruhigungsmitteln.

Reaktionen auf die Behandlung

Die APM löst unterschiedliche körperliche Reaktionen aus, die das für die Heilung notwendige Ansprechen des Organismus auf die Therapie anzeigen:
- Ausscheidungsreaktionen über Blase, Darm oder Haut, z.B. vermehrte Wasserausschwemmung, Durchfall oder intensivierte Hautausdünstung. Sie reinigen den Organismus von abgelagerten Stoffwechselschlacken.
- Kurzfristige Zunahme der Beschwerden („Erstverschlimmerung"), nach deren Abklingen dann die Heilung einsetzt.
- Kurzfristiges Auftreten von alten, jedoch nicht völlig ausgeheilten Krankheitsbildern. Das momentane Akutwerden bietet dem Organismus Gelegenheit, diese Krankheit endgültig zu überwinden.
- Stetige Besserung bis zur Beschwerdefreiheit.

Indikationen/Kontraindikationen

Indikationen

- Funktionelle Störungen von: Bewegungsapparat, Verdauung, Urogenitalsystem, Hormonsystem, Vegetativum, Atmung, Stoffwechsel und Kreislauf. Das funktionelle Krankheitsstadium ist das entscheidende Kriterium der Indikationsstellung, während die Art der Störung (Über- oder Unterfunktion) oder ihre Lokalisation nur von geringem Interesse sind.
- Schmerzzustände: Kopfschmerzen, Rückenschmerzen, Gelenkschmerzen, chronische Schmerzen, Migräne, Ischialgien, rheumatische Schmerzen.
- Prophylaxe: Z.B. durch Stärkung der Abwehrkräfte, Beseitigung von Narbenstörfeldern und Möglichkeit der Beeinflussung präklinischer Krankheitsphasen.

Kontraindikationen

Erkrankungen mit Operationsindikation, Erbkrankheiten, meldepflichtige Infektions- und Geschlechtskrankheiten.

Literatur

PENZEL: Akupunkt-Massage nach Penzel, Spannungs-Ausgleichsmassage, Eigenverlag, Heyen
PENZEL: Akupunkt-Massage nach Penzel, Energielehre, Eigenverlag, Heyen
PENZEL: Akupunkt-Massage nach Penzel, Energetisch-physiologische Behandlung der Wirbelsäule, Eigenverlag, Heyen
HOFFMANNA/EBERT: Krank durch Narben, Turm-Verlag, Bietigheim

Weitere Informationen

Ausbildungsstätte: Ausschließlich am Lehrinstitut für Akupunkt-Massage nach Penzel (☞ 12)
Therapeutenverband/Therapeutenliste: 2x jährlich erscheint eine aktualisierte Anschriftenliste von APM-Therapeuten. Sie ist in der Geschäftsstelle des Therapeutenverbandes erhältlich (☞ 12)

2.4.10 Schädelakupressur

Hans P. Ogal

Die „Neue Schädelakupunktur nach YAMAMOTO - YNSA" wurde von Dr. TOSHIKATSU YAMAMOTO aus Südjapan entwickelt. Ausgehend von verschiedenen Akupunkturtechniken erarbeitete er ein neues Behandlungsprinzip am Schädel über zwei unterschiedliche, aber kongruente Somatotope:

- Das eine Somatotop bezieht sich auf die anatomische Einteilung des Körpers.
- Das andere Somatotop ist ein funktionelles Somatotop mit den Zuordnungen der traditionellen chinesischen Medizin.

Unterschiede der Akupunkturverfahren:

- *YNSA:* Ein anatomisches und ein funktionelles Somatotop am Kopf.
- *Körperakupunktur:* Meridiane (energetische Leitbahnen), die den Körper umschließen, klassische Akupunkturpunkte; Prinzipien der Trad. Chin. Medizin.
- *Chinesische Schädelakupunktur:* Annahme über Reflexwege der Kopfhaut zu darunter liegenden Hirnarealen und ihrer Schädigung.
- *Ohrakupunktur*: Somatotop im Bereich der Ohrmuschel.

Durchführung

- Behandlung über Somatotoppunkte am Kopf, die best. Körperregionen repräsentieren (☞ Abb. 2.62)
- Die Punkte eines Somatotops sind:
  - Im Normalzustand neutral.
  - Im Krankheitszustand sensibilisiert und druckdolent.
- Über aktivierte Somatotoppunkte kann eine Diagnostik vervollständigt, aber auch gleichzeitig der erkrankte Organismus behandelt werden.

YNSA-Basis-Punkte des anatomischen Somatotops

Basis-Punkte für den Bewegungsapparat:

- *A:* für Kopf u. HWS. Lok.: 0,5 cm lateral der Stirnmittellinie in der idealen Stirnhaargrenze, Länge ca. 2 cm; Breite ca. 2–4 mm. Besonderheit: Unterteilung von kranial nach kaudal in die 8 Zervikalsegmente.
- *B:* für HWS u. Schulter. Lok.: 0,5 cm lateral von Basis-Punkt A in der idealen Stirnhaargrenze, Länge ca. 2 cm; Breite ca. 2–4 mm.
- *C:* für Schulter u. obere Extremität. Lok.: in der „Geheimratsecke" in der idealen Stirnhaargrenze, Länge ca. 2 cm; Breite ca. 2–4 mm. Besonderheit: Unterteilung von kranial nach kaudal in die einzelnen Gelenke der oberen Extremität; Reihenfolge: Schulter-, Ellenbogen-, Hand-, Fingergelenke.

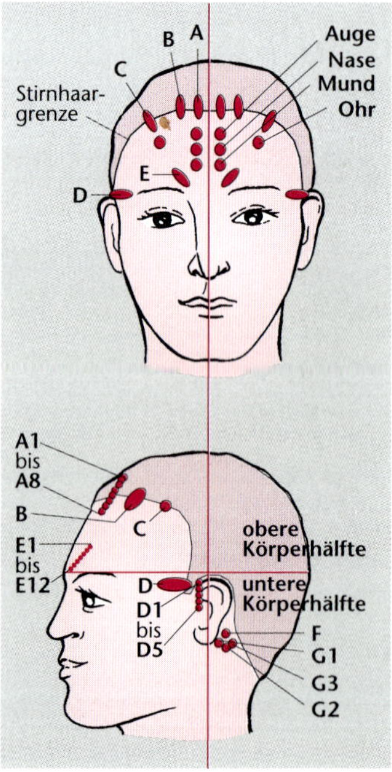

Abb. 2.62: Schädelakupressur

- *D:* für LWS, Becken u. untere Extremität. Lok.: 1–1,5 cm kranial des Jochbeins, horizontal in der Schläfen-Haar-Grenze, Länge ca. 2 cm; Breite ca. 5–10 mm.
- *D1–D5:* für Lumbalsegmente L1–L5 (zusätzlich zu Basis-Punkt D). Lok.: Vertikale Reihe vor dem frontalen Ohrmuschelansatz über dem Jochbein, Länge jeweils ca. 3–4 mm; Breite ca. 3–4 mm. Besonderheit: Unterteilung von kranial nach kaudal in die Lumbalsegmente L1–L5.

- *E:* für Thorax/BWS/Abdomen. Lok.: schräg zwischen dem medialen Augenbrauenrand und einem Punkt 2 cm kranial der Fissura supraorbitalis, Länge ca. 2 cm; Breite ca. 2–4 mm. Besonderheit: Unterteilung von kranial nach kaudal in die 12 Thorakalsegmente.
- *F:* für Nervus ischiadicus. Lok.: retroaurikulär auf dem Mastoid, 1,5–2 cm kranial des Proc. mastoideus, Länge ca. 0,5–1 cm; Breite ca. 3–5 mm.
- *G:* für Kniegelenk; Aufteilung in medial (G1), dorsal (G2), lateral (G3). Lok.: am kaudalen Rand des Processus mastoideus, G1 frontal, G2 kaudal, G3 dorsal der Spitze des Proc. mastoideus, Länge ca. 2 cm bogenförmig um die kaud. Spitze des Mastoid; Breite. ca. 3 mm.

Basis-Punkte für die Sinnesorgane:

- *Auge:* Lok.: 0,5 cm lateral der Stirnmittellinie, kaudal von Basis-Punkt A, Länge und Breite der Basis-Punkte für die Sinnesorgane sind ca. 3 x 3 mm.
- *Nase:* Lok.: 0,5 cm lateral der Stirnmittellinie, kaudal von Basis-Punkt Auge.
- *Mund:* Lok.: 0,5 cm lateral der Stirnmittellinie, kaudal von Basis-Punkt Nase.
- *Ohr:* Lok.: kaudal des Basis-Punkt C auf der Hälfte einer Verbindungslinie zur Nasenwurzel.

Die ideale Stirnhaargrenze befindet sich am kranialen Ende der Stirnfalten beim Runzeln!

Technik

- Im Bereich der Zonen/Areale der YNSA Basis-Punkte mit der Fingerkuppe oder dem Fingernagel nach Druckdolenzen suchen. Die Punkte können eine Flächenausdehnung von wenigen Millimetern bis zu 2 cm haben. Evtl. sind umschriebene Gewebeverhärtungen zu tasten.
- Prinzipiell wird ipsilateral behandelt, nur bei Lähmungen kontralateral.
- Es können auch andere technischen Hilfsmittel, z.B. Massagestäbchen, Kryo- oder Wärmetherapie, Elektrotherapie, TENS, Lasertherapie eingesetzt werden.

Dauer/Intensität der Behandlung

- Akute Erkrankungen oft und kräftig, z.B. 2 x tägl. jeweils 2–10 Min. kräftig reizen.
- Chronische Erkrankungen seltener und vorsichtiger, z.B. 2 x pro Wo. bis 1 x in 2 Wo. 5–20 Min. leicht reizen.
- Bei anhaltenden akuten oder chronischen Schmerzsyndromen 6 x behandeln, dann eine therapiefreie Zeit einhalten, um den Behandlungserfolg besser beurteilen zu können.

! Bei akuten Funktionsstörungen zuerst die YNSA Basis-Punkte behandeln und danach bei erfolgter Schmerzreduktion physiotherapeutisch vorgehen.

✓ Behandlungsbeispiel: Akute Lumbalgie

Pat. untersuchen; Bewegungseinschränkung feststellen; Schmerzdiagnostik; Lokalisation und Palpation des YNSA Basis-Punkt D ipsilateral; Druckdolenz exakt herauspalpieren; D-Punkt 2–10 Minuten mit starkem Reiz stimulieren; Nachuntersuchung; evtl. zusätzlich Stimulation der LWS-Segmentpunkte L1–L5; Nachuntersuchung; nach Schmerzreduktion ergänzende Physiotherapie. In kurzen Intervallen (2x/Tag bis 2x/Wo.) die Behandlung wiederholen.

2

Tips & Fallen

→ Sehr oft zeigt sich eine deutliche Schmerzreduktion bei der Erstbehandlung, die nach einigen Stunden nachlassen kann. Trotzdem nicht den Mut verlieren! Je öfter die Behandlung stattfindet, desto länger wird das schmerzfreie Intervall.

→ Der Behandlungserfolg zeigt sich bei chronischen Erkrankungen nicht immer sofort. Geduld ist wichtig! Bevor der Behandlungserfolg zu schnell be- und verurteilt wird, kompletten Behandlungszyklus von 6 Behandlungen abwarten.

Indikationen/Kontraindikationen

Indikationen

- Alle funktionellen und prinzipiell reversiblen Störungen sowie Schmerzzustände des Bewegungsapparates (z.B. Lumboischialgien, ISG-Blockierung, Epikondylopathien).
- Schmerztherapie und verbesserte Mobilisation nach Verletzungen und Operationen.
- In der Rehabilitation zur Behandlung von zentralen und peripheren Lähmungen.

Die YNSA ermöglicht eine einfache und schnelle Zuordnung der zu behandelnden Punkte zu Beschwerde- oder Schmerzsymptomatiken; z. B.:

- *A:* Zephalgie, Migräne, Neuralgien im Kopf-, Gesichtsbereich, Zervikal-Syndrom, zentrale Paresen.
- *B:* Zervikal-Syndrom, Schwindel (zervikal, otogen, zerebellar, zerebral), Nacken-Schulter-Arm-Syndrom, Periarthropathia humeroscapularis.
- *C:* Omalgie, Omarthrose, „frozen shoulder“, Epikondylopathien, Arthralgien im Bereich der oberen Extremität, Paresen der oberen Extremität, Karpaltunnelsyndrom beginnend oder chronisch (mit neg. neurologischem Befund).
- *E:* Interkostalneuralgie, Tietze-Syndrom, thorakale Postzosterneuralgie, Atemwegserkrankungen, Singultus.
- D: Unterbauchbeschwerden, vegetatives Urogenitalsyndrom, Lumbalgie, Lumboischialgie, ISG-Blockierung, Koxalgie, Gonalgie, Chondropathia patellae, habituelle Patellaluxation, Achillodynie, Kalkaneodynie, Sprunggelenksdistorsion, Paresen der unteren Extremität.
- Auge, Nase, Mund, Ohr: akute oder chronische Affektionen der Sinnesorgane.

Kontraindikationen

Keine absoluten KI. Reaktionen, auch im Sinne einer Erstverschlimmerung, sind bei zu starker Reizung möglich.

Tips & Fallen

Akupunktur und Akupressur heilt was gestört ist, nicht was zerstört ist!

Literatur

GLEDITSCH, J.: Reflexzonen und Somatotopien, WBV Verlagsges., Schorndorf 1988

OGAL, H.P., ELIES, M., HERGET, H.F.: Schmerzen des Bewegungsapparates. In Pothmann, R.: Systematik der Schmerzakupunktur, Hippokrates, Stuttgart 1995

YAMAMOTO, T., MARIC-OEHLER, W.: Yamamoto Neue Schädelakupunktur, Chun-Jo Verlag, Freiburg i.Br. 1991

2.5 Hydro- und Balneotherapie

Jürgen Rohde, Bernard Kolster, Viktor Kruft

2.5.1 Grundlagen der Hydrotherapie

Hydrotherapeutische Reize

Die hydrotherapeutische Wirkung hängt direkt von der Stärke des applizierten Reizes ab.

Dosierungsstufen

Milde hydrotherapeutische Reize (kleine Hydrotherapie)
- Waschungen, Abreibungen, Trockenbürstungen.
- Ansteigende Teilbäder (bis Unterarm- und Fußbad), wechselwarme Fußbäder, kalte Güsse bis Knieguß, Wassertreten.
- Wickel (bis Umfang des Brustwickels).
- Feuchte Wärme geringen Umfanges: Warmer Heusack, kleine Peloidpackung.

Mittelstarke Reize (mittlere Hydrotherapie)
- Ansteigende Bein-, Sitz- und Halbbäder.
- Warme Zusatz-Halbbäder.
- Kaltes Reibesitzbad.
- Wechselwarme Sitzbäder.
- Rumpfwickel und feuchte 3/4-Packung mit mittlerer Liegedauer (30–45 Min.).
- Sitzdampf.

Stark wirkende Reize (große Hydrotherapie)
- Sauna.
- Überwärmungsbad.
- Russisch-römisches Dampfbad.
- Subaquales Darmbad.
- Kalter oder heißer Voll-Blitzguß.
- Langliegende feuchte 3/4- oder Ganzpackung (milder Weg einer großen Hydrother.).

Einflußfaktoren auf die Reizstärke

Die Reizstärke eines gewählten Verfahrens sollte an das Befinden und die Erkrankung des Pat. angepaßt werden. Einflußfaktoren sind:
- Umfang des gereizten Körperbezirkes.
- Temperatur:
  - brunnenkalt < 15 °C
  - kalt < 30 °C
  - lau oder kühl 30–33 °C
  - indifferent 34–35 °C
  - warm 36–37 °C
  - sehr warm 37–40 °C
  - heiß 40 °C
  - Schmerzgrenze 45–46 °C

- Dauer der Anwendung.
- Zusätzliche mechanische Reize, z.B. beim Bürstenbad, bei der Fächerdusche und Unterwassermassage.
- Chemische Reize in den Zusatzbädern.

Steigerung der Reizstärke innerhalb einer Therapieserie

In den meisten Fällen empfiehlt es sich, die hydrotherapeutischen Anwendungen mit leichten Reizen zu beginnen und innerhalb einer Serie zu steigern. Beispiele:

- *Leichtere Oberflächenreize*: Kalte oder heiße Teilwaschung → kalte oder heiße Ganzwaschung → wechselwarme Ganzwaschung → Trockenbürstungen, Trockenfrottierung. Trockenbürstungen kombinieren mit: Wechselwarme Ganzabreibung, Abklatschung, Lakenabreibung.
- *Ansteigende Teilbäder*: Ansteigendes Handbad → ansteigendes Unterarmbad re. → ansteigendes Unterarmbad li. → doppelseitiges Unterarmbad → doppelseitiges Fußbad → doppelseitiges Unterschenkelbad → doppelseitiges Beinbad → doppelseitiges Sitzbad mit gleichzeitigem Fußbad → doppelseitiges Halbbad.
- *Kneippsche Güsse:* Kalte Flachgüsse → Gesichtsguß → Armguß → Knieguß → Schenkelguß → Unterguß → Oberguß → Rückenguß → Vollguß → absteigende Fächerdusche → kalte Fächerdusche Strahl- (oder „Blitz-") Guß kalt oder heiß.

Wirkungen der Hydrotherapie

- *Wärmehaushalt:* Hydrother. gleicht Durchblutungsstörungen aus und trainiert das Regulationssystem.
- *Nervensystem:* Verbesserung der Nervenfunktion, Einübung von vegetativen Reflexen, Trophikverbesserung, Eutonisierung des Vegetativums (Wärme: vagotrop, Spasmolyse, Schmerzlinderung).
- *Innere Sekretion:* Dämpfung gesteigerter Hormonproduktion und Steigerung bei versagenden Drüsen.
- *Stoffwechsel:* Tonusregulation; Förderung der Ausscheidung differenter Stoffe über die Haut („Entgiftung").
- *Kreislauf:* Verbesserte periphere Durchblutung → verminderte Herzbelastung, RR ↓
- *Atmung:* Atemstörungen durch Schmerzen werden günstig beeinflußt, Beseitigung von Atemhemmungen, Detonisierung spastischer Bronchialmuskeln. Kaltreize steigern Frequenz und Volumen der Atmung.
- *Gewebe:* Verbesserung von Turgor, Tonus, Elastizität, Durchblutung und Durchwärmung. Verbesserte Trophik und Lymphzirkulation. Systemerkrankungen des Bindegewebes werden durch große Hydrotherapie positiv beeinflußt.
- *Hautfunktion:* Hydrotherapie verbessert die Hauttrophik und beeinflußt damit viele Hautfunktionen günstig (z.B. Immunstatus, Intermediärstoffwechsel, Ausscheidung von Toxinen und Stoffwechselendprodukten).
- *Immunsystem:* Anregung, Aktivierung.

Beispiel: Ansteigendes Teilbad

- *1. Phase:* Durchblutungsverbesserung des gebadeten Teiles.
- *2. Phase:* Durchblutungsverbesserung der mit dem entsprechenden Segment verbundenen inneren Organe.
- *3. Phase:* Durchblutungsverbesserung der gesamten Körperoberfläche.

Kältewirkung
- *1. Phase:* Gefäßkontraktion.
- *2. Phase:* Weitstellung der Kapillaren – Hautrötung durch reaktive Vasodilatation.

Formen der Hydrotherapie

Bäder mit und ohne chem. Zusätze, Bewegungsbad, UWAM, Bürstenbad, Kohlensäure- und Luftsprudelbäder, Güsse, Heiße Rolle, Fango, hydroelektrische Bäder, Waschungen, Wickel, Packungen (mehr als die Hälfte des Körpers einhüllende Wickel), Sauna.

Grundregeln der Hydrotherapie (nach Vogler und Krauß)

- Einem kalten oder frierenden Körperteil oder Menschen keine kalte Wasseranwendung verabreichen. Die Füße müssen mind. so warm wie die Stirn sein. Heiße oder warme Anwendungen bei erhitztem Körper oder bei Fieber können angezeigt sein.
- Kalte Füße nicht in heißes Wasser stecken oder kalte Körperteile mit etwas Heißem zusammenbringen. Erwärmung soll ansteigend und langsam erfolgen. Warme oder heiße Glieder vertragen dagegen ausgezeichnet einen kalten Guß, Umschlag oder Waschung.
- Den Wärmehaushalt des gesamten Körpers beachten.
- Kalter Prießnitz-Wickel muß in 5 bis spätestens 10 Min. erwärmt werden.
- Vor größeren Anwendungen (z.B. ansteigendem Halbbad, 3/4-Packungsserie, Sauna) sollen Blase und Darm entleert sein, nötigenfalls mit Einlauf. Als reflektorische Fehlsteuerungen können sonst Kopfschmerzen, Herzbeschwerden, Benommenheit bis zu Kollapszuständen auftreten. Bei größeren Anwendungen letzte Mahlzeit mindestens 2 h vorher einnehmen.
- Vor Anwendungsbeginn die nötigen Eimer oder Schüsseln mit Wasser der gewünschten Temperatur, Waschlappen, Handtücher und Wickeltücher bereitstellen.
- Das Zimmer sollte gut gelüftet, aber ausreichend warm sein. Während des Wickels Fenster offenhalten.
- Eine ansteigende oder warme Anwendung verlangt als Abschluß eine kalte (z.B. kalte Waschung nach Wickel; Wechselwaschung, Guß, Regenbrause, Tauchbad oder Packung nach Sauna). Die vorher in Wärme dilatierten Kapillaren müssen sich wieder zusammenziehen. Folgt ein Wickel oder eine Dusche, so kann auf die Schlußabkühlung nach der Warmwasserbehandlung verzichtet werden.
- Bei jeder Wasseranwendung Zustand des Pat. beachten. Bei Übelkeit, Kopfschmerzen, Herzschmerzen, starker Müdigkeit nach einer schlaflosen Nacht keine anstrengenden Packungen, Bäder oder Sauna.
- Zwischen zwei physikalischen Behandlungen sollte für stationäre Pat. ein Zeitraum von 2 h liegen, um die nötige Erholungsphase des Körpers nicht zu verkürzen.
- Während der Menstruation mit allen Bade- und Wärmeanwendungen aussetzen, die die untere Körperhälfte betreffen. Vom 2. Tag an können Behandlungen des Oberkörpers (Armbäder, Armgüsse, Wickel) erfolgen.

Allgemeine Leitsätze zur Kaltwasserbehandlung (nach KNEIPP)

2

- Erste Bedingung bei allen Anwendungen ist „daß der Körper seine vollständige Wärme habe". Es müssen ein ausreichendes Temperaturgefälle und genügend „innere Wärme" vorhanden sein, damit die richtige Reaktion eintreten kann. *Ausnahme:* Kalte Füße sprechen gut auf sehr kalte Reize (z.B. Schneeabreibungen) an.
- Auch bei Erhitzung kaltes Bad möglich, wenn man Dauer beachtet.
- *Anwendungsdauer:* Das kürzeste Bad ist das Beste. Gewöhnliche Dauer 1–2 Sek., nur ausnahmsweise 5–6 Sek.
- *Zeitpunkt der Anwendung:* Nicht unmittelbar vor oder nach den Mahlzeiten (Gefahr der vagotonen Kreislaufreaktion) sowie nicht vor dem Schlafengehen (Schlafstörungen möglich, ausgenommen Lenden- und Wadenwickel).
- *Wassertemperatur:* Je kälter, desto besser die Reaktion. Folgt auf kalten Reiz ein Gefäßkrampf von längerer Dauer, zunächst Warm- bzw. Wechselwarmbehandlung.
- Die Kaltwasserbehandlung einschleichend durchführen, d.h. keine großen Körperflächen plötzlich dem kalten Wasser aussetzen. Bei kalten Bädern daher langsam hineinsteigen, bei Güssen von unten nach oben beginnen, „damit der Körper recht schonend behandelt wird".
- Verhalten nach der Anwendung: Körper muß vollkommen warm werden, am besten durch Bewegung (z.B. rasches Gehen nach Wassertreten) oder durch warme Decke.

2.5.2 Waschungen

- Kalte Waschungen werden bevorzugt morgens als milde Reiztherapie eingesetzt.
- Leinenhandtuch in kaltes Wasser tränken, auswringen und den gesamten Körper (oder nur Ober- bzw. Unterkörper) mit schnellen Bewegungen abwaschen.
- Danach ohne Abtrocknen im Bett anwärmen lassen.
- *Ind.:* Als mildes Regulationstraining zur Abhärtung und Durchblutungsförderung, bei Kreislaufstörungen und Atemwegsinfekten.

2.5.3 Wickel

Viele der heute gebräuchlichen Umschlagformen (☞ Abb. 2.63) wurden von PRIEßNITZ systematisiert. Ihre Einsatzmöglichkeiten liegen in der adjuvanten Therapie von lokalen Entzündungen und Fieber (☞ Tab.).

Anlegen eines Wickels

- Pat. eine entspannte Lage einnehmen lassen.
- Wickel in 2 oder 3 Lagen applizieren: Für die innerste Lage ein Leinentuch mit *kaltem* Wasser anfeuchten, gut auswringen und fest, aber nicht einschnürend um die indizierte Stelle wickeln.
- Dieses mit einem weiteren Leinen- oder Baumwolltuch umhüllen und ggf. außen mit einer Decke oder einem Tuch aus Wolle abdecken.
- Den ganzen Pat. in eine Decke einhüllen und ruhen lassen.
- Dauer des Wickels: Ca. 45–60 Min., zur Ausnutzung eines schweißtreibendes Effektes 1–3 h.

- Wickel werden normalerweise kalt appliziert; selten warme Anwendungen (z.B. Atemwegserkrankungen), da oft zu schneller Temperaturverlust.
- Der Wickel sollte nach 5–15 Min. bereits als warm empfunden werden, sonst Wärme zuführen (z.B. Tee, Wärmflasche), bei Unwohlsein ggf. abbrechen.

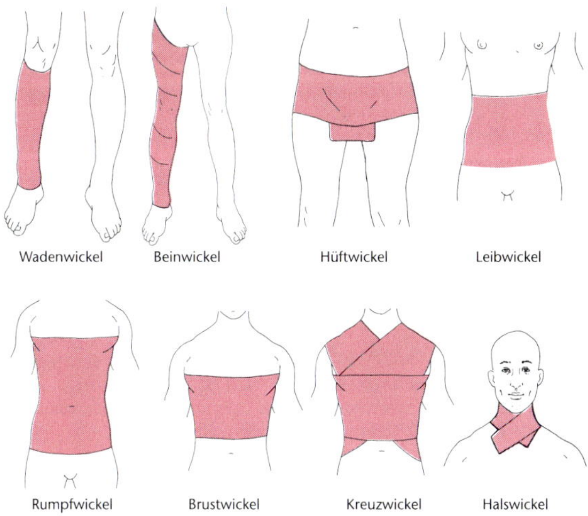

Abb. 2.63: Formen des Prießnitzumschlages

Indikationen der Wickel nach Prießnitz	
Wickel	**Indikationen**
Halswickel	Angina, Pharyngitis, Laryngitis
Brustwickel	Bronchitis, Asthma bronchiale, Pleuritis, Pneumonie, Karditis
Kreuzwickel	Schultermyogelosen
Leibwickel	Entzündliche Erkrankungen des Oberbauches, Ulcus ventriculi und duodeni, Enteritis, Kolitis
Rumpfwickel	Versorgung hochfiebernder Pat.
Hüftwickel mit Durchzug (= T-Wickel)	Beckenraumentzündungen, Proktitis, Prostatitis, Hämorrhoiden, Analekzem, Vulvitis
Wadenwickel	Fieber, Thrombophlebitis, Zellulitis, Ulcus cruris, zur Nacht bei Schlaflosigkeit
Beinwickel	Thrombophlebitis, Zellulitis, Lymphangitis
Gelenkwickel	Rheumat. Arthritis, aktivierte Arthrose
3/4-Packung	Frühstadien akuter Infekte nach schweißtreibenden Bädern, langliegend (2–3 Std.), zur Desensibilisierung bei Allergikern und Rheumatikern

2.5.4 Güsse

2

Werden als kalte Knie-, Schenkel-, Unter-, Arm-, Brust-, Ober-, Rücken-, Voll-, Nakken-, und Gesichtsguß eingesetzt. Der Strahl soll aus einem weitlumigen Schlauch (ca. 2 cm Durchmesser) bei geringem Druck fließen, so daß das Wasser nicht spritzt, sondern die Haut weich überspült.
Gußführung: Von der Peripherie zum Herzen hin, an den Beinen lateral nach oben und medial nach unten führen.

Knieguß

- *Wirk.:* Kreislaufanregend auf Organe des kleinen Beckens, weibl. und männl. Geschlechtsorgane.
- *Ind.:* Gehäufter Urindrang, Blasenschwäche, Bettnässen. Kolitis, Hämorrhoiden. Kalte Füße, örtliche Entzündungen der Haut, Venen, Muskulatur, Sehnen, Sehnenscheiden, Gelenke. Akuter Gichtanfall, Krampfadern, Lähmungen, Abhärtung. Kopfschmerzen bei Migräne, Augenentzündungen, Neuralgien. Katarrhe (Schnupfen, Pharyngitis), Bronchitis. Pfortaderstauung, Lungenstauung.

Schenkelguß

- *Wirk.:* Kreislauf wird lokal angeregt, Regulierung gestörter Zirkulation.
- *Ind.:* Krampfadern, Muskelrheumatismus und Lähmungen der Extremitäten. Koxalgie, aktivierte Koxarthrose, Gesäßmyogelosen.

Unterguß (Unterleib und Beine)

- *Wirk.:* Stauungszustände in Magen-Darmbereich.
- *Ind.:* Hyperazidität, Spasmen der Magen-Darm-Muskulatur, Meteorismus, Gallenblasenvergrößerung, Grieß- und Steinbildung, Diabetes mellitus.
- *KI:* Frieren, Zystitis, Pyelonephritis, akute Ischialgie, Menstruation.

Armguß

- *Wirk.:* Kreislaufanregung der Arme, Ableitung, anregende Wirkung auf das Herz (Puls wird gleichmäßig, Herzmuskelkraft verbessert, Atmung tiefer und voller).
- *Ind.:* Kalte Hände, marmorierte Haut, rheumatische Beschwerden der Arme, nervöse Störungen (Schreibkrampf), Neuralgien und Lähmungen, nervöse und organische Herzstörungen, bei Stauungsvorgängen an Kopf und Hals (Druck-Schwindelgefühl, Kopfschmerzen), Schleimhautkatarrhe von Hals und Nase.

Oberguß (Oberkörper und Arme)

- *Wirk.:* Starke örtliche und allgemeine Wirkung, verbesserte Durchblutung der Thoraxorgane (Lunge, Rippenfell, Herz). Ableitende Wirkung. *Cave:* Nicht bei Blutstauungen im Lungenkreislauf (Cor pulmonale) geben.
- *Ind:* Abhärtungsmittel. Bei Neigung zu Katarrhen der oberen Luftwege, akuter und chron. Bronchitis (nicht bei Frösteln verabreichen!). Asthma bronchiale und Emphysem, fördert das Abhusten. Schmerzlinderung bei Pleuraschwartenbildung. Kehlkopf- und Stimmbanderkrankungen. Anregung der Herz- und Atemtätigkeit. Kopfschmerzen, Benommenheit und nervöse Erregungszustände, Krampfadern der Beine, Stauungen der Beine und des Bauchraumes.

Rückenguß

- *Wirk.:* Verbessert Durchblutung des Rückens und Rückenmarkes, regt die Atmung sowie die Tätigkeit von Herz und Baucheingeweiden an.
- *Ind:* Schwäche der Rückenmuskulatur, Skoliosen; Rückenschmerzen bei Spondylosis deformans; Rückenmarkserkrankungen, Encephalomyelitis disseminata („Multiple Sklerose"); Bronchialasthma (fördert Auswurf). Bei fast allen Lungenerkrankungen wohltuend und erleichternd. Bei Adipositas: regt Stoffwechsel stark an.
- *KI:* Schwächezustand, Nervosität.

Vollguß

Nur bei gutem Allgemeinbefinden nach vorherigen kleineren Güssen.

- *Ind.:* Adipositas, Abhärtung, Nervenberuhigung nach geistiger Tätigkeit.
- *KI:* Arteriosklerose, Herzkreislaufinsuffizienz.

Nackenguß

- *Ind.:* Vasomotorischer Kopfschmerz, Migräne, Kopfschmerz bei Muskelverspannungen im Schulter- und Nackenbereich. Zervikobrachialsyndrom, Epikondylalgie, Polyarthrosen der Hand- und Fingergelenke, Vertigo und Tinnitus, Wetterfühligkeit, depressive Stimmungslagen.
- *KI:* Hypertonie, Struma und Hyperthyreose, Glaukom und Katarakt.

Gesichtsguß

- *Wirk.:* Regt Durchblutung von Gesichts- und Kopfschleimhaut an. Strafft schlaffe Haut („Schönheitsguß").
- *Ind.:* Gesichtsneuralgien, Migräne, Erschöpfung. Augenmüdigkeit nach längerem Lesen.

Wassertreten

- *Wirk.:* Abhärtung (ähnliche Wirkung wie Knieguß), Ableitung zu den Füßen.
- *Ind.:* Hämorrhoiden (abends anwenden), Angina pectoris vasomotorica, Angstneurose (abends anwenden), chron. kalte Füße, Hypotonie.

2.5.5 Bäder

Warmen und ansteigenden Bädern werden oft auch Badezusätze (☞ Tab.) hinzugefügt.

Teil- und Vollbäder

Können als kalte (12–25 °C), warme (36–38 °C) oder wechselwarme Bäder durchgeführt werden.

Kontraindikationen für Vollbäder: Herz-Kreislaufinsuffizienz, Z.n. Herzinfarkt (bis zu 3 Monate), Endo-, Myo- oder Perikarditis, pulmonale Hypertonie, renale Hypertonie, Roemheldscher Symptomenkomplex (kardiale und gastrointestinale Beschwerden bei Magenüberblähung), Leberzirrhose, Thrombophlebitis im entzündlichen Stadium, Aneurysmen und Emboliegefahr.

Ansteigendes Halbbad

Pat. sitzt in einer handbreit mit körperwarmem Wasser (36 °C) gefüllte Wanne, in die langsam heißes Wasser bis auf Bauchnabelhöhe fließt. Endtemperatur ca. 39–40 °C, Dauer 15–30 Min., max. 3x/Wo. Bei Gewöhnung kann nach dem Bad ein temperierter oder kalter Guß erfolgen, danach warm einwickeln und hinlegen.
Ind.: Beginnende und abklingende Infekte, Ischialgien, Muskelverspannungen.

Ansteigendes Fußbad

Der Pat. hält seine Füße in eine Fußwanne mit 35 °C warmem Wasser, in das langsam heißes Wasser hinzufließt. Endtemperatur ca. 39–40 °C, Dauer 10–15 Min., kann tägl. durchgeführt werden. Bei Gewöhnung Füße nach dem Bad kalt abspülen, dann abtrocknen und warm halten.
Ind.: Durchblutungsstörungen und kalte Füße, beginnende Infekte, zur vegetativen Entspannung. *KI:* Varikosis, Lymphödeme.

Ansteigendes Armbad

Prinzip wie bei ansteigendem Fußbad. Einen oder beide Arme in Armwanne oder großem Waschbecken 15–20 Min. behandeln. Danach kalter Armguß, dann 30 Min. Ruhe.
Ind.: Angina pectoris (bes. im Anfall), spastisch-obstruktive Atemwegserkr. AVK Stad. I–IV nach FONTAINE.

Sitzbäder

In speziellen Sitzbadewannen als kaltes, warmes und ansteigendes Sitzbad. Wichtig: Vor dem Bad Füße anwärmen (z.B. warmes Fußbad). Alle nicht badenden Körperteile sorgfältig abdecken.
Sonderform: Reibesitzbad (Sitzbad), währenddessen die gebadeten Hautpartien mit der flachen Hand abgerieben werden.

- *Indikationen*
  - Kaltes Sitzbad: Hämorrhoiden und perianale Entzündungen. Dauer: 5–10 Sek.
  - Warmes und ansteigendes Sitzbad: Spondylogene Beschwerden, Reizblase, Schwangerschaftsvorbereitung. Dauer: 10–15 Min.
- *Kontraindikationen*
  - Warmes und ansteigendes Sitzbad sind bei Hämorrhoiden kontraindiziert!
  - Geschädigtes Lymphgefäßsystem (bei > 36 °C).

Pflanzliche Badezusätze (nach Krauß)				
Badezusatz	**Zubereitung und Dosierung**	**Pharmakolog. Eigenschaften**	**Anwendungsformen**	**Gebräuchlichste Indikationen**
Arnika (Arnica montana)	Für ein Vollbad (250 l) 2–4 EL Arnika Badeextrakt; für Umschläge 1–3 EL Tinct. Arnicae auf 1 l Wasser	Resorptionsfördernd, schmerzlindernd	Vollbad, Teilbäder, Wickel, Einreibungen	Stumpfe und scharfe Verletzungen, Hämatome, subkutane Verlaufsformen des Rheumatismus, Extremitätenbeschwerden nach Überanstrengung
Baldrian (Valeriana officinalis)	Zumeist fertige Badeextrakte	Sedative Wirkung	Zumeist als Vollbad	Schlaflosigkeit, Hyperthyreose, nervöse Unruhe
Eichenrinde (Cortex quercus)	Für ein Vollbad, 1–3 kg Eichenrinde mit 5 l Wasser ansetzen, 1/2 Std. kochen, abgießen und d. Bad zusetzen; für Teilbäder entspr. weniger	Gerbsäurehaltig, adstringierende Wirkung	Vollbad, Teilbäder, Spülungen von Wunden und Körperhöhlungen	Nässende Hautausschläge, Analekzem, Verbrennungen, Vulvitis, Hautpilz
Fichtennadel (Pinus silvestris)	150 g Extr. Pinus silvestris für ein Vollbad	Enthält ätherische Öle, u.a. Terpentin, wirkt beruhigend,sekretionsfördernd, desodorierend	Vollbäder, seltener Teilbäder	Vegetative Dystonie, klimakterische Beschwerden, Thyreotoxikose, Katarrh der oberen Luftwege
Heublumen (Semina graminis)	Für ein Bad 1–1,5 kg Heublumen in 5 l kaltem Wasser ansetzen, 1/2 Std. kochen, durchseihen, dem Bad zusetzen oder 150 g Badeextrakt	Ätherische Öle; hyperämisierend, spasmolytisch	Voll- und Teilbäder, Wickel, Auflagen (Heusack)	Weichteilrheumatische Beschwerden, Arthritis, chron. Bronchitis, pyogene Entzündungen
Kalmus (Acorus calamus)	*Vollbad:* 250 g Rhiz. Calami in 3 l Wasser kalt ansetzen und aufkochen, durchgesiebt dem Bad zusetzen	Enthält ätherische Öle, Bitterstoffe, Gerbstoffe, Terpene; stark hyperämisierend	Vollbad, Kinderbad	Rachitis, konstitutionelle Unterentwicklung, eiternde Wunden
Kamille (Matricaria chamomilla)	*Vollbad:* Aufguß aus 0,5–1 kg Flores Chamomillae mit 5 l kochendem Wasser übergießen, 30 Min. ausziehen, absieben und dem Bad zusetzen. *Teilbad:* entspr. weniger oder Kamillen-Badeextrakt	Ätherische Öle, Glukoside; entzündungs- und fäulniswidrig, desodorierend	Spülung von Körperhöhlen (Darmbad, Schleimhautpflege), Tränken von Wickeltüchern	Akute, nässende Ekzeme, eitrige, bes. Höhlenwunden, Ulcus cruris, Fisteln

2

Pflanzliche Badezusätze (nach KRAUß)				
Badezusatz	**Zubereitung und Dosierung**	**Pharmakolog. Eigenschaften**	**Anwendungsformen**	**Gebräuchlichste Indikationen**
Kastanie (Aesculus hippocastanum	*Vollbad:* 0,5–1 kg gemahlene Roßkastanie mit 5 l kaltem Wasser ansetzen, 30 Min. kochen, abgießen, dem Bad zusetzen oder Kastanien-Badeextrakt	Reich an Saponinen, Gerb- und Bitterstoffen; erhöht die Kapillarresistenz, Thrombinhemmung	Voll- und Teilbäder, Umschläge	Weichteil- und Gelenkrheumatismus, Neuralgie Pruritus, periphere Durchbluungsstöru ngen
Lavendel (Lavendula officinalis)	1–2 EL Badeextrakt	Sedativum, leicht hautreizend, desodorierend	Vollbad, Waschungen	Klimakterische Beschwerden, neurozirkultorische Dystonie
Lohtannin-Bad	*Vollbad:* 1 kg Gerberlohe (Eichenrinde, Fichtenrinde) mit 5 l Wasser 30 Min. kochen, Abguß dem Bad zusetzen oder Badeextrakt	Stark gerbstoffhaltig	Vollbad, Sitzbad	Weichteilrheumatismus, Neuralgie, chron. Hautleiden
Rosmarin (Rosmarinus officinalis)	*Vollbad:* 1–2 EL Rosmarin-Badeextrakt	Reich an ätherischen Ölen, durchblutungssteigernd für Haut und Beckenorgane	Vollbad, Sitzbad, Waschungen	Spastische Kreislaufstörungen, klimakterische Beschwerden, Weichteilrheumatismus, Quetschungen
Salbei (Salvia officinalis)	*Vollbad:* 250 g Folia Salviae mit 5 l siedendem Wasser übergießen, 20 Min. ziehen lassen, Abguß dem Bad zusetzen. Salbei-Badezusatz, Salvysat. bes. für Spülungen	Enthält ätherische Öle, Harze, Bitterstoffe, Gerbstoffe	Vollbad, Teilbad, Spülungen von Körperhöhlen (Schleimhautpflege), Aufschläge	Juckendes Analekzem (Sitzbad, Aufschläge), Spülungen bei Schleimhautkatarrhen und Wunden
Zinnkraut (Equisetum arvense)	*Teilbad:* 100–200 g Herba equiseti mit 2 l Wasser ansetzen, 1 Std. kochen, absieben und dem Bad zusetzen	Enthält Kieselsäure, Oxalsäure, Bitterstoffe; Förderung der Gewebeproliferation	Teilbad, Aufschläge seltener Vollbad, Wickel	Nässendes Ekzem, Ulcus cruris und andere schlecht heilende Wunden, chron. Eiterungen (Osteomyelitis)

2.5.6 Hydroelektrische Bäder

Die Leitfähigkeit des Wassers wird genutzt, um dem Körper oder einzelnen Körperteilen galvanischen Strom zuzuführen. Mit Hilfe dieser Stromform können dem Körper auch Medikamente zugeführt werden (Iontophorese ☞ 2.7.2). Die bekanntesten hydroelektrischen Badeformen sind das Vierzellenbad und das Stangerbad.

Vierzellenbad

Beide Arme und Unterschenkel werden separat ins Wasser getaucht. Mit verschiedenen Variationsmöglichkeiten kann Strom durch den Körper geleitet werden. Wichtige Anwendungsmöglichkeit ist die Iontophorese (☞ 2.7.2).

Stangerbad

Ganzkörperwannen, die allseitig mit Elektroden ausgestattet sind. Je nach Polung können Längs- und Querdurchflutungen durchgeführt werden.

Applikation

- *Temp.:* > 34 °C bei Schmerz, Hypertonus; < 34 °C bei Muskelhypotonus, Paresen.
- *Stromstärke:* Individuell gut erträglich (Kribbelgefühl), kein stechender oder brennender Schmerz.
- *Behandlungszeit:* 10–20 Min.
- *Polung:*
  - Z.B. bei Schmerzen, Hypertonus: Anode (beruhigend, schmerzlindernd) an die betroffene Seite.
  - Bei Muskelhypotonus, Paresen: Kathode (anregend) an die betroffene Seite.
  - Bei zentralmotorischen Störungen: Anode kopfseitig, Kathode fußseitig.

Allgemeine Wirkung

Periphere Mehrdurchblutung, Schmerzlinderung, Muskeltonussenkung oder -erhöhung (Normotonus), Stoffwechselaktivierung, Anregung des Immunsystems, Iontophoretische Wirkung bei Zugabe von Medikamenten.

Indikationen

Hyper-, Hypotonus der Muskulatur, Paresen, Spastik. Arterielle Durchblutungsstörungen (Polung nach Möglickeit an der betr. Extremität positiv, sonst als Querdurchflutung, wobei in der Hälfte der Behandlungszeit die Polung umgekehrt wird), Atemwegsinfektionen.

Kontraindikationen

- Akute Herzerkrankungen und schwere Herzinsuffizienz; Schwangerschaft; Metalle im durchströmten Gebiet (z.B. Plattenosteosynthese nach Fraktur), größere Verletzungen der Haut (kleinere Verletzungen können mit Vaseline abgedeckt werden); Fieber; schwerere Venenerkrankungen; Unverträglichkeit der Strombehandlung.
- Geschädigtes Lymphgefäßsystem (bei > 36 °C).

→ Angst vor Strom muß berücksichtigt werden!

→ Bei Unverträglichkeitsanzeichen (z.B. Brennen, Stechen, Unruhegefühl, Atembeklemmung, Herz-Kreislauf-Beschwerden) die Behandlung sofort beenden.

2.5.7 Kohlensäure- und Wasser/Gas-Bad

Die Herstellung von Kohlensäurebädern erfolgt mit einem alkalischen Salz (Karbonat) und dem Entwickler (Säure). Nach dem Herrichten des Bades wird zunächst das Salz im Badewasser gelöst und dann die Säure hinzugefügt, damit ist das Bad gebrauchsfertig.
Eine andere Möglichkeit für die Herstellung von Kohlensäurebädern besteht über die Einleitung von gasförmigen CO_2 über ein Mischgerät in das Wasser. CO_2 dämpft die Kaltrezeptoren und erregt die Warmrezeptoren, sorgt für periphere Vasodilatation mit entsprechender Blutdrucksenkung und Wärmegefühl in der Peripherie. Deswegen sind niedrigere Behandlungstemperaturen möglich.

Allgemeine Wirkung
- Blutdrucksenkung durch periphere Vasodilatation.
- Normotonus im vegetativen Nervensystem.

Durchführung
- *Temp.:* Bei Behandlungsbeginn 33 °C, in nachfolgenden Behandlungen wird Temp. auf max. 28 °C (optimal) verringert.
- *Behandlungszeit:* 15 Min.

Indikationen
Hypertonie; funktionelle arterielle Durchblutungsstörungen, funktionelle Störungen im vegetativen Nervensystems; psychosomatische Störungen; allgemeine Nervosität.

Kontraindikation (im Wasserbad)
Akute Herzerkrankungen und schwere Herzinsuffizienz; Hypotonie (im Wasser- und Gasbad); Neigung zu Nieren- und Blasenentzündungen.

Wenn anstelle des Wärmegefühls bald nach Behandlungsbeginn (z.B. nach 3 Min.) nur noch ein fröstelndes Gefühl auftritt, das Bad sofort beenden.

2.5.8 Luftsprudelbad

Beim Luftsprudelbad strömt komprimierte Luft über einen Verteilerrost in das Wasser. Dadurch kommt es zur Mikromassage der Mechanorezeptoren der Haut. Gute Kombinationsmöglichkeiten mit Badezusätzen (☞ 2.5.5).

- *Allgemeine Wirkung:* Muskeltonussenkung, Schmerzlinderung, allgemeine Entspannung, Normotonus im vegetativen Nervensystem, Blutdrucknormalisierung (bei max. 37° C), reflektorische Wirkung auf die inneren Organe im entsprechenden Segmentbereich.
- *Durchführung:* Temp. 34–40 °C. Behandlungszeit 10–20 Min.
- *Indikationen:* Hypertonus der Muskulatur; Hypertonie und Hypotonie (abhängig von der Temperatur); funktionelle arterielle Durchblutungsstörungen; nervöse Erregungszustände; Schlaflosigkeit; psychosomatische Störungen.
- *Kontraindikationen:* Akute Herzerkrankungen und schwere Herzinsuffizienz.

2.5.9 Bewegungsbad

Zur Übungsbehandlung im Wasser werden Auftriebskraft, Reibungswiderstand und Temperatur in Kombination mit Unterwassermassage ausgenutzt.

Wirksame Faktoren

- *Hydrostatischer Druck:* Kompression der Blutgefäße; führt zu einer Herzmehrbelastung durch venöse Blutverschiebung nach zentral und Blutdruckerhöhung.

! Bei Verlassen eines warmen bis heißen Vollbades kann es zum Kreislaufkollaps (Wegfallen des hydrostatischen Drucks und volle Wirksamkeit der Temperatur mit entsprechend starker venöser Dilatation) kommen. Vorbeugung: kalt Abduschen, tiefe Atembewegungen, statische Muskelarbeit.

- *Auftriebskraft:* Der Körper wiegt nur noch 10 % seines ursprünglichen Gewichts (z.B. wiegt ein 75 kg schwerer Körper beim Eintauchen bis zum Hals nur noch 7,5 kg + 7,5 kg Kopfgewicht = 15 kg). Vorteil: Gehübungen sind im Bewegungsbad vollbelastet möglich, auch wenn der Pat. nur 15 kg belasten darf. Bewegungen werden leichter, oder bei inkompletten Paresen überhaupt erst möglich.
- *Reibungswiderstand:* Wird genutzt als Führungswiderstand und zur Kräftigung. Steigerung möglich durch Vergrößern der Angriffsflächen (z.B. Paddel) und schnellere Bewegungen.
- *Psychischer Faktor:* Die verschiedenen Faktoren wie z.B. Auftriebskraft, Temperatur, umhüllender Wassermantel können auf den Pat. motivierend einwirken, die Angst vor Schmerzen kann eher genommen werden.

Angst vor Wasser muß berücksichtigt werden!

Applikation

- *Temperatur:* Optimal ist eine Indifferenztemperatur von 33–34 °C; bei Arthrose eher höher, bei Herzerkrankungen eher niedriger (balneotherapeutische Maßnahmen nur nach Rücksprache mit behandelnder ÄrztIn). Thermalbäder bis 36–40 °C.
- *Behandlungszeit:* Max. 30 Min.
- *Vorteile:* Erhöhte Motivation durch erleichterte Bewegungen, verminderte Schmerzen; volle Belastung auch bei Übungsstabilität (☞ 4.1) möglich; gute Ergänzung zur „Trockenbehandlung".
- *Nachteile:* Ausweichbewegungen sind eher möglich und schwerer zu erkennen.

Indikationen (Auswahl)

- Orthopädische und traumatologische Erkrankungen wie WS-Erkrankungen, Frakturen und Weichteilverletzungen postoperativ (nach Abschluß der Wundheilung), rheumatische Erkrankungen.
- Neurologische Erkrankungen z.B. schlaffe Paresen, ED, M. Parkinson, Spastik.
- Nichtakute Herzerkrankungen.
- Chronische Atemwegserkrankungen.
- Psychische Störungen.

Kontraindikationen

Akute Herzerkr., schwere Herzinsuff., Asthmaanfall, Hauterkr. (z.B. Psoriasis, Chlorallergie), Fieber, Nieren-Blasen-Störungen (bei einer Wassertemp. < 34 °C), Hypotonie (bei einer Wassertemperatur > 34 °C), geschädigtes Lymphgefäßsystem (bei > 36 °C).

Bei Pat. mit Epilepsie nie ohne Aufsicht.

2.5.10 Schwimmtherapie „Halliwick" nach McMillan

Grundlagen

In der Londoner Halliwick-School unterrichtete der Ingenieur J. McMILLAN Kinder mit Zerebralparese im Schwimmen. Aus diesen Erfahrungen heraus entwickelte er die „Halliwick"-Methode. Sie ist für Kinder wie für Erwachsene, für Behinderte wie für Nichtbehinderte geeignet.

Seine Methode begründet er mit physikalischen und mechanischen Regeln, z.B.: das um den Körper fließende Wasser bildet hinter diesem einen Strudel; dieser hat eine Saugwirkung, die als Widerstand empfunden wird bzw. der die Bewegung des Körpers hemmt. Je schneller die Bewegung ausgeführt wird, desto größer ist die Sogwirkung der Strudel.

Ein weiteres Beispiel ist das Druckprinzip nach PASCAL: ein Körper übt auf die Fläche (hier die Wasserfläche), auf der er liegt, einen bestimmten Druck aus. Der Druck steigt, wenn bei bleibendem Gewicht die Druckfläche abnimmt. Bsp: ein stehender Mensch übt mit seinen Fußsohlen einen höheren Druck auf das Wasser aus als ein liegender mit seiner Dorsalfläche.

Ziele
Vermittlung eines Sicherheitsgefühls, verbesserte Entspannungsfähigkeit, optimales Gleichgewicht, optimale Koordinationsfähigkeit, Freude an der Bewegung, Förderung der sportlichen Aktivität und der Freizeitgestaltung, Erlernen des Schwimmens.

Durchführung

Das 10-Punkte-Programm

1. Geistige Anpassung an die Verhältnisse im Wasser:
- Ängstliche Pat. werden am Becken oder am Thorax fixiert und setzen sich anfangs ins flache Wasser, andere gehen ins tiefere Wasser; dort „herumplantschen".
- Üben der Ausatmung, z.B. über blubbern, Tischtennisball vorwärtspusten, untertauchen und zählen.

2. Selbständigkeit im Wasser: Abbau von Hilfen, Übungen ohne Fixation durchführen.

3. Vertikale Rotationskontrolle: Die Fähigkeit, das Gleichgewicht gegen Kräfte zu halten, die auf die kraniale oder kaudale Körperhälfte einwirken.
Beispiel: Im tieferen Wasser den „Sitz" erarbeiten. Die Arme im Stand vorstrecken und mit dem Becken nach hinten absetzen wie auf einen Stuhl; dabei tauchen die Schultern ins Wasser ein. Anschließend mehrmaligen Wechsel üben vom Sitz in den Stand und zurück. Wenn der Sitz sicher beherrscht wird, kann die TherapeutIn mit ihren Händen im Rücken des „Sitzenden" Wirbel bilden. Gegen deren Sogwirkung versucht der Sitzende, durch statisches Anspannen der Muskulatur seine Ausgangsstellung beizubehalten.

4. Laterale Rotationskontrolle: Die Fähigkeit, den Körper gegen Kräfte zu halten, die seitlich auf den Körper einwirken.
Beispiel: Übergang Sitz-Rückenlage; die Arme sind anfangs in 90° Abduktion, später in 180°; diese Ausgangsstellung soll der Übende stabilisieren.

5. Kombinierte Rotationskontrolle: Kombination von 3. und 4.

6. *Geistige Umstellung:* Die Wirkung der Auftriebskraft erkennen, beispielsweise durch Untertauchen und auf den Boden setzen.

7. *Gleichgewicht in Ruhe:* Balance im Wasser ist nur möglich, wenn Pat. sich ruhig verhält und die vorher erlernten Reaktionen einsetzt.

8. *Gleiten auf dem Wasser (ohne dabei Kraft einzusetzen)*
Beispiel: Th. steht am Kopfende des in Rückenlage auf dem Wasser liegenden Menschen und zieht diesen durch das Wasser, gibt etwas Bewegungsschwung, läßt los und geht weiter in Bewegungsrichtung rückwärts. Durch den Sog der rückwärtsgehenden TherapeutIn und die Turbulenzen unter den Schulterblättern des Übenden gleitet dieser weiter als ohne Sogwirkung.

9. *Elementare Schwimmbewegungen:* Durchführung mit Händen (Auf- und Abwärtsführung) und mit Unterschenkeln (wie beim Kraulen oder Brustschwimmen).

10. Erster individueller Schwimmstil: Abhängig vom Pat. Rücken- oder Brustschwimmen, Rücken- oder Brustkraul.

Indikatonen und Kontraindikationen
Wie bei Bewegungsbad (☞ 2.5.9)

Literatur
BRÜGGEMANN, W.: Kneipp-Therapie. Springer Verlag, Berlin 1986
GILLERT, O.: Hydro- und Balneotherapie. Pflaum Verlag, München 1990
KRAUß, H.: Hydrotherapie. Gustav Fischer Verlag, Stuttgart 1990
PAETH, B.: Schwimmtherapie „Halliwick-Methode" nach J. Mc Millan bei erwachsenen Pat. mit neurologischen Erkrankungen. Zeitschrift „Krankengymnastik" 2/84, Pflaum Verlag, München

2.6 Thermotherapie

Jürgen Rohde, Bernard Kolster, Victor Kruft

Therapeutische Nutzung von Wärmeanwendungen. Man unterscheidet Kryotherapie (Wärmeentzug) und Wärmetherapie (Wärmezufuhr).

Thermotherapeutische Wirkungen auf die verschiedenen Schmerzursachen

Schmerzursache	Wärmetherapie	Kältetherapie
Trauma	Ø	+++
Entzündung	nur zur Reifung von Abszessen +++	+++
Spasmen glatter Muskulatur	+++	Ø
Muskel-Sehnen-Ansatzschmerzen	+	+
Gefäßspasmen	+	Ø
Durchblutungsstörungen	+	Ø

Wärmetherapie (☞ 2.6.2–2.6.5)	
Indikation	**Wirkung**
Allgemeine Erregbarkeit	Aktivität der Formatio reticularis ↓
Zustände von Muskelhypertonus	Muskeltonus ↓
Hypertonie	Peripherer Gefäßwiderstand und RR ↑
Broncho-, Magen- und Darmspasmen	Spasmenlösung glatter Muskulatur
Bronchialobstruktion	Anregung der bronchialen Sekretion
Tachypnoe	Beruhigung und Atemvertiefung
Schmerzen (oberflächlich und tief)	Analgetisch und antiischämisch, auch spondylogen und viszeral, bei Wärmebedürftigkeit
Entzündliche Prozesse (chron. oder subchron.)	Antiphlogistisch (resorptiv)
Cave: Thermische „Verweichlichung"	Einschränkung der Wärmebildung in Muskulatur und inneren Organen
Cave: Ödem	Venöser Rückstrom ↓ mit Ödemgefahr oder -verstärkung
Cave: Kreislaufinsuffizienz	Kreislaufdezentralisation
Cave: Wärmetachykardie und Stenokardie	Wärmetachykardie → Koronardurchblutung ↓

2.6.1 Kryotherapie

In verschiedenen Anwendungsformen Unterstützung der aktiven und passiven Übungstherapie. Viele beschriebene Wirkungen sind nicht sicher nachgewiesen.

Kryotherapie	
Indikation	**Wirkung**
Ermüdung, Konzentrationsschwäche	Aktivitätserhöhung der Formatio reticularis, Muskelaktion ↑
Hypotone Dysregulation	Peripherer Gefäßwiederstand und RR ↑
Chron. venöse Insuffizienz	Venöser Druck und Rückfluß ↑, Kreislaufzentralisation
Tachykardie	Kältebradykardie
Flachatmung, Bradypnoe	Atemvertiefung, Frequenz ↑
Kontrakturen	Kälteanästhesie
Oberflächliche und tiefe Schmerzen (spondylogen oder viszeral)	Analgetisch, und antiischämisch durch reaktive Hyperämie
Entzündl. Prozesse (akut und subakut), Verbrennungen	Antiphlogistisch
Hämorrhagische Diathese	Antihämorrhagisch
Ödem, Stauung (nicht kardial)	Antihämatomatös

- Lokale Anwendung von Eis (–18 bis –20 °C) für 5 Min. (Kurzzeittherapie) bis maximal 20 Min. (Langzeittherapie), z.B. an Gelenken.
- Ganzkörperkältetherapie mit flüssigem Stickstoff oder CO_2 bei Temperatur von –180 °C, 1–2 Min., z.B. bei rheumatoider Arthritis, Spondylitis ankylosans.
- Eistauchbad (ca. 30 Liter Eisschips auf ein Vollbad kaltes Wasser → ca. 8–12 °C; vorher muß sich Pat. aufwärmen. Pat. bestimmt die Badedauer; anschließend ca. 1–2 Stunden ins angewärmte Bett.

Allgemeine Wirkungen
Herabsetzen der peripheren Erregbarkeit und Nervenleitgeschwindigkeit, Heraufsetzen der Schmerzgrenze.

Tips & Fallen
→ Eis behindert gesundes, schädigt krankes Lymphgefäßsystem.
→ Nach Verletzungen wird der zur Heilung nötige Entzündungsprozeß unterbunden.

Durchführung

Anwendungsformen
Eisstücke oder -chips, im Beutel oder als Ball geformt; Eis am Stiel (im Joghurtbecher gefroren); Eishandtuch; Eiswasser; Cool-Pack; Kältedampf; Kältekammer.
! Knochenvorsprünge (z.B. Patella) freilassen (Nekrosegefahr).

Schmerzlinderung
- *Behandlungszeit:* 5 Min. *nach* jeder Übungsbehandlung, ca. 4 x tgl.; bei rheumatisch entzündlichen Gelenken 10–20 Min. vor der Übungsbehandlung.
- *Art:* Eisbeutel, Eishandtuch, Cool-Pack.

Erhöhung des Muskeltonus
- *Behandlungszeit:* Jeweils einige Sek. während der Übungsbehandlung, 4–5 x wiederholen.
- *Art:* Eisball mit Druck auf hypotonem Muskel reiben, anschließend stark frottierend abtrocknen.

Senkung des Muskeltonus (bei spastischer Muskulatur)
- *Behandlungszeit:* Ca. 20 Min. in Kombination mit statischer Muskelarbeit, 1 x tgl. oder 2–3 x wöchentlich.
- *Art:* Eisbeutel, Eishandtuch, evtl. Eisbad.

Erguß-/Ödembehandlung (☞ 4.1)

Kontraindikationen
Wärmebedürftigkeit (Kälteüberempfindlichkeit), Notwendigkeit oper. Ther., schwere Sensibilitätsstörungen, trophische Störungen, arterielle Durchblutungsstörungen, Angiospasmen, schwere Herz-Kreislauferkrankungen, Nieren- und Blasenaffektionen, geschädigtes Lymphgefäßsystem.

2.6.2 Heiße Rolle

Trichter- bzw. zylinderförmig zusammengerollte Frotteetücher werden mit kochendem Wasser getränkt und auf die Haut getupft oder gerollt; bei Abkühlung werden die Handtücher von außen nach innen abgerollt, deswegen bleibt die Hitzewirkung lange erhalten.

- *Allgemeine Wirkung (* ☞ *2.6.3):* Vorteile gegenüber Fango: kein Hitzestau möglich; ermöglicht das Arbeiten mit Hitze auch ohne Fangoküche.
- *Anwendung:* Temp. 45–max. 67 °C; Behandlungszeit 10–20 Min.
- *Ind. und KI* ☞ *2.6.3*

! Auswirkung der Heißen Rolle überprüfen, z.B. mittels Funktionstests vorher und nachher.

2.6.3 Fango und Parafango

Vulkangestein und Gemisch aus Vulkangestein und Paraffin; Schmelzpunkt zwischen 60 und 70 °C, Erhärtung bei ca. 50 °C.

Allgemeine Wirkung

- Mehrdurchblutung, Anregung des Immunsystems, Muskeltonussenkung, Spasmolyse, Schmerzlinderung, allgemeine Entspannung.
- Reflektorische Wirkung auf inneren Organe, die vom gleichen Segment versorgt werden.
- Aktivierung des (intakten) Lymphgefäßsystems.
  - *Anlege-Temp.:* 45–50 °C.
  - *Behandlungszeit:* 10–30 Min., Nachruhe oder KG-Übungen. 1 x tägl. anwenden.

Indikationen

- Orthopädische und traumatologische Erkrankungen, z.B. rheumatische Erkrankungen im chronischen Stadium; degenerative Wirbelsäulen- und Gelenkerkrankungen; Hypertonus der Muskulatur; Schwellungen bei Überlastung der Weichteile, nach Traumen oder OP am Bewegungsapparat.
- Funktionelle Arterienerkrankungen.
- Erkrankungen der inneren Organe, z.B. Leber-Galle-Störungen, Obstipation, Menstruationsbeschwerden, Infektionskrankheiten der Atemwege, Nieren-Blasenentzündungen oder Neigung dazu.
- Zur Entspannung bei allgemeiner Nervosität.
- Günstig als Vorbereitung für evtl. anschließende Maßnahmen wie Massage, Bindegewebsmassage, Bewegungstherapie.
- Psychosomatische und psychische Störungen.

Kontraindikationen
(bezogen auf den entsprechenden Dermatombereich):
Akute Herzerkrankungen und schwere Herzinsuffizienz, Hypotonie, Entzündungen, rheumatische Erkrankungen im akuten Stadium, Fieber, Hitzeunverträglichkeit, nicht intaktes Lymphgefäßsystem, Schwangerschaft (Segmentbereich Th11–S5), Blutungen oder Geschwüre im Magen-Darm-Bereich, Hyp- oder Anästhesie (nach Probebehandlung der anderen Seite ist Fango möglich).

Puzzlefango (nach BRÜGGER)

In Rückenlage (bei optimaler Lagerung) Fangostreifen
- Auf die Linea nuchae
- Y-förmig vom Tuberculum minus bis zu den Sterno-Kostalgelenken
- Auf die Symphyse.

2.6.4 Andere Wärmepackungen

Heublumensack

Heublumen sammeln sich beim Lagern getrockneten Heus auf dem Boden an. Sie sind als Säckchen in der Apotheke erhältlich.

- *Anwendung:* Säckchen in großem Topf über Wasserdampf erhitzen, 10 Min. bzw. solange sie warm sind applizieren, danach 60 Min. nachruhen. 1x tägl. anwenden.
- *Ind.:* Rheumatische Beschwerden, Muskelverspannungen, psychovegetative Spannungszustände.

Kartoffelbrei

- *Anwendung:* Zerdrückte heiße, mit Schale gekochte Kartoffeln in ein Leinentuch einwickeln, 10–15 Min., bzw. solange Wärme empfunden wird, einwirken lassen.
- *Ind.:* Husten und Bronchitis, Nierenbecken- und Blasenentzündungen, Arthrosen, Schulter-, Nacken- und Rückenschmerzen.

Leinsamen

- *Anwendung:* Mit Wasser gekochten heißen Leinsamen in einem Leinensäckchen 5 Min. auf die gewünschten Stellen aufbringen, mehrmals aufwärmen und erneut auflegen.
- *Ind.:* Schnupfen, Stirn- und Kiefernhöhlenentzündung, Bronchitis, „Gerstenkorn" und Furunkel zur Reifung.

2.6.5 Sauna

Jürgen Rohde

Heißluftbad mit anschließender Kaltapplikation.

Wirkung des Saunabadens

- Steigerung der Pulsfrequenz auf 100–140/Min.
- Steigerung des Herzminutenvolumens auf ca. 150 %.
- Erniedrigung der peripheren Kreislaufwiderstände (Senkung des Gefäßtonus, Eröffnung arteriovenöser Kurzschlußverbindungen auch des Koronarkreislaufes).
- Senkung des diastolischen Blutdruckes.
- Starke Durchblutung der Haut mit Steigerung der Schweißsekretion.
- Gesteigerte Sekretion der Schleimhäute im Atmungstrakt.
- Erweiterte Bronchien, Spasmolyse, Atemwiderstände.
- Anregung der inneren Sekretion und des Stoffwechsels.
- Anregung der Immunvorgänge.
- Entspannung der Muskulatur.
- Verbesserte Dehnbarkeit des Stützgewebes und bessere Beweglichkeit.

Trainingseffekte

Die Trainingseffekte einer Serienanwendung der Sauna ähneln denen bei sportlichem Training:

- Training für Vasomotorik der Hautgefäße.
- Training für Pulsfrequenz- und Blutdruckregulation (Puls-, Atemfrequenz und erhöhter Blutdruck, erniedrigter Blutdruck).
- Anregung der Nierentätigkeit, des Stoffwechsels, des Endokriniums und der Immunvorgänge.
- Verbesserte Hautfunktion (z.B. für Aknetherapie wichtig).

Praktische Hinweise zum Saunabaden

- Nicht mit vollem Magen baden. Darm und Blase sollten entleert sein.
- Möglichst nicht abgehetzt und „gestreßt" in die Sauna gehen (kardiale Belastung, verminderte Bekömmlichkeit).
- Vor dem Betreten der Sauna muß der Körper gleichmäßig durchgewärmt sein, z.B. mit warmer Regenbrause. Dabei den Körper mit Seife reinigen und anschließend abtrocknen.
- Bei kalten Händen und Füßen vorher langsam ansteigendes Fuß- oder Handbad machen, heißen Tee trinken (regt die Schweißausscheidung an).
- Bei Saunabeginn zunächst auf der untersten Stufe Platz nehmen, bei Bedürfnis nach größerer Hitze kann nach ca. 5 Min. nach oben gewechselt werden. (Lufttemperatur beträgt in mittlerer Raumhöhe 60–80 °C, unter der Decke 95–110 °C).
- Liegen in der Sauna ist kreislaufschonender als Sitzen.
- Nach ca. 10–15 Min. abkühlen durch Luftbad, Waschung, Teilguß nach KNEIPP, Brause oder kaltes Tauchbad. Abkühlung ist erreicht, wenn sich ein Fröstelgefühl einstellt.

- Danach erneut Saunaraum zum 2. Gang aufsuchen.

! Bei Unwohlsein während Saunagang sofort Saunaraum verlassen und abkühlen!

- Selbstmassage mit Massagebürsten steigert die Heilwirkung, regt die Schweißausscheidung an und verbessert die Verträglichkeit.
- Nach Beendigung der Saunagänge (einschließlich erneuter Abkühlung) für 30–60 Min. nachruhen, z.B. in Dunstpackung (Einwickeln des Körpers in trockenes Leinentuch, darüber Decke) oder in Prießnitz-Rumpfwickel. Körper warmhalten (Erkältungsgefahr!).
- Während und nach der Sauna keine sportlichen Aktivitäten ausüben, nicht in warmem Wasser baden (kardiale Belastung, geminderte Abkühlung).
- Bei Durst Mineralwasser, Tee und Fruchtsäfte trinken. *Cave:* Keinen Alkohol! Schnell einsetzende Wirkung infolge beschleunigter Resorption.
- Gesamte Sauna-Zeit sollte pro Tag 30 Min. nicht überschreiten, z.B. 2 x 15 Min. oder 3 x 10 Min. Sinnvoll sind 1–2 Saunabesuche/Wo.

Indikationen

- *Chron. „rheumatische" Erkrankungen:* Schmerzhafte Muskelverspannungen des Rückens, chron. rheumatoide Arthritis, Spondylitis ankylosans.
- *Chron. rezidivierende Erkrankungen der Atemwege:* Chron. Bronchitis, Asthma bronchiale.
- *Herz-Kreislauf-Erkrankungen:* Hypertonie Stadium I und II (nicht fixiert), pAVK (Stadium I–II nach Fontaine), Angina pectoris vasomotorica, Z.n. Herzinfarkt (frühestens 6 Mon. nach Infarkt).
- *Allgemein:* Als „Abhärtungsmaßnahme" bei verminderter Infektresistenz, zur Gesundheitsförderung und Leistungssteigerung.

Kontraindikationen

- *Erkrankung des Bewegungsapparates:* Akuter Gelenkrheumatismus.
- *Erkrankung der Atemwege:* Akute Infekte, aktive Tbc, akutes Asthma.
- *Herz-Kreislauferkrankungen:* Akut entzündliche Herzerkrankungen (Karditis weniger als 1 Jahr zurückliegend), Herz-Kreislaufdekompensation, Koronarinsuffizienz mit Ruhestenokardie, Herzinfarkt Phase I (Hospitalisationsphase), Herzerkrankungen mit pulmonaler Hypertonie (Pulmonalsklerose, Cor pulmonale, Mitralstenose), fixierter (besonders „blasser", renaler) Hypertonus.
- *Sonstige Erkrankungen:* Akute Entzündungen innerer Organe (z.B. Choleyzstitis, Hepatitis, Pankreatitis, Adnexitis, Nephritis), florides Ulcus ventriculi oder duodeni, sanierungsbedürftige Streuherde (Zähne, Tonsillen), schwere neurovegetative Störungen, Hyperthyreose, Malignome, chron. Nephritis, akutes Glaukom, Geschlechtskrankheiten, Epilepsie und andere Krampfleiden, akute Geisteskrankheiten, Farbblindheit.

Literatur

GILLERT, O./RUIFFS, W.: Hydrotherapie und Balneotherapie. Pflaum, München 1995
KAISER, J.H.: Kneippsche Hydrotherapie. Kneipp-Verlag, Bad Wörishofen 1983
KRAUß, H.: Die Sauna. Volk und Gesundheit, Berlin 1991
NOELLE, B.-M.: Kälte im Therapieverbund. Jahn und Ernst, Hamburg 1985
TRNAVSKY, G.: Kryotherapie. R. Pflaum KG, München 1985

2.7 Elektrotherapie (ET)

Werner Wenk

2.7.1 Grundlagen der Elektrotherapie

Therapie von Krankheitssymptomen unter Einwirkung von speziellen Stromformen.

Ziele

Einwirkung auf die Sekundärsymptome einer Erkrankung oder eines Traumas, um den Circulus vitiosus (Schmerz – Tonuserhöhung – Minderdurchblutung – Schmerz) zu durchbrechen und einen günstigen Ansatzpunkt für die physiotherapeutische Behandlung zu erzielen. Ein weiterer Schwerpunkt der Elektrotherapie ist die Muskelreizung.

Die E-Therapie soll Schmerzlinderung, Durchblutungsförderung, Detonisierung quergestreifter Skelett- und Gefäßmuskulatur, Stoffwechselsteigerung, Muskelkräftigung und eine Resorptionsförderung von Ödemen und Gelenkergüssen bewirken.

Wirkungsweise

Die Schmerzlinderung erfolgt über meherere Mechanismen:

- Durch die *vermehrte Durchblutung* werden Gewebshormone (Bradykinin, Serotonin, Histamin, Prostaglandine), die die Schmerzrezeptoren erregen, schneller aus dem geschädigten Gewebe entfernt.
- Der *Anelektrotonus* unter der Anode bei der Anwendung von Gleichstrom erhöht das kritische Membranpotential der Schmerzrezeptoren und damit die Schmerzschwelle.
- Der *Verdeckungseffekt* tritt bei allen Reizströmen auf und basiert auf der „Gate-Control-Theorie" nach Melzack und Wall. Durch die Anwendung von Reizströmen werden Mechano- bzw. Vibrationsrezeptoren erregt und über die schnelleitenden „AB-Fasern" zum Rückenmark weitergeleitet. Dort aktivieren sie Zwischenneurone in der Substantia gelatinosa, die die Weiterleitung der Schmerzimpulse an den Transmissionszellen hemmen. Da aber hierbei mehr oder minder schnell ein Gewöhnungseffekt eintritt, wird durch die Einführung eines Frequenzwechsels (bei den DD-Strömen mit CP oder LP, bei Nadelimpulsströmen und Interferenzstrom durch eine Frequenzmodulation = „stochastische Ströme") versucht, den Gewöhnungseffekt zu reduzieren.
- Der „*Plateaueffekt*" bei den Interferenzströmen (mittelfrequenter Wechselstrom, s.u.) kann die Zellen in einem Dauerdepolarisationszustand halten und sie daher unerregbar für Reize machen. Dieser Effekt stellt das Gegenteil der Hyperpolarisation mit der Anode bei Gleichstrom dar.

Elektrodenarten

- *Plattenelektroden:* Häufigste Elektrodenart, in unterschiedlichen Größen aus Zinnblech oder graphitbeschichtetem Weichgummi hergestellt. Geeignet für mittlere bis große Behandlungsflächen: Rumpf, Schulter-, Hüft-, Hand- oder Fußgelenk.

! Das Zinnblech läßt sich sehr gut auf eine gewünschte Größe zuschneiden. Die Elektroden können aus einer großen Rolle Zinnblech selbst anfertigt werden. Nachteil der Zinnblechelektroden ist, daß sie mit der Zeit korrodieren und brüchig werden.

- *Saugelektroden*: Lassen sich schnell angelegen und sind besonders für HWS oder BWS geeignet, da hier schlechte Fixierungsmöglichkeiten bestehen. Zur Wirkungsverstärkung kann zusätzlich zur Stromapplikation eine intermittierende Saugmassage durchgeführt werden.
- *Klebeelektroden* ähneln im Applikationskomfort Saugelektroden, sind aber teurer.
- *Punktelektroden* haben die Form eines Stiftes mit einer Filzolive an einem Ende. Sie sind über Nervenreizpunkte nur zur Reizung von kleinen Muskeln geeignet.
- *Bügelelektroden* sind geeignet für kleine Behandlungsflächen, segmentale Behandlungen an der Wirbelsäule oder bipolare Muskelreizung. Sie müssen immer mit der Hand gehalten werden, was bei längeren Behandlungszeiten zur Ermüdung der TherapeutInnenhand führen kann.
- *Rollenelektroden* und die *Handschuhelektroden:* Mit beiden Applikationsformen kann der Strom sehr schnell an der Körperoberfläche verteilt werden. Während der Applikation kann zusätzlich ein massageähnlicher Effekt erzielt werden. Die Anwendung beschränkt sich auf größere Behandlungsflächen.

Applikationsformen

✓ Grundsätzliche Regeln zur Stromapplikation

- Die differente Elektrode ist die Wirkelektrode. Sie wird immer an dem betroffenen Körpergebiet angebracht.
- Die indifferente Elektrode fungiert als Bezugselektrode und kann prinzipiell überall am Körper angelegt werden.
- Bei Gleichstrom ist die differente Elektrode die Anode, weil unter dieser der Anelektrotonus (Beruhigung, Schmerzschwellenerhöhung) genutzt werden soll.
- Bei Reizströmen (DD-Ströme, Ultrareizstrom, Hochvoltstrom, Nadelimpulsstrom, gleichgerichteter Interferenzstrom) ist die Kathode die differente Elektrode, da unter ihr die Auslösung des „Schmerzverdeckungseffektes" besonders wirksam ist.
- Sind zwei Elektroden unterschiedlich groß, ist die kleinere Elektrode wegen der größeren Stromdichte die differente Elektrode.
- Bei der Iontophorese können Anode oder Kathode oder beide als differente Elektroden fungieren, je nach verwendetem Medikament.
- Bei diffusem Schmerzgeschehen ist es oft nicht möglich, eine der Elektroden als differente Elektrode zu definieren, dies gilt besonders für Längs- und Querdurchströmungen.
- Beim Wechselstrom (Interferenz, biphasischer Impulsstrom) gibt es keine differente Elektrode.

2

- *Querdurchströmung* (Transversale Applikation): Hierbei wird das Elektrodenpaar so angelegt, daß der Strom *quer zur Körperlängsachse* fließt. Hauptind. ist die Behandlung von Gelenken.
- *Längsdurchströmung:* Die Stromrichtung liegt *parallel zur Körperlängsachse.* Unbedingt beachten, daß bei Behandlungen an der Wirbelsäule die Anode kranial und die Kathode kaudal angelegt werden (*absteigende Behandlung*). Diese Anordnung wirkt beruhigend auf das Nervensystem und schmerzlindernd. Bei umgekehrter Elektrodenanlage können besonders an der HWS unangenehme Reaktionen, z.B. Kopfschmerz oder Schwindel hervorgerufen werden.
- *Schmerzpunktbehandlung:* Differente Elektrode (bei Gleichstrom die Anode, bei Reizströmen die Kathode) auf dem Schmerzpunkt anlegen, die Bezugselektrode in einigen Zentimetern Entfernung nach den Regeln der absteigenden Behandlung:
  - *Proximal* bei Reizströmen
  - *Distal* bei Gleichstrom oder
  - Auf *gleicher Höhe* bei beiden Stromarten angelegt.
- *Mobile Applikation:* Ind.: Behandlung eines großen Gebietes und Auffinden hyperalgetischer Zonen, den „Triggerpoints" (Schmerzpunktsuche).
  Eine oder *zwei* Elektroden sind ständig in Bewegung. Sind beide Elektroden mobil, z.B. bei den Handschuhelektroden, muß Pat. Stromstärke regeln. Bei *einer* mobilen Elektrode ist die indifferente Elektrode am Körper fixiert, während die differente Elektrode über das therapeutisch zu beeinflussende Gebiet geführt wird. Die gebräuchlichsten mobilen Elektroden sind: *Rollenelektroden, Handschuhelektroden oder der Ultraschallkopf* bei der Simultanbehandlung.
- *Gangliotrope Applikation*: Ein Ganglion wird direkt durch die differente Elektrode (Kathode) mit Strom beeinflußt. Wichtigste Ind.: Behandlung des Ggl. stellatum bei M. Sudeck mit DF, 3 Min. (☞ 4.17.3).
- *Nervenstammapplikation:* Das Elektrodenpaar wird im Verlauf eines peripheren Nerven angelegt, um diesen direkt zu beeinflussen. Indikationsbeispiele: Ischialgie, Zervikobrachialgie, Interkostalneuralgie, Schmerztherapie mit TENS.
- *Vasotrope Applikation:* Die Elektroden werden direkt im Verlauf eines arteriellen peripheren Gefäßes angebracht. Hierdurch wird der Gefäßtonus (→ Lumenerweiterung) direkt beeinflußt. Indikationsbeispiele: Durchblutungsstörungen am Arm im Verlauf der A. brachialis; Durchblutungsstörungen am Bein im Verlauf der A. femoralis; Bei Migräne auf der A. temporalis (Kathode) und der A. carotis. Stromapplikation im Wasser (☞ 2.5.6).
- *Wirbelsäulenapplikationen:* Bei der Therapie der Wirbelsäule direkt oder als indirekte Behandlung eines dem entsprechendem Segment zugeordneten peripheren Körpergebietes (indirekte, segmentale, radikuläre oder Nervenwurzelbehandlung).
  - *Monosegmental quer:* Saug- oder Bügelelektroden paravertebral an der entsprechenden Nervenaustrittstelle anlegen.
  - *Monosegmental längs:* Anlage der Elektroden auf der betroffenen Seite neben der Wirbelsäule, so daß der austretende Nerv zwischen den Elektroden liegt. Die Kathode liegt hierbei wieder distal von der Anode.
  - *Multisegmental quer:* Mittlere oder große Plattenelektroden links und rechts neben der Wirbelsäule plazieren.
  - *Multisegmental längs:* Mittlere bis große Plattenelektroden im Querformat auf die Wirbelsäule legen, Anode oberhalb der Kathode. Der Vorteil der multisegmentalen Behandlung liegt in dem geringeren Zeitbedarf für die Behandlung, ist aber dafür nicht so gezielt und damit weniger effektiv.
- *Applikationsformen zur Muskelstimulation:* Die Elektrodenanlagetechnik kann abhängig vom Therapieziel variieren.

✓ Behandlungsrichtlinien

- Je *akuter* ein Krankheitsbild, desto *milder* die Dosierung, *kürzer* die Behandlungszeit und *häufiger* die Behandlung.
- Ist nach etwa zehn Behandlungen noch keine nennenswerte Besserung aufgetreten, auf eine andere Stromart oder eine andere physikalische Behandlungsmethode wechseln. Gegebenenfalls Diagnose überprüfen.

Übersicht Elektro-Therapieverfahren

Methode	Abkürzung	Behandlungszeit	Steigerung	aktive Elektrode
Stabile Galvanisation	**G**	10–20 Min.	2 Min.	Anode
Iontophorese (☞ 2.7.2)	**J**	10–30 Min.	2 Min.	s. Medikament
Ultrareizstrom (☞ 2.7.8)	**U**	5–15 Min.	1–2 Min.	Kathode
DD-Ströme (☞ 2.7.7)	**DF, CP, LP, MF**	5–12 Min.	1 Min.	Kathode
Frequenzmodulierter Nadelimpulsstrom (☞ 2.7.10)	**FM**			Kathode
Hochvoltimpulsstrom (☞ 2.7.12)	**HV**			Kathode
Transkutane elektrische Nervenstimulation (☞ 2.7.11)	**TENS**			Kathode
Interferenzstrom (☞ 2.7.13): akut: 100 Hz, chronisch: 1–100 Hz	**IF**	5–15 Min.	1–2 Min.	beide
Kurzwelle (☞ 2.7.14) Kondensatorplatten Minode Monode Diplode Induktionskabel	**KW K Mi Mo Di IK**			
Mikrowelle (☞ 2.7.14) Rundfeldstrahler Langfeldstrahler Hohlfeldstrahler Fokusstrahler	**MW R L H F**	5–15 Min.	1–2 Min.	
Ultraschall (☞ 2.7.15)	**US**	5–15 Min.	1–2 Min.	
Ultraphonophorese	**Uph**	siehe US		
Simultanverfahren	**S**	s. US, UR und DD		
Exponentialstrom (Dreieckeinzelimpuls) (☞ 2.7.5)	**Ex**			
Neofaradischer Schwellstrom (☞ 2.7.4)	**NF**			

2

Einteilung der Stromformen (☞ 2.7.2–2.7.16)

- *Gleichstrom:* Galvanischer Strom, Iontophorese.
- *Niederfrequenz* (< 1000 Hz): Faradischer Strom, Schwellstromstimulator, TENS (*T*ranskutane *e*lektrische *N*erven*s*timulation), Exponentialstrom, Diadynamischer Strom, Ultrareizstrom, Hochvoltimpulsstrom, Nadelimpulsstrom.
- *Mittelfrequenz* (1000 Hz-1000 kHz): Interferenztrom.
- *Hochfrequenz* (über 1000 kHz): Ultraschall, Ultraschall kombiniert mit Diadynamik, Kurzwelle, Dezimeterwelle, Mikrowelle.

Indikationen und Kontraindikationen

Aufgrund der vielfältigen Wirkungen haben die Reizströme einen großen Anwendungsbereich. Sie können eingesetzt werden, wenn Analgesie, Durchblutungs- und Stoffwechselsteigerung oder die Resorption von Ödemen erwünscht sind.

Elektrotherapie – Indikationen und Therapieempfehlungen

Krankheitsbild	1. Wahl	2. Wahl	3. Wahl
Arthrosen ☞ 5.5.8	KW: K	UR: Qu	IF - Qu
Achillodynie	US, Uph lokal	J: lokal	
Bandscheibenerkr., akute Ischialgie	US + DF/CP	IF: 100 Hz WA, LA	KW: Di
Bandscheibenerkr., chron. Ischialgie	US + IF: 1–100 Hz	KW: Di, MW: H	
Blockierungen ISG, WS	US lokal + MF		
M. Bechterew	UR: WA längs	FM: WA lämgs	MW: H, KW: Di
Bursitis	J: lokal	Uph	
Zervikobrachialgie	US + DF/CP	FM: LA	IF: LA
Chrondropathia patellae	US + Uph lokal	J: lokal	KW: Mi
Distorsionen	DF/CP: Qu	IF: Qu	FK: Qu
Dupuytren-Kontraktur	J: lokal	US, US + J	
Durchblutungs-störungen	G: LA	KW: IK, K	DF/MF
Epikondylitis	US, Uph: lokal	J: lokal	US + DF/CP
Frakturen mit verzögerter Kallus-bildung	US: lokal		
Gelenkerguß	DF/CP: Qu	IF	UR: Qu
HWS-Syndrom	US: lokal	DF/CP: WA segm. quer	UR: segm. quer
Kausalgien	G: längs, quer	TENS: lokal	IF
Lähmungen, periphere	Exp.		

Elektrotherapie – Indikationen und Therapieempfehlungen

Krankheitsbild	1. Wahl	2. Wahl	3. Wahl
Lumbalgie, akute	US + DF/CP lokal	IF: 100 Hz WA	UR: WA segm. quer
Lumbalgie, chronische	US + IF: 1–100 Hz	KW: Di, MW: H	US + FM
Myalgien	G: lokal	US + UR	KW: Mo, Di
Myogelosen	US lokal	KW: Mi	
Muskelzerrung	US + DF/CP/LP: lokal	J: lokal	KW: Mo, MW: R
Muskelatrophie nach Immobilisierung	NF	TENS	IF: 50 Hz
Neuralgie (z.B. Interkostal-, Trigeminus-, Okzipital-)	G: lokal, LA	IF: 100 Hz	
Patellaspitzensyndrom	J: lokal	US, Uph	KW: Mi
Phantomschmerzen	DF/LP: lokal SP	TENS: lokal SP	IF
PHS, Impingement-Syndrom	US + DF/CP/LP	IF	FM quer
Schleudertrauma	DF/CP/LP	US + UR	IF
M. Sudeck Stadium I/II	DF: GA 3' + CP quer	IF: 100 Hz GA 3'+ quer	US
M. Sudeck Stadium III/IV	US	KW: K, Mo, MW: R	
Tendovaginitis	J	US, Uph	
Ulcus cruris	G	US + UR	

Abkürzungen der Applikationsformen: **Qu** = Querdurchströmung, **LA** = Längsdurchströmung, **SP** = lokale Schmerzpunktbehandlung, **GA** = Ganglionbehandlung, **NA** = Behandlung im Nervenverlauf, **VA** = Behandlung im Gefäßverlauf, **WA** = paravertebrale Wirbelsäulenbehandlung, **MA** = mobile Applikation mit U-Schallkopf oder Rollen- bzw. Handschuhelektrode. Weitere Abkürzungen ☞ Tabelle S. 231.

Kontraindikationen

- *Relative KI:* Abgegrenzte, gutartige Tumoren, Sensibilitätsstörungen, Schwangerschaft, Thrombosen, Osteosynthesen, Ekzeme, offene Hautstellen, Verbrennungen, Epiphysenfugen bei Jugendlichen (gilt nur bei Ultraschall).
- *Absolute KI* (keine E-Therapie möglich): Metastasierende Tumoren, Hämophilie, schwere Arteriosklerose, hochakute, fieberhafte Krankheitsprozesse, Herzrhythmusstörungen, Herzschrittmacher, nach Analgetikagabe.

Tips & Fallen

Seit Januar 1989 unterliegen die Anwender der Reizstromgeräte der Medizinischen Geräteverordnung (MedGV). Die Geräte müssen jährlich vom TÜV geprüft werden. Es muß ein Gerätebuch offen zugänglich sein, in dem die Bedienungsanleitung der Geräte enthalten ist. Es dürfen nur Personen die Geräte bedienen, die durch eine nachweisbare Ausbildung dazu befugt sind.

2.7.2 Galvanischer Strom

Konstanter, nur in eine Richtung fließender Strom. Hydroelektrische Bäder ☞ *2.5.6*

2

Stabile Galvanisation

Stabile Galvanisation, z.B. mit Plattenelektroden (Quer- oder Längsdurchströmung, auf- und absteigende Form).

- *Wirk.:* Konstanter Gleichstrom steigert die Reaktions- und Funktionsfähigkeit der motorischen Nerven. Hyperämisierend, analgetisch, antiphlogistisch, zellwachstumsfördernd.
- *Hauptindikation:* Arthrosen, Spondylosen, Tendinosen, Ligamentosen, Neuralgien (Interkostal-, Trigeminus-), Lumbago, Lumboischialgie, Myalgie, Distorsion, Hämatom, Durchblutungsstörung im Anfangsstadium, rheumatische Erkrankungen, Poliomyelitis.
- *Dosierung und Anwendung (Plattenelektroden):* 0,3–0,5 mA/cm^2 Elektrodenfläche, 1–3 x/Wo., 10–20 Min., Steigerung pro Behandlung um 2 Min., Serie von 12 Behandlungen. Dosierung nach subjektivem Stromgefühl und Krankheitsphase. Ein- und Ausschleichen des Stromes. *Cave:* bei hoher Stromdichte und zu kleinen Elektroden Verätzungsgefahr.

Nach der Hälfte der Behandlungszeit unter den Elektroden nach Verätzungen schauen: kleine braune, nicht schmerzhafte Flecken, die sich später rötlich verfärben und einen Schorf bilden. Vorsicht, wenn der Pat. an einer ganz bestimmten Stelle ein „Brennen" oder „Stechen" angibt. Ein allgemeines Brenngefühl ist normal (Hautdurchblutungssteigerung). Sind Verätzungen entstanden, bei der nächsten Behandlung diese Stelle mit einem wasserfesten Pflaster decken und mit DF weiterbehandeln → geringe Verätzungsgefahr.

Iontophorese

Nutzung konstanten galvanischen Gleichstromes zur transkutanen Applikation von ionisierten oder undissoziierten Wirkstoffen.

- *Wirk.:* Je nach Medikament hyperämisierend, analgetisch und antiphlogistisch.
- *Hauptindikation:* Arthrosis deformans, Periarthropathie, Myalgie, Tendomyose, Lumbago, Lumboischialgie, Epikondylopathien, posttraumatische Zustände.
- *Vorbereitung der Haut:* Leichtes Abschmirgeln und Abwaschen mit Seifenlösung.
- *Dosierung und Anwendung:* Akute Erkrankung tägl., sonst 3 x/Wo. 10 bis 30 Min.; Steigerung pro Behandlung um 2 Min. Aufbringen des Medikaments je nach Ladung, („Polung") der Medikamente. Die Menge des Medikamentwirkstoffes ist proportional zur Stromstärke, Behandlungszeit und Behandlungsfläche.

! Verätzungsgefahr (s.o.).

Polung der Medikamente

Positive (unter Anode)	Negative (unter Kathode)
Acetylcholin, Bienengift, Histamin, Novocain, Doloarthrosenex®	Voltaren-Emulgel®, Exhurid®, Metamizol, Mobilat®, Heparin, Salicylsäure, Kaliumjodat

2.7.3 IT-Kurve

Unabhängig, ob eine glatter, quergestreifter, gesunder oder geschädigter Muskel gereizt wird, muß der elektrische Impuls folgende Bedingungen (Reizparameter) aufweisen:
- Mindeststromflußzeit (Impulszeit T)
- Mindeststromstärke
- Mindestanstiegssteilheit: Die Zeit, in der der Strom bei Dreieck- oder Sinusimpulsen seinen Höchstwert erreicht.

Als Reizimpulse kommen Rechteck-, Dreieck- oder sinusförmige Impulse zur Anwendung.

Nach der Kontraktion benötigt ein Muskel eine gewisse Zeit zur Erholung, die Pausenzeit (R), die besonders bei gelähmten Muskeln nicht unterschritten werden darf.

Die Reizparameter können für jeden Muskel unterschiedlich sein. Sie werden durch die Erstellung einer Reizzeit-Intensitätskurve (It) ermittelt.

Mit der It-Kurve, bei der nur *galvanisch,* d.h. mit Einzelimpulsen, gereizt wird, kann man die für den betroffenen Muskel *optimale Impulszeit* in Form des *GI-Punktes* ermitteln. Sie garantiert die stärkste Kontraktion bei minimalster Strombelastung (Impulszeit x Stromstärke). Außerdem liefert die It-Kurve einen Diagnosewert hinsichtlich Schädigungsgrad und Homogenität bzw. Inhomogenität der Lähmung.

Erstellung der It-Kurve

- Bei der Aufnahme der It-Kurve zunächst mit Rechteck-, danach mit Dreieckstrom ermitteln, wieviel Strom ein Muskel bei den verschiedenen Impulszeiten (1000 ms bis 0,5 ms) gerade für eine Minimalzuckung benötigt. Die Pausenzeit bleibt bei 2000 ms konstant.
- Stromwerte in ein Formblatt eintragen und diese Werte verbinden → eine Kurve für den Dreickstrom (DIC) und eine für den Rechteckstrom (RIC).
- Der Verlauf dieser beiden Kurven gibt Anhaltspunkte über den Zustand des untersuchten Muskels:
  - α-Wert (elektrischer Muskelstatus): Erster mA-Wert der Dreieckkurve geteilt durch den ersten Wert der Rechteckkurve. Normal 2,7–6 (dimensionslos), Werte $< 2,7$ weisen auf einen schlaff gelähmten Muskel, Werte > 6 auf einen zentral gelähmten Muskel hin. Der schlechteste Wert beträgt 1.
  - *GI-Punkt,* der für die Therapie wichtigste Punkt. Er entspricht dem tiefsten Punkt der Dreieckskurve. Mit dieser Impulszeit wird der Muskel behandelt (Norm: 10–50 ms). Weist die Dreieckskurve mehrere GI-Punkte auf, deutet dies auf unterschiedlich geschädigte motorische Einheiten hin (inhomogene Schädigung).
  - *Chronaxie:* Minimalzuckung bei doppelter Rheobasenstromstärke. Norm: 0,1–1 ms.
  - *Nützzeit:* Kleinste Impulszeit, bei welcher ein Muskel noch mit Rheobasenstromstärke reagiert.
  - Die Rechteckkurve verläuft von rechts nach links zunächst horizontal, bis sie ansteigt. Die Impulszeit, ab der die Rechteckkurve anzusteigen beginnt, ist die Nutzzeit (Normwert 6–20 ms). Größere Werte bei peripher gelähmtem Muskel, kleinere Werte bei zentral gelähmtem Muskel (☞ Abb. 2.64).

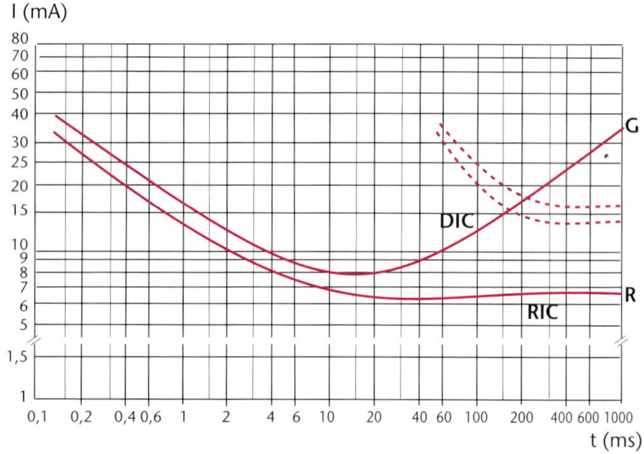

Abb. 2.64: It-Kurve bei gesundem (Linie) und geschädigtem (gestrichelt) Muskel

Therapie nach It-Kurve

- Gerät auf Dreieckstrom und auf die Impulszeit des GI-Punktes einstellen, Pause 4 bis 6 mal so groß wählen.
- Stromstärke so hochregeln, daß ohne sensible Belästigung eine möglichst starke Kontraktion erzielt wird. Die Anzahl der Kontraktionen richtet sich nach dem Schädigungsgrad (5–40 Kontraktionen).
- Bei nachlassender Kontraktionsstärke in jedem Falle die Reizung unterbrechen und evtl. nach einer halben Stunde noch einmal reizen.
- Kontrahieren auch gesunde Muskeln, die Impulszeit erhöhen, bis diese Muskeln nicht mehr oder nur noch ganz schwach reagieren.
- Sind mehrere GI-Punkte vorhanden, nacheinander mit allen GI-Punkten behandeln, die außerhalb der Norm liegen. Mit dem in der It-Kurve am weitesten rechts liegenden GI-Punkt beginnen.

Elektrodenapplikation

Es stehen drei Reizungsarten zur Verfügung:

- *Bipolar direkt:* Zwei Elektroden direkt auf den Muskelbauch legen. Anwendung bei großen Muskeln.
- *Monopolar direkt:* Die differente Elektrode auf einen Muskelreizpunkt (Eintrittsstelle eines Nerven in den Muskel) legen, die Bezugselektrode im zugehörigen Nervenverlauf proximal davon. Anwendung bei kleinen Muskeln.
- *Monopolar indirekt:* Mit der differenten Elektrode in Form einer Punktelektrode einen Nervenreizpunkt (Stelle, an der ein Nerv sehr oberflächlich liegt und gut zu erreichen ist) reizen, die Bezugselektrode liegt wiederum proximal im Verlauf des

entsprechenden Nerven. Anwendung bei Reizung von Muskelgruppen, die einen gleichen Schädigungsgrad aufweisen.

2.7.4 Faradisation

Therapeutische Anwendung niederfrequenter Reizströme zur Muskelkräftigung.

Die am meisten benutzte Stromart ist der *Neofaradische Schwellstrom* mit folgenden Parametern: T = 1 ms, R = 20 ms, 21 Schwellungen pro Minute, Frequenz = 48 Hz, Dreieckimpulse (☞ 2.7.3).

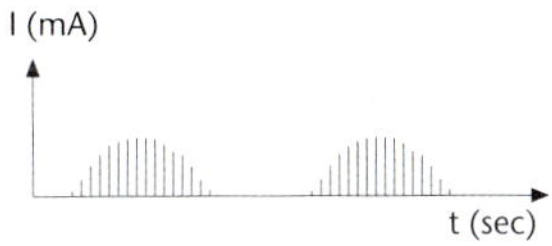

Abb. 2.65: Neofaradischer Schwellstrom

- *Wirk.:* Reizung quergestreifter Muskulatur zu tetanischer Kontraktion.
- *Ind.:* Normal innervierte, schwache Muskulatur, z.B. Immobilisationsatrophie, leichte Paresen (bei gestörter Reizleitung besteht keine faradische Erregbarkeit mehr). Zeichen fehlender faradischer Erregbarkeit: Brennschmerz, Durchschlagen der Antagonisten. *Konsequenz:* Reizzeit-Reizstärke-Kurve erstellen (It-Kurve ☞ 2.7.3).
- *Dosierung und Anwendung:* 2 x tägl. 15–20 Min. mit aktiver Muskelarbeit des Patienten (Elektrogymnastik).

2.7.5 Exponentialstromtherapie

- *Wirk.: Selektive Reizung* denervierter Muskulatur in gesunder umgebender Muskulatur mit Einzelimpulsen (galvanische Reizung). Erhaltung der Kontraktilität von Muskelfasern bei entarteter Muskulatur (gestörte Reizleitung), Begrenzung der Atrophie während Nervenregenerationsphase. Bahnung von funktionellen Bewegungsabläufen bei gestörter Restfunktion.
- *Voraussetzung:* It-Kurve erstellen (☞ 2.7.3), um den Funktionszustandes des motorischen Nerven und des Muskels zu testen. Verlaufskontrollen des Heilungsprozesses durch regelmäßige It-Kurvenerstellung.

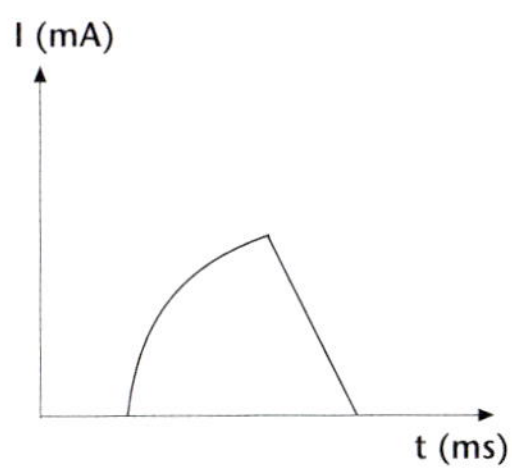

Abb. 2.66 Exponentialstrom

- *Hauptindikation:* Atrophisch schlaffe Paresen entzündlicher, traumatischer Genese (z.B. Polyradikulitis, periphere Nervenschädigung wie Peronaeusparese, Nervenwurzelschädigung).
- *Dosierung und Anwendung:* Oft reichen 20–30 Kontraktionen 2 x tägl. Sobald die Kontraktion sichtbar schlechter wird (Überanstrengung der Muskeln), Elektrotherapie beenden. Therapiedauer bei Aussicht auf Regeneration u.U. Monate.

2.7.6 Schwellstromstimulation

Rhythmische Zu- und Abnahme der Stromstärke beliebiger Serienimpulsströme. Für Metallimplantate werden biphasische Rechteckimpulse benutzt.

- *Wirk.:* Reizung normal innervierter Muskulatur. *Ind:* Immobilisationsatrophie.
- *Dosierung und Anwendung:* Mehrmals tgl. (mind. 3 x) zusätzlich zur PT je 20 Min. *Aktives* Mitüben entsprechend der Muskelfunktion (Elektrogymnastik).
- *Vorteil:* Kleines, handliches Gerät (z.B. BMR®, Respond II®, Mikrostim®, Bentrofit®) mit einfacher Bedienung zum Eigentraining; kann für zu Hause ausgeliehen werden (Kosten trägt Kasse auf Antrag, z.B. nach Kreuzband-OP für 6 Wo.). Agonist und Antagonist können gleichzeitig oder im Wechsel stimuliert werden.

2.7.7 Diadynamische Ströme (nach Bernard)

Reizströme mit sinusförmigen Impulsen in fünf verschiedenen Stromqualitäten (DF, MF, CP, LP, RS), die einzeln oder kombiniert angewandt werden können. Diesen Stromformen kann zusätzlich ein Gleichstromanteil hinzugemischt werden.

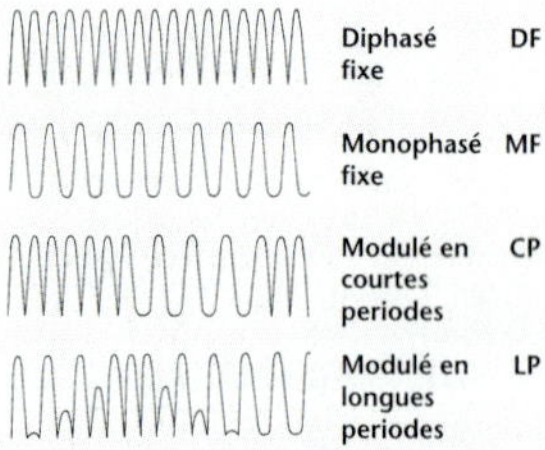

Abb. 2.67: Diadynamische Stromformen

- *Wirk.:* Analgesierend, hyperämisierend. DF (100 Hz) auch sympathikusdämpfend, CP (50/100 Hz) stark analgesierend und resorptionsfördernd, LP (50/100 Hz) langanhaltend analgesierend, MF (50 Hz) tonisiert Bindegewebe und besitzt effektiven Verdeckungseffekt, RS entspricht in etwa Reizung mit faradischem Schwellstrom.
- *Hauptindikation:* Rheumatische Erkrankungen, akute traumatische Erkrankungen, Schmerzzustände (arthrogen, myogen, neurogen, post-OP), SRD (M. Sudeck), RS bei Inaktivitätsatrophie.
- *Dosierung:* Bei frischen traumatischen Erkrankungen und akuten Schmerzzuständen sollte möglichst täglich zweimal behandelt werden.
- *Behandlungszeit:* 3–12 Min., Steigerung pro Behandlung um 1–2 Min. Mindestens zwei Stromarten miteinander kombinieren. *Bei jeder Behandlung mit 1–2 Min. DF*

beginnen. Es folgen dann je nach gewünschter Wirkung ein bis zwei andere Stromformen. Die erstere Stromart dauert länger als die darauffolgende.
Bsp.: Steht die Ödemresorption im Vordergrund, nach DF zuerst Stromart CP, bei starken Schmerzzuständen eher LP anwenden, bei stark verspannter Muskulatur eher Stromform MF. Behandlungsbsp.: Bei Fußgelenksdistorsion mit starker Schwellung: 1. Behandlung: 1 Min. DF, 3 Min. CP und 2 Min. LP, 2 x tgl.

2.7.8 Ultrareizstrom (nach Träbert)

Rechteckstrom von 2 ms Impulszeit und 5 ms Pausenzeit.

- *Wirk.:* Stark analgesierend; hyperämisierend, antiphlogistisch. Schmerzlinderung tritt meist schon während der Behandlung ein.
- *Hauptindikationen:* degenerative WS-Erkrankungen, Arthrosen, Myalgien, Myogelosen, Neuralgien, Ischialgie, M. Bechterew im Anfangsstadium.
- *Dosierung und Anwendung:* 5–15 Min., Steigerung pro Behandlung um 1–2 Min., Stärke je nach Empfindung; relativ zügig hochregeln, bis deutliches Stromgefühl auftritt. Nach etwa 1–3 Min. (Gewöhnungseffekt) Strom nachregeln.

Wenn nach der Therapie keine Schmerzlinderung eintritt, andere Stromform wählen!

2.7.9 Nadelimpulsströme

Monophasisch (gleichgerichtet) konstante oder wechselnde (stochastische) Frequenz, biphasisch (Stromrichtung wechselnd) konstante oder wechselnde Frequenz.

Zu dieser Gruppe von Reizströmen gehören von den einzelnen Firmen unterschiedlich benannte Stromarten. Bei den batteriebetriebenen Heimgeräten bezeichnet man sie TENS (☞ 2.7.11). Hochvoltstrom kann trotz seiner noch kleineren Impulszeit auch zu dieser Gruppe gerechnet werden. Nadelimpulsströme zeichnen sich durch eine äußerst kurze Impulszeit im Bereich von etwa 0,1–1 ms aus. Meist Rechtecksform. Die Pausenzeit ist so bemessen, daß je nach Indikation die verschiedenen Frequenzspektren ausgenutzt werden können (☞ Tabelle).

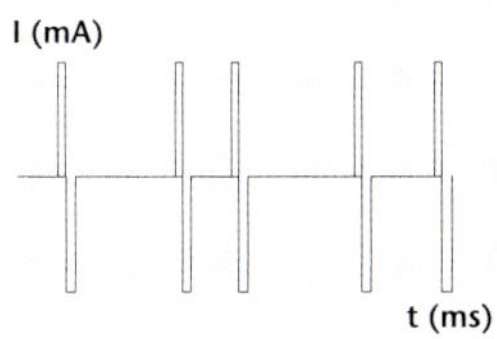

Abb. 2.68: Biphasische Nadelimpulsströme

- *Vorteile:* Durch die kurze Impulszeit nur geringe Verätzungsgefahr, gute sensible Verträglichkeit.
- *Dosierung und Anwendung:* Das Indikationsspektrum ist das gleiche wie bei den anderen Reizströmen, da hierbei die gleichen Frequenzen eingestellt werden können.

2

Frequenzspektrum bei Reizströmen	
Frequenz	**Wirkung**
100 Hz	Sympathikusdämpfend, schmerzlindernd (akut), durchblutungssteigernd
50 Hz	Optimale Reizfrequenz zur Reizung quergesteifter Muskulatur
20–25	Parasympathikusaktivierend (vagoton)
5–20 Hz	Schüttelfrequenzen zur Schmerzlinderung und Durchblutungsförderung
0,5–10 Hz	Sympathikusaktivierend (sympathikoton)

2.7.10 Stochastische Reizströme

Unter dieser Bezeichnung werden Reizströme zusammengefaßt, die eine periodisch veränderte Frequenzfolge aufweisen. Beispiel: Stromform CP und LP, bei denen sich 50 Hz und 100 Hz in regelmäßigen Abständen abwechseln. Es kann sich hierbei um gleichgerichtete (monophasische) oder auch ständig die Richtung wechselnde (biphasische) Rechteck-, Dreieck- oder Nadelimpulsfolgen handeln.

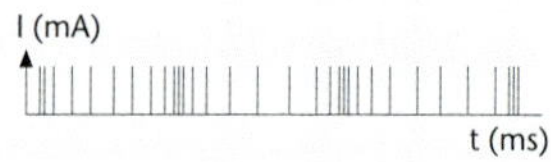

Abb 2.69: Stochastischer Nadelimpulsstrom

Vorteil des ständigen Frequenzwechsels ist, daß kein Gewöhnungseffekt auftritt. Anwendung, Dosierung und Ind. entspricht denen anderer Reizströme.

2.7.11 Transkutane elektrische Nervenstimulation (TENS)

Analgesieverfahren durch niederfrequente Impuls- und Gleichströme zur Heim- und Selbstbehandlung. Die Heim- und Selbstbehandlung ist rezeptierfähig.

- *Wirk.:* Wie bei allen Reizströmen wird der „Verdeckungseffekt" über die Reizung von Vibrationsrezeptoren zur Linderung von Schmerzen ausgenutzt (Gate-Control-Theorie). Die Erfolgsquote liegt bei ca. 35 %. Wichtig ist die längerfristige Anwendung, da ein Wirkungseintritt sich häufig erst nach mehreren Wochen einstellt.
  Im Unterschied zu den Reizstromgeräten handelt es sich hierbei ausschließlich um batteriebetriebene, d.h. netzunabhängige Geräte, die sehr klein, handlich und nur für den Heimbetrieb gedacht sind.
- *Ind.:* Chron., kausal nicht behandelbare Schmerzzustände, z.B. Spannungskopfschmerzen, Rückenschmerzen, Neuralgien, Tumorschmerzen, Stumpf- und Phantomschmerzen.
- *Kontraind.:* Pat. mit Herzschrittmacher.

Stromformen (☞ Abb. 2.70)

- *Konstante Impulsfolge* von Rechtecknadelimpulsen: „Cont. TENS" (continual = kontinuierlich) mit einer Impulszeit von 60–220 µs und einer Frequenz von 80–100 Hz (hohe Frequenz → „High").

- *Unterbrochene Impulsfolgen:* „Burst TENS". Die Impulsblöcke bestehen aus Nadelimpulsfolgen von 80–100 Hz, die Anzahl der Impulsblöcke pro Sek. wird ebenfalls in Hz angegeben und stellt die sogenannte Reizung mit einer tieferen Frequenz („Low") dar (2–4 Hz). Die Frequenz der Impulsblöcke ist nicht zu verwechseln mit der ihnen zugrundeliegenden „Trägerfrequenz" von 80–100 Hz.

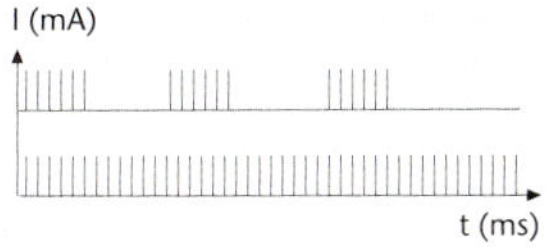

Abb. 2.70: Burst TENS (oben)
Cont. TENS (unten)

- Um den Gewöhnungseffekt zu reduzieren, besitzen manche Geräte eine Frequenzmodulation (Stochastische Ströme ☞ Abb. 2.69). Die Reizfrequenz wechselt z.B. ständig zwischen 80 und 100 Hz. Auch die Impulsbreite kann bei manchen Geräten intervallmäßig variieren (30–220 µs).
- Zur Behandlung von Gebieten über Metallimplantaten gibt es biphasische Rechteckströme, deren Impulse ständig die Polarität wechseln.

Gerätetechnik

Es gibt Ein- oder Zweikanalgeräte, dementsprechend ein oder zwei Ausgänge für zweipolige Patientenkabel: Kathode schwarz oder blau, Anode rot.
Jedes Gerät besitzt ein Fach mit Akkubatterien, die mit einem zusätzlichen Netzteil aufgeladen werden. Eine entsprechende Leuchtdiode zeigt an, ob das Gerät aufgeladen werden muß. Die Aufladung geschieht meist über die Ausgangsbuchsen des Patientenkabels. Bei den meisten Geräten sind verschiedene Einstellungen als fertige „Programme" abgespeichert. Werden diese gewählt, kann Pat. nur die Stromstärke verändern, bei manchen zusätzlich die Reizfrequenz. Diese ist von „high" (10–100 Hz) auf „low" (1–10 Hz) umschaltbar. Die Elektroden sind entweder aus Weichgummi und werden mit einem Kontaktgel auf der Hautoberfäche angebracht, oder werden direkt auf die Haut aufgeklebt. In diesem Falle vorher den entsprechenden Hautbezirk mit Alkohol reinigen, bei starker Behaarung Haare entfernen.

Durchführung

- *Elektrodenplazierung:* Bei Reizung mit „high" wird direkt über dem schmerzhaften Gebiet oder dem Nerven, der dieses Hautgebiet (Dermatom) versorgt, gereizt. Bei Reizung mit „low" wird das entsprechende Myotom (☞ 2.4) gereizt. Die Reizung mit „low" ist zu wählen, wenn die Nachwirkung bei „high" nicht lange genug ist. Es können auch Akupunkturpunkte mit TENS gereizt werden (☞ 2.4.9).
- *Dosierung und Anwendung:* Kathode auf Schmerzpunkt mehrmals tgl. 20–60 Min., Stromstärke und Frequenz können von Pat. selbst geregelt werden. *Kriterien für den Reizerfolg:* Deutlich spürbares Stromgefühl, subjektive Besserung. Die Schmerzlinderung hält in der Regel 2–4 Stunden an.

In regelmäßigen Abständen sollte sich Pat. beim Arzt vorstellen. Wird mit der Zeit die Schmerzlinderung nicht mehr so intensiv wie am Anfang, sollte die Frequenz verändert werden (Gewöhnungseffekt).

2.7.12 Hochvolttherapie

Reizung mit sehr kurzen Impulsen von 20–75 µs und einer hohen Spannung von ca. 550 Volt (Stromspitzenwerte 220 mA). Die Frequenz ist zwischen 10 und 150 Hz variabel, je nach Indikation.

- *Wirk.:* Hochvoltreizströme besitzen das gleiche Wirkungsspektrum wie die herkömmlichen Reizströme. Sie werden hauptsächlich zur Schmerzlinderung, Durchblutungsverbesserung und Muskelreizung eingesetzt. Vorteil gegenüber den normalen Reizströmen: keine Verätzungen, Behandlung über Metallimplantaten möglich, gute sensible Verträglichkeit.
- *Ind.:* Alle traumatischen und degenerativen Erkr. des chirurgisch-orthopädischen Bereichs, trophische Ulcera, Erkr. des rheumatischen Formenkreises, Neuralgien.
- *Kontraindikationen:* Herzerkrankungen, bes. Herzrhythmusstörungen, Pat. mit Herzschrittmacher.
- *Dosierung und Anwendung:* 2–3 x/Wo. bei chron. Erkr., tgl. bei akuten Erkr.
- *Behandlungsdauer* 5–15 Min., Steigerung 1 Min. pro Behandlung.

2.7.13 Interferenzstrom nach Nemec

Mischung von zwei mittelfrequenten Wechselströmen (4–5 kHz), die sich in der Frequen nur geringfügig unterscheiden oder phasenverschoben sind. Diese beiden Stromkreise überlagern sich im Körper in Form eines Stromes mit zwei neuen Frequenzen („Interferenz"): Ein niederfrequenter Anteil in Form von Schwebungen (rhythmische Stromstärkeschwankungen wie beim Schwellstrom) und ein mittelfrequenter Anteil, die Trägerfrequenz, der die Schwebungen „trägt". Durch die Schwebungsfrequenz werden die eigentlichen therapeutischen Ziele (Sympathikusdämpfung, Schmerzlinderung, Detonisierung, Muskelstimulierung etc.) erreicht. Die Trägerfrequenz bewirkt die gute sensible Verträglichkeit und die Senkung des Hautwiderstands.

- *Wirk.:* Weitgehend wie diadynamische Ströme, analgesierend, hyperämisierend, resorptionsfördernd. *Vorteil:* tiefliegende Gewebeschichten werden ohne Hautreizung erreicht, es kann auch über Metallimplantaten behandelt werden, kein Verätzungsrisiko auf der Haut.
- *Hauptindikation:* Schmerzzustände am Stütz-Bewegungsapparat, z.B. Arthrose, Spondylose, Periarthropathia humeroscapularis, WS-Syndrom, Epikondylopathie, Neuralgie, Neuritiden, trophische Störungen, SRD (M. Sudeck) Stadium II und III, Kontusion, Distorsion.
- *Dosierung und Anwendung:* 5–15 Min.; Steigerung pro Behandlung um 1–2 Min., Serien von 6–12 Behandlungen. I.d.R. vier Elektroden (z.B. Saugelektroden).
- *Frequenzwahl:*
  - Akut: 100 Hz oder 200 Hz konstant
  - Subakut: 80–100 Hz. oder 100–200 Hz
  - Chronisch 1–100 oder 1–200 Hz wechselnd.
- *Zykluszeit:* Je akuter das Krankheitsbild, desto langsamer der Frequenzwechsel.
- Zur optimalen Ausnutzung der Interferenz sollten beide Stromkreise die gleiche Intensität besitzen. Wenn vom Gerät her möglich, die „Vektorverschiebung" einschalten. Ausgleich der Stromkreise immer *vor* der Vektorverschiebung vornehmen!

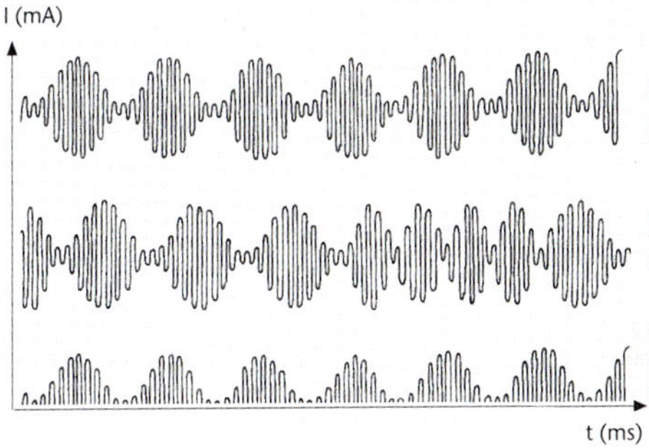

Abb. 2.71: Interferenzströme

- *Sonderformen*
  - *Bipolare Interferenz:* Die Stromkreise werden bereits im Gerät gemischt und über zwei Elektroden fertig ausgegeben. Vorteil: die Interferenz ist auch unter den Elektroden wirksam, man kann mit Ultraschall kombinieren („Simultanverfahren").
  - *Gleichgerichtete bipolare Interferenz:* Bei dieser sind die negativen Halbwellen weggeschnitten, man kann eine Iontophorese durchführen und ebenfalls mit Ultraschall kombinieren.

2.7.14 Hochfrequenztherapie

Hierzu zählen Kurz-, Ultrakurz-, Mikrowelle. Es werden elektromagnetische Felder erzeugt. Je nach Frequenz und Applikatoren Steuerung der Tiefenwirkung der Wärme (Diathermie).

- *Wirk.:* Hyperämie, Analgesie, Muskelrelaxation und Stoffwechselsteigerung. Es kommt *nicht* zu einer elektrischen Reizung von Gewebestrukturen.
- *Ind.:* Alle Erkrankungen, bei denen Wärme unter der Oberfläche erzeugt werden soll. Indikationsspektrum nahezu alle Fachbereiche der Medizin. In der Orthopädie degenerative (Arthrosen) und chron. Prozesse des Bewegungsapparates, Myalgien, rheumatische Erkrankungen (nicht im akuten Schub). Epikondylitis (☞ 5.7.6).
- *KI:* Bei sensiblen Störungen in dem betreffenden Bereich, bei Metallteilen im Behandlungsgebiet, bei Herzschrittmacherpatienten und bei Kindern in der Nähe von Wachstumsfugen. Osteomyelitis, frische Hämatome. Kontaktlinsen bei Kopfbehandlung herausnehmen.

- *Anwendung und Dosierung:* Faustregel: Wärmeintensität und Dauer umgekehrt proportional zur Aktivität des Prozesses. Akute Erkrankungen: Dosis I – II, Behandlungszeit 2–5 Min. tgl., chron. Erkrank.: Dosis III-IV, 10–15 Min, 2–3 x/Woche.

Dosisstufen

Dosisstufe	Wirkung
I	Keine Wärme zu spüren
II	Leichte Wärme spürbar
III	Angenehmes, mittleres Wärmegefühl
IV	Sehr starkes, gerade noch erträgliches Wärmegefühl

Kurzwelle

Zwei Methoden: Kondensatorfeld (elektrisches Feld) bzw. Spulenfeld (magnetisches Feld). Intensität der Ther. kann gut durch das subjektive Temperaturempfinden der Pat. geregelt werden.

- *Kondensatorfeldmethode:* Längs- und Querdurchflutung möglich. Körperteil wird zwischen zwei Plattenelektroden gebracht und liegt als Teil des Gesamtstromkreises im elektrischen Feld. *Tiefenerwärmung* mit Fettbelastung (d.h. es entsteht mehr Wärme im Unterhautfettgewebe als in tieferen Körperschichten). Haut-Elektroden-Abstand: 1–4 cm, je größer der Abstand, desto größer die Fettentlastung und damit die Tiefenwirkung. *Elektrodenarten*: Schliephaksche Elektrodenschalen, Weichgummiplatten.
- *Spulenfeld:* Verwendung einer einzigen als Spule ausgebildeten Elektrode zur Erzeugung eines hochfrequenten magnetischen Feldes. Absorption in gut leitendem Körpergewebe (Muskeln, Bindegewebe). Haut-, Unterhautfettgewebe wird nur geringgradig erwärmt. *Oberflächennahe Erwärmung* der Muskulatur mit Fettentlastung. *Elektrodenarten:* Monode, Minode für kleinere und mittlere Gelenke, Diplode für Schulter-Nackenbereich, BWS, LWS, Unterleibsorgane, Hüftgelenk. Induktionskabel für eine ganze Extremität, z.B. bei Durchblutungsstörungen, Ischialgie.

Dezimeterwelle (Ultrahochfrequenz)

Elektromagnetische Wellen. Bevorzugte Absorption in wasserhaltigem Gewebe (Muskulatur). *Größere Tiefenwirkung* als Mikrowelle und *günstigere Temperaturverteilung*. Besonders geeignet zur Behandlung innerer Organe, größerer Gelenke und Muskelschichten.

Vorteile: nur kurze Behandlungszeit und Behandlungsserien. Vielseitige Anwendungsmöglichkeiten durch die Verwendung dreier Strahlerarten: *Rundfeldstrahler*, *Langfeldstrahler* und *Hohlfeldstrahler*.

Das subjektive Wärmegefühl ist geringer als bei Mikro- oder Kurzwellenther.

Mikrowelle

Strahlenfeldmethode. Oberflächennahe Erwärmung mit geringer Tiefenwirkung bei Fettentlastung. *Dosierung und Anwendung:* Als Faustregel gilt, daß die richtige Dosierung bei gerade spürbarer Wärme erreicht ist.

2.7.15 Ultraschall

Mechanische Longitudinalwellen erzeugen einen Druckwechsel im Gewebe (mechanische Vibrationswirkung), ein Teil der Schallenergie wird in Reibungsenergie umgewandelt (thermische Wirkung mit Vasodilatation). Im Weichteilgewebe entsteht dadurch „Mikromassage" (am Knochen wird der Schall reflektiert). Eindringtiefe des Schalles bis ca. 8 cm.

- *Wirk.:* Analgesierend, permeabilitätssteigernd, Verklebungen lösend, hyperämisierend und muskelrelaxierend. Anregende Wirkung auf Geweberegeneration.
- *Hauptindikationen:* Myalgie, Neuralgie, Tendinose, Osteochondrose, Spondylarthrose, Gonarthrose, Koxarthrose, Epikondylopathie, Narbenkontraktur.
- *Dosierung und Anwendung:* Tgl., 5–15 Min., Steigerung um 1–2 Min. pro Behandlung. Pause nach 12 Behandlungen, mehrere Serien, evtl. Kombination mit diadynamischen Strömen. Je akuter die Erkrankung, desto niedrigere Intensität und kürzere Dauer (3–7 Min.); aber häufig hintereinander. Evtl. *Impulsschall* bei akuten, schmerzhaften Prozessen. Je chronischer, desto kleiner das Tastverhältnis (Verhältnis von Schallzeit zu Pausenzeit), desto höher die Intensität und länger die Anwendungsdauer (5–15 Min.), weniger häufige Applikation. Ansonsten *Dauerschall. Kontaktgel* auf „ebenen" Flächen, z.B. Schulter, LWS; subaqual auf „unebenen" Flächen wie Fuß, Hand, Ellenbogen. In der Praxis meist dynamische (bewegter Schallkopf) Anwendung.
- *Dosierung:* Kleine Gelenke: 0,1–0,2 Watt/cm^2, mittlere Gelenke: 0,3–0,5 Watt/cm^2, große Gelenke: 0,6–3,0 Watt/cm^2.
- *Intensität:* Niedrig 0,15–0,3 Watt; hoch: 0,5–2 Watt. Beisp.: Bursitis 0,3 Watt, chron. Supraspinatussyndrom 0,7–1 Watt.

Tips & Fallen

Während der Beschallung niemals den Schallkopf verkanten oder mit dem Schallkopf stehen bleiben, da besonders bei hohen Dosisstufen Gewebszerstörungen durch stehende Wellen auftreten können. Epiphysenfugen bei Kindern und Jugendlichen bei der Beschallung meiden (Wachstumsstörungen!). Innere Organe und der Uterus sind ebenfalls von der Beschallung auszuschließen. Beim Simultanverfahren darf während der Beschallung der Schallkopf nicht abgehoben werden.

Ultraschallphonophorese

Transport von Medikamenten durch die Haut, wobei entsprechende Salben oder Gele als Kopplungssubstanz dient.

Kombination Ultraschall und Reizströme

Hierzu zählen Ultrareiz und Diadynamische Ströme.

Simultanverfahren, bei dem der Schallkopf als differente Elektrode fungiert. Als Bezugselektrode wird eine Plattenelektrode in der Nähe des Beschallungsortes angebracht. *Vorteil* dieser Methode ist die Möglichkeit der Feststellung von hyperalgetischen Strukturen, den „Trigger-points“ (Schmerzpunktsuche) und die größere Wirksamkeit gegenüber der Einzelanwendung. Ebenfalls indiziert ist diese Methode bei ausstrahlenden Schmerzen (z.B. Ischialgie).

2.7.16 Lasertherapie

Laser ist eine Abkürzung für „Light Amplification by Stimulated Emission of Radiation“ und bedeutet „Lichtverstärkung durch induzierte Strahlungsemission“. Hierbei wird mit einem elektromagnetisch gebündelten Lichtstrahl mit einer Wellenlänge von 904 nm (1 nm = 1 Milliardstel Meter) gearbeitet.

- *Wirk.:* „Biostimulation“, d.h. Förderung von Zellwachstum und -regeneration, Beschleunigung von Stoffwechselvorgängen und Immunabwehr, antibakterielle Wirk.
- *Vorteile:* Größte Tiefenwirkung von allen elektrotherapeutischen Methoden.
- *Hauptindikationen:* Alle Erkrankungen in der Rheumatologie, Traumatologie, Dermatologie (z.B. Ulcus cruris, Zoster, Verbrennungen, Akne), Dentalmedizin (z.B. Zahnfleischentzündungen, Paradontose).
- *Kontraindikationen:* ☞ *2.7.1; 2.7.14.*
- *Dosierung und Anwendung:* Akut: tgl. 10–20 Min., sonst alle 2–3 Tage 2–10 Min. Insgesamt 10–15 Sitzungen.
  Intensität ist vorgegeben und kann nicht verändert werden. Bei manchen Geräten kann die Frequenz der Lichtimpulsfolgen zwischen 500 und 1400 Hz eingestellt werden. Hier gilt folgende allgemeine Regel: akute Erkrankungen werden mit 1400 Hz behandelt, chronische zuerst mit 500 Hz, bei jeder nachfolgenden Behandlung wird um 100 Hz gesteigert.

Gerätetechnik

Es werden drei Lasertypen unterschieden:

- *Power Laser* mit sehr hohen Strahlungsemission (Einsatz in der Chirurgie).
- *MID-Laser* mit mittleren Emmissionsstärke.
- *Soft Laser* mit sehr weichen Emission im Milliwatt-Bereich.

Zur Anwendung im physiotherapeutischen Bereich kommen meist die sogenannten „MID-Laser“. „MID“ bezeichnet hierbei die Strahlungsintensität, die in einem Bereich von etwa 70 Watt liegt. Am Gerät selbst lassen sich nur Frequenz und Behandlungszeit einstellen. Die Applikation erfolgt mit einer Art Punktelektrode, die auf einen Schmerzpunkt aufgesetzt werden kann oder in einer Art Strichführung über das betroffene Gebiet geführt wird. Die Punktelektrode sollte möglichst senkrecht zur Oberfläche aufgesetzt werden, um eine größtmögliche Eindringtiefe zu erreichen. An der Punktelektrode befindet sich ein Handkontaktschalter, mit dem der Laser eingeschaltet wird. Vor Behandlungsbeginn wird die Elektrode auf eine Testdiode am Gerät gehalten. Ist der Laserstrahl aktiv, ertönt ein akustisches Signal.

Der Laserstrahl darf nicht in Kontakt mit den Augapfel kommen. Das Gerät nach Gebrauch sicher aufbewahren, um Mißbrauch zu vermeiden.

Literatur
EDEL, H.: Fibel der Elektrodiagnostik und Elektrotherapie. Müller & Steinicke, München 1983
GILBERT, O.: Elektrotherapie. Pflaum Verlag, München 1983
STEUGERNAGEL, O.: Skripten zur Elektrotherapie, Bd. 1: Physikalisch-chemische Grundlagen, Steuernagel (Eigenverlag), 1992

2.8 Neurotraining

Werner Wenk

Die Bezeichnung „Neurotraining" leitet sich aus dem Begriff „Neuropsychologisches Training" ab. Hierbei werden gestörte Hirnfunktionen im kognitiven Bereich systematisch trainiert, nachdem sie in standardisierten neuropsychologischen Tests geprüft wurden.

Eine Hirnschädigung hat weitreichende Auswirkungen auf das Leben eines Menschen und seine Umgebung. Es dürfen deswegen nicht nur die motorischen Ausfälle und Fehlfunktionen behandelt werden, sondern auch die neuropsychologischen Defizite, welche für die soziale und berufliche Rehabilitation eine große Rolle spielen.
Als *kognitive Leistungen* sind anzusehen: Merkfähigkeit, Lernfähigkeit, Gedächtnis, Raumsinn (Körperschema, Rechts-/Linksdifferenzierung, räumliche Orientierung), Konzentration, Logisches Denken, Sprach- und Leseverständnis, Handlungsplanung, Problemlösung.

Ziele

Ziel des Neurotrainings ist es, dem Patienten wieder eine größtmögliche kognitive Leistungsfähigkeit zu vermitteln, die ihm aufgrund einer Hirnschädigung teilweise verlorengegangen ist.

Durchführung

Voraussetzung

Sprachverständnis, Kooperation, Belastbarkeit, motorische Fertigkeiten, Seh- und Hörvermögen, Realitätsbezug, Krankheitseinsicht.

Elemente

- Neuropsychologische Tests der kognitiven Funktionen, Verstärkung der noch verhandenen Funktionen.
- Gezielte Therapie gestörter Funktionen mit folgenden Lerntechniken: Lernen durch Konditionieren, Lernen durch Versuch und Irrtum, Lernen durch Assoziationen (Verknüpfung), Modellernen, Lernen durch Problemlösen, Lernen durch Handlungssequenzen.

Fehleranalyse

- Steigerung des Schwierigkeits- und Abstraktionsgrades.
- Förderung von Lernbereitschaft und Motivation durch Vielseitigkeit der Reize und des verwendeten Materials.

Psychoorganische Veränderungen beim Therapieaufbau berücksichtigen, z.B. Affektlabilität, Antriebsstörung, Euphorie, Depression, Aggressivität, erhöhte Reizbarkeit, Gefühlsabflachung.

Indikationen

Schädel-Hirntrauma, Hirntumore, Hemiplegie.

Literatur

SCHWEIZER, V.: Neurotraining, Springer Verlag, Berlin 1989

3

Angela Debray
Bernard Kolster

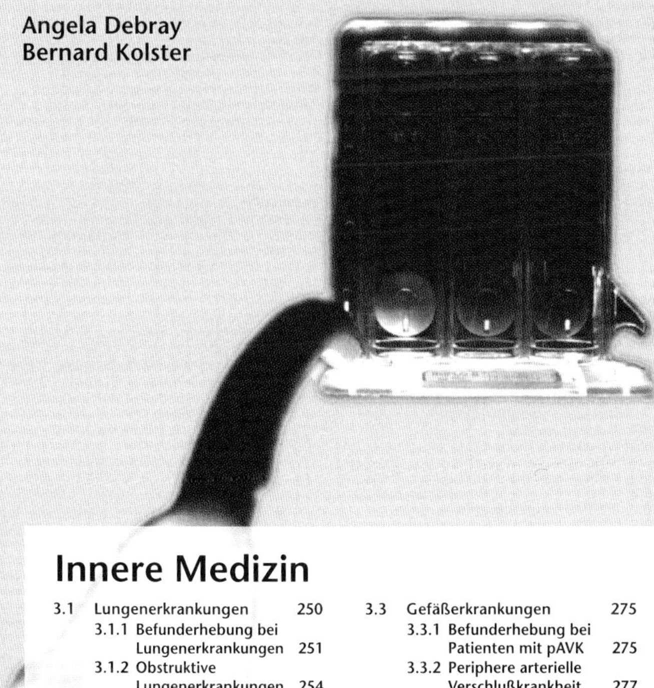

Innere Medizin

3.1 Lungenerkrankungen

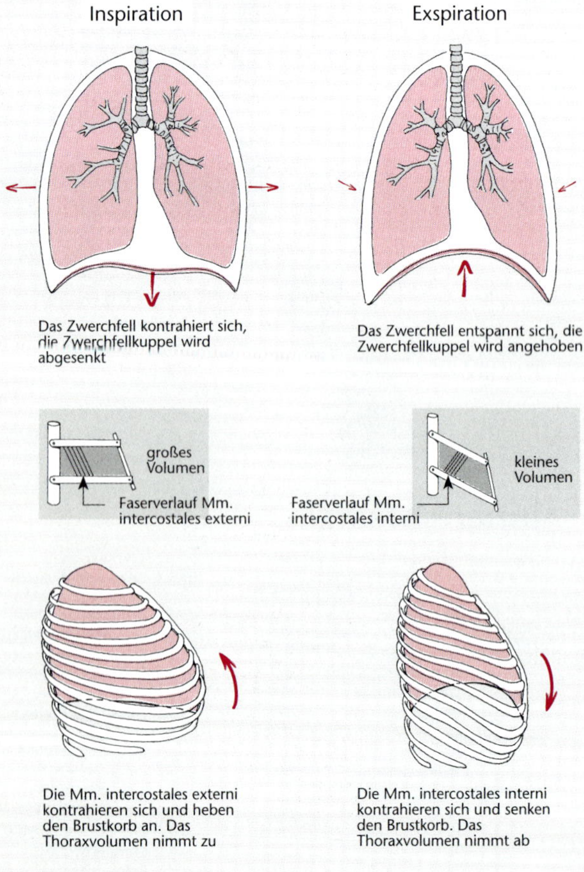

Abb. 3.01: Mechanik der In- und Exspiration

3.1.1 Befunderhebung bei Lungenerkrankungen

- *Anamnese:* Vor- und Begleiterkrankungen, Einschränkungen der Alltagstätigkeiten.
- *Aktuelle Beschwerden:* Atemnot (wann, in welcher Situation, bei welcher Belastung, in welcher Körperposition), Husten (Reizhusten, Auswurf), Schmerzen (Lokalisation, Qualität, Atemabhängigkeit).
- *Allgemeine Inspektion:* Kräftezustand, Gewicht, Größe, Gesichtsausdruck, Reaktionsweise, Bewußtseinslage, momentan bevorzugte Körperstellung, Haltungsstatus von dorsal und lateral, Thoraxform, Hautfarbe (Zyanose oder Blässe im Gesicht oder an den Extremitäten), BGM-Sichtbefund, Ödeme.
- *Spezifische Inspektion:* Atemweg, Atemrhythmus, Atemrichtung in Ruhe und nach Belastung.
- *Messungen:*
  - Atem-, Herzfrequenz und Blutdruck in Ruhe und nach Belastung.
  - Spirometrie (☞ Abb. 3.03): Vitalkapazität und Atemminutenvolumina (☞ Abb. 3.02).
  - Thoraxbeweglichkeit: Umfangmessungen an drei verschiedenen Meßstellen am Thorax. Differenz zwischen maximaler Inspiration und maximaler Exspiration errechnen. Diese Werte addieren und durch 3 teilen, Normalwert ca. 6–7 cm (☞ Abb. 3.01).
- *Palpation:* Tonus der Haut, des Bindegewebes und der Muskulatur.

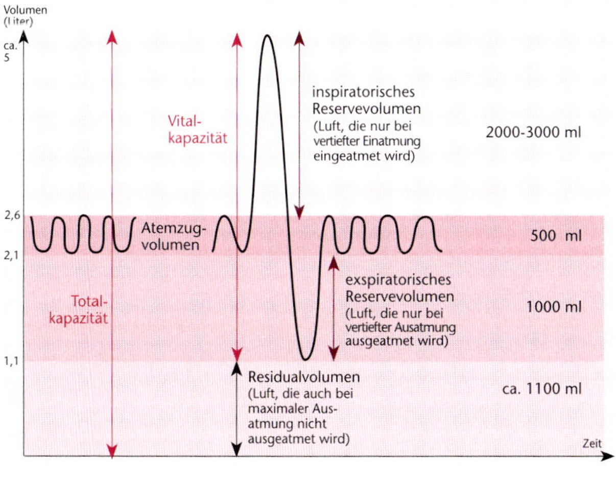

Abb. 3.02: Atemminutenvolumina

Befunderhebungsbogen Lungenerkrankungen

Datum der Befundaufnahme: ....
Name des Behandlers: ....
Name des Patienten: ....
Alter: ....
Beruf/Tätigkeit: ....

Ärztliche Diagnose: ....
Ärztliche Verordnung: ....
Anamnese: Krankheitsgeschichte, akutes Ereignis, OP ....
....

1. Beschwerden

(Zutreffendes unterstreichen)

Atemnot

in Ruhe, als Anfall, bei körperlicher Belastung (z.B. An- und Auskleiden, Gehen, Laufen, Steigen), bei psychischer Belastung, bei Nebel, Rauch, Kälte, beim Sprechen, nach dem Husten

Husten

produktiv, unproduktiv, mit Schwindel,
hustenauslösende Reize: ....

Gefühl nicht durchatmen zu können

(häufige Seufzer, Hyperventilationsneigung)

Schmerzen

wo: ....
atemabhängig, bei/nach Einatmung, bei/nach Ausatmung
wie: ....

2. Atemform

Bevorzugte Körperstellung

Rückenlage, Oberkörper flach, erhöht, Bauchlage, Seitlage, Sitz

Atemweg

bei der Einatmung: Mund, Nase; bei der Ausatmung: Mund, Nase
Atemnebengeräusche, Trachealrasseln, inspir./exspir. Stridor
Kehlkopfmitbewegungen, verkürzte Sprechweise

Atemfrequenz/ Min.: ....

Atembewegungen

kostosternale nach: ventral, kranial
kostale nach: dorsal (symmetrisch, asymmetrisch)
kostoabdominale nach: ventral, lateral, medial,
(bei Zwerchfell-Thoraxwand-Antagonismus),
lumbodorsal
inspiratorischer Atemhilfsmuskeleinsatz
expiratorischer Bauchmuskeleinsatz
inspiratorische Einziehungen: interkostal, jugular
„Nachschleppen" der Rippen: rechts, links
kostosternale/kostoabdominale Atembewegungen überwiegen
überwiegend flache, tiefe Atemzüge

Atemrythmus

unauffällig,
verlängerte Ausatmung,
keine endexpiratorische Pause,
häufige Seufzer,
Wechsel von flachen und tiefen Atemzügen

3. Allgemeinbefund

Kräftezustand

gut, mäßig, schlecht

Gesichtsausdruck

unauffällig, müde, gespannt, entspannt,
ängstlich, abweisend

Gewicht im Verhältnis zur Größe

Normal-, Unter-, Übergewicht

Bewegungen
angemessen, verlangsamt, schnell, hastig
Bewußtseinslage
klar, getrübt, bewußtlos
Vitalkapazität: ....

BGM-Tastbefund

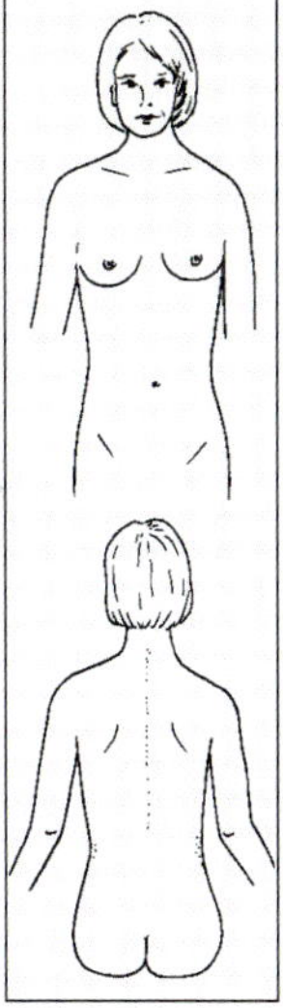

4. Hautfarbe, Puls

Zyanose
Lippen, Gesicht, Extremitäten
Ruhepuls
Frequenz/min.: ....
Rythmus: regelmäßig, unregelmäßig
Füllung: gut, mäßig, schlecht zu tasten

5. Thoraxbefund

Form, Muskel- und Gewebstonus, Beweglichkeit

WS-Befund
unauffällig, verstärkte BWS-Kyphose/LWS-Lordose, Skoliose
Thoraxform
unauffällig, gewölbt, Trichterbrust, Thorax piriformis, Asymmetrie
Muskelverspannungen
Nacken-Schulter-Bereich, Rücken-Thorax-Bereich, Bauch

Bauch
unauffällig, adipös, muskelschwach, muskelkräftig

Thoraxbeweglichkeit-Umfangmessungen

Meßstelle	in max. EA Stellung	in max. AA-Stellung	Diff.
Achsel			
Sternumspitze			
5 cm unter Sternumspitze			

6. Beobachtungen unter Belastung

Belastungsart	Dyspnoe	Atemfrequenz/ min.	Pulsfrequenz/ min.	Zyanose (falls sichtbar)	Blutdruck (falls nötig)
Gehen im Tempo 60-80-100-120 Schritte/min.	nach .... Minuten	vorher			
		nachher			
		Erholung nach .... Minuten			
Treppensteigen im Tempo 2 Stufen/sec.	nach .... Minuten	vorher			
		nachher			
		Erholung nach .... Minuten			

Beurteilung der Atemform
normal
Erfordernisatmung bei Obstriktion
Erfordernisatmung bei Restriktion
flache, schnelle Atmung nach OP (Angst, Schmerz)
nervöses Atmungssyndrom

3.1.2 Obstruktive Lungenerkrankungen

Chronische obstruktive Bronchitis (COLD)

Sammelbegriff für verschiedene obstruktive Lungenerkrankungen. Eine chronische Bronchitis liegt nach WHO-Definition vor, wenn in zwei aufeinanderfolgenden Jahren Husten und Auswurf über mindestens 3 Monate bestehen.

3

Schweregrade der chron. Bronchitis	
Einfache chron. Bronchitis	Schleimig-weißer Auswurf ohne Obstruktion, sog. Raucherhusten, reversibel
Chronisch-obstruktive Bronchitis (COLD)	Auswurf bei Bronchialobstruktion durch Bronchospasmus, zähes Sputum *(Dyskrinie)* und Schleimhautödem
Obstruktives Lungenemphysem	Wie COLD, zusätzlich respiratorische Insuffizienz: Erhöhung des Residualvolumens, ventilatorische Verteilungsstörungen

Klinik

Husten, zäher Auswurf bes. morgens, Atembeschwerden bei Belastungen, rezidivierende bronchiale Infekte. Zeichen des Lungenemphysems: Faßthorax, hypersonorer Klopfschall, geringe Atemverschieblichkeit der Lungengrenzen.

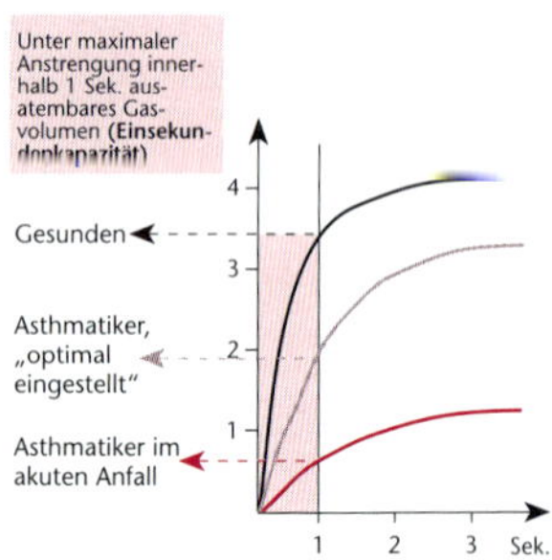

Abb. 3.03: Spirometriekurven

Diagnostik

- *Sputum:* Zur bakteriologischen und zytologischen Diagnostik.
- *Blutbild:* Leukozytose (Infekt?), Polyglobulie (Zeichen eines chron. Sauerstoffmangels).
- *Lungenfunktionsuntersuchung:* Obstruktion, evtl. Zeichen einer Lungenüberblähung.
- *Röntgen:* In 50 % der Fälle röntgenologische Veränderungen (Überblähung mit tiefstehenden, abgeflachten Zwerchfellen).

Ärztliche Therapie

- Meidung auslösender Faktoren: Ermutigung mit dem Rauchen aufzuhören, entsprechende Hilfsangebote und Instruktionen geben.
- Umsetzen oder Absetzen von Medikamenten, die zu einer Zunahme der Obstruktion führen können, wie β-Blocker, Acetylsalicylsäure-Präparate (z.B. Aspirin®, ASS®).
- Inhalationstherapie: Aerosoltherapie mit Kochsalz-, Sultanol®- oder Atrovent®-Inhalationslösung.
- Antiobstruktive Stufentherapie als Langzeitbehandlung (s.u.).

Hinweise zur Inhalationsbehandlung ☞ *2.2.6*

Physiotherapeutische Maßnahmen

Akute Phase

Sekretfreiheit

- *Thoraxerschütterungen:* Manuell durch Klatschungen, Klopfungen, Vibrationen oder apparativ durch Vibrax (z.B. Vibramat®), Rütteltisch, Flutter (☞ 2.2.6). Maßnahmen in Dehnlagen (Mondsichel- oder Drehdehnlage, ☞ Abb. 2.13) ausführen. Mit tiefem Ein- und langsamem Ausatmen (tönende Laute wie „mmh“ oder Verschlußlaute wie „p, t, k“) und aktiven Dehnzügen der Arme kombinieren.
- *Atemvertiefende Maßnahmen*, z.B. Packegriffe am Thorax, v.a. am unteren Rippenrand, Hautfalte senkrecht abheben und behutsam nach kranial ziehen. Auftrag an Pat.: „Atmen Sie mir die Hautfalte aus den Händen“. Durch die Kaliberschwankungen löst sich das Sekret von der Bronchialwand.
- *Autogene Drainage und Huffing* (☞ *2.2.6).*
- *Heiße Rolle* am Thorax, feuchtheiße Wickel am Sternum (Pellkartoffeln im Leinensäckchen ☞ 2.5.3), Salbeneinreibung z.B. mit Transpulmin®, Trinkmenge erhöhen (KI: Herzinsuffizienz), Bronchial- und Hustentees.

Thoraxmobilität und aufrechte Haltung

- Dynamische Bewegungen der Arme und des Schultergürtels im Stehen oder Sitzen, bei denen die BWS in Extension, Lateralflexion und Rotation weiterlaufend mobilisiert wird. Bewegungsausführung im Atemrhythmus. Über- und Unterforderung vermeiden.
  Beispiele:
  - Arme seitlich erhoben. Beim Einatmen zurückspannen, beim Ausatmen erreichte Stellung beibehalten, ca. 4 mal wiederholen, Arme senken.
  - Einen Arm beim Einatmen in Richtung Zimmerdecke strecken, den anderen in Richtung Fußboden, beim Ausatmen Spannung lösen, am Ende der nächsten Einatmung Spannung beibehalten und ausatmen, noch ca. 2 mal wiederholen.
  - Die gestreckten Arme langsam und ausführlich wie Windmühlenräder bewegen: vorn hoch, hinten herunter. Den Armen nach hinten oben nachschauen.
  - Die Rumpf- und Armbewegungen können mit Geräten wie Gymnastik- oder Therabändern, Schwungtuch oder Stäben ausgeführt werden.
- PNF: Armdiagonalen uni- oder bilateral; Scapula-Pelvis-Diagonalen in Seitlage; Stretch am Sternum nach der Ausatmung.

Nicht-akute Phase

- *Thoraxmobilität und aufrechte Haltung* (s.o.)*:* Pat. zum selbständigen, regelmäßigen Üben anleiten. Empfehlung ambulanter Therapiegruppen. Körperl. Aktivitäten im Alltag steigern: Treppe statt Fahrstuhl, zu Fuß gehen statt Auto fahren, sich öfter strecken und räkeln, aufrechte Haltung einnehmen.
- *Optimale Ausdauerleistung:* 3–4x/Wo. für eine halbe Stunde, z.B. Radfahren, Bergwandern, Schwimmen oder Skilanglaufen. Nach und nach Dauer und Geschwindigkeit steigern.

→ *Gesteigerte Abwehr:* Kneipp'sche Güsse (☞ 2.5.4), Tretbecken, Wechselduschen, Ganzkörperbürstungen (☞ 2.4.4), Sauna (☞ 2.5). Überheizte Räume mit trockener Luft meiden (Luftbefeuchter einsetzen).

Bronchiektasen

Irreversible sack- oder zylinderförmige Ausweitungen der Bronchien.

Ursachen

Angeboren (z.B. Mukovszidose, IgA-Mangel) oder erworben (häufig durch frühkindl. Infektionen), Verlegung von Bronchusabschnitten durch Fremdkörper oder Tumoren.

Klinik

Auskultatorisch feuchte respiratorische Geräusche. Ergiebige, übelriechende Sputumproduktion als sogenannte „maulvolle Expektorantien". Dreischichtiges Sputum.

Ärztliche Therapie

Konservativ: Inhalationstherapie mit Kochsalzlösung, Atemtherapie mit Drainagelagerungen (Knie-Ellenbogenlage). Bei Infektionen Antibiotika-Therapie nach Antibiogramm.
Chirurgisch: Bei lokalsierter Erkrankung Segment- oder Lobektomie.

Physiotherapeutische Maßnahmen: Grunderkrankung behandeln (COLD, Silikose). Sekrettransport unterstützen: Drainagelagen selbständig täglich einnehmen (☞ 2.2.6), günstige Tageszeit: morgens. Autogene Drainage (☞ 2.2.6).

Asthma bronchiale

Anfallsweises Auftreten von Atemnot durch Atemwegsobstruktion (ganz oder teilweise reversibel) auf dem Boden einer Hyperreagibilität der Atemwege.

Einteilung in:

- *Allergisches Asthma:* IgE-vermittelte Allergie vom Soforttyp (Typ 1). Auslösung durch Allergene wie Pollen, Hausstaubmilben u.a. (häufig Neurodermitis, allergische Rhinitis, Heuschnupfen in der Familienanamnese).
- *Nichtallergische Asthmaformen* (intrinsic asthma): Auslösung durch Infektionen; Anstrengungsasthma bes. bei Kindern; physikalisch-chemisch-irritatives Asthma durch Reize wie Staub und Kälte, pseudoallergisches Asthma, durch Medikamente.

Diagnostik

- *Lungenfunktion:* FEV_1, FEV_1/VC vermindert, erhöhter Atemwegswiderstand.
- *Broncholysetest:* Nach Inhalation eines β-Mimetikums Verbesserung des Atemwegswiderstands.
- *Blutgasanalyse:* Zeigt den Grad der respiratorischen Insuffizienz an. *Cave:* Zu Beginn häufig durch Hyperventilation paO_2 erhöht, $paCO_2$ erniedrigt → Gefahr der Fehleinschätzung eines Anfalles.
- *Labor:* Leukozytose, Eosinophilie, IgE.
- *EKG:* Evtl. Zeichen der Rechtsherzbelastung.
- *Röntgen:* Lungenüberblähung (Transparenzvermehrung).

Stadieneinteilung der Atemwegsobstruktion					
Stadium	**Symptomatik**	**FEV_1* oder FVC*****	**pH**	**p_aO2**	**paCO2**
I (gering)	Geringe Dyspnoe, diffuses Giemen	50–80 % des Normalwertes	n oder ↑	meist ↓	n oder ↑
II (mäßig)	Ruhedyspnoe, vermehrter Einsatz der Atemhilfsmuskulatur, lautes Giemen, Gasaustausch normal oder eingeschränkt	50 % des Normalwertes	n oder ↑	↓	meist ↓
III (schwerwiegend)	Schwere Dyspnoe, Zyanose, Einsatz der Atemhilfsmuskulatur, lautes Giemen oder Fehlen von Atemgeräuschen (silent lung); Pulsus paradoxus: Abfall des systolischen Blutdruckes während der Inspiration	25 % des Normalwertes	meist ↓	↓	n oder ↑
IV (akut lebensbedrohlich)	Schwerste Dyspnoe, Verwirrung, Lethargie, Pulsus paradoxus von > 30–50 mmHG	10 % des Normalwertes	stark ↓	↓	stark ↑

* *Normwert FEV_1 M: ca. 3 l, F: ca 2,2 l; stark abh. von Alter, Körpergewicht, Größe*
** *n = normal*
*** *FVC = forcierte Vitalkapazität*

Ärztliche Therapie

Antiobstruktive Therapie, zusätzlich Allergenkarenz, wenn möglich Hyposensibilisierung (bei bekannten Allergen). Anfallsprophylaxe: Chromoglicinsäure (z.B. Intal®), Antihistaminika. Hinweise zur Spraytechnik ☞ 8.6.1.

Antiobstruktive Dauertherapie in 4 Stufen	
Stufe 1	• Inhalative Glukokortikoide z.B. Sanasthmax® 2–3 x 2 Hub. • Mundspülung nach Inhalation reduziert Risiko lokaler Pilzinfektionen; bei ausgeprägter Obstruktion Vorinhalation eines β_2-Mimetikums
Stufe 2	Sympathomimetika als Aerosol, z.B. Salbutamol 4 x 2 Hub. Wenn die inhalative Verabreichung nicht möglich ist, orale Applikation, z.B. Terbutalin (z.B. Bricanyl®)
Stufe 3	Zusätzlich Theophyllin-Präparat (z.B. Bronchoretard®)
Stufe 4	Zusätzlich systemische Gabe von Glukokortikoiden

Status asthmaticus

Akuter Asthmaanfall, der auf die Behandlung mit eigenen Medikamenten nicht anspricht. Der Status asthmaticus ist eine lebensbedrohliche Situation und macht eine Krankenhauseinweisung und meist auch eine Intensivtherapie notwendig.

Physiotherapeutische Maßnahmen

Phase I: Akuter Anfall

! Die Pat. müssen der Behandlung zustimmen, TherapeutIn sollte nicht viel reden und überreden.

Reduzierung der Angst

Ablenkung von der „Atembeklemmung" im akuten Anfall durch Wahrnehmungsaufträge Atmung und Körper betreffend:

- *Wahrnehmen der Atembewegung:* TherapeutIn legt eine oder beide Hände ohne Druck an die Stellen des Rumpfes, wo Atembewegungen gut zu sehen sind. Pat. erhält keinen Bewegungsauftrag („Atmen Sie gegen meine Hand"), sondern einen Wahrnehmungsauftrag, z.B.: „Spüren Sie, was mit meiner Hand geschieht. Wie groß ist die Bewegung?" Der kostoabdominale Bereich ist Schwerpunkt der Behandlung, um die Zwerchfellatmung bewußt zu machen und anzuregen. Wenn möglich, soll Pat. die eigenen Hände auflegen.
- *Konzentration auf den Handkontakt der TherapeutIn:* Extremitäten langsam ausstreichen, v.a. an Händen und Füßen (ausgeprägte Rezeption). Aufmerksamkeit des Patienten durch Wahrnehmungsaufträge lenken: „Wie ist die Temperatur meiner Hände? Wie schnell bewegen sich meine Hände?" Pat. braucht nicht zu antworten, Ziel ist die gerichtete Aufmerksamkeit.

Erleichterung der Atemarbeit

- *Lippenbremse:* Pat. soll durch die leicht aufeinanderliegenden Lippen die Luft ausblasen. Die Dauer nicht dirigieren (Erfordernisatmung), jedoch verlängerte Ausatmung anstreben.
- *Atemerleichternde Körperstellungen:* Vornübergebeugtes Stehen mit aufgestützten Händen oder Ellenbogen oder Kutschersitz. Keine Stellung erzwingen.
- *Manuelle Ausatemhilfe:* Hände am unteren Rippenrand des Pat. auflegen. Leichten Nachdruck bei der Ausatmung im Atemrhythmus des Patienten. Mit Lippenbremse kombinieren.

Phase II: Abklingender Anfall

Sekretfreiheit ☞ 3.1.2

Hustentechnik

Hustenreiz dämpfen, wenn ein trockener Reizhusten besteht: Kurz Luft anhalten, langsam atmen, oberflächlich atmen, durch die Nase einatmen. Sich auf etwas konzentrieren, z.B. Atembewegung, Auflagefläche. Warmes Getränk, Hustenbonbon.

Informierter Patient

Atemnotauslösende Situationen erkennen und vermeiden lernen. Ablenkung von der drohenden Atemnot bei beginnendem Anfall durch selbständige Wahrnehmung:

- *Atemwahrnehmung:* „Wo spüre ich die meiste Atembewegung? Wie lange dauern die Phasen der Ein- und Ausatmung im Verhältnis zueinander? Wie lange ist die Pause nach der Ausatmung? Wie ist die Temperatur der Atemluft an den Nasenflügeln? Wann ist sie warm, wann kalt? Wie weit spüre ich den Nasen-/Rachenraum?"

→ *Körperwahrnehmung, z.B.:* An welchen Stellen liegen Arm, Bein, Brustkorb oder Kopf auf? Wie groß ist der Abstand zwischen Kniekehle, LWS oder HWS und Unterlage?
→ *Bewegungswahrnehmung, z.B.:* Wie fließend ist die Bewegung? Wie weit geht sie im Seitenvergleich? Wie fest ist ihr Ende?

Erleichterte Atemarbeit

→ *Gähnatmung:* Bei geschlossenen Lippen langsam und tief einatmen, Mundboden- und Kehlkopfsenkung sowie Atembewegung wahrnehmen. Die Luftwege weiten sich reflektorisch. Mehrfaches Üben erforderlich.
→ *Selbständige Packegriffe am unteren Rippenrand:* Flächig Hautfalten am unteren Thoraxrand ergreifen (unilateral oder bilateral), während der Einatmung durch Zug die Hautfalten im rechten Winkel von der Thoraxwand abheben. Den Zug während der Exspiration beibehalten und bei der Inspiration leicht verstärken.
→ *Atemerleichternde Ausgangsstellungen (☞ 2.2.6):* Zusätzlich zum Kutschersitz und dem Stehen mit aufgestützten Armen: Seitlage mit erhöhtem Oberkörper, mit einem Arm vor dem Körper abstützen, Bauch soll nach vorn frei sein. Sitz vor dem Tisch, Arme liegen verschränkt auf einem Polster, Kopf liegt auf den Armen, Beine grätschen. Päckchenlage, Beine grätschen, Arme und Kopf wie beim Sitz vor dem Tisch lagern. Lippenbremse wie in der akuten Phase.

Lungenemphysem

Distal der Bronchioli terminales entstandene irreverible Wandaussackung durch Zerstörung der Alveolarsepten, dadurch Erhöhung des funktionellen Totraumes bei gleichzeitiger Verminderung der Gasaustauschfläche. Folgen: respiratorische Insuffizienz, pulmonale Hypertonie (Kapillarverlust, Konstriktion), Cor pulmonale. Formen: Zentrolobuläres Emphysem, Entstehung meist in Folge chronisch-obstruktiver Bronchitiden (COLD). Panazinäres Emphysem als sogenanntes Altersemphysem, z.B. als Folge eines Antitrypsinmangels.

Klinik

Chronische Atemnot, unter Belastung rasch zunehmend. Husten, zäher Auswurf besonders morgens, rezidvierende bronchiale Infekte. Zeichen des Lungenemphysems: Faßthorax, hypersonorer Klopfschall, verkleinerte Herzdämpfung, geringe Atemverschieblichkeit der Lungengrenzen.

Diagnostik

- *Lungenfunktion:* Erhöhte Totalkapazität, erhöhtes Residualvolumen (> 40 % der Totalkapazität bzw. > 2 Liter), Vitalkapazität und FEV_1 erniedrigt.
- *Blutgasanalyse:* Respiratorische Partial- oder Globalinsuffizienz.
- *Röntgen:* Erhöhte Strahlendurchlässigkeit der Lunge, breite Interkostalräume, kleines, steilgestelltes Herz.
- *Antitrypsin* ggf. vermindert.

Ärztliche Therapie

Behandlung der Grundkrankheit, Therapie pulmonaler Infekte.

Physiotherapeutische Maßnahmen

- → *Erleichterte Ausatmung bei Ruhe- oder Belastungsdyspnoe:* Anwendung der Lippenbremse bei beginnender Atemnot. Angemessene Pausen während körperlicher Aktivität. Beim Treppensteigen, Bergaufgehen, Heben und Tragen schwerer Gegenstände automatisch Lippenbremse einsetzen.
- → *Informierter Patient:* Vermeiden von Preßatmung bei Stuhlgang, Heben und Stemmen schwerer Gegenstände. Potentielle Infektionsquellen (Menschenmengen in Bussen, Wartebereichen und Kaufhäusern) meiden. Vermeiden von unproduktivem Husten (s.o.).
- → *Normotonus hypertoner Rumpfmuskulatur:* Detonisierende Massagegriffe sind aufgrund der erhöhten Atemarbeit vor allem am Schultergürtel und Bauch auszuführen: Großflächige Ausstreichungen, weiche Knetungen und Hautabhebungen, Vibrationen.
- → *Optimale Thoraxmobilität und Ausdauerleistung s.o.*

3

3.1.3 Restriktive Funktionsstörungen

Lungenfibrose

Erkrankungen des Lungenzwischengewebes führen über Bindegewebsvermehrung und Lungenparenchymverminderung infolge einer Gewebefibrosierung zu restriktiven Ventilationsstörungen mit Verminderung aller Lungenvolumina: Vitalkapazität, Atemzugvolumen (☞ 3.1.1).

Pneumokoniosen/Staubinhalationskrankheiten

Z.B. Silikose, Asbestose, Talkumlunge. Durch Speicherung von anorganischem Staub (z.B. Asbest, Zement, Eisen, Bauxit) im Lungengewebe bedingte Lungenfibrose. Häufigste zur Invalidität führende, meldepflichtige Berufskrankheit.

Klinik

- Dyspnoe, Tachypnoe, trockener Husten.
- Befund: Auskultarorisch inspiratorische, nicht klingende Geräusche, Zeichen der respiratorischen Insuffizienz, Zeichen der Rechtsherzbelastung (Beinödeme, gestaute Halsvenen, Lebervergrößerung, Aszites).

Ärztliche Therapie: Behandlung der Pneumokoniosen: Strikte Expositionsprophylaxe. Ermuntern, das Rauchen aufzugeben, symptomatische Therapie von Atemwegsobstruktion und respiratorischer Insuffizienz.

Physiotherapeutische Maßnahmen

- → *Optimale Vitalkapazität und verringerte Atemfrequenz:*
  - Dehnlagen (Mondsichel- oder Drehdehnlage, Rückenlage über dem Pezziball oder Seitlage über einer zusammengerollten Decke) über mindestens 10 Min. pro Seite. Unbedingt auf Schmerzfreiheit achten (☞ 2.2.6).

- In diesen Lagen thorakal und kostoabdominal Massagegriffe anwenden: Einleitend flächige Ausstreichungen, punktuell in den Interkostalräumen, Hautabhebungen und Hautrollungen. Vorbereitend im Anwendungsgebiet der Grifftechniken Heiße Rolle.
- Gleichzeitig oder anschließend Atemaufträge, z.B. schnüffelnd und maximal durch die Nase einatmen, Luft langsam und langanhaltend ausblasen, abwarten, erst dann einatmen, wenn das Bedürfnis danach spürbar ist. Oder Wahrnehmen und Vergrößern der Atembewegung bei Handkontakt der TherapeutIn. Eine verlängerte endexspiratorische Atempause führt reflektorisch zur Aktivität der Einatemmuskulatur.
- Aktive und passive Dehnzüge der Extremitäten: Z.B. in Mondsichellage einen Arm und gleichseitiges Bein bei der Einatmung in die Länge ziehen, steigernd auch zusätzlich bei der Ausatmung. Pat. zu ausführlichem Ein- und Ausatmen und zu langer endexspiratorischer Atempause auffordern.

→ *Thoraxmobilität und aufrechte Haltung* ☞ 3.1.2
→ *Verminderter Hustenreiz* ☞ 3.1.2

Pleuritis

Entzündung der Pleurablätter. Meist sekundär als Folge von anderen Erkrankungen, z.B. Tuberkulose, Pneumonie, Lungeninfarkt, Pleuramesotheliom, Bronchialkarzinom oder Systemerkrankungen wie Systemischer Lupus erythematodes (SLE).
Symptome: Starke, atemabhängige Schmerzen. Evtl. Fieber.

Ärztliche Therapie: Behandlung der Grundkrankheit; Schmerztherapie, um das Durchatmen zu ermöglichen.

Physiotherapeutische Maßnahmen

→ *Pneumoniefreiheit:* ☞ 2.2.7

! Die Tiefe und Geschwindigkeit der Atemzüge muß sich an den Schmerzen des Pat. orientieren. Anfangs evtl. auf Dehnungen der schmerzhaften Seite verzichten. Bei atemvertiefenden Maßnahmen diese Seite mit breitfächigem und festem Händedruck fixieren. Fixation auch durch Tapeverbände senkrecht zum Rippenverlauf oder durch Lagerung auf der betroffenen Seite möglich.

→ *Pleuraschwartenfreiheit* (erst bei Abklingen der Schmerzen):

- Betontes Ausatmen in Dehnlagen, z.B. Seitlage über einer gerollten Decke, betroffene Seite obenliegend, Arm dieser Seite in max. Flexion und Adduktion. Vorbereitend interkostale Ausstreichungen, Hautabhebungen und Hautrollungen an der gesamten Flanke einschließlich Achselhöhle und Oberarm.
- Aktive Längsdehnungen des obenliegenden Armes und Beines (einzeln oder gleichzeitig) während maximaler Ausatmung (evtl. tönend: „ß-ß-ß" oder „f-f-f" gestoßen oder fließend). Durchführung auch selbständig mehrmals täglich über 5–10 Min. Schmerzgrenze beachten.

3.1.4 Lungenembolie

Verschluß einer oder mehrerer Lungenarterien durch einen Thrombus können zu einer akuten Drucküberbelastung der rechten Herzkammer führen.

Die Schweregrade sind abhängig vom Ausmaß des Verschlusses. Die Thromben stammen in 90 % der Fälle aus Becken- und Beinvenen. Risikofaktoren für die Entstehung von Phlebothrombosen sind Z.n. OP, Immobilisation, höheres Lebensalter, Trauma, Adipositas, Varizen, Schwangerschaft, Ovulationshemmer (besonders in Kombination mit Rauchen und Alter).

Symptome: Dyspnoe, Zyanose, Husten, plötzliche Thoraxschmerzen besonders bei der Inspiration, Schweißausbruch, Tachykardie, Hypotonie bis zum Schock, Halsvenenstauung (ZVD erhöht), ggf. Zeichen einer Phlebothrombose.

Diagnostik

- *Blutgasanalyse:* Hypoxie bei Hyperventilation (pO_2 und pCO_2 erniedrigt).
- *EKG:* S_I/Q_{III}-Typ, Rechtsdrehung des Lagetyps, inkompletter Rechtsschenkelblock, P-pulmonale, Sinustachykardie, Vorhofflimmern.
- *Röntgen:* Meist unauffällig. Evtl. Zwerchfellhochstand, Kalibersprung der Gefäße, Pleuraerguß, Lungeninfarkt.
- *Lungen-Perfusionsszintigraphie:* Beste nichtinvasive Methode zum Nachweis bzw. Ausschluß einer Lungenembolie.
- *Pulmonalisangiographie:* Indikation bei Unklarheit und geplanter Lyse.

Ärztliche Therapie: Allgemeine Maßnahmen: Bettruhe, Schmerztherapie, Sedierung; Heparinisierung, Blutdrucksenkung, evtl. Lysetherapie.

Physiotherapeutische Maßnahmen

Phase I: Bettruhe

→ *Verhinderung weiterer Thrombosen und Embolien:* Kompression beider Beine. Leichte isometrische Spannungen des nicht betroffenen Beines und der Arme. Dabei nur wenige Muskelgruppen über max. 5 Sek. anspannen lassen. Luft anhalten unbedingt verhindern. Stdl. ausführen. Pat. unbedingt informieren: keine schnellen Bewegungen beim Umlagern – Kopfteil langsam senken, Beine behutsam anheben. Kein Atempressen beim Stuhlgang. Anhaltendes Husten oder ausgiebiges Lachen vermeiden → postpressorische Rückstromsteigerung im venösen System.

→ *Pneumoniefreiheit:* Die Pat. liegen bei bestehender Luftnot gern mit erhöhtem Oberkörper. Atemvertiefende Maßnahmen ohne forciertes Atmen, z.B. durch Wahrnehmen und Vergrößern der Atembewegung bei Handkontakt durch Th. sternal, lateral, kostoabdominal und dorsal, keine Verlängerung der endexspiratorischen Atempause. Vorbereitend Packegriffe am Thorax, auf langsames Umlagern achten. Falls nicht kontraindiziert, sollen die Pat. halbstündlich von der Seitlage rechts zur Seitlage links wechseln.

→ *Schmerzfreiheit beim Atmen und Husten:* Bei atemvertiefenden Maßnahmen Schmerzgrenze respektieren, die schmerzhafte Seite mit flächigem Händedruck fixieren. Beim Husten selbständige Fixation Hand über Hand.

Phase II: Aufgehobene Bettruhe

→ *Mobilisierter Patient* ☞ 3.3.6
→ *Pleuraschwartenprophylaxe* ☞ 3.1.3

3.1.5 Pneumonie

Infektionsbedingte Entzündung des Lungenparenchyms. Erreger: Bakterien, Viren, Pilze und Protozoen. Seltener physikalische (Strahlen, Fremdkörper) oder chemische Einflüsse (Reizgase, Aspiration von Magensaft) und kreislaufbedingte Ursachen (Lungenembolie, Infarktpneumonie). Häufigste zum Tode führende Infektionskrankheit.

Definition

- *Primäre Pneumonie:* Ohne prädisponierende Vorerkrankung, Erreger meistens Pneumokokken.
- *Sekundäre Pneumonie:* Folge von oder Begünstigung durch Bettlägerigkeit, kardiale Stauung, chron.-obstruktive Bronchitis, Alkoholismus, Immunschwäche. Erreger meist Hämophilus, Streptokokken, Klebsiellen, Staphylokokken und gramnegative Problemkeime.
- *Atypische Pneumonie:* Klinisch gekennzeichnet durch grippeähnlichen, langsamen Beginn. Erreger: Viren, Legionellen, bei Kindern Mykoplasmen.
- *Typische Pneumonie:* Akuter Beginn mit hohem Fieber, Nasenflügelatmen, Tachypnoe, Leukozytose. Erreger fast immer Pneumokokken.
- *Lobärpneumonie, Bronchopneumonie:* Röntgenologische Begriffe je nach Lokalisation; mit und ohne Pleuraerguß.
- *Friedländer-Pneumonie:* Klebsiellen, häufig bei Alkoholikern und Diabetikern. Wechselnde Infiltrate.

Diagnostik

- Röntgen: Thoraxaufnahme in zwei Ebenen.
- Labordiagnostik: Blutbild, Blutkörperchen-Senkungs-Reaktion, CRP (Akut-Phasen-Protein), Elektrolyte.
- Bei schwer verlaufenden Pneumonien zusätzlich: Blutgasanalyse, Blutkultur, ggf. bakteriologische Untersuchungen (Sputum).

Ärztliche Therapie

Je nach Ätiologie antibiotische oder antimykotische Therapie; bei V.a. eine Viruspneumonie zunächst kein Antibiotikum, bei erneutem Fieberanstieg nach vorübergehender Besserung jedoch antibiotische Behandlung (bakt. Superinfektion). Zusätzlich Bettruhe, ausreichende Flüssigkeitszufuhr, Expektorantien, Frischluft, Antipyretika, evtl. auch O_2-Gabe und Intensivmaßnahmen. Antitussiva in der Phase des trockenen Reizhustens sinnvoll.

Physiotherapeutische Maßnahmen

Maßnahmen bei bestehender Pneumonie

Pneumoniepropylaxe ☞ 2.2.7

Verbesserte alveoläre Belüftung zur Vermeidung weiterer Infektionen

Soweit keine Kontraindikationen vorhanden, Pat. baldmöglichst außerhalb des Bettes behandeln (sitzend oder stehend). Bei Behandlung in Rückenlage mehrere Lagewechsel vornehmen (Seitlagen, Rückenlage, Aufsetzen). Atemvertiefende Maßnahmen:

→ Langes Ausatmen, Atempause verlängern, langsam, schnüffelnd und tief einatmen, kurze Pause vor der nächsten Ausatmung.

→ Über die Nasenstenose (2 Finger leicht vor die Nasenöffnungen legen) langsam und tief einatmen, über die Lippenbremse ausatmen, Pause vor der nächsten Einatmung.

→ Pat. informieren: Stdl. selbständige Durchführung atemvertiefender Maßnahmen, evtl. apparative Atemtrainer benutzen (☞ 2.2.6). Motivation zu körperlicher Aktivität in Anpassung an den Kräftezustand.

Sekretfreiheit ☞ 3.1.2

3

3.2 Herzerkrankungen

3.2.1 Befunderhebung bei Herzerkrankungen

Anamnese

Aktuelles Krankheitsgeschehen, Vor- und Begleiterkrankungen, gegenwärtige körperliche Belastbarkeit (subjektives Empfinden, ärztliche Anordnung), Tätigkeiten im Alltag vor dem aktuellen Krankheitsgeschehen, Beschwerden (Schwäche, Übelkeit, Unruhe, Angst, Herzbeschwerden mit/ohne Ausstrahlung, Atemnot).

Körperliche Untersuchung

- Allgemeine *Inspektion* (☞ 3.1.1).
- *Belastungstest:* Messungen der Herz-, Atemfrequenz und des Blutdrucks in Ruhe, nach Belastung (angepaßt an den momentanen Zustand, Rücksprache mit ÄrztIn) und 3 Minuten nach Belastung, dabei Beschwerden erfragen, Atemform (Atemweg, Atemrhythmus, Einsatz von Atemhilfsmuskeln) und Hautfarbe (Blässe, Zyanose) beobachten.
- *Palpation* des Muskeltonus am Rumpf, BGM-Tastbefund.

- → Keine Belastung bei akuten Herzerkrankungen wie frischem Myokardinfarkt, dekompensierter Herzinsuffizienz.
- → Keine Belastung von Herzkranken, deren Befunde nicht bekannt sind.
- → Zur Klärung der Belastbarkeit immer Rücksprache mit ÄrztIn.
- → Bei Beschwerden (z.B. Thoraxschmerzen, Dyspnoe), starkem Blutdruckanstieg, Blutdruckabfall, Herzrhythmusstörungen oder sehr schnellem Anstieg der Herzfrequenz Belastung umgehend abbrechen.
- → Auch Blässe, weißes Munddreieck, Schweißbildung, Atemnot oder Zyanose sind Überlastungszeichen. Nicht nur auf HF achten (evtl. durch β-Blocker ↓).
- → Belastung abbrechen, wenn die Herzfrequenz > 30 Schläge des Ruhepulses erhöht oder um 10 Schläge in der Minute erniedrigt ist.

3.2.2 Koronare Herzerkrankung (KHK) und Herzinfarkt

Krankheitsbilder

- *KHK:* Durch Einengung von Herzkranzgefäßen hervorgerufener myokardialer Sauerstoffmangel. Symptome typischerweise bei Belastung oder Kälteexposition: retrosternales Schmerz- bzw. Beklemmungsgefühl mit Ausstrahlung in den linken Arm, Hals, Oberbauch. Ursache meist Arteriosklerose.
- *Herzinfarkt (☞ Abb. 3.04):* Auf dem Boden eines Koronararterienverschlußes entstehender Untergang von Herzmuskelgewebe (entsprechend des Versorgungsgebietes der betroffenen Koronararterie). Häufig geht eine KHK voraus. Krankenhausletalität ca. 10 %, nach 1 Jahr 20 %, abhängig vom Alter des Pat. und der Infarktlokalisation.

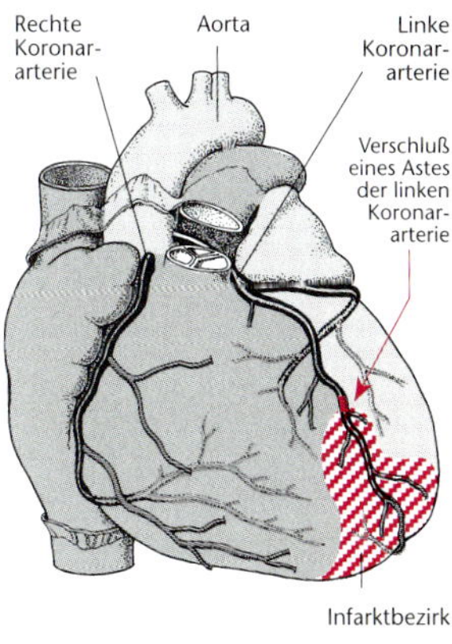

Abb. 3.04: Verschluß einer Herzkranzarterie (Herzinfarkt)

Symptome

Bei KHK kommt es zu *pektanginösen Beschwerden:* meist nach Belastung auftretendes, Sekunden bis Minuten anhaltendes retrosternales Schmerz- bzw. Beklemmungsgefühl mit Ausstrahlung in den linken Arm, Hals, Oberbauch (☞ Abb. 3.05). Rasches Ansprechen auf medikamentöse Behandlung: Nitro-Spray (Vasodilatator) führt zu einer Besserung der Symptomatik.

Herzinfarktverdacht bei anhaltender Angina pectoris. *Keine Besserung* der Symptomatik durch Nitrogabe. *Cave:* Auch „stummer" d.h. schmerzloser Infarkt (Diabetiker mit autonomer Neuropathie) möglich.

3

Befunderhebungsbogen Herzerkrankungen

Datum der Befundaufnahme: ....
Name derTherapeutIn: ....
Name des PatientIn: ....
Alter: ....
Beruf/Tätigkeit: ....

Ärztliche Diagnose: ....
Ärztliche Verordnung: ....
Anamnese: Krankheitsgeschichte, akutes Ereignis, OP ....
....

1. Allgemeinbefund

(Zutreffendes unterstreichen)

Bevorzugte Körperstellung
Rückenlage, Seitlage, Sitz, Oberkörper flach/erhöht gelagert

Körpergewicht im Verhältnis zur Größe
normal, Untergewicht, Übergewicht

Bewußtseinszustand
klar, getrübt, bewußtlos

Reaktionen
unauffällig, verzögert, hektisch

Gesichtsausdruck
unauffällig, gespannt, ängstlich, müde

Körperliche Belastbarkeit (gegenwärtig möglich):
Bewegen im Liegen, Sitzen, Stehen, Gehen, Treppensteigen,
Fahrradergometerbelastung,
Subjektives Leistungsempfinden des Patienten
Leistungsgrenze: ....

Körperliche Belastbarkeit (vor Krankenhausaufenthalt möglich):
Alltagsbelastung: An-, Auskleiden, Waschen, Essen,
Gehstrecke (Entfernung/Dauer): ....
berufliche Tätigkeit, Hausarbeit, Freizeit

2. Beschwerden

PatientIn berichtet spontan: ....
....
....
....

Allgemeinsymptome (auf Befragen)
Müdigkeit, Abgeschlagenheit, Krankheitsgefühl, Appetitlosigkeit, Übelkeit, Unruhe, Unlust, leichte Erregbarkeit, Angst

Herzbeschwerden
Herzklopfen, Herzjagen (bei Tachykardie), Herzstiche, Herzdruck, Schmerzen hinter dem Brustbein, mit Ausstrahlung in den linken Arm/ in beide Arme/ Bauch/ zwischen die Schulterblätter

Kurzdauernder Bewußtseinsverlust (Synkope)
bei Wechsel aus horizontaler in senkrechte Körperstellung
bei Ausdauerbelastung (z. B. beim Gehen)

Atemnot
in Ruhe, bei geringer Belastung

3. Puls

In Ruhe

Frequenz: ....

Füllung weich, hart (Hypertonie)

Rhythmus: rhythmisch, arrhythmisch

Nach Belastung

welcher Art: ....

Frequenz: ....

Füllung: besser, schlechter zu fühlen als in Ruhe

Rhythmus: rhythmisch, arhythmisch,

vermehrt arhythmisch im Vergleich zum Ruhepuls

4. Blutdruck

in Ruhe ....

nach Belastung ....

Zutreffendes ankreuzen

	in Ruhe	nach Belastung
5. Atemform		
Atemweg		
Mund		
Nase		
Atembewegung		
costosternal		
costoabdominal		
Atemhilfsmuskeleinsatz		
inspiratorische Atemhilfsmuskeln		
exspiratorische Atemhilfsmuskeln		
Atemfrequenz		
Atemrhythmus		
unauffällig		
keine endexspiratorische Pause		
häufige Seufzer		
wechselnd schnelle und langsame Atemzüge		
6. Hautfarbe		
Blässe		
weißes Munddreieck		
Gesichtsröte		
Zyanose		
der Lippen		
des Gesichts		
der Extremitäten		

Ödeme

z.B. Aszites, Halsvenenstau, Knöchelödem, Handrückenvenen sichtbar

Muskeltonus erhöht

Schulter, Nacken, Thorax

BGM-Tastbefund

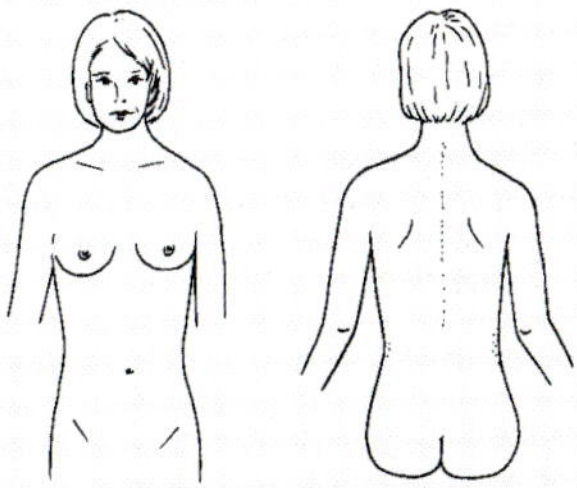

Beweglichkeit linkes Schultergelenk: ....

Diagnostik

- Typische Symptomatik (fehlt bei 30 %).
- Infarkttypisches EKG (fehlt bei 30 %).
- Infarkttypischer Enzymverlauf: Anstieg von CK, GOT, HBDH, LDH (fehlt bei 30 %).

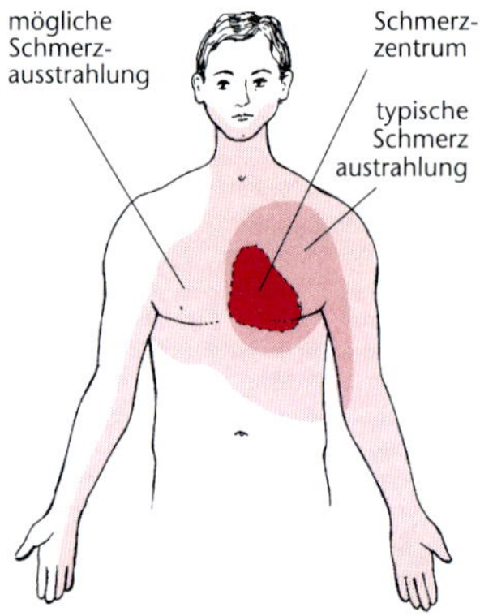

Abb. 3.05:
Schmerzausstrahlung bei Angina pectoris

Ärztliche Erstmaßnahmen bei V.a. Herzinfarkt

Verlegung auf Intensivstation. Oberkörper schräg hochlagern, Nitroglycerin, 2 Sprühstöße, Sauerstoff-Gabe über Nasensonde, Sedierung, Schmerzbekämpfung, EKG-Monitoring, antiarrhythmische Therapie.

Weitere Therapie

- Medikamentöse antianginöse Therapie (z.B. Nitroglycerin, β-Blocker).
- Evtl. Lysetherapie oder PTCA (Dilatation des betroffenen Gefäßes mit Ballonkatheter).
- Bettruhe, psych. Führung, Stuhlregulierung.
- Bei unkompliziertem Verlauf Mobilisierung. Nach 2–3 Wochen Belastungs-EKG, danach Anschlußheilbehandlung. Differenzierte Zweitinfarktprophylaxe mit ASS, Nitropräparaten, β-Blocker, Koronarsportgruppe.

Ärztliche Therapie bei KHK

Medikamentöse antianginöse Dauertherapie mit z.B. Nitroglycerin, β-Blockern und/oder Kalziumantagonisten (z.B. Diltiazem). Niedrig dosierte Thrombozytenaggregationhemmer (ASS 100 mg/tgl.).

Physiotherapeutische Maßnahmen

Phase I

Akute Phase bis ca. 6 Wochen nach Infarkt

Intensivstation (ca. 1.–4. Tag)

→ Strenge Bettruhe.

! Beginn und Steigerung der körperlichen Belastung nach ärztlicher Anordnung. Die Maßnahmen dürfen keine Steigerung der Herz- und Atemfrequenz bewirken. Kontrolle der Herzfrequenz über den Monitor. Pat. ohne aufgetretene Ko. fühlen sich eher unterfordert, müssen aber über die Reinfarktgefahr u. die Notwendigkeit der langsamen Belastungssteigerung informiert werden.

→ *Thrombosefreiheit und informierter Patient:* Übungsbeispiele:
  - Im Wechsel Dorsal- und Plantarflexion der Füße ohne Tempoangabe.
  - Beine nacheinander mit schleifender Ferse anstellen, ein Bein über das andere schlagen, abwechselnd Knie des oberen Beines strecken und entspannen.
  - Hände zu den Schultern nehmen, Arme senkrecht hochstrecken, abwechselnd Finger fausten und strecken, Rückweg schrittweise: Hände zu den Schultern, Ellenbogen dann Unterarme ablegen.

! Während der Durchführung sollen die Pat. alle unbeteiligten Muskeln bewußt entspannen und auf fließendes Atmen achten. Fragen zur Bewegungsqualität stellen: „Wie leicht geht die Bewegung? Wie groß empfinden Sie die Spannung? Wie weit geht die Bewegung im Vergleich zur anderen Seite?" Leichtigkeit der Bewegung anstreben.

→ *Pneumoniefreiheit:* Wahrnehmen und Vergrößern der Atembewegung bei Handkontakt der TherapeutIn in Rückenlage nach sternal, kostoabdominal und dorsal (Hand unter den Rücken des Pat. schieben), in Seitlage nach lateral. Ökonomischer Lagewechsel: Beine nacheinander anstellen, nach rechts verrutschen, den rechten Arm und die angestellten Beine nach links legen.

→ *Entspannungsfähigkeit*: Langsames Ausstreichen der Extremitäten, Pat. soll sich auf die Th.-Hände konzentrieren. Wahrnehmen der Luftströmung in Nasen- und Rachenraum, z.B. nach Temperatur, Geschwindigkeit, Raumgröße und endexspiratorischer Atempause fragen.

Normalstation (Heidelberger Stufenmodell a.–c.)

! Pulskontrollen vor, mehrmals während und nach der Behandlung (auf jeden Fall nach Lagewechsel und bei sichtbarer Angestrengtheit) messen und dokumentieren. Abbruchkriterien ☞ 3.2.1.

a. Aufgelockerte Bettruhe (ca. 5.–8. Tag)

→ *Thrombose- und Pneumoniefreiheit:* Dynamische Muskelkontraktionen (langsames Tempo, geringe Belastungs-, lange Pausendauer, geringe Anzahl beteiligter Muskelgruppen, kurze Hebel).
Übungbeispiel (untere Extremität in Rückenlage):
  - Übung 1: Im Wechsel Dorsal- und Plantarflexion der Füße, Tempo: eine Bewegung/Sek., Anzahl: je 10, Pausenzeit: ca. 10 Sek., 3 Wiederholungen.
  - Übung 2: Ein Bein mit schleifender Ferse anbeugen und ausstrecken, Tempo: eine Bewegung/2 Sek., Anzahl: je 6, Pausenzeit: ca. 10 Sek., 3 Wiederholungen pro Bein.
  - Übung 3: Beine liegen leicht gegrätscht, wechselnd außen- und innenrotieren, Tempo: 2 Bewegungen/Sek., Anzahl: je 10, Pausenzeit: ca. 10 Sek., 3 Wiederholungen.

  ! Auswahl der Übungen individuell je nach Körpergröße, Gewicht, Koordinations- und Bewegungsfähigkeit, Auffassungsvermögen.

→ *Ökonomisierter Lagewechsel:* Rückenlage → Seitlage → Sitz → Stand.

→ *Informierter Patient:* Keine Preßatmung (z.B. beim Stuhlgang).

→ *Optimale Entspannungsfähigkeit:* Wahrnehmen der aufliegenden und nicht aufliegenden Körperflächen. Faustschluß einer Hand, dabei Wahrnehmen der kostoabdominalen Atembewegung.

3

b. Aufgehobene Bettruhe (ca. 9.–15. Tag)

→ *Gesteigerte Belastbarkeit:* Dynamische Muskelkontraktionen. Tempo steigern, Belastungsdauer erhöhen, Pausenzeit verkürzen, Anzahl der beteiligten Muskelgruppen steigern, Hebel verlängern. Übungsbeispiel (vgl. Stufe a.):
- Übung 1: Übung 1. und 2. aus Stufe a. kombiniert üben lassen, jedes Bein einzeln, Tempo: eine Bewegung/Sek., Anzahl: je 15, Pausenzeit: ca. 7 Sek., 4 Wiederholungen je Bein.
- Übung 2: Bei angestellten Beinen einen Oberschenkel über den anderen schlagen. Knie des oberen Beines abwechselnd strecken und locker lassen. Tempo: 2 Bewegungen/Sek., Anzahl: je 15, Pausenzeit: ca. 7 Sek., 4 Wiederholungen je Bein.
- Übung 3: Abwechselnd rechtes und linkes Bein mit schleifender Ferse ab- und adduzieren, Tempo: 2 Bewegungen/Sek., Anzahl: 10 je Bein, Pausenzeit: ca. 7 Sek., 3 Wiederholungen.

→ *Ökonomisierte Bewegungen:* Hinsetzen, Aufstehen, Gehen, An- und Ausziehen, Bücken.

→ *Verbesserte Wahrnehmung der Belastungszeichen:* Steigende Atemfrequenz, Atemtiefe und Einsatz von Atemhilfsmuskeln wahrnehmen, Herzfrequenz selbständig messen lernen.

→ *Entspannungsfähigkeit:* Isometrische Spannung eines Armes oder Beines, 4 mal à 10 Sek. Anschließend im Seitenvergleich mit der nicht gespannten Extremität Temperatur, Auflage und Länge wahrnehmen.

c. Aufgehobene Bettruhe (ca. 16.–22. Tag)

→ *Gesteigerte Belastbarkeit:* Übungsausschnitt (vgl. Stufe a. und b.)
- Übung 1: Bei angestellten Beinen abwechselnd rechtes und linkes Bein im Winkel von ca. 45° in die Luft strecken und wieder abstellen, Tempo: 2 Bewegungen/Sek., Anzahl 15 je Bein, Pausenzeit: ca. 5 Sek.; 4 Wiederholungen.
- Übung 2: Bei angestellten Beinen Radfahren mit einem Bein, dabei ausführliche Fußbewegung, Tempo: eine Umdrehung/Sek., Anzahl: 20, Pausenzeit: 5 Sek., 3 Wiederholungen je Bein.
- Übung 3: Bei angestellten Beinen mit einem gestreckten Bein in der Luft Achten schlagen, Tempo: eine Acht/2 Sek., Anzahl 5, Pausenzeit: ca. 5 Sek., 3 Wiederholungen je Bein.

→ *Ökonomisierte Bewegungen:* Treppensteigen (falls für Zuhause erforderlich), Gehen im Freien.

→ *Entspannungsfähigkeit:* Wahrnehmen der Atembewegung während der Bewegungsübungen, des Aufstehens, Gehens und Treppensteigens.

Phase II

Rehabilitation, 6.–10./12.Woche nach Infarkt.

Nach Ergometertest/Belastungs-EKG Zuteilung des Pat. zu Therapiegruppen: Gymnastik, Schwimmen, Lauf- und Ergometertraining.

Phase III

Postkonvaleszenz, lebenslang.

Koronarsportgruppen unter Anleitung speziell ausgebildeter TherapeutInnen und ärztlicher Aufsicht (Weiterbildung durch den Deutschen Sportbund und die Arbeitsgemeinschaft Herz-Kreislauf im ZVK e.V.). Adressen bei HausärztIn, Sportvereinen oder Volkshochschulen erfragen. Unterschieden werden Übungsgruppen für Pat., die weniger belastbar sind als 1 Watt/kg Körpergewicht von Trainingsgruppen für Pat., die mindestens die genannte Belastbarkeit haben. Inhalte sind: Atem-, Entspannungs-, Koordinations- und Ausdauerübungen, Gruppengespräche, Wahrnehmungsschulung und Spiele.

3.2.3 Herzchirurgie

Indikationen für die Herzchirurgie

- Am häufigsten ACVB (Aorto-Koronarer-Venen-Bypass) bei schwerer KHK.
- Herzklappenersatz, meist bei Aorten- und/oder Mitralklappenfehlern.
- Herztransplantation bei schwerer Herzinsuffizenz unterschiedlicher Ursache in speziellen Zentren.

Die meisten OPs werden am offenen Herzen mit Hilfe einer Herz-Lungen-Maschine durchgeführt. Erhöhte Pneumoniegefahr durch Minderbelüftung der Lunge während der OP, eingeschränkte Zilienfunktion aufgrund der Narkotika und geringe Mobilität des Patienten post-OP.

Der Zugang zum Herzen erfolgt durch die *mediane Sternotomie*, bei der das Brustbein in Längsrichtung gespalten und anschließend mit Drahtcerclagen verschlossen wird, die lebenslang belassen werden.

Die Erlaubnis zur Mobilisation ist individuell verschieden und muß von der ÄrztIn erteilt werden.

Physiotherapeutische Maßnahmen

! Nie über die Schmerzgrenze gehen.

Präoperative Behandlung

→ *Über postoperative Komplikationen informierter Patient.* Anleitung zur selbständigen Durchführung von:

- *Atelektasen- und Pneumonieprophylaxe:* Sehr langsam und tief durch die Nase einatmen, dabei evtl. ein Nasenloch zuhalten, über die Lippenbremse oder auf tiefe Töne („mmh") maximal ausatmen, Atempause.
- Wahrnehmen und Vergrößern der Atembewegung des Thorax nach sternal, lateral und dorsal mit eigenständigem Handkontakt. Mediflo® (☞ 2.2.6).
- *Hustentechnik:* Unproduktives Husten durch kurzes Luftanhalten oder oberflächliches Atmen unterbinden, bis der Hustenreiz gedämpft ist.
  Vor dem Abhusten ca. 1/3 der Luft ausatmen, hüsteln statt kräftig zu husten, dabei Thorax seitlich der Narbe beidhändig fixieren.
- *Thromboseprophylaxe:* Dynamische Kontraktionen der Unter- und Oberschenkelmuskulatur. Füße abwechselnd dorsal- und plantarflektieren; Füße kreisen; bei angestellten Beinen abwechselnd rechtes und linkes Bein in die Luft strecken.
- *Optimale Vitalkapazität präoperativ:* Vertieftes Atmen, Dehnlagen und Thoraxmobilisation (☞ 3.1.2).
- *Angstminderung:* Pat. Möglichkeit zum Gespräch geben. Die bevorstehende Operation wird als lebensbedrohlich empfunden (und ist es oft auch).

Postoperative Behandlung

! Keine Rotation und Lateralflexion der BWS, keine Seitlage in den ersten 6–12 Wo (unterschiedliche Empfehlungen). Auf Schmerzfreiheit bei der Behandlung achten.

→ *Atelektasen-, Pneumonie- und Thrombosefreiheit:* Maßnahmen wie bei präoperativer Behandlung (☞ 2.2.7). Bei komplikationslosem Verlauf stehen die Patienten am 1. oder 2. postoperativem Tag auf.

→ *Gesteigerte Belastbarkeit:* Vorgehen nach dem Heidelberger Stufenmodell (☞ 3.2.2). Die Belastung kann schneller gesteigert werden. Zur Kontrolle Herzfrequenz täglich protokollieren. Bei Gabe von β-Blockern unbedingt auf Überlastungszeichen achten: Blässe, weißes Munddreieck, Schweißbildung im Gesicht (oberhalb des Mundes, Stirn), Atemnot, Unruhe, Zyanose.

→ *Bestmögliche Narbenverschieblichkeit (nach dem Fäden ziehen):* Ausstreichungen auf die Narbe zu. Vorsichtige Knetungen der Narbe. Diagonale flächige Hautverschiebungen. Zirkelungen einseitig/beidseitig auf die Narbe zu.

! Narbe darf nicht nässen und nicht auseinander gezogen werden.

→ *Optimale Haltung und Bewegung*: Lagerung im Bett und Haltungskorrektur im Sitz und Stand entgegen der Schonhaltung, d.h. Aufrichten des Brustkorbs. Lagewechsel, Bücken, An- und Ausziehen ohne Lateralflexion und Rotation der BWS durchführen.

→ *Optimaler Muskeltonus der Rumpfmuskulatur:* Griffe aus der klassischen Massage an verspannter Muskulatur. Entspannende Maßnahmen z.B. Abhebeproben aus der Lösungstherapie (☞ 2.3.16)

→ *Optimale Atemform:* Pat. ggf. auf verkürzte Ausatmung, z.B. beim Sprechen, und auf fehlende endexspiratorische Atempause aufmerksam machen.

3.2.4 Herzinsuffizienz

Unvermögen des Herzens, das vom Organismus benötigte Herzzeitvolumen zu fördern. Es besteht eine negative Bilanz zwischen geförderter und benötigter Blutmenge.

Ätiologie

Die Herzinsuffizienz ist Folge einer Erkrankung des Herzmuskels:

- O_2-Mangel des Myokards (z.B. KHK)
- Druckbelastung des linken Herzens, sehr häufig durch arterielle Hypertonie, seltener bei Aortenklappenstenose
- Volumenbelastung bei Herzklappeninsuffizienz
- Herzmuskelnekrose (Herzinfarkt, Herzwandaneurysma)
- Kardiomyopathien
- Herzrhythmusstörungen.

Klinik (☞ Abb. 3.06)

- *Zeichen der Linksherzinsuffizienz:* Ruhe- und Belastungsdyspnoe, Orthopnoe (Atemnot im Liegen, vorzugsweise nachts auftretend), Ruhedyspnoe bei Lungenödem, Zyanose, Hustenreiz, rostbraunes Sputum, auskultatorisch basale feuchte Geräusche, Tachykardie.

- *Zeichen der Rechtsherzinsuffizienz:* Ödeme der abhängigen Körperpartien (Knöchel, Unterschenkel), Halsvenenstauung, palpable Stauungsleber, hepatojugulärer Reflux, Hepatosplenomegalie, Nykturie (nächtl. Wasserlassen), Pleuraerguß, Proteinurie.

Linksherzinsuffizienz

Häufige Ursachen: Bluthochdruck, Klappenfehler (linkes Herz), Koronare Herzkrankheit, Herzinfarkt, Rhythmusstörungen

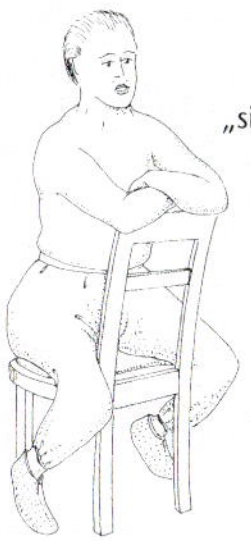

Erscheinungsbild eines Patienten mit Linksherzinsuffizienz

- Schwäche und Ermüdbarkeit
- Atemnot bei Belastung, evtl. auch in Ruhe
- Rasselgeräusche über der Lunge, Husten
- Lungenödem
- Zyanose

Rechtsherzinsuffizienz

Häufige Ursachen: Linksherzinsuffizienz, Herzklappenfehler, Lungenerkrankungen

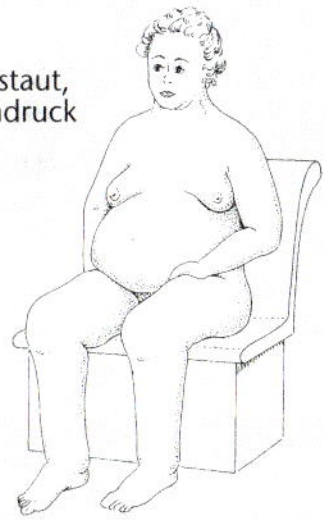

Erscheinungsbild eines Patienten mit Rechtsherzinsuffizienz

- Gestaute, erweiterte Halsvenen
- Ödeme (Bauch, Fußgelenke, Füße)
- Gewichtszunahme
- Leberschwellung

Gemeinsame Symptome

- Eingeschränkte Leistungsfähigkeit (beim Treppensteigen Atemnot)
- Häufiges Wasserlassen, auch bei Nacht
- Schneller Herzschlag (Tachykardie) v.a. bei Belastung, Herzrhythmusstörungen
- Herzvergrößerung, Pleura- und Perikarderguß
- Im Spätstadium niedriger Blutdruck

Abb. 3.06: Ursachen und Leitsymptome bei Linksherz- und Rechtsherzinsuffizienz

Stadieneinteilung der Herzinsuffizienz (NYHA)

Stadium	Klinischer Befund
I	Keine Beschwerden bei normaler Belastung
II	Leichte Beschwerden bei normaler körperlicher Belastung, Leistungsminderung
III	Erhebliche Leistungsminderung bei leichter Belastung
IV	Ruhedyspnoe

Ärztliche Therapie

Prinzipien der medikamentöse Therapie: Verminderung der Vor- und Nachlast: Diuretika, z.B. Furosemid (z.B. Lasix®). Kalzium-Antagonisten zur Senkung des peripheren Gefäßwiderstandes, z.B. Nifedepin (z.B. Adalat®). ACE-Hemmer, z.B. Captopril (z.B. Lopirin®): Erniedrigung des Gesamtwiderstandes und Steigerung der Kontraktilität des Herzens. Steigerung der Kontraktilität des Herzmuskels: Digitalisglykoside, z.B. Digoxin (z.B. Novodigal®).
Allgemeine Maßnahmen: Kochsalzarme Diät, Trinkmengenbeschränkung, tägliche Gewichtskontrolle. Bei Bettlägerigkeit Thromboseprophylaxe.

3

Physiotherapeutische Maßnahmen

- → *Pneumoniefreiheit* ☞ 2.2.7.
- → *Thrombosefreiheit, gesteigerte Leistungsfähigkeit und ökonomisierte Bewegungen*: Die Maßnahmen müssen in Anpassung an die Belastbarkeit optimal ausgewählt werden (☞ 3.2.2).

3.2.5 Herzentzündungen

Endokarditis

Entzündung der Herzinnenschicht.

Ursachen
Nicht infektiös: als Komplikation des rheumatischen Fiebers (Immunreaktion auf Streptokokken). Infektiös: bakteriell (häufig). Endokardfibrose (selten).

Klinik
Fieber, Nachtschweiß, Schwäche, Abgeschlagenheit, rasche Ermüdbarkeit, Fieber, Myalgien, Arthralgien, neu auftretende Herzgeräusche.

Ärztliche Therapie: Bei rheumatischer Endokarditis Penicillin; bei bakterieller Endokarditis Antibiotikum nach Blutkultur.

Myokarditis

Entzündung des Herzmuskels. Häufig als Begleitmyokarditis bei Abwehrschwäche des Organismus im Zusammenhang mit Allgemeinerkrankungen. Urs.: Bakterien, Viren, rheumatische Erkrankungen, infektallergisch.

Klinik: Schwäche, rasche Ermüdbarkeit, Fieber, Myalgien, Arthralgien, Hypotonie, Zeichen der Herzinsuffizienz.

Ärztliche Therapie: Bettruhe, Behandlung der Grundkrankheit, Behandlung von Arrhythmien, Behandlung einer Herzinsuffizienz (☞ 3.2.4).

Perikarditis

Entzündung des Herzbeutels, häufig zusammen mit Myo- und Endokarditis. Urs.: Infektiös durch Viren, Bakterien, AIDS, Tbc, im Rahmen von Systemerkrankungen (z.B. rheumatische Arthritis), als Mitreaktion bei Pleuritis, Mediastinitis.

Klinik: Retrosternaler Schmerz, Dyspnoe, Beklemmungsgefühl, atemabhängiger Schmerz, Allgemeinsymptome wie Fieber, Nachtschweiß, Müdigkeit.

Ärztliche Therapie: Bettruhe, Analgesie, Antiphlogistika, Punktion bei Herzbeutelerguß, bei Rezidivneigung OP (Perikardfensterung, Perikardektomie).

Physiotherapeutische Maßnahmen

→ *Thrombose- und Pneumoniefreiheit* ☞ 3.2.2
→ *Gesteigerte Leistungsfähigkeit* ☞ 3.2.2
→ *Ökonomisierte Bewegungen* ☞ 3.2.2
→ *Normotonus in Haut, Bindegewebe und Muskulatur des Thorax* ☞ 3.1.3.

Tips & Fallen

Maßnahmen in Anpassung an die Belastbarkeit auswählen; Richtwerte der erlaubten Herzfrequenzzunahme bei Belastung und Auswahl der Maßnahmen wie bei Herzinfarkt (☞ 3.2.2). Keine Belastungssteigerung bei Fieber und hoher BSG.

3.3 Gefäßerkrankungen

3.3.1 Befunderhebung bei pAVK

Anamnese

Aktuelles Krankheitsgeschehen, Krankheitsbeginn und -verlauf, Begleiterkrankungen, Beschwerden (Lokalisation, Schmerzen in Ruhe/ beim Gehen nach ...... Zeit/........ Strecke).

Befund

- *Sichtbefund:* Haut (Farbe, Trophik, Ulzera), Atrophien, Ganganalyse, BGM-Sichtbefund.
- *Palpation:* Hauttemperatur, BGM-Tastbefund, Muskeltonus (distal der Engstelle).
- *Funktionsteste:* Gelenkmessung, Kraftprüfung, Muskeldehnteste, Pulsstatus ☞ Abb.3.07).
  - *Lagerungsprobe nach* RATSCHOW*:* ASTE in Rückenlage; mit hochgehaltenen Beinen abwechselnd Dorsal- und Plantarflexion der Füße; Zeitraum bis zum Schmerzeintritt registrieren. Danach aufsetzen; den Zeitraum vom Herunterlassen der Beine bis zur ersten Rötung (an der Nagelfalz) und bis zur vollständigen Rötung des Fußes registrieren.
  - *Gehstreckentest:* Bei 120 Schritten/Min. (evtl. mit Metronom vorgeben) Abmessung der schmerzfreien Gehstrecke.

Befunderhebungsbogen pAVK

Datum der Befundaufnahme: ....
Name der TherapeutIn: ....
Name des PatientIn: ....
Alter: ....
Beruf/Tätigkeit: ....

Ärztliche Diagnose: ....
Ärztliche Verordnung: ....
Anamnese: Krankheitsgeschichte, akutes Ereignis, OP ....
....

1. Beschwerden

....
....

Verschlußlokalisation: ....
Schweregrad der pAVK nach Fontaine: ....
Hautveränderungen an der betroffenen Extremität: ....
Hautfarbe/Hautbeschaffenheit: ....
Hauttemperatur: ....
Trophik (Haar- und Nagelwuchs): ....
Ulkus-Lokalisation: .... Größe: ....

3. BGM-Befund

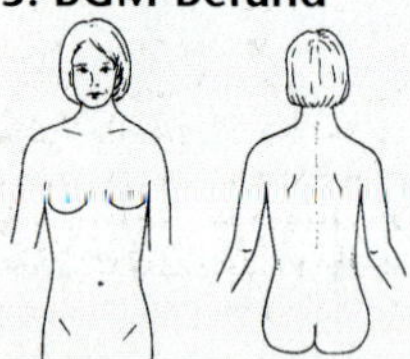

Bewegungseinschränkungen

Gelenk	Beweg.ausmaß	Gelenkspiel

4. Muskelbefund

Muskel	sichtbare Atrophie	Krafttest	Verkürzung	Verspannung

5. Lagerungsprobe nach Ratschow

Datum	rechts	links
Schmerzeintritt nach	m.	m.
1. Rötung nach	m.	m.
Venenfüllung nach	m.	m.
Vollst. Rötung nach	m.	m.

6. Streckengehtest

	re	li	re	li	re	li	re	li	re	li
500 m										
450 m										
400 m										
350 m										
300 m										
250 m										
200 m										
150 m										
100 m										
50 m										

Datum: ....

3.3.2 Periphere arterielle Verschlußkrankheit (pAVK)

Die chron. arterielle Verschlußkrankheit entsteht am häufigsten auf dem Boden einer Arteriosklerose. Risikofaktoren sind Rauchen, Hypertonie, Hypercholesterinämie, Diabetes mellitus, Übergewicht, Bewegungsmangel, Streß. Seltenere Urs. der pAVK sind Gefäßentzündungen (z.B. Thrombangiitis obliterans). Die Restdurchblutung ist abhängig von Stenosegrad, Kollateralkreisläufen und der Viskosität (Zähigkeit) des Blutes.

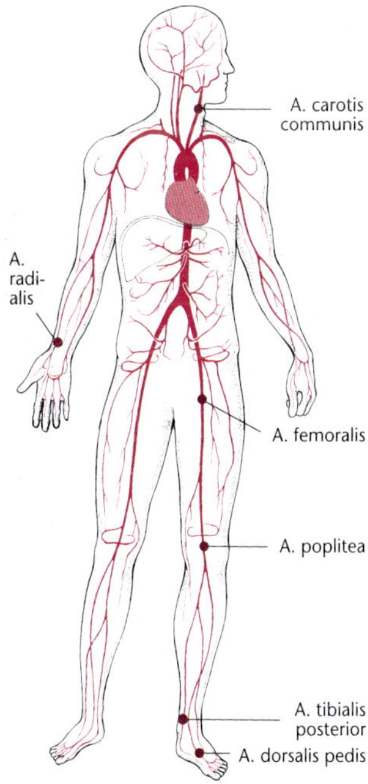

Abb. 3.07: Tastpunkte zur Pulsmessung

Klinik

Leitsymptom bei der pAVK der Beinarterien ist die Claudicatio intermittens (Schaufensterkrankheit). Dies sind belastungsabhängige, zum Stehenbleiben zwingende Schmerzen und/oder Schwächegefühl mit typischer Schmerzlokalisation.
Die Beschwerdelokalisation wird unterhalb der Stenose angegeben: Wadenschmerzen beim Ober- und Unterschenkelbefall; Schmerzen im Gluteal- und dorsalen Oberschenkelbereich beim Beckengefäßbefall.
Bei guter Kompensation gelegentl. „walking through"-Phänomen (Schmerzen lassen beim Weitergehen wieder nach). Das Beschwerdebild ist abhängig vom Stenosegrad und variiert von lokalem Kältegefühl, Parästhesien, nachtsbetontem Ruheschmerz bis zu Ulzera oder Nekrosen.

Lokalisationstypen			
Typ	**Lokalisation**	**Ischämieschmerz**	**Fehlende Pulse**
Becken	Aortoiliakal	Oberschenkel, Hüfte	ab Leiste abwärts
Oberschenkel	Femoropopliteal	Wade	ab A. poplitea abwärts
Unterschenkel	Unterschenkelarterien	Fußsohle	Fußpulse

Stadieneinteilung nach FONTAINE-RATSCHOW	
Stadium	**Befund**
Stadium I	Beschwerdefreiheit
Stadium IIa	Belastungsschmerz, Gehstrecke > 200 m
Stadium IIb	Belastungsschmerz, Gehstrecke < 200 m
Stadium III	Ischämischer Ruheschmerz
Stadium IV	Nekrose, Gangrän

3

Ärztliche Therapie

- *Patientenaufklärung:* Nikotinverzicht, Verletzungen im und unterhalb des Stenosebereiches (erhöhte Infektionsgefahr, verzögerte Wundheilung) durch vorbeugende Maßnahmen vermeiden: Mani- bzw. Pediküre mit Sandpapierfeile zur Vermeidung von Nagelbettverletzungen. Keine Vollbäder über 35 °C, keine hyperämisierenden Salben („Steal"-Effekt), keine Kompressionsstrümpfe.
- Optimale Diabetes-Einstellung, med. Behandlung der Begleiterkrankungen: Hypercholesterinämie, Herzrhythmusstörungen (Emboliequelle).
- *Medikamentöse Therapie:* Medikamente, die die Fließeigenschaften des Blutes verbessern (Rheologika), z.B. Pentoxifyllin (z.B. Trental®).
- *Perkutane transluminale Angioplastie (PTA):* Die Stenose wird durch einen Ballon-Katheter aufgedehnt. Indiziert bei kurzstreckigen Stenosen im iliakalen, femoralen oder poplitealen Bereich
- *Lokale Lyse:* Infusion von lysierenden Substanzen (z.B. Streptokinase) über einen arteriellen Katheter. Indiziert bei peripheren arteriellen Thromben.
- *Operative Verfahren:* Indiziert bei den Stadien III, IV und evtl. IIb. *Thrombendarteriektomie (TEA)* bei kurzstreckigen, wenig verkalkten Verschlüssen. *Bypass-Verfahren* z.B. Y-Prothese entweder als autologer (V. saphena) oder alloplastischer Bypass (z.B. Goretex®). *Amputation* bei Gangrän mit drohender Sepsis, bei unbeherrschbaren Schmerzen oder Versagen aller anderen Therapiemöglichkeiten.

Physiotherapeutische Maßnahmen

Stadium II nach FONTAINE

Verlängerte Gehstrecke

→ *Ratschow-Training:* 3 x tägl. in 3 Intervallen wechselnde Dorsal- und Plantarflexion der Füße (☞ 3.3.1) Dosierung wird unterschiedlich gehandhabt: bis zum Schmerzbeginn oder 75 % des Ratschow-Test-Ergebnisses oder 90 % davon. In den jeweils dreiminütigen Pausen Beine locker nach unten baumeln lassen.

→ *Gehstrecken-Training:* 3 x täglich im Tempo 120 Schritte pro Minute in 3 Intervallen Gehen, jeweils 3 Minuten Pause. Dosierung der Gehstrecke variiert wie beim Ratschow-Training. Intervalltraining der distal von der Engstelle liegenden Muskulatur: *Peripherer Typ* Fußgymnastik. *Oberschenkeltyp* Zehen-, Fersenstände. *Beckentyp* Kniebeugen, Radfahren, Treppensteigen. *Armtyp* Ratschow-Training, dabei Faust-Handöffnung, Handtrainingsgeräte. *Schultergürteltyp* Hanteltraining, Liegestütze.

Ökonomisierte Bewegungsabläufe

Verkürzte Muskeln schonend dehnen, z.B. durch Funktionsmassagen oder reziproke Hemmung, Manuelle Therapie bei vermindertem Gelenkspiel, Gangschule im Sinne verringerter Muskelarbeit (verkürzte Schrittlänge, verringertes Tempo, koordinierte Gewichtsverlagerung).

Zusatzmaßnahmen

Extremitäten warmhalten, tieflagern (nicht bei Ödemen), Verletzungen vermeiden (Fußpflege, Schuhwerk), keine Kompressionsstrümpfe oder -bandagen.

Stadium III und IV nach Fontaine

Erhaltene Gelenkfunktion

Passives Bewegen, aktives Halten am Bewegungsende, MT bei vermindertem Gelenkspiel.

Erhaltene Muskelfunktion

Tonussenkende Maßnahmen. Schonende Massagegriffe: druckschwache Ausstreichungen, weiche Knetungen, flächige Zirkelungen, Vibrationen, schonende Längs- und Querdehnungen und Funktionsmassagen.

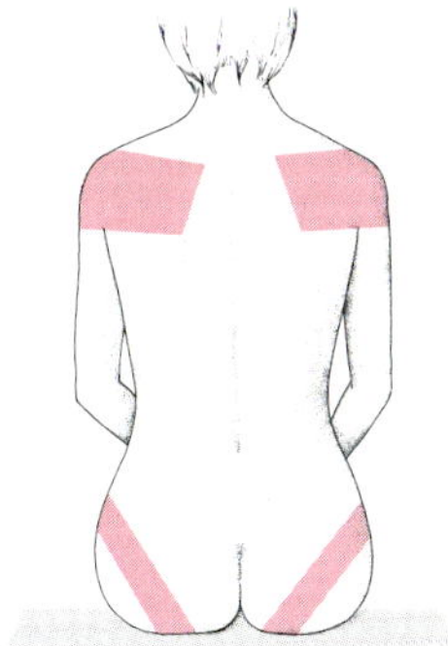

Abb 3.08:
Arterielle Arm- und Beinzone

Optimale Durchblutung

- → Aktive Bewegungsübungen aller nicht betroffenen Extremitäten.
- → *BGM*: Bei Verschluß der unteren Extremität: Kleiner Aufbau, arterielle Beinzone (☞ Abb. 3.08). Bei Verschluß der oberen Extremität: Großer Aufbau v.a. medialer und lateraler Skapularand, arterielle Armzone (☞ Abb. 3.08), Arm bis prox. der Verschlußstelle. Bein bis prox. der Verschlußstelle. Bürstungen und Heiße Rolle in den BGM-Zonen.
- → *Maßnahmen zur Entspannung*: Imaginationen in Rückenlage, Sitz oder Stand, Pat. stellt sich die betroffene Extremität als ein mit Wasser gefülltes Gefäß vor, das am Boden (Finger oder Zehennagel) ein Leck hat. Der langsam sinkende Wasserspiegel soll bewußt vorgestellt werden. Schwere- und Wärmevorstellungen des Autogenen Trainings. Tastarbeit aus der *Lösungstherapie nach HAASE* (☞ 2.3.19).

Erhaltene Gehstrecke

Gangschule: Kleine Schritte, keine ausführliche Abrollphase zur Reduzierung d. Energieverbrauchs in der minderversorgten Muskulatur, Eigentempo des Pat.

Zusatzmaßnahmen

Wie Stadium II, bei Bettlägerigen: Watteverbände, Drahtkäfig über den Beinen und unter der Bettdecke zum Schutz gegen den Auflagedruck, Umlagerungen zur Vermeidung von Drucknekrosen, spezielles Schuhwerk, Watteschuh.

3.3.3 Bluthochdruck

Häufigkeit: 25 % der Bevölkerung, davon über die Hälfte gar nicht oder unzureichend behandelt. 90 % aller Hypertonien sind essentiell, d.h. die Ursache ist unbekannt. Die übrigen Hypertonien sind auf renale (am häufigsten, 10 %) und endokrine Ursachen zurückzuführen.

3

✓ Einteilung der Hypertonie

- *Obere Normgrenze:* 140/90 mmHg.
- *Grenzwerthypertonie:* 140–160/90–95 mmHg.
- *Schwere Hypertonie:* > 160/115 mmHg.
- *Maligne Hypertonie:* Diast. RR > 120 mmHg + Retinopathie III–IV + progrediente Niereninsuffizienz.
- *Hypertensive Krise:* Krisenhafter Blutdruckanstieg über 220/120 mmHg mit neurologischen und/oder kardialen Symptomen (s.u.).

Stadieneinteilung der Hypertonie nach WHO

- *Stadium I:* Keine Organveränderungen.
- *Stadium II:* Mit Linksherzhypertrophie und/oder Augenhintergrundveränderungen und/oder Proteinurie.
- *Stadium III:* Mit hypertonen Organschäden an Herz, Gehirn und Auge.

Klinik

Bei essentiellen Hypertonikern meist keine Symptome. Gezielte Erhebung der Familienanamnese (in 70 % positiv), Nikotin, Alkohol, Medikamente (Glukokortikoide, orale Kontrazeptiva), hoher Lakritzkonsum (> 500 g/Tag), Gewichtsveränderungen, pektanginöse Beschwerden, Belastungsdyspnoe, lageunabhängiger Schwindel, Kopfschmerz, Nasenbluten, vorübergehende Visusverschlechterung, transitorische ischämische Attacke (TIA), Synkope, Schwangerschaft, Präeklampsie.
Risikofaktoren: Rauchen, Adipositas, übermäßiger Salzkonsum, Diabetes mellitus, Fettstoffwechselstörungen.

Diagnostik

- Blutdruckmessung an beiden Armen, im Liegen und Stehen, zu unterschiedlichen Tageszeiten; bei dickeren Armen breitere Manschette verwenden.
- Gefäßstatus erheben, besonders auf Strömungsgeräusche über Karotiden, Femoralarterien und Nierenarterien (periumbilikal) achten.
- Untersuchung des Augenhintergrundes (Fundoskopie).

Ärztliche Therapie

- *Allgemeinmaßnahmen:* Kochsalzbeschränkung auf 5–6 g/Tag. Grunderkrankung behandeln (Diab. mellitus, Stoffwechsel- und Nierenerkr.), Gewichtsreduktion (Normalgewicht anstreben), Nikotin- und Alkoholeinschränkung.
- Blutdruckselbstmessung empfehlen. Tagesprofil (24-h-Blutdruckmessung), um unerwünschte Blutdruckspitzenwerte zu registrieren. Bei leichter Hypertonie (RR diastolisch 95–105 mmHg) über 4 Wochen regelmäßige RR-Kontrolle und Allgemeinmaßnahmen.
- Bei leichter Hypertonie zunächst mit Monotherapie beginnen.

Medikamentengruppen in der Hochdrucktherapie (Auswahl)

- *Diuretika:* Volumenreduktion, Vor- und Nachlastsenkung; z.B. Furosemid (z.B. Lasix®).
- *Kalzium-Antagonisten:* Senkung des peripheren Gefäßwiderstandes durch gefäßrelaxierende Wirkung; z.B. Nifedepin (z.B. Adalat®).
- *ACE-Hemmer:* z.B. Captopril (z.B. Lopirin®).
- β-*Blocker:* z.B. Metoprolol (z.B. Beloc®).
- *Periphere Vasodilatatoren:* Direkte Wirkung an der glatten Gefäßmuskulatur dadurch arterioläre Vasodilatation, z.B. Dihydralazin (z.B. Nepresol®).

Physiotherapeutische Maßnahmen

→ *Optimale Entspannungsfähigkeit:* Erlernen eines Entspannungsverfahrens, z.B. Autogenes Training.
→ *Periphere Durchblutung:* BGM, kleiner oder großer Aufbau (vermindert einen erhöhten Sympatikotonus), selbständige Ganzkörperbürstungen, wechselwarme Duschen, Kohlensäurebäder.
→ *Reduziertes Fortschreiten der Arteriosklerose:* Training der allgemeinen Ausdauer. Für Untrainierte gilt: mindestens 4 x wöchentlich für mindestens 10 Min. Tätigkeit mehrerer Muskelgruppen (mehr als 1/6 der Skelettmuskulatur) bei einer Herzfrequenz von 180 minus Lebensalter. Günstige, die Ausdauer förderende Sportarten: Joggen, Rudern, Radfahren, Skilanglauf, Wandern. Ungünstige Sportarten: Kampfsport, Gewichtheben, Bodybuilding.
→ *Informierter Patient:* Preßatmen beim Stuhlgang oder Heben und Stemmen schwerer Gegenstände vermeiden, Hochdruckzeichen wahrnehmen lernen: Kopfschmerzen, Ohrensausen, Schwindel, Unruhe, Belastungsdyspnoe, Angina pectoris, Nasenbluten.

3.3.4 Chronisch-venöse Insuffizienz

Venen- und Hautveränderungen treten bei Insuffizienz der Vv. perforantes oder bei postthrombotischem Syndrom auf. Lokalisation meist im Bereich der Innenseiten der Unterschenkel.

Stadien der chronisch-venösen Insuffizienz

Stadium	Klinischer Befund
Stadium I	Varikosis ohne trophische Hautveränderung
Stadium II	Hyper- und Depigmentierung, Verhärtung von Haut und Unterhautgewebe, gelb-bräunliche Verfärbung (Purpura jaune d'ocre), Stauungsdermatitis, weißfleckige Atrophie (Atrophie blanche)
Stadium III	Ulcus cruris

Klinik

Abhängig vom Insuffizienz-Grad der oberflächlichen und der Perforans-Venen: Schwere- und Spannungsgefühl, Schwellungsneigung, krampf- und stichartige Schmerzen vor allem beim Stehen und Sitzen.

Diagnostik

- *Perthes-Test:* Prüfung der Durchgängigkeit der tiefen Beinvenen (Vv. perforantes). Durchführung: Anlegen einer Staubinde oberhalb der Varizen, Betätigung der Muskelpumpe durch Umhergehen. Bei intakten Perforans-Venen und intaktem tiefen Venensystem entleeren sich die vorher prallgefüllten Krampfadern (Merkspruch: *P*erthes *p*rüft *p*erforans).
- *Trendelenburg-Test:* Diagnostik einer Klappeninsuffizienz der V. saphena magna an der Einmündungsstelle in die V. femoralis. Durchführung: Ausstreichen des hochgelagerten Beines im Liegen zur Entleerung der Varizen. Mittels Staubinde Komprimierung der V. saphena unterhalb der Leistenbeuge. Beurteilung:
  - Nach Aufstehen füllen sich die Varizen innerhalb 20–30 Sek.: Insuffizienz der Vv. perforantes (Trendelenburg-Test positiv)
  - Lösen der Stauung nach 30 Sek.: Schlagartige Füllung der Venen nach distal spricht für eine Mündungsklappeninsuffizienz der V. saphena magna (Trendelenburg-Test doppelt positiv).
- *Doppler-Ultraschall* zur Beurteilung der Strömungsverhältnisse.
- *Phlebografie:* Kontrastmitteluntersuchung zur Beurteilung des tiefen Venenystems zum Ausschluß von Stenosen, vor geplanter Varizenchirurgie.

Ärztliche Therapie

Allgemeine Empfehlungen: Gewichtsreduzierung, Nikotinverzicht. Kühlende Verbände, z.B. mit Ethacridinlaktat (z.B. Rivanol-Salbe®). Bewegung anordnen. Verordnung von Kompressionsstrümpfen. Evtl. Ulkusbehandlung (ggf. chirurgische Maßnahmen).

Physiotherapeutische Maßnahmen

Besonderheiten bei der PT-Befunderhebung

- → *Anamnese:* Beginn und Entwicklung der Erkrankung, Begleiterkrankungen, Lokalisation, Art und Zeitpunkt der Beschwerden, Beruf, Tätigkeit, Sportart.
- → *Sichtbefund:* Ödeme (wann, wie stark), Haut (Beschaffenheit, Farbe, Varizen, Ulzera). BGM-Sichtbefund: auf Einziehungen der Venen-Lymphzonen achten (☞ Abb. 3.09).
- → *Palpation:* Hauttemperatur. BGM-Tastbefund: Verschieblichkeit und Abhebbarkeit der Unterhaut gegen die Faszienschicht.

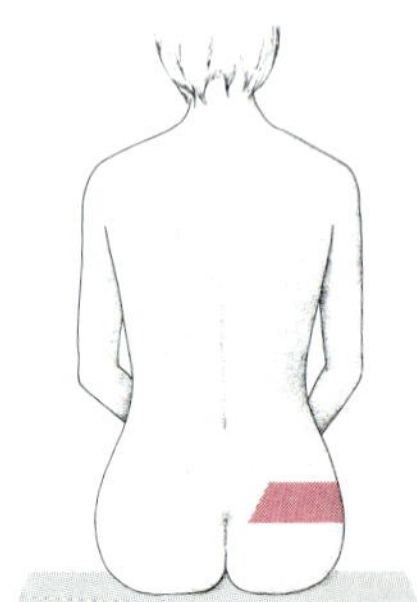

Abb 3.09:
Venen-Lymphzone rechts

Physiotherapie

Optimaler venöser Rückstrom:

→ Hochlagerung um 20°, Kompression, dynamische Muskelkontraktionen der unteren Extremitäten („Muskelpumpe").

→ Atemtherapie zur Vertiefung der Ein- und Ausatmung (☞ 2.2.6). „Atempumpe": Die Sogwirkung bei Vergrößerung des Thoraxraumes bewirkt neben der Lufteinströmung eine beschleunigte Strömung in den intrathorakal verlaufenden großen Venen.

→ Kneippsche Güsse, Wassertreten.

→ BGM und Bürstungen in den Venen-Lymphzonen, in Kombination mit der Atempumpe dynamische Bewegungen zur Längsdehnung der Venen.

Tips & Fallen

Keine anhaltende Wirksamkeit der Maßnahmen über die Dauer der Durchführung hinaus, daher sollen sie an möglichst vielen Stellen in den Alltag intergiert werden.

Zusatzmaßnahmen

Gehen statt Fahren, dabei ausführliches Fußabrollen, Treppe statt Aufzug benutzen, Liegen statt Sitzen, dynamisches Stehen. Vermeiden: Preßatmung, Sitzen mit überschlagenen oder baumelnden Beinen, einengende Kleidung (Kniekehle, Leiste, Taille), lange, warme Vollbäder, Verletzungen, Sonnenbrand, Übergewicht, Obstipation.

3.3.5 Thrombophlebitis

Entzündung oberflächlicher Venen. Häufig bei vorbestehender Varikosis an der unteren Extremität lokalisiert. Aulösung durch Verletzungen oder Immobilisierung.

Klinik: Geröteter, schmerzhafter derber Strang meist am Ober- oder Unterschenkel, Haut gerötet und gewärmt, lokale Schwellung. DD: Venenthrombose, Lymphadenitis, Erysipel.

Ärztl. Ther.: Keine Bettruhe, Gehen mit Kompressionsverband, kühlende Verbände, z.B. mit Ethacridinlaktat (z.B. Rivanol-Salbe®). Heparinhaltige Salben.

Bei Thrombophlebitis nicht erforderlich. Bei chronisch-venöser Insuff. ☞ 3.3.4

3.3.6 Phlebothrombose der unteren Extremität

Thrombose der tiefen Beinvenen. Gefahr der Lungenembolie und des sogenannten „postthrombotischen Syndroms“ (☞ 3.3.4). Lokalisation am häufigsten im Einflußgebiet der Vena cava inferior (90 %), davon 30 % Beckenvenen und 60 % untere Extremität. Das linke Bein ist 5 mal häufiger als das rechte betroffen (Grund: anatomisches Abflußhindernis an der Kreuzungsstelle Beckenvene/-arterie links).

3

Risikofaktoren (Virchowsche Trias)
- Strömungsverlangsamung: Immobilisierung, Stenose.
- Gefäßwandschaden: Entzündung, Arteriosklerose, Trauma.
- Veränderte Blutzusammensetzung: Erhöhte Zellzahl (Thrombozythämie, Leukämie), Vermehrung von Blutgerinnungsfaktoren.

Klinik: Allgemeine Symptome: Schmerzen, Schwellung (vergleichende Umfangsmessung), livide Verfärbung, Druckschmerzen.

✓ Venenthrombose – Druckpunkte
- *Payr-Zeichen:* Druckschmerz der Fußsohle.
- *Homann-Zeichen:* Wadenschmerz bei Dorsalflexion des Fußes.
- *Meyer-Zeichen:* Schmerz bei Druck auf Wade.

! Achtung: Durch diesen Test kann eine Lungenembolie ausgelöst werden.

Ärztliche Therapie

Sofort – auch bei Verdacht – Bettruhe. Thrombolyse oder Vollheparinisierung. Ggf. Thrombektomie (operative Entfernung des Thrombus). Kumarintherapie (z.B. Marcumar®) für 3–6 Monate oder bei Vorliegen von Kontraindikationen low-dose-Heparinisierung (z.B. Fragmin®) für 6 Mon. Risikofaktoren verringern: Gewichtsnormalisierung bei Adipositas, Nikotinverzicht, ggf. hormonelle Kontrazeptiva absetzen. Begleiterkrankungen behandeln. Langfristig: Maßgefertigte Kompressionsstrümpfe (noch im Krankenhaus anpassen).

Physiotherapeutische Maßnahmen

Phase I

Bettruhe ca. 7–10 Tage.

Verhinderung weiterer Thrombosen und Embolien, Pneumoniefreiheit (☞ 2.2.7).

! *Emboliegefahr:* Je proximaler der Thrombus, umso größer die Gefahr und lebensgefährlicher die Folgen. Unbedingt vermeiden: Preßatmen, Bewegungen des betroffenen Beines, schnelles, tiefes Atmen, Husten, ausgiebiges Lachen, schnelle Bewegungen der nicht-betroffenen Extremitäten, schnelles Umlagern beim Waschen oder Betten, schnelles Absenken des Kopfteiles. Zeichen einer Embolie: Plötzlicher Thoraxschmerz, Tachypnoe, Tachykardie, Schockzeichen wie Blässe, Kaltschweißigkeit, Übelkeit, Schwindel, Bewußtlosigkeit.

Phase II

Aufheben der Bettruhe auf ärztliche Anordnung (Thrombus wandständig oder lysiert).

→ *Mobilisierter Pat.:* Schrittweise vorgehen bis zum Zeitpunkt der Entlassung.
- Kompression beider Beine, Ausgangsstellung Rückenlage: betroffenes Bein statisch spannen lassen.
- PNF-Diagonalen mit Führungswiderstand am nicht-betroffenen Bein.
- Passiv-aktives Bewegen des betroffenen Beines, statisches Anspannen beider Beine mit gleichzeitiger Wahrnehmung der Atembewegung, Kopfteil hochstellen.
- Dyn. Muskelkontraktionen der Beine, beim Aufsetzen an die Bettkante Fuß-Boden-Kontakt und Wahrnehmen der Atembewegung, dyn. Kontraktionen der Beinmuskulatur, Aufstellen und Hinsetzen mit Wahrnehmen der Atembewegung, Gehen auf der Stelle, im Zimmer, im Flur, Treppen.

→ *Informierter Pat.:* Venenrückstromförderung (☞ 3.3.4). Kompression der Beine für mind. 1/2 J. zur Verhinderung des postthrombotischen Syndroms.

3.3.7 Lymphabflußstörungen und Lymphödem

Primär (angeboren oder familiär, in oder nach Pubertät beginnend) oder sekundär erworben: postoperativ, posttraumatisch, nach Bestrahlungen, bei Erysipel (Infektion durch β-hämolysierende Streptokokken), nach infektiösen Allgemeinerkrankungen (Tbc, Pneumonie u.a.), Lymphknotenerkrankungen (M. Hodgkin, Metastasen).

Diagnostische Entscheidungskriterien eines behandlungsbedürftigen Lymphödems
- *Anamnese:* Z.B. vorangegangene Operationen mit Entfernung bzw. Verletzung des Lymphgewebes.
- *Inspektion:* Kontur- und Umfangsunterschiede zwischen den Extremitäten und den gleichseitigen Körperquadranten.
- *Palpation:* Teigige Tastqualität des lymphödematösen Gewebes, lokale Verhärtungen, positives Stemmer'sches Hautfaltenzeichen im Seitenvergleich (verbreiterte oder erschwert abhebbare Hautfalten über den Fingern auf der Dorsalseite unmittelbar an den Metakarpal- oder Metatarsalgelenken). Das positive Stemmer'sche Zeichen ist ein sicherer Hinweis auf ein Lymphödem.

Merkmale peripherer Lymphödeme
- Einseitiges bzw. asymmetrisches Auftreten
- Beginn meist schleichend (Ausnahmen: posttraumatisches und postoperatives Lungenödem)
- In der Regel nicht schmerzhaft
- Hauttemperatur und Hautkolorit normalerweise seitengleich und unverändert
- Hand- und/oder Fußrücken sind häufig mitbetroffen
- Positives Stemmersches Zeichen (s.o.) als empfindlicher Hinweis auf ein Lymphödem

! *Cave:* Eine plötzlich auftretende Bein- oder Armschwellung, mit livider Verfärbung und Schmerzen spricht für eine tiefe Bein- oder Armvenenthrombose. Sofort Diagnostik und adäquate Therapie einleiten.

Physiotherapeutische Maßnahmen

Entstauung

- → *Kompressionsmaßnahmen:* Maßangefertigte Kompressionsstrümpfe durch OrthopädiemechanikerIn.
- → *Lymphdrainage* ☞ 2.4.2.
- → *Pneumatisches Wechseldruckgerät:* Arm- oder Beinmanschette mit Luftkammern. Die wechselnde Füllung der Kammern erzeugt Kompressionswellen von distal nach proximal. KI beachten: erst nach Entstauung der Extremitätenwurzel einsetzen. Bei Verschlechterung sofort absetzen.

3.4 Magen-Darm-Erkrankungen

3.4.1 Chronische Gastritis

Meist asymptomatisch verlaufende Erkrankung der Magenschleimhaut. Sichere Diagnose nur gastroskopisch. Risikofaktor für Ulkuskrankheit.

- Typ A: Selten, autoimmun (Antikörper gegen Belegzellen und Intrinsic factor).
- Typ B: Häufiger im Alter. Meist bakterielle Besiedlung (Helicobacter pylori).
- Typ C: Chemisch-toxisch durch Gallereflux bedingt.

Physiotherapeutische Maßnahmen: Nicht indiziert.

3.4.2 Morbus Crohn

Entzündliche Darmerkrankung unklarer Urs. Erstmanifestation meist 20.–30. Lj. Segmentaler Befall meist des terminalen Ileums. Prinzipiell kann jede Stelle des Gastrointestinaltraktes befallen sein.

Klinik: Diarrhoen (3–6/Tag); Appendizitis-ähnliche Symptome, Anämie. Allmählicher Beginn, phasischer Verlauf. Selten spontane Heilung.

Ärztliche Therapie

- Medikamentös: Bei Kolonbefall 5-Aminosalicylsäure (z.B. Salofalk®500 3 x 1). Bei Dünndarmbefall Kortikoide (z.B. Prednison®).
- Diät (Nahrungsmittel, die Beschwerden hervorrufen, meiden).
- Bei Komplikationen (Stenose, Perforation, Blutung) OP.
- Bei akutem Schub Sonden- oder parenterale Ernährung, Glukokortikoide.
- Begleitend Gesprächstherapie und Selbsthilfegruppen.

Physiotherapeutische Maßnahmen ☞ 3.4.3

3.4.3 Colitis ulcerosa

Entzündliche Darmerkrankung unklarer Ursache. Erstmanifestation meist 20.–30. Lj. Beginn meist im Rektum, Ausbreitung oralwärts, jedoch nicht bis zum Dünndarm. Beginn im Rektum mit proximaler Ausdehnung, nie auf den Dünndarm übergreifend (Ausnahme: „Backwash ileitis" des terminalen Ileums).

Klinik: Bis zu 20 meist blutig-schleimige Durchfälle tgl. Leibschmerzen, Anämie.

Ärztliche Therapie

Medikamentös: Salazosulfapyridin (z.B. Azulfidine®). Bei schwerem Schub zusätzlich Kortikoide (z.B. Prednison®). Bei akutem Schub Sonden- oder parenterale Ernährung. Begleitend Gesprächstherapie und Selbsthilfegruppen. Bei Versagen der konservativen Therapie Proktokolektomie mit Ileostoma.

Physiotherapeutische Maßnahmen

→ *Verbesserte Körperwahrnehmung und Entspannungsfähigkeit, z.B.*: Mit Noppenball über die Körperoberfläche des Pat. rollen, Vergleich der Empfindungen (angenehm/unangenehm) unterschiedlicher Bereiche, v.a. Bauchregion. In Rückenlage Bierdeckel auf die Bauchdecke legen, Wahrnehmen der Atembewegung. Tastarbeit nach HAASE im abdominalen Bereich (☞ 2.3.19).

→ *Allgemeine Ausdauer* (☞ 3.3.3).

3.4.4 Obstipation

Einteilung

- *Akute Form*: Bei stenosierenden Prozessen (Tumoren) im Kolon
- *Chronische Form:* Bei ballaststoffarmer Ernährung, mangelnder Bewegung
- *Vorübergehende Form:* Begleiterscheinung bei anderen Erkrankungen (z.B. Hypothyreose), Vergiftungen (z.B. Blei) und Medikamenten (z.B. Opiate).

Ärztliche Therapie

Behandlung der Grunderkrankung. Ernährungsumstellung vor medikamentösem Therapieversuch: Vollkornprodukte, Obst, Gemüse, viel trinken (2–2,5 l/Tag), Leinsamen. Abführmittel: z.B. Quellmittel wie indische Flohsamen-Schale (z.B. Pascomucil®) oder Laktulose (z.B. Bifiteral®) bei bettlägerigen Patienten. Laxantien nur kurzfristig.

Physiotherapeutische Maßnahmen

Normalisierte Darmtätigkeit

→ BGM: Großer Aufbau, Darm- und Verstopfungszone (☞ 2.4.6).

→ Heiße Rolle und Bürstungen in diesen Zonen.

→ Zwerchfellatmung (☞ 2.2.6).

- → *Kolonmassage nach PAUL VOGLER:* Entspannte Rückenlage, Kopf und Knie unterlagert, schiebende oder ziehende Zirkelungen in Richtung Darmperistaltik an 5 Punkten (je 2–4 Min.) im Verlauf des Dickdarms. Griffe orientieren sich am Atemrhythmus des Patienten und dürfen nicht schmerzen (☞ 2.4.5).
- → *E-Therapie* mit Interferenzstrom: 4 Vakuum-Elektroden Größe 2 oder 3, oder 4 Platten-Elektroden Größe 100 oder 200; Frequenz: atonische Form 0–100 Hz, spastische Form 90–100 Hz, Mischformen 0–100 Hz; Dauer: Vakuum 8–10 Min., Platten 12–15 Min.
- → *„Bauchschnellen":* Vierfüßlerstand, ausatmen, Luft anhalten, dabei Bauch einziehen und einige Male herausschnellen lassen, einatmen, Pause.
- → *Vermehrte körperliche Aktivität* im Alltag, Auswahl einer Bewegungssportart, an der der Pat. Freude hat, langes Sitzen vermeiden.

Gisela Ebelt-Paprotny
Bernard Kolster
Michael Baumgart

4

Traumatologie

4.1 Behandlungsprinzipien in der Traumatologie

Befunderhebung ☞ *2.1, 5.1*

- *Lagerungsstabilität:* Die betroffene Körperregion ist noch nicht versorgt; Übungsbehandlung ist nur möglich über Irradiation durch die nicht betroffenen Körperteile.
- *Übungsstabilität:* Das Körpergewicht darf nicht auf die verletzte Körperregion übernommen werden.
- *Teilbelastbarkeit:* Das Körpergewicht darf teilweise auf die verletzte Körperregion übernommen werden.
- *Belastungsstabilität:* Die verletzten Strukturen sind verheilt.

Physiotherapeutische Maßnahmen

→ *Übungstabilität*
  - Angepaßte Widerstände bei Frakturen proximal der Verletzungsstelle.
  - Passive Bewegungen auf der Motorschiene.
  - Eis (mehrmals täglich für ca. 5 Min.).
  - Hitze: Erst einige Tage postop., wenn keine Entzündungszeichen vorliegen.
  - 3-Punkte-Gang (☞ 2.2.5): Klinikabhängig entweder nur Bodenkontakt oder Übernahme der Eigenschwere des Beines (10–15 kg).
  - Lymphdrainage nach der Wundheilung.
  - *Kontraindiziert sind:* Stretch, Traktion, Approximation, je nach Krankheitsbild Rotation, lange Hebel, forcierte passive Bewegungen; klassische Massage, Wärme direkt im verletzten Gebiet.

→ *Teilbelastbarkeit:* Physiotherapie wie bei Übungsstabilität, langsam steigern.

→ *Belastungssstabilität:* Mit Ausnahme von Schmerzen bestehen keine KI.
  - Bei Versorgung mit *belastungsstabiler Osteosynthese* (z.B. aufgebohrter Marknagel oder DHS): Die Behandlung erfolgt bis zur Wundheilung wie bei Übungsstabilität; danach ist eine wesentlich schnellere Steigerung möglich.

Geräte in der Traumatologie

- *Aktivschiene:* Gerät mit Gummizug zur Kräftigung der Kniestrecker und -beuger im geschlossenen System.
- *Deuserband:* Festes Gummiband zur Muskelkräftigung.
- *Fußwippe:* Zur Kräftigung der Wadenmuskulatur, Mobilisation der Dorsalextension.
- *Handknete:* In verschiedenen Festigkeiten erhältliche Knete zur Schulung von Handfunktionen.
- *Motorschiene:* Passive Bewegungsschiene, die nach Operationen z.B. am Knie, Ellenbogen und an der Schulter eingesetzt wird zur Förderung der Bewegung und zur Verhinderung von narbigen Verklebungen.
- *Pedalo:* Brett mit zwei Rollen zur Gleichgewichts- und Koordinationsschulung.
- *Pezziball:* Großer Ball mit dem Durchmesser von 43–90 cm Durchmesser, z.B. zur Therapie von Haltungsschäden und zur Säuglings- und Kinderbehandlung.

- *Roll-Wipp (Rola-Bola):* Sehr labiles Gerät zur Gleichgewichts- und Koordinationsschulung.
- *Schaukelbrett:* Brett mit abgerundetem Boden zur Koordinations- und Gleichgewichtsschulung in verschiedenen Ausgangsstellungen, z.B. Bauchlage, Vierfüßlerstand, Kniestand, Stand.
- *Sportkreisel:* Rundes Brett mit abgerundetem Boden zur Koordinations- und Gleichgewichtsschulung und zum Reflextraining nach Außenbandrupturen am Fuß.
- *Steckbrett:* Brett mit verschieden großen Teilen (z.B. Sektkorken, Stecknadel) zur Schulung der Feinmotorik der Hand.
- *Stützböckchen:* Holzbretter mit Griff zum Erarbeiten der Stützfunktion u.a. bei Querschnittgelähmten.
- *Theraband:* Elastisches, ca. 3,50 m langes Gummiband zur Dekontraktion und zur Kräftigung von Muskeln.
- *Trampolin:* Mini-Trampolin zur Gleichgewichtsschulung, Vorbereitung zum Laufen.
- *Tru Trac:* Elektrisches Zuggerät z.B. zur Traktion der Wirbelsäule.
- *Übungsbrett:* Gerät mit verschiedenen Funktionen (z.B. Wasserhahn, Schere, Türgriff) zur Schulung von funktionellen Handbewegungen.
- *Weitere Geräte:* Stab; Seil; Keule; Schaumstoff-, Gymnastik-, Medizinball; Luftballon; Hantel; Expander.

4.2 Grundlagen der Frakturbehandlung

4.2.1 Frakturlehre

Eine Fraktur ist eine Kontinuitätsunterbrechung eines Knochens durch direkte (Schlag, Schuß, Stoß) oder indirekte (Überbeanspruchung, Tumor) Gewalteinwirkung. Vorkommen entweder als geschlossene (Weichteilmantel intakt) oder offene Fraktur.

Frakturzeichen

- *Sichere Zeichen:* Achsenfehlstellung, Krepitation, Hautdurchspießung durch Knochenfragmente, abnorme Beweglichkeit.
- *Unsichere Zeichen:* Schwellung, Schmerzen, Funktionsausfall.

Schweregrade offener Frakturen

- Grad 1: Durchspießung der Haut von innen nach außen durch Knochenfragment, geringer Weichteilschaden.
- Grad 2: Ausgedehntere äußere Hautwunde.
- Grad 3: Großflächige Eröffnung und Zerstörung von Hautgewebe; unter Mitbeteiligung von Muskulatur, Gefäße und/oder Nervenstrukturen.
- Grad 4: Totale bzw. subtotale Amputation.

Fraktureinteilung

Einteilung nach Formen

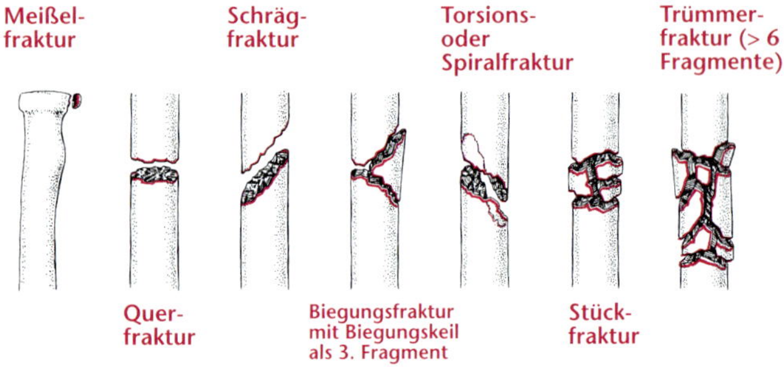

Abb. 4.01: Frakturformen

Einteilung nach Art der Dislokation

- *Längsverschiebung* (Dislocatio ad longitudinem) mit Verkürzung (cum contractione) oder mit Verlängerung (cum distractione).
- *Seitverschiebung* (Dislocatio ad latus) nach medial, lateral, ventral oder dorsal.
- *Achsenabweichung* (Dislocatio ad axim): Valgus-, Varus-, Antekurvations- oder Retrokurvationsfehlstellung.
- *Drehfehler* (Dislocatio ad peripheram): Innen- oder Außenrotationsfehlstellung.

4.2.2 Heilungsverlauf und Komplikationen

- *Primärheilung:* Bei optimaler Reposition (z.B. durch Osteosynthese) der Fragmente und optimaler Kompression erfolgt die sogenannte Kontaktheilung, die sich ohne Knochenneubildung (Kallus) vollzieht. Kallus ist Knochengewebe, das sich aus Bindegewebe entwickelt.
- *Sekundärheilung:* Bei Instabilität (unzureichende Ruhigstellung, schlechte Repositon) der Frakturpartner erfolgt die Heilung über verschiedene Kallusstufen. Sekundärheilung tritt meistens bei konservativer Frakturheilung auf, da eine totale Ruhigstellung im Gips nicht möglich ist. *Formen:* enostaler und perostaler Kallus.

Nachbehandlung operativ versorgter Frakturen – untere Extremität
(Die Zahlenangaben beziehen sich auf den Operationstermin)

Frakturlokalisation	Art der operativen Versorgung	Teilbelastung ab	Vollbelastung ab	Erwarteter knöcherner Durchbau nach	Metallentfernung nach
Medialer Schenkelhals	Osteosynthese (Schrauben)	6. Wo.	12.–18. Wo.	ab 18. Wo.	12.–18. Mon.
	Hüftendoprothese		sofort (zementiert)		
Femur	Osteosynthese (Winkelplatte)	2.–4. Wo.	8.–12. Wo.	12–16 Wo.	12.–18. Mon.
Pertrochantär	Gammanagelung DCS	2.–4. Wo.	8.–12. Wo.	12–16 Wo.	12.–18. Mon.
Mittlerer und distaler Femur	Plattenosteosynthese	8.–12. Wo.	16.–20. Wo.	16–20 Wo.	24.–36. Mon.
	Mehrfragmentbruch mit Platte und Spongiosaplastik	6.–12. Wo.	12.–18. Wo.	20–24 Wo.	24.–36. Mon.
	Marknagelung (angebohrt)	2.–4. Wo.	6.–12. Wo.	16–20 Wo.	24.–36. Mon.
Patella	Zuggurtung	2. Wo.	5. Wo.	20–24 Wo.	8–12 Mon.
Tibiakopf	Schrauben, Platten-Osteosynthese u. Spongiosaplastik	2.–12. Wo.	16.–20. Wo.	16–20 Wo.	10–18 Mon.
Unterschenkelschaft	Plattenosteosynthese	5.–6. Wo.	12.–16. Wo.	12–16 Wo.	18–24 Mon.
	Mehrfragment- bzw. Etagenbruch Platte und Spongiosaplastik	8.–12. Wo.	16.–20. Wo.	16–20 Wo.	18–24 Mon.
	Marknagelung	2.–3. Wo.	4.–6. Wo.	12–16 Wo.	24 Mon.
	Monofixateur (MOFI)	2.–12. Wo.	12.–18. Wo.	20–24 Wo.	12–16 Wo.
Distale Tibia (Pilon tibiale)	Platten- und Schrauben-osteosynthese	6.–12. Wo.	12.–18. Wo.	12–16 Wo.	8–12 Mon.
Sprunggelenk	Zuggurtung, 1/3 Rohrplatte, Schrauben	2. Wo. Abrollbelastung	8. Wo.	8–12 Wo.	6–12 Mon.
	Zuggurtung, 1/3 Rohrplatte, Schrauben und Syndesmosennaht	6. Wo.	8. Wo.	8–12 Wo.	6–12 Mon.
	Mit Knorpel-Knochenaussprengung	6. Wo.	8.–10. Wo.	8–12 Wo.	6–12 Mon.

Aus: Kremer und Müller: Die chirurgische Poliklinik (Thieme, Stuttgart, 1984)

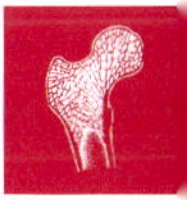

Nachbehandlung operativ versorgter Frakturen – obere Extremität (Die Zahlenangaben beziehen sich auf den Operationstermin)							
Frakturlokalisation	**Art der operativen Versorgung**	**Ruhigstellender Verband**		**Bewegungstherapie**		**Erwarteter knöcherner Durchbau nach**	**Metallentfernung nach**
		Art	**Dauer**	**vorsichtig ab**	**uneingeschränkt**		
Oberarm	Unaufgebohrter Humerusnagel (Seidennagel)	–	–	sofort	4–6 Wo.	10–12 Wo.	(12–18) Mon.
Distaler Oberarm, Ellenbogengelenk	Schrauben, Spickdrähte, 1/3 Rohrplatte	Dorsale Oberarmgipsschiene	2–3 Wo.	2–3 Wo.	5–6 Wo.	8–12 Wo.	6 Mon.
Olekranon	Zuggurtung	–	–	sofort	3 Wo.	12–16 Wo.	6–10 Mon.
Unterarm	Plattensteosynthese (kleine DC-Platte)	–	–	sofort	2 Wo.	8–12 Wo.	18–24 Mon.
Aus: Kremer und Müller: Die chirurgische Poliklinik (Thieme, Stuttgart, 1984)							

Komplikationen der Frakturheilung

Verzögerte Frakturheilung

Verzögerte Frakturheilung liegt vor, wenn der Bruch nach 20 Wo. noch nicht verheilt und der Frakturspalt unverändert im Röntgen zu sehen ist. Bei einer ausbleibenden Bruchheilung nach 8 Monaten handelt es sich um eine Pseudarthrose. *Begünstigende Faktoren:* Alter, Infektion, unzureichende Ruhigstellung, zu häufige Repositionsversuche, Medikamente (z.B. Zytostatika, Kortison). *Lokalisation:* Oberarm 12 %, Oberschenkel 14 %, Unterarm 22 %, Unterschenkel 52 %.

Pseudarthrose

- *Hypotrophe Form:* Biologisch reaktionsloser Verlauf bei Fragmentavitalität (3 Erscheinungsormen: dystrophisch, nekrotisch, knochensubstanzfrei).
- *Hypertrophe Form:* Biologisch reaktionsfähiger Verlauf, z.B. bei unzureichender Ruhigstellung (3 Erscheinungsformen: hypertroph kallusreich, leicht hypertroph kallusarm, oligotroph kallusarm).

Klinik: Funktionsverlust, Schmerzen, tastbare Beweglichkeit im Frakturbereich, keine Belastungsfähigkeit durch Schmerz (besonders bei konservativer Frakturbehandlung).

Diagnose: Röntgen, Tomographie, Szintigraphie.

Ärztliche Therapie

Je nach vorliegender Pseudarthroseform spezifische Therapie. Bei Vorliegen einer infizierten Pseudarthrose Vorgehen nach der „Viermal-S-Regel“:

- *Stabilität:* Ruhigstellung z.B. durch stabile Osteosynthese, Entfernung einer instabilen Osteosynthese, ggf. Fixateur externe.
- *Sequester:* Operative Entfernung avitaler Fragmente.

  - *Spülen:* Offene Spül-Saug-Drainage.
  - *Spongiosa:* Defektersatz durch autologe Knochenspäne oder gefäßgestieltes Knochenfragment.

Sonstige Komplikationen

- *Infektion:* Vorkommen nach offenen Frakturen und Operationen (☞ 4.2.1, 4.2.3).
- *Refraktur:* Gehäuftes Auftreten nach verfrühter Implantatentfernung, verfrühter Lastaufnahme. Therapie entspricht der jeweiligen Erstverletzung nach Ausschluß einer Pseudarthrose.
- *Implantatbruch, Ermüdungsfraktur:* Begünstigung durch verzögerte Knochenbruchheilung, technisch unzulänglich durchgeführte Osteosynthesen. Therapie durch stabilere Re-Osteosynthese ggf. in Kombination mit Knochentransplantation.
- *Begleitende Weichteilverletzung:* Je nach Ausmaß und Schweregrad der Fraktur kommt es zu Begleitverletzungen von Muskeln, Gefäßen und Nervengewebe.
- *Immobilisation:* In Folge der Immobilisation ist mit einer erhöhten Inzidenz von Thrombose, Thrombembolie, Lungenembolie, Dekubitus zu rechnen. Therapie: Entsprechende Prophylaxe, frühe Mobilisation, Atemtherapie, Training mit den unverletzten Gliedmaßen.
- *Kompartmentsyndrom* ☞ 4.17.2
- *Sympathische Reflexdystrophie* (M. Sudeck) ☞ 4.17.3

4.2.3 Frakturbehandlung

Das Prinzip einer Frakturbehandlung besteht aus folgenden Elementen: Reposition + Retention (Fixation) + Ruhigstellung + frühfunktionelle Übungsbehandlung.

- *Reposition:* Einrichtung einer Fraktur bzw. Luxation unter Zug und Gegenzug so früh wie möglich.
- *Retention und Ruhigstellung:* Fixierung des Repositionsergebnisses entweder durch konservative (Gips) oder operative (Osteosynthese) Maßnahmen bis zur knöchernen Konsolidierung.

Konservative Frakturbehandlung

Ruhigstellung der Fraktur im Gipsverband unter Einbeziehung der benachbarten Gelenke; Hochlagerung der betroffenen Extremität.

- *Ind.:* Die meisten kindlichen Frakturen (Ausnahme: Gelenkfrakturen, dislozierte Epiphysenfrakturen). Bei Erwachsenen Frakturen, die stabil und nicht disloziert bzw. dislokationsgefährdet sind.
- *Vorteile:* Keine Infektionsgefährdung bei geschlossenen Frakturen.
- *Nachteile:* Längere Ruhigstellung führt zu Atrophie von Weichteilgewebe, Abbau von Knochen (Demineralisation), Kontrakturen, häufig auch zur Thromboembolie (bes. bei älteren Menschen).

Mehrmals täglich Sensibilität, Motorik und Durchblutung prüfen:
„Der Patient mit Schmerzen im Gipsverband hat immer recht!"

Operative Frakturbehandlung

Osteosynthese

Operative, von der Arbeitsgemeinschaft für Osteosynthesen (AO) standardisierte Verfahren zur Frakturbehandlung (☞ Abb. 4.02).

Vorteile: Optimale Adaptation der Frakturen, keine Immobilisationsschäden, frühe funktionelle Übungsbehandlung möglich.
Ind: Frakturen wie z.B. intraartikuläre Frakturen, Abrißfrakturen, Patellaquerfrakturen, Adduktionsfrakturen des Schenkelhalses.

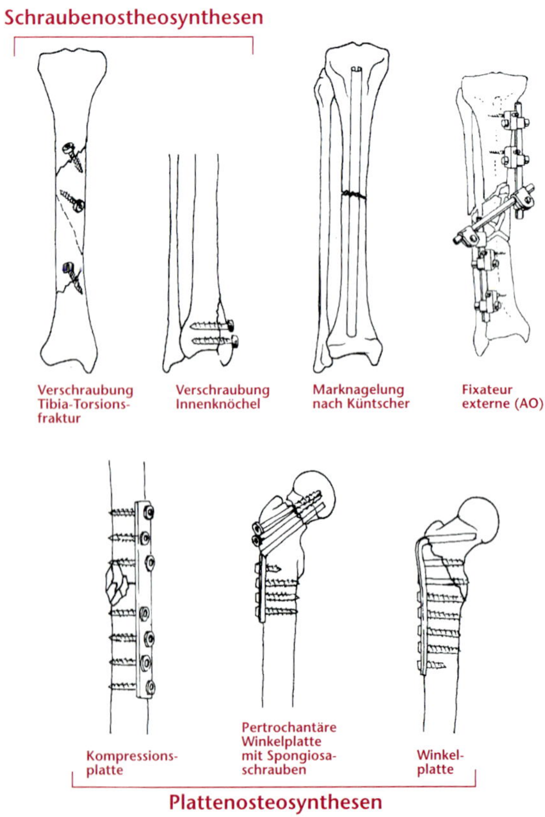

Abb. 4.02: Formen der Osteosynthese

- *Schraubenosteosynthese:* Bei der Zugschraubenosteosynthese erfaßt das Schraubengewinde das gegenüberliegende Fragment (Gewindeloch) während das schraubenkopfnahe Bohrloch als Gleitloch dient. Beim Eindrehen der Schraube wird der interfragmentäre Druck erzielt.
- *Plattenosteosynthese:* Je nach gewünschter mechanischer Funktion als Kompressionsplatte, Winkelplatte bei proximalen und distalen Femurfrakturen oder als Überbrückungsplatte bei Trümmerfrakturen.
- *Marknagelosteosynthese:* Anwendung als intramedulläre Schienung zur Versorgung von Schaftfrakturen langer Röhrenknochen der unteren Extremität, aufgebohrt oder unaufgebohrt.
- *Zuggurtung:* Verwendung bei Olekranon- bzw. Patellafrakturen; Kompression der betroffenen Fragmente erfolgt über das Einbringen einer Drahtschlinge (Cerclage) und Kirschnerdrähten.
- *Fixateur externe:* Proximal und distal der Fraktur werden Nägel oder Schrauben eingebracht und so über ein Rohrsystem von außen miteinander verbunden, daß eine Stabilisierung erzielt wird. *Ind.:* Offene oder infizierte Frakturen, Arthrodese, erste Versorgung bei Polytrauma mit instabilen Kreislaufverhältnissen.
- *Dynamische Hüftkopfschraube (DHS):* Anwendung bei hüftgelenksnahen Frakturen. Eine im Hüftkopf zentrierte Schraube gleitet in der Lasche einer am proximalen Femur fixierten Platte. Unter Belastung werden die Frakturpartner komprimiert.

Dynamische Kondylenschraube (DCS): Anwendung bei distalen Femurkondylenfrakturen.

4.3 Prophylaktische PT bei Patienten mit Gipsversorgung

I.d.R. werden Pat. während der Gipsversorgung nur sehr selten physiother. behandelt. Aufgrund von Kompl., z.B. Druckstellen, massiven Schwellungen bis hin zur Sympathischen Reflexdystrophie (☞ 4.17.3), ist es jedoch dringend erforderlich, die Pat. in der Klinik zu behandeln oder ihnen ein Übungsprogramm mit nach Hause zu geben.

Physiotherapeutische Maßnahmen

PT bei Patienten mit Gipsbein

→ *Entstaute Extremität:* Konsequente Hochlagerung; aktive Bewegungen der Zehen und stat. Anspannung der Muskulatur im Gips (Einsatz der Muskelpumpe); beim Gehen Belastung mit Bodenkontakt je nach ärztl. Verordnung.

→ *Erhaltene Beweglichkeit:* Endgradige aktive/passive Bewegungen der Zehengelenke; endgradige aktive Bewegungen des Hüftgelenkes (alle Bewegungsrichtungen); bei Unterschenkelgips endgradige Bewegungen des Kniegelenks.

→ *Erhaltene Kraft:* Statische Muskelarbeit im Gips (Fuß nach oben und unten anspannen). Stat. und dyn. Muskelarbeit der angrenzenden Gelenke. BRUNKOW ☞ 2.3.6; PNF – Bein- und Beckendiagonalen, z.B. mit Dynamischer Umkehr und Agonistischer Umkehr.

PT bei Patienten mit Gipsarm

→ *Entstaute Extremität:* Konsequente Hochlagerung, aktive Bewegungen der Finger (Einsatz der Muskelpumpe), soweit möglich.

→ *Erhaltene Beweglichkeit der angrenzenden Gelenke:* Endgradige Bewegungen der Fingergelenke, des Schultergelenks (alle Bewegungsrichtungen) und bei Unterarmgips des Ellenbogengelenks.

→ *Erhaltene Kraft:* Statische Muskelarbeit im Gips; stat. und dyn. Muskelarbeit der angrenzenden Gelenke.

Zusatzmaßnahmen: BRUNKOW ☞ 2.3.6; PNF – Arm- und Schulterblattdiagonalen mit z.B. Dynamischer Umkehr und Agonistischer Umkehr (distale Hand fixiert am Unterarm).

4.4 Hand

4.4.1 Frakturen und Bandverletzungen

Distale Radiusfraktur

Häufig bei älteren Menschen; Frauen sind häufiger betroffen (Osteoporose). Sonderformen: *Smith-Fraktur:* Sturz auf die volarflektierte Hand; *Colles-Fraktur:* Sturz auf die dorsal extendierte Hand (häufig).

Ärztliche Therapie häufig konservativ: Ruhigstellung im Gips. *Operativ:* Osteosynthese (Kirschnerdraht, Plattenosteosynthese, Fixateur externe).

Physiotherapeutische Maßnahmen ☞ 4.4.2

Frakturen der Finger- und Mittelhandknochen

Entstehung durch direkte oder indirekte (Sturz auf die Hand) Gewalteinwirkung. Lokalisation als Köpfchen-, Basis- oder Schaftfraktur mit oder ohne Gelenkbeteiligung.

Sonderformen

- *Bennett-Fraktur:* Intraartikuläre Luxationsfraktur der Basis des Metakarpale I durch axiale Stauchung des adduzierten Daumens.
- *Umgekehrte Bennettfraktur:* Basis-Fraktur des Metakarpale V.
- *Winterstein-Fraktur:* Extraartikuläre Schrägfraktur der Basis des Metakarpale I.
- *Rolando-Fraktur:* Intraartikuläre T- oder Y-Fraktur der Basis des Metakarpale I.

Ärztliche Therapie: Operativ bei Brüchen mit Gelenkbeteiligung und nicht ausreichend zu fixierenden Frakturen, sowie bei allen Sonderformen, sonst konservativ mit Böhlergipsschiene.

Physiotherapeutische Maßnahmen ☞ 4.4.2

Os Naviculare-Fraktur

Kahnbeinfraktur. Verletzungsmechanismus: Sturz auf die dorsalextendierte Hand.

Ärztliche Therapie: Konservativ (8–12 Wo.) im Kahnbeingips (Oberarmgips mit Daumeneinschluß). OP bei dislozierten Frakturen.

Physiotherapeutische Maßnahmen ☞ 4.4.2

Bei unzureichender Ruhigstellung oder instabiler Fraktur Pseudarthrose möglich, OP mit Spongiosaplastik und Herbert-Schraube erforderlich!

Bandverletzungen am Handgelenk

Ursachen für eine ligamentäre Instabilität des Handgelenks können sein:
- Luxationen der Handwurzelknochen, besonders perilunär
- Ruptur der Bandverbindungen zwischen Os scaphoideum und Os lunatum.
- Abrißfrakturen der Bandansätze, z.B. Os pisiforme, Os hamatum.

Ärztliche Therapie

- *Frische Verletzungen:* Offene Reposition und temporäre Arthrodese mittels Kirschner-Drähten für 6 Wo., Unterarmgips.
- *Chronische Instabilität:* Bandrekonstruktion mittels Bandplastik und temporärer Arthrodese für 6 Wo.
- *Abrißfraktur:* Kurzfristige Ruhigstellung für 4 Wo., dann frühfunktionelle Behandlung.

Physiotherapeutische Maßnahmen ☞ 4.4.2

4.4.2 PT der Handfrakturen und Bandverletzungen

Physiotherapeutische Maßnahmen

Physiotherapeutische Befunderhebung und anatomische Übersicht ☞ 5.6.1

Phase I (während der Ruhigstellung im Gips oder mit Fixateur externe)

- → *Schmerzfreiheit*: Hochlagern, Kühlen, allgemeine Entspannung.
- → *Entstaute Hand*: Konsequente Hochlagerung, Einsatz der Muskelpumpe durch intensive aktive Bewegung der Finger (nicht möglich bei konservativ versorgten Frakturen der Phalangen).
- → *Erhaltene Fingerbeweglichkeit:* Aktive/passive endgradige Bewegungen der Finger (nicht möglich bei konservativ versorgten Frakturen der Phalangen).
- → *Erhaltene Beweglichkeit der angrenzenden Gelenke:* Mehrmals täglich endgradige Bewegungen von Ellenbogen und Schultergelenk (Hausaufgaben).
  Zusatzmaßnahme: PNF (Arm- und Scapulapattern).
- → *Erhaltene Kraft der nichtbetroffenen Muskulatur:* Stat. u. dyn. Muskelarbeit.
  Zusatzmaßnahmen: PNF – bilaterale Armpattern; BRUNKOW.

Phase II (bei Übungsstabilität)

→ *Schmerzfreiheit*: Wie bei Frühphase. Heiße Rolle oder Ultraschall und Querfriktionen bei schmerzhaften Sehnenansatzreizungen.
  - Zusatzmaßnahme: E-Therapie – TENS-Gerät.
  - ! Bei therapieresistentem Schmerz an Sympathische Reflexdystrophie (M. Sudeck) denken.

→ *Entstaute Hand*: Wie bei Frühphase.
  - Zusatzmaßnahmen: Lymphdrainage; Wrapping – Auswickeln der Finger und Hand mit einem dünnen Seil von distal nach proximal, anschließend sofort wieder abziehen und bewegen.

→ *Optimale Beweglichkeit von Finger- und Handgelenken:* Aktive und passive Mobilisationstechniken, z.B. Arbeiten an der Bewegungsgrenze, Agistisch exzentrische Kontraktion, Ermüden der Antagonisten, Reziproke Hemmung, Manuelle Therapie (auch der Handwurzelknochen).

→ *Volle Kraft*: Stat. und dyn. Muskelarbeit von Finger- und Handmuskulatur.
  - Zusatzmaßnahmen: PNF – uni- und bilaterale Armpattern (Hebelverhältnisse beachten!), Kombination Arm-Scapula; BRUNKOW; Theraband.

→ *Funktionelle Gebrauchsbewegungen*: Trainieren der grob- und feinmotorischen Fähigkeiten ohne und mit Geräten (Knete, Übungsbrett).
  - Zusatzmaßnahme: ADL – Erarbeiten der aufrechten Körperhaltung, Anleitung zur Selbstbeobachtung (Schonhaltung vermeiden). Hausaufgaben.

Phase III (bei Belastungsstabilität)

→ Wie Phase II
  - Zusatzmaßnahmen: *Volle Kraft:* MTT; *Funktionelle Gebrauchsbewegungen:* Handstütz in verschiedenen ASTE, z.B. Vierfüßlerstand; zusätzliche Stabilisation. Stützreaktionen.

Nach Bandverletzungen manuelle Therapie gut dosieren!

4.4.3 Beugesehnenverletzungen

Ursachen: Schnitt-, Quetsch- oder Kreissägenverletzungen, Überstreckung der Finger, degenerative Erkrankungen aus dem rheumatischen Formenkreis.

Klinik

- *Prüfung der Profundussehne:* Finger kann im Endgelenk bei gestrecktem und fixiertem Mittelgelenk nicht gebeugt werden.
- *Prüfung der Superficialissehne:* Bei konsequenter passiver Streckung aller nicht betroffenen Finger kann das betroffene Mittelgelenk nicht gebeugt werden.

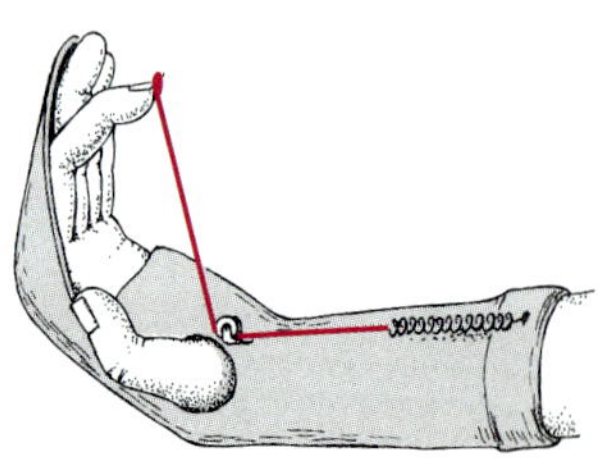

Abb. 4.03: Kleinert-Gips

Ärztliche Therapie

Operativ

- Direkte Naht.
- *Sehnentransplantation* (Palmaris longus), evtl. zweizeitige Transplantation (Intervall zwischen Implantation des Sehnenkanal-präformierenden Silastikstabes und der Sehnentransplantation beträgt 2–3 Monate).
- Therapiekonzept nach KLEINERT: Ermöglichen einer frühfunktionellen Übungsbehandlung durch die Primärnaht; intratendinöse Längsträgernaht beider Beugesehnen; Naht der Sehnenscheide; kontrollierte, sofortige Mobilisation in der dyn. Schiene. Vorteile: „geringere Verklebungsgefahr", bessere Blutversorgung, geringere Rupturgefahr, bessere Kraftentfaltung, bessere Beweglichkeit.
- Ruhigstellung im Gips unter Entlastung der Sehnennaht (☞ Abb. 4.03).
- Ab 4.Tag post-Op Beginn der frühfunktionellen Behandlung nach KLEINERT: dorsale Gipsschiene mit 30–40° Flexion im Handgelenk, 20–30° Flexion der Grundgelenke. Fixierung eines Gummibandes am Fingernagel mit Zugrichtung auf das Os naviculare und an den Verband am Unterarm (☞ Abb. 4.03). Volle aktive Extension des PIP- und DIP-Gelenkes muß möglich sein; die Flexion darf nur passiv erfolgen.
- Nach 3 Wo. Freigabe der Bewegungsumfänge in Hand- und Grundgelenken. Die dyn. Schiene verbleibt für weitere 3 Wo.

! Rupturgefahr während der ersten drei Monate nach OP. Sofortige operative Versorgung nach erneuter Sehnenruptur. Therapiedauer bei einfachen Beugesehnenverletzungen 10–13 Wo., bei Beugesehnentransplantaten und zweizeitigen Beugesehnentransplantationen wesentlich länger.

Physiotherapeutische Maßnahmen

Frühphase

→ *Schmerzfreiheit*: Hochlagern, Kühlen, allgemeine Entspannung.
  ! Kein Eis bei Gefäßnaht.

→ *Erhaltene Fingerbeweglichkeit*: Aktive/passive endgradige Bewegung der nichtbetroffenen Finger. Passive endgradige Beugung der betroffenen Finger in allen Gelenken. Kontrolle der aktiven Streckübungen mit der dyn. Schiene nach KLEINERT (s.o.); bis zur 3. Wo. darauf achten, daß das Handgelenk in Volarflexion eingestellt wird.

→ *Entstaute Hand*: Konsequente Hochlagerung. Anfangs auf Volarflexion im Handgelenk achten!
  Zusatzmaßnahmen: Lymphdrainage

→ *Erhaltene Beweglichkeit der angrenzenden Gelenke*: Mehrmals täglich endgradige Bewegungen von Ellenbogen- und Schultergelenk (Hausaufgabenprogramm).
  Zusatzmaßnahmen: PNF – Arm- und Scapulapattern mit dyn. Umkehr.

→ *Erhaltene Kraft der nichtbetroffenen Muskulatur*: Stat. und dyn. Muskelarbeit.
  ! Bei kräftiger Spannung der nichtbetroffenen Fingerbeuger automatisch auch Anspannung der genähten Beugesehne.
  Zusatzmaßnahmen: PNF – bilaterale Armpattern; BRUNKOW.

Tips & Fallen

Eine Erfolgskontrolle der Übungen der betroffenen Finger mit der dyn. Schiene nach Kleinert ist dringend notwendig, da sich leicht Fehler einschleichen, wenn der Pat. allein übt. Die Fingergelenke werden z.B. aktiv nicht endgradig gestreckt, weil der Widerstand des Gummibandes zu stark ist oder Pat. beugt seine Fingergelenke passiv nicht endgradig.

Spätphase (nach 6 Wo.)

- *Schmerzfreiheit*: Wie bei Frühphase.
  - Zusatzmaßnahme: Querfriktionen im Verletzungsbereich, auch zum Lösen von Verklebungen (☞ 2.3.4).
- *Entstaute Hand*: Wie bei Frühphase.
  - Zusatzmaßnahmen: Einsatz der Muskelpumpe durch intensive aktive Bewegungen der Finger; Lymphdrainage.
- *Optimale Beweglichkeit der betroffenen Finger:* Aktive Streck- und vor allem Beugeübungen *ohne Widerstand* für 2 Wo. (Rupturgefahr); dabei die Mittel- und Endgelenke durch Fixation der darunterliegenden Gelenke selektiv beüben. Techniken: Betontes Arbeiten an der Bewegungsgrenze.
  - ! Keine reziproken Techniken.
  - Zusatzmaßnahme: Manuelle Therapie (☞ 2.3.15).
- *Volle Kraft*: Vorsichtige stat. und dyn. Muskelarbeit der Fingerbeuger (und -strecker); Widerstände nach frühestens 8 Wo. Dann auch Einsatz von Geräten, z.B. Schaumstoffball, Handknete, Handimpander.
  - Zusatzmaßnahmen: PNF – uni- und bilaterale Armpattern, Kombination Arm-Scapula.
- *Optimale Gebrauchsfähigkeit der Hand:* Trainieren der grob- und feinmotorischen Fähigkeiten ohne und mit Geräten (Knete, Übungsbrett), Handstütz.
  - Zusatzmaßnahmen: ADL – Anleitung zur Selbstbeobachtung (Schonhaltung vermeiden), Erarbeiten der aufrechten Körperhaltung; Hausaufgabenprogramm.

Beugesehnentenolyse

Lösen der Beugesehne bei unzureichendem Sehnengleiten nach Sehnennaht; frühestens sinnvoll 4–6 Monate nach dem Ersteingriff. PT bis dahin konsequent weiterführen. Das gleiche trifft auf Strecksehnen zu.

Physiotherapeutische Maßnahmen

Behandlung ab 2. postoperativen Tag

- *Schmerzfreiheit*: Wie bei Frühphase der Beugesehnenverletzung.
  - Zusatzmaßnahme: nach Wundheilung Querfriktionen im verletzten Bereich.
- *Entstaute Hand:* Wie bei Spätphase der Beugesehnenverletzung.
- *Optimale Beweglichkeit der betroffenen Finger:* Aktive Streck- und Beugeübungen mehrmals täglich, dabei selektives Üben der Beugung in den Mittel- und Endgelenken durch Fixation der darunterliegenden Gelenke.
  - Zusatzmaßnahmen: Manuelle Therapie (☞ 2.3.15).

→ *Volle Kraft*: Stat. und dyn. Muskelarbeit, bes. der Fingerbeuger. Widerstandsübungen anfangs nur nach Rücksprache mit OperateurIn.
  Zusatzmaßnahmen: PNF – uni- und bilaterale Armpattern, Kombination Arm-Scapula.

→ *Funktionelle Gebrauchsbewegungen:* Trainieren der grob- und feinmotorischen Fähigkeiten ohne und mit Geräten (Knete, Übungsbrett), Handstütz.
  Zusatzmaßnahmen: ADL – Anleitung zur Selbstbeobachtung (Schonhaltung vermeiden), Erarbeiten der aufrechten Körperhaltung; Hausaufgabenprogramm.

Ringbandrekonstruktion

Die Ringbänder halten die Beugesehne während ihrer Aktion am Knochen und verstärken somit die Wirkung der Muskelkontraktion. Ohne sie würde durch den „Flitzebogeneffekt" ein wesentlicher Teil der Muskelwirkung verlorengehen. Die Rekonstruktion der Ringbänder ist daher von entscheidender Bedeutung.

Physiotherapeutische Maßnahmen

Zur Entlastung des frisch genähten Ringbandes trägt der Pat. für 4 Wo. postoperativ einen ca. 15 mm breiten, festen Ring während der Bewegungsübungen. Fehlt der Ring, fixiert die TherapeutIn das Ringband manuell bei primär aktiven Bewegungsübungen der betroffenen Region (bei Beugung im Mittel- und Endgelenk Fixation des Grundgelenkes s.o.).

4.4.4 Strecksehnenverletzungen

Häufig in Kombination mit Ausriß der Strecksehne an der Basis des Fingerendgliedes durch Schlag auf gestreckten Finger (z.B. Volleyball, Basketball). Mittel- und Ringfinger am häufigsten betroffen.

Klinik: Aktive Streckung des Fingerendgliedes nicht möglich. Schmerzen dorsal am hängenden Endglied.

Ärztliche Therapie

Operative Versorgung durch Sehnennaht. Nach OP Anwendung des umgekehrten Kleinert-Prinzips (☞ 4.4.3); dorsale Schiene mit leichter Dorsalextension im Handgelenk und 20° Flexion der Grundgelenke. Schiene mit Gummibändern ermöglicht ein passives Strecken und aktives Beugen der PIP-, DIP- und MCP-Gelenke. Prognose wesentlich besser als bei Beugesehnenverletzungen.

Physiotherapeutische Maßnahmen

Frühphase (ab 2. postoperativer Woche)

- *Schmerzfreiheit:* Hochlagern, Kühlen, allgemeine Entspannung.
  ! Kein Eis bei Gefäßnaht.
- *Entstaute Hand:* Konsequente Hochlagerung.
- *Erhaltene Fingerbeweglichkeit:* Aktive/passive endgradige Bewegungen der nichtbetroffenen Finger. Passive endgradige Bewegung der betroffenen Finger; bei endgradiger Fingerbeugung darauf achten, daß das Handgelenk in Dorsalextension eingestellt wird.
- *Erhaltene Beweglichkeit der angrenzenden Gelenke:* Mehrmals täglich endgradige Bewegungen von Ellenbogen- und Schultergelenk (Hausaufgabenprogramm).
  Zusatzmaßnahme: PNF – Arm- und Scapulapattern mit veränderter Grifftechnik.
- *Erhaltene Kraft der nichtbetroffenen Muskulatur:* Stat. und dyn. Muskelarbeit, Übungen mit Thera- oder Deuserband (☞ 4.1).
  Zusatzmaßnahmen: PNF – Bilaterale Armpattern; BRUNKOW.

Spätphase (nach 6 Wo.)

- *Schmerzfreiheit:* Wie bei Frühphase.
  Zusatzmaßnahme: Querfriktionen im verletzten Bereich.
- *Entstaute Hand:* Wie bei Frühphase.
  Zusatzmaßnahmen: Einsatz der Muskelpumpe durch intensive aktive Bewegungen der Finger; Lymphdrainage.
- *Optimale Beweglichkeit der betroffenen Finger:* Aktive Beuge- und Streckübungen ohne Widerstand für 2 Wo. (Rupturgefahr), dabei Mittel- und Endgelenke selektiv beüben (Fixation der darunterliegenden Gelenke).
  Zusatzmaßnahme: Manuelle Therapie (☞ 2.3.15).
- *Volle Kraft:* Stat. und dyn. Muskelarbeit der Finger.
  Zusatzmaßnahme: PNF – uni- und bilaterale Armpattern, Kombination Arm-Scapula.
- *Optimale Gebrauchsfähigkeit:* Trainieren der Fähigkeiten, die eine Fingerstreckung voraussetzen (z.B. Klavierspielen, Greifen von großen Gegenständen), Handstütz.
  Zusatzmaßnahmen: ADL – Anleitung zur Selbstbeobachtung (Schonhaltung vermeiden), Erarbeiten der aufrechten Körperhaltung; Hausaufgabenprogramm.

Tips & Fallen

In der Frühphase ist eine Erfolgskontrolle der aktiven Übungen der betroffenen Finger mit der dyn. Schiene nach KLEINERT dringend notwendig, da sich leicht Fehler einschleichen, wenn Pat. allein übt. Bsp. möglicher Fehlerquellen:

- Die Fingergelenke werden passiv nicht endgradig gestreckt.
- Der Pat. beugt seine Fingergelenke aktiv nicht endgradig.
- Anfangs auf Dorsalextension im Handgelenk achten!

4.4.5 Skidaumen

Die ulnare Seitenbandruptur des Daumengrundgelenkes (Skidaumen) ist eine häufige Skiverletzung: der Daumen bleibt beim Sturz am Griff des Skistockes hängen. Dies führt zu einer Überbelastung des ulnaren Seitenbandes. Bei Nichtbehandlung oder falscher Behandlung Gefahr der chronischen Instabilität des MCP I-Gelenkes; fester Spitzgriff ist dann nicht mehr möglich.

Klinik: Ulnare Aufklappbarkeit, Bewegungs- und Palpationsschmerz über der ulnaren Seite des MCP I-Gelenkes, Instabilität.

Ärztliche Therapie

- *Konservativ:* Bei Aufklappbarkeit geringer als 35° Ruhigstellung im Daumengips für 3–4 Wo. Dann Mobilisation unter zunehmender Belastung. Alternativ Tape-Verband (☞ 11.6).
- *Operativ:* Ulnare Bandnaht. Abhängig von der Naht: Ruhigstellung für 6 Wo. in Adduktionsstellung des Daumens; das Endgelenk wird in der 2. postoperativen Woche zur aktiven Bewegung freigegeben.

Physiotherapeutische Maßnahmen

→ *Schmerzfreiheit:* Hochlagern, Kühlen, allgemeine Entspannung.
→ *Entstaute Hand:* Konsequente Hochlagerung; Einsatz der Muskelpumpe.
→ *Erhaltene Fingerbeweglichkeit:* Aktive/passive endgradige Bewegungen der nichtbetroffenen Finger.
→ *Erhaltene Beweglichkeit der angrenzenden Gelenke:* Mehrmals täglich endgradige Bewegungen von Ellenbogen- und Schultergelenk (Hausaufgaben);
Zusatzmaßnahme: PNF – Arm- und Scapulapattern.
→ *Optimale Beweglichkeit des Daumens:* Aktive Mobilisationstechniken zur Verbesserung der Bewegungen im Endgelenk, nach 6 Wo. im Grund- und Sattelgelenk (z.B. betontes Arbeiten an der Bewegungsgrenze, reziproke Hemmung, agistisch exzentrische Kontraktion) ☞ 2.3.17.
Zusatzmaßnahme: Manuelle Therapie nach 6 Wo.
→ *Volle Kraft:* Stat. und dyn. Muskelarbeit der Daumen- und Fingermuskulatur; nach 6 Wo. Einsatz von Geräten, z.B. Handknete, Handimpander, Steckbrett.
→ *Funktionelle Gebrauchsfähigkeit:* Trainieren der grob- und feinmotorischen Fähigkeiten ohne und mit Geräten (Handknete, Übungsbrett).

4.4.6 Fingergelenksluxationen

Häufig durch direktes Trauma wie Schlag oder Stoß auf den gestreckten Finger (Volleyball, Basketball) herbeigeführt und oft einhergehend mit Rupturen ligamentärer Strukturen.

Ärztliche Therapie

Reposition. Anschließend Ruhigstellung in volarer Schiene für ca. 1 Wo. (bis zur Schmerzfreiheit), wenn keine Reluxationsgefahr; sonst OP (temporäre Arthrodese).

Physiotherapeutische Maßnahmen

Beginn nach einer Woche.

- → *Schmerzfreiheit:* Hochlagern, evtl. Kühlen, allgemeine Entspannung.
- → *Entstaute Hand:* Konsequente Hochlagerung.
  - Zusatzmaßnahmen: Heiße Rolle, evtl. Lymphdrainage.
- → *Optimale Beweglichkeit der betroffenen Finger:* Aktive und passive Mobilisation (z.B. Betontes Arbeiten an der Bewegungsgrenze, Agistisch exzentrische Kontraktion, Manuelle Therapie).
- → *Volle Kraft:* Stat. und dyn. Muskelarbeit der Finger- und Handmuskulatur; Stabilisation in verschiedenen Ausgangsstellungen (z.B. beim Greifen, im Handstütz).
  - Zusatzmaßnahmen: PNF – uni- und bilaterale Armpattern, Kombination Arm-Scapula.
- → *Funktionelle Gebrauchsfähigkeit:* Trainieren der grob- und feinmotorischen Fähigkeiten ohne und mit Geräten (Knete, Übungsbrett); Handstütz.

4.5 Ellenbogen und Unterarm

4.5.1 Frakturen

Unterarmschaftfraktur

Durch direkte Gewalteinwirkung Fraktur am Punkt der größten Gewalteinwirkung (z.B. Parierverletzung). Durch indirekte Gewalteinwirkung Frakturen der Unterarmknochen an der schwächsten Stelle (Radius im mittleren Drittel, Ulna im Übergang vom mittleren zum distalen Drittel).

Sonderformen

- Monteggia: Fraktur der Ulna im proximalen Drittel mit Radiusköpfchenluxation.
- Galeazzi: Radiusschaftfraktur mit Ulnaluxation im distalen Radio-Ulnargelenk.

Ärztliche Therapie

Konservativ bei nicht dislozierten und kindlichen Frakturen Ruhigstellung im Oberarmgips für 2 Wo.; weitere Ruhigstellung für 4 Wo. im Unterarmgips. *Operativ:* Plattenosteosynthese bei allen dislozierten Frakturen. Bei Kindern: intramedulläre Schienung bei dislokationsgefährdeten Frakturen.

Physiotherapeutische Maßnahmen ☞ 4.5.2

Radiusköpfchenfraktur

Durch Sturz auf die Hand bei gestrecktem und proniertem Ellenbogen. Typische Bruchformen: Meißelfraktur, Trümmerfraktur und Radiushalsfraktur (☞ Abb. 4.01).

Ärztliche Therapie

Konservativ: Ruhigstellung im „cuff and collar Verband" für 2 Wo.
Operativ: Schraubenosteosynthese; Minimalosteosynthese mit biologischen, selbstauflösenden Pins; Resektion des Radiusköpfchens und Protheseninplantation nach Trümmerfraktur.

Komplikationen: Durch Kallusbildung Einschränkung der Drehbewegungen am Unterarm, N. radialis-Schädigung, heterotope Weichteilossifikation.

Physiotherapeutische Maßnahmen ☞ 4.5.2

Olekranonfraktur

Intraartikuläre Abrißverletzung des Olekranon durch direkte Gewalteinwirkung (z.B. Sturz auf den Ellenbogen).

Ärztliche Therapie

Konservativ (selten) bei nicht dislozierten Frakturen: Oberarmgips für 4–6 Wo.
Operativ bei dislozierten Frakturen: Zuggurtungsosteosynthese.

Physiotherapeutische Maßnahmen ☞ 4.5.2

Ellenbogenluxationsfraktur

Durch direkte Gewalteinwirkung (Sturz auf die Hand) Heraushebelung der Ulna und des Radius aus der Fossa olecrani, häufig begleitet von Weichteil-, Nerven- und knöchernen Verletzungen (müssen unbedingt mit versorgt werden).

Ärztliche Therapie

Konservativ: Oberarmgips für ca. 3 Wo. *Operativ* bei schwereren Begleitverletzungen und dislozierten Gelenkanteilen.

Physiotherapeutische Maßnahmen ☞ 4.5.2

4.5.2 PT der Ellenbogen- und Unterarmfrakturen

Kein forciertes Üben am Ellenbogen wegen der Gefahr von Weichteilossifikationen (zu erkennen am Rückgang der Beweglichkeit, zunehmenden Schmerzen, persistierenden pastösen Schwellungen und röntgenologisch). Rücksprache mit ÄrztIn unbedingt erforderlich (Zur Prophylaxe nichtsteroidale Antiphlogistika. Einmalige Röntgenbestrahlung).

Physiotherapeutische Maßnahmen

Phase I (passive Phase nach Bandnähten)

- *Schmerzfreiheit:* Hochlagern, evtl. Kühlen, allgemeine Entspannung (z.B. nach JACOBSON ☞ 2.3.11).
- *Entstauter Arm:* Konsequente Hochlagerung, Einsatz der Muskelpumpe durch aktive Finger- und Handbewegungen.
  - Zusatzmaßnahmen: Lymphdrainage proximal des operierten Bereiches. Heiße Rolle.
- *Erhaltene Beweglichkeit von Schulter- und Handgelenk:* Aktive/passive endgradige Bewegungen von Schulter- und Handgelenk.
- *Optimale Beweglichkeit des Ellenbogengelenks:* Motorschiene (☞ 4.1); vorsichtiges passives Durchbewegen, wenn erlaubt in allen Bewegungsrichtungen. Mobilisationstechniken: Querreiben, Funktionsmassage.
- *Erhaltene Kraft der nichtbetroffenen Muskulatur:* Stat. und dyn. Muskelarbeit.
  - Zusatzmaßnahmen: PNF – Scapula-Pattern, Armpattern mit dem nichtbetroffenen und betroffenen Arm (Ellenbogen bleibt in der Gipsschiene); BRUNKOW.

4

Phase II (übungsstabile Phase)

- *Schmerzfreiheit:* TENS-Gerät (☞ 2.7.11)
- *Entstauter Arm, Erhaltene Beweglichkeit von Schulter- und Handgelenk:* Wie Phase I.
- *Bestmögliche Beweglichkeit des Ellenbogengelenkes:* Mobilisationstechniken wie bei Phase I, zusätzlich z.B. Reziproke Hemmung, Agistisch exzentrische Kontraktion, auch in Kombination mit dem Schlingentisch.
  - Zusatzmaßnahmen: PNF – Dynamische Umkehr Arm, Ellenbogen isoliert.
- *Bestmögliche Kraft:* Stat. und dyn. Muskelarbeit der Ellenbogenmuskulatur. BRUNKOW. PNF – Armpattern z.B. mit Dynamischer Umkehr, Agonistischer Umkehr. Theraband. E-Therapie – BMR®-Gerät (☞ 2.7).
- *Funktionelle Gebrauchsbewegungen:* Z.B. kämmen, Reißverschluß hochziehen, Knöpfe knöpfen. ADL – Erarbeiten der aufrechten Körperhaltung.

Phase III (belastungsstabile Phase)

- *Bestmögliche Beweglichkeit:* Wie bei Phase II.
  - Zusatzmaßnahme: Manuelle Therapie.
- *Bestmögliche Kraft:* Wie bei Phase II.
  - Zusatzmaßnahmen: MTT; Stabilisation im Handstütz oder Vierfüßlerstand; PNF Armpattern – Wiederholte Kontraktionen, betonte Bewegungsfolge.
- *Funktionelle Gebrauchsbewegungen:* Wie bei Phase II.
  - Zusatzmaßnahme: Stütz (Ellenbogenstütz, Stütz an der Sprossenwand, im Vierfüßlerstand).

4.6 Oberarm und Schulter

4.6.1 Frakturen und Bandverletzungen

Schulterluxation ☞ 5.8.5, 5.8.6; Rotatorenmanschettenruptur ☞ 5.8.7; Impingementsyndrom ☞ 5.8.2

Humerusfrakturen

Suprakondyläre Humerusfraktur

Durch indirekte Gewalt (Sturz auf die Hand) sowie durch direkte Gewalt (Stoß, Sturz, Schlag) entstehende Querfraktur oberhalb der Kondylen. Häufigste kindliche Fraktur.

Ärztliche Therapie

Meist operativ: Fixation mit Kirschnerdrähten, Plattenosteosynthese beim Erwachsenen.

Konservativ (bei kindlichen Frakturen): 3 Wo. OA-Gips. Bei nicht dislozierten kindl. Frakturen cuff and collar-Verband.

Humerusschaftfraktur

Meist durch indirekte Gewalteinwirkung entstehende Schräg-, Biegungs-, Torsions- oder Trümmer-Fraktur. Gefahr der N. radialis Schädigung.

Ärztliche Therapie

Konservativ für 3 Wo. im Desaultverband (☞ 11.6). *Operativ:* Plattenosteosynthese bei offenen Frakturen, Weichteilverletzungen und primärer Radialisparese, Humerusmarknagel.

Proximale Humerusfraktur

Entstehung durch indirekte Gewalt.

Aufgrund der anatomischen Gegebenheiten Unterscheidung in:
- Fraktur des Collum anatomicum
- Subkapitale Fraktur im Collum chirurgicum als Abduktions- oder Adduktions-Fraktur (alte Menschen).
- Abrißfraktur des Tuberculum majus.
- Kindliche Epiphysenlösung.
- Knöcherne Ausrisse der Rotatorenmanschette.

Ärztliche Therapie

Konservativ bei stabilen Frakturen, Gilchrist- oder Desault-Verband (☞ 11.6) für ca. 1 Wo. *Operativ* bei instabilen Frakturen mit Kirschnerdrähten (zusätzlich 3 Wo. Desaultverband), Schrauben- und/oder Plattenosteosynthese, Humeruskopfprothese (Neerprothese) bei 4-Teile-Frakturen des Humeruskopfes (☞ 5.8.2).

Physiotherapeutische Maßnahmen ☞ *4.6.2*

Klavikulafraktur

Häufige Fraktur im jugendlichen Alter, tritt meistens durch indirekte Gewalt (Sturz auf die Schulter) als Biegungsfraktur im mittleren Abschnitt auf.

Ärztliche Therapie

Konservativ mit Rucksackverband (☞ 11.6) für ca. 3 Wo. Operativ bei offenen Frakturen und Begleitverletzungen. Bei lateralen Frakturen Versorgung mit PDS-Band → Ruptur der korako-klavikulären Bänder!

Physiotherapeutische Maßnahmen ☞ *4.6.2*

Skapulafraktur

Selten isolierte Fraktur. Meist als Begleitverletzung bei massiver Gewalteinwirkung.

Ärztliche Therapie

Konservativ, je nach Frakturlinie: Ruhigstellung im Gilchrist-Verband bei Skapulakörper- oder Skapulahalsfrakturen; Thoraxabduktionsgips bei Stauchungs- oder Pfannenbruch. *Operativ*: Schrauben- oder Zuggurtungsosteosynthese bei dislozierten Fragmenten und Abriß-Frakturen.

Physiotherapeutische Maßnahmen ☞ *4.6.2*

Akromio-Klavikular-Gelenksverletzung

Stabilitätsverlust des Schultereckgelenkes durch Schädigung des Bandapparates.

- *Ursachen:* Direktes Trauma bei Sturz auf die Schulter mit adduziertem Arm.
- *Diagnostik:* Rö.-Panoramaaufnahmen mit Gewicht (15 kg) an beiden hängenden Armen, Vergleich mit der Gegenseite.

Schweregrade nach Tossy

Stadium	Klinik	Ärztliche Therapie
Tossy I	Zerrung oder Teilzerreißung des Lig. acromioclaviculare	Funktionelle Übungsbehandlung, Kryotherapie, Salbenverbände
Tossy II	Zerreißung des Lig. acromioclaviculare	Ruhigstellung für ca. 2 Wo. im Gilchrist-Verband
Tossy III	Zerreißung der Ligg. acromioclaviculare und coracoclaviculare	Operativ Stabilisierung mit PDS-Cerclagen oder Zuggurtungsosteosynthese

PT nach Tossy III

Für zwei Wo. passives, für weitere 2 Wo. aktives Bewegen des Schultergelenks bis 90° Abduktion und 60° Flexion (bei Bewegungen > 60° kommt es zur Rotation der Klavikula), Rotation aus der Nullstellung ohne Limit; nach 4 Wo. Freigabe aller Bewegungen.

4.6.2 PT der Oberarm- und Schulterverletzungen

Physiotherapeutische Maßnahmen

Physiotherapeutische Befunderhebung und anatomische Übersicht ☞ *5.8.1*

Phase I (passive Phase)

Betrifft Muskel- und Banddurchtrennungen für ca. 2 Wo.; Abduktion und Flexion bis 90° bzw. 60° ist freigegeben.

→ *Erhaltene Beweglichkeit der angrenzenden Gelenke:* Endgradige Bewegungen Hand, Ellenbogen und Skapula.
  - Zusatzmaßnahmen: PNF – Dynamische Umkehr für Hand und Ellenbogengelenk, Armpattern mit dem nichtbetroffenen Arm; Scapulapattern, auch bilateral, betont → posteriore Depression.

→ *Erhaltene Kraft der angrenzenden Muskulatur:* Stat. und dyn. Muskelarbeit mit der nichtbetroffenen Seite und der Hand- und Ellenbogenmuskulatur der betroffenen Seite.
  - Zusatzmaßnahmen: Brunkow; MTT der nicht betroffenen Seite; PNF – Kopfpattern, Scapulapattern, Armpattern mit der nicht betroffenen Seite, Techniken z.B.: Dynamische Umkehr, Agonistische Umkehr, Wiederholte Kontraktionen.

→ *Schmerzfreiheit:* Querfriktionen ansatzgereizter Muskeln (z.B. M. subscapularis, sofern er bei der OP nicht durchtrennt wurde); Massage im Schulter-Nacken-Bereich; evtl. Eis nach dem Üben (für ca. 5 Min.). Schmerzfreie Lagerung.
  - Zusatzmaßnahmen: E-Therapie – TENS-Gerät, Diadyn. Ströme (DF und CP). Allgemeine Entspannung (☞ 2.3.11)

→ *Entstauter Arm:* Konsequente Hochlagerung, evtl. Heiße Rolle.

→ *Bestmögliche Beweglichkeit des betroffenen Schultergelenks*: Passives Bewegen bis 90° Abduktion in RL oder BL, bis 90° bzw. 60° Flexion in SL. Selbstmobilisation auf dem Pezziball (Sitz auf dem Pezziball, Arm auf der Bank lagern; den Ball in verschiedene Richtungen bewegen, z.B. nach lateral: Verbesserung der Abduktion). Ab 3. postop. Tag Motorschiene (☞ 4.1).
  - Zusatzmaßnahmen: Manuelle Therapie Sternoklavikulargelenk, Akromioklavikulargelenk, 1. Rippe; passives Bewegen im Schlingentisch, Pendeln in axialer Aufhängung. Bewegungsbad nach Abschluß der Wundheilung.
  - ! Nach dem Üben Lagerung des Schultergelenks im Abduktionskissen.

Phase II (übungsstabile Phase)

→ *Schmerzfreiheit:* Wie bei Phase I.
  - Zusatzmaßnahmen: Hitze (Fango, Heiße Rolle auf kontrakte Muskulatur); E-Therapie – Ultraschall, TENS.

→ *Erhaltene Beweglichkeit und erhaltene Kraft der angrenzenden Gelenke:* Wie bei Phase I.

→ *Bestmögliche Beweglichkeit des betroffenen Schultergelenks:* Mobilisationstechniken, z.B. Agistisch exzentrische Kontraktion (auch mit dem Theraband), Reziproke Hemmung, Ermüden der Antagonisten.
  - Zusatzmaßnahmen: Schlingentisch – Aufhängung mit Federn zur Entspannung, Schultertraktion; Manuelle Therapie; Bewegungsbad.
  - ! Um Mitbewegungen der Scapula bis ca. 90° Abduktion zu vermeiden, wird die Scapula passiv oder aktiv in posteriorer Depression (hinten unten) stabilisiert.

4

→ *Bestmögliche Kraft* des betroffenen Schultergelenks: Stat. und dyn. Muskelarbeit, Theraband, Stabilisation, z.B. mit Ball oder Handtuch in verschiedenen Ausgangsstellungen der Arme.
  - Zusatzmaßnahmen: BRUNKOW; PNF – Scapulapattern, Armpattern auch bilateral mit den Techniken Dynamische Umkehr, Agonistische Umkehr.

→ *Optimale Gebrauchsbewegungen:* Z.B. kämmen, Wäsche aufhängen unter Berücksichtigung von Ausweichsbewegungen; ADL – Erarbeiten der aufrechten Körperhaltung.

Phase III (belastungsstabile Phase)

- ! Voraussetzung für Phase III ist die größtmögliche Beschwerdefreiheit; Behandlungsziele wie bei Phase II.
- Zusatzmaßnahmen: *Bestmögliche Kraft:* MTT; *Optimale Gebrauchsbewegungen:* Stütz auf einem Tisch oder im Vierfüßlerstand, Stützreaktionen, Ballspiele, Schwimmen.

4.7 Fuß und Sprunggelenk

4.7.1 Frakturen

Sprunggelenksfrakturen

Frakturen mit und ohne Dislokation der betroffenen Fragmente.

Einteilung nach WEBER (☞ Abb. 4.04)

- WEBER A: Querbruch unterhalb der Syndesmose und/oder Frakturen des Innenknöchels und/oder Ruptur des Lig. deltoideum.
- WEBER B: Fraktur des Außenknöchels in Höhe der Syndesmose; Syndesmose kann betroffen sein, Membrana interossea intakt; Innenbandruptur und/oder Innenknöchelfraktur; ggf. Ausbruch eines dreieckförmigen Fragmentes an der Tibiagelenkfläche dorsal lateral (Volkmann-Dreieck).

- WEBER C: Fibulafraktur oberhalb der Syndesmose mit Schädigung der Membrana interossea und der Syndesmose; Innenbandruptur und/oder Innen- und Außenknöchelfraktur.

Maisonneuve-Fraktur: Hohe Weber C-Fraktur (Fibula-Fraktur unterhalb des Fibulaköpfchens) mit komplettem Riß der Syndesmose und der Membrana interossea.

Pilon tibiale: Distale Tibiafraktur durch axiale Stauchung der Tibiagelenkfläche (schwere Gelenkschädigung).

Ärztliche Therapie

Konservativ: bei Weber A Gehgips für 6 Wo.
Operativ:
- WEBER B und C: Zuggurtungs-, Platten-, Schraubenosteosynthese; Syndesmosennaht; bis zur Wundheilung Spaltgips, anschließend eventuell zirkulärer Gips mit Vollbelastung für 6 Wo. (Ausnahme: Bei Ausbruch eines Volkmann-Dreiecks darf nur teilbelastet werden). Je nach Klinik auch direkt nach OP frühfunktionelle Behandlung mit zunehmender Belastung (abhängig von der Frakturheilung) bis 6 Wo.
- Maisonneuve-Fraktur: Syndesmosennaht und Stellschraube, 6 Wo. Ruhigstellung, anschl. (nach Entfernung der Syndesmosenschraube) Vollbelastung.

Physiotherapeutische Maßnahmen ☞ *4.7.3*

Talusfrakturen

Entstehung durch direkte Gewalt (Sturz, Auffahrunfall). Unterteilung in zentrale Frakturen (Collum, Trochlea), periphere Frakturen und osteochondrale Absprengungen als sog. „Flake fractures".

Ärztliche Therapie

Konservativ: Alle nicht dislozierten peripheren Frakturen 6 Wo. im Unterschenkel-Dynacast -Gehverband; Entlastung für 12 Wo.
Operativ: Verschraubung, Spaltgips bis zur Wundheilung (während dieser Zeit PT); anschl. Dynacast-Gehverband, Belastung mit der Schwerkraft des Bei-

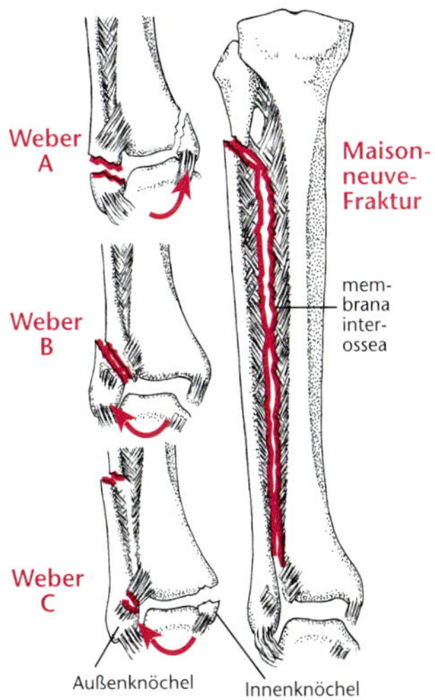

Abb. 4.04: Sprunggelenksfrakturen

nes; nach 6 Wo. Abnahme des Gehverbandes, für 2 Wo. Teilbelastung mit 20–30 kg, danach Übergang auf volle Belastung.

Kalkaneusfraktur

Entstehung durch direkte Gewalteinwirkung ☞ (Sprung aus großer Höhe, Auffahrunfall). Indirekte Gewalteinwirkung führt zu Abrißfrakturen des Achillessehnenansatzes (Entenschnabelfraktur).

Ärztliche Therapie

Konservativ: Frühfunktionelle Behandlung ohne Ruhigstellung unter Entlastung. *Operativ:* Schrauben-, Plattenosteosynthese, evtl. Spongiosaplastik. Bis zur Wundheilung PT, anschließend Dynacast-Gehverband bis zur 8. Wo. (unbelasteter 3-Punkte-Gang), nach Abnahme des Gehverbandes Belastungssteigerung auf 20 kg, nach 12 Wo. auf 30 kg, nach 16 Wo. Vollbelastung.

Physiotherapeutische Maßnahmen ☞ 4.7.3

Mittelfuß- und Zehenfrakturen

Entstehung meist durch direkte Gewalteinwirkung, häufig Serien-Frakturen. Sonderform Marschfraktur: Ermüdungfraktur des 2.–5. Mittelfußknochens.

Ärztliche Therapie

Konservativ: Alle nicht dislozierten Frakturen der Mittelfußknochen für 4–6 Wo. im Unterschenkel-Dynacast-Gehverband; Ruhigstellung der Zehen für 2 Wo. mit Heftpflasterverband.
Operativ: Alle übrigen Frakturen, vor allem des Großzehengrundgelenkes mit Kirschnerdrähten, Schrauben-Plattenosteosynthese.

Physiotherapeutische Maßnahmen ☞ 4.7.3

4.7.2 Sehnen- und Bandverletzungen

Achillessehnenruptur

Durch indirekte Gewalteinwirkung, häufig bei degenerativer Vorschädigung, erfolgt eine Ruptur der Sehne meist 3–5 cm proximal des Achillessehnenansatzes.

Ärztliche Therapie

Operativ: Naht der Sehne und anschließende Ruhigstellung in leichter Plantarflexion für 3 Wo. im Oberschenkelgips, für weitere 3 Wo. im Unterschenkelgips.

Physiotherapeutische Maßnahmen ☞ 4.7.3

Außenbandverletzung

Häufige Bandverletzung. Supinations-Eversionstrauma führt zu einer Verletzung des Außenbandes (Lig. talofibulare ant., Lig. calcaneofibulare, Lig. talofibulare post.). Unterscheidung in Zerrung, Überdehnung, Teilruptur, Ruptur → Rö: „gehaltene Aufnahmen" mit 15 kp-Belastung.

Ärztliche Therapie

Konservativ: Je nach Ausmaß der Beschwerden und klinischem Befund. Hochlagern, Salbenverband, Zinkleimverband, Tape-Verband, Gipsverband oder Aircast® und MHH-Knöchelschiene in leichter Pronationsstellung. Vorteil: Vermeidung von OP-Risiken. Nachteil: evtl. verbleibende Restinstabilität.
Operativ: Bandnaht oder Rekonstruktion bei Riß aller Bänder oder bei Re-Ruptur; anschl. 3 Wo. zirkulärer Gips oder Dynacastverband (Kunststoffgips), für weitere 3 Wo. MHH-Schiene (Medizinische Hochschule Hannover): Schiene, die selektiv Pronation und Supination verhindert aber die Plantarflektion und die Dorsalextension zuläßt. Somit wird ein weitgehend physiologisches Gangbild unter Vollbelastung ermöglicht.
Frühfunktionell: ca. 1 Wo. Spaltgips (bis Abschwellung erfolgt ist), anschl. 5 Wo. MHH-Schiene.

Physiotherapeutische Maßnahmen ☞ *4.7.3*

4.7.3 PT der Fuß- und Sprunggelenksverletzungen

Physiotherapeutische Maßnahmen

Physiotherapeutische Befunderhebung und anatomische Übersicht ☞ *5.3.1*

Phase I (übungsstabile Phase)

Aus Spaltgips heraus oder bei frühfunktioneller Behandlung.

! Nicht bei Außenbandverletzungen.

- → *DKPT-freier Patient* ☞ *2.2.7*
- → *Entstauter Fuß:* Konsequente Hochlagerung, kühlen (mehrmals täglich für ca. 5 Min.), evtl. Kompressionsstrümpfe.
  Zusatzmaßnahme: Lymphdrainage.
- → *Schmerzfreiheit:* Hochlagern, kühlen, allgemeine Entspannung.
- → *Erhaltene Beweglichkeit* der angrenzenden Gelenke: Endgradige Bewegungen der Zehen (soweit nicht selbst betroffen), des Knie- und Hüftgelenks.
  Zusatzmaßnahme: PNF – Beinpattern (mit Gips), Technik Dynamische Umkehr.

4

- *Erhaltene Kraft* der nichtbetroffenen Muskulatur: Stat. und dyn. Muskelarbeit mit Armen, Rumpf und Beinen.
  - Zusatzmaßnahmen: BRUNKOW; PNF – bilaterale Armpattern, Chopping, Lifting, Beinpattern, z.B. mit den Techniken Agonistische Umkehr, Wiederholte Kontraktionen. MTT.
- *Optimale Beweglichkeit der Fuß- und Zehengelenke:* Schonende Mobilisationstechniken, z.B. betontes Arbeiten an der Bewegungsgrenze, Querreiben, postisometrische Relaxation (☞ 2.2.4).
  - Zusatzmaßnahme: Motorschiene.
- *Optimale Muskelkraft*, gleichzeitig Irradiation (Ausstrahlung) auf die schwache Muskulatur (☞ 2.3.16) Statische Muskelarbeit der Fußmuskulatur, auch im Gips; dyn. Muskelarbeit.
  - Zusatzmaßnahme: PNF – Dynamische Umkehr und Agonistische Umkehr mit dem Fuß (Dorsalextension, Plantarflexion); BRUNKOW.
- *Optimales Gangbild:* Unbelasteter oder teilbelasteter 3-Punkte-Gang. Scapula-Pelvis-Pattern als Vorbereitung für den vollbelasteten Gang. ADL – Erarbeiten der aufrechten Haltung.

Phase II (Belastungsstabilität, nach 6 Wo.)

Nach Gipsabnahme; nach Außenband- und Achillessehnenrupturen.

- *Entstauter Fuß:* Wie bei Phase I.
- *Schmerzfreiheit:* Wie bei Phase I.
  - Zusatzmaßnahme: E-Therapie – TENS-Gerät, stabile Galvanisation (Vorsicht bei Metall).
- *Optimale Beweglichkeit* der Fuß- und Zehengelenke: Wie bei Phase I.
  - Zusatzmaßnahmen: Mobilisationstechniken, z.B. Agistisch exzentrische Kontraktion, Ermüden der Antagonisten; Manuelle Therapie.
- *Volle Kraft:* Stat. und dyn. Muskelarbeit der Fuß- und Beinmuskulatur.
  - Zusatzmaßnahmen: BRUNKOW; PNF – Bein-Pattern (uni- und bilateral, z.B. im Sitz an der Bankkante); MTT; Theraband.
- *Bestmögliche Koordination* (vor allem nach Außenbandrupturen üben): „Reflextraining“ für die Mm. peronei: PNF Bein → Flex., Abd., IR mit Initialstretch am Fuß (bewirkt, daß bei erneutem Umknicken der Fuß reflektorisch in die richtige Stellung, Dorsalextension und Pronation, gezogen wird); Sportkreisel, Roll-Wipp.
- *Optimales Gangbild (☞ 2.2.5):* Wie bei Phase I; Gewichtsverlagerung (z.B. auf dem Schaukelbrett), verlängerte Standbeinphase.
  - Zusatzmaßnahme: PNF – übertriebene Balance, Gangschulung.

4.8 Unterschenkel und Kniegelenk

4.8.1 Frakturen

Unterschenkelschaftfraktur

Frakturen beider Unterschenkelknochen durch direkte Gewalteinwirkung (z.B. Stoßstangenverletzung des Fußgängers), häufig als Schräg-, Quer- oder Etagenfrakturen. Spiral-Frakturen entstehen bei fixiertem Unterschenkel durch indirekte Krafteinwirkung (Skisport).

Ärztliche Therapie

Konservativ: Nicht dislozierte Frakturen, Oberschenkel-Dynacast-Gehverband für mind. 8 Wo. *Operativ:* Günstiger, je nach Fraktur Marknagel, Platte, Monofixateur.

Tibiakopffraktur

Entstehung durch axiale Stauchung und Biegemoment (Varus- oder Valgusstreß). Je nach Gewalteinwirkung bikondyläre Frakturen in Y- oder V-Form, sowie Trümmerfrakturen mit weiteren Begleitverletzungen (Bandrupturen, Abrißfrakturen, Knorpel- und Nervenläsionen bes. des N. peronaeus).

Ärztliche Therapie

Konservativ: Nicht dislozierte Frakturen, ca. 3 Wo. Oberschenkel-Dynacast-Gehverband, anschl. funktionelle Weiterbehandlung.
Operativ: Günstiger; exakte Wiederherstellung der Tibiagelenkfläche, evtl. mit Spongiosaplastik; Plattenosteosynthese.

Patellafraktur

Häufig durch direkte Gewalteinwirkung auf das gebeugte Kniegelenk (Querfrakturen, Mehrfragmentfrakturen), seltener als Abrißfrakturen am oberen oder unteren Patellapol.

Ärztliche Therapie: Zuggurtungsosteosynthese.

Physiotherapeutische Maßnahmen ☞ *4.8.3.* Anfangs keine Flexion über 90°.

4.8.2 Meniskus-, Kapsel- und Bandverletzungen

Meniskusläsion

Entstehen häufig durch Sportverletzungen. Der mediale Meniskus ist durch anatomische Gegebenheiten (Fixierung am Innenband) wesentlich häufiger geschädigt als der laterale Meniskus.

Ärztliche Therapie

Operativ:
- Meniskusrefixation (frische Verletzung). PT für 3 Wo. Knieflexion nicht über 90°; für 6 Wo. Abrollbelastung
- Teilresektion; Totalresektion möglichst vermeiden wegen Gefahr der sekundären Arthrose. PT: für 3 Wo. Abrollbelastung.
- Arthroskopie: PT ab 1. postop. Tag mit zunehmender Vollbelastung.
- Stabil reserzierter Meniskusrest: PT ab 1. postop. Tag mit zunehmender Vollbelastung.

4

Kapsel-Bandverletzungen

Direkte und indirekte Gewalteinwirkungen führen über Zerrungen und Überdehnungen zu kompletten Bänderrissen. Die Art der Läsion und die daraus resultierende Instabilität hängt von der Art des einwirkenden Traumas ab.

Klinisch-anatomische Einteilung der Kniegelenkinstabiltäten

- *Gerade Instabilitäten:* Mediale, laterale, dorsale oder ventrale Instabilität.
- *Rotationsinstabilitäten:* Anteromediale, anterolaterale, posteromediale oder posterolaterale Instabilität.
- *Kombinierte Instabilitäten:* Z.B. anterolaterale/posterolaterale Instabilität; Knieluxation.

Gradeinteilung		
Grad I	+	0–3 mm Aufklappbarkeit
Grad II	+	3–5 mm Aufklappbarkeit
Grad III	+++	5–10 mm Aufklappbarkeit

Ärztliche Therapie

Operativ: Reine Kreuzbandnähte (☞ 5.4.5). Vorderes Kreuzband (VKB): Augmentationsplastik bei „Kreuzbandnaht“ und „Kreuzbandrefixation“ (dient dem Schließen der primären Stabilitätsbrücke des vord. Kreuzbandes); vorderer Kreuzband-Ersatz: Knochenblock mit Patellarsehnendritteltransplantat und Augmentationsplastik. Hinteres Kreuzband: Augmentationsplastik bei Riß, Patellasehnendritteltransplantat und Augmentation mit Treviraband bei Ersatz.

Konservativ: Isolierte Seitenbandrupturen mit Oberschenkel-Dynacastbewegungsverband, 0°/10°/90° bei voller Belastbarkeit (bei Grad +++). Grad + und ++ werden funktionell nachbehandelt.

Physiotherapeutische Maßnahmen

- Postop. Gangschulung ca. 5 Tage mit Immobilizer (abhängig von der Kniestabilität). Die stationäre Entlassung erfolgt mit Kniebandage (z.B. Genutrain®). Rotation ab Vollbelastung erlaubt.
- *Isolierte Instabilitäten:* Belastung: sofort postop. langsame Steigerung auf volle Belastung; Sportaufnahme nach 4 Mon. möglich.
- *Kombinierte Instabilitäten:* Belastung: 4 Wo. Teilbelastung mit 20–25 kg; weitere 2 Wo. mit halbem Körpergewicht; anschl. Übergang auf volle Belastung; Sportaufnahme nach 5 Mon. möglich.
- *Kniegelenksluxation:* Belastung: 4 Wo. Abrollbelastung (bis 15 kg Belastung); nach 4 Wo. 20–30 kg; nach 8 Wo. halbes Körpergewicht; nach 12 Wo. Übergang auf volle Belastung. Sportaufnahme, wenn überhaupt möglich frühestens nach 6–7 Monaten.

Habituelle Patellaluxation

Häufig wiederkehrende, meist laterale Luxation der Patella aus dem Gleitlager. Erstluxation häufig vor dem 20. Lebensjahr. Frauen häufiger betroffen als Männer.

Ärztliche Therapie

Proximale Rekonstruktion des Kniestreckapparates (OP nach ELMSLIE ☞ 5.4.2) durch Raffung des M. vastus medialis bei gleichzeitigem „lateral release" (laterale Kapselspaltung), auch bei Chondropathia patellae indiziert. Distale Rekonstruktion: Verlagerung der Tuberositas tibiae nach lateral und ggf. nach proximal (bei Chondropathia patellae).

Physiotherapeutische Maßnahmen

10 Tage stat. Muskelarbeit bei gestrecktem Knie (Immobilizer); Motorschiene bis 90° Knieflexion; bis 6 Wo. dyn. Kniestreckung ohne Widerstand (bei schweren Knorpelschäden retropatellar bis 12 Wo.); nach 6 Wo. Übungen gegen Widerstand.

4.8.3 PT der Unterschenkel- und Kniegelenksverletzungen

Physiotherapeutische Maßnahmen

Physiotherapeutische Befunderhebung und anatomische Übersicht ☞ 5.4.1

Phase I (Übungsstabilität)

- *DKPT-freier Pat.:* ☞ 2.2.7
- *Entstautes Knie:* Hochlagern, kühlen (mehrmals täglich 5 Min.), evtl. Hitze (z.B. heiße Rolle).
  - Zusatzmaßnahmen: Lymphdrainage; E-Therapie – Diadyn. Ströme (DF und CP), Interferenz.
- *Schmerzfreiheit:* Eis (mehrmals täglich 5 Min.), Hitze, Querfriktionen ansatzgereizter Muskeln (z.B. am M. popliteus).
  - Zusatzmaßnahmen: E-Therapie – TENS-Gerät, Diadyn. Ströme (DF und CP), Interferenzstrom.
- *Erhaltene Beweglichkeit* des nicht betroffenen Beines, Fuß- und Hüftgelenks: Endgradige aktive Bewegungen.
  - Zusatzmaßnahme: PNF – Beinpattern mit Dynamischer Umkehr.
- *Erhaltene Kraft der angrenzenden Muskulatur* (gleichzeitig Irradiation auf die schwache Muskulatur ☞ 2.3.16): Stat. und dyn. Muskelarbeit.
  - Zusatzmaßnahmen: BRUNKOW; PNF – bilaterale Armpattern, Chopping, Lifting, Beinpattern z.B. mit den Techniken Agonistische Umkehr, Wiederholte Kontraktionen; MTT mit den Armen und dem gesunden Bein.
- *Optimale Beweglichkeit des Kniegelenkes:* Motorschiene (☞ 4.1). Patellamobilisation; Zur Verhinderung von Verklebungen im Bereich des Rezessus: BGM, Ultraschall. Mobilisationstechniken: z.B. Querreiben, Funktionsmassage, Reziproke Hemmung, Postisometrische Relaxation, Agistisch exzentrische Kontraktion.
- *Optimale Kraft des betroffenen Beines:* Statische Quadrizeps- und Ischiokruralenanspannung in Rücken- und Bauchlage. Basisübung: Knie mit fester Rolle unterlagern, Unterschenkel bis zur bestmöglichen Kniestreckung bewegen, das gestreckte Bein weiter hochheben, dort ca. 10 Sek. halten, langsam ablegen; diese Übung auch kombiniert mit Dorsalextension im Fuß und Außen- bzw. Innenrotation in der Hüfte.
  - Zusatzmaßnahmen: BRUNKOW; Manuelle Therapie – Frühstabilisation; PNF – gestreckte Beinpattern; E-Therapie – BMR®-Gerät; Schlingentisch-„Walking“ mit Federn oder Expander; Fahrradergometer (Belastung beachten).
- *Knie-Stabilisation* durch Widerstände diagonal in alle Richtungen, z.B. im Reitsitz, das betroffene Bein steht auf dem Boden bei fast gestrecktem Knie, das nichtbetroffene Bein liegt auf der Bank. In Bauchlage, betroffenes Bein steht auf dem Boden.
- *Optimales Gangbild:* Un- oder teilbelasteter 3-Punkte-Gang, in den ersten Tagen mit Knieimmobilizer; bei Entlassung Versorgung von Kreuzbandpatienten mit fester Kniebandage (z.B. Genutrain®). ADL – Erarbeiten der aufrechten Körperhaltung.
  - Zusatzmaßnahmen: PNF – Scapula-Pelvis-Pattern (Vorübung der Rumpfrotation).

Phase II (Belastungsstabilität)

- *Optimale Beweglichkeit:* Wie bei Phase I.
  - Zusatzmaßnahmen: Mobilisationstechniken, z.B. Agistisch exzentrische Kontraktion; Manuelle Therapie; Übungen auf dem Pezziball.
- *Volle Kraft:* Wie bei Phase I, Stabilisation im Stand (z.B. nicht betroffenes Bein rollt einen Ball, wischt mit Tuch); Stabilisation auf dem Minitrampolin.
  - Zusatzmaßnahmen: MTT (Training im geschlossenen System, d.h. die Füße haben immer Bodenkontakt); Schlingentisch mit Expandern oder Gewichten; PNF – uni- und bilaterale Beinpattern mit den Techniken: Dynamische Umkehr, Wiederholte Kontraktionen, Betonte Bewegungsfolge Knie. Kräftigung unter Belastung: Aufstehen vom Hocker, betroffenes Bein steht hinten; Treppengehen rauf und runter, Fahrradergometer.
- *Optimale Koordinationsfähigkeit:* Schaukelbrett, Sportkreisel (Ball fangen), Minitrampolin, Roll-Wipp.
- Funktionelles Gangbild: Erarbeiten der Standphase (Gewichtsverlagerung), Rotationsgang.
  - Zusatzmaßnahme: PNF – Gangschulung, Treppengehen.
  - ! Voraussetzung ist die volle Kniestreckung, sonst weiter im teilbelasteten 3-Punkte-Gang.

Weitere Behandlungsziele wie bei Phase I.

Übungen im geschlossenen System (Füße haben Bodenkontakt) sind Übungen im offenen System (Füße haben keinen Bodenkontakt) auf Grund der größeren Funktionalität immer vorzuziehen.

4.9 Oberschenkel und Hüftgelenk

4.9.1 Frakturen

Distale Femurfrakturen

Häufig durch direkte Gewalteinwirkung (Auffahrunfall, Sturz aus großer Höhe). Formen: suprakondyläre Frakturen und Kondylenfrakturen (intraartikuläre, T- oder Y-förmige Frakturlinie).

Ärztliche Therapie: Plattenosteosynthese, stufenlose Wiederherstellung der Gelenkflächen (DCS) und retrograder Femurmarknagel.

Femurschaftfrakturen

Häufig durch direkte Gewalteinwirkung (Quer-, Spiral- oder Trümmer-Frakturen).

Ärztliche Therapie: Platten- oder Marknagelosteosynthese, Monofixateur (Kind).

Pertrochantere Frakturen

Entstehung häufig durch direkte Gewalteinwirkung (Sturz auf die Hüfte); ältere Menschen häufiger betroffen. Unterteilung in stabile Frakturen (Schrägbruch vom Trochanter major zum Trochanter minor) und instabile Frakturen (Trümmerzonen im Bereich der medialen Kortikalis).

Ärztliche Therapie: Winkelplattenosteosynthese oder DHS (dyn. Hüftschraube) je nach Frakturlokalisation. γ-Nagel.

Schenkelhalsfrakturen

4

Häufigkeitsgipfel zwischen 60.–70. Lj.; Frauen häufiger betroffen (Osteoporose).

Formen

- Laterale Frakturen (extraartikulär).
- Mediale Frakturen (Gefahr der Hüftkopfnekrose, heterologe Ossifikationen). Entscheidend für die Prognose ist der Winkel zwischen Frakturlinie und Horizontale; je größer der Winkel, desto ungünstiger die Prognose.

Einteilung nach Pauwels	
Pauwels I	Winkel < 30° (Abduktionsfrakturen = stabile Frakturen)
Pauwels II	Winkel 30°–70°
Pauwels III	Winkel > 70° (Adduktionsfrakturen)

Ärztiche Therapie

Konservativ: Pauwels I frühfunktionell mit voller Belastung; nach Belastungsversuch Röntgen, wenn Fraktur verschoben OP. Operativ: Pauwels II/III mit DHS (dyn. Hüftschraube), TEP (Totalendoprothese) bei medialen Frakturen.

Azetabulumfrakturen

Entstehung durch extreme direkte Gewalteinwirkung von lateral.

Unterteilung

- Frakturen des dorsokranialen Pfannenrandes sind am häufigsten (Knieanpralltrauma) und Hüftluxation.
- Frakturen des dorsalen Pfeilers.
- Frakturen des ventralen Pfeilers (Frakturlinie zieht schräg durch die Pfanne).
- Quer-Frakturen des Pfannenbodens und Kombinationsfrakturen (Quer-Frakturen und Frakturen des dorsokranialen Pfannendaches).

Ärztliche Therapie

Konservativ: Frakturen des ventralen Pfeilers; hier größte biomechanische Stabilität; 3 Monate Entlastung. *Operativ:* Alle übrigen Frakturen mit Schrauben- und/oder Plattenosteosynthese.

4.9.2 Hüftgelenksluxation

Sehr selten, große Gewalteinwirkung notwendig, häufig indirekte Krafteinwirkung wie beim Knieanpralltrauma („Dashbord-Injury") oder Kombination von Stoß, Rotation und Hebelwirkung (Sprung aus großer Höhe).

Formen

- Hintere Luxation: Luxatio iliaca, nach hinten oben. Luxatio ischiadica, nach hinten unten.
- Vordere Luxation: Luxatio pubico, nach vorne oben. Luxatio obturatoria, nach vorne unten.

Ärztliche Therapie: Konservativ (Reposition innerhalb von 6 Stunden). Begleitverletzung → Pfannenrandfraktur operativ versorgen.

Physiotherapeutische Maßnahmen: Funktionelle Übungsbehandlung unter Entlastung für 3 Wo. (☞ 4.9.3).

4.9.3 PT der Oberschenkel- und Hüftgelenkverletzungen

Krankengymnstische Maßnahmen

Physiotherapeutische Befunderhebung und anatomische Übersicht ☞ 5.5.1
Nachbehandlung TEP ☞ 5.5.10

Phase I (übungsstabile Phase)

Trifft bis zur Wundheilung auch auf Pat. mit belastungsstabil versorgten Osteosynthesen zu.

→ *DKPT-freier Pat.* ☞ 2.2.7
→ *Schmerzfreiheit:* Schmerzfreie Lagerung, allgemeine Entspannung.
→ *Erhaltene Beweglichkeit der angrenzenden Gelenke:* Lagerung; aktives, endgradiges Bewegen (bei älteren Pat. evtl. auch passiv).
  Zusatzmaßnahme: PNF – Beinpattern mit Dynamischer Umkehr.
→ *Erhaltene Kraft der angrenzenden Muskulatur* (gleichzeitig Irradiation auf die schwache Muskulatur): Stat. und dyn. Muskelarbeit, bei älteren Pat. vorwiegend dyn.; Geräte: Theraband, Hantel.
  Zusatzmaßnahmen: BRUNKOW; PNF – bilaterale Armpattern, Chopping, Lifting, Beinpattern.

→ *Optimale Beweglichkeit im Hüftgelenk* (vor allem Extension/Flexion): Motorschiene (☞ 4.1).
  - Für die Flexion: T. sitzt auf der Bank, der Unterschenkel des Pat. liegt auf der Schulter der T., Knie zur Nase ziehen; Mobilisationstechniken: z.B. Betontes Arbeiten an der Bewegungsgrenze, Reziproke Hemmung, Postisometrische Relaxation.
  - Für die Extension: Lagerung in flacher Rücken- oder Bauchlage, Techniken wie bei der Flexion.
  - Zusatzmaßnahmen: Schlingentisch – Aufhängung in Seitlage, 0-Stellung in Bezug auf die Abduktion/Adduktion (günstige Ausgangsstellung zum Üben der Extension/Flexion); Bewegungsbad (nach der Wundheilung).

→ *Normaler Muskeltonus:* Agistisch exzentrische Kontraktion, z.B. für die Hüftadduktoren und -extensoren.

→ *Optimale Kraft der Hüftmuskulatur* (besonders wichtig: Extensoren, Abduktoren): Stat. und dyn. Muskelarbeit der hüftumgebenden Muskulatur (bei älteren Pat. vorwiegend dyn.).
  - Zusatzmaßnahmen: BRUNKOW; PNF – Bridging (Stabilisation), Beinpattern (keine forcierte Rotation); Ausgangsstellungen wählen, in denen Bewegungen gegen die Schwerkraft möglich sind (abhängig vom Muskelstatus); Bewegungsbad (nach der Wundheilung).
  - ! Nicht mit langem Hebel arbeiten.

→ *Optimales Gangbild (☞ 2.2.5):* Vorbereitend ADL: Erarbeiten der aufrechten Haltung. PNF: Scapula-Pelvis-Pattern; Stabilisation im Sitz und Stand. Bewegungsbad (nach der Wundheilung). Erarbeiten (je nach Krankheitsbild) des un- oder teilbelasteten 3-Punkte-Gangs (mit Hilfe von Waagen), bei älteren Pat. anfangs im Gehwagen oder -barren, sonst mit Unterarmstützen (☞ 2.2.5).

Phase II (belastungsstabile Phase)

→ *Volle Beweglichkeit:* Wie bei Phase I.
  - Zusatzmaßnahme: Manuelle Therapie.

→ *Optimale Kraft:* Wie bei Phase I.
  - Zusatzmaßnahmen: PNF – Mattenprogramm, z.B. vom Ellenbogen-Kniestand zum Vierfüßlerstand, Stabilisation, Vierfüßlergang; Aufstehen vom Hocker, das betroffene Bein steht möglichst hinten; bilaterale Beinpattern; MTT; Fahrradergometer, angepaßt an die Kraft des Pat.

→ *Optimales Gangbild:* Wie bei Phase I.
  - Zusatzmaßnahmen: Erarbeiten der Standbeinphase, evtl. mit Schaukelbrett, Sportkreisel, Mini-Trampolin; Rotationsgang; PNF-Gangschulung – Übertriebene Balance, Vorwärts-, Seitwärts- und Rückwärtsgang.

4.10 Becken

4.10.1 Frakturen

Beckenrandfraktur

Bruchbereiche sind Darmbeinschaufel, freier Kreuzbeinanteil, Steißbein, Sitz- und Schambein; Beckenstatik und -kontinuität bleiben erhalten. Sonderform: Abriß-Frakturen oder Apophyseolyse der Spina iliaca anterior superior beim Kind.

Ärztliche Therapie

Konservativ: Frühfunktionelle Behandlung unter analgetischer Therapie.
Operativ: Refixation.

Beckenringfraktur

Entstehung durch direkte und indirekte Gewalteinwirkung: Sturz, Überfahrenwerden, Einklemmung.

Formen

Horizontale und vertikale Instabilitäten:

- Vorderer Ringbruch: Frakturen von Sitz- und Schambeinast.
- Vordere und hintere Vertikalfrakturen (sog. Malagaigne-Frakturen).
- Schmetterlings-Frakturen: Beidseitige vordere Ringfrakturen unter häufiger Mitbeteiligung der Harnröhre oder Blase. Zusätzlich Symphysensprengung möglich.

Ärztliche Therapie

Konservativ: Bei stabilen vorderen Ringfrakturen Mobilisierung unter Entlastung der betroffenen Seite nach 3–4 Tagen; bei kombinierten, unverschobenen Frakturen Bettruhe für max. 1 Woche. *Operativ:* Bei kombinierten, dislozierten Frakturen (Horizontale Frakturen).

4.10.2 PT der Beckenverletzungen

Physiotherapeutische Maßnahmen

Phase I (übungsstabile Phase)

→ *DKPT-freier Pat.:* ☞ 2.2.7.
→ *Optimale Schmerzfreiheit:* Lagerung in 30°-Abduktionsschiene oder im Schlingentisch in Rotations-0-Stellung (Lagerung öfter wechseln!)
→ *Erhaltene Kraft der angrenzenden Muskulatur* (gleichzeitig Irradiation auf die schwache Muskulatur ☞ 2.3.16): Stat. und dyn. Muskelarbeit mit den Armen und soweit erlaubt mit den Beinen; Geräte: Theraband, Expander, Deuserband mit den Armen.

- Zusatzmaßnahmen: BRUNKOW; PNF – bilateral symmetrische Armpattern, stat. bilaterale Beinpattern in Extension, Chopping, Lifting.

→ *Optimale Beweglichkeit:* Motorschiene. Aktiv-assistives Bewegen.
- Zusatzmaßnahmen: Schlingentisch; PNF – Beinpattern mit Dynamischer Umkehr; Bewegungsbad (nach der Wundheilung).

→ *Optimale Kraft der beckenumgebenden Muskulatur:* Stat. und evtl. dyn. Muskelarbeit mit Rumpf und Beinen.
- Zusatzmaßnahmen: PNF – Bridging (Stabilisation); Bewegungsbad.

Phase II (belastungsstabile Phase)

→ *Optimale Beweglichkeit:* Wie bei Phase I.

→ *Volle Kraft:* Wie bei Phase I.
- Zusatzmaßnahmen: Schlingentisch – mit Expander oder Gewichten; Pezziball im Sitz, in Rücken- oder Bauchlage; PNF Matte – Vierfüßlerstand (Stabilisation), Vierfüßlergang, Kniestand und -gang; MTT; Fahrradergometer angepaßt an die Kraft des Pat.

→ *Optimales Gangbild (☞ 2.2.5):* Erarbeiten der Standbeinphase. Gleichgewichtschulung (Schaukelbrett, Sportkreisel). Rotationsgang. ADL-Erarbeiten der aufrechten Haltung.
- Zusatzmaßnahmen: PNF – Übertriebene Balance, Gangschulung, auch Seit- und Rückwärtsgang.

Weitere Ziele wie bei Phase I.

4

4.11 Wirbelsäule

4.11.1 Wirbelsäulenverletzungen

Unterscheidung in stabile (Spongiosa solide impaktiert, Bandstrukturen intakt, ca. 90 % aller Fakturen) und instabile Verletzungen (Subluxation, dorsaler Bandapparat zerrissen) mit Gefahr der Rückenmarksläsion. Frakturen der WS sind überwiegend in der BWS oder LWS, meist im thorakolumbalen Übergangsbereich lokalisert.
Die Häufigkeit der neurologischen Komplikationen nimmt von kaudal nach kranial zu. Verletzungen der Bandscheiben und Bänder sind prognostisch ungünstiger als rein knöcherne Verletzungen.

Ursachen: Verkehrsunfälle, Sturz aus größerer Höhe, Verletzungen bei Sportarten wie Reiten, Trampolinspringen, Skifahren.

Klassifikation

Je nach Art der einwirkenden Kräfte auf die WS wird in Anlehnung an das AO-Schema eine Einteilung in A-, B- und C-Frakturen vorgenommen (☞ Abb. 4.05):

- *A-Frakturen:* Kompressionsfrakturen, entstehen ausschließlich durch Druckkräfte. Die dorsale Säule (☞ Abb. 4.06) ist nicht beteiligt.
  - A1 (Impaktionsfrakturen): Verdichtung der Spongiosa mit Sinterung des WK.
  - A2 (Spaltfrakturen): Spaltbildung des Wirbelkörpers.
  - A3 (Berstungsfrakturen): Zertrümmerung des Wirbelkörpers mit Dislokation der Fragmente.

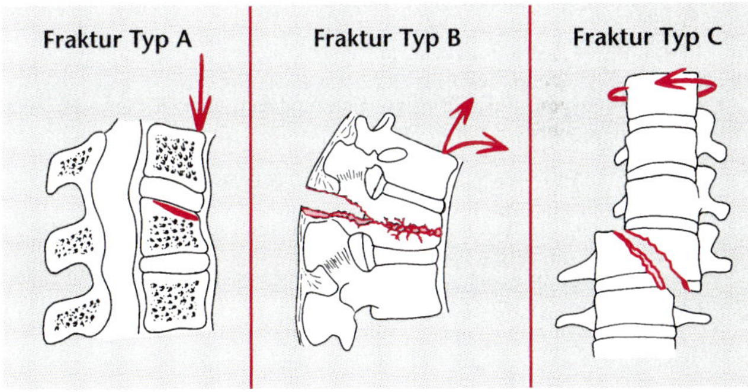

Abb. 4.05: Einteilung von Wirbelsäulenfrakturen

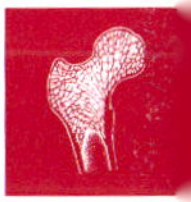

- *B-Frakturen:* Distraktionsverletzungen der WS. Es wirken Flexions- und Extensionskräfte
  - B1: Flexions-Distraktionsverletzungen mit Zerreißung der dorsalen Bandverbindung durch die Intervertebralgelenke.
  - B2: Flexions-Distraktionsverletzungen mit dorsaler Zerreißung durch den Wirbelbogen.
  - B3: Hyperextensionsverletzungen mit ventraler Zerreißung der Bandscheibe.
- *C-Frakturen:* – Rotationsverletzungen, Zerreißung aller längs verlaufenden Bandstrukturen, rotatorische Fehlstellung der WS, mit Querfortsatzfrakturen.

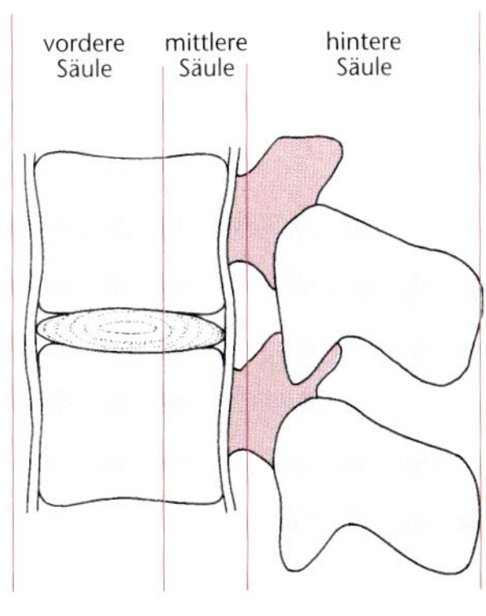

Abb. 4.06: Dreisäulenmodell der Wirbelsäule

Ärztliche Therapie

Konservative Verfahren: stabile Frakturen → alle Frakturen mit Verformungswinkeln unter 20°.

Operative Verfahren: bei allen instabilen Frakturen sowie bei Einengung des Spinalkanales von mehr als 50 % seiner lichten Weite (A2-, A3-, B- und C-Frakturen). Verfahren: ventrale und dorsale stabilisierende Verfahren mittels Fixateur interne, Spondylodese/Plattenosteosynthese, Spongiosaplastik.

4.11.2 PT der Wirbelsäulenverletzungen

Physiotherapeutische Befunderhebung und anatomische Übersicht ☞ 5.9.1

HWS

PT beim Schleudertrauma und bei stabilen Frakturen, versorgt mit Schanz-Krawatte ☞ 5.9.7

PT während der Ruhigstellung mit Halo-Fixateur oder Minerva-Gips

- → *Schmerzfreiheit:* Lagerung in möglichst flacher Rückenlage.
- → *Erhaltene Kraft der angrenzenden Muskulatur* (zugleich Irradiation auf die Nacken- und Rumpfmuskulatur): PNF – bilaterale Armdiagonalen soweit möglich; Beindiagonalen. Geräte (Theraband, Hanteln, Expander); Fahrradergometer.
- → *Erhaltene Kraft der Nacken- und Rumpfmuskulatur:* Statische Muskelarbeit über Anspannung der Extremitäten in Rückenlage und im Sitz. BRUNKOW. Kopf stat. in alle Bewegungsrichtungen anspannen (Kopf nach re./li. drehen, Nacken lang machen, Kopf zur Schulter spannen).
  - ! Aufrechte Haltung auch während der Ruhigstellung (Kräftigung und Schmerzvermeidung).

PT im Anschluß an die Ruhigstellung

- → *Entspannte Muskulatur:* Massage, BGM. Hitze: Heiße Rolle oder Fango (☞ 2.6.2, 3), Hydrotherapie, Puzzlefango (☞ 2.6.3). Allgemeine Entspannung, z.B. über vorherige Anspannung; Lösungstherapie (☞ 2.3.19).
- → *Volle Kraft der Nacken- und Rückenmuskulatur:* Stabilisation in verschiedenen Ausgangsstellungen wie z.B. Unterarmstütz, Sitz, Stand.
  - Zusatzmaßnahmen: Rückenschule; PNF – Kopfdiagonalen im Sitz oder Ellenbogenstütz (anfangs nur kleine Bewegungsausmaße gegen Führungswiderstand), Chopping, Lifting; MTT.
- → *Optimale Beweglichkeit im Wirbelsäulenbereich:* Z.B. hubfreie oder hubarme Mobilisation, Übungen auf dem Pezziball (☞ 2.3.12, 4.1). HWS-Traktionen. Manuelle Therapie. Agistisch exzentrische Kontraktion der kontrakten Muskulatur.
  - Zusatzmaßnahmen: PNF-Kopfdiagonalen ohne Widerstand mit Dynamischer Umkehr.
- → *Bestmögliche Gebrauchsfähigkeit:* ADL-Erarbeiten der aufrechten Haltung. Kopf bei allen Übungen und täglichen Verrichtungen funktionell mitbewegen, Schonhaltung vermeiden.

BWS und LWS

Phase I (übungsstabile Phase)

Gilt für instabile BWS- und LWS-Frakturen und stabile BWS- und LWS-Frakturen, solange Schmerzen bestehen.

KI: Kyphosierung, Seitneigung, Rotation der WS; bei tiefen LWK-Frakturen keine maximale Hüftflexion erlaubt wegen Kyphosierung der LWS als weiterlaufende Bewegung.

! Unbedingt Flachlagerung, hartes Bett, evtl. Lordosekissen in den LWS-Bereich bei Rückenlage. Stufenlage (Hüft- und Kniegelenke in Rückenlage ca. 90° Flexion) nur, solange schmerzbedingt eine flache Lagerung nicht möglich ist.

→ *DKPT-freier Pat.:* ☞ 2.2.7.

→ *Schmerzfreiheit:* Lagerung möglichst flach (Streckung der Wirbelsäule). E-Therapie: TENS-Gerät.

→ *Erhaltene Kraft der Extremitäten* (gleichzeitig Irradiation auf die aufrichtende Rumpfmuskulatur ☞ 2.3.16): Statische Muskelarbeit des ganzen Körpers (Füße, Beine, Arme, Rumpf, Kopf) möglichst symmetrisch für die Extensorenkette.

- Zusatzmaßnahmen: BRUNKOW; PNF – Arm- und Scapulapattern bilateral symmetrisch (z.B. beide Arme in die Flexion, Abduktion, Außenrotation, die Schulterblätter in die posteriore Depression), Beine stat. (z.B. in die Extension, Abduktion, Innenrotation); Geräte (Theraband, Hanteln).

→ *Optimale Kraft der Rückenmuskulatur:* Statische Muskelarbeit der Rumpfextensoren über Anspannung der Kopf-, Scapula- und Extremitätenmuskulatur in RL und BL. Stabilisation mit Geräten wie z.B. Ball, Stab oder Handtuch.

- Zusatzmaßnahmen: Übungen wie bei „Erhaltene Kraft"; Drehen en bloc in die Bauchlage (bei relativer Schmerzfreiheit); Stabilisation im Ellenbogenstütz, Ellenbogen-Kniestand, Vierfüßlerstand.

→ *Wiederherstellung optimaler Muskelverhältnisse:* aeK für die kontrakte Muskulatur; Theraband.

Phase II (belastungsstabile Phase)

→ *Volle Kraft der Rückenmuskulatur:* Übungen wie bei Phase I.

- Zusatzmaßnahmen: Sitz erarbeiten (Rückenschule), Stabilisation im Stand, MTT in aufrechter Haltung.

→ *Optimale Beweglichkeit im Wirbelsäulenbereich:* Z.B. hubfreie oder hubarme Mobilisation, Übungen auf dem Pezziball (☞ 2.3.12, 4.1). Manuelle Therapie. Agistisch exzentrische Kontraktion der kontrakten Muskulatur.

→ *Bestmögliche Gebrauchsfähigkeit:* ADL – Aufstehen aus dem Bett rückenschonend über die Seit- oder Bauchlage, Bücken, Gegenstände aufheben und tragen; Erarbeiten der aufrechten Haltung.

4.12 Thorax

4.12.1 Frakturen

Rippenfrakturen

Am häufigsten betroffen ist die 5.–9. Rippe; Urs. meist direkte Gewalteinwirkung, bei Knochenmetastasen im Thoraxbereich können Bagatelltraumen zu Frakturen führen.
Rippenserien-Frakturen: Bruch von mind. 3 Rippen (instabiler Thorax); Begleitverletzungen: Pneumo-, Hämatothorax.

Ärztliche Therapie
Konservativ: Symptomatische Behandlung bei einfachen Frakturen; bei Rippenserienfrakturen evtl. intensivmed. Überwachung notwendig (☞ 1.3).
Operativ: Bei Rippenserienfrakturen und instabilem Thorax Plattenosteosynthese erforderlich.

Sternumfraktur

Entstehung i.d.R. durch den Sicherheitsgurt, Vorkommen in der letzten Zeit häufiger; Gefahr von kardialen Verletzungen.

Ärztliche Therapie: Konservative, analgetische Therapie.

4.12.2 PT der Thoraxverletzungen

Die Behandlung von Rippenserienfrakturen findet zunächst auf der Intensivstation statt; die PT erfolgt anschl. viel schonender als bei Frakturen einzelner Rippen.

PT bei Rippen- und Sternumfrakturen

Frakturen einzelner Rippen und/oder Sternum
- → *DKPT-freier Pat.:* ☞ 2.2.7
- → *Erhaltene Kraft der angrenzenden Muskulatur:* Statische, wenn möglich auch vorsichtig dyn. Muskelarbeit der Arm- und Beinmuskulatur.
- → *Optimale Atmung (☞ 2.2.6):* Betroffene Seite fixieren (Schmerzsenkung, dadurch tiefere Atmung möglich; schonendes Husten (1/3 der Luft vorher ausatmen, dann eher hüsteln); KI: Vibrax, Klopfungen u.ä.
- → *Erhaltene Beweglichkeit:* Endgradige Bewegungen in Schultergelenken und Rumpf, soweit schmerzbedingt möglich.
- → *Erhaltene Kraft:* Stat. und dyn. Muskelarbeit mit den Extremitäten, auch in Kombination mit der Atmung.
  - Zusatzmaßnahmen: BRUNKOW; PNF – bilaterale Armdiagonalen, Schulterblatt-Armdiagonalen, Beindiagonalen.

4.13 Kindliche Frakturen

Die knöcherne Konsolidierung erfolgt schneller, allg. Komplikationen (Pneumonie, Thrombose, Dekubitus) und spezielle Komplikationen (M. Sudeck, Pseudarthrosen) sind selten. Die Therapie erfolgt häufig konservativ; die Frakturheilung verläuft meistens sekundär über Kallusbildung. Störung des Längenwachstums ist möglich. Wachstumsverzögerung kann bei epiphysennahen Frakturen auftreten.

Durchschnittliche Konsolidierungszeit kindlicher Frakturen (in Wo.)

Lokalisation	bis 5 J.	5–10 J.	> 10 J.
Klavikula	1	2	2–3
Humerus - proximal stabil - proximal instabil - Schaftmitte - suprakondylär - Condylus radialis - Condylus ulnaris (Y-Fraktur) - Epicondylus ulnaris (+ Ellenbogenluxation)	 1 1 2 1–2 3 2–3 2–3	 1–3 2–3 3–4 2–3 3–4 3 2–3	 2–3 3 4–6 3–4 4 3–4 3
Proximales Radiusende	1	2	2–3
Olekranon	1	2–3	3–4
Radiusköpfchen- u. Ellenbogenluxation	–	3	3
Vorderarmschaft	3	4	4–6
Distaler Radius und Vorderarm	2	3–4	4–5
Epiphysenlösung distaler Radius	2	2–3	3–4
Handwurzel	–	4–6	6–12
Mittelhand subkapital und basal - Schaft	– –	2 3–4	2–3 4–6
Finger subkapital und Basis - Schaft	1–2 2–3	2 3–4	2–3 4–8
Femur - Schenkelhals - subtrochantär - Schaft - Kondylen	 – 3–4 1–3 2–3	 4–6 4–5 4–5 3–4	 6–12 4–6 4–6 4
Tibia und Unterschenkel - Eminentia - proximale Metaphyse - Schaft - supramalleolär und Gelenk (OSG)	 – 2–3 2–3 2–3	 3–4 3–4 3–5 3–4	 4–6 4 4–6 4–5
Fußwurzel und Kalkaneus	–	4–8	6–12
Mittelfußbasis und subkapital	2–3	3	3–4
Zehen	1	1–2	2–4
Fibulotalarer Bandapparat - Ausriß knöchern	 –	 3	 3–4

Nach: von Laer, L.: Frakturen und Luxationen im Wachstumsalter (Thieme, Stuttgart 1992)

4.13.1 Formen kindlicher Frakturen

- *Grünholzfraktur:* Einreißen der Knochenhaut (Periostschlauch) und maximal der Hälfte der Kortikalis auf der Biegungsseite.
- *Wulstbruch:* Stauchung im metaphys. Bereich (z.B. Radius), Periostschlauch intakt.
- *Knickbruch:* Achsenveränderung ohne Beschädigung des Periostmantels. Beispiel: Intraperiostale Tibiafraktur als häufigste Fraktur des Kindesalters.
- *Abrißfrakturen:* Knöcherne oder knorpelige Bandausrisse.

Epiphysenverletzungen

Einteilung nach AITKEN und SALTER

	Epiphysenlösung		Epiphysenfraktur		
Salter	I	II	III	IV	V
Aitken	0 (I)	I	II	III	IV

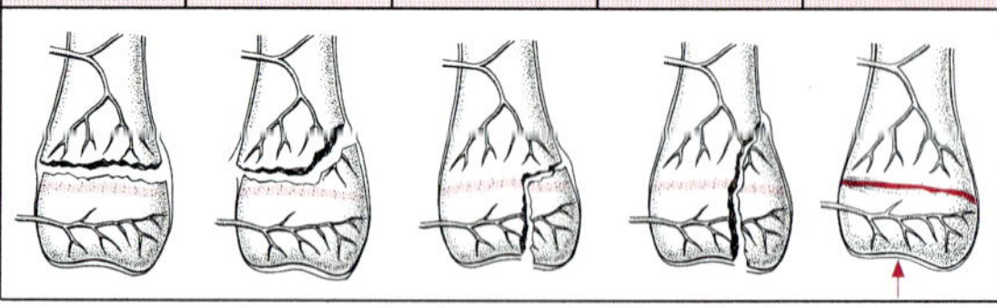

Abb. 4.07: Klassifikation der Epiphysenfrakturen nach AITKEN und SALTER

Ärztliche Therapie

- *Konservativ:* Reine Epiphysenlösung (SALTER I), Epiphysenlösung mit metaphysärem Knochenkeil (SALTER II, AITKEN I). Prognose gut, i.d.R. keine Wachstumsstörungen.
- *Operativ:* Epiphysenlösung mit epiphysären Knochenfragment (SALTER III, AITKEN II), Epiphysär-metaphysärer Frakturverlauf (SALTER IV, AITKEN III). Fugenlose Adaptation z.B. durch Zugschraubenosteosynthese.

4.13.2 PT kindlicher Frakturen

I.d.R. überwinden Kinder die Folgen von Frakturen sehr viel schneller als Erwachsene. Abhängig vom Alter der Kinder erfolgt die Behandlung mehr spielerisch (Versuch der Ablenkung) oder wie beim Erwachsenen. Die Behandlungsziele sind die gleichen wie bei erwachsenen Pat.

PT: Spielerische Übungsbeispiele

Obere Extremität, abhängig von der erlaubten Belastung

- → *Hand- und Armaktivitäten:* Einen Luftballon bewegen. Malen mit Fingerfarben / Wachsmalstiften auf Tapetenresten oder einer Tafel. Perlen auffädeln. Einen Hut aufziehen. Duplo®-Spielzeug (große Legosteine) aufbauen und auseinanderziehen.
- → *Handstütz:* Tiere nachahmen im Vierfüßlerstand und -gang.
- → *Supination:* Brause aus der Hand lecken.
- → *Finger- und Handaktivitäten:* Kleines Spielzeug in eine Flasche sortieren und wieder ausschütten. Mit Fingerpuppen Theater spielen. Spielen mit Quietschspielzeug. Figuren formen aus Spielknete.

Untere Extremität, abhängig von der erlaubten Belastung

- → *Fußaktivitäten:* Die Zehen bemalen und damit spielen. Einen Quietschball unter den Fuß legen und zum quietschen bringen.
- → *Knieaktivitäten:* Einen Quietschball unter die Kniekehle (für Kniestreckung) oder im Vierfüßlerstand zwischen Unter- und Oberschenkel legen (für Kniebeugung) und zum quietschen bringen. Ein Gummiband bemalen, z.B. mit Haus oder Gesicht; das Gummiband um die Ferse wickeln und bewegen, so daß die Figur länger wird (für Kniestreckung und -beugung). Eine Schleifspur durch Styropor ziehen (für Kniestreckung und -beugung).
- → *Belastungssteigerung:* Im Vierfüßlergang bewegen. Vierfüßlergang auf einem Schaukelbrett oder Minitrampolin, auch im Kniestand und -gang. Sitz auf einem Pezziball, Gewichtsverlagerung bis hin zum Stand.

Zusatzmaßnahmen: BOBATH ☞ 2.3.4, VOJTA ☞ 2.3.23

4.14 Arthrolyse

Eingriff zur Wiederherstellung der Beweglichkeit eines eingesteiften Gelenkes bei therapieresistenter Kontraktur, welche mindestens 6 Monate besteht. Durchführung entweder als Narkosemobilisation (gedeckte Mobilisation) oder als operative (offene) Mobilisation. Durchführung von Arthrolysen am besten zu Wo.beginn, da dann eine konsequente und kontinuierliche PT über mehrere Tage möglich ist.

KI: Akute Entzündungen; SRD (Sympathische Reflexdystrophie ☞ 4.17.3); stärkere Gelenkzerstörung; pessimistisch, überängstlich oder passiv eingestellter Pat.

Physiotherapeutische Maßnahmen

- ! Behandlungssteigerung erfolgt abhängig von Schmerzen; forciertes Üben muß unbedingt vermieden werden, da weiterhin die Gefahr von Kalkeinlagerungen besteht. Behandlung anfangs mind. 2 x täglich, evtl. kühlen oder Hitze (Heiße Rolle).
- Zusatzmaßnahme: Lymphdrainage.

→ *Bestmögliche Schmerzfreiheit:* Hitze, Querfriktionen ansatzgereizter Muskeln, nach der Behandlung evtl. Eis.
  ⚲ Zusatzmaßnahmen: E-Therapie – TENS-Gerät, Ultraschall; Manuelle Therapie – Schmerztraktionen; nach Rücksprache mit der ÄrztIn evtl. vor der Behandlung Schmerzmittel geben; dann Vorsicht: Gefahr der Überdosierung!
→ *Optimale Beweglichkeit:* Motorschiene (☞ 4.1). Aktiv-assistives oder aktives endgradiges Bewegen in alle Bewegungsrichtungen. Schonende Mobilisationstechniken: z.B. Querreiben, Funktionsmassage, Reziproke Hemmung, aeK.
  ⚲ Zusatzmaßnahmen: PNF – Dynamische Umkehr; Manuelle Therapie; Bewegungsbad (nach der Wundheilung).
→ *Optimale Kraft:* Anfangs über Irradiation (z.B. PNF), später direkt über stat. und dyn. Muskelarbeit. Geräte: Theraband, Expander; MTT.
  ⚲ Zusatzmaßnahmen: PNF – bilaterale Arm- und/oder Beinpattern incl. Scapula und/oder Pelvis mit den Techniken Agonistische Umkehr, Wiederholte Kontraktionen; E-Therapie: BMR®-Gerät.
→ *Optimale Gebrauchsfähigkeit* (nach Beschwerdefreiheit): ADL: Erarbeiten der aufrechten Haltung. Ergotherapie.
  - Obere Extremitäten: Stützfunktion (Bauchlage auf Pezziball, Vierfüßlerstand), Ball, Federball spielen.
  - Untere Extremitäten: Erarbeiten der Standphase, Gleichgewichtsschulung (Sportkreisel, Trampolin), Gangschulung incl. Treppensteigen.

4.15 Polytrauma

Verletzungen mehrerer Organsysteme (z.B. Extremitäten, Schädel, innere Organe).

Ärztliche Therapie

(anfangs auf der Intensivstation)
Unterteilung der Therapie in
- Lebensrettende Sofortmaßnahmen (Sichern und Wiederherstellen der Vitalfunktionen Atmung und Kreislauf).
- Dringliche Eingriffe (z.B. Osteosynthese offener Frakturen).
- Eingriffe, die später ausgeführt werden können (z.B. stabile Frakturen, Nerven-/Sehnennähte).

Physiotherapeutische Maßnahmen

! Besonders wichtig ist eine gute Zusammenarbeit zwischen ÄrztInnen, Pflegepersonal, ErgotherapeutInnen und PhysiotherapeutInnen.
! Auf Frakturstabilität achten.
→ Anfangsbehandlung: DKPT-freier Pat. (☞ 2.2.7).

Spätere Ziele

- → *Motivierter Pat.:* Aufgrund der Schwere und der Vielfältigkeit der Verletzungen, sowie von Schmerzen und Angst, können die Pat. teilweise sehr unkooperativ wirken. Daher ist es wichtig, den Pat. mit viel Geduld und Einfühlungsvermögen durch individuelle Übungen und viel Lob zur aktiven Mitarbeit zu bringen. Die einzelnen Ziele beziehen sich auf den jeweils verletzten Bereich und sind in den entsprechenden Kapiteln nachzulesen.
- → *Optimale Schmerzfreiheit*
- → *Entstaute Extremität*
- → *Bestmögliche Beweglichkeit*
- → *Bestmögliche Kraft*
- → *Optimale Gebrauchsfähigkeit:* Für die oberen Extremitäten z.B. Waschen, Kämmen, Essen, Ankleiden. Für die unteren Extremitäten z.B. Gehen mit oder ohne Hilfsmittel; Gehen im Bewegungsbad, wenn beide Beine nicht- oder teilbelastbar sind. Ergotherapie.

Es ist sehr hilfreich, den Pat. mit Geräten zum selbstständigen Üben zu versorgen, z.B. Schaumstoffball, Handknete, Theraband (für Arme und Beine), BMR®-Gerät (☞ 2.7) zur Muskelstimulation.

4.16 Amputationsbehandlung

Physiotherapeutische Maßnahmen
am Beispiel der Oberschenkel-Amputation (☞ 1.6.3).

Phase I (Behandlung bis zur Wundheilung)

- → *DKPT-freier Pat.* (☞ 2.2.7): Vermeidung von Kontrakturen in Flexion, Abduktion und Außenrotation durch Lagerung, endgradiges Bewegen.
- → *Verminderte Schmerzen:* Schmerzfreie Lagerung, allgemeine Entspannung (☞ 2.3.8. 2.3.9, 2.3.10, 2.3.17); vorsichtiges passives Bewegen.
- → *Bestmögliche Gelenkbeweglichkeit:* Mobilisationstechniken, z.B. Betontes Arbeiten an der Bewegungsgrenze, Reziproke Hemmung, Postisometrische Relaxation, Agistisch exzentrische Kontraktion.
- → *Erhaltene Kraft von Rumpf, Armen und nichtbetroffenem Bein:* Stat. und dyn. Muskelarbeit. Geräte z.B. Theraband oder Deuserband.
  - Zusatzmaßnahmen: Brunkow; PNF – Chopping, Lifting, bilaterale Armpattern → Ext., Abd., IR (Stütz); → Flex. Abd., AR; Beinpattern. Techniken z.B. Dynamische Umkehr, Agonistische Umkehr.

Phase II (Behandlung nach der Wundheilung)

- → *Bestmögliche Narbensituation:*
  BGM – Anhaken der Narbenränder; Zirkelungen am Narbenrand (auch in tieferen Schichten) evtl. mit speziellen Narbensalben (z.B. Lymphdiaral-Salbe®), Dehnung der Narbe in Längsrichtung.

- *Abgehärteter Stumpf und Tuber ischiadicum:* Abreibungen, Bürstungen, Eis (KI: arterielle Durchblutungsstörungen). Hydrogalvanische Teilbäder. Gewichtsverlagerung im Vierfüßlerstand/Kniestand bei unterlagertem Stumpf.
- *Vermindertes Phantomgefühl:* E-Therapie-TENS-Gerät. Statische Muskelarbeit mit beiden Beinen und anschließende Entspannung. Massage des nichtbetroffenen Beines.
- *Bestmögliche Beweglichkeit:* Aktive und passive Mobilisationstechniken, z.B. Betontes Arbeiten an der Bewegungsgrenze, Agistisch exzentrische Kontraktion, Reziproke Hemmung; evtl. Manuelle Therapie.
- *Optimale Kraft:* Wie bei Phase I.
  - Zusatzmaßnahmen: PNF mit dem Stumpf, Bridging (Stumpf z.B. mit einem Ball unterlagert), bilaterale Beinpattern symmetrisch reziprok (gleichzeitig Vorbereitung zum Gehen).
- *Optimales Gangbild (☞ 2.2.5):* Zur Vorbereitung PNF Scapula-Pelvis-Pattern; 3-Punkte-Gang im Gehbarren oder an Unterarmstützen, der Stumpf schwingt im Gehrhythmus mit.
  - Zusatzmaßnahme im Gehbarren: Stabilisation im Stand; Stand ohne Festhalten und Ball zuwerfen; dgl. auch auf dem Schaukelbrett.
- *Funktionelle Gebrauchsbewegungen:* ADL – Erarbeiten der aufrechten Körperhaltung; Aufstehen und Hinsetzen auf einen Stuhl: über starke Gewichtsverlagerung nach vorn oder mit Hilfe von Armlehnen; Aufstehen vom Boden (z.B. nach Hinfallen) mit Hilfe von einem Stuhl oder Schrank über den Vierfüßlerstand.

Phase III (Behandlung mit Prothese)

- *Optimale Standbeinphase auf der Prothese:* Waagenkontrolle (ist die Belastung gleichmäßig?); Stabilisation im Stand, auch auf unterschiedlichen Unterlagen wie Matte, Minitrampolin; Gewichtsverlagerung, auch auf dem Schaukelbrett.
  - Zusatzmaßnahme: PNF – Übertriebene Balance.
- *Bestmögliches Gleichgewicht:* Kopf oder Becken kreisen, der Rumpf bleibt ruhig stehen. Schaukelbrett im Gehbarren längs und quer, darauf Ball spielen.
  - Zusatzmaßnahme: Sportkreisel, Minitrampolin.
- *Optimales Gangbild (☞ 2.2.5):* Seitwärts- (erst zur Prothesenseite hin), Vorwärts- u. Rückwärtsgang mit u. ohne Hilfsmittel; Rotationsgang; Treppengehen Stufe für Stufe (alternierendes Gehen nur sehr schwer o. gar nicht mögl.).
  - Zusatzmaßnahmen: PNF – Gangschulung; Gehen im Freien; rhythmisches Gehen durch Einsatz von Musik.
- *Funktionelle Gebrauchsbewegungen:* Tragen von Gegenständen (immer auf der Prothesenseite); Hinsetzen und Aufstehen (das nichtbetroffene Bein steht hinten); Aufheben von Gegenständen (Prothesenbein nach hinten wegstrecken), Aufstehen vom Boden (über die nichtbetroffene Seite hochstützen, Prothesenbein seitlich wegstrecken; evtl. Tisch o.ä. als Hilfe); Überwinden von kleinen Hindernissen.

4.17 Komplikationen in der Traumatologie

4.17.1 Myositis ossificans circumscripta

Umschriebene oder diffuse Verknöcherung der quergestreiften Muskulatur.

Urs.: Spätfolgen nach Verletzungen, z.B. wiederholte Kontusion einer Muskelpartie, Frakturen, schwere Prellungen, chron. Dauerbeanspruchung. Lokalisation: M. pectoralis (Exerzierknochen), Adduktorenmuskulatur (Reiterknochen). Zeitraum zwischen Trauma und Auftreten der Ossifikation beträgt wenige Wo. bis Monate.

Ärztliche Therapie

Prophylaktisches Entleeren von größeren Hämatomen; schonende Behandlung. Medikamentös: evtl. Diphosphonate, nichtsteroidalen Antiphlogistika (z.B. Ibuprofen®). Operatives Ausräumen, wenn Beschwerden oder Funktionseinschränkungen vorhanden sind.

! Umbauvorgänge müssen abgeschlossen sein (Röntgenkontrolle), sonst Rezidive möglich. Postoperativ: einmalige Feldbestrahlung, um Verknöcherung junger Bindegewebszellen zu vermeiden; evtl. Diphosphonate.

Physiotherapeutische Maßnahmen

- → *Optimale Schmerzfreiheit:* Allgemeine Entspannung (☞ 2.3.9, 2.3.10, 2.3.11, 2.3.19).
  - Zusatzmaßnahme: E-Therapie – TENS-Gerät.
- → *Entstaute Extremität:* Konsequente Hochlagerung; Hitze (Heiße Rolle).
  - Zusatzmaßnahme: Lymphdrainage.
- → *Erhaltene Beweglichkeit:* Vorsichtige Mobilisationstechniken, z.B. Betontes Arbeiten an der Bewegungsgrenze, Reziproke Hemmung, Postisometrische Relaxation, aeK.
  - Zusatzmaßnahmen: Manuelle Therapie – vorsichtige Traktionen; Motorschiene.
- → *Erhaltene Kraft:* Vorsichtige stat. Muskelarbeit.

Tips & Fallen

- → Vor der OP ist das vorrangige Ziel die Erhaltung der Funktionen.
- → Erste Anzeichen für eine Myositis ossificans circumscripta sind zunehmende Schmerzen, Rückgang der Beweglichkeit, persistierende pastöse Schwellung. Bei V.a. Myositis ossificans Rücksprache mit der behandelnden ÄrztIn. Jedes forcierte Bewegen sowie Massagen im betroffenen Gebiet müssen unbedingt vermieden werden.

4.17.2 Kompartmentsyndrom

Muskellogensyndrom (Volkmannsche Muskelkontraktur, Tibialis-Logen-Syndrom). Relativ häufig vorkommendes Krankheitsbild; Auftreten nach Extremitätenverletzungen (insbesondere Frakturen) und dem Zusammentreffen mehrerer Faktoren: innerhalb von Muskellogen (= Kompartment) erhöhter Gewebedruck, Minderdurchblutung, Schädigung von Weichteilen (Muskulatur, Gefäße, Nerven).

Anatomische Logen

Obere Extremität

- Ellenbeuge (Unterarmbeuger) → Volkmannsche Kontraktur
- Handbinnenmuskulatur (Mm. interossei).

Untere Extremität (oft mehrere Kompartimente gleichzeitig betroffen)

- Tibialis-anterior-Loge
- Tibialis-posterior-Loge
- Tiefes hinteres Logensyndrom
- Laterale Loge (Mm. peronei)
- Oberflächliche dorsale Loge (M. triceps surae).

Symptome

Akut einsetzende, brennende Schmerzen, Par-/Hypästhesien, Muskelschwäche bereits nach 2–4-stündiger Ischämiedauer, Schmerzverstärkung bei passiver Dehnung der betroffenen Muskulatur, Arterienpulse anfangs noch tastbar.

Ärztliche Therapie: Faszienspaltung.

Ischämische Kontraktur (Volkmann-Kontraktur)

Schädigung der A. brachialis durch Hämatome, Frakturen oder einengende Verbände. Infolgedessen Minderdurchblutung der Beugemuskulatur des Unterarms.

Symptome

Schmerzen, Weißfärbung des Unterarms und der Hand, Puls nicht mehr tastbar. Folgen wie bei anderen Kompartmentsyndromen; schon nach 6 Stunden Minderdurchblutung bindegewebiger Ersatz der Muskulatur. Spätstadium: Handgelenk, DIP- und PIP-Gelenke der Finger in Flexion kontrakt (MP frei, da Handbinnenmuskulatur nicht betroffen); N. ulnaris und N. medianus können Ausfälle zeigen.

Ärztliche Therapie: Sofortige Behebung der Ursachen; später Beugesehnenverlängerung.

PT bei Kompartmentsyndrom und Ischämischer Kontraktur

KI: Anfangs Massagen, Eis- und Hitzebehandlung.

- → *Entstaute Extremität:* Konsequente Hochlagerung. Aktive Bewegungen mit Fuß oder Hand wenn möglich (Anregung der Muskelpumpe).
- → *Optimale Narbenverhältnisse:* Narbenmobilisation, evtl. mit Narbensalben (z.B. Contractubex®). Querfriktionen. BGM. E-Therapie-Iontophorese mit Kaliumjodat, Ultraschall.

- → *Optimale Gelenkbeweglichkeit:* Dehnlagerungen. Aktive und passive Mobilisationstechniken, z.B. Querreiben, Funktionsmassage, reziproke Hemmung, Agistisch exzentrische Kontraktion. Manuelle Therapie.
  - ! Bei schweren Kontrakturen ist zusätzlich zur Physiotherapie die Versorgung mit Schienen sinnvoll.
- → *Erhaltene Kraft der angrenzenden Muskulatur* (zugleich Irradiation auf die betroffene Muskulatur ☞ 2.3.16): Stat. und dyn. Muskelarbeit. Geräte: Theraband, Stab. MTT.
  - Zusatzmaßnahmen: BRUNKOW; PNF – uni- und bilaterale Arm-bzw. Beinpattern, Kombination Arm – Schulterblatt, Chopping, Lifting.
- → *Optimale Kraft der betroffenen Muskulatur:* Stat. und dyn. Muskelarbeit soweit möglich.
- → *Optimale Gebrauchsfähigkeit:* Für die oberen Extremitäten: Erarbeiten der Handfunktionen mit Geräten, z.B. Handknete, Übungsbrett (Schere, Wasserhahn usw.), Handimpander; Ergotherapie. Für die unteren Extremitäten: Gangschulung.

4.17.3 Sympathische Reflexdystrophie (SRD)

Synonym: M. Sudeck. Reflektorisch ausgelöste Störung des sympathischen Nervensystems. Als Folge entstehen schmerzhafte Dystrophien von Weichteilen und Knochen.

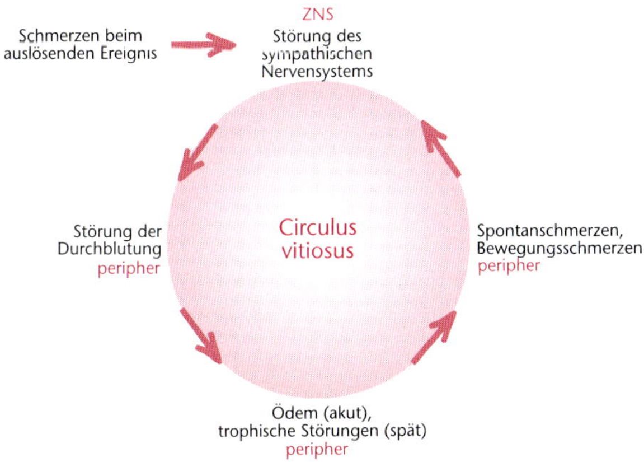

Abb. 4.08: Pathogenese der sympathischen Reflexdystrophie

Ursachen

Beispiele für Erkrankungen, die zur SRD führen können: Weichteilverletzungen, Frakturen, Überdehnungen, Luxationen, Operative Eingriffe, Immobilisation („zu enger

Gips“), Arthritiden, Thrombose, Gefäßentzündung, Herzinfarkt, Erkrankungen innerer Organe, Gehirntumor, Apoplex, Poliomyelitis, Idiopathisch.

Stadieneinteilung

Die Einteilung in Stadien ist nicht immer ganz klar zu erkennen. Deswegen wird heute teilweise die Symptomenkomplexeinteilung bevorzugt.

„Symptomenkomplexeinteilung“ (nach Goris)

- *Entzündungssymptome:* Nehmen durch körperliche Anstrengung zu.
- *Neurologische Symptome:* Handschuh- oder sockenartige Hyp(er)ästhesie; Hyp(er)thermästhesie; Hyperreflexie, Tremor; Muskelhypertonie; Muskeldystrophie; Diskoordination; evtl. später reduzierte Tiefensensibilität.
- *Sympathikotone Symptome:* Hyperhydrosis, Zunahme des Haar- und Nagelwachstums; vasomotorische Labilität.
- *Gewebedystrophie/-atrophie:* Betrifft alle Gewebsschichten der jew. Extremität.

4

Stadieneinteilung (nach Fialka/Sadil)

Stadium	Dauer	Symptome	Röntgen
Stadium I atrophisches Stadium, Stadium der Vasodilatation	einige Wo. bis Monate	Spontane, kontinuierliche, oft brennende Schmerzen, teilweise Diskrepanz zur Schwere der Verletzung (Bagatellverletzung); Hyper- oder Parästhesien (handschuh- oder sockenartige Verteilung); starke Ödeme; Zunahme des Haar- und Nagelwachstums; Muskelatrophie; Tremor; Bewegungseinschränkungen (auch der angrenzenden Gelenke wegen Schonhaltung). Beschwerden bes. distal und palmar steiler (mehr sensible Nerven); Ödemmanifestation dorsal.	Fleckige Knochenatrophie (Ende Stadium I)
Stadium II dystrophisches Stadium, Stadium der Vasolabilität	3–6 Monate	Schmerzen oft nur bei Bewegung; Haut kalt, feucht; Ödem geringer; Schweißsekretion wechselnd (abhängig von der Tätigkeit); Nägel qualitativ schlecht (Störungen des Wachstums, brüchig); Bewegungseinschränkungen nehmen zu; Muskelkoordination schlecht.	Fortschreitende Knochenatrophie; Fibrose des Bindegewebes
Stadium III Heilungsstadium		Deutliche Abnahme der Symptome.	
Stadium IV Atrophisches Stadium, Stadium der Vasokonstriktion	ca. 6 Mon. bis mehrere Jahre	Selten spontane Schmerzen, eher dumpfer Schmerz; Haut kalt, dünn und glatt („glossy skin“); irreversible Bewegungseinschränkungen; Muskelatrophie; schlechtes Haar- und Nagelwachstum; starke Funktionsstörungen der betroffenen Extremität.	
Restitutio ad Integrum: nur möglich bis max. Stadium III; röntgenologische Veränderungen bleiben über Jahre.			

Ein Rückfall in Stadium I ist jederzeit möglich, teilweise sogar nach Monaten der Besserung.

Frühdiagnose der SRD

- Vorausgehend ist fast immer ein schmerzhaftes schädigendes Ereignis.
- Beginn meist akut und distal mit handschuh- oder sockenartiger Verteilung der Symptome.
- Temperatur anders als auf der nicht betroffenen Seite.
- Plötzliche Schwellung.
- Brennende Dauerschmerzen.
- Häufig Diskrepanz zwischen Ursache (Bagatelltrauma) und Auswirkung.
- Achten auf: Angst des Pat. vor Komplikationen; Schlaflosigkeit; Beschwerden über Gips oder Schiene; ziehende Wundschmerzen.

Ärztliche Therapie

In Abhängigkeit des Stadiums

- *Stadium 1:* Nichtsteroidale Antiphlogistika, z.B. Voltaren®, Ibuprofen®. Kalzitonin. Evtl. kurzdauernde Ruhigstellung. Keine klassische Massage, keine passive Bewegungstherapie verordnen.
- *Stadium 2:* Nichtsteroidale Antiphlogistika, Kalzitonin, aktive Bewegungstherapie, jedoch nicht über die Schmerzgrenze hinaus.
- *Stadium 3 und 4:* Aktive Bewegungstherapie, ggf. Quengelschiene, ggf. stadienbegleitend Psychotherapie.

Allgemeine Prophylaxe der SRD

Auf Einschnürungen achten. Wiederholte Repositionen vermeiden. Möglichst selten zirkulären Gips. Möglichst keine Narkosemobilisation.

Physiotherapeutische Maßnahmen

PT-Prophylaxe

→ Anfangs keine aggressiven Maßnahmen (z.B. krasse Temperaturwechsel, Massagen). Wichtig: vorsichtige Bewegungen (Schmerzen berücksichtigen).
→ Korrekte Übungsanleitung, auch für zu Hause.
→ Auf mögliche Anfangssymptome der SRD achten (starke Schwellung, brennender Dauerschmerz).

Physiotherapeutische Befunderhebung

→ *Anamnese:* Allgemeiner vegetative Störungen erfragen, z.B. Schlafstörungen, Herzklopfen, Hyperventilation, Konzentrationsstörungen, ungezieltes Handeln im Alltag.
→ *Beurteilung von:* Störungen der ganzen Extremität; Einschränkungen wichtiger Alltagsaktivitäten; Einschränkungen im sozialen Bereich (z.B. Pat. vermeidet gesellschaftliche Aktivitäten aus Schamgefühl wegen seiner auffälligen Extremität).
→ *Schmerzmessung:* Subjektive Angabe des Pat. über sein Schmerzempfinden anhand der „Visual Analogue Scale" (VAS). Schmerzskala: 0–100 (100 = unerträglicher Schmerz).
→ *Segmentale diagnostische Untersuchung der Wirbelsäule* (☞ 2.3.15): Inspektion. Bewegungsuntersuchung aktiv und passiv. Palpation. Elektrodiagnostisch: z.B. Interferenzstrom mit dem Ziel, hyperaktive Segmente zu bestimmen (mit faradischer Rolle).

PT (am Beispiel der oberen Extremität)

Grundlage der PT-Behandlung ist die Regel von KOWARSCHIK:
„Je ausgeprägter die pathologische Störung, desto gestörter ist das vegetative Nervensystem, und um so kleiner muß der gesetzte Reiz sein.“

! Die Behandlung darf nie über die Schmerzen hinausgehen, die der Pat. sowieso schon hat.

4

Frühphase (entspricht Stadium I und II)

→ *Entstaute Extremität:* Hochlagerung in Kombination mit langsam ausgeführten aktiven Bewegungen, auch im Schlingentisch. Lymphdrainage. Absteigende Teilbäder konsensuell. Kälte (reaktive Hyperämie vermeiden, besser 6 x 5 Min. als 1 x 30 Min.). Nach Abklingen von akuten Symptomen Hitze (Heiße Rolle).

→ *Bestmögliche Schmerzfreiheit:* Allgemeine Entspannung (☞ *2.3.9, 2.3.10, 2.3.11, 2.3.19*). E-Therapie – Konventionell TENS, Interferenzstrom (segmental am Rücken, Th1–Th3), Sympathikusblockade am Ganglion stellatum mit Diadyn. Strömen (☞ 2.7.7) 3 Min. DF (wirkt auch entstauend und verbessert die Trophik). Vibrationen. Schmerzloses passives und aktives Bewegen (wenn möglich). Hauttechniken der BGM, anfangs am Rücken. Schlingentisch: Kopf-Arm-Aufhängung, seitliche Armaufhängung. Evtl. Arm ruhigstellen.

→ *Verbesserte Trophik:* Hauttechniken der BGM, anfangs am Rücken.

→ *Erhaltene Gelenk- und Alltagsfunktionen* (nur im Rahmen der Schmerzvermeidung möglich): Endgradige Bewegungen. ADL – Erarbeiten der aufrechten Haltung. PNF – Zur Irradiation mit den nichtbetroffenen Extremitäten und Rumpf (Kopfpattern, Scapula, Pelvis-Pattern), Armpattern (evtl. bilateral), modifiziert Chopping und Lifting; Techniken: Dynamische Umkehr, Agonistische Umkehr, Hold-Relax. Schlingentisch.

→ *Aufgeklärter, entspannter Pat.:* Gute Zusammenarbeit von ÄrztIn, TherapeutIn (PhysiotherapeutIn, ErgotherapeutIn, PsychologIn) und Pat. (Einigkeit in Bezug auf das Krankheitsbild!). Angst nehmen (Psyche). Allg. Entspannungstherapie, (☞ 2.3.9, 2.3.10, 2.3.11, 2.3.19) Whirlpool (mit indifferenter Temperatur).

Spätphase (entspricht Stadium III und IV)

→ *Entstaute Hand:* Wrapping (kurzes Auswickeln der Finger und der Hand mit 2mm Seil, anschließend sofort bewegen). Bandagieren (Gummihandschuh). Aktive Bewegungen (Muskelpumpe). Hitze (Heiße Rolle). Lymphdrainage.

→ *Schmerzfreiheit:* Wie bei Phase I. Auslösen von lokalen Gewebereaktionen durch dosierte schmerzhafte Stimuli, z.B. Querfriktionen (zur Freisetzung von Endorphinen). E-Therapie – Burst-TENS.

→ *Bestmögliche Beweglichkeit:* Mobilisationstechniken, z.B. Funktionsmassage, Reziproke Hemmung, Agistisch exzentrische Kontraktion, Ermüden der Antagonisten. Manuelle Therapie.

→ *Optimale Kraft:* Stat. und dyn. Muskelarbeit innerhalb der Schmerzgrenze mit wenig Widerständen und vielen Wiederholungen. BRUNKOW. PNF – z.B. Dynamische Umkehr, Agonistische Umkehr. MTT. Evtl. Elektrostimulation mit BMR®-Gerät.

→ *Optimal gedehnte Muskulatur:* Passives/aktives Dehnen, Verbessern des Sehnengleitens.

Astrid Frank
Angela Debray
Udo Wolf
Bernard Kolster
Axel Wilke

5

Orthopädie

Orthopädische Befunderhebung

Datum der Befundaufnahme: ....
Name des Behandlers: ....
Name des Patienten: ....
Alter: ....
Berufliche/ außerberuflicheTätigkeit: ....

Ärztliche Diagnose: ....
Ärztliche Verordnung: ....
Anamnese: Unfallzeitpunkt, Hergang, Ärztl. Versorgung ....
....

1. Beschwerden

Wo ....
Wann..
Seit wann ....
Wie ....
Was verstärkt Beschwerden ....
Was reduziert Beschwerden ....

2. Sonstiges

Frühere Verletzungen..
Operationen ....
Internistische o. a. Erkrankungen ....

3. Sichtbefund

in die Zeichnung eintragen
Haut
Narben
Schwellungen
Atrophien
Haltungsstatus
dorsal, ventral und lateral
Abweichende
Bewegungsmuster
Gebrauchsbewegungen, Gang

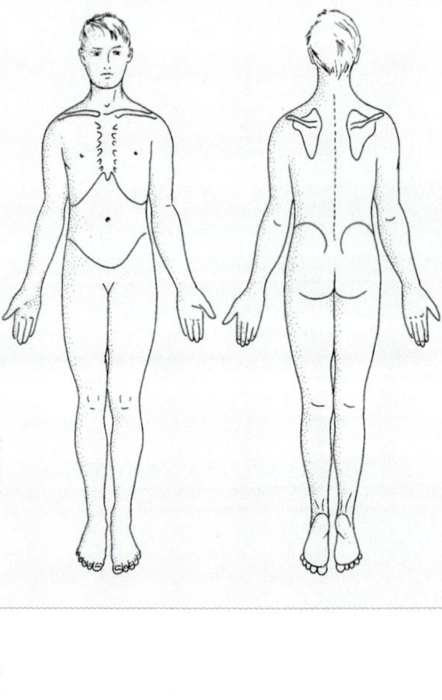

4. Funktionsbefund

Belastungsfähigkeit:
nicht belastbar (übungsstabil) ....
teilbelastbar ....
voll belastbar (belastungsstabil) ....

Gelenk	Bewegung	akt. Ausmaß		pass Ausmaß		pass Endgef.		Kraft		Gelenkspiel	
		re	li	re	li	re	li	re	li	re	li

5. Tastbefund

eventuell in die Zeichnung eintragen

Gewebsspannung
Bindegewebe ....
Muskulatur ....
Narbenbeschaffenheit ....
Temperatur ....
Feuchtigkeit ....
Schwellung, Ödem, Erguß ....
Sensibilitätsstörungen ....
Schmerzhafte Palpationspunkte ....
....

Einstellung zur Krankheit und Behandlung ....
....
....

Sonstiges
Hilfsmittel ....
geplante Untersuchungen ....
soziales Umfeld ....

5.1 Befunderhebung

Die orthopädische Befunderhebung orientiert sich primär an den betroffenen Strukturen. Sie wird daher in den entsprechenden Kapiteln zusammen mit einer anatomischen Übersicht dargestellt. Befunderhebungsbogen Orthopädie ☞ vorhergehende Seiten.

5.2 Rheumatische Erkrankungen

Rheuma ist ein Sammelbegriff für zahlreiche extraartikuläre und artikuläre Krankheiten des Stütz- und Bewegungsapparates. Zugrunde liegen z.T. entzündliche Prozesse (Autoimmunkrankheiten, Entzündungen der kleinen Gefäße = Vaskulitiden), z.T. degenerative Prozesse (z.B. Arthrose) und z.T. funktionelle Erkrankungen (z.B. Fibromyalgie-Syndrom).

5.2.1 Chronische Polyarthritis (cP)

Häufigste rheumatische Erkrankung. Die cP bzw. rheumatoide Arthritis ist zugleich die häufigste systemische immunologische Erkrankung, gekennzeichnet durch chronische Entzündung der Gelenkinnenhaut sowie extraartikuläre Entzündungen (Bursen, Sehnenscheiden). Schubweiser und progredienter Verlauf. Ätiologie unklar. Häufigkeit 1 %, Frauen häufiger als Männer betroffen, Altersgipfel 30–50 Lj.

Klinik

Schmerzen mit Funktionseinschränkung der Gelenke, die meist zunächst die Hände befallen. Es ist aber ein Befall aller Gelenke möglich. Schwellung der Gelenke und der Weichteile. Morgensteifigkeit der Gelenke. „Rheumaknoten". Rheumafaktor im Blut in 60–80 % der Fälle positiv. Veränderungen im Röntgenbild (gelenknahe Osteoporose und Erosionen; bei schwerem Verlauf: Gelenkfehlstellung und Ankylose).

Ärztliche Therapie

Konservativ: Medikamentös mit nicht steroidalen Antiphlogistika, Glukokortikoiden, Basistherapeutika (z.B. Goldpräparate, Chloroquin, Sulfasalazin). Ggf. intraartikuläre Injektion von Analgetika und Glukokortikoiden, chemische (Verödung der Gelenkinnenhaut mit z.B. Varicocid®) oder Radio-Synoviorthese (z.B. mit ^{169}Erbium oder ^{186}Rhenium). *Operativ:* Frühsynovektomie, Endoprothese, Arthrodese.

Physiotherapeutische Maßnahmen

Phase I: Akuter Schub

Ziele

Bestmögliche Schmerzfreiheit, Gelenkfunktion (Mobilität, Stabilität) und Krafterhaltung.

Maßnahmen

- Kälte (Eisbeutel, Kaltluft, Kältekammer) auf entzündete Strukturen.
- Feuchte Hitze (Heiße Rolle, Fango) auf verspannte Muskulatur.
- Passives und aktiv-assistives Bewegen einzelner Gelenke in Funktionsrichtungen.
- Manuelle Therapie (Traktionsstufe II). Vorübergehende Entlastung der Gelenke: Bettruhe in funktionsgerechter Lagerung. Gelenke der unteren Extremität in Neutral-Null-Stellung, Schulter, Ellenbogen und Finger in Ruhestellung, Handgelenke in Dorsalextension. Vorübergehend Gehstützen (Arthritikerstützen) zur Entlastung der unteren Extremität. Statische Muskelaktivität an einzelnen Gelenken (keine Komplexbewegungen).

Phase II: Entzündungsfreie Phase

Ziele: Selbständigkeit im Alltag; Bestmögliche Schmerzfreiheit, Gelenkfunktion (Mobilität, Stabilität) und Muskelfunktion (Kraft, Kraft-Ausdauer, Dehnfähigkeit, Koordination).

Behandlungsprinzipien

- Schmerzgrenzen respektieren.
- Passive Maßnahmen baldmöglichst durch aktive ersetzen, Therapieplan gemeinsam mit den Pat. erstellen (Ziele offenlegen, konsequentes Heimprogramm vereinbaren).
- Sich auf einige Gelenke in einer Behandlung beschränken. Mögliche Auswahlkriterien: Nach einer Schubphase Gelenke mit entstandenen Funktionsdefiziten behandeln. Abwechselnd Gelenke der oberen und unteren Extremität behandeln. Gelenke auf begründeten Wunsch der Pat. behandeln.

Behandlungsschwerpunkte

- Untere Extremität: Beseitigung von Streckdefiziten (Manuelle Therapie ☞ 2.3.15, Mobilisationstechniken ☞ 2.2.4).
- Obere Extremität: Beseitigung von Beugedefiziten in Ellenbogen und Fingern, von Abduktionsdefiziten der Schultern, Stabilisation der Hand- und Daumensattelgelenke sowie der HWS (☞ 5.9.7).

! Zum Motivationsanreiz sollte der physiotherapeutische Befund den Pat. ausgehändigt und in Abständen erneut erhoben werden.

- Pat. bevorzugen meist die Behandlung im Bewegungsbad.
- Günstig sind Behandlungstermine ab dem späten Vormittag (verzögerte Wirkung der morgens eingenommenen Schmerzmittel, Pat. sollen die Morgensteifigkeit selbständig überwinden).

Prinzipien des Gelenkschutzes (Ergotherapie ☞ 11.5)

→ Instabile Gelenke (Knopfloch-, Schwanenhalsdeformität, ulnare Deviation in den MCP-Gelenken) mit Schienen versorgen.
→ Bei allen Handhabungen distale Gelenke stabilisieren (Finger-, Handgelenke) und über proximale Gelenke (Ellenbogen-, Schultergelenke) Bewegungen ausführen.
→ Gegenstände körpernah und beidhändig tragen.
→ Hebel verlängern (Tür- und Fenstergriffe, Wasserhahn).
→ Statische Tätigkeiten nur kurzzeitig ausüben.
→ Haltearbeit durch Hilfsmittel ersetzen (Küchenmaschine, elektrische Zitronenpresse, Kartoffelschälmaschine, Buchstütze).
→ Nichts tragen, was rollen oder gleiten kann (Einkaufswagen, Koffer, Töpfe).
! Griffe verdicken (Stifte, Besteck, Küchengeräte, Schlüssel, Zahnbürste).

5.2.2 Morbus Bechterew (Spondylitis ankylosans)

5

Chronische, entzündliche, seronegative (d.h. kein Nachweis von Rheumafaktoren) Systemerkrankung vor allem des Achsenskeletts (starke Ossifikationstendenz) und der Gelenke. Fakultative Mitbeteiligung innerer Organe. M:F = 3:1; Krankheitsbeginn überwiegend zwischen 15.–40. Lebensjahr. Häufigkeit in Europa ca. 1 % der Bevölkerung. Genetische Prädisposition (HLA-B27 in ca. 90 % positiv).

Klinik

- Persistierender tiefsitzender Rückenschmerz, häufig nachts. Schmerz an Sehnenansätzen und Gelenken. Mono- bzw. Oligoarthritis, Klopf- und Stauchschmerzen der ISG (Sakroileitis). Einschränkung der Atembreite. Später: Versteifung der WS (meist von thorakolumbal); Bambusstabwirbelsäule. Spondylitis ant. führt zur Verkürzung des vorderen Längsbandes → Kyphosierung.
- *Röntgenologisch:* Nach Jahren bes. WS-Veränderungen mit Syndesmophyten (flache, verbindende Knochenspangen), Kastenwirbel, Erosionen, Sklerosierungen, Erosionen, Sklerosierungen der Ileosacralfugen.
- *Komplikationen:* Sehr schwere Verläufe mit extremen Deformierungen möglich. Evtl. Wirbelsäulenfrakturen aufgrund der fehlenden Elastizität und Osteoporose.

Ärztliche Therapie

Konservativ: Nichtsteroidale Antiphlogistika, z.B. Indometazin, Diclofenac.
Operativ: Bei Versteifung in erheblicher Kyphose ist eine Aufrichtung durch Keilosteotomie oder Lordosierungsspondylodese möglich.

Physiotherapeutische Maßnahmen

Befunderhebung nach dem orthopädisch-chirurgischen Schema (☞ 2.1), zusätzlich Mobilität der WS, Vitalkapazität, Thoraxbeweglichkeit (☞ 3.1.3) beurteilen. Im fortgeschrittenen Stadium: Atem-, Herzfrequenz und Blutdruck vor und nach Belastung.

Ziele: Optimale Haltung und Bewegung der WS. Optimale Thoraxbeweglichkeit und Vitalkapazität. Schmerzfreiheit. Optimale Funktion stammnaher Gelenke. Optimale Muskeldehnfähigkeit. Allgemeine Ausdauer.

Maßnahmen

→ Atemtherapie zur Verbesserung der Vitalkapazität ☞ 2.2.6.
→ Heiße Rolle und Fango ventraler Rumpf.
→ BGM ☞ 2.4.6.
→ Manuelle Therapie (☞ 2.3.15) der Intervertebral- und Kostotransversalgelenke (nicht bei bestehenden Ankylosen). Dehnung der ventralen Rumpfmuskulatur (Extremitätenmuskeln je nach Befund).
→ Mobilisationstechniken (☞ 2.2.4) an bewegungseingeschränkten Gelenken.
→ Training der allgemeinen Ausdauer (☞ 10.1.2).
→ ADL aus Alltag, Berufsleben und Sport (☞ 2.3.1).

Zusatzmaßnahmen: Therapie in Gruppen, Bewegungsbad sehr zu empfehlen.

5.3 Fuß

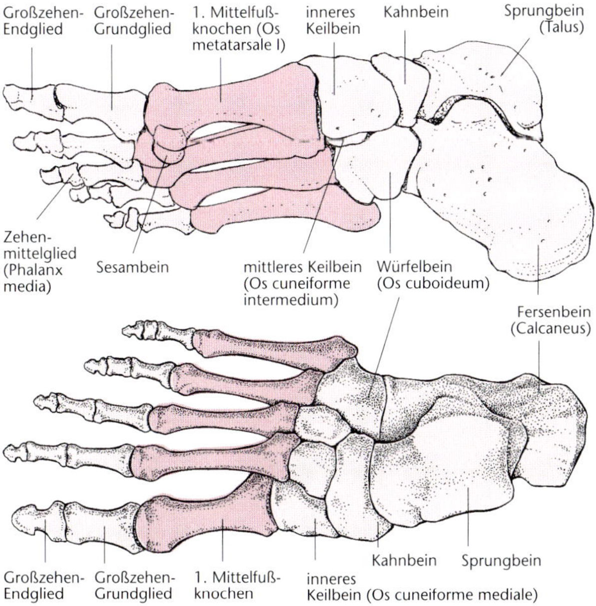

Abb. 5.01: Fußskelett

5

Tabelle der langen Fußmuskeln (☞ Abb. 5.02)			
Muskel	**Ursprung**	**Ansatz**	**Funktion**
Vordere Muskelgruppe			
M. tibialis anterior	Seitl. Tibiakondylus, seitliche Tibia, Membrana interossea	1. Mittelfußknochen, 1. Os cuneiforme	Dorsalextension, Supination und Pronation (je nach Ausgangsstellung)
M. extensor digitorum longus	Lateraler Tibiakondylus, Membrana interossea, Fibula-Vorderrand	Dorsalaponeurose 2.–5. Zehe	Dorsalextension, Pronation in den Sprunggelenken, Extension der 2.–5. Zehe
M. extensor hallucis longus	Fibula, Membrana interossea	Endphalanx der Großzehe	Extension der Großzehe; an Dorsalextension des Fußes beteiligt
Seitliche Muskelgruppe			
M. peroneus longus	Fibulaköpfchen und seitlicher Rand	1. Mittelfußknochen, Os cuneiforme med.	Pronation, Plantarflexion, Verspannung des Fußgewölbes
M. peroneus brevis	Seitenfläche der Fibula	5. Mittelfußknochen	Pronation, Plantarflexion
Hintere Muskelgruppe			
M. gastrocnemius	Zweiköpfig: vom lateralen und medialen Femurkondylus	Tuber calcanei	Plantarflexion und Supination in den Sprunggelenken, Flexion im Kniegelenk
M. soleus	Obere Fibula- und Tibiaenden	Tuber calcanei	Plantarflexion und Supination in den Sprunggelenken
M. tibialis posterior	Membrana interossea, Tibia, Fibula	Os naviculare, Ossa cuneiformia I–III, 2.–4. Mittelfußknochen	Supination, Plantarflexion, Verspannung Quergewölbe
M. flexor hallucis longus	Fibularückfläche, Membrana interossea	Großzehenendglied	Plantarflexion und Supination in den Sprunggelenken, Flexion in den Zehengelenken, unterstützt Längsgewölbe
M. flexor digitorum longus	Tibiarückfläche	Endglieder 2.–5. Zehe	Plantarflexion und Supination im Sprunggelenk, Zehenbeugung

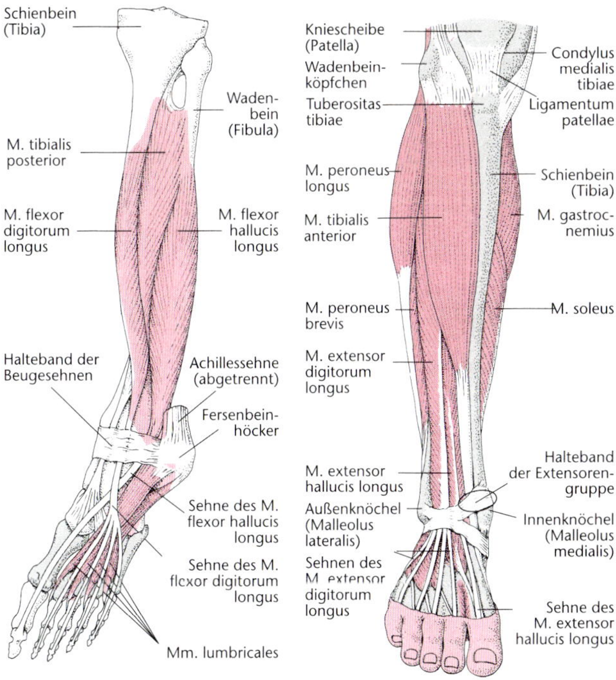

Abb. 5.02: Tiefe Fußbeuger, laterale Sicht (li.) und Unterschenkelmuskulatur, ventrale Sicht (re.)

Spezieller physiotherapeutischer Befund (Fuß)

Spezielle Anamnese

- Hauptbeschwerden: seit wann? ständig, gelegentlich, rez.?
- Schmerz: belastungsabhängig, in Ruhe, nachts? Schmerzlokalisation.
- Unfall? Unfalldatum.
- Erguß, Schwellung.
- Gehstrecke: unbegrenzt, schmerzfrei wie weit?
- Frühere Fußerkrankungen.
- Bisherige Ther.: Keine, Punktion, Injektion, Medikamente, Ruhigstellung. Frühere OP.
- Schuhzurichtung, Einlagen?

Inspektion

- Gangbild, Einwärtsgang, Hinken, Spastik, Gehhilfen, Hackengang, Zehenspitzengang.
- Beckenstand, Beinachsen physiol., varus, valgus?
- Schwellung, Erguß, Hämatom.
- Ödeme, diffus, lokalisiert, Entzündung, Varikosis, Pigmentationen, Behaarung, Tendosynovitis.
- Inspektion des belasteten Fußes! Fußform (☞ Abb. 5.04): Senk-Spreizfuß, Klumpfuß, Hohlfuß, Knickfuß, Plattfuß, Sichelfuß, Krallen-, Hammerzehen, Zehenstellung, Hallux valgus?
- Fersenstellung: varus, valgus, neutral. Rückfuß im Zehenstand.
- Fußnägel: Mykose?
- Schuhinspektion (☞ 5.3.1).

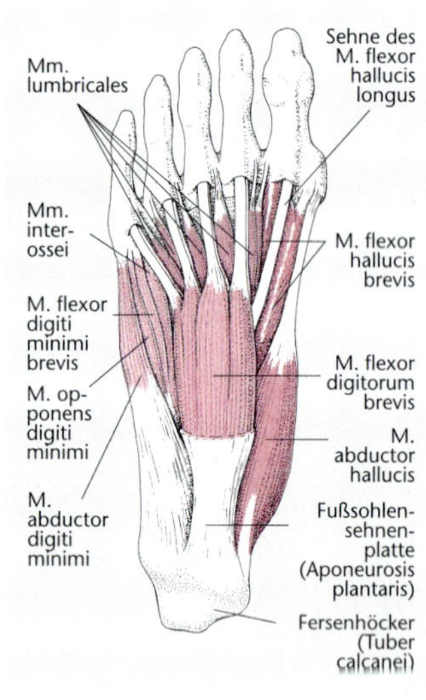

Abb. 5.03: Die 4 Muskelgruppen der Fußsohle

Palpation

Bandverhältnisse stabil? Druckschmerz, wo? Ulkus, Beschwielung, Sinus tarsi? Pulse. Neurologischer Befund (☞ 6.1): Paresen? Sensibilität, Reflexe.

Bewegungsprüfung

Knie, OSG, USG, Chopart-, Lisfranc-Gelenk, Großzehengrundgelenk, Zehengelenke. Bei Hallux valgus: Deviationswinkel passiv ausgleichbar?

5.3.1 PT bei Fußfehlstellungen

Die meisten Fußdeformitäten (☞ Abb.5.04) sind angeboren oder intrauterin erworben. Eine frühzeitig einsetzende und konsequente physiotherapeutische Behandlung kann jedoch eine deutliche Besserung bewirken. Wirbelsäulenprobleme werden oft durch Fußdeformitäten oder Fußfehlhaltungen hervorgerufen.

Physiotherapeutische Maßnahmen

Ziele

Bei *allen* Fußdeformitäten: Erreichen von

- Optimaler Dehnfähigkeit durch Dehnung der kontrakten Muskulatur mit manueller Redression oder aktiven Maßnahmen.
- Optimalem Gangbild.

- Verbesserter Fußbelastung. Dabei auf funktionelle Fußachse achten. Nach Aufsetzen des Fußes mit dem Außenrand der Ferse bei Supination Abrollen über den Großzehballen bei Pronation.

Optimaler Kraft

Behandlungsprinzipien
Die „Therapiesäulen“ der Fußbehandlung sind:

- *Gelenkbehandlung:* Mobilisationstechniken (☞ 2.2.4); Manuelle Therapie (☞ 2.3.15)
- *Korrektur der Statik:* Brügger (☞ 2.3.5); ADL (☞ 2.3.1); Gangschule (☞ 2.2.5).

Vorübungen im Sitzen mit manueller Unterstützung durchführen. Übungen dem Entwicklungsalter entsprechend steigern (z.B. balancieren).

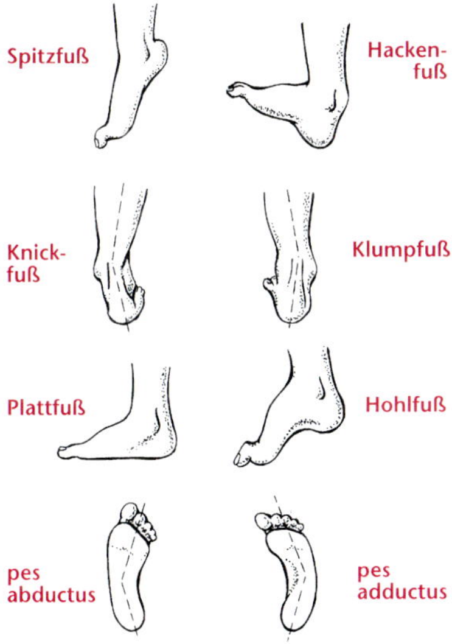

Abb. 5.04: Fußdeformitäten

✓ „Gesunde“ Schuhe

- Gesundes Schuhwerk soll die richtige Größe besitzen, nicht zu lang (Fuß rutscht → verkrampfte Fußmuskeln) und nicht zu breit sein (Fuß verbreitert sich, Quergewölbe sinkt ab).
- Kinderfüße brauchen keine oder nur eine geringe Absatzhöhe, später erleichtert eine Absatzhöhe von ca. 2–3 cm die Supination der Ferse und die Ausprägung des Längsgewölbes.
- Die Sohle soll biegsam und flexibel sein, um die Abrollbewegung zu unterstützen. Im Anschluß an den Absatz soll ein stabiler Teil folgen, der die Vorfußverwringung (Pronation) möglich macht.
- Günstig ist ein geschlossener Schuh oder eine Sandale mit Fersenriemen, da häufig beim Tragen von „Schlappen“ die Fußmuskeln (Flexoren) überanstrengt werden.
- Der Wechsel der Schuhe im Verlauf des Tages läßt die Fußmuskeln unterschiedlich arbeiten und beugt Überlastungen vor.
- Bei stehenden Berufen/Tätigkeiten unterstützt ein Fußbett die Muskelarbeit.

5.3.2 Klumpfuß

Komplexe angeborene Fußdeformität mit Spitzfuß, Varusstellung der Ferse, Hohlfuß, Adduktion des Vorfußes (Pes equinovarus-adductus-supinatus excavatus, ☞ Abb. 5.05). Häufigkeit: 0,1 % aller Neugeborenen. M:F = 2:1; in 5 % mit anderen Mißbildungen kombiniert (Hüfte, WS, neurologische Defekte).

Ärztliche Therapie

Konservativ

Beginn sofort nach der Geburt, konsequente Kontrolle bis zum Wachstumsabschluß. Schrittweise manuelle Korrektur (Redression). Redressierende Oberschenkelgipsverbände (90° Kniebeugung). Gipswechsel täglich oder nach 1–2 Tagen, für ca. 3 Monate. Redressierungsprinzip: Zuerst Korrektur der Varus- und Adduktionsstellung. Zuletzt vorsichtige Spitzfußredression. Bei Überkorrektur besteht die Gefahr der Induktion eines Schaukelfußes durch Aufbiegen des Fußlängsgewölbes.

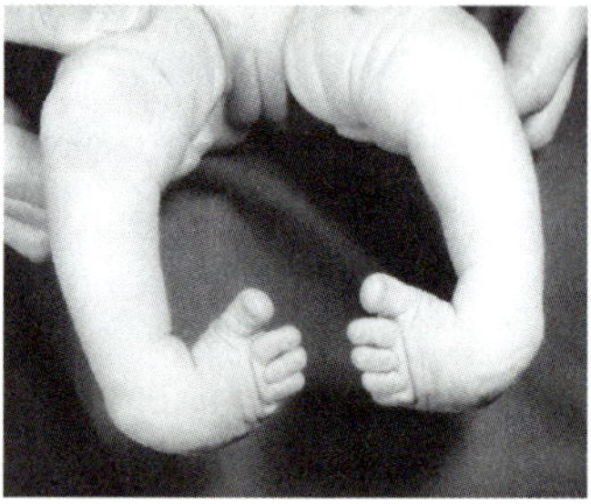

Abb. 5.05: Klumpfüße

Operativ

Häufig notwendig, insbesondere bei nicht ausreichend korrigiertem Spitzfuß.
OP-Techniken:

- Achillessehnenverlängerung (ASV) mit dorsaler Kapsulotomie (Entflechtung). OP-Alter: 2–3 Monate. Komplikation: „Rebellischer Klumpfuß" mit großer Rezidivneigung.
- Achillessehnenverlängerung mit kompletter Entflechtung medial, dorsal und lateral, d.h. „pantalares release" (*Cincinatti-Technik*). Nachbehandlung mit Oberschenkelgips.
- Bei bestehender Deformität nach Wachstumsabschluß ggf. knöcherne Eingriffe (z.B. subtalare Arthrodese).

Physiotherapeutische Maßnahmen

Säugling

Optimale Dehnfähigkeit: Zuerst Ferse aus Varusstellung in physiologische Stellung korrigieren, dann den Vorfuß aus Adduktion/Supination in Mittelstellung/Pronation bringen; anschließend Korrektur des Fersenhochstandes durch Herunterziehen der Ferse.

! Durch alleiniges Hochdrücken des Vorfußes in Dorsalextension kann durch „Aufbrechen" des Fußgewölbes die Zusatzkomplikation eines Schaukelfußes hervorgerufen werden.

Zusatzmaßnahmen

Redressierende Bandagen, Gipsverbände; VOJTA (☞ 2.3.23); Anleitung der Eltern (Handling ☞ 1.5.2).

Kleinkind

→ *Optimale Dehnfähigkeit:* Wie beim Säugling.
→ *Bestmögliches Muskelgleichgewicht:* Setzen von manuellen Reizen (z.B. Tapping, Bestreichen, Klopfen, kurze Eisabreibung) am lateralen Fußrücken, der Fußaußenseite oder dem lateralen Unterschenkel, um Muskelaktivitäten in Korrekturrichtung anzuregen. „Exzentrische Kontraktionsfähigkeit" z.B. der Supinatoren/Plantarflexoren durch exzentrische Arbeit der Pronatoren und Dorsalextensoren.
→ *Optimales Gangbild* ☞ 2.2.5.

Zusatzmaßnahmen

Hitze (Fango, Heiße Rolle) auf die kontrakten Muskeln; Manuelle Therapie ☞ 2.3.15; Nachtschienen, Einlagen; VOJTA; BOBATH; Anleitung der Eltern ☞ 8.1.1 und 1.5.2.

5.3.3 Hackenfuß

Angeborene, meist harmlose, relativ häufige Fehlbildung. Durch vermehrte Dorsalextension kann der Fußrücken in Extremfällen den Unterschenkel berühren. Verminderte Plantarflexion. Meist Spontankorrektur innerhalb von Wochen.
DD: Einwärtsgang bei Coxa antetorta, deshalb Hüftgelenke untersuchen. Auf Knie- und Unterschenkeltorsionen achten.

Ärztliche Therapie

Manuelle Redression; evtl. Gips- und Schienenbehandlung.

Physiotherapeutische Maßnahmen

Optimale Dehnfähigkeit: Fixation durch flächige Handfassung auf dem Fußrücken, Bewegungsrichtung aus der Dorsalext./Pronation in die Plantarflexion/Supination bei gleichzeitiger Fersenfixation in leichter Varusstellung.

Zusatzmaßnahmen

Selten Gips- oder Schienenverbände; BOBATH oder VOJTA ☞ 2.3.4, 2.3.23; später Gangschule ☞ 2.2.5; Anleitung der Eltern ☞ 8.1.1, 1.5.2.

5.3.4 Sichelfuß (Pes adductus)

Vermehrte kontrakte Adduktion des mittleren Vorfußes mit vermehrter Rückfuß-Valgusstellung, häufig doppelseitig. Urs.: intrauterine Lage.

Ärztliche Therapie

Konservativ: Vermeidung der Bauchlage. Redressierende Unterschenkelgipsverbände. Nachtlagerungsschienen.
Operativ: Selten erforderlich. Evtl. im Kindesalter Kapsulotomie der Fußwurzel bzw. der Mittelfußgelenke. Im Schulalter Reihenosteotomie der Metatarsalia. Danach 6 Wo. Gipsruhigstellung, anschließend PT mit zunehmender Belastung.

Physiotherapeutische Maßnahmen

→ *Optimale Dehnfähigkeit:* Fixation der Ferse in leichter Varusstellung, dann Vorfuß aus Adduktion/Supination in Mittelstellung/Pronation.
→ *Optimales Muskelgleichgewicht:* Am lateralen Fußrücken und der Fußaußenseite taktile Reize setzen (z.B. Tapping, Bestreichen, Klopfen, kurze Eisabreibung).
! Vermeidung der Bauchlage (kann den Sichelfuß verstärken) durch Unterschenkelschaumstoffringe.

Zusatzmaßnahmen

Anleitung der Eltern; BOBATH oder VOJTA; später Gangschule; Einlagen, Gipsverbände, Nachtschienen.

5.3.5 Hohlfuß

Ferse in Varusstellung, überhöhtes Längsgewölbe, Steilstellung des Fersenbeins (Hakkenhohlfuß), Ballenhohlfuß häufiger als Hackenhohlfuß. Idiopatisch, familiär gehäuft. Ursache häufig Störung des Muskelgleichgewichtes, oft mit neurologischen Störungen (Poliomyelitis, Spina bifida, Friedreichsche Ataxie) assoziiert.

Ärztliche Therapie

- *Konservativ*: Bei flexiblem Hohlfuß Stufeneinlage.
- *Operativ*: *Weichteiloperation beim Jugendlichen:* Durchtrennung der Plantarfaszie, Rückverlagerung des M. extensor hallucis longus (OP nach GÖRRES). *Knochen-OP beim Jugendlichen:* Korrekturosteotomie an den Metatarsalia sowie im Bereich des Rück- und Mittelfußes. Postoperativ Gipsruhigstellung, danach Physiotherapie. *Knochen-OP beim Erwachsenen:* Subtalare Arthrodese, Knochenkeilentnahme an den Ossa cuneiformia; ggf. Triple-Arthrodese (Versteifung zwischen Kalkaneus, Talus und Navikulare). Postoperativ Gips, danach PT.

Physiotherapeutische Maßnahmen

→ *Optimale Dehnfähigkeit:* Dehnung der Zehenflexoren nach Applikation von Wärme (Fango, andere Wärmepackungen ☞ 2.6.3); agistisch exzentrische Kontraktionstechnik der Zehenextensoren.
→ *Optimales Gangbild* ☞ 2.2.5.

Zusatzmaßnahmen

Manuelle Therapie (☞ 2.3.15); Einlagen; Krallenzehen mitbehandeln ☞ 5.3.12.

Korrekturerfolge sind schwer zu erzielen, da die anatomischen Voraussetzungen ungünstig sind.

5.3.6 Spitzfuß

Meist erworbene Plantarflexion des Fußes, selten angeboren. Die Ferse berührt nicht den Boden. Ursachen: z.B. Infantile Zerebralparese (ICP), Klumpfuß, Poliomyelitis, posttraumatisch.

Ärztliche Therapie

Operativ: Achillessehnenverlängerung; postoperativ Oberschenkelgips in Spitzfußstellung für drei Wochen, darauffolgend drei Wochen Unterschenkelgips in Spitzfußstellung. *Ventrale aponeurotische Verlängerung des M. gastrocnemius* (quere Durchtrennung der Gastroknemius-Aponeurose). Postoperativ Unterschenkelgips für eine Woche, Lagerungsorthese für mindestens 1 Jahr. Komplikation: bei Spitzfuß mit Arthrose. Im unteren Sprunggelenk *Triple-Arthrodese* des Chopart- und subtalaren Gelenkes mit ventraler Keilentnahme. Postoperativ 2 Wochen Oberschenkelliegegips, danach 6 Wochen Unterschenkelgehgips.

Physiotherapeutische Maßnahmen

→ *Optimale Dehnfähigkeit:* Dehnung der kontrakten Muskeln (M. gastrocnemius, M. plantaris und M. soleus) mit manueller Redression: Bei gebeugtem Knie Korrektur des Fersenhochstandes durch Herunterziehen der Ferse (Dorsalextension im oberen Sprunggelenk), dabei das gebeugte Knie strecken.
→ *Optimales Gangbild* ☞ 2.2.5.

Zusatzmaßnahmen

Gipsschale; Hitze (Fango, Heiße Rolle auf der Wadenmuskulatur); exzentrische Kontraktionsfähigkeit; Querdehnung.

Durch alleiniges Hochdrücken des Vorfußes in Dorsalextension kann durch „Aufbrechen" des Fußgewölbes die Zusatzkomplikation eines Schaukelfußes hervorgerufen werden.

5.3.7 Hängefuß

Folge einer Lähmung der Fußheber. Ursachen: Poliomyelitis, Druckschäden oder Verletzung des N. peronaeus, infolge Operation oder mangelnder Polsterung bei Gipsanlage, Bandscheibenvorfall mit Schädigung der Wurzel L5.

Ärztliche Therapie

Konservativ: Dynamische Fußheberorthese (Peronaeus-Feder, Heidelberger Winkel ☞ 11.2).
Operativ: Verlegung des M. tibialis posterior durch die Membrana interossea auf den Fußrücken. Postoperativ Unterschenkelgips, Ruhigstellung für vier Wochen, danach Mobilisation.

Physiotherapeutische Maßnahmen

- → *Optimale Kraft:* Statische (Placing, isometrische Anspannung) und dynamische (PNF, Übungen gegen Widerstand) Muskelarbeit von M. tibialis ant., M. extensor hallucis long., M. extensor digitorum long. bei flektiertem Knie. E-Therapie: Exponentialstrombehandlung nach IT-Kurve (☞ 2.7.3).
- → *Erhaltene Gelenkbeweglichkeit:* Endgradige passive Bewegungen im Sprunggelenk (Dorsalextension bei Knieflexion). Aktiv-passive Bewegungen der Zehenextension (0-Stellung im Fuß).
- → *Erhaltene Dehnfähigkeit:* Endgradige passive Bewegungen der Dorsalextension bei Knieextension.
- → *Optimales Gangbild.*

Zusatzmaßnahmen

Peronaeusschiene, Valenserschiene (mit Feder) ☞ 11.2.

5.3.8 Knick-Senk-Spreizfuß beim Kind

Häufigste kindliche Fußdeformität. Valgusstellung der Ferse (Knickfuß), Abflachung des medialen Fußgewölbes (Senkfuß). Meist erworben durch Bandlaxizität bzw. Muskelschwäche; seltener durch neurologische Grunderkrankung (Infantile Zerebralparese, Poliomyelits); selten Beschwerden.

Ärztliche Therapie

Konservativ: Einlagen.
Operativ: *Weichteiloperationen* in zahlreiche Techniken, z.B. Rückverlagerung der Sehne des M. tibialis anterior, dadurch Verbesserung der Gewölbesituation (OP nach NIEDERECKER); postoperativ Gipsbehandlung für 4 Wochen, danach Mobilisation. *Knochenoperation beim kindlichen Knick-Senk-Fuß:* z.B. Operation nach GRICE, bei der eine extraartikuläre subtalare Arthrodese (Knochenanlagerung in den Sinus tarsi) durchgeführt wird. Postoperativ Oberschenkelgips mit 90° Kniebeugung für 6–10 Wochen, danach Mobilisation.

Physiotherapeutische Maßnahmen

→ *Schmerzfreiheit:* Warme Fußbäder. Fußmassage (Streichungen, Knetung, Friktionen). BGM (☞ 2.4.6).

→ *Volle Kraft:* Verwindende Übungen (Rückfuß in leichter Varusstellung, Vorfuß im Verhältnis dazu in Pronation angespannt), erst ohne Belastung, dann mit Teil- und Vollbelastung.

→ *Optimales Gangbild:* Dabei Korrektur der Fußstellung, Fußbelastung und Beinachsen.

Zusatzmaßnahmen

Spreizfußübungen, da häufige Kombination beim Absinken von Längs- und Querwölbung. Manuelle Therapie. Dehnung (z.B. nach EVJENTH – Hold-Relax) oder exzentrische Kontraktionsfähigkeit der verkürzten Muskeln (☞ 2.2.4). Einlagen, „gesunde Schuhe" (☞ 5.3.1).

5.3.9 Spreizfuß beim Erwachsenen

Häufige Fußdeformität. Die Absenkung des Fußquergewölbes führt zur pathologischen Belastung des 2. und 3. Metatarsale-Köpfchens → Schmerzen im Bereich des Mittelfußes, Schwielenbildung. Kombiniert mit pathologischer Zehendeformität, z.B. Krallen- und Hammerzehen mit Clavi (Hühneraugen).

Ärztliche Therapie

Konservativ: Einlagen zur Entlastung der Metatarsaleköpfchen II–IV durch eine retrokapitale Spreizfußpelotte oder eine Schmetterlingsrolle (mit Aussparung der Metatarsaleköpfchen II und III).

Operativ

- Korrektur der begleitenden Zehendeformität, z.B. Krallen-, Hammerzehen (☞ 5.3.12)
- *Retrokapitale Schrägosteotomie* nach HELAL. Indikation: Schmerzen unter den Metatarsalia II–IV bei mäßigen Krallenzehen. Technik: stark schräge Osteotomie der Metatarsalia II–IV, Entfernung der vorstehenden Fragmentspitzen. Belastung am 1. postoperativen Tag möglich (Fragmentverschiebung postoperativ erwünscht). Ausheilung der Schrägosteotomie unter Verkürzung der Zehen.
- Operation nach CLAYTON: Resektion der Köpfchen und der Basis der Metatarsalia II–V; Fixierung mit Kirschnerdrähten für 2 Wochen, Gangschule mit Vorfußentlastungsschuh.
- Operation nach HOFFMANN: Resektion der Metatarsaliaköpfchen II–V, ebenfalls Kirschnerdrähte für 2 Wochen, Gangschule mit Vorfußentlastungsschuh. Danach Rezeptierung der Schuhzurichtung.

Physiotherapeutische Maßnahmen

→ *Schmerzfreiheit:* Wie bei Knick-Senk-Spreizfuß, zusätzlich exzentrische Kontraktionsfähigkeit der Zehenflexoren.

→ *Bestmögliche Gelenkbeweglichkeit der Zehengelenke* mit Manueller Therapie: eingestellte Traktion Stufe III und/oder Gleiten über Stufe III.

→ *Bestmögliche Dehnfähigkeit:* ☞ 2.2.4.

→ *Volle Kraft:* Zehengreifübungen gegen Widerstand oder mit Geräten; wenn möglich Flexion im Grundgelenk, Extension im Mittelgelenk und Endgelenk (Mm. lumbricales) üben.
→ *Optimales Gangbild:* Dabei Korrektur der Fußstellung, Fußbelastung und Beinachsen.

Zusatzmaßnahmen

- Verwindende Übungen (wie bei Knick-Senkfuß ☞ 5.3.8), da ein Absinken von Längs- und Querwölbung häufig kombiniert vorkommt.
- Einlagen oder retrokapitale Abstützung unter 2. und 3. Strahl mit Pelotte (☞ 11.2).

5.3.10 Plattfuß

5

Kongenitaler Plattfuß

Kongenitaler Plattfuß (Talus verticalis): Abflachung des Fußlängsgewölbes, Abduktion und Pronation des Vorfußes, Fesselhochstand, kontrakte Valgusstellung der Ferse mit Fersenhochstand, Steilstellung des Talus.

Ärztliche Therapie

Konservativ: Sofort nach Geburt manuelle Redression und Gipsbehandlung.
Operativ: Wenn konservative Ther. erfolglos, Achillessehnenverlängerung und med.-lat. Kapsulotomie.

Erwachsenenplattfuß

Erwachsenenplattfuß: Fixierter Endzustand eines primär flexiblen Plattfußes, häufig mit degenerativen Veränderungen im Fußwurzelbereich. Exogene Ursachen: z.B. posttraumatisch bei Kalkaneusfraktur, Paresen, Poliomyelitis und cP.

Ärztliche Therapie

Konservativ: Einlagenversorgung, orthopädischer Schuh
Operativ: Subtotale Arthrodese beim Lähmungsplattfuß, sowie bei arthrosebedingten therapieresistenten Schmerzen.

5.3.11 Hallux valgus

Häufigste Zehendeformität. Frauen häufiger betroffen. Laterale Abweichung der Großzehe im Grundgelenk und Außenrotation bei zusätzlichem Metatarsus primus varus (Varusfehlstellung des Metatarsus der Großzehe). Meist bei Spreizfuß mit Pseudoexostose an der medialen Prominens des Metatarsale I-Köpfchens, dort auch schmerzhafte Schwiele (Bursitis).

Ärztliche Therapie

Konservativ: Einlagenversorgung.

Operativ: Es gibt ca. 150 verschiedene OP-Verfahren. z.B.:

- Pseudoexostosenabtragung, postoperativ Mobilisation im Vorfußentlastungsschuh bis zur Wundheilung.
- Operation nach HUETER-MAYO: Köpfchenresektion des Metatarsus I.
- Operation nach KELLER BRANDES: Basisresektion Grundglied D I.

Es werden bei beiden Resektions-Operationen für 2 Wochen Kirschnerdrähte zur Fixierung eingebracht. Gangschule mit Vorfußentlastungsschuh. Nach 2 Wochen werden die Drähte entfernt, dann zunehmende Belastung. Schuhversorgung rezeptieren.

Physiotherapeutische Maßnahmen

→ *Schmerzfreiheit:* Fußmassage (Streichung, Knetung, Friktionen).

→ *Bestmögliche Dehnfähigkeit:* Passive Dehnung von M. adductor hallucis und M. extensor hallucis, evtl. unter leichter Traktion; aeK; Nachtschienen ☞ 2.2.4.

→ *Bestmögliche Gelenkbeweglichkeit:* Manuelle Therapie ☞ 2.3.15

! Vorsicht bei Subluxation oder Luxation.

→ *Bestmögliche Muskelkraft:* Statische und dynamische Muskelarbeit des M. abductor hallucis; zuerst ohne, dann mit Teil- und Vollbelastung üben; die Abduktion mit Extensions- und Flexionsübungen verbinden.

→ *Optimales Gangbild:* Dabei Korrektur der Fußstellung, Fußbelastung und Beinachsen ☞ 2.2.5.

Zusatzmaßnahmen

Tagsüber Tragen eines Zehenkeils; enge Schuhe und Strümpfe vermeiden; Einlagen, retrokapitale Pelotte; Druckentlastung durch ringförmige Schaumstoffpolster.

5.3.12 Hammer-, Krallenzehen

Kontraktur der Zehen II–V, im Frühstadium passiv ausgleichbar, später nicht mehr vollständig korrigierbar.

- Am häufigsten *Hammerzehen,* gekennzeichnet durch Beugekontraktur im Endgelenk und bei gestrecktem Grundgelenk.
- *Krallenzehe:* Hyperextension bzw. Subluxation im Grundgelenk, mit Beugung im Mittelgelenk und Endgelenk. Häufig in Kombination mit Spreizfuß und Hohlfuß. Beschwerden durch Schwielen und Hühneraugen (Clavi). Konservative Therapie meist nicht ausreichend.

Ärztliche Therapie

Konservativ: Beeinflussung der ursprünglichen Deformität, z.B. Spreizfußeinlage, Nachtschienen, Zügelverbände.

Operativ: Viele Operationsverfahren sind möglich, häufig eingesetzt werden:
- Operation nach HOHMANN: Methode der Wahl bei kontrakter Hammerzehe. Technik: Köpfchenresektion im Grundgelenk.
- Operation nach GOCHT: bei stärkerer (Sub-) Luxation im Zehengrundgelenk. Technik: Basisresektion im Grundgelenk.
- Während der Operation werden Kirschnerdrähte eingebracht. Nach 2 Wochen Entfernung der Kirschnerdrähte. Gangschule mit Vorfußentlastungsschuh. Schuhversorgung rezeptieren.

Physiotherapeutische Maßnahmen

→ *Schmerzfreiheit:* Fußmassage (Streichung, Knetung, Friktionen).
→ *Bestmögliche Dehnfähigkeit:* Passives Dehnen der Zehenflexoren im Mittel- und Endgelenk, der Zehenextensoren im Grundgelenk bei Extension im Mittel- und Endgelenk (☞ 2.2.4).
→ *Bestmögliche Gelenkbeweglichkeit:* Manuelle Therapie: Traktion und Gleiten Stufe III (☞ 2.3.15).
→ *Bestmögliche Kraft:* Statische und dynamische Muskelarbeit der Mm. extensores digitorum longus, M. extensor hallucis longus und der Mm. lumbricales.
→ *Optimales Gangbild (☞ 2.2.5):* Wie bei Knick-Senkfuß (☞ 5.3.8)

5

Zusatzmaßnahmen

Einlagen, retrokapitale Pelotte; Filzringe bei Hühneraugen; „gesunde Schuhe" (☞ 5.3.1).

5.3.13 Digitus quintus varus superductus

Varusfehlstellung der Kleinzehe, meist beidseits; dabei überkreuzt die Kleinzehe die danebenliegende vierte Zehe.

Ärztliche Therapie

Konservativ: Beim Neugeborenen und Kleinkind stellungskorrigierende Pflasterzügelverbände. *Operativ:* Subkapitale Osteotomie am Metatarsale V, evtl. mit Osteosynthese. Gangschule mit Vorfußentlastungsschuh, 6 Wo. keine Belastung.

Physiotherapeutische Maßnahmen

→ *Schmerzfreiheit:* Fußmassage (Streichung, Knetung, Friktionen).
→ *Bestmögliche Dehnfähigkeit:* Passives Dehnen des M. opponens minimi, aeK: exzentrische Arbeit des M. abductor digiti minimi.
→ *Bestmögliche Gelenkbeweglichkeit*: Manuelle Therapie: Traktion und Gleiten Stufe III (☞ 2.3.15).
→ *Bestmögliche Kraft:* Stat. und dyn. Muskelarbeit des M. abduktor digiti minimi.
→ *Optimales Gangbild (☞ 2.2.5):* Korrektur der Fußstellung, Fußbelastung, Beinachsen.

5.3.14 PT nach operativer Fußbehandlung

Physiotherapeutische Maßnahmen

Phase I (übungsstabil)

- *Entstauter Fuß:* Lagerung (Fuß höher als Knie, Knie höher als Hüfte), Lymphdrainage (☞ 2.4.2), eventuell Kompression.
- *Schmerzfreiheit:* Evtl. Eis (max. 2–3 Minuten) Sympathikusdämpfung durch schmerzfreies aktives oder passives Bewegen der Wirbelgelenke in allen möglichen Ausgangsstellungen im thorakolumbalen Übergang.
- *Erhaltene Beweglichkeit* aller nicht operierten Gelenke (inkl. Fußwurzel) bis zum Knie: Aktive und passive endgradige Bewegungsübungen.
- *Optimale Gehfähigkeit:* So bald wie möglich ohne Unterarmgehstützen im Vorfußentlastungsschuh, evtl. Schuherhöhung auf der anderen Seite.

Phase II (belastungsstabil)

- *Optimale Beweglichkeit:* Mobilisation des Sprunggelenkes und anderer evt. eingeschränkter Gelenke.
- *Normales Fußgewölbe:* Kräftigung der kurzen Fußmuskeln, Dehnung verkürzter Unterschenkelmuskulatur, Stellungskorrektur der Fußwurzelknochen (besonders Kalkaneus und Navikulare, eventuell Kuboid) mittels Manueller Therapie (☞ 2.3.15): Gleiten Stufe III.
- *Normales Gangbild:* Bodenkontakt mit Abrollen der gesamten Fußsohle unter zunehmender Belastung, Gangschulung (☞ 2.2.5).
- *Gute Koordination:* Training der Propriozeption (= reflektorische Umschaltvorgänge) im Stand und Gehen (auf verschiedenen Unterlagen etc.).

5.4 Knie

Muskeln, die auf das Kniegelenk wirken			
Muskel	**Ursprung**	**Ansatz**	**Funktion**
M. biceps femoris		Fibulaköpfchen	Flexion und AR im Kniegelenk, Caput longum zusätzlich Extension im Hüftgelenk
Caput longum	Hinterfläche Tuber ischiadicum		
Caput breve	Linea aspera		
M. sartorius	Spina iliaca anterior superior	Mediale Tuberositas tibiae	Flexion und Abduktion im Hüftgelenk, IR im gebeugten Knie
M. gracilis	Ramus inferior ossis pubis	Mediale Tuberositas tibiae	Adduktion im Hüftgelenk, Flexion und IR im Kniegelenk
M. semitendinosus	Hinterfläche Tuber ischiadicum	Medial der Tuberositas tibiae	Extension im Hüftgelenk, Flexion im Kniegelenk
M. semimembranosus	Hinterfläche Tuber ischiadicum	Medialer Kondylus der Tibia, hinterer Anteil der Gelenkkapsel	Extension im Hüftgelenk, Flexion und IR im Kniegelenk
M. quadriceps femoris		Patella, über das Ligamentum patellae an der Tuberositas tibiae	Extension des Kniegelenkes, M. rectus femoris → zudem Flexion im Hüftgelenk
M. rectus femoris	oberhalb des Hüftgelenks		
M. vastus medialis, M. vastus lateralis u. M. vastus intermedius	am Femurschaft		
M. popliteus	Lateraler Kondylus des Femur, Hinterhorn des Außenminiskus	Facies posterior tibiae	Flexion und IR im Kniegelenk
M. gastrocnemius	Vom lateralen und medialen Femurkondylus	Tuber calcanei	Flexion im Knie- und Fußgelenk
M. gluteus maximus *und* **M. tensor fasciae latae** ☞ *5.5. Die Streckwirkung auf das Kniegelenk wird über den Tractus iliotibialis ausgeübt.*			

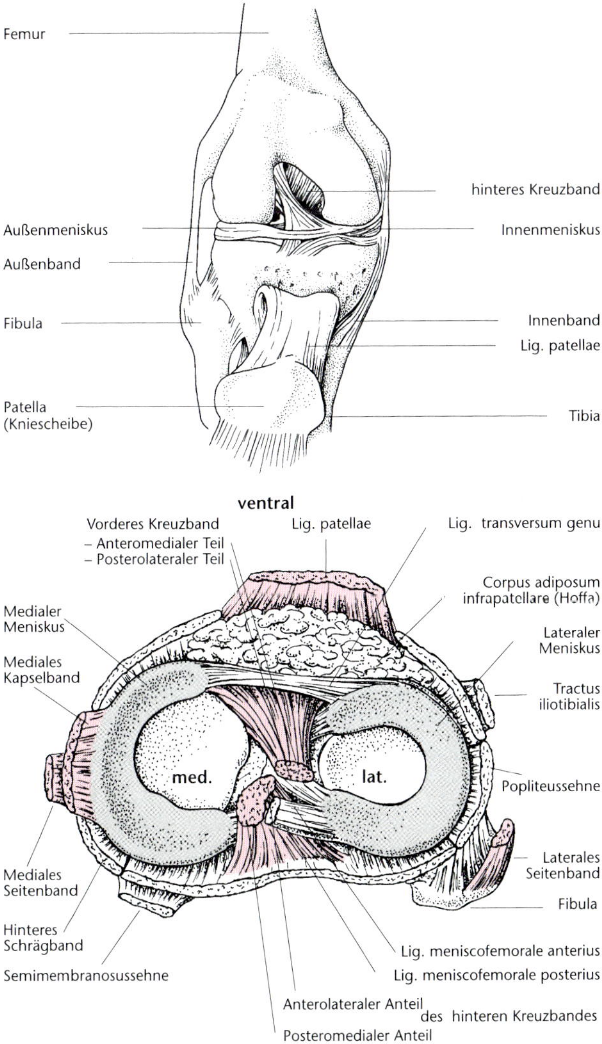

Abb. 5.06: Anatomie des Kniegelenks

5.4.1 Befunderhebung bei Knieerkrankungen

Physiotherapeutische Befunderhebung

Inspektion

Achsenabweichung, Genu varum, valgum, flexum, recurvatum; Schwellung, Erguß, Hypertrophie, Hautveränderungen.

Palpation

Gelenkspalt (Schwellung, Resistenz, Druckempfindlichkeit); intraartikulärer Erguß (tanzende Patella); Weichteilschwellung Kniekehle (Baker-Zyste).

Funktionsprüfung: Bewegungsumfang (Neutral-Null-Methode).

Stabilitätsprüfung

Inspektion

- Achsenabweichung: Genu varum, valgum, flexum, recurvatum; Crus varum.
- Schwellung, Erguß, Recessus suprapatellaris verdickt.
- Quadrizepsatrophie (insbes. Atrophie des M. vastus medialis).
- Hautveränderungen, Narben, Fistel, Ödeme, Varikosis, Entzündungszeichen?

Palpation (am liegenden Pat.)

- Gelenkspalt: Schwellung, Resistenz, Druckempfindlichkeit, Hoffa-Fettkörper, Kollateralbänder.
- Freier Gelenkkörper, Krepitationen bei orientierender Bewegungsprüfung.
- Intraartikulärer Erguß („tanzende Patella").
- Weichteilschwellung, Bursae, Muskeltonus, Schmerzpunkte, Hauttemperatur.
- *Bewegungsumfang* (nach Neutral-0-Methode). *Normale Ext./Flex.:* 5°/0°/140°; Abd./Add, IR/AR in Streckstellung nicht möglich. Bei 90° Knieflexion: AR/IR 20°/0°/10°.
- Bauchlage: Kniekehle austasten: Schwellung der Gelenkkapsel, Bursae (bes. des M. semimembranosus), Poplitealzyste.

Stabilitätsprüfung (Kapsel-Band-Apparat)

- *Diagn. Ziele* nach systematischer klinischer Untersuchung: Erkennen einer evtl. Instabilität, Benennen verletzter anatomischer Strukturen. Ausmaß der Instabilität? Instabilitätstyp? (z.B. anteromedial, posterolateral). Anschlagehärte bei Tests beurteilen!
- Unterscheide *frische-veraltete* Kniebandläsion.
- Unterscheide *Dehnung, Zerrung* (Teilruptur) und *Ruptur* isolierter oder mehrerer Kapselbandanteile durch direktes oder indirektes Knietrauma. *Innenband* ca. 15 x häufiger verletzt als *Außenband. VKB* ca. 10 x häufiger betroffen als HKB.
- Diagnose *Distorsion des Kniegelenkes* unbefriedigend und leichtfertig!
  Besser: verletzte anatomische Strukturen benennen, z.B. „alte vordere proximale Kreuzbandruptur mit Ruptur der med. Kapsel und V.a. Innenmeniskusläsion (anteromediale Instabilität)".

- *Mediale und laterale Aufklappbarkeit* (Valgus- bzw. Varusstreß) in Streckstellung und 20° Beugung: Seitenbandläsion? Beurteilung dorsomedialer/-lateraler Kapsel-Bandstrukturen.
- *Vordere Schublade (☞ Abb.5.07):* In 90° Flexion, Neutral-, Innen-, und Außenrotation des Unterschenkels. *„Jede vordere Schublade ist erst dann eine vordere Schublade, wenn der Beweis erbracht ist, daß keine hintere Schublade vorliegt."* (W. Müller).
- *Hintere Schublade:* Neutralstellung, AR und IR, Spontane hintere Schublade?
- *Lachmann-Test (☞ Abb. 5.07): Wichtigster Test einer frischen Knieverletzung;* sicherster Nachweis einer Insuffizienz des VKB. *Neg.:* Schubladenbewegung in 20° Flexion bis 5 mm und hartem eindeutigem Anschlag. Positiv: weicher oder fehlender Anschlag. Bei Schubladenbewegung über 5 mm: *Vergleich mit der Gegenseite*!
- *Pivot-shift-Test* (dynamischer vorderer Subluxationstest): Ruptur od. Elongation des vord. KB? Verschiedene Techniken (MACINTOSH): z.B. Rückenlage, Fuß IR, Knie in Ext. Valgusstreß am prox. Unterschenkel. Dann vorsichtige Flex.-Ext.-Bewegungen. Positiv: Subluxationsphänomen (Schnappen, oft unangenehm für Pat.). Bei anteromedialer Instabilität meist deutlich. Wichtig: Test vorsichtig ausführen, unbedingt auf gute muskuläre Entspannung des Pat. achten. Bei akuter Verletzung wegen Schmerzen meist nicht zu testen.

Korrelation zwischen klinischen und pathologischen Befunden

Lokalisation	Klinischer Befund	Pathologischer Befund
	Einfache Instabilitäten	
Medial	Med. Aufklappbarkeit bei 30°	Dehnung oder partielle Risse des med. Seitenbandes
Lateral	Lat. Aufklappbarkeit 30°	Dehnung oder partielle Risse des lat. Seitenbandes
Anterior	Vordere Schublade, Lachmann-Test	Isolierte vordere Kreuzbandruptur
Posterior	Hintere Schublade	Isolierte hintere Kreuzbandruptur
	Rotationsinstabilitäten	
Antero-medial (am häufigsten)	Vordere Schublade in AR med. aufklappbar, Lachman-Test, Pivot-shift-Test (s.o.)	Vorderes Kreuzband, med. Seitenband und Kapsel, hinteres med. Kapsel, evtl.: Hinterhorn med. Meniskus
Antero-lateral	Vordere Schublade in IR evtl. Pivot-shift-Test	Vorderes Kreuzband, lat. Seitenband und Kapsel, Lig. arcuatum, evtl. Tractus iliotibialis
Postero-lateral	Hintere Schublade in AR, Recurvatum-Test, umgekehrte Pivot-shift-Test (s.u.)	Lig. arcuatum, lat. Seitenband, lat. Kapsel, Bizepssehne, Popliteussehne, hinteres und evtl. vorderes Kreuzband und Gastrocnemius
Postero-medial (selten)	Hintere Schublade in IR, post.-med. Subluxation in Flexion, Valgus	Hinteres Kreuzband, dorso-med. Kapsel, med. Seitenband, evtl. Gastrocnemius

Korrelation zwischen klinischen und pathologischen Befunden		
Lokalisation	**Klinischer Befund**	**Pathologischer Befund**
Kombinierte Instabilitäten		
Ant.-lat. und post.-med.	Vordere Schublade in IR, hintere Schublade in AR	Siehe ant.-lat. und post.-lat. Rotationsinstabilität
Ant.-lat. und ant.-med.	Vordere Schublade in AR in IR, med. und lat. Aufklappbarkeit	Siehe ant.-lat. und ant.-med. Rotationsinstabilität
Ant.-med. und post.-med.	Vordere Schublade in AR, hintere Schublade in IR, med. Aufklappbarkeit	Siehe ant.-med. und post.-med. Rotationsinstabilität
Knieluxation	Völlige Instabilität	Ausgedehnte Rupturen der Bänder und Kapsel

5

Abschätzen des Ausmaßes einer Instabilität			
Grad	**Kürzel**	**Ausmaß**	**Verschiebung oder Rotation**
I	+	leicht	3–5 mm oder bis 5 Grad
II	++	mittel	5–10 mm oder bis 10 Grad
III	+++	ausgeprägt	10 mm oder bis 15 Grad

Meniskustests

Tests beruhen überwiegend auf Schmerzprovokation bei Kompression des Meniskus.

- Druckschmerz am Meniskus.
- *Steinmann I:*
  - Bei Innenmeniskusläsion Spontanschmerz am inneren Gelenkspalt bei Außenrotation des flektierten Kniegelenks.
  - Bei Außenmeniskusläsion Spontanschmerz am äußeren Gelenkspalt bei Innenrotation des flektierten Kniegelenks.
- *Steinmann II:* wandernder Druckschmerz (am inneren oder äußeren Gelenkspalt) bei Knieflexion nach dorsal.
- *Überstreckschmerz:* Vorderhornschaden.
- *Überbeugeschmerz:* Hinterhornschaden.
- *Payr'sches Zeichen:* Im Schneidersitz Schmerz am inneren Gelenkspalt bei Innenmeniskusschaden (☞ Abb. 5.07).
- *Apley-Grinding-Test:* Bauchlage, 90° Knieflexion; Oberschenkel fixiert; axialer Druck vom Fuß her auf das Knie unter gleichzeitiger kräftiger Rotation des Unterschenkels (☞ Abb. 5.07). Außenrotationsschmerz = Innenmeniskusschaden; Innenrotationsschmerz = Außenmeniskusschaden.
- Unterscheidung Meniskusläsion von Kapsel-Bandläsion durch *Distraction-Test*: gleiche Ausgangsposition, statt Druck nun Distraktion. Schmerzen eher bei Kapsel-Bandläsionen.
- *Zeichen nach Finocchietto* („signo del salto"): Hörbares Zurückspringen des Hinterhornes bei ruckartigem Vorziehen des Tibiakopfes (→ vordere Schublade) bei Meniskusläsion mit Insuffizienz des vorderen Kreuzbandes und med. Seitenbandes.

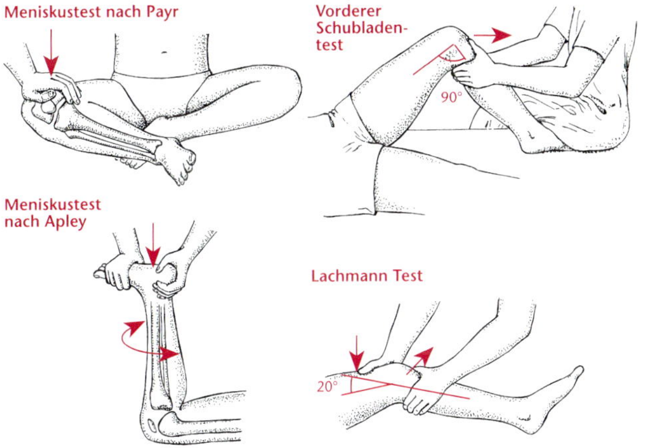

Abb. 5.07: Testverfahren des Kniegelenks

5.4.2 Patellaluxation

Laterale Luxation der Patella aus ihrem Gleitlager. Meistens erfolgt eine spontane Reposition. Männer sind häufiger betroffen als Frauen.

Wiederholte Patellaluxation (= habituelle Patellaluxation), besonders bei luxationsfördernder, zur Patellalateralisation neigender Anatomie, z.B. Patelladysplasie („Jägerhut"), Bandlaxizität, Patella alta (Patellahochstand), schwacher Muskulatur (M. quadriceps femoris vastus medialis). Erstluxation häufig vor dem 20. Lebensjahr. Die echte traumatische Patellaluxation ist selten.

Ärztliche Therapie

Konservativ: Ziel ist die permanente Zentrierung der Patella in ihrem Gleitlager und somit die Verhinderung der frühzeitigen Arthrose über ein verbessertes Muskelgleichgewicht.

Bei akuter traumatischer Luxation sofortige Reposition, Gipsbehandlung, (Oberschenkelgips für 3 Wochen,) danach PT.

Operativ:

- OP nach Goldtwaith: Bei habitueller Luxation vor dem Wachstumsabschluß. Verlagerung und Fixation der lateralen Patellarsehnenhälfte nach medial. Postoperativ Oberschenkelgips, danach Mobilisation mit PT.
- Nach dem Wachstumsabschluß ist eine Kombination von Weichteileingriff und knöchernem Eingriff möglich z.B. OP nach Elmslie (auch bei therapieresistenter Chondropathia patellae mit lat. Hyperkompressionssyndrom): Lateraler Kapselrelease kombiniert mit einer Raffung des M. vastus medialis

quadriceps sowie einer Medialisierung und Ventralisierung der nach distal gestielten Tuberositas tibiae. Diese wird mit einer Schraube und einem Kirschnerdraht fixiert (Metallentfernung nach 1/2 bis 1 Jahr). Arthroskopisch durchgeführter lateraler Kapselrelease als minimalinvasive Alternative (OP nach VIERNSTEIN).

Physiotherapeutische Maßnahmen

Nach konservativer ärztlicher Versorgung

- → *Entstautes Gelenk:* Hochlagerung. Eis (jeweils nicht länger als 5 Min), Heiße Rolle. Isometrische Quadrizepsarbeit. E-Therapie (☞ 2.7.7): Diadynamische Ströme (DF 100 Hz) und CP (100 Hz im Wechsel mit 50 Hz).
- → *Volle Kraft des M. vastus medialis:* Statische Muskelarbeit (Verstärkung über Supination im Fuß, Außenrotation in der Hüfte bei extendiertem Knie). PNF (☞ 2.3.16): Beinpattern mit extendiertem Knie.
- → *Volle Kaft der knieumgebenden Muskulatur:* Stabilisation im Reitsitz und Stand.
- → *Optimales Gangbild* ☞ 2.2.5.

Bei OP nach ELMSLIE, GOLDSWAITH

Phase I (übungsstabil bis 90° Flexion freigegeben)

- ! Gewicht des Unterschenkels *darf nicht aktiv* gehalten werden.
- → *Schmerzfreiheit:* Lagerung in aktueller Ruhestellung, eventuell Eis (max. für 2–3 Min.), Sympathikusdämpfung durch Bewegen in thorakolumbalem Übergang (☞ 2.3.16).
- → *Bestmögliche Beweglichkeit:* Flexion über konzentrische Muskelarbeit der ischiokruralen Muskulatur in Seit- und Bauchlage. Patellamobilisation nach kaudal und lateral bei von proximal und distal angenähertem Quadrizeps. Passives Bewegen auf der Motorschiene (*C*ontinuous *P*assive *M*otion = CPM, ☞ 4.1).
- → *Krafterhalt:* Quadrizepsisometrie am gestreckt gelagerten Kniegelenk, Elektrostimulation bei angenähertem Muskel.
- → *Entstautes Gelenk:* Bewegen im schmerzfreien Bereich aus Bauchlage. Lymphdrainage (☞ 2.4.2). Lagerung: gestrecktes Bein, leicht erhöht in Braunscher Schiene. Quadrizepsisometrie: Isolierte Anspannung des M. quadriceps bei gebeugter Hüfte und gestrecktem Knie. Dadurch erfolgt eine Annäherung von Ansatz und Ursprung des Muskels und eine verminderte Zugspannung auf die Tuberositas tibiae.
- → *ADL (☞ 2.3.1):* Ein- und Aussteigen aus dem Bett unter Zuhilfenahme des gesunden Beines.
- → *Bestmögliches Gangbild:* Ohne Bodenkontakt, evt. mit Immobilizer (z.B. Mecronschiene).

Phase II (belastungsstabil, Beugung unlimitiert ab 6. Woche)

- → *Optimale Kraft:* Training für M. quadrizeps femoris. Betonung M. vastus medialis. Übungsbeispiel: ASTE Stand; mit außenrotiertem Hüftgelenk des Standbeines mit dem Knie intermittierend und schnell aus leichter Beugung in die Streckung gehen; der Bewegungsablauf ähnelt der Abstoßphase beim Eisschnellauf. Diese Übung kann auch im Sitzen an der Beinpresse durchgeführt werden.

→ *Volle Beweglichkeit:* Erarbeiten der vollen Flexion: Mobilisationstechniken (☞ 2.2.4), MT. Dehnung der ischiokruralen Muskulatur. Die verkürzte Beugemuskulatur hemmt die Quadricepsaktivität. Eine optimal gedehnte ischiokrurale Muskulatur ist Vorbedingung für Training des M. quadriceps.
→ *Normales Gangbild:* Belasteter 3-Punkte-Gang ☞ 2.2.5.

Zusatzmaßnahmen

E-Therapie: Zur Schmerzlinderung stabile Galvanisation, Anode auf den Schmerzbereich; DD-Ströme, Ultrareizstrom, Interferenzstrom: Kathode auf Schmerzbereich (☞ 2.7). *Erarbeiten der aufrechten Haltung* zur Verbesserung des muskulären Gleichgewichts.

Übungen im Sitzen vermeiden, da Pat. dann meist aus Furcht vor möglicherweise schmerzhafter Beugung isometrische oder exzentrische Quadrizepsarbeit ausführen, um den Unterschenkel zu halten.

5.4.3 Chondropathia patellae

Schmerz unklarer Genese im retropatellaren Gleitlager (Patellaanpreß-Verschiebe-Schmerz). Häufig bei Jugendlichen. Frauen sind öfter betroffen. Meist bilateral. Hohe Spontanheilungsrate. Multifaktorielle Ätiologie: muskuläre Insuffizienz, Bandlaxizität, Mikrotrauma, Knorpelerweichung (retropatellare Chondromalazie).

Ärztliche Therapie

Konservativ: Bandage (z.B. Patellarsehnenbandage), Medikamente (Antiphlogistika etc.).
Operative Intervention selten erforderlich, strenge Indikationsstellung z.B. bei lateralem Hyperkompressionssyndrom. Operationsverfahren z.B.:
- Lateral Release (OP nach VIERNSTEIN): Arthroskopische oder offene Spaltung des lateralen Retinakulums. 2 Wochen Entlastung, zunehmende Mobilisation mit PT.
- OP nach ELMSLIE (☞ 5.4.2): Medialisierung der Tuberositas tibiae.
- Arthroskopische Knorpel-Abrasio: Übungsstabilität, 2–4 Wochen postoperativ Gangschule ohne Belastung.
- Patellatangentialosteotomie oder Pridie-Anbohrung: Bei fortgeschrittenen Retropatellararthrosen durch die Bildung von Ersatzknorpel (Faserknorpel) angeregt werden. 4–6 Wochen postoperativ keine Belastung; PT wie bei OP nach ELMSLIE, GOLDTWAITH Phase II (☞ 5.4.2).

Physiotherapeutische Maßnahmen

→ *Schmerzfreiheit:* Hitze (Fango, Heiße Rolle); evtl. Eis (5 Min.). E-Therapie: Diadynamik (☞ 2.7.7).
→ *Volle Kraft des M. vastus medialis:* ☞ 5.4.2.
→ *Volle Dehnfähigkeit:* Längsdehnung von M. rectus femoris und ischiokruraler Muskulatur, postisometrische Relaxation (☞ 2.2.4).
→ *Optimales Gangbild*☞ 2.2.5.

PT nach Patella-Tangential-Osteotomie, Pridie-Anbohrung

Die Behandlungsvorschläge nach operativer Versorgung der Baker-Zyste (☞ 5.4.6) sind hier anwendbar, volle Streckung ist jedoch erlaubt.

! Schnelleres Bewegen vermindert die Reibung im retropatellaren Gleitlager.

! Kompression bei der Patella-Mobilisation vermeiden: Der Unteram der mobilisierenden Hand sollte parallel zum Oberschenkel des Pat. liegen, die andere Hand faßt die Patella zwischen Daumen und Zeigefinger und hebt sie etwas vom Gleitlager ab.

Zusatzmaßnahmen

→ *Erarbeiten der aufrechten Haltung* zur Verbesserung des muskulären Gleichgewichts: Erarbeitung der Beckenkippung, Abbau eines Hypertonus des M. quadriceps, welcher über den M. rectus femoris unter ständiger Dehnspannung bei nicht gekipptem Becken steht.

→ Aufsuchen anderer Störfaktoren (BRÜGGER ☞ 2.3.5), da Knieschmerz auch reflektorisch bedingt sein kann → Behandlung dieser Störfaktoren.

→ Belastungen unter Knieflexion vermeiden (z.B. Bergsteigen, Radfahren).

→ Wenn nötig Empfehlung von Gewichtsreduktion.

5

5.4.4 Meniskusschäden

Der Innenmeniskus ist drei mal so häufig betroffen wie der Außenmeniskus. I.d.R. klinische Diagnosestellung, arthroskopische Diagnosesicherung und Resektion des defekten Meniskusanteils. Meniskusschäden treten als Längsriß, Korbhenkelriß, Horizontalriß, Querriß, Vorderhorn oder Hinterhornriß auf.

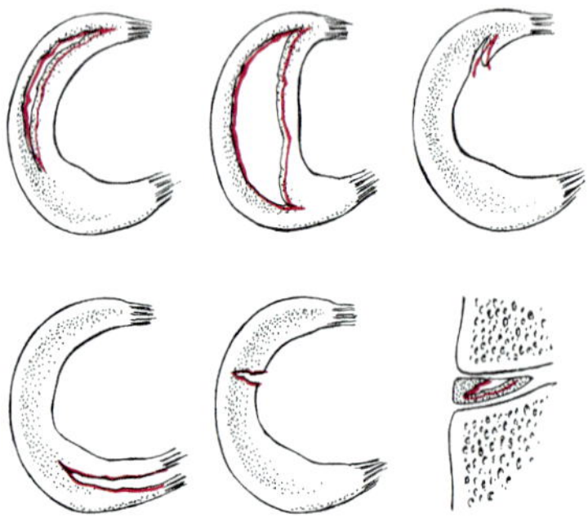

Abb. 5.08: Typische Meniskusläsionen

Ärztl. Therapie

Operativ

- Arthroskopische OP, ambulant: I.d.R. Entlastung 3 Tage postop. (je nach Größe des Eingriffs). Bei diagn. Arthroskopie ohne Meniskuschirurgie sofortige Belastung möglich.
- Subtotale Meniskektomie: Belastung postoperativ nach einer Woche möglich, ggf. PT mit Quadrizepstraining.
- Meniskusrefixation bei kapselnahem (< 0,3 cm), frischem, traumatischem Riß (nicht älter als 4–6 Wochen): Arthroskopie und Meniskusnaht.

Physiotherapeutische Maßnahmen

Nach Meniskus-OP, Synovektomie und nach operativer Entfernung der Plica mediopatellaris („medial shelf").

Phase I (übungsstabil, erste Woche)

→ *Schmerzfreiheit:* Lagerung in aktueller Ruhestellung, evtl. Eis (maximal 2–3 Min.), Sympathikusdämpfung durch Bewegen im thorakolumbalen Übergang, intermittierende Traktion (innerhalb Stufe II) in aktueller Ruhestellung (☞ 2.3.15).

→ *Entstautes Gelenk:* Bewegen im schmerzfreien Bereich. Lymphdrainage (☞ 2.4.2). Lagerung: Leicht erhöht in Braunscher Beinschiene. Quadrizepsisometrie: Patella hochziehen lassen, dadurch entsteht eine Quadrizepsanspannung, 7–10 Sek. Spanung halten lassen, 10 Wdh. mehrmals täglich (5–10x). Patellamobilisation (☞ 5.4.2).

→ *Bestmögliche Beweglichkeit:* Aktive Mobilisationstechniken (☞ 2.2.4) meist ausreichend, Patellamobilisation.

! Beugung nicht forcieren → Ergußgefahr.

→ *Bestmögliche Kraft:* Isometrisches Muskeltraining. Elektrostimulation (☞ 2.7). Gestreckte PNF-Beinpattern (☞ 2.3.16).

→ *Bestmögliches Gangbild:* Unbelasteter 3-Punkte-Gang (☞ 2.2.5).

Phase II (belastungsstabil, zweite Woche)

→ *Freie Beweglichkeit:* Mobilisation mit allen oben beschriebenen Techniken.

→ *Volle Kraft:* Gezieltes Kraftraining, medizinische Trainingstherapie (☞ 10).

→ *Schmerzfreiheit:* Eventuell Querfriktionen (☞ 2.2.4) auf den Ligg. coronaria.

→ *Normales Gangbild:* Zunehmende Vollbelastung nach 5–7 Tagen, bei Refixation nach 6 Wochen.

5.4.5 Bandverletzungen des Kniegelenks

Kreuzbandrupturen

Am häufigsten durch Valgus-, Flexions- und Außenrotationstraumen (Fußball, Skifahren). Komplette oder partielle Rupturen mit einfachen oder kombinierten Instabilitäten.Frisches Trauma: Pat. berichtet von „Krachen" oder „Knacken". Altes Trauma: Spontanes Wegknicken des Knies (giving-way).

Klinik: Schwellung, Meniskuszeichen und Stabilitätstests positiv, blutiger Erguß ca. 70 % der Fälle.

Ärztliche Therapie

Je nach Alter und sportlichen Ambitionen des Pat., sowie Instabilitäts- und Arthroseausmaß.

Konservativ: Insbesondere bei höhergradiger Gonarthrose und nicht kompletten Rupturen frühfunktionelle Bewegungsbehandlung, Training von M. quadriceps und der ischiokruralen Muskulatur, ggf. Kniegelenksorthese, z.B. DONJOY, LENNOX-HILL. *Operativ:* s.u.

Seitenbandinstabilität

Bandinstabilitäten, die nur das mediale oder laterale Seitenband betreffen, werden selten operativ versorgt; nur bei drittgradiger Instabilität (s.u.) ist eine Operation indiziert.

Unhappy Triad Knee

Vordere Kreuzbandruptur, mediale Seitenbandruptur und Innenmeniskusschaden. Meist durch Sport- und Verkehrsunfälle. Diagnosestellung klinisch und/oder durch Arthroskopie.

Seitenbandtests

Mediale und laterale Aufklappbarkeit (Valgus- bzw. Varusstreß): in Streckstellung und in 20° Knieflexion; zur Beurteilung von Seitenbandläsionen sowie dorso-medialer/dorso-lateraler Kapsel-Band-Strukturen.

Klinische Tests auf kombinierte Instabilitäten ☞ 5.4.1.

Gradeinteilung (Abschätzung des Ausmaßes einer Instabilität) ☞ 5.4.1.

5

Ärztliche Therapie

Konservativ: Evtl. Gipstutor, frühfunktionelle Physiotherapie.
Operativ
- Bei frischer Seitenbandinstabilität Grad III und/oder knöchernen Ausrissen Bandnaht und/oder Refixation. Gips für 6 Wochen (Oberschenkel-Liegegipsschale in 20° Knieflexion).
- „Unhappy triad knee“: Arthroskopische Sanierung des Innenmeniskusschaden, offene Naht des medialen Seitenbandes, Versorgung der vorderen Kreuzbandruptur offen oder arthroskopisch, Kreuzbandnaht oder Kreuzband-ersatzplastik mit und ohne Bandverstärkung (Augmentation).
- Kreuzbandersatzplastik: Meist Entnahme des mittleren Patellasehnendrittels mit proximalem und distalem Knochenblock, Ersatz des vorderen Kreuzbandes durch dieses Patellasehnendrittel, mit oder ohne Augmentation; keine Belastung für 2–6 Wochen postoperativ, Oberschenkelliegegipsschiene (Baycast-Kunststoffgips mit Reißverschluß in 20° Knieflexion); aus dem Baycast heraus PT. Anschließend weitere Mobilisation bis zur vollen Streckung, dann Vollbelastung mögl. Sportverbot für 1/2–1 Jahr (Kontaktsportarten, ☞ 4.8.3).

Physiotherapeutische Maßnahmen nach Bandnähten

(Kreuzbänder, Seitenbänder, kombinierte Kapsel-Band-Verletzungen).

Phase I (übungsstabil, Immobilizer)

- → *Schmerzfreiheit:* Lagerung in aktueller Ruhestellung, evtl. Eis (max. 2–3 Min.), Sympathikusdämpfung durch Bewegen im thorakolumbalen Übergang (☞ 2.3.16).
- → *Entstautes Gelenk:* Lymphdrainage. Lagerung: Leicht erhöht in Braunscher Schiene. Quadrizepsisometrie (s.o.).

→ *Krafterhalt:* Elektrostimulation (☞ 2.7), Tutor fenstern. PNF: gestreckte Beinpattern in 20° Flexions-Ausgangsstellung (☞ 2.3.16).
→ *Möglichst erhaltene Beweglichkeit:* Patellamobilisation durch Fenster.
→ *Freie Beweglichkeit des Sprunggelenkes* besonders in Dorsalextension: Endgradiges Bewegen. Manuelle Therapie.
→ *Bestmögliches Gangbild:* Unbelasteter 3-Punkte-Gang ☞ 2.2.5.

Phase II (zunehmend belastungsstabil, unlimitiert)

→ *Muskuläre Stabilität*: Stimulation der tonischen Muskelanteile durch gelenknahe Gleitimpulse in verschiedenen Ausgangsstellungen mit unterschiedlichen Hebeln auf verschiedenen Unterlagen (Fußboden → Kreisel); Pat. soll Gleitbewegung durch isometrische Anspannung verhindern.
→ *Freie Beweglichkeit:*
Mobilisationstechniken: Querfriktionen, Funktionsmassage und reibende Massage im Bereich der meisten Muskelspindeln quer zum Muskelbauch, gezielte Patellamobilisation in submaximaler Flexion, antagonistisch exzentrische Dekontraktion, postisometrische Relaxation und alle Formen aktiver Mobilisation (☞ 2.2.4).
! Keine MT für 6 Monate. Grund: Gleitbewegungen nach Bandplastiken meist vermehrt, da nur selten 100 %ige Isometrie bei der Refixation erzielt wird.
→ *Entstautes Gelenk:* Bewegen im schmerzfreien Bereich. Lymphdrainage (☞ 2.4.2). Lagerung: Leicht erhöht in Braunscher Schiene. Quadrizepsisometrie.
→ *Maximale Kraft:* Gezieltes Krafttraining der Oberschenkelmuskulatur mit proximalen Widerständen oder unter Kokontraktion (z.B. im Stand).
→ *Optimales Gangbild:* Unter Ausnutzung der erreichten Beweglichkeit. Beginn zunehmender Belastung ab einem Streckdefizit unter 10° (☞ 2.2.5).
→ *Alltags- oder sportspezifische Bewegungsmuster unter Muskelsicherung:* Gezieltes Einüben unter Kontrolle von Ausweichbewegungen.
→ *Schmerzfreiheit:* Wenn nötig wie bei Phase I.

Physiotherapeutische Maßnahmen nach Bandplastiken

Phase I (übungsstabil, limitiert Extension/Flexion 0°/20°/60°)

→ *Schmerzfreiheit:* Lagerung in aktueller Ruhestellung, evt. Eis (max 2–3 Min.), Sympathikusdämpfung durch Bewegen im thorakolumbalen Übergang (☞ 2.3.16).
→ *Entstautes Gelenk:* Bewegen im schmerzfreien Bereich. Lymphdrainage. Lagerung: Leicht erhöht in Braunscher Schiene. Quadrizepsisometrie.
→ *Erreichen des erlaubten Bewegungsausmaßes:* Patellamobilisation. Assistives Bewegen mit unterstütztem Ober- und Unterschenkel, Motorschiene (Continuous passive motion – CPM) unter aktiver Mithilfe des Pat. Hierbei wird eine Bewegung in einem vorgegebenen Bewegungsumfang mit einer Motorschiene unterstützt.
→ *Krafterhalt:* Isometrisches Muskeltraining, auch über Overflow (☞ 2.3.16). Elektrostimulation (☞ 2.7.6).
- Bei Versorgung des vorderen Kreuzbandes: Training der gesamten Oberschenkelmuskulatur, Betonung der ischiokrurale Muskeln.
- Bei Versorgung des hinteren Kreuzbandes: Training der gesamten Oberschenkelmuskulatur, Betonung Quadrizeps.

→ *Bestmögliches Gangbild:* Unbelasteter 3-Punkte Gang ☞ 2.2.5.

Phase II (belastet, unlimitiert)

Wie bei Physiotherapie nach Bandnähten, Phase II.

5.4.6 Baker-Zyste/Poplitealzyste

Zysten im Bereich des Knies *(Poplitealzysten)* gehen von der Kniegelenkskapsel *(Bakerzyste)* oder der Bursa des M. gastrocnemius bzw. des M. semimembranosus aus.
Bakerzyste: Aussackung der dorsalen Kniegelenkkapsel mit stielartiger Verbindung zum Gelenk. Oft Folge einer Kniebinnenerkrankung (z.B. cP, chronische Meniskusläsion) mit Kniegelenkerguß bei langandauernd erhöhten Innendruck. Klinisch prallelastische Vorwölbung in der Kniekehle, gut tastbar bei Knieextension.

5

Ärztliche Therapie

Operativ: Bei Beschwerden und funktionellen Beeinträchtigungen. Bei Erwachsenen Arthroskopie zur Feststellung der Ursachen; operative Behandlung des Primärleidens, z.B. Meniskektomie mit anschließender Entfernung der Zyste; Rezidive möglich. Bei Kindern zunächst Beobachtung; Exstirpation bei Beschwerden.

Physiotherapeutische Maßnahmen

- Phase I (übungsstabil, erste und zweite Woche): Bewegung limitiert Extension/Flexion bis 0°/20°/90°.
- Phase II (belastungsstabil, ab der dritten Woche): Bewegung frei.

5.4.7 Osteochondrosis dissecans

Lokalisierte aseptische Nekrose eines subchondralen Knochenknorpels mit der Gefahr der Abstoßung als freier Gelenkkörper (Gelenkmaus).

Lokalisation: überwiegend am lateralen Rand des medialen Femurkondylus; seltener lateraler Kondylus oder Patellarückfläche. Doppelseitiger Befall in ca. 25 %. Ätiologie weitgehend unbekannt.

Klinik: Beginn mit uncharakteristischen, belastungsabhängigen Knieschmerzen. Auftreten überwiegend gegen Ende des Wachstumsalters. Plötzliche rezidivierende Einklemmungen nach Abstoßen des Dissekates möglich.

Stadieneinteilung	
Stadium	**Pathologischer/röntgenologischer Befund**
Stadium I	Schlummerstadium (pathologischer Befund im NMR)
Stadium II	Deutliche Aufhellung
Stadium III	Demarkierung durch Sklerosewall
Stadium IV	Freier Körper

Ärztliche Therapie

Konservativ: Im Stadium I und II bei jüngeren Kindern mit wenig Beschwerden Entlastung für 6 Wochen, Sportverbot, Kontrollen über 3–6 Monate.

Operativ

- Bei noch intakter Gelenkfläche (Stadium II) Maßnahmen zur Revaskularisierung der Osteonekrose: retrograde Spongiosaplastik oder Anbohrung der Sklerose (arthroskopisch).
- Bei Knorpeldemarkierung (Stadium III): nach Anfrischen des Mausfeldes Refixierung des Dissekates durch z.B. an der Tibia entnommene Kortikalisspäne.
- Bei Dissekatabstoßung (Stadium IV): abhängig von Größe und Vitalität des Herdes Gelenkmausentfernung, Replantation des Dissekats oder Defektauffüllung durch autologe Knorpel-Knochen Transplantation (entnommen aus Anteilen der dorsalen Femurkondylen).
- Bei älteren Knorpeldefekten: Pridie-Anbohrung (☞ 5.4.3). Ggf. Umstellungsosteotomie (Entlastung des betroffenen Kniekompartments).
- Nach allen OP-Verfahren in der Regel mindestens 6 Wochen Entlastung.

Physiotherapeutische Maßnahmen

Nach Refixierung des Dissekats bei Osteochondrosis dissecans wie Physiotherapie nach Bandplastik (☞ 5.4.5). Der Bewegungsumfang ist jedoch unlimitiert, keine Gipsschale. Prinzipien der Behandlung bei operativ versorgten Knorpelschäden beachten (☞ 5.4.3).

5.4.8 Genu valgum, Genu varum

Ein- oder doppelseitige Beinachsenfehlstellung, angeboren oder erworben.
Normale Beinstellung: Säugling O-Bein; Kleinkind (3 Jahre) X-Bein mit 10° Valgusstellung; Kind (7 Jahre) X-Bein mit 5°–7° Valgusstellung.

Eine einseitige Achsenfehlstellung kann idiopathisch, posttraumatisch oder durch Lähmung bedingt sein, eine beidseitige Achsenfehlstellung durch Stoffwechselerkrankungen (z.B. Rachitis) oder Systemerkrankungen (z.B. Osteogenesis imperfecta). Fehlstellungen führen zur frühzeitigen Gonarthrose (Valgus, Varusgonarthrose). Exakte Messung und Dokumentation der Beinachsen, ggf. Röntgen (Ganzbeinstandaufnahme).

Ärztliche Therapie

Konservativ: Beim X-Bein Schuhinnenranderhöhung, beim O-Bein Schuh-außenranderhöhung.
Operativ: Korrekturosteotomie im femoralen/tibialen Bereich, im Sinne einer Varisierungs- oder Valgisierungs-OP mit Keilentnahme und nachfolgender Osteosynthese mit Winkelplatte. Sofortige Übungsstabilität, 6 Wo. postoperative Entlastung. Metallentfernung nach 1 Jahr. Im Wachstumsalter ist eine temporäre Epiphysiodese (BLOUNT) möglich (Metallklammer überbrückt die Wachstumsfuge und verhindert an dieser Stelle das Wachsen der Extremität). Postoperativ für 6 Wochen keine Belastung.

PT nach Umstellungsosteotomien

Phase I (übungsstabil)

- → *Schmerzfreiheit:* Lagerung in aktueller Ruhestellung, evt. Eis (max. 2–3 Min.).
- → *Erhaltene Kraft:* Isometrische Spannungsübungen (auch über Overflow ☞ 2.3.16), Kokontraktion Fuß, Knie, Hüfte. Zum Krafterhalt gezieltes Training der gesunden Seite.
- → *Bestmögliche Beweglichkeit:* Meist sind aktive Mobilisationstechniken (☞ 2.2.4) ausreichend; über 90° nicht forciert beüben.
- → *Optimales Gangbild:* 3-Punkte-Gang mit Bodenkontakt ohne Belastung (☞ 2.2.5).
- → *Resorbierter Bluterguß:* Lymphdrainage (☞ 2.4.2).
- → *Schmerzfreie Nachbargelenke:* Behandlung eventuell auftretender Schmerzen (durch die neue Belastungssituation) mittels Traktion und schmerzlindernder Maßnahmen (an benachbarten Gelenken) ☞ 2.3.15.
- → *Optimales Körpergewicht:* Ggf. Unterstützung der Gewichtsreduzierung durch Kraft- und Ausdauertraining.

Phase II (belastungsstabil)

- → *Schmerzfreiheit:* Wie bei Phase I, eventuell jedoch Querfriktionen auf schmerzhaften Kollateralbändern.
- → *Volle Kraft:* Kräftigung der Oberschenkelmuskulatur mit MTT (☞ 10).
- → *Optimale Beweglichkeit;* wie Phase I, zusätzlich: Manuelle Therapie mit Fixation oberhalb der Osteotomie erlaubt, ggf. Patellamobilisation.

PT bei Genu valgum

(bei Muskelinsuffizienz, Bindegewebsschwäche)

- → *Optimales muskuläres Gleichgewicht:* Statische und dynamische Muskelarbeit der medialen Muskeln (M. sartorius, M. semitendinosus und M. semimembranosus, M. gracilis, M. vastus medialis). PNF-Pattern: Ext./Add./AR → Flex./ABd./IR. Muskuläre Verhältnisse von Fuß und Hüfte beachten.
- → *Optimales Gangbild* ☞ 2.2.5.

PT bei Genu varum

(bei Muskelinsuffizienz, Bindegewebsschwäche)

→ *Optimales muskuläres Gleichgewicht:* Statische und dynamische Muskelarbeit der lateralen Muskeln (M. biceps femoris, Tractus iliotibialis, M. vastus lateralis). Muskuläre Verhältnisse von Fuß und Hüfte beachten.
→ *Optimales Gangbild* ☞ 2.2.5.

Genu varum und Genu valgum bei Kindern: Auf Ausgangsstellung beim Spielen achten; Haltungskorrektur; Erarbeiten der optimalen Fußstellung durch Übungen (☞ 5.3.1) und evtl. Einlagen.

5.4.9 Genu recurvatum

Vermehrte Überstreckbarkeit des Knies, meist angeboren, aber auch posttraumatisch bzw. kompensativ durch nicht ausgeglichene Spitzfußstellung bzw. kontralaterale nicht ausgeglichene Beinverkürzung oder neurogen (Poliomyelitis).

Ärztliche Therapie

Konservativ: Beinlängenausgleich, Spitzfußbeseitigung. Bei neurogener Ursache Verordnung einer Oberschenkelorthese mit Schweizer Sperre (☞ 11.2).
Operativ: Nach Abschluß des Wachstum Korrekturosteotomie mit einer dorsalen Keilentnahme; alternativ eine ventrale Anhebungsosteotomie. 6 Wochen postoperativ keine Belastung, Metallentfernung nach 1/2–1 Jahr.

Physiotherapeutische Maßnahmen

→ *Optimales muskuläres Gleichgewicht:* Statische und dynamische Muskelarbeit der Knieflexoren und des M. quadriceps zur Wiederherstellung des muskulären Gleichgewichts. Muskuläre Verhältnisse von Fuß und Hüfte beachten.
→ *Optimales Gangbild* ☞ 2.2.5.

Bei Kindern auf Ausgangsstellung beim Spielen achten; Haltungskorrektur; Erarbeiten der optimalen Fußstellung durch Übungen (☞ 5.3.1), evtl. Einlagen.

5.4.10 Gonarthrose

Häufigste Arthroseform neben den Spondylarthrosen. Zwischen dem 30. und 50. Lj. bestehen bereits bei 50 %, ab dem 70. Lj. bei 100 % Arthrosezeichen im Bereich der Kniegelenke. Die Arthrose kann vorwiegend den medialen, lateralen oder femoropatellaren Gelenkanteil betreffen. Sind alle drei Gelenkanteile betroffen spricht man von einer Pangonarthrose.

Ursachen: Idiopatisch, statisch, insbesondere bei Varus-, Valgus-Fehlstellung, posttraumatisch, entzündlich (Arthritis).

Ärztliche Therapie

Konservativ

Prinzip ist die Entlastung und Bewegung. Medikamente oral: Analgetika, Antiphlogistika; intraartikulär: Steroide, Knorpelaufbaupräparate; perkutan: Salben, Gele (nichtsteroidale). Orthopädietechnische Möglichkeiten: Handstock auf der Gegenseite, Pufferabsätze, Schuhversorgung, Schuhinnenranderhöhung (Valgusgonarthrose), Schuhaußenranderhöhung (Varusgonarthrose), Orthesen bei Bandinstabilität (☞ 11.2.3).

Operativ

- Arthroskopie mit Spülung des Gelenkes, Gelenktoilette, Knorpelglättung ggf. Anbohrung, arthroskopische Osteophytenabtragung, (Teil-)Synovektomie. Entlastung postop. je nach Größe des Eingriffs zwischen 1 Tag und 2 Wo.
- Umstellungsosteotomie als gelenkerhaltender korrigierender Eingriff. Indikation: Nicht zu stark fortgeschrittene mediale oder laterale Gonarthrose. Das Bewegungsausmaß sollte mindestens Extension/Flexion 0°/10°/90° sein. Osteotomie im Bereich der stärksten Achsenkrümmung. Häufigste Form ist die *Varusgonarthrose* (Achsenfehlstellung im Tibiakopfbereich): valgisierende Tibiakopfumstellung mit Entnahme eines lateralen Knochenkeils oberhalb der Tuberositas tibiae und einer schrägen Fibula-Osteotomie im mittleren bis distalen Drittel. Osteosynthese des Tibiakopfes mit einer L-Platte. Postoperativ 6 Wochen Entlastung; Mobilisation nach röntgenologischem Befund; Metallentfernung nach 1 Jahr.
- *Valgusgonarthrose* (Achsenabweichung meist im femoralen Teil): Suprakondyläre varisierende Femurosteotomie oder varisierende Tibiakopfumstellung. Entnahme eines medialen Keils aus dem Femur oder der Tibia. Plattenosteosynthese, postoperativ 6 Wochen Entlastung, Belastung nach Röntgenbefund.
- *Endoprothetische Versorgung* s.u.

Physiotherapeutische Maßnahmen

- → *Schmerzfreiheit:* Hitze (Fango, Heiße Rolle). Querfriktionen ansatzgereizter Muskulatur. Querdehnung verkürzter, hypertoner Muskulatur: Einstellen des Gelenkes an das Bewegungsende, Muskelbauch manuell quer zum Faserverlauf dehnen. E-Therapie: Stabile Galvanisation, Anode auf den Schmerzbereich; Diadynamische Ströme; Ultrareizstrom; Interferenzstrom, Kathode auf den Schmerzbereich (☞ 2.7). Manuelle Therapie (☞ 2.3.15): Schmerztraktion auch als Autotraktion (Extension mit distalem Gewicht: Das nichtbetroffene (Stand-) Bein steht auf einer Erhöhung, das betroffene (Spiel-)Bein kann mit distalem Gewicht (z.B. Skistiefel) frei schwingen. Hierbei entsteht eine leichte Distraktion der proximalen Gelenke). Bewegungsbad.
- → *Erhaltene Beweglichkeit:* Aktiv-passives, endgradiges Bewegen; exzentrische Kontraktionsfähigkeit verkürzter Muskeln. Manuelle Ther.: Traktion.
- → *Erhaltene Dehnfähigkeit:* Schonende Mobilisationstechniken im Bereich der Knieflexoren und des M. rectus femoris (☞ 2.2.4).
- → *Erhaltene Kraft:* Statische Muskelarbeit (gelenkschonend). BRUNKOW (☞ 2.3.6).
- → *Optimales Gangbild* ☞ 2.2.5.

Zusatzmaßnahmen

→ Angrenzende Gelenke mitbehandeln (auch WS; Haltungskorrektur).
→ Hilfsmittelversorgung: Schuhe, Gehhilfen (Unterarmstützen, Stock), Einlagen.
→ Wenn nötig Empfehlung von Gewichtsreduktion.
! Der Therapieerfolg besteht meist nur in der Vermeidung der Progredienz.

Postoperative Physiotherapeutische Maßnahmen ☞ *5.4.11.*

5.4.11 Endoprothetische Eingriffe am Knie

Ind.: Ausgeprägte schwere uni- oder mehrkompartimentale Gonarthrose beim älteren, eher inaktiven Menschen. > 60 Lj. Umstellungsosteotomie nicht mehr sinnvoll.

Ärztliche Therapie

- *Unikondyläre Schlittenprothese:* Bei einseitiger medial oder lateral betonter Gonarthrose. Kein Patellaersatz, da retropatellar keine Arthrose vorliegt. Vollbelastung bei zementiertem Modell sofort möglich.
- *Gleitflächenersatz:* Ungekoppelte kondyläre Prothese z.B. MILLER GALANTE, LCS- oder PCA-Knie. Indikation: Pangonarthrose. Bei weitgehend stabilen Bandverhältnissen und nicht zu großen Achsenfehlstellung i.d.R. zementfreier Einbau. Postoperativ 3–6 Wo. Entlastung, Vollbelastung nach Röntgenbefund.
- *Ungekoppelte kondyläre Prothese* mit kurzen achsenstabilisierenden Fortsätzen, z.B. INSALL-BURSTEIN Knieprothese zementiert. Sofort voll belastbar. Indikation: Pangonarthrose mit Bandinstabilität, insbesondere bei cP.
- *Achsengeführte Knieendoprothese*, gekoppelt (z.B. Link-Knie). Kombination von Gleitflächenersatz mit achsenstabilisierenden langen Fortsätzen; indiziert bei schwerer Pangonarthrose, großer Achsenfehlstellung und komplexer Bandinstabilität Grad III; zementiert. Sofort Vollbelastung möglich.

Physiotherapeutische Maßnahmen

Bei allen Knieeingriffen mit Implantat keine Rotation üben.

Phase I (übungsstabil)

→ *DKPT-freier Patient* ☞ 2.2.7.
→ *Schmerzfreiheit:* Lagerung in aktueller Ruhestellung, eventuell Eis (max. 2–3 Min.). Sympathikusdämpfung durch Bewegen im thorakolumbalen Übergang. Bei Kältebehandlung Patella freilassen (Nekrosegefahr).
→ *Bestmögliche Beweglichkeit:* Motorschiene, schmerzarme Mobilisation vor allem der Extension mit Mobilisationstechniken (z.B. Querreiben, Querdehnen, Antagonistisch exzentrische Dekontraktion ☞ 2.2.4), assistive und aktive Übungen, vorsichtige Patellamobilisation.
! Patient zur regelmäßigen selbständigen Patellamobilisation anleiten.
→ *Entstautes Gelenk:* Bewegen im schmerzfreien Bereich; Lymphdrainage; Lagerung; Quadrizepsisometrie.

- *Bestmögliche Kraft:* Isometrische Spannungsübungen (auch über Overflow ☞ 2.3.16). Gezieltes Training zum Krafterhalt auf der gesunden Seite. E-Therapie: Elektrostimulation (Fazilitationstraining und Atrophieprophylaxe). Gleichstromfreier Exponentialstrom 50 Hz (z.B. BMR®-Gerät), angepaßte Anspannungs- und Pausenzeiten, zunehmende Steigerung.
- *Bestmögliches Gangbild* (☞ 2.2.5): 3-Punkte-Gang mit Bodenkontakt (Abrollen) ohne Belastung (ggf. Belastungslimiter verwenden).

Phase II (teilbelastet)

- Wie Phase II, zusätzlich: Übungen im Schenkeltrainer mit Negativgewicht oder im Stand am Rollenzug möglich (☞ 10).

! Keine Rotation im Kniegelenk bei Phase I und II.

Phase III (belastungsstabil)

- *Optimale Kraft:* Gezieltes Maximalkraft- und Kraftausdauertraining.

! Günstig sind physiologische Ausgangsstellungen (z.B. Stand) mit Fußsohlenkontakt am Boden, ungünstig ist die Knieextension im Sitz.

- *Funktionelles Gangbild:* Entwöhnung von Gehstützen, ggf. reaktive Gewichtsübernahme provozieren. Gangschule nach PNF (☞ 2.3.16). Eigenkorrektur unter Sicht, Gehen auf verschiedenem Untergrund.
- *Freie Beweglichkeit:* Mit allen zur Verfügung stehenden Techniken, auch der Manuellen Therapie.

INSALL-BURSTEIN, LINK und medialer Knieschlitten sind i.d.R. sofort belastungsstabil → alle Phase III-Maßnahmen sind sofort anwendbar.

5.5 Hüfte

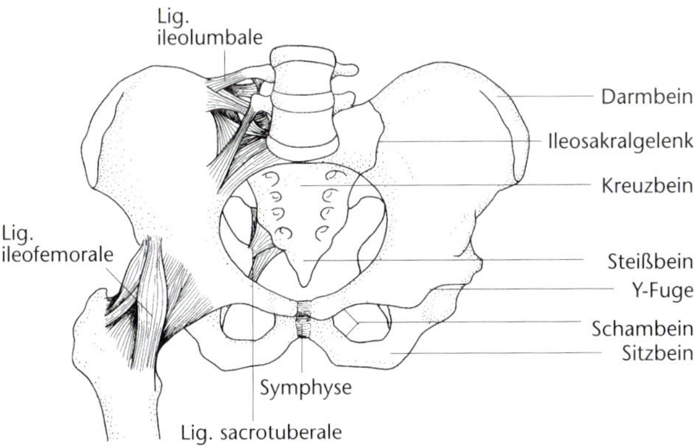

Abb. 5.09: Knochen und Bänder des Beckens

Die Beuger und Strecker des Oberschenkels im Hüftgelenk (☞ Abb. 5.10)

Muskel	Ursprung	Ansatz	Funktion
Beuger des Oberschenkels im Hüftgelenk			
M. iliacus	Fossa iliaca	Trochanter minor	Flexion und Rotation im Hüftgelenk
M. psoas major	Lendenwirbelkörper		Flexion und Rotation im Hüftgelenk
M. quadriceps femoris		über das Ligamentum patellae an der Tuberositas tibiae	Extension des Kniegelenkes; M. rectus femoris beugt zudem im Hüftgelenk
M. rectus femoris	Spina iliaca anterior inferior		
M. vastus medialis, intermedialis und lateralis	Femurschaft		
M. sartorius	Spina iliaca anterior superior	Medialer Rand der Tuberositas tibiae	Flexion, Abduktion und AR im Hüftgelenk, IR im gebeugten Knie

Strecker des Oberschenkels im Hüftgelenk			
M. biceps femoris		Caput fibulae	Flexion und AR im Kniegelenk. Caput longum zus. Strecker im Hüftgelenk
Caput l ongum	Tuber ischiadicum		
Caput breve	Linea aspera		
M. semitendinosus	Tuber ischiadicum	Medial der Tuberositas tibiae	Extension im Hüftgelenk; Flexion im Kniegelenk
M. semimembranosus	Tuber ischiadicum	Medialer Kondylus der Tibia, hinterer Anteil der Gelenkkapsel	Flexion und IR im Kniegelenk, Extension im Hüftgelenk

5

Die Adduktoren im Hüftgelenk

Muskel	Ursprung	Ansatz	Funktion
Mm. adductor longus und **brevis**	Os pubis	Femur (Linea aspera)	Adduktion AR, Flexion des Oberschenkels
Mm. adductor magnus	Os ischiadicum	Femur	Adduktion, Extension, AR und IR des Oberschenkels
M. obturatorius externus	Foramen obturatum	Fossa trochanterica	AR und Adduktion
M. gracilis	Ramus inferior ossis pubis	Pes anserinus (medialer Rand der Tuberositas der Tibia)	Adduktion im Hüftgelenk, Flexion und IR im Kniegelenk
M. pectineus	Os pubis	Femur am oberen Ende der Linea aspera	Adduktion, Beugnung und AR im Hüftgelenk
M. adductor brevis	Ramus inferior ossis pubis	Femur (Linea aspera)	Adduktion und AR des Oberschenkels

Die äußeren Hüftmuskeln (☞ Abb. 5.10)

Muskel	Ursprung	Ansatz	Funktion
M. glutaeus maximus	Os ileum, Os sacrum, Os coccygis, Aponeurosis sacrospinalis	Tuberositas tibiae Tractus iliotibialis	Extension, AR und Abduktion des Oberschenkels
M. glutaeus medius	Os ileum	Trochanter major	Abduktion des Oberschenkels, teils IR, teils AR
M. glutaeus minimus	Os ileum	Spitze des Trochanter major	Abduktion des Oberschenkels, teils IR, teils AR

Die äußeren Hüftmuskeln (☞ Abb. 5.10)			
Muskel	**Ursprung**	**Ansatz**	**Funktion**
M. tensor fasciae latae	Os ileum	Tractus iliotibialis fasciae latae	Flexion und Abduktion des Oberschenkels
M. piriformis	Innenfläche des Os sacrum	Trochanter major	AR und Abduktion
M. obturatorius internus	Foramen obturatum	Fossa trochanterica	AR
M. gemellus superior M. gemellus inferior	Spina ischiadica bzw. Tuber ischiadicum	Sehne des M. obturatorius internus	AR und Adduktion des Oberschenkels
M. quadratus femoris	Tuber ischiadicum	Crista intertrochanterica	AR und Adduktion des Oberschenkels

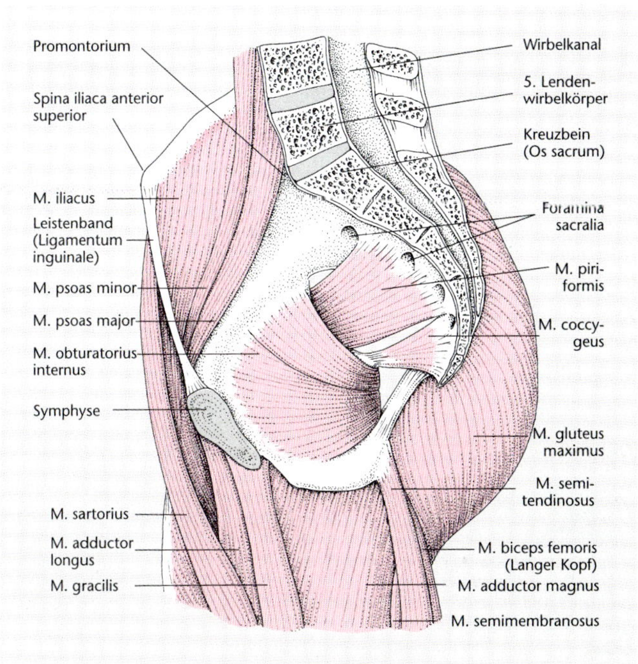

Abb. 5.10: Innere und äußere Hüftmuskulatur, mediale Sicht

5.5.1 Befunderhebung bei Hüfterkrankungen

Physiotherapeutische Befunderhebung bei Hüfterkrankungen

Spezielle Anamnese

- *Hauptbeschwerden:* Seit wann? Ständig, gelegentlich, rezidivierend?
- *Schmerz* belastungsabhängig, Einlaufschmerz, Ruheschmerz, Nachtschmerz?
- *Unfall:* Unfalldatum, Arbeitsunfall? Unfallmechanismus? Unfallursache?
- *Frühere Hüfterkrankungen?* Epiphyseolysis capitis femoris, M. Perthes, Koxitis, Fraktur, Hüftdysplasie, -luxation?
- *Schmerzlokalisation:* Z.B. Leiste, Trochanter major, Gesäß, LWS, Knie.
- *Gehstrecke:* Unbegrenzt; schmerzfrei > x km, nicht gehfähig, Stockbenutzung?
- *Strumpf, Schuh anziehen:* Nicht möglich, eingeschränkt, voll möglich.
- *Bisherige Therapie?* Punktion, Injektion, Medikamente, physikalische Therapie?

Allgemeine Anamnese

Frühere OP's? Endoprothese? Sonstige Erkrankungen, Medikamente? Allergien? Thrombosen?

Familien-, Sozialanamnese ☞ 2.1

Klinischer Befund

- *Gangbild:* Duchenne-Hinken (Störung der M. gluteus-Funktion)? Verkürzungs-, Schmerz-, Schon-, Lähmungs-, Versteifungshinken, Innenrotationsgang?
- *Beinachse:* Normal, X-Bein (Genu valgum), O-Bein (Genu varum), Genu recurvatum.
- Pulse, Entzündungszeichen? Rötung, Überwärmung, Narben, Fistel, Mykosen u.a.
- *Beckenstand:* Gerade, re. oder li. tiefer um x cm. Technik: Pat. steht mit dem Rücken zur UntersucherIn, die die flach ausgestreckten Hände an den Beckenkamm des Pat. legt und so optisch den Beckenstand prüft; Verkürzungsausgleich mit Brettchenunterlage.
- *Beinverkürzung:* Echt, funktionell.
- *Trendelenburg' Zeichen* (☞ 5.5.4), *Drehmannsches Zeichen* (Beugen des außenrotierten Beines ohne gleichzeitige Abduktion nicht möglich).
- *Schmerz:* Trochanter-, Leistendruckschmerz, Stauchungsschmerz, Rotationsschmerz?
- *Hüfte:* Ext./Flex., Abd./Add., AR/IR (in 90° Flex. und in Ext.); Beugekontraktur? Thomasscher Handgriff).
- *Knie:* Ext./Flex., Knieinstabilität? Erguß, Schwellung.
- *Wirbelsäule:* Skoliose, Kyphose, Blockierung, Zwangshaltung, Vorlaufphänomen.
- *Neurologische Untersuchung:* Lasèguesches Zeichen. Paresen, Sensibilität, Reflexe: PSR, ASR. Babinski (☞ 6.1).

5.5.2 Periarthritis coxae (Tensor fasciae latae Syndrom)

Schmerzen im Bereich des Trochantor major, insbesondere bei Bewegung, keine Bewegungseinschränkungen. Häufiges Krankheitsbild bei Varus-Fehlform der Hüfte, sowie bei in Varus-Fehlstellung implantierter Hüfttotalendoprothese.

Ärztliche Therapie

Konservativ: Infiltration mit Lokalanästhetikum (Scandicain®, Pasconeural 1 %®) und/oder Glukokortikoiden.

Physiotherapeutische Maßnahmen

→ *Schmerzfreiheit:* Hitze (Fango, Heiße Rolle). E-Therapie: Hochfrequenzstrom, Ultrareizstrom. Schlingentisch (☞ 2.3.20): Pendeln in axialer oder neutraler Aufhängung, Lateral-, Distaltraktion. Bewegungsbad.

! Bei Kalkeinlagerungen keine Querfriktionen.

→ *Volle Dehnfähigkeit:* schonende Mobilisationstechniken im Bereich der hypertonen Muskulatur, z.B. Antagonisten-Hemmung.

→ *Volle Gelenkbeweglichkeit:* Aktiv-passives endgradiges Durchbewegen im schmerzfreien Bereich. Mobilisationstechniken (☞ 2.2.4), z.B. Querreiben, reziproke Hemmung.

→ *Bestmögliche Haltung:* Erarbeiten der aufrechten Körperhaltung ☞ 2.3.1.

→ *Optimales Gangbild* ☞ 2.2.5.

! Fehlende Muskelkraft wird sich nach Tonusnormalisierung (Senkung des Muskelhypertonus) wieder einstellen; vorher besteht eine reflektorische Hemmung und damit eine Muskelschwäche.

Zusatzmaßnahmen

Schmerzbedingte Entlastung. Bei anhaltenden Beschwerden vorsichtige statische Muskelkräftigung. Angrenzende Gelenke mitbehandeln.

Differentialdiagnostische Abgrenzung zur Koxarthrose, da Ähnlichkeiten im Krankheitsbild bestehen.

5.5.3 Coxa saltans (Schnappende Hüfte)

Schmerzhaftes ruckartiges Springen des Tractus iliotibialis über den Trochantor major, bedingt durch starke Vorwölbung des Trochantor major. Besonders bei allgemeiner Bindegewebsschwäche, Beinlängendifferenz. Häufig bei jungen Mädchen.

Ärztliche Therapie

Konservativ: Lokale Injektion von Lokalanästhetika (Scandicain®, Pasconeuronal 1 %®) evtl. mit Glukokortikoidzusatz.

Operative Behandlung ist selten notwendig. Weichteileingriff: Z-Plastik des Tractus iliotibialis zur Verlängerung. Knöcherner Eingriff: Abtragen von verdickten Trochanter-major-Anteilen.

Physiotherapeutische Maßnahmen

Rotation erlaubt, Abduktion nach 14 Tagen. Nach Z-Plastik: Teilbelastung bis Abschluß der Wundheilung.

→ *Schmerzfreiheit:* Hitze (Fango, Heiße Rolle, ☞ 2.6) zur Tonussenkung. E-Therapie (☞ 2.7): Ultraschall, Lasertherapie im Bereich der Bursa trochanterica.
→ *Volle Muskelkraft der Hüftabduktoren:* Zunächst statische, dann dynamische Muskelarbeit (ohne Auslösung des Schnappens).
→ *Bestmögliche Haltung:* Erarbeiten der aufrechten Körperhaltung (☞ 2.3.1). Durch veränderte Muskelaktivitäten im ganzen Körper verringert sich das Schnappen.
→ *Optimales Gangbild* ☞ 2.2.5.

Zusatzmaßnahmen

Mobilisationstechniken zur Detonisierung. Ausgleich einer Beinlängendifferenz.

! Bei Schmerzen (V.a. entzündliche Veränderungen) sind Kräftigungsübungen kontraindiziert.

5

5.5.4 Hüftdysplasie und angeborene Hüftluxation

Hüftdysplasie: Ossifikationsstörung der Hüftpfanne. I.d.R. ist die Pfanne zu steil und abgeflacht, nach kranial ausgezogen. *Keine* Dislokation des Hüftkopfes.
Hüftluxation: Dislokation des Hüftkopfes aus der dysplastischen Pfanne.

Ursache: Multifaktorelles Erbleiden, M:F =1:6, ca. 40 % doppelseitig. Häufigkeit der Hüftdysplasie in Deutschland ca. 4 %.

Klinik

- Instabilitätszeichen: Das *Ortolani-Zeichen* mit spür- und hörbarem Schnappen (entsprechend einer (Sub-)luxation des Hüftkopfes) ist das wichtigste Kriterium zur Beurteilung und Differenzierung von lockeren, instabilen (ein- und ausrenkbaren) Hüftgelenken. Die Prüfung dieses Zeichens erfordert viel Erfahrung.
- Abspreizbehinderung.
- Faltenasymmetrie am Oberschenkel und Gesäß.
- Beinverkürzung und Bewegungsarmut.
- Gangbild: Bei Laufbeginn bei einseitiger Hüftluxation hinkendes Gangbild *(Duchenne-Hinken)*; bei doppelseitiger Hüftluxation Watschelgang *(Charlie Chaplin Gang)*.
- *Trendelenburgsches Zeichen:* funktioneller Hüfttest des M. glutaeus medius; normalerweise kann im Einbeinstand das Becken gerade gehalten werden. Bei Hüftluxation kommt es zum Höhertreten des Trochanter major der betroffenen Seite und damit zur Insuffizienz des M. glutaeus medius; dadurch sinkt das Becken zur Gegenseite ab (Trendelenburg pos.).
- Zur Früherkennung und Prophylaxe von Folgeschäden sollte bei Neugeborenen zwischen der 1. und 12. Woche eine Sonographie der Hüften durchgeführt werden.

Ärztliche Therapie

Konservativ

Eine tiefe Zentrierung des Hüftkopfes in die Pfanne bedingt eine Nachreifung und Ausbildung einer nomalen Pfanne. Sie gelingt in der Abspreizstellung. Je früher die Behandlung einsetzt, desto besser ist das Ergebnis. Therapie mit Spreizhosen, ggf. Pawlik-Bandagen, ggf. Braunscher Schiene. Stark instabile Hüften werden stationär in Overhead-Extension und/oder Gips behandelt.

Operativ

- Bei Vorliegen eines Repositionshindernis, ggf. offene (operative) Einstellung des Hüftkopfes. In einigen Fällen ist eine spätere operative Maßnahme zur Verbesserung der Hüftkopfüberdachung notwendig.
- *Pfannendach-Plastik bei Hüftdysplasie:*
  - OP nach LANCE, PEMBERTON: Im Alter von 2–6 Jahren. Prinzip: Das Pfannendach wird nach ventrolateral heruntergeschwenkt und dann zur Abstützung in den Osteotomiespalt ein Knochenkeil eingebracht.
  - OP nach SALTER (☞ Abb. 5.11): Im Alter von 2–6 Jahren. Prinzip: Osteotomie am Os ilium proximal des Pfannenerkers, das distale Osteotomiefragment wird ventralisiert und lateralisiert, in den Osteotomiespalt wird ein autologer Beckenkammspan eingebracht. Fixierung mit einem Kirschnerdraht und Gipsbehandlung für 6 Wo., danach Entfernung des Kirschnerdrahtes.
  - OP nach CHIARI (☞ Abb. 5.11): Bei Kindern > 10 Jahre. Prinzip: Osteotomie am Pfannenerker, Medialisierung des distalen Beckens. In manchen Fällen mit Kirschnerdraht fixiert; keine Gipsbehandlung, evtl. Extensionsbehandlung
  - *Polygonale Beckenosteotomie (Pfannenschwenkosteotomie, Triple Osteotomie):* Bei älteren Kindern und jungen Erwachsenen. Prinzip: Ventralisierung und Lateraliserung des Pfannendaches durch Durchtrennung von Sitz-, Scham- und Darmbein. Rotation der Pfanne, Einbringen von Osteosynthesematerial. Metallentfernung nach 1 Jahr.

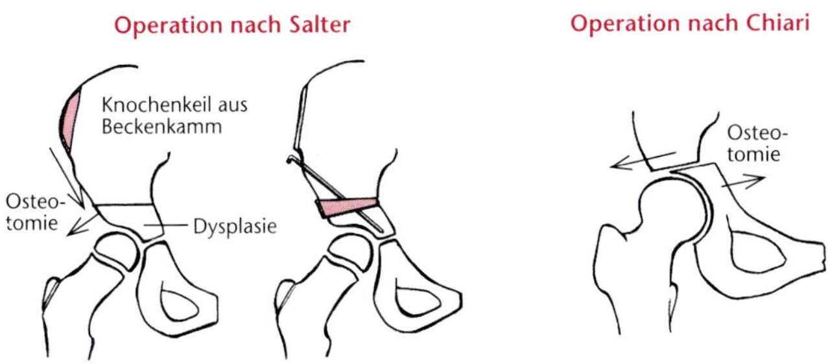

Abb. 5.11: Operative Verfahren bei Hüftdysplasie

PT konservativ bei Hüftdysplasie und angeborener Hüftluxation

- → *Schmerzfreiheit:* Hitze (Fango, Heiße Rolle). Querfriktionen auf verkürzter, hypertoner Muskulatur (z.B. Adduktoren). E-Therapie: Hochfrequenz, Ultrareizstrom. Schlingentisch (☞ 2.3.20): Pendeln in axialer oder neutraler Aufhängung, Lateral-, Distaltraktion. Manuelle Therapie: Schmerztraktion (Aktuelle Ruhestellung, intermittierende Traktion innerhalb Stufe II). Bewegungsbad.
- → *Erhaltene Gelenkbeweglichkeit*: Aktiv-passives, endgradiges Bewegen, z.B. Antagonisten-Hemmung (☞ 2.2.4). Manuelle Therapie: Traktion in Zielstellung (Traktion Stufe III, ☞ 2.3.15).
- → *Erhaltene Dehnfähigkeit:* Schonende Mobilisationstechniken, z.B. Querdehnung im Bereich der Adduktoren, Hüftflexoren, Außenrotatoren (betreffenden Muskel in Dehnstellung bringen, Muskelbauch mit der Hand flächig fassen und quer zum Faserverlauf dehnen).
- → *Erhaltene Muskelkraft:* Statische Muskelarbeit (gelenkschonend) der Hüftabduktoren, -extensoren -innenrotatoren.
- → *Bestmögliche Haltung:* Erarbeiten der aufrechten Körperhaltung (☞ 2.3.1).
- → *Optimales Gangbild* ☞ 2.2.5.

PT bei Z.n. Pfannendachplastik

Phase I (Beckenbeingips)

Krafterhalt: Isometrisches Muskeltraining der betroffenen Seite durch Irradiation (Training der nicht betroffenen Seite führt zu einer reflektorischen Innervation der betroffenen Seite). PNF (☞ 2.3.16): Kräftigung der Armmuskulatur.

Phase II (Mobilisation, beginnende Belastung)

Bestmögliche Beweglichkeit: Unterstütztes Bewegen (Extension/Flexion) mit kurzem Hebel unter Zug, leichte Abduktion erlaubt, endgradige Bewegungen vermeiden. Üben der Flexion im Knie in Rückenlage mit überhängendem Unterschenkel erlaubt.

Phase III (übungsstabil)

- → *Bestmögliche Beweglichkeit*: Freies Bewegen mit kurzem Hebel erlaubt, auch im Bewegungsbad.
- → *Bestmögliche Kraft*: Zunehmendes Training der Hüftgelenksmuskulatur auch aus Bauch- und Seitlage (nach 14 Tagen).
- → *Bestmögliches Gangbild*: Unbelasteter 3-Punkte-Gang (☞ 2.2.5).

Phase IV (belastungsstabil, nach 2–3 Monaten)

- → *Optimale Kraft*: Gezieltes Muskelaufbautraining.
- → *Normales Gangbild*: Zunehmende Belastung, Entwöhnung von Gehstützen.

PT bei Z.n. Operation nach CHIARI

Phase I (Bettruhe)

- *DKPT-freier Patient* ☞ 2.2.7.
- *Schmerzfreiheit:* Lagerung in Nullstellung des Hüftgelenks mit Knöchelextension 2–3 kg.
- *Bestmöglicher Krafterhalt:* Statisches Muskeltraining des betroffenen Beines, dynamisches Training aller anderen Extremitäten ohne weiterlaufende Bewegungen auf das Becken.

Phase II (Bettruhe, übungsstabil)

- *Bestmögliche Beweglichkeit:* Unterstütztes Bewegen (Extension/Flexion) mit kurzem Hebel unter Zug, leichte Abduktion erlaubt, endgradige Bewegungen vermeiden. Üben der Flexion im Knie in Rückenlage mit überhängendem Unterschenkel erlaubt.

Phase III (übungsstabil)

- *Bestmögliche Beweglichkeit:* Freies Bewegen mit kurzem Hebel erlaubt, auch im Bewegungsbad.
- *Bestmögliche Kraft:* Zunehmendes Training der Hüftgelenksmuskulatur auch aus Bauch- und Seitlage (nach 14 Tagen).
- *Bestmögliches Gangbild:* Unbelasteter 3-Punkte-Gang.

Phase IV (belastungsstabil, nach 2–3 Monaten)

- *Optimale Kraft:* Gezieltes Muskelaufbautraining.
- *Normales Gangbild:* Zunehmende Belastung, Entwöhnung von Gehstützen.

PT bei Z.n. Polygonaler Beckenosteotomie

Phase I (Bettruhe, meist 5 Tage)

- *DKPT-freier Patient* ☞ 2.2.7.
- *Schmerzfreiheit:* Lagerung in 0-Stellung der Hüfte, Eisanwendung (maximal 2–3 Min.).
- *Entstauter Oberschenkel:* Lymphdrainage (☞ 2.4.2).
- *Bestmögliche Kraft:* Isometrisches Muskeltraining. Kräftigung der Arm- und Rumpfmuskulatur. Evtl. Elektrostimulation des M. quadrizeps (☞ 2.7).

Phase II (übungsstabil nach 6 Tagen)

Wie Phase I, zusätzlich:

- *Bestmögliche Beweglichkeit:* Assistives Bewegen der betroffenen Seite aus Rückenlage, Abduktion nur passiv, nach 14 Tagen im Schlingentisch, nach 6 Wochen auch aus Seitlage, keine Außenrotation für 6 Wochen.
- *Bestmögliches Gangbild:* Unbelastetes Gehen im 3-Punkte-Gang (☞ 2.2.5).

Phase III (belastungsstabil, nach 12 Wochen)

Zusätzlich:

- *Optimale Kraft:* Gezieltes Muskelaufbautraining.
- *Optimale Beweglichkeit:* Gelenkmobilisation und Muskeldehnung.
- *Optimales Gangbild:* Belastete Gangschule (z.B. nach PNF).

Zusatzmaßnahmen

→ Hilfsmittelversorgung (z.B. gesunde Schuhe, Gehhilfen, Toilettensitzerhöhung, evtl. Gewichtsreduktion).
→ Angrenzende Gelenke und das andere Bein mitbehandeln (sonst Gefahr der Fehl- oder Überbelastung).

5.5.5 Morbus Perthes

Ischämische Nekrose des Hüftkopfes im Kindesalter (3–12 Lj.). Altersgipfel 5–6 Lj. Meist Hüft- und besonders Knieschmerzen ohne vorhergegangenes Trauma. M:F = 4:1; Ätiologie unklar (Gefäßanomalien am proximalen Femur oder hormonelle Dysregulation?).

Verlauf in vier Stadien:
- Initialstadium mit Gelenkerguß
- Kondensationsstadium mit Verdichtung des Kopfkerns
- Fragmentationsstadium mit Teilauflösung des Kopfkerns
- Reparationstadium mit strukturellem Wiederaufbau.

Die Dauer des Umbauprozesses beträgt 2–4 Jahre mit entsprechenden Röntgenveränderungen. Diagnosestellung erfolgt durch klinische Untersuchung (Rotationsschmerz der Hüfte), Sonographie und Röntgen.

Ärztliche Therapie

Konservativ: Es gibt verschiedene Therapieansätze. Bei leichteren Verlaufsformen (jüngere Kinder mit geringen Veränderungen) Beobachtung und funktionelle Therapie (Physiotherapie und Antiphlogistika).
Operativ: Bei schweren Verlaufsformen (ältere Kinder mit großer Nekrose und Lateralisation des Hüftkopfes) entweder Orthese (Thomas-Schiene) zur Teilentlastung des Beines bis zu 1 Jahr oder Varisierungs-OP zur besseren Einstellung des Kopfes in der Pfanne. Post-OP 6 Wochen Entlastung.

Physiotherapeutische Maßnahmen bei varisierender Umstellung nach M. Perthes *☞ 5.5.7*

5.5.6 Epiphysiolysis capitis femoris

Langsame, selten akute Lösung der prox. Femurkopfepiphyse während der Pubertät. M:F = 2:1. Knaben 12–16 Jahre, Mädchen 10–14 Jahre. Die Lösung kann progredient fortschreiten. Gefahr: Hüpftkopfnekrose durch Zerstörung der Epiphysengefäße. In 50 % bilaterale Beteiligung. Positives Drehmann'sches Zeichen (☞ 5.5.1).

Unterscheidung in
- *Lenta-Form:* Langsames Lösen der Hüftkopfepiphyse; häufig. Beschwerden initial diskret. Ermüdbarkeit nach Belastung, Hinken, Leisten- und Knieschmerz; Diagnosestellung meist erst nach Wochen.

• *Akuta-Form:* Progrediente Lösung, selten. Diagnosestellung einfach; akute Belastungsunfähigkeit der Hüfte; die Betroffenen brechen plötzlich zusammen und können nicht mehr laufen.

Ärztliche Therapie

Operativ

- *Akute Epiphysiolysis capitis femoris:* Reposition der Epiphyse offen oder geschlossen mit Kirschnerdrähten. Die akute Epiphysenlösung ist ein orthopädischer Notfall.
- *Lentaform*: Das Operationsverfahren hängt vom Ausmaß des Abkippens der Epiphyse ab. Ist der Hüftkopf < 20° abgekippt, Fixierung mit Kirschnerdrähten. Beide Seiten müssen fixiert werden, da die nicht abgerutschte Seite häufig später auch abrutscht. Abkippungen > 20° werden mit Osteotomien (z.B. Valgisations-, Flexions-, Derotationsosteotomien nach IMHÄUSER) behandelt. Postoperative Entlastung für 6 Wo. bei Osteotomie.

Physiotherapeutische Maßnahmen ☞ 5.5.7

5.5.7 Coxa vara congenita

Varusdeformität (Unterschreiten des altersphysiologischen CCD-Winkels) mit Verkürzung und Verplumpung des Schenkelhalses. Im Extremfall Hirtenstabdeformität des Femur. Diese angeborene Varusfehlstellung der Hüfte mit relativem Trochanter-Hochstand führt zur Abduktoreninsuffizienz mit positivem Trendelenburg-Zeichen (☞ 5.5.4).

✓ CCD-Winkel

Centrum-Collum-Diaphysenwinkel; Maß für Steilheit des Schenkelhalses.

Normwerte:

• Neugeborene ca. 150°; 10 Lj. ca. 138°
• 15 Lj. ca 130°
• Erwachsene ca. 125°.
Ein CCD-Winkel < 120° ist immer pathologisch. Der CCD-Winkel ist bei Coxa valga beim Erwachsenen > 140°.

Ärztliche Therapie

Operativ: Mögliche Versetzung des Trochanter nach distal, postoperativ für 6 Wochen keine Belastung.

Physiotherapeutische Maßnahmen

Bei Umstellungsosteotomie nach Coxa vara congenita.

! Bei valgisierenden Osteotomien werden die kleinen Glutaeen vorgedehnt. Bei varisierenden Osteotomien werden die kleinen Glutaeen angenähert und neigen daher zur aktiven Insuffizienz.

Phase I (übungsstabil)

→ *Schmerzfreiheit:* Lagerung in neutraler Rotationsstellung mit leichter Abduktion, bei valgisierenden Eingriffen unter Umständen detonisierende Maßnahmen anwenden. Wärmeanwendungen außerhalb des OP-Gebietes.

! Bei Anzeichen einer beginnenden Degeneration der anderen Hüfte diese frühzeitig mitbehandlen (z.B. Manuelle Therapie: Traktion), um Schmerzen (Überbelastungsfolge) zu vermeiden oder zu lindern.

→ *Bestmögliche Beweglichkeit*: Assistives Bewegen, keine Rotation üben.

→ *Bestmögliche Kraft*: Leichte Widerstände beim assistiven Üben, gezieltes Krafttraining für die Armmuskulatur (Stützkraft).

→ *Bestmögliches Gangbild*: Unbelasteter 3-Punkte-Gang mit Abrollen des Fußes (☞ 2.2.5).

→ *Optimales Gewicht*: Hilfestellung bei der Gewichtsreduktion durch gezieltes Ausdauer- und Krafttraining.

Phase II (belastungsstabil)

→ *Optimale Kraft*: Gezieltes Training der kleinen Glutaeen (Schrägbrett, Rollenzug) und der Extensoren (Schenkeltrainer, Rollenzug). Funktionelle Übungen: z.B. Treppensteigen, Sprungtraining auf Minitrampolin.

→ *Optimale Beweglichkeit*: Gezieltes Arbeiten am Bewegungsende, Beginn vorsichtiger Muskeldehnung, Instruktion der Automobilisation (z.B. durch Bekkenkippung aus sitzender Position mit submaximal gebeugter Hüfte).

→ *Optimales Gangbild*: Zunehmende Vollbelastung und Entwöhnung von Gehhilfen, Gehen auf verschieden Unterlagen (☞ 2.2.5).

→ *Bestmögliche Bewegungsübergänge:* Z.B. Üben von Ein- und Aussteigen in Auto, Badewanne (☞ 2.3.1).

→ *Beschwerdefreie andere Hüfte*: Instruktion von Autotraktionsübungen zur täglichen Anwendung (☞ 2.3.16). Beratung zur Gewichtsreduzierung durch Aktivitätssteigerung und Ernährungsumstellung.

5

5.5.8 Koxarthrose

Sammelbezeichnung für degenerative Veränderungen des Hüftgelenks mit schmerzhafter Funktionsminderung, vor allem im Erwachsenenalter. Steigende Zahl von KoxarthrosepatientInnen durch höhere Lebenserwartung.

Ursache

- Primäre Koxarthrose 25 % (idiopathisch).
- Sekundäre Koxarthrose (75 %); Entstehung aus nicht vollständig ausgeheilten Hüfterkrankungen, z.B. Epiphyseolysis capitis femoris, Hüftdysplasie, rheumatische Erkankungen, bakterielle Coxitis, M. Perthes, posttraumatische Hüftkopfnekrosen.

Klinik

Familiär gehäuftes Auftreten, insbesondere bei Rheuma. Schmerzen in der Leiste, Gesäß, Oberschenkel bis ins Knie ausstrahlend. Ruhe-, Einlauf- und Belastungsschmerzen mit Bewegungseinschränkung.

Befund: Verkürzungs- oder Schmerzhinken, Trochanterklopfschmerz, Leistendruckschmerz; frühzeitige schmerzhafte Einschränkung der Innenrotation, Hüftkontrakturen mit sekundären Beschwerden (Kreuz- und Knieschmerz).

Röntgen: Beckenübersicht mit den typischen Arthrosezeichen (Gelenkspaltschmälerung, osteophytäre Randzackenbildung, Geröllzysten, subchondraler Sklerosierung).

Ärztliche Therapie

Konservativ: Allgemeine Maßnahmen (Gewichtsreduzierung, Belastungsregulation, Physiotherapie). Medikamentöse Therapie: Knorpelaufbauende Substanzen, Schmerzmittel, Antiphlogistika; intraartikuläre Inijektionen: z.B. Lokalanästhetika (Scandicain®, Pasconeuronal 1 %®), ggf. mit Glukokortikoiden. Orthopädietechnische Versorgung: Gehstock auf der gesunden Seite, Pufferabsätze, elastischer Fersenkeil, Toilettensitzerhöhung.

Operativ: Korrigierende gelenkerhaltende Eingriffe, z.B. hüftnahe Femurkorrekturosteotomie: Varusfehlstellung → valgisierende Hüftumstellung, Valgusfehlstellung → varisierende Hüftumstellung. Coxa valga antetorta → intertrochantere derotierende Varisierung (IDVO). Bei Epiphyseolysis capitis femoris ggf. eine Immhäuserosteotomie (☞ 5.5.6). Postop. bis 6 Wo. Fußbodenkontakt. Vollbelastung nach Röntgenbefund. Assistive Bewegungsübungen erlaubt.

! Bei Varisierungsoperationen Abduktoreninsuffizienz des M. glutaeus medius durch Trochanter major Hochstand möglich. Evtl. Trochanterverlagerung: Osteotomie des Trochanter major und Refixation weiter distal.

Physiotherapeutische Maßnahmen

PT nach Trochanterverlagerungen bei Umstellungsosteotomie

6 Wochen nicht aktiv abduzieren. Isometrische Spannungsübungen der kleinen Glutaen in Annäherung erlaubt.

PT bei Koxarthrose

- *Schmerzfreiheit:* Hitze (Fango, Heiße Rolle, ☞ 2.6). Querfriktionen auf verkürzter, hypertoner Muskulatur (z.B. Adduktoren). E-Therapie: Hochfrequenz, Ultrareizstrom. Schlingentisch: Pendeln in axialer oder neutraler Aufhängung, Lateral-, Distaltraktion. Manuelle Therapie: Schmerztraktionen (in aktueller Ruhestellung intermittierende Traktion innerhalb Stufe II). Bewegungsbad.
- *Erhaltene Gelenkbeweglichkeit:* Aktiv-passives, endgradiges Bewegen, Dekontraktion (exzentrisches Training der Abduktoren). Manuelle Ther.: Traktion in Zielstellung (z.B. endgradig eingestellte Extension, Traktion Stufe III).
- *Erhaltene Dehnfähigkeit:* Schonende Mobilisationstechniken (☞ 2.2.4), z.B. Querdehnung im Bereich der Adduktoren, Hüftflexoren, Außenrotatoren.
- *Erhaltene Muskelkraft:* Statische Muskelarbeit (gelenkschonend) der Hüftabduktoren, -extensoren -innenrotatoren.
- *Bestmögliche Haltung:* Erarbeiten der aufrechten Körperhaltung (☞ 2.3.1).
- *Optimales Gangbild* ☞ 2.2.5.

Zusatzmaßnahmen

- Hilfsmittelversorgung (z.B. gesunde Schuhe, Gehhilfen, Toilettensitzerhöhung, evtl. Gewichtsreduktion).
- Angrenzende Gelenke und anderes Bein wegen Gefahr der Fehl- oder Überbelastung mitbehandeln.

! Der Therapieerfolg besteht i.d.R. nur in der Vermeidung der Progredienz.

5.5.9 Hüftkopfnekrosen im Erwachsenenalter

Aseptische, nicht traumatische subchondrale Osteonekrose als Folge einer lokalen Durchblutungsstörung. M:F = 4:1, vorwiegend im 30.–60. Lj.; 50 % beidseitig vorkommend. Risikofaktoren: Stoffwechselstörungen (Fettstoffwechselstörung, Gicht); Gefäßerkrankungen (arterielle Verschlußkrankheit, Thrombose); Alkoholabusus; Blutkrankheiten; Glukokortikoide.

Klinik: Zunehmende belastungsabhängige Leistenschmerzen, Bewegungseinschränkungen. Frühdiagnose im Kernspintomogramm möglich.

Stadien der Hüftkopfnekrose nach Ficat/Arlet

Stadium	Klinischer/pathologischer Befund
Stadium 0	Keine Symptome, Veränderungen im NMR, Knochenszintigramm
Stadium 1	Leistenschmerz, geringe Bewegungseinschränkung (IR)
Stadium 2	Erste röntgenolog. Veränderungen, Sklerosen und Zysten am Hüftkopf
Stadium 3	Sequestrierung des Knorpels
Stadium 4	Zusammenbruch des Knorpels

Ärztliche Therapie

Konservativ

Krankheitsverlauf meist progredient. Ursache, wenn möglich, beseitigen (Alkohol, Glukokortikoide). Entlastung an Unterarmgehstützen, PT, Physikalische Therapie.

Operativ

- Stadium 1 und 2: Gelenkerhaltender Eingriff. Anbohrung des Nekroseherdes (*Forage*) oder Entnahme eines bis in die nekrotischen Areale reichenden Knochenzylinders (zentrale Markraum-Dekompression nach Ficat). Postoperative Entlastung für 6 Wochen.
- Stadium 2 und 3: evtl. Umstellungsosteotomie (Nekroseherd wird aus der Belastungszone herausgedreht; meist Flexions-/Valgisationsosteotomie).
- Stadium 4: Hüftendoprothese.

PT bei Z.n. Forage

Phase I (teilbelastbar)

→ *Schmerzfreiheit:* Bewegen im schmerzfreien Bereich, ggf. auch mit Motorschiene, eventuell intermittierende Traktion.

→ *Optimale Beweglichkeit:* Alle Mobilisationstechniken (☞ 2.2.4) erlaubt, auch Manuelle Therapie (☞ 2.3.15), damit alle Knorpelbereiche in die Belastungszone kommen. Radfahren (Ergometer).

→ *Bestmögliche Kraft:* Aktive Kräftigung über dosierte PNF. Medizinische Trainingstherapie mit bis zu 20 kg.

→ *Belastbares Ersatzgewebe*: Wenn schmerzarm möglich, intermittierende Kompression geben.

→ *Bestmögliches Gangbild*: Teilbelasteter 3-Punkte-Gang (☞ 2.2.5).

Phase II (belastungsstabil) ☞ 5.5.10

5.5.10 Endoprothetische Eingriffe der Hüfte

Indikation zu endoprothetischen Eingriffen (TEP) bei nicht mehr durch konservative Behandlungsmaßnahmen bzw. gelenkerhaltende Umstellungsosteotomien therapierbarer Arthrose des Hüftgelenkes.

Ärztliche Therapie

Junger Pat.: Zementfreie Totalendoprothese oder Hybrid-System (d.h. teilzementierte Totalendoprothese) mit zementfreier Pfanne, Schaft zementiert. Postoperativ keine Belastung für 6 Wochen.
Ältere Pat.: Zementierte Totalendoprothese, Pfanne und Schaft zementiert. Postoperativ belastungsstabil.
Operativer Zugangsweg: Vorderer, hinterer und transglutealer Zugang möglich. Beim Primäreingriff wird meist der transgluteale Zugang nach BAUER bevorzugt: Durchtrennung der Abduktoren bis zur Bursa. Die Außenrotatoren bleiben in der Regel erhalten.

Physiotherapeutische Maßnahmen

Zementierte Hüftendoprothese

! Kontrolle des N. femoralis (innerviert M. quadriceps femoris).
→ Stark verkürztes Bein kann auf Luxation hinweisen. Luxationsmechanismus: Adduktion, Aussenrotation.
→ *DKPT-freier Patient*: ☞ 2.2.7.
→ *Schmerzarmut:* Lagerung in Braunscher Schaumstoffschiene mit Innenrotation und leichter Abduktion.
→ *Bestmögliche Beweglichkeit:* Assistives Bewegen aus Rückenlage in Flexion, Extension, Innenrotation, Abduktion. Vorsichtige Dehnung des M. psoas aus Rückenlagen über maximale Flexion der nicht operierten Seite bei Extension der betroffenen Seite. Eventuell Querdehnung der Adduktoren.
→ *Bestmögliche Kraft:* Training besonders der kleinen Glutaeen und der Hüftextensoren. Statische und dynamische Übungen aus der Rückenlage, später auch aus Seitlage und aus unterstützter Bauchlage. Bridging erlaubt. Später MTT (☞ 10).
→ *Bestmögliches Gangbild:* Belastet im 2- oder 4-Punkte Gang, Treppensteigen üben. Beinlänge kontrollieren (☞ 2.2.5)!
→ *Bestmögliche Haltung und Bewegung*: Einüben von Transfers, An- und Ausziehen von Kleidungsstücken (☞ 2.3.1).

Zementfreie/teilzementierte Hüftendoprothese

Phase I (übungsstabil), 6 Wochen

! Kontrolle des N. femoralis (innerviert M. quadriceps femoris).
→ *DKPT-freier Patient* ☞ 2.2.7
→ *Schmerzarmer Patient:* Lagerung in Braunscher Schaumstoffschiene mit Innenrotation und leichter Abduktion, nach ca. 1 Woche nur noch nachts. Keine

Seitlage für 6 Wochen (zum Üben und bei entsprechender Lagerung in Abduktion erlaubt), Bauchlage erlaubt.

- *Bestmögliche Beweglichkeit:* Assistives Bewegen in Flexion, Extension, Innenrotation, Abduktion. Vorsichtige Dehnung des M. psoas aus Rückenlage über eine maximale Flexion der nicht operierten Seite bei Extension der betroffenen. Eventuell Querdehnung der Adduktoren.
- *Bestmögliche Kraft:* Wie oben, jedoch kein gestrecktes Bein heben (SL), kein Bridging (hohe Druckbelastungen für die Pfanne). Kräftigung der Armmuskulatur für Stützengehen mit PNF (☞ 2.3.16). Stimulation der gelenknahen Muskeln über leichte Traktions- und Gleitimpulse. Pat. soll die Bewegungen durch isometrische Anspannungen verhindern (☞ 2.3.15).
- *Bestmögliches Gangbild:* Unter korrigierter Rotationsstellung der Hüfte im unbelasteten 3-Punkte-Gang.
- *Bestmögliche Haltung und Bewegung:* Einüben von Transfers, An- und Ausziehen von Kleidungsstücken (☞ 2.3.1).
- *Optimales Körpergewicht:* Ggf. Unterstützung der Gewichtsreduzierung durch Kraft- und Ausdauertraining.

5

Bei zusätzlicher Pfannendachplastik mit Spongiosa u.U. längere Entlastung. Die Flexion ist zunächst auf 90° limitiert.

Phase II (belastungsstabil)

Physiotherapie wie bei zementierter Hüftendoprothese.

TEP-Wechsel

Ärztliche Therapie

Bevorzugt wird der postero-laterale Zugang mit Durchtrennung der Außenrotatoren und Längsschnitt des M. glutaeus maximus. Postoperativ 5 Tage Bettruhe. Die postoperative Belastung richtet sich nach der Operationstechnik. Bevorzugtes Prothesensystem: Wagner-Revisionsschaft, zementfrei; keine Belastung für mindestens 6 Wochen.

PT bei TEP-Wechsel

Phase I

Bettruhe, Bewegung limitiert, 5 Tage.

- *DKPT-freier Patient* ☞ 2.2.7.
- *Schmerzfreiheit:* Lagerung in Braunscher Schaumstoffschiene bei leichter Außenrotation und Abduktion.
- *Bestmögliche Beweglichkeit*: Assistives Bewegen in Flexion, Extension, Abduktion. Vorsichtige Dehnung des M. psoas über maximale Flexion der nicht operierten Seite bei Extension der betroffenen Seite. Eventuell Querdehnung der Adduktoren.
- *Bestmögliche Kraft:* Wie bei TEP zementfrei. Eine aktive Bewegung in die Abduktion ist nicht erlaubt, jedoch vorsichtige Isometrie in Annäherung möglich.

Phase II

Pat. mobilisiert, Bewegung limitiert, meist belastungsstabil, ab 5. Tag. PT wie oben, zusätzlich:
Bestmögliches Gangbild: Belasteter 3-Punkte-Gang (evtl. auch nur teilbelastet) (☞ 2.2.5).

Phase III

Bewegung frei, belastungsstabil. PT wie oben, zusätzlich:
- → *Volle Beweglichkeit:* Mobilisation in alle Richtungen erlaubt, aktive Techniken, Instruktion der Automobilisation im Sitz.
- → *Optimale Kraft:* Zunehmendes Training der Glutealmuskulatur und Hüftgelenksextensoren.

Pfannendach-Plastik

Ärztliche Therapie

Bei totalendoprothetischer Versorgung des Hüftgelenkes und bestehender Pfannendysplasie besteht die Möglichkeit, einen Keil aus dem resezierten Hüftkopf zur Pfannenverbesserung anzuschrauben. Postoperativ 12 Wo. keine Belastung.

PT nach Pfannendachplastik

- → In Verbindung mit Gelenkersatz wie TEP, jedoch ist die Flexion bei 90° limitiert.
- → Nach Trochanterverlagerung bei TEP 6 Wo keine aktive Abduktion; isometrische Spannungsübungen der kleinen Glutaeen in Annäherung sind erlaubt.

Tumorprothese

Ärztliche Therapie

Bei ausgeprägten Osteolysen. In der Regel Resektion des Hüftkopfes, Schenkelhalses und des proximalen Femurs mit Trochanter major. Deshalb wird während der Operation die Muskulatur, die am Trochantor major ansitzt, an die Prothese fixiert.

PT bei Tumorprothese (Krückstockprothese)

Ziele wie TEP. Die Behandlung setzt Rücksprache mit OperateurIn voraus. Erfragt werden müssen: abgetrennte und refixierte Muskeln, Art der Verankerung und Zustand des übrigen Knochens. Davon ist die Belastbarkeit und die Übungsauswahl aus TEP-Programm abhängig.

5.6 Hand

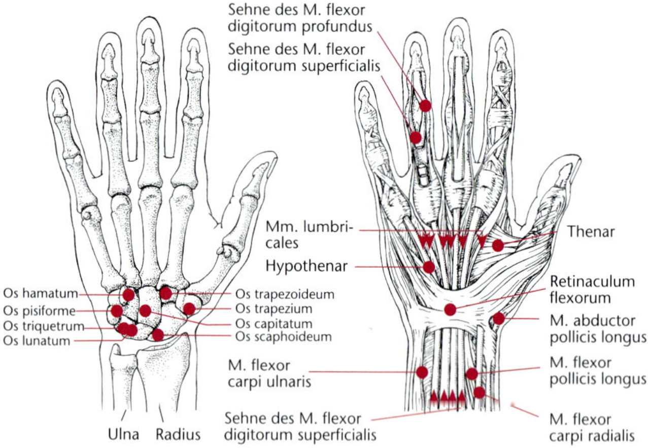

Abb. 5.12: Anatomie der Hand

Muskeln des Daumenballens – Thenar (☞ Abb.5.12)		
Name	**Ursprung**	**Ansatz**
M. adductor pollicis	Os capitatum, 2. und 3. Mittelhandknochen	Kapsel 1. Fingergrundgelenk, Basis des Daumengrundgliedes
M. opponens pollicis	Ligamentum carpi transversum, Os trapezium	Außenrand (Radialseite) 1. Mittelhandknochen
M. flexor pollicis brevis	Ligamentum carpi transversum, Os trapezium, Os trapezoideum, Os capitatum, Basis 1. Mittelhandknochen	Außenrand 1. Fingergrundgelenk
M. abductor pollicis brevis	Ligamentum carpi transversum, Os naviculare	Basis Daumengrundglied

Fingermuskulatur (☞ Abb.5.12)			
Muskel	**Ursprung**	**Ansatz**	**Funktion**
Flexorengruppe			
M. flexor digitorum superficialis	Epicondylus medialis humeri, Proc. coronoideus ulnae und Vorderfläche des Radius	Mittelglieder des 2.–5. Fingers	Flexion in den Handgelenken, Flexion in Grund- und Mittelgelenken der Finger 2–5
M. flexor digitorum profundus	Ulna	Fingerendgliedbasen 2–5	Flexion aller übersprungenen Gelenke
M. flexor pollicis longus	Vordere Fläche des Radius	Endglied des Daumens	Flexion der Hand und beider Daumenglieder
Extensorengruppe			
M. extensor digitorum	Humerus	2.–5. Finger an den Endgliedern	Fingerstreckung
M. extensor digiti minimi	Humerus	Dorsalaponeurose des 5. Fingers	Extension des 5. Fingers
M. abductor pollicis longus	Hinterfläche von Radius und Ulna	1. Mittelhandknochen	Radialabduktion von Hand und Daumen, führt den opponierten Daumen zurück
M. extensor pollicis brevis	Hinterfläche des Radius	Grundglied des Daumens	Radialabduktion im Handgelenk und im Daumensattelgelenk, Extension im Daumengrundgelenk
M. extensor pollicis longus	Hinterfläche der Ulna, Membrana interossea antebrachii	Endglied des Daumens	Daumenextension und Adduktion zum Zeigefinger, hilft bei der Reposition des opponierten Daumens
M. extensor indicis	Hinterfläche der Ulna	Dorsalaponeurose des Zeigefingers	Zeigefingerextension; Unterstützung der Handextension

Muskeln des Kleinfingerballens – Hypothenar (☞ Abb. 5.12)		
Name	**Ursprung**	**Ansatz**
M. abductor digiti minimi	Ligamentum carpi transversum, Os pisiforme	Basis Kleinfingergrundglied
M. flexor digiti minimi brevis	Ligamentum carpi transversum, Os hamatum	Basis Kleinfingergrundglied
M. opponens digiti minimi	Ligamentum carpi transversum, Os hamatum	Außenrand 5. Mittelhandknochen

5.6.1 PT bei Erkrankungen der Hand

Physiotherapeutischer Befund

Klinischer Befund (Vergleich mit Gegenseite)

Inspektion

- Form und Haltung der Hand, Achsenfehlstellungen (z.B. nach Trauma, Luxation), schlaffe Streckhaltung von Fingern (Beugesehne verletzt?), Krallen- oder Fallhand (Nervenläsion?, ☞ 6.3.4), Schwellungen (z.B. bei Entzündungen, Frakturen, cP, Tumoren), Muskelatrophien, z.B. periphere Nervenläsion.
- Hautfarbe: Durchblutungsverhältnisse, gelbe Fingerkuppen bei Rauchern.
- Palmare Beschwielung: Atrophisch flache, anhydrotische Hautleisten bei Nervenläsionen, Hinweis auf Gebrauch und Belastung der Hand.
- Fingernägel, z.B. mykotische, toxische Veränderungen.

Palpation

- Turgor, Temperatur (z.B. bei Entzündung ↑, bei Durchblutungsstörung ↓), Oberflächenbeschaffenheit, Verschieblichkeit der Haut, Konsistenz, Schmerzlokalisation
- Beklopfen von Nervenstämmen und -endigungen (z.B. Kompression, Neurome).

Funktionsprüfung (spezielle Tests siehe einzelne Krankheitsbilder)

- Greifformen (Grob-, Spitz-, Schlüsselgriff), Faustschluß, Streckung, Beugung, Abspreizung der einzelnen Finger und Anspreizen. Berührung der Fingerspitzen mit dem Daumen (Opposition).
- Beweglichkeit, Kontrakturen, Narbenzüge.
- Sensibilitätsprüfung, grobe Kraft, Pulse.

Behandlungsgrundlagen

Therapieziele

- *Schmerzfreiheit:* Allgemeine Entspannung (☞ 2.3.10, 11), evtl. Kühlen der Hand, Heiße Rolle nach Wundheilung.
- *Entstaute Hand:* Konsequente Hochlagerung, Einsatz der Muskelpumpe durch aktive Bewegungen der Finger soweit möglich. Lymphdrainage proximal des OP-Bereichs.
- *Erhaltene Beweglichkeit der angrenzenden Gelenke:* Mehrmals täglich aktive endgradige Bewegungen von Ellenbogen- und Schultergelenk, auch der nichtbetroffenen Seite (Hausaufgaben).
- *Erhaltene Kraft der nichtbetroffenen Muskulatur:* Statische und dynamische Muskelarbeit. BRUNKOW (☞ 2.3.6). PNF: bilaterale Armpattern, Technik Agonistische Umkehr, wiederholte Kontraktionen. Arm- und Scapulapattern, auch bilateral mit Dynamischer Umkehr.
- *Optimale Beweglichkeit von Hand- und Fingergelenken:* Aktive und passive Mobilisationstechniken der betroffenen Gelenke (☞ 2.2.4), z.B. Arbeiten an der Bewegungsgrenze, Reziproke Hemmung, AeK. Manuelle Therapie (☞ 2.3.15): Gleiten in eingeschränkte Richtung.
- *Volle Kraft der betroffenen Seite:* Statische und dynamische Muskelarbeit vor allem der Finger- und Handmuskulatur, aber auch der Arm- und Schultermuskulatur. PNF: Arm- und Scapulapattern, evtl. geänderte Fixation an der Hand. Einsatz von Geräten bei Belastungsstabilität der Hand, z.B. Theraband, Hantel, Expander.

- *Funktionelle Gebrauchsbewegungen:* Trainieren der grob- und feinmotorischen Fähigkeiten ohne und mit Geräte, z.B. Handknete, Übungsbrett, Handimpander. Erarbeiten der aufrechten Körperhaltung. ADL (☞ 2.3.1). Anleitung zur Selbstbeobachtung (Schonhaltung vermeiden). Hausaufgabenprogramm.

5.6.2 Enchondrom

Häufigster gutartiger Knochentumor der Hand, meist meta- und diaphysär in der Grundphalanx. M:F = 1:1.

Klinik: Meist Zufallsbefund. Schmerzen nur bei Spontanfraktur im Tumorbereich, evtl. Druckschmerz. Harte Schwellung dorsal über dem Tumor. Meist keine Bewegungseinschränkung.

Ärztliche Therapie

Nur operative Therapie möglich. Ausräumung wegen Frakturgefahr, Auffüllung mit autologen Knochenspänen meist aus dem Beckenkamm. Kleine Enchondrome werden nur ausgeräumt.

Physiotherapeutische Maßnahmen ☞ 5.6.1.

5.6.3 Ganglien

Gutartige, prallelastische mit visköser Flüssigkeit (Mucin) gefüllte, unter der Haut gelegene Weichteiltumore mit Verbindung zur Gelenkkapsel bzw. Sehnenscheide. Vorkommen häufig dorsal über dem Os lunatum, aber auch im Bereich der Ringbänder der Finger; häufigster Weichteiltumor. M:F = 1:3, 20.–30. Lj.

Ätiologie: Nicht völlig geklärt, meist Dehnung und Überlastung.

Klinik: Sehr unterschiedlich, von Beschwerdefreiheit bis zu heftigsten Schmerzen. Ausstrahlung bis in den Oberarm; Greifschwäche; evtl. Dys- und Hypästhesie bei Druck auf Nerv.

Ärztliche Therapie

Konservativ: Aufklärung über Gutartigkeit des Tumors.
Operativ: Exzision.

Physiotherapeutische Maßnahmen ☞ 5.6.1. Zusätzlich Gelenkstabilisierung durch Kräftigung der Unterarmmuskulatur, z.B. isometrische Anspannungsübungen.

5.6.4 Lunatummalazie (M. Kienböck)

Aseptische Knochennekrose des Mondbeins, führt zur Handgelenksarthrose.

Ätiologie: Ungeklärte Durchblutungsstörung (z.B. bei Minusvariante der Elle → Kompression des Mondbeins); Gefäßanomalien; rezidivierende kleinere Traumen (Arbeit mit Preßluftwerkzeugen); posttraumatisch (Unfall führt zu Gefäßverschluß/-ruptur). M:F = 1:4, handwerkliche Berufe überwiegen. Altersgipfel 20.–30. Lj.

Klinik: Schmerzen im Handgelenk; umschriebener Druckschmerz, besonders dorsal über dem Os lunatum. Im Endstadium Einschränkung der Dorsalextension.

Stadieneinteilung der Lunatummalazie

Stadium	Röntgenologischer/Klinischer Befund
Stadium 0	Keine röntgenologische Veränderungen; Veränderungen im Knochen-Szintigramm und NMR
Stadium 1	Verdichtung des Os lunatum
Stadium 2	Kleinfleckige Aufhellung
Stadium 3	Zusammenbruch des Os lunatum
Stadium 4	Deformierung und radiokarpale Arthrose

Ärztliche Therapie

Operativ: Resektion des Os lunatum und Interposition von Sehnenmaterial. STT-Arthrodese (*S*kaphoid, *T*rapezium, *T*rapeziodeum: dadurch Aufrichtung des Kahnbein und Entlastung des Mondbeins). Radiusverkürzungsosteotomie, bei Minusvariante der Elle. Gips für 6 Wochen, danach PT (☞ 5.6.1).

Physiotherapeutische Maßnahmen ☞ 5.6.1

5.6.5 Rhizarthrose

Arthrose des Daumensattelgelenks.

Ätiologie: Meist primäre Arthrose, besonders bei Frauen nach der Menopause; oft gleichzeitige arthrotische Veränderungen anderer Gelenke der Hand.

Klinik: Schmerzen besonders beim Zufassen (Opposition des Daumens) und Bewegungseinschränkungen mit Kapselschwellung.

Ärztliche Therapie

Konservativ: Wärmebehandlung; Antiphlogistika, ggf. intraartikuläre Injektion vom Glukokortikoiden; Ledermanschette zur Ruhigstellung des Gelenks.
Operativ: Bei jungen Pat. Arthrodese oder Resektion des Trapezium mit Interposition einer Sehne; ggf. Silikoninterposition. Endoprothetischer Ersatz bei alten Pat.

Physiotherapeutische Maßnahmen ☞ *5.6.1.*

5.6.6 Navikular-Pseudarthrose (Scaphoidpseudoarthrose)

Meistens nicht ausgeheilte Fraktur des Kahnbeins, die Bruchstücke sind bindegewebig miteinander verbunden.

Ätiologie: Oft übersehene oder falsch behandelte Navikularfrakturen; ungenügende Gefäßversorgung des kleineren proximalen Fragments. Dislokation und Instabilität der Fragmente.

Klinik: Gelegentlich symptomloser Zufallbefund; sonst starke, belastungsabhängige Schmerzen dorsal und palmar über dem Os naviculare (besonders in der Tabatière). Dorsalextension im Handgelenk eingeschränkt. Differentialdiagnose: *M. Preiser* (avaskuläre Navikularnekrose).

Ärztliche Therapie

Konservativ

Gipsruhigstellung, 4–6 Monate nach Unfall allerdings nicht mehr erfolgreich; Magnetfeldtherapie (nicht sicher bewiesen); Infiltration von Glukokortikoiden; Handgelenksbandage aus Walkleder.

Operativ

- *Matti Russe-Plastik:* Einfalzung eines Knochenspanes zwischen den beiden Navikularebruchstücken (stabile Pseudarthrose). Instabile Pseudarthrose: Fixierung der Fragmente mit Kirschnerdraht oder Schraubenosteosynthese.
- Postoperativ Oberarmgips mit Daumengrundgliedeinschluß für 6 Wochen, dann Unterarmgips mit Daumengrundgliedeinschluß für ebenfalls 6 Wochen.
- Bei schon bestehender schwerster radiokarpaler Arthrose kommt nur die Handgelenksarthrodese in Frage.

Physiotherapeutische Maßnahmen ☞ *4.4.2.*

5.6.7 Syndaktylie

Fehlende komplette bzw. inkomplette Trennung zweier oder mehrerer Finger in unterschiedlich starkem Ausmaß, oft mit weiteren Fehlbildungen (Polydaktylie, Spalthand) vergesellschaftet. Häufige Fehlbildungsform der Hand. Häufigkeit: 1:2000 Geburten; M:F = 2:1.

Ätiologie: In der 6.–8. Schwangerschaftswoche bleibt die Trennung der Finger aus; 70 % sporadisch, sonst autosomaler dominanter Erbgang.

Klinik: Es wird unterschieden in komplett/inkomplett sowie kutan/ossär und komplexe Syndaktylie.

Ärztliche Therapie

Operativ: Je schwerer die Fehlbildung, desto früher sollte die operative Trennung erfolgen (< 3. Lebensjahr).

Physiotherapeutische Maßnahmen ☞ 5.6.1.

5.6.8 Tendinosen, Insertionstendinosen, Tendopathien

Schmerzhafte Veränderung der Sehnen an Muskelansätzen oder -ursprüngen, aber auch an Kapsel- und Bandansätzen.

Urs.: Lokale chronische Überlastung (gleichförmige Belastung, ungewohnte Tätigkeiten). Prinzipiell können alle Sehnen und Sehnenansätze erkranken, am häufigsten sind Tendopathien im Bereich von Schulter, Ellenbogen, Knie, Ferse und Hüfte.
Wichtige Lokalisationen: Epicondylus humeri ulnaris und radialis (☞ 5.7.6), Rotatorenmanschette (M. supraspinatus), Bizepssehne, Trochanter major, Patella, Pes anserinus, Achillessehne.

5

Tendovagopathien (Tendovaginitis, Tendosynovitis): Schwellungen und Verdickungen des Sehnengleitgewebes bzw. der Sehnenscheiden.

Ärztliche Therapie

- *Konservativ:* Orale Antirheumatika (z.B. Diclofenac); Salben (z.B. Voltaren Emulgel®); Ruhigstellung (Tape-Verband oder Gips); Infiltration (Kortikoide und Lokalanästhetikum); Vermeidung von Auslösebewegungen; Orthesen (Armbandage, Ellenbogenbandage, Fersenpolster, Epikondylitisspange).
- *Operativ:* Selten OP-Indikation (z.B. Epikondylitis ☞ 5.7.6).

Physiotherapeutische Maßnahmen

Tendinosen ☞ 5.7.6.

PT der Tendovaginitis nach Ruhigstellung oder OP

→ *Schmerzfreiheit:* Allgemeine Entspannung. TENS-Gerät (☞ 2.7.11). Querfriktionen auf überbelasteten Sehnenansätzen.

→ *Entstaute Hand:* Konsequente Hochlagerung. Einsatz der Muskelpumpe durch intensive aktive Bewegung der Finger. Lymphdrainage (☞ 2.4.2). Evtl. Heiße Rolle.

→ *Optimale Beweglichkeit der betroffenen Finger- und Handgelenke:* Aktive Beuge- und Streckübungen anfangs ohne Widerstand, um erneuter Überbelastung vorzubeugen.

Zusatzmaßnahmen

→ Manuelle Therapie (☞ 2.3.15).

→ *Optimale Gleitfähigkeit der Sehne in ihrer Scheide:* Bringen die herkömmlichen Mobilisationstechniken keine zufriedenstellende Beweglichkeit, bei erreichter voller Belastbarkeit Manipulation der Sehne durchführen: Sehne über

Finger- und Handstellung unter Spannung bringen, in dieser Stellung halten, dann bei fixiertem Unterarm Traktionsimpuls im Verlauf der Sehne geben.

! Nur für entsprechend ausgebildete TherapeutInnen!

→ *Optimaler Muskeltonus:* exzentrische Kontraktionsfähigkeit der überbelasteten Muskulatur, auch mit Theraband. Zur Vorbereitung Heiße Rolle.

→ *Volle Kraft:* Statische und dynamische Muskelarbeit der Finger- und Unterarmmuskulatur.

Zusatzmaßnahmen: PNF – uni- und bilaterale Armpattern, Kombination Arm-Scapula, Techniken z.B.: Agonistische Umkehr, betonte Bewegungsfolge (☞ 2.3.16).

! Kräftigung erst nach dem Abklingen der Reizzustände → oft Rezidive!

→ *Optimale Gebrauchsfähigkeit:* ADL: Erarbeiten der aufrechten Körperhaltung; bei überwiegend sitzender Tätigkeit Sitzhaltung korrigieren, evtl. Sitzkeil zur Unterstützung der aufrechten Haltung. Anleitung zur Selbstbeobachtung (Schonhaltung und erneute Überbelastung vermeiden, ☞ 2.3.1). Hausaufgabenprogramm.

5.6.9 Tendovaginitis de Quervain

Schmerzhafte Einengung und Stenose der im 1. Strecksehnenfach verlaufenden Sehnen des M. abduktor pollicis longus sowie des M. extensor pollicis brevis (☞ Abb. 5.13). Meist Frauen im mittleren Alter oder jüngere Frauen mit manueller Tätigkeit (z.B. Sekretärinnen) betroffen.

Ätiologie: Durch übermäßige Beanspruchung hervorgerufene Tendosynovialitis mit nachfolgender Auftreibung der Sehne und Verdickung des Retinakulums.

Klinik: Belastungs- und bewegungsabhängige Schmerzen im 1. Strecksehnenfach im Bereich des Processus styloideus radii, z.B. bei festem Halten und Zugreifen. Eingeschränkte Ulnarduktion des Handgelenkes. *Finkelsteinsches Zeichen:* Starke Schmerzen bei max. Beugung des Daumens (Daumen in Hand eingeschlossen) und Ulnarduktion des Handgelenkes.

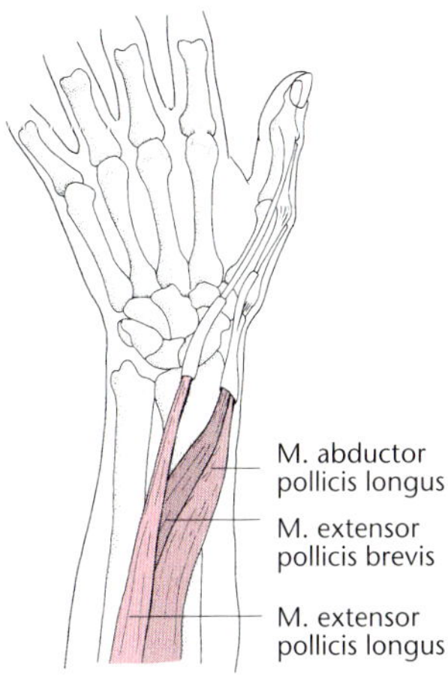

Abb. 5.13: Tendovaginitis de Quervain – Sehnenscheiden

Ärztliche Therapie

Konservativ: Ruhigstellung des Daumens im Tape- oder Gipsverband; lokale Infiltration von Glukokortikoiden.
Operativ: Spaltung des Retinakulums und damit Dekompression der Sehne, sofortige Mobilisation bei zunehmender Belastung.

Physiotherapeutische Maßnahmen ☞ *5.6.8.*

5.6.10 Schnellender Finger, schnellender Daumen

Plötzliches, teilweise schmerzhaftes Schnappen des Fingers bei Beugung und Streckung durch degenerative, knotige Verdickung des Sehnengleitgewebes. Evtl. vollständige Beuge- bzw. Streckhemmung. Bei Kleinkindern häufig Beugekontraktur des Daumenendgliedes (Pollex flexus).

5

Ätiologie: Durch Überlastung oder degenerative Veränderung Schwellung des Sehnengewebes → knotige Verdickung der Sehne in Höhe des ersten Ringbandes; der Knoten kann nur mit Kraft durch den Ringbandkanal gezogen werden.

Klinik: Schmerzen bei Beugung und Streckung des Fingers in Höhe des Metakarpalköpfchens, hier auch Druckschmerz. Plötzliches Schnappen des Fingers bei zunehmender Beugung oder Streckung im proximalen Interphalangealgelenk der Finger oder des Interphalangealgelenk des Daumens. Reiben und knotige Verdickung der Sehne über dem Metakarpalköpfchen tastbar.

Ärztliche Therapie

Konservativ: Injektion eines Glukokortikoids in die Beugesehnenscheide.
Operativ: Komplette Durchtrennung des Ringbandes, postoperativ sofortige Mobilisation der Finger.

Physiotherapeutische Maßnahmen

Frühphase

- → *Schmerzfreiheit:* Hochlagern, evl. Kühlen, Querfriktionen nach Wundheilung.
- → *Entstaute Hand:* Konsequente Hochlagerung, Einsatz der Muskelpumpe durch aktive Bewegungen der Finger soweit möglich. Lymphdrainage proximal des OP-Bereichs (☞ 2.4.2).
- → *Optimale Beweglichkeit der betroffenen Finger:* Aktive Streck- und Beugeübungen. Manuelle Therapie (☞ 2.3.15).
- ! Anfangs die Gelenke selektiv beüben.
- → *Volle Kraft:* Statische und dynamische Muskelarbeit der Finger; Geräte: z.B. Schaumstoffball, Handimpander. PNF (☞ 2.3.16): uni- und bilaterale Armpattern, Kombination mit Scapula.
- → *Optimale Gebrauchsbewegungen* und Schulung der feinmotorischen Fähigkeiten mit und ohne Geräte (Knete, Übungsbrett).

Zusatzmaßnahmen

ADL (☞ 2.3.1), Anleitung zur Selbstbeobachtung (Schonhaltungen vermeiden), Hausaufgabenprogramm.

Spätphase (nach 6 Wochen)

→ *Schmerzfreiheit:* Wie bei Frühphase, zusätzlich Querfriktionen.
→ *Entstaute Hand:* Wie bei Frühphase.
   Zusatzmaßnahmen: Einsatz der Muskelpumpe durch intensive aktive Bewegung der Finger; Lymphdrainage (☞ 2.4.2).
→ *Optimale Beweglichkeit der betroffenen Finger:* Aktive Streckübungen und Beugeübungen ohne Widerstand für 2 Wochen (Rupturgefahr). Manuelle Therapie.
→ *Volle Kraft:* Statische und dynamische Muskelarbeit der Finger. PNF: uni- und bilaterale Armpattern, Kombination Arm-Scapula (☞ 2.3.16).
→ *Optimale Gebrauchsfähigkeit der Hand:* Trainieren der grob- und feinmotorischen Fähigkeiten ohne und mit Geräten (Knete, Übungsbrett), Handstütz. ADL (☞ 2.3.1), Anleitung zur Selbstbeobachtung (Schonhaltung vermeiden), Hausaufgabenprogramm.

5.6.11 Karpaltunnelsyndrom

Einengung des N. medianus im Karpaltunnel, verbunden mit Gefühlsstörungen, Mißempfindungen und Schmerzen der von ihm versorgten Gebiete (palmarer Daumen, Zeige- und Mittelfinger sowie radiale Hälfte des Ringfingers). M·F = 1:2, Altersgipfel bei Frauen 50.–60. Lj. Ursachen: meist idiopathisch, Tendosynovialitis bei Rheumatikern, in Fehlstellung verheilte distale Radiusfrakturen, Verrenkung der Handwurzelknochen, Tumore, hormonelle Veränderungen (Schwangerschaft, Myxödem, Hyperthyreose).

Klinik: Hoffmann-Tinel-Zeichen: Klopfschmerz und Parästhesien bei Beklopfen des Karpaltunnels. *Flaschen-Test:* Flasche kann mit betroffener Hand nicht richtig umfaßt werden, da der Daumen nicht nicht weit genug abgespreizt werden kann (Ausfall des M. opponens). *Phalen-Test:* bei maximaler Flektion im Handgelenk treten nach einer Minute zunehmende Parästhesien auf.

DD: HWS-Symptomatik (C6/C7), Thoracic-Outlet-Syndrom, Medianuskompression am distalen Oberarm oder im Bereich des M. pronator teres.

Ärztliche Therapie

Konservativ: Ruhigstellung und nächtliche Hochlagerung auf dorsaler Schiene (starke Belästigung des Pat., Erfolg unsicher), Kortisoninfiltration des Karpaltunnels (meist kein dauerhafter Erfolg, Gefahr der Medianusschädigung).
Operativ: Dekompression des N. medianus durch Spaltung des Lig. carpi transversum; postoperativ sofort mit PT beginnen. Nach ca. 3 Wochen zunehmende Belastung der Hand, schwere manuelle Tätigkeit frühestens 6 Wochen postop.

Physiotherapeutische Maßnahmen ☞ 5.6.1.

Zusatzmaßnahmen

- *Innervationsschulung der Daumenballenmuskulatur:* E-Therapie nach IT-Kurve (☞ 2.7.3), taktile Reize, Eisabreibungen, PNF.
- *Optimale Sensibilität:* Reize setzen, z.B. mit Frottee-Handtuch, weicher Bürste, kurzen Eisabreibungen; Sensibilitätstraining zum „Erkennen" von Gegenständen: Pat. tastet, ohne hinzuschauen, Gegenstände ab, zuerst einfache Formen (Holzklötze als Quader, Pyramide); dann zusätzlich mit unterschiedlichen Oberflächen (Holzklötzchen z.B. überzogen mit Teppichboden, Wollstoff, Seidenstoff), schließlich Gegenstände des täglichen Lebens.
- *Normaler Muskeltonus der Unterarmpronatoren und der Finger- und Handflexoren:* aeK der Pronatoren und Flexoren; vorbereitend Heiße Rolle (☞ 2.6.2) auf die entsprechende Muskulatur.

5.6.12 Morbus Dupuytren

Knötchen- oder strangförmige Veränderung der Palmaraponeurose überwiegend bei Männern im 5.–7. Lebensjahrzehnt. Am häufigsten betroffen sind der IV. und V. Finger, Vorkommen aber auch am Daumen und am Fuß (M. Ledderhose).

Stadieneinteilung des M. Dupuytren

Stadium	Klinischer Befund
1. Stadium	Isolierte Strangbildung, Knötchen; noch keine Kontrakturen
2. Stadium	Beginnende Kontraktur: MCP kann nicht mehr voll gestreckt werden
3. Stadium	Beugekontraktur in MCP und PIP
4. Stadium	Wie 3. Stadium, zusätzlich Hyperextension im DIP

Ärztliche Therapie

Konservative Therapie meist nicht erfolgreich, da die Erkrankung i.d.R. fortschreitet. *Operativ:* Partielle Aponeurektomie (nachfolgende kurzfristige Ruhigstellung) ab 2. Stadium oder bei Beschwerden.

Physiotherapeutische Maßnahmen

nach sichergestellter primärer Wundheilung.

→ *Schmerzfreiheit*: Hochlagern, Kühlen, allgemeine Entspannung.
  Zusatzmaßnahmen: E-Therapie – TENS-Gerät (☞ 2.7.11), Ultraschall.

→ *Entstaute Hand*: Konsequente Hochlagerung, Einsatz der Muskelpumpe durch intensive aktive Bewegungen der Finger.
  Zusatzmaßnahmen: Lymphdrainage (☞ 2.4.2), Wrapping – Auswickeln der Finger und Hand mit einem dünnen Seil, anschließend sofort wieder abziehen und bewegen.

→ *Optimale Narbenverhältnisse:* Narbenmobilisation, evtl. mit Narbensalben (z.B. Contractubex®). BGM (☞ 2.4.6). Hitze (z.B. Heiße Rolle ☞ 2.6.2). E-Therapie: Iontophorese mit Kaliumjodat (☞ 2.7), Ultraschall (☞ 2.7.15).

→ *Optimale Beweglichkeit von Finger- und Handgelenken:* Aktive und passive Mobilisationstechniken, z.B. Arbeiten an der Bewegungsgrenze, aeK, Ermüden der Antagonisten, Reziproke Hemmung (☞ 2.3.15), Manuelle Therapie (☞ 2.2.4).

! Anfangs jedes Gelenk selektiv beüben.

→ *Volle Kraft*: Statische und dynamische Muskelarbeit von Finger- und Handmuskulatur.

Zusatzmaßnahmen: PNF (☞ 2.3.16) – uni- und bilaterale Armpattern, Kombination Arm-Scapula; BRUNKOW (☞ 2.3.6).

→ *Funktionelle Gebrauchsbewegungen*: Trainieren der grob- und feinmotorischen Fähigkeiten ohne und mit Geräten (Knete, Übungsbrett), Handstütz.

Zusatzmaßnahmen: ADL (☞ 2.3.1) – Erarbeiten aufrechter Körperhaltung, Anleitung zur Selbstbeobachtung (keine Schonhaltung!), Hausaufgabenprogramm.

5.7 Ellenbogen

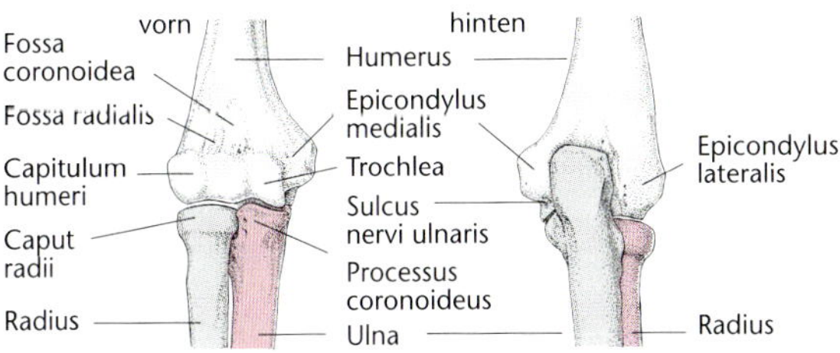

Abb. 5.14: Anatomie des Ellenbogengelenks

Die wichtigsten Unterarmmuskeln (☞ Abb. 5.14)			
Muskel	**Ursprung**	**Ansatz**	**Funktion**
Strecker (Extensoren) im Handgelenk			
M. extensor carpi radialis longus	Lateraler Rand des Humerus	2. Mittelhand-knochen	Handextension, Radialabduktion
M. extensor carpi radialis brevis	Epicondylus lateralis humeri	3. Mittelhand-knochen	Handextension
M. extensor carpi ulnaris	Zweiköpfig von Epicondylus lateralis und Ulnahinterfläche	5. Mittelhand-knochen	Handextension, Ulnarabduktion

Beuger (Flexoren) im Handgelenk			
M. flexor carpi radialis	Epicondylus medialis humeri	2. und 3. Mittelhandknochen	Handflex., Radialabduktion, Pronation
M. flexor carpi ulnaris	2 Köpfe: Epicondylus medialis und Ulnahinterrand	Ulnare Handwurzelknochen, 5. Mittelhandknochen	Handflexion, Ulnarabduktion
M. palmaris longus	Epicondylus medialis humeri	Palmaraponeurose	Handflexion
Supinatoren			
M. biceps brachii	Tuberculum supraglenoidale scapulae; Proc. coracoideus	Radius, Unterarmfaszie	Unterarmflexion, Supination
M. supinator	Epicondylus lateralis und Ulna	Radius	Supination
Pronatoren			
M. pronator teres	Epicondylus medialis und Medialseite der Ulna	Radiusaußenseite	Pronation, Ellenbogenflexion
M. pronator quadratus	Vorderrand der Ulna	Vorderrand des Radius	Pronation
Supinator und Pronator			
M. brachioradialis	Lateraler, distaler Humerus	Processus styloideus radii	Bringt Unterarm aus Pronation bzw. Supination in Mittelstellung (Ellenbogenflexion)

5.7.1 PT bei Ellenbogenerkrankungen

Physiotherapeutische Maßnahmen

Physiotherapeutischer Befund

- *Palpation:* Über entsprechenden anatomischen Strukturen (z.B. knöcherne Vorsprünge, Sehnenansätze), Muskelkonsistenz (Hartspann, Myogelosen), Entzündungszeichen (Schwellung, Rötung, Überwärmung).
- *Stabilitätsprüfung:* Zur Beurteilung der kollateralen Bandverbindungen.
- *Bewegungsprüfung:* Beugung/Streckung, Pro- und Supination.
- *Provokationstests:* Radiale Handgelenksextension und ulnare Handgelenksflektion (schmerzhaft bei Epikondylitis).

! Immer prox. (Schultergelenk) und distales Gelenk (Handgelenk) mit untersuchen.

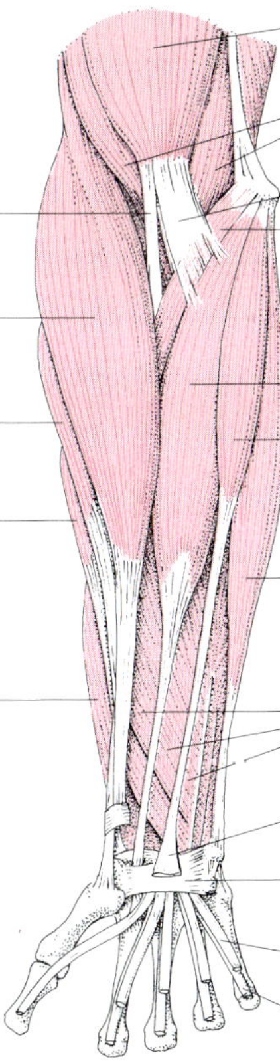

Abb. 5.15: Unterarmmuskeln in Pronationsstellung

PT nach operativen Eingriffen am Ellenbogen

Phase I – übungsstabil

- *Entstautes Gelenk:* Lagerung: Arm in Ausgangsstellung über Schulterhöhe lagern. Aktives Bewegen von Finger- und Handgelenken. Lymphdrainage (☞ 2.4.2). Hitzeanwendung (☞ 2.6) außerhalb des OP-Gebietes (z.B. heiße Rolle).

- *Schmerzfreiheit:* Weichteiltechniken (☞ 2.2.4), z.B. Funktionsmassage, zur Entspannung von M. biceps, M. triceps sowie der Handgelenksbeuger und -strecker. Intermittierende Traktion in aktueller Ruhestellung innnerhalb Stufe II im Humeroradial- und Humeroulnargelenk. Sympathikusdämpfung durch schmerzfreies aktives oder passives Bewegen der Wirbelgelenke in allen möglichen Ausgangsstellungen im thorakolumbalen Übergang (☞ 2.3.15). E-Therapie (☞ 2.7): Paravertebrale Querdurchflutung mit Diadynamischen Strömen (DF) in den Segmenten der sympathischen Ursprungsregion für die obere Extremität.
- *Erhaltene Beweglichkeit:* Möglichst endgradiges Bewegen im schmerzfreien Bereich. Aktive Mobilisationstechniken (☞ 2.2.4) mit Hold-Relax-Technik. Funktionsmassage verspannter Muskulatur. Beweglichkeitserhaltende Übungen für Schulter- und distales Radioulnargelenk.
- *Erhaltene Kraft:* Isometrische Spannungsübungen ggf. auch mit Elektrostimulation mit gleichstromfreien Exponentialstrom (☞ 2.7.5) bei 50 Hz-Frequenzen (BMR®-Gerät). Aktive Bewegungen gegen Führungswiderstand.
- Bestmögliche Haltung und Bewegung: Frühzeitiges Üben aller alltagsbezogenen Bewegungsabläufe wie Hand zum Mund führen, Kämmen etc.

5

Phase II – belastungsstabil
Maßnahmen wie bei Phase I, zusätzlich:

- *Volle Beweglichkeit:* Manuelle Therapie (☞ 2.3.15) bei kapsulären Einschränkungen: Traktion am Bewegungsende mit Stufe III, Gleiten in eingeschränkte Richtung (Stufe III). Dehnung verkürzter Muskeln (z.B. M. biceps). Anleitung zu Automobilisationsübungen (z.B. bei submaximaler Flektion durch ein am proximalen Unterarm mittels einer Tasche angebrachtes Gewicht eine Traktionsmobilisation ausführen lassen).

! Bei Metallimplantaten keine forcierte Pro- und Supination üben.

- *Volle Kraft:* Medizinische Trainingstherapie (☞ 10). Übungen mit Übernahme des Körpergewichtes auf die Arme (z.B. aus dem Vierfüßlerstand). PNF (☞ 2.3.16): alle Rumpfpattern. Hanteltraining.

5.7.2 Cubitus varus, Cubitus valgus

Physiologische Valgusabweichung bei gestrecktem Ellenbogengelenk in der Frontalebene zwischen Ober- und Unterarm: bei Männern bis 10°, bei Frauen bis 20°.

Ätiologie: Pathologische Achsenabweichung insbes. posttraumatisch bei Kondylenfrakturen und suprakondylären Humerusfrakturen. Frakt. des Epikondylus humeri ulnaris führt zur Varusdeformität, Frakt. des Radiusköpfchens zur Valgusdeformität.

Ärztliche Therapie

Operativ: Suprakondyläre Umstellungsosteotomie bei Fehlstellungen mit Bewegungseinschränkungen.

Physiotherapeutische Maßnahmen ☞ 5.7.1.

5.7.3 Arthrose des Ellenbogengelenks

Ätiologie: Posttraumatische Achsenfehlstellung bei in Fehlstellung verheilten intraartikulären Frakturen; postinfektiös; Chondromatosen (multipe intraartikuläre, zum Teil verknöcherte Knorpelneubildungen, die zu freien Gelenkkörpern führen).

Klinik: Zunehmende, zum Teil schmerzhafte aktive und passive Bewegungseinschränkung mit Streck- und Beugedefizit.

Ärztliche Therapie

Konservativ: Intraartikuläre Injektion von Analgetika und Glukokortikoiden.
Operativ: Arthrolyse (offen oder arthroskopisch); alternativ Resektions-Interpositionsarthroplastik.

Physiotherapeutische Maßnahmen ☞ 5.7.1.

5.7.4 Bursitis olecrani

Ätiologie: Chronische Schleimbeutelentzündung des Ellenbogens meist nach Überlastung (z.B. Schreibtischarbeit); akute eitrige Bursitis nach offener Verletzung.

Klinik: Deutliche teigige bis fluktuierende Schwellung über dem Olekranon; bei bakterieller akuter Bursitis zusätzlich mit Rötung und Überwärmung.

Ärztliche Therapie

Konservativ: Bei chron. Bursitis Schonung, Ruhigstellung, Salbenverbände (Voltaren Emulgel®); ggf. entlastende und diagnostische Punktion.
Operativ: Bei therapieresistenter chronischer Bursitis Bursektomie und Antibiose. Akute eitrige Bursitis: Bursektomie.

Physiotherapeutische Maßnahmen ☞ 5.7.1

5.7.5 Ellenbogenluxation

Luxation im Bereich des Humeroulnargelenks bei meist adäquatem Trauma, z.B. Sturz auf den Arm. Selten angeborene Luxation im Humeroulnargelenk bzw. Radiusköpfchenluxation. Ca. 85 % dorsale Luxation, ca. 40 % knöcherne Begleitverletzungen.

Klinik: Diagnose meist eindeutig aufgrund der Schwellung und Fehlstellung. Häufige Begleitverletzungen: Fraktur des Processus coronoideus, Ausriß des Epicondylus ulnaris.

Ärztliche Therapie

Konservativ: Reposition in Narkose, danach Ruhigstellung im Oberarm-Gipsverband für 2–3 Wochen.
Operativ: Bei Begleitverletzungen wie Frakturen, Gefäß- und Nervenverletzungen und drohendem Kompartmentsyndrom, Reposition, Orthosynthese.

Physiotherapeutische Maßnahmen ☞ 5.7.1.

5.7.6 Epicondylitis

5

Umschriebenens Schmerzsyndrom im epikondylären Ursprungsbereich der Muskulatur. Häufiger radial (Epicondylitis humeri radialis – Tennisellenbogen): Ansätze der Fingerextensoren (☞ Abb. 5.16); seltener ulnar (Epicondylitis humeri ulnaris – Golferellenbogen): Ansatztendinose der Fingerbeuger.

Ursache: Überbeanspruchung, Degeneration der Muskelansätze im Bereich der Epikondylen.

Klinik: Schmerzen, z.B. beim Händeschütteln, Gegenstände heben. Druckschmerz im Bereich der Epikondylen.

Provokationstests: Bei Epicondylitis humeri radialis Schmerzen bei Pronation und Dorsalextension der Hand sowie des Mittelfingers gegen Widerstand. Bei Epicondylitis ulnaris Schmerzen bei Supination und Volarflexion gegen Widerstand.

DD: Nervenkompressionssyndrome (Sulcus ulnaris, Pronator teres, Supinatorlogen), HWS-Syndrom (C6).

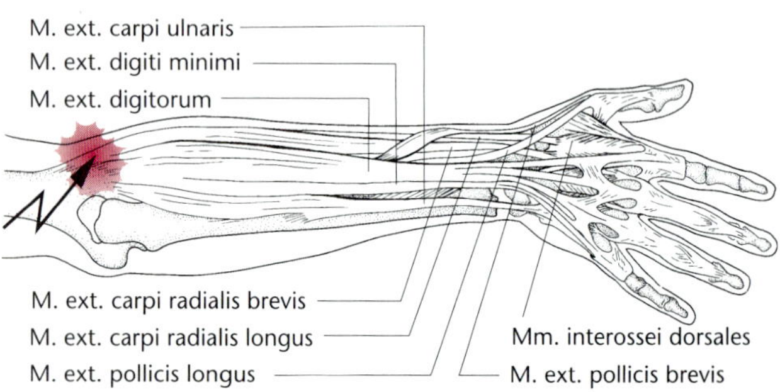

Abb. 5.16: Epicondylitis radialis humeri

Ärztliche Therapie

Konservativ

- Aufklärung über Gutartigkeit und zeitlichen Verlauf der Erkrankung. Vermeidung von Bewegungen, die den Schmerz auslösen (Heben schwerer Gegenstände bei Epicondylitis ulnaris). Medikamente: Antiphlogistika (oral/i.m.), Infiltration von Analgetika.
- Ruhigstellung: Volare Oberarmgipsschiene, Tape-Verband.
- Orthopädietechnik: Epikondylitisspange oder Bandage (z.B. Epitrain®) führt zur Zugrichtungsänderung der Sehnen der Handgelenksextensoren und somit zur Entlastung des Sehnenansatzes.

Operativ

- Epikondylitis humeri radialis: Desinsertion des M. extensor carpi radialis brevis und Durchtrennung der sensiblen Nervenäste im Ansatzgebiet der Muskulatur (OP nach HOHMANN und WILHELM). Bei zusätzlichen Supinatorsyndrom wird auch die Durchtrittsstelle des M. supinator erweitert. Postoperativ: Oberarmgipsschiene bis zur Wundheilung.
- Epikondylitis humeri ulnaris: Desinsertion der Handgelenksflexoren am Epikondylus ulnaris.

Physiotherapeutische Maßnahmen

PT nach konservativer Versorgung

! Behandlung erfolgt auf den überbeanspruchten Ursprungsstellen der Flexoren oder Extensoren am Ellenbogen; die Handflexoren sind oft überlastet (fast alle Tätigkeiten verlangen Fingerflexion). Dabei entsteht ein Kontraktionsschmerz der Handextensoren oder Dehnschmerz der Handflexoren. Die Behandlung erfolgt ursächlich im Bereich der Handflexoren (☞ 2.3.5).

→ *Schmerzfreiheit:* E-Therapie (☞ 2.7): Ultraschall, Lasertherapie, Ultraphonophorese, Iontophorese. Eis (nicht länger als 2–3 Min.). Hitze (Fango, Heiße Rolle ☞ 2.6); Entspannungstechniken (für Arme und Schultern ☞ 2.3.11). Querfriktionen.

→ *Volle Dehnfähigkeit:* Vorsichtige Längsdehnung (☞ 2.2.4), exzentrische Kontraktionsfähigkeit über Antagonisten-Hemmung.

→ *Erhaltene Beweglichkeit:* Aktive endgradige Bewegungen für Schulter- und Ellenbogen-, Hand- und Fingergelenke.

→ *Bestmögliche Haltung:* Erarbeiten der aufrechten Körperhaltung zur Herstellung des muskulären Gleichgewichts im ganzen Körper.

→ *Bestmögliche Alltagsbewegungen:* Überbelastung vermeiden, z.B. bei Computerarbeit Pausen einlegen, Bewegungsausgleich schaffen, Sitzhaltung verbessern, Arbeitshöhe anpassen; beim Sport Technik verbessern.

Zusatzmaßnahmen

Nach Abklingen der Beschwerden Beheben der Muskelschwächen, um damit einem Rezidiv vorzubeugen.

PT post-OP

Phase I (übungsstabil)

→ *Schmerzfreiheit:* Lagerung: Arm in Ausgangsstellung über Schulterhöhe lagern. Allg. Entspannung (z.B. nach JACOBSON ☞ 2.3.11).

→ *Entstauter Arm:* Konsequente Hochlagerung, Einsatz der Muskelpumpe durch aktive Finger- und Handbewegungen.

Zusatzmaßnahmen

- Lymphdrainage (☞ 2.4.2) außerhalb des operierten Bereiches
- *Erhaltene Beweglichkeit von Schulter- und Handgelenk*: Aktive/passive endgradige Bewegungen von Schulter- und Handgelenk.
- *Optimale Beweglichkeit des Ellenbogengelenks:* Vorsichtiges passives Durchbewegen, wenn erlaubt in allen Bewegungsrichtungen. Passives Bewegen auf der Motorschiene. Mobilisationstechniken (☞ 2.2.4): z.B. Querreiben, Funktionsmassage.
- *Erhaltene Kraft der nichtbetroffenen Muskulatur:* Statische und dynamische Muskelarbeit.
  Zusatzmaßnahmen: PNF (☞ 2.3.16) nichtbetroffener Arm, Scapula-Pattern, PNF betroffener Arm (Ellenbogen in Gipsschiene).
- *Aufrechte Körperhaltung:* ☞ 2.3.1.

Phase II (belastungsstabil)

→ *Schmerzfreiheit:* Behandlung ansatzgereizter und verspannter Muskeln (besonders Unterarmflexoren) mit Querfriktionen, Dekontraktionen (☞ 2.2.4), Funktionsmassage. Hitze. Ultraschall.

→ *Entstaute Extremität:* Hochlagerung. Aktives Bewegen im schmerzfreien Bereich. Intermittierende Traktionen. Lymphdrainage (☞ 2.4.2).

→ *Physiologische Gelenkstellung:* Bei Radiushochstand Traktionsmobilisation nach distal.

→ *Bestmögliche Beweglichkeit:* Mobilisationstechniken (☞ 2.2.4). Aktive Muskeldehnungen. Manuelle Therapie (Traktions- und Gleitmobilisation).

→ *Bestmögliche Kraft:* Widerstandübungen (auch mit Therabändern). Später Medizinische Trainingstherapie (☞ 10).

5.8 Schulter

Vordere und hintere Muskulatur des Schultergürtels			
Muskel	**Ursprung**	**Ansatz**	**Funktion**
Vordere (ventrale) Schultermuskulatur			
M. subclavius	1. Rippe	Clavicula	Zieht die Clavicula herab
M. pectoralis minor	3.–5. Rippe	Scapula	Zieht die Scapula nach vorne unten. Bei fixierter Scapula hebt er die 3.–5. Rippe (Atemhilfsmuskel)
M. serratus anterior	1.–9. Rippe	Scapula	Rotiert die Scapula aufwärts und nach lateral, hebt die Rippen bei fixierter Scapula
Hintere (dorsale) Schultermuskulatur			
M. trapezius	Os occipitale und einige Halswirbel, alle Brustwirbel	Clavicula und Scapula	Hebt Clavicula und Scapula (Koffertragen), adduziert und rotiert die Scapula, dreht, streckt den Kopf
M. levator scapulae	Proc. transversus der oberen 4 Halswirbel	Scapula	Hebt die Scapula und rotiert sie leicht abwärts
M. rhomboideus major	Dornfortsätze Th2–Th5	Scapula	Medial- und Aufwärtsbewegung der Scapula
M. rhomboideus minor	Dornfortsätze C6–C7	Scapula	Medial- und Aufwärtsbewegung der Scapula

Schulter und Oberarmmuskulatur			
Muskel	**Ursprung**	**Ansatz**	**Funktion**
Vom Stamm zum Oberarm			
M. pectoralis major	Clavicula, Sternum, Knorpelfläche der 2.–6. Rippe	Humerus	Anteversion, Adduktion, Innenrotation
M. latissimus dorsi	Dornfortsätze Th6–Th12, L1–L5, Crista iliaca und Kreuzbeinkamm, untere vier Rippen	Humerus	Retroversion, Adduktion, IR zieht die Schulter nach hinten und unten

Schulter und Oberarmmuskulatur			
Muskel	**Ursprung**	**Ansatz**	**Funktion**
Von der Scapula zum Oberarm			
M. deltoideus	Clavicula und Scapula	Humerus	Abduktion, Adduktion, Anteversion, Retroversion, IR und AR
M. subscapularis	Scapula (Innenfläche)	Humerus	IR
M. supraspinatus	Fossa supraspinale	Humerus	Abduktion, AR
M. infraspinatus	Fossa infraspinale	Humerus	AR
M. teres major	Scapula	Humerus	Retroversion, Adduktion und IR
Von der Scapula bzw. vom Humerus zum Unterarm			
M. biceps brachii	Scapula	Radius, Unterarmfaszie (Aponeurose)	Unterarmflexion, Supination
M. brachialis	Humerus	Ulna	Unterarmflexion
M. triceps brachii	Scapula und Humerus	Ulna	Unterarmextension, Adduktion im Schultergelenk

Bewegungsrichtungen des Schultergelenkes und daran beteiligte Muskeln	
Bewegung	**Muskeln**
Abduktion	• M. deltoideus (Fasern vom Akromion kommend) • M. supraspinatus
Adduktion	• M. pectoralis major • M. latissimus dorsi • M. teres major • M. deltoideus (Fasern von Spina scapulae und Klavikula kommend)
Anteversion	• M. deltoideus (Fasern von Akromion und Klavikula kommend) • M. pectoralis major • M. coracobrachialis
Retroversion	• M. deltoideus (Fasern von der Spina scapulae kommend) • M. latissimus dorsi • M. teres major
Innenrotation	• M. subscapularis • M. pectoralis major • M. deltoideus (Fasern von der Clavicula kommend) • M. teres major • M. latissimus dorsi
Außenrotation	• M. infraspinatus • M. teres minor • M. deltoideus (Fasern von der Spina scapulae kommend) • M. supraspinatus

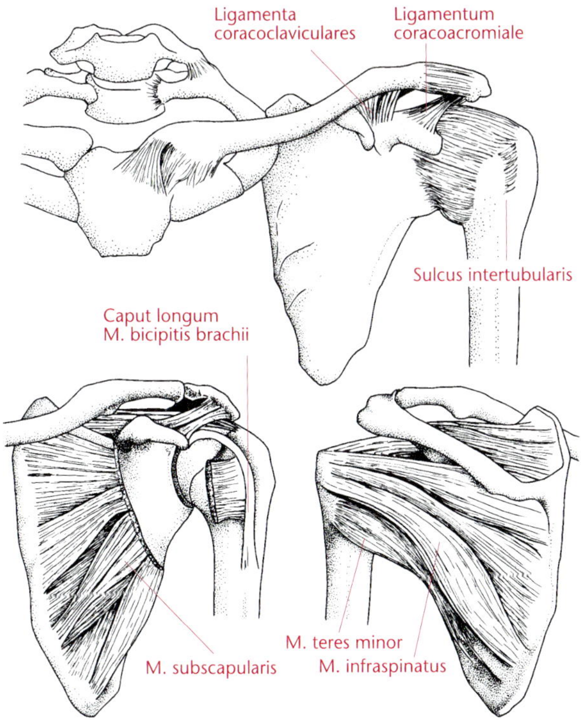

Abb. 5.17: Anatomie des Schultergürtels und der Schulter

5.8.1 PT bei Schultererkrankungen

Klinischer Befund

Inspektion

Beobachtung beim Entkleiden. Schulter- und Beckenstand, Hämatom, Entzündungszeichen, Narben, sonstige Hautveränderung, Schwellung, Umfangsvermehrung, *Atrophien,* Deformität (Schulter, WS, Thorax), Schonhaltung, Asymmetrien, Achsenfehlstellung (z.B. Cubitus varus, Cubitus valgus), Skapulastand, Scapula alata?

„Screening der HWS"

Kinn-Jugulum-Abstand, Seitneigung, Rotation, axialer Druck; pos. Lhermitte-Zeichen (starke Kopfvorbeugung führt zu Parästhesien i. d. oberen Exträmität), Blockierung, Zwangshaltung, Myogelosen, Hartspann, Krepitation.

Palpation Schultergürtel

Überwärmung, Myogelosen, Hartspann, Muskelatrophie. Druckschmerz *Tuberculum majus* (kraniale Anteile der Rotatorenmanschette), *Processus coracoideus* (Impingement-Sy. ☞ 5.8.2), *Sulcus intertubercularis*: bei 10° IR genau ventral (Tendinitis lange Bizepssehne). Druckschmerz *Akromioklavikular-Gelenk* (Instabilität, Klaviertastenphänomen, Arthrose). Druckschmerz *Sternoklavikulargelenk, Akromioklavikulargelenk, Klavikula:* Subluxation, Luxation, Klaviertastenphänomen.

Aktive und passive Beweglichkeit

Abd./Add.: Normalerweise 180°-0°-40°, bei Fixation der Skapula 90°/0°/40°. Flex./Ext.: 170°/0°/40°. IR/AR (Oberarm anliegend und 90° abd.): 95°/0°/60°. Ab welchem Winkelgrad Mitbewegen der Skapula (Frozen shoulder)? *Schürzengriff* (IR und Add.), *Nackengriff* (AR und Abd.). Schnappen, Krepitationen?

Impingementtests

„Painful arc" zwischen 60° und 120° Abd.; *Impingementzeichen nach NEER:* Schmerzen bei Fixation der Skapula und forcierter Flexion.

Isometrische Funktionstests

- *Supraspinatussehne: Drop arm sign* (Arm kann nicht in 90° Abd. gehalten werden), Null-Grad-Abd.-Test (Abd. des hängenden Armes gegen Widerstand), Supraspinatustest (Halten des Armes in 90° Abd. bei Druck von oben).
- *Rotatoren:* AR, IR gegen Widerstand. Ausschluß des M. deltoideus bei AR durch 90° Abd. und 30° Anteflexion *Pseudoparalyse* (völliger Verlust der Abd.-Kraft bei Rotatorenmanschettenruptur).
- *Lange Bizepssehne: Yergason-Test* (Supination gegen Widerstand bei 90° flektiertem und proniertem Unterarm).

Stabilitätsprüfung

(Beachte: fließender Übergang Subluxation – Luxation!)

- Vordere Instabilität:
  - *Apprehensiontest (wichtigster Test):* Schmerzhafte Subluxation des Humeruskopfes bei AR und Abd. und Druck auf den vorderen Glenoidalrand.
  - *Test nach LEFFERT:* Ventralisation des Humeruskopfes durch Daumendruck bei Abd. und AR, evtl. Schnappen bei Rückführung des Armes.
  - *Vorderer Schubladentest nach GERBER:* Fixation der Skapula und ca. 90° Abd., dann Ventralschub des proximalen Oberarmes.
- Hintere Instabilität:
  - *Hinterer Schubladentest nach GERBER:* Dorsale Schublade bei Daumendruck in 30° Anteflexion und leichtem axialen Druck.
  - *Test nach FUKUDA:* Fixation beider Skapulae mit dem Daumen und nach hinten ziehen der Humerusköpfe mit den Zeigefingern.

- Untere Instabilität:
  - *Unterer Schubladentest:* Zug am herabhängenden Arm, evtl. Rinne unterhalb des Akromion *(„sulcus sign“).*
  - *Unteres „apprehension sign“:* Abwehrbewegung des Pat. bei 90° Abd. und forciertem Druck auf den prox. Oberarm.
- AC-Sprengung: Hochstehen der Klavikula, Klaviertastenphänomen.
- Allgemeine Bandlaxizität: Überstreckung im Daumengrund-, Ellenbogengelenk.

Ellenbogengelenk

- *Palpation:* Druckschmerz über entspr. anatomischen Strukturen (z.B. knöcherne Vorsprünge, Sehnenansätze); Muskelkonsistenz (z.B. Muskelhartspann, Myogelosen); Fluktuationen. Bei Schwellungen Konsistenz (teigig, derb, fluktuierend) sowie zusätzliche Entzündungszeichen (z.B. Rötung, Überwärmung) beschreiben.
- *Stabilitätsprüfung:* Zur Beurteilung der kollateralen Bandverbindungen.
- *Bewegungsprüfung:* Beugung/Streckung sowie Pro- und Supination.
- *Provokationstests:* Radiale Handgelenksextension und ulnare Handgelenksflexion (Epikondylitis).

Neurologischer Befund (☞ 6.1)

Immer Seitenvergleich! Paresen, Sensibilität, Reflexe (BSR, TSR, RPR).

Durchblutung: Pulse.

5.8.2 Degenerative Erkrankungen des Schultergürtels

Periarthropathia humerscapularis (PHS)

Kein eigenständiges Krankheitsbild, Sammelbegriff degenerativer Erkankungen (Bursitis, Kapsulitis, Tendinitis) des Schultergelenkes. Am häufigsten Tendopathie der Rotatorenmanschette. Häufig zusätzlich Bursitis subacromialis, degenerative Rotatorenmanschettenruptur, Fibrose der Gelenkkapsel (frozen shoulder). „Diagnose“ PHS möglichst vermeiden. Besser ist folgende Differenzierung:

Periarthropathia humeroscapularis	
Klinische Diagnose	**Ätiologische Diagnose**
• PHS simplex (schmerzhafte Schulter) • PHS acuta (hyperalgische Schulter), • PHS pseudoparalytica (Pseudoparalyse) • PHS ancylosans (Schultersteife)	• Tendopathie der Rotatorenmanschette (oder der langen Bizepssehne) • Akute Bursitis subacromialis (bei Tendopathie der Rotatorenmanschette) • Ruptur der Rotatorenmanschette (und der langen Bizepssehne) • Fibrose der Gelenkkapsel

Supraspinatussehnensyndrom (SSP-Syndrom)

Degenerative Veränderungen der Supraspinatussehne begünstigt durch eine physiologische Enge in diesem Bereich. Dies führt zu einem mechanischen Reizzustand der Sehne (und evtl. der Bursa subacromialis) durch Druck- und Reibebeanspruchung bei

Abduktion und Adduktion. Hypovaskularisierte Zone am Sehnenansatz. Verstärkung der Minderdurchblutung bei herabhängendem Arm („*Wringing-Out-Phänomen*") vor allem bei SchwimmerInnen, LangstreckenläuferInnen. Muskuläre Insuffizienz führt zum Humeruskopfhochstand.

Einteilung des SSP-Syndroms nach NEER

Stadium	Klinischer Befund
Stadium I	Ödem und Einblutung, junge Pat. < 25 Lj.; Beschwerden nach konservativer Therapie
Stadium II	Fibrose und Tendinitis, Patient zwischen 20.–40. Lj., schulterbelastende Arbeit oder Sport; Besserung durch konservative Therapie und Vermeidung von Auslösebewegungen
Stadium III	Ruptur der Rotatorenmanschette, Omarthrose; Patient > 40 Lj.

Klinik: Bewegungsabhängiger chronischer Schulterschmerz, auch nachts. Druckschmerz am Tuberculum majus und am vorderen Gelenkspalt.

Painful arc (schmerzhafter Bogen, ☞ 5.8.1): Schmerz bei Abduktion zwischen 60° und 120°. Supraspinatustest positiv: Arm kann nicht in 90° Abduktion gehalten werden (Drop arm sign ☞ 5.8.1). 0°-Abduktionstest: Abduktion des Armes gegen Widerstand schmerzhaft.

Röntgen: Evtl. Humeruskopfhochstand und Sklerose bzw. Verkalkung im Bereich des Supraspinatussehnenansatz.

Ärztliche Therapie

Konservativ: Vermeidung von Auslösebewegungen (Sportreduktion); Voltaren®-Salbenverbände, orale Antiphlogistika; Infiltration von Analgetika, Kortikoiden. *Operativ:* Akromioplastik und Defiléerweiterung (nach NEER). *Prinzip*: Erweiterung des subakromialen Raumes durch Resektion des korakoakromialen Bandes sowie durch Resektion der Unterfläche des Akromions (arthroskopisch und/oder offen möglich). Bei vorlieg. Rotatorenmanschettenruptur muß ggf. eine offene Rotatorenmanschettennaht durchgeführt werden. Postop. Thoraxabduktionsschienen; großes Kalkdepot (Tendinitis calcarea) wird entfernt.

Impingementsyndrom

Durch Einklemmung Reizung der subakromialen Weichteile (Rotatorenmanschette, Bursa subakromialis) zwischen Akromion, Lig. coracoacromiale, Akromio-Klavikular-Gelenk, Tuberculum majus und Humeruskopf während der Abduktion des Armes, z.B. bei SSP-Syndrom, Rotatorenmanschettenruptur, muskulärer Insuffizienz.

Ärztliche Therapie s.o.

Physiotherapeutische Maßnahmen

Tendinitis

Befunderhebung (betroffener Muskel/Sehne) nach verschiedenen Methoden (z.B. Cyriax ☞ 2.3.8, Brügger ☞ 2.3.5)

→ *Schmerzfreiheit:* E-Therapie (☞ 2.7): Ultraschall, Iontophorese, Ultrareizstrom. Hitze: Fango auf die betroffene Muskulatur und sternokostal, evtl. Linea nuchae und Bauchmuskulatur. Brügger (☞ 2.3.5). Eismassage (☞ 2.6). Manuelle Therapie (☞ 2.3.15): Schmerztraktion, Mobilisation nach kaudal. Entspannungstherapie: Arm und Ganzkörper, auch im Schlingentisch. Lagerung: Aufrechte Haltung in Rückenlage. Querfriktion (nicht bei Kalkeinlagerung).

→ *Volle Beweglichkeit:* Normalisieren der Muskelspannung der betroffenen Muskeln. Antagonisten-Hemmung. Hubfreie/hubarme widerlagernde Mobilisation (☞ 2.3.12). Schlingentisch. Bewegungsbad.

→ *Bestmögliche Alltagsbewegungen:* Optimale Schultergürtelstellung in Verbindung mit der aufrechten Körperhaltung erarbeiten (☞ 2.3.1).

Zusatzmaßnahmen

Beweglichkeit der angrenzenden Gelenke erhalten (Klavikulargelenke, WS, Ellenbogen-, Handgelenk, Scapula). Dehnung der seitlichen und hinteren HWS-Muskeln und der Muskeln, die die Aufrichtung verhindern. Kräftigung für die aufrichtende Muskulatur.

! Zunächst keine Kräftigung im Schulterbereich, da die Muskeln reflektorisch zum Schutz der gestörten Strukturen weniger leistungsbereit sind. Nach Beseitigung der Störfaktoren verbessert sich die Kraft sofort.
Wenn Störherde in anderen Körperabschnitten liegen, dann Behandlung dort (Brügger ☞ 2.3.5).

Bursitis

→ *Schmerzfreiheit:* Wie bei Tendinitis, jedoch keine Querfriktion.

→ *Erhaltene Beweglichkeit:* Passives oder aktiv-passives Durchbewegen der Schulter, evtl. unter Traktion.

→ *Bestmögliche Alltagsbewegungen:* Optimale Schultergürtelstellung in Verbindung mit aufrechter Körperhaltung führt zur Entlastung der Bursen (☞ 2.3.1).

Zusatzmaßnahmen

Beweglichkeit der angrenzenden Gelenke erhalten (Klavikulargelenke, WS, Ellenbogen-, Handgelenk, Scapula). Dehnung der seitlichen und hinteren HWS-Muskeln und der Muskeln, die die Aufrichtung verhindern. Kräftigung der aufrichtenden Muskulatur.

! Keine Kräftigung der Abduktoren → Druck auf Bursen führt zu Schmerz.

Kapsulitis

→ *Schmerzfreiheit:* Wie bei Tendinitis, jedoch keine Querfriktion. E-Therapie: Ultraschall, Impulsschall, Laser.

→ *Optimale Beweglichkeit:* Manuelle Therapie. Antagonisten-Hemmung. Hubfreie/hubarme widerlagernde Mobilisation (☞ 2.3.12). Schlingentisch (☞ 2.3.20). Bewegungsbad.

→ *Volle Kraft:* Statische und dynamische Muskelarbeit. PNF: Arm- und Scapulapattern (Techniken: Dynamische Umkehr, Agonistische Umkehr).
→ *Bestmögliche Alltagsbewegungen:* Wie bei Tendinitis.

Zusatzmaßnahmen

Beweglichkeit der angrenzenden Gelenke erhalten (Klavikulargelenke, WS, Ellenbogen-, Handgelenk, Skapula). Dehnung der seitlichen und hinteren HWS-Muskeln und der Muskeln, die die Aufrichtung verhindern. Kräftigung für die aufrichtende Muskulatur.

Nach Défiléerweiterung

→ *Schmerzarmut:* Optimale Positionierung der Abduktionsschiene, vor allem in der transversalen Ebene. Querfriktionen. Funktionsmassagen. Hitze (außerhalb des OP-Gebietes). Ultraschall (☞ 2.7.15). Gelenkbehandlung mit intermittierender Schmerztraktion, Bewegen im schmerzfreien Bereich. Selbstübungen wie Pendeln oder Bewegungen im Bett-Schlingentisch, später Autotraktion.
! Zu schmerzhafte Behandlung behindert die Verbesserung der aktiven Beweglichkeit.
→ *Optimale Gelenkstellung*: Manuelle Therapie (☞ 2.3.15) bei Stellungsdiagnose des Humerus (wahrscheinlich Mobilisation nach dorsal und kaudal).
→ *Bestmögliche Beweglichkeit:* Aktive und passive Mobilisation des Schultergelenkes (wichtig: Aussenrotation), des Schultergürtels und der BWS mit Manueller Therapie (☞ 2.3.15), PNF (betonte Bewegungsfolgen ☞ 2.3.16). Hubfreie/hubarme Mobilisation der Wirbelsäule (☞ 2.3.12).
→ *Stabiles Gelenk:* Gezielte isometrische Anspannung der gelenknahen kurzen Muskeln. Fazilitation mit Gleit- und Traktionsimpulsen in verschieden Ausgangsstellungen, wobei Pat. Bewegung verhindern soll. Kräftigung der Schulterblattmuskulatur und besonders der Rotatoren mit MTT (☞ 10), PNF (☞ 2.3.16).
→ *Optimale Haltung:* s.o.
! Verursacht die Lagerung auf der Abduktionsschiene in den Kleinfinger ausstrahlende Beschwerden, N. ulnaris durch Unterlagerung des proximalen Unterams entlasten.

5

5.8.3 Tendinitis calcarea, Bursitis subacromialis

Tendinitis calcarea: Reaktive Kalkablagerungen in den Sehnenansätzen bei Minderdurchblutung der Rotatorenmanschette (90 % Supra- und Infraspinatus).
Chron. Bursitis subacromialis: Ausdehnung des Kalkdepots bis an die Oberfläche des Sehnenspiegels und mechanische Irritation der Bursa subacromialis.
Akute Bursitis subacromialis: Durchbrechen des Kalkdepots in die Bursa.

Klinik

- Tendinitis calcarea: Keine Schmerzen, oft nach Unfall.
- Chron. Bursitis: Impingementsyndrom (☞ 5.8.1) mit chron. rezidiv. Beschwerden.
- Akute Bursitis: Sehr starker Dauerschmerz mit painful arc (☞ 5.8.1) und starker Bewegungseinschränkung.

Ärztliche Therapie

Konservativ

Hohe Selbstheilungstendenz, deshalb meist konservative Therapie.

- Tendinitis calcarea: Bei im Röntgenbild weich gezeichnetem Verkalkungsherd Versuch der Punktion des Herdes und Spülung der Bursa subacromialis (Needling). Sonst lokale Infiltration mit Analgetika /Glukokortikoide.
- Chron. Bursitis: Lokale Infiltration, Ultraschall.
- Akute Bursitis: Starke Analgetika.

Operativ: Akromioplastik und Defiléerweiterung mit Kalkdepotentfernung bei Beschwerdepersistenz.

PT wie bei Defiléerweiterung (☞ 5.8.2)

5.8.4 Engpaßsyndrom, Thoracic outlet Syndrom

Chronische, nicht traumatische Schädigung des Plexus brachialis (Wurzel C4–Th1) bzw. der A. subclavia, A. brachialis, V. subclavia durch Kompression an einer anatomischen Engstelle (☞ Abb. 5.18).

Ätiologie: Angeborene muskuläre, ossäre oder vaskuläre Varianten.

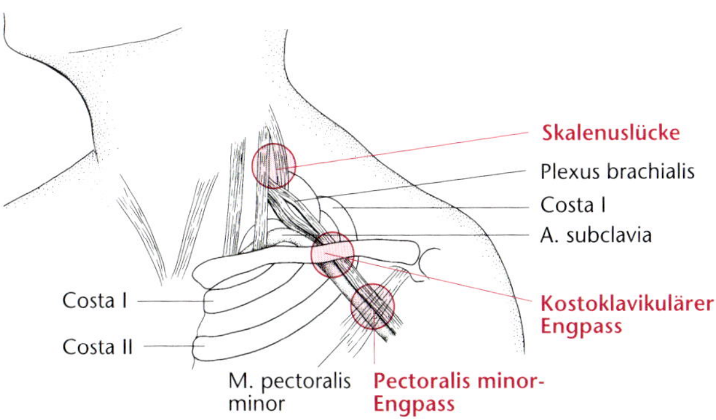

Abb. 5.18: Nervenengpässe im Bereich des Schultergürtels

Klinik: Parästhesien und Sensibilitätsstörungen. Motorische Ausfälle selten. Provokation der Schmerzen bei bestimmten Bewegungen (☞ Abb. 5.19).

Ärztliche Therapie

Meist konservativ (Anordnung von PT). Operativ bei zunehmender Symptomatik oder Durchblutungs störungen.

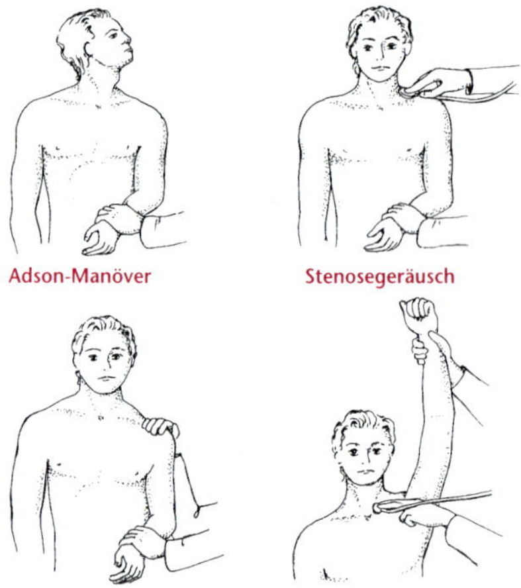

Abb. 5.19: Provokationstests bei Engpaßsyndromen

Halsrippe

Durch Rippe oder Stummelrippe am 7. Halswirbel Irritation des unteren Plexus.

Klinik: Wechselnde, häufig nachts am stärksten ausgeprägte Schmerzen im Bereich des Versorgungsgebiets des N. ulnaris Schmerzprovokation: Drehung des Kopfes zur gesunden Seite führt zu einer Reizung des unteren Plexus und evtl. Kompression der A. subclavia (Änderung der Pulsqualität).

Ärztliche Therapie

Operativ: Entfernung der Halsrippe ggf. mit Tenotomie des M. scalenus ant.

Skalenussyndrom

Einengung der A. subclavia und des Plexus brachialis beim Durchtritt durch die hintere Skalenuslücke (zwischen M. scalenus anterior und M. scalenus medialis) durch einen verbreiterten Ansatz des M. scalenus anterior.

Schmerzprovokation durch *Adson*-Test: Heben und Drehen des Kopfes zur kranken Seite bei gleichzeitiger tiefer Inspiration. Dabei weitere Einengung der Skalenuslücke; dies führt zu Schmerzen, in den meisten Fällen Abschwächung des Radialispuls durch Kompression der A. subclavia. Verstärkung der Symptomatik durch Zug am Arm nach kaudal.

Ärztliche Therapie

Operativ: Tenotomie des M. scalenus anterior und ggf. zusätzlich Resektion der 1. Rippe.

Kostoklavikuläres Syndrom

Kompression des Plexus und der Subclavia-Gefäße zwischen 1. Rippe und Klavikula.
Ätiologie: Kongenitale Frakturen, in Fehlstellung verheilte Klavikulafraktur.
Schmerzprovokation: Zug des bis zur Horizontalen abduzierten Armes nach hinten unten. Adson-Test wie bei Skalenussyndrom.

Ärztliche Therapie

Nur selten erforderlich (Resektion der 1. Rippe).

Hyperabduktionssyndrom

Engstelle zwischen Processus coracoideus und Ansatz des M. pectoralis minor.

Klinik: Neurologische Ausfälle selten. Brachialgien vor allem beim Schlafen mit hypereleviertem Arm.
Schmerzprovokation: Maximale Elevation und gleichzeitiges Rückführen des Armes.

Ärztliche Therapie

Konservativ: Aufklärung; Auslösebewegung vermeiden.
Operativ: Selten; Tenotomie des M. pectoralis minor, ggf. Resektion des Processus coracoideus.

Physiotherapeutische Maßnahmen bei Engpaßsyndromen

→ *Volle Dehnfähigkeit:* Schonende Dehnung der Mm. scaleni (es dürfen keine Beschwerden auftreten). Evtl. Vorbereitung mit Hitze.
→ *Optimale Kraft:* Stat. Muskelarbeit für HWS, Schultergürtel zur Stabilisation.
! Vermeidung der Tonisierung bzw. Kräftigung der Scalenusmuskulatur, da dadurch eine Verschlimmerung auftreten kann.
→ *Bestmögliche Haltung:* Erarbeiten der aufrechten Haltung (☞ 2.3.1) als bessere Ausgangssituation für die eingeengten Strukturen.

Zusatzmaßnahmen

Kräftigung aller Muskeln des Körpers, die aufrichtend arbeiten (z.B. Außenrotatoren der Schulter, schulterblattanlegende Muskeln, Rückenstrekker, Abduktoren der Hüfte). Exzentrische Kontraktionsfähigkeit aller Muskeln des Körpers fördern, die die Aufrichtung verhindern (z.B. Innenrotatoren der Schulter, Hand- und Fingerflexoren, Bauch-

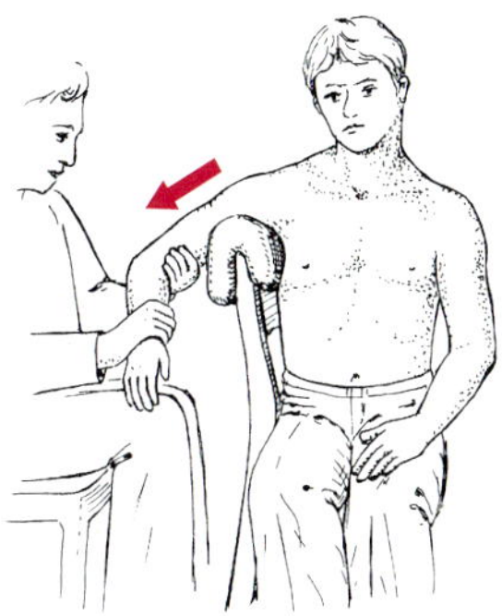

Abb. 5.20: Reposition nach ARLT bei vorderer Schulterluxation

muskeln, Adduktoren der Hüfte, Plantarflexoren am Fuß). Die angrenzenden Gelenke mitbehandeln (Klavikulargelenke, Schultergelenk, Skapula). Schlingentisch (☞ 2.3.20): Kopfaufhängung zur Entspannung, Dehnung.

5.8.5 Traumatische Schulterluxation

Unterscheidung in vordere, hintere, obere, untere Luxation; häufigste Luxationsrichtung nach vorne-unten.

Schweregrade der Schulterluxation	
Grad	**Pathologischer Befund**
Grad I (Distorsion)	Dehnung, Zerreißung einiger Fasern, Kapsel und Muskulatur intakt
Grad II (Subluxation)	Ruptur oder Ablösung der Kapsel, partielle Läsion der Muskulatur
Grad III (Luxation)	Kapsel-Band Verletzung obligatorisch; zu 97 % vordere Luxationsrichtung

Klinik

- Leere Pfanne. Arm in Fehlstellung, federnd fixiert. Oberarmkopfimpression *(Hill-Sachs-Läsion)*. Vordere Pfannenrandfraktur *(Bankart-Läsion)*. Rotatorenmanschetten-Ruptur in 35 % der Fälle. N. axillaris Schädigung in 15 % der Fälle. Knöcherne Begleitverletzungen in 40 % der Fälle.

Ärztliche Therapie

Konservativ

- Reposition und Ruhigstellung im Desault- oder Gilchrist-Verband (☞ 11.6) für 1–3 Wochen, danach PT.
  Repositionsmanöver bei vorderer Luxation (☞ Abb. 5.20, Abb. 5.21):
- Nach ARLT: Schonende Reposition durch Längszug am Arm bei 90° flektiertem Ellenbogen. Patient sitzt auf einem Stuhl und läßt luxierten Arm über die gepolsterte Stuhllehne hängen.
- Nach KOCHER: Pat. liegt bei leicht aufgerichtetem Oberkörper, Ellenbogen in 90° flektiert. Reposition erfolgt in drei Schritten: Zug und Adduktion, Außenrotation und Elevation, Innenrotation und Addduktion.
- Nach HIPPOKRATES: Zug am gestreckten Arm bei liegendem Pat.; der Fuß der ÄrztIn dient als Hypomochlion.

Operativ: Arthroskopie, Inspektion des Gelenks, Spülung des Hämatoms, ggf. Labrumrekonstruktion (OP nach BANKART). Offene Rekonstruktion bei sonst nicht möglicher Reponierbarkeit.

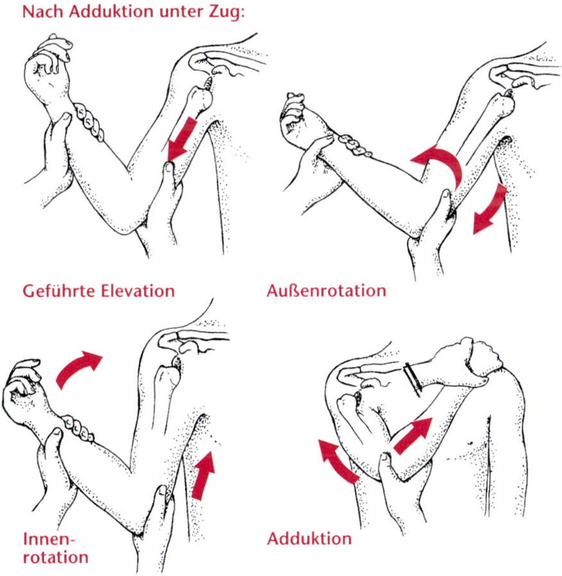

Abb. 5.21: Reposition nach KOCHER bei vorderer Schulterluxation

Physiotherapeutische Maßnahmen

Postoperativ

Phase I (assistiv)

- → *Schmerzarmut*: Lagerung auf Abduktionsschiene, dann Gipsverband. Befundung und ggf. Behandlung der HWS, BWS und des Schultergürtels.
- → *Optimale Muskelkraft*: Gezielte isometrische Anspannung der schultergelenknahen kurzen Muskeln. Fazilitation mit Gleit- und Traktionsimpulsen, wobei Pat. in alle Richtungen Bewegungen verhindern soll. Elektrostimulation (☞ 2.7). PNF (☞ 2.3.16): Schulterblattpattern aus Rücken- und Seitlage, Stabilisation bei Gewichtsverlagerung im Sitz und Stand.
- → *Erhaltene Beweglichkeit*: Aktive Übungen für Ellenbogen- und Handgelenk. Geführte Bewegungen in Abduktion und horizontale Adduktion aus der Schiene heraus, hubfreie Mobilisation der WS (☞ 2.3.12).

! Keine Außenrotation.

Phase II (übungs- und belastungstabil)

→ *Optimale Gelenkstellung*: Manuelle Therapie bei Stellungsdiagnose des Humerus (meist Mobilisation nach dorsal).

→ *Bestmögliche Beweglichkeit*: Aktive und passive Mobilisation des Schultergelenkes, des Schultergürtels und der WS mit Manueller Therapie, PNF (betonte Bewegungsfolgen), widerlagernde Mobilisation (☞ 2.3.12).

! Bei OP nach EDEN-LANGE-HYBINETTE (☞ 5.8.6) keine forcierte AR mobilisieren, bei OP nach WEBER darf AR mobilisiert werden.

→ *Bestmögliche Stabilität und Kraft*: Kräftigung der Rotatoren mit Medizinischer Trainingstherapie, PNF.

! *Optimale Haltung*: Erlernen der aufrechten Haltung in allen Positionen und Bewegungsabläufen (☞ 2.3.1).

Nach Reposition

Ruhigstellung (1–6 Wochen, je nach Schweregrad der Läsion).

→ *Optimale Muskelkraft:* Statische Muskelarbeit auch schon während der Ruhigstellung, später in verschiedenen ASTE, auch im Schlingentisch: axiale Aufhängung; Anspannung in Luxationsrichtung vermeiden.

→ *Volle Beweglichkeit:* Mobilisationstechniken (☞ 2.2.4), z.B. Reziproke Hemmung.

→ AeK, dabei Luxationsrichtung auslassen (Bewegungseinschränkungen in diese Richtung sind erwünscht).

→ *Bestmögliche Alltagsbewegungen:* (☞ 2.3.1) Um muskuläres Gleichgewicht zu schaffen.

5

Zusatzmaßnahmen

! Kräftigung der aufrichtenden Muskulatur, da oft bindegewebsschwache Pat.

5.8.6 Habituelle Schulterluxation

Meist Vorliegen einer vorderen-unteren Instabilität (95 % der Fälle).

Ätiologie: Meist anatomische Varianten, z.B. knöchern, ligamentär, flache kleine Pfanne, Torsion des Humeruskopfes (normal ca. 20° Retroversion), angeborene Bindegewebsschwäche.

Positiver *Apprehension-Test (☞ 5.8.1):* Schmerzhafte Subluxation des Humeruskopfes bei Außenrotation und Abduktion, dabei Druck auf den vorderen Glenoidalrand.

Ärztliche Therapie

Konservativ: Vermeidung von Auslösebewegungen.
Operativ sind viele Eingriffe möglich (Auswahl):

- Operation nach PUTTI-PLATT: Refixation von Kapsel und Limbus, Raffung der vord. Gelenkkapsel, Raffung des M. subscapularis (Weichteileingriff).
- OP nach EDEN-LANGE-HYBINETTE: Knochenspaneinbolzung am vorderen Pfannenrand zur Vergrößerung der Pfanne; Raffung der vorderen Kapsel und des M. subscapularis, besonders bei Bankart-Läsion.
- Dreh-Ostetomie nach WEBER: Subkapitale Drehosteotomie bei Hill-Sachs-Defekt und/oder Torsionsfehler des Humerus.

Physiotherapeutische Maßnahmen ☞ *5.8.5.*

5.8.7 Rotatorenmanschettenruptur

Degenerative (häufig) oder traumatische (selten) Ruptur des Sehnen-Muskelmantels der Rotatoren, entweder partiell oder komplett (mit Verbindung zur Bursa subacromialis). M:F=10:1. Alter meist > 50 Lj.

Ursachen: Direkte Gewalteinwirkung (Sturz auf den ausgestreckten Arm) bei degenerativer Vorschädigung. Meist partielle Rupturen an der Unterseite des Ansatzes der Rotatoren.

Klinik

- Inkomplette Ruptur: ☞ 5.8.2
- Frische Ruptur: Heftiger Schmerz, oft hörbares Reißen oder Krachen. *Pseudoparalyse:* Verlust der aktiven Abduktion (M. supraspinatus) bzw. der Außenrotation (M. infraspinatus). *Drop arm sign (☞ 5.8.1).*
- Degenerative Ruptur: Schmerzen bei Abduktion (painful arc, ☞ 5.8.1), Krepitation, Atrophie von M. supra- und infraspinatus, evtl. Schultersteife; Symptomatik entsteht langsam mit geringerem aktivem Bewegungsverlust. Nachtschmerz häufig.

Ärztliche Therapie

Konservativ: Inkomplette Ruptur ☞ 5.8.2. Komplette Ruptur: bei inaktiven Pat. > 65. J. und tolerablen Beschwerden Ruhigstellung (Thoraxabduktionsorthese), danach PT.

Operativ

Wahl des OP-Verfahrens abhängig von Lage und Ausdehnung der Ruptur.

- Dekompression, vordere Akromioplastik nach NEER mit Resektion des Lig. coracoacromiale (notwendiger Bestandteil bei jeder Rekonstruktion einer Rotatorenmanschettenruptur).
- Transossäre Verankerung nach MCLAUGHLIN bei relativ breitem Sehnenausriß: Ausmeißelung einer Knochennut und transossäre Fixation der U-förmig gefaßten Rißränder in Abduktionsstellung des Armes. Erhalt der Bursa subacromialis. Bei großen Defekten evtl. Transposition der noch intakten Rotatorensehnenanteile oder Verschiebe- und Schwenklappenplastiken.
- Plastisch rekonstruktive Verfahren z.B. lokale Verschiebeschwenkplastik, Infraspinatussehnentransfer, kombinierter Sehnentransfer des M. infraspinatus und subscapularis nach NEVIASER, Subskapularissehnentransfer nach COFIELD, Mobilisierung nach DEBEYRE, Muskelersatz-OP.
- OP nach APOIL und DAUTRY: Bei schwerster degenerativer Zerstörung und vergeblicher Defektdeckung. Exzision des rupturierten Gewebes und des Lig. coracoacromiale.

Physiotherapeutische Maßnahmen

☞ 5.8.2

→ Während der Immobilisation nur in frontaler Ebene aus der Schiene nach oben bewegen.

→ Bei Übungsstabilität: Vorsichtiges Üben der Adduktion.

→ Bei älteren Pat. und/oder kleinem Defekt frühfunktionelle Nachbehandlung (keine Immobilisation).

5.8.8 Schultergelenksarthrose (Omarthose)

Meist sekundäre Arthrose (nach Trauma, rezidivierender Luxation, Osteonekrose). Selten primär, da das Schultergelenk nicht statisch belastet wird. Klinik: schmerzhafte aktive und passive Bewegungseinschränkung, vor allem der Rotation. Krepitationen, Reibegeräusche, Muskelatrophien der Rotatorenmanschette.

Ärztliche Therapie

Konservativ: Medikamente, interartikuläre Injekt. (Analgetika, Kortikoide)
Operativ: Akromio-Plastik und Defiléerweiterung (arthroskopisch oder offen), Hemiarthroplastik, Osteotomie (Doppelosteotomie), Arthrodese in Funktionsstellung, als letzte Möglichkeit: Endoprothese (Neer).

Physiotherapeutische Maßnahmen

Omarthrose

Je nach Auftreten der Beschwerden; Behandlung wie bei PHS (Tendinitis, Kapsulitis ☞ 5.8.2).

Nach Neer-Prothese

Phase I (assistiv)

→ *Schmerzfreiheit*: Lagerung im Gilchrist-Verband. Behandlung ansatzgereizter Muskeln mit vorsichtigen Mobilisationstechniken. Evtl. Fango außerhalb des OP-Gebietes.
→ *Erhaltene Beweglichkeit:* Aktive Übungen für Ellenbogen- und Handgelenk. Assistives Bewegen des Schultergelenkes (auch Motorschiene und Schlingentisch direkt und vom Rumpf her, hubfreie Mobilisation der WS (☞ 2.3.12).
→ *Kräftige Schulterblattmuskulatur:* PNF: Schulterblattpattern (☞ 2.3.16) aus Rücken- und Seitlage. Stabilisation bei Gewichtsverlagerung im Sitz und Stand.

Phase II (übungsstabil)

→ *Stabiles Gelenk:* Gezielte isometrische Anspannung der gelenknahen kurzen Muskeln. Fazilitation mit Gleit- und Traktionsimpulsen in verschieden Ausgangsstellungen wobei Pat. Bewegung verhindern soll.
→ *Bestmögliche Beweglichkeit:* Vorsichtige Mobilisationstechniken (☞ 2.2.4). Aktive bewegungserweiternde Übungen.

5.9 Wirbelsäule

5.9.1 PT bei Wirbelsäulenerkrankungen

Physiotherapeutischer Untersuchungsbefund

Spezielle Anamnese

Schmerzanamnese
- *Wo?* – Lokalisation? Mit Finger zeigen lassen, Ausstrahlung, anatomische Zuordnung (☞Abb. 5.22)? Pseudoradikulär? Diffus, punktförmig, flächenhaft?
- *Wann?* Dauernd, intermittierend, remittierend, episodisch. Tagesrhythmus?
- *Warum?* Abhängig von bestimmten Faktoren (Bewegung, Belastung, Lage, Witterung)? Hust- und Niesschmerz.
- *Wie?* Dumpf, bohrend, brennend, ziehend. Gleichbleibend, wechselnd im Charakter, Schmerzstärke?

Klinischer Befund

Inspektion
- Aus- und Ankleiden, Gang, Sitzhaltung.
- Psych. Auffälligkeiten.
- *Von vorne:*
  - Habitus.
  - Kopfhaltung, Kopf mittelständig, Gesichtsskoliose, Schiefhals.
  - Schulterstand, Nacken- und Schultermuskulatur, Schlüsselbeinkontur.
  - *Horner-Sy.* (Lidspaltenverengung, Miose, Enophthalmus): Schädigung Wurzel C8, Th1.
  - Besonderheiten der Thoraxform? Atemexkursion seitengleich?
  - Abdomen.
  - Bein-, Fußdeformitäten.
- *Von hinten:*
  - Lotgerechter Aufbau der WS? Skoliose? Zwangshaltung? Bekkenstand.
  - Beim Vornüberbeugen (funktionelle Tests ☞ Abb. 5.24): Rippenbuckel, Lendenwulst, fixierte Brustkyphose?

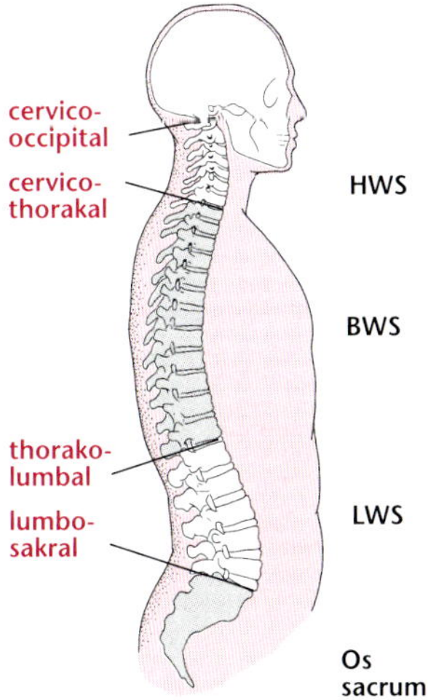

Abb. 5.22: Aufbau der Wirbelsäule

- *Von der Seite:*
  - Rückenform? Physiol. Lendenlordose, HWS-Lordose, BWS-Kyphose, Bauchdecken.
  - Reifezeichen? (Skoliose, Kyphose).

Palpation

- Stauchungsschmerz.
- Druck-/ Klopf-/ Rüttelschmerz, Fersenfallschmerz.
- Stufe in der Dornfortsatzreihe.
- Thoraxkompressionsschmerz (Prellung, Rippenfraktur).
- „Hängenbleiben" einzelner Rippen bei Inspiration oder Exspiration (Blockierung).
- Muskeltonus; M. piriformis → Piriformis-Syndrom.
- Subkutanes Fettgewebe: Konsistenz, Druckschmerz. *Kiblersche Hautfalten:* Hautfalten mit beiden Händen abheben und entlang den Dermatomen „entlangrollen". In hyperalgischen Zonen Verdickung dieser Falte tastbar, derbere Konsistenz.
- Segmentale Irritationspunkte (reflektorische Gewebsirritationen) meist in Austrittsnähe des segmentalen Spinalnerven.
- Muskulatur: Myogelosen, Muskelhartspann.

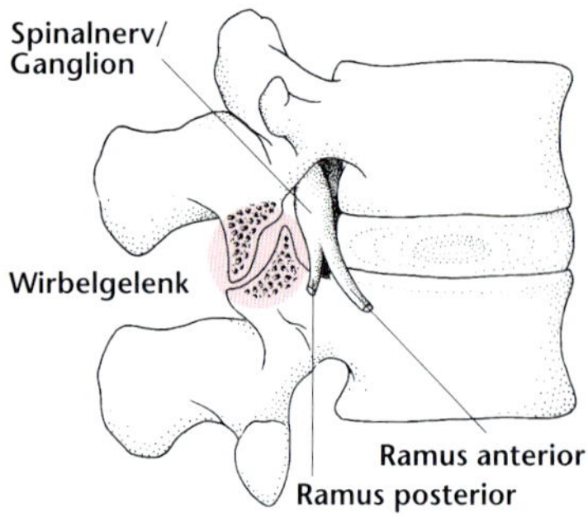

Abb. 5.23: Bewegungssegment nach JUNGHANS

5

✓ Flexibilitätsteste und Funktionsteste (☞ Abb. 5.24)

- *Armvorhaltetest nach MATTHIASS:* Feststellung der Leistungsfähigkeit der Muskulatur und zur Differenzierung Haltungsschwäche/-fehler.
- *Ott-Zeichen*: im Stand Dornfortsatz C7 aufsuchen und markieren; 30 cm langen Strecke nach kaudal auf der WS ausmessen und markieren; anschließend maximales Vorbeugen und Ausmessen der jetzt länger gewordenen Strecke (Norm 30 cm/34 cm).
- *Schober-Zeichen:* im Stand Dornfortsatz S1 aufsuchen und markieren; ausmessen und markieren einer 10 cm langen Strecke nach kranial auf der WS; anschließend maximales Vorbeugen und Messen der jetzt länger gewordene Strecke (Norm 4–5 cm).
- *Finger-Fußboden-Abstand (FBA):* maximales Vorbeugen bei gestreckten Kniegelenken; Messung des Abstands der Fingerspitzen – Fußboden (Norm 10–15 cm).

Funktionsprüfung und Messung

- Trendelenburgsches Zeichen ☞ 5.5.4.
- Beinlänge.
- Atemexkursion (insbes. bei V.a. M. Bechterew, Normalwert beim jungen Erwachsenen 5 cm, gemessen über den Mamillen).
- Bewegungsspiel der WS, lokale Haltungsanomalien? Passiver Torsionsschmerz LWS → Instabilität?

Bewegungsprüfung

- Kinn-Sternum-Abstand in cm in max. Flex. und Ext.
- Seitneigen, Rotation, Vor- und Rückneigen.
- Beweglichkeit der Schulter-, Hüft- und Kniegelenke.

Spezielle Tests

- Z.B. *Mennell-Zeichen* (ISG): Pat. in Seitenlage, Überstrecken des Hüftgelenkes der betroffenen Seite löst im ISG Schmerzen aus.
- Viererzeichen, Vorlaufphänomen.
- Federtest (ventralisierender Druck segmental); passive axiale Rotation.

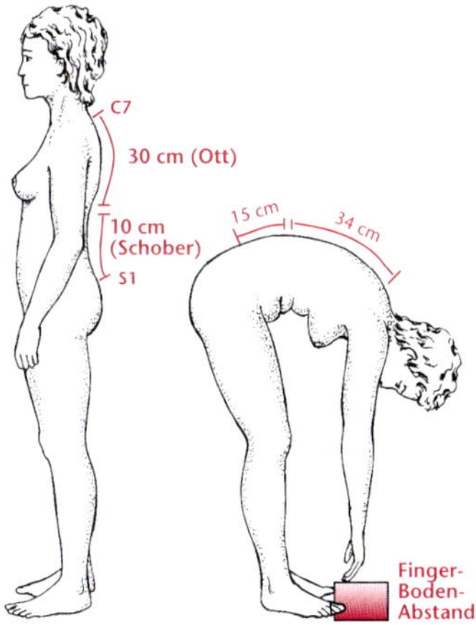

Abb. 5.24: Untersuchung der Wirbelsäule

Neurostatus (☞ 6.1)

- Sensibilität? Dermatom?
- Motorische Ausfälle? Gang, Zehen-, Hackengang, Extension und Flexion der Zehen.
- Reflexstatus.
- Lasègue, Bragard (Dorsalext. im OSG nach Anheben des Beines), Valleixsche Druckpunkte. Umgekehrter Lasègue (Femoralisdehnungsschmerz).

Pulsstatus: Periphere Pulse? Bei V.a. *Thoracic outlet Sy.*: Adson-Test u.a. ☞ 5.8.4.

✓ Patientenberatung

- *Beruf und Hobbies:* Einseitige Belastungen und Überbelastung meiden; bei einseitiger Tätigkeit (Sitzberufe) Bewegungsausgleich schaffen, z.B. zwischendurch aufstehen, „sich recken“, ein paar Schritte gehen.
- *Freizeitsport:*
  - Beim Joggen auf richtige Technik (u.a. aufrechtes Bewegungsmuster), weiche Böden (Waldboden), gute Laufschuhe achten.
  - Beim Fahrradfahren auf eine Lenkerhöhe achten, die einen aufrechten Sitz ermöglicht; Abstand unteres Pedal zum Sattel so einstellen, daß das Knie fast gestreckt werden kann; ein breiter Lenker ermöglicht eine bessere Schultergürtelstellung und Brustkorbhebung.
  - Beim Brustschwimmen (günstig für thorakale Aufrichtung), den Kopf ins Wasser tauchen (Überstreckung der HWS wird vermieden); beim Rückenschwimmen darf das Gesäß nicht absinken.
  - Beim Reiten auf leichten Sitz achten; Dressurarbeit vermeiden.
- Alltagsumgebung rückenschonend einrichten, z.B. Arbeitsflächen der Körpergröße anpassen; richtiges Sitzen, evtl. mit Hilfsmitteln (Sitzkeil, Lordosekissen), richtiges Stehen ☞ 2.3.1.

5.9.2 Flachrücken, Rundrücken, Hohlrundrücken

Haltungsschwächen bzw. Haltungsfehler, die passiv oder aktiv völlig ausgleichbare Abweichungen von der Normhaltung in der Sagittal- oder Frontalebenen sind (☞ Abb. 5.26). Hauptursache relative Schwäche der Rumpfmuskulatur.

- Rundrücken: Vermehrte BWS-Kyphose.
- Flachrücken: Verminderte LWS-Lordose, verminderte BWS-Kyphose.
- Hohlrundrücken: Vermehrte BWS-Kyphose und verstärkte LWS-Lordose.

Ärztliche Therapie: Verordnung von PT.

Haltungsschwäche von echter Wirbelsäulendeformität abgrenzen (ggf. Röntgen).

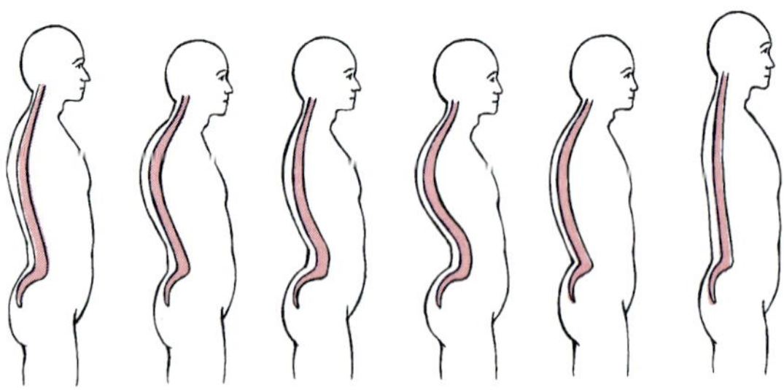

Abb. 5.25: Haltungstypen

Physiotherapeutische Maßnahmen

PT bei Flachrücken

→ *Volle Dehnfähigkeit:* Längsdehnung und exzentrische Kontraktionsfähigkeit der Muskulatur, die der Beckenkippung und damit der physiologischen LWS-Lordose entgegenwirken (Bauchmuskulatur, Hüftextensoren, Ischiokrurale Muskulatur).

→ *Volle Muskelkraft:* Statische und dynamische Muskelarbeit der aufrichtenden Muskulatur in Muskelketten und -verbänden in aufrechter Haltung wie Bekkenkipper und Rückenstrecker.

! Thorakal wird nicht in die Kyphose gearbeitet, da sonst wieder die Belastungshaltung entsteht.

- → *Volle Beweglichkeit:* Manuelle Therapie: Mobilisation, Extension. Hubfreie/hubarme Mobilisation der LWS in Richtung Extension. Mobilisierende Massage nach KLEIN-VOGELBACH (☞ 2.3.12).
- → *Bestmögliche Haltung und Bewegung:* Schulung neuer Haltungs- und Bewegungsmuster (☞ 2.3.1).

PT bei Rundrücken

- → *Volle Dehnfähigkeit:* Dehnung aller Muskeln, die die aufrechte Haltung behindern; z.B. exzentrische Kontraktionsfähigkeit der ischiokruralen Muskulatur, Adduktoren der Hüfte, Bauchmuskulatur, Interkostalmuskeln, Innenrotatoren und Adduktoren der Schultergelenke, dorsalen und seitlichen HWS-Muskulatur.
- → *Volle Kraft:* Statische und dynamische Muskelarbeit der aufrichtenden Muskulatur in Muskelketten und -verbänden in der aufrechten Haltung; Beckenkipper, Abduktoren der Hüfte, Rückenmuskulatur, Außenrotatoren im Schultergelenk, ventrale HWS-Muskulatur, Bauchmuskulatur.
- → *Volle Beweglichkeit:* Hubfreie/hubarme WS-Mobilisation im Sinne der Extension von BWS und LWS (☞ 2.3.12). Pezziballgymnastik. Dehnlagerungen. Streckübungen.
- → *Bestmögliche Haltung und Bewegung:* Schulung neuer Haltungs- und Bewegungsmuster ☞ 2.3.1.

PT bei Hohlrundrücken

PT wie bei Rundrücken; bei Brustkorbaufrichtung normalisiert sich die Stellung der LWS, so daß entlordosierende Übungen nicht nötig sind.

Oft wird durch die starke Kyphose mit normaler Beckenkippung eine verstärkte Lordose vorgetäuscht

5.9.3 Skoliose

Fixierte Seitausbiegung der WS mit Torsion (☞ Abb. 5.26).

- *Strukturelle (echte) Skoliose:* Fixierte Seitausbiegung der WS mit Torsion.
- *Funktionelle (unechte) Skoliose:* Seitausbiegung der WS bei voller Ausgleichbarkeit, keine Fixation, reversibel (z.B. Ischiasskoliose, Beckenschiefstand).

Pathogenese: Ungleiche Druckverteilung auf die Wachstumsspalten der Wirbelkörper; dies führt zu zunehmenden Formveränderungen mit Fixation. Die Torsion der Wirbelkörper bewirkt im thorakalen Bereich Rippenbuckel, im lumbalen Bereich Lendenwulst (besonders auffällig beim Vorbeugen).

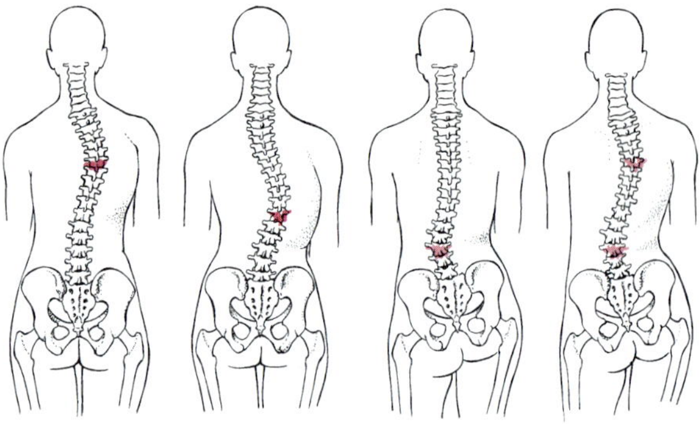

Abb. 5.26: Skolioseformen

Strukturelle Skoliose

Ätiologie

- Idiopathisch: ca. 90 %, F:M = 5:1.
- Neuropathisch: z.B. bei Infantiler Zerebralparese, Meningomyelozele.
- Osteopathisch: z.B. bei Mißbildungen, Osteochondrodystrophie, Fraktur, Tumor, Entzündungen, Beckenschiefstand.
- Desmogen: z.B. bei Narben, nach Thoraxoperationen.
- Myopathisch: z.B. bei Muskeldystrophie.

Die meisten Skoliosen werden im 10.–12. Lebensjahr diagnostiziert. Unterscheidung von 4 Skolioseformen: thorakal, thorakolumbal, lumbal, thorakol und lumbal.
Rö: Bestimmung des Skoliosewinkels nach COBB, Rigiditätsbestimmung durch Seitbeuge (Bending)-Aufnahmen.

Ärztliche Therapie

Konservativ: Abhängig von der Progredienz der Skoliose:
- Leichte Skoliose: (Cobbwinkel < 20°): konservativ mit PT.
- Mittelschwere Skoliose (Cobbwinkel 20–50°): PT, Korsettbehandlung (Milwaukee-, Chenau-Korsett) bis zum Wachstumsabschluß (☞ 11.2).
  Chenau-Korsett: Bei lumbalen, thorakolumbalen und thorakalen Skoliosen bis 45° nach COBB; Grenzindikation ist Scheitelwirbel Th6.
  Milwaukee-Korsett: Bei hochsitzenden Thorakalskoliosen bis 50° nach COBB und bei thorakalen Kyphosen (☞ 11.2).
- Rigide Skoliose: Halo-Extension präoperativ.

Operativ

Bei schwerer Skoliose (Cobbwinkel > 50°): Operative Versorgung. Günstigstes OP-Alter 12–14 Lj. (kurz vor Wachstumsabschluß). OP-Indikationen im Erwachsenenalter: Anhaltende Schmerzen, deutliche Beeinträchtigung der Herz-Lungen-Funktion. OP-Prinzip:

- *Spondylodese*: Versteifungsoperation der WS mit Distraktion an der konkaven, Kompression an der konvexen Seite der WS. Wird ermöglicht durch Resektion der kleinen Wirbelgelenke und Überbrückung mit kortiko-spongiösen Knochenspänen sowie durch extendierenden Metallstab.
- *Dorsale Spondylodese nach HARRINGTON:* Bei thorakaler, thorakolumbaler Skoliose. Korrektur durch Kombination von Distraktion und Kompression der WS durch Metallstäbe. Wirbelfusion durch Resektion bzw. Anfrischung der kleinen Wirbelgelenke, Überbrückung mit kortikospongiösen Knochenspänen. Ergänzung möglich durch quere Stabilisierung zwischen den Metallstäben; dann postoperativ kein Korsett notwendig.
- Ventrale derotierende Spondylodese n*ach ZIELKE:* Bei thorakolumbalen und lumbalen Skoliosen. Mittels speziellen Instrumentariums (Derotator) erfolgt Lordosierung und Derotation.
- Postoperativ: Bettruhe für 10–14 Tage, dann eine Wirbelsäulenorthese (z.B. *Stagnara-Korsett:* Derotationskorsett mit passiver Wirkungsweise) für 6–9 Monate nach vorherigem Gipsabdruck. Ggf. stationäre Korsettentwöhnung.

Physiotherapeutische Maßnahmen

Skoliotische Fehlhaltung

→ *Korrigierte WS:* Erarbeiten der WS-Korrektur in verschiedenen Ausgangsstellungen (Bauchlage, Rückenlage, Seitlage, Vierfüßlerstand, Sitz, Stand) und in drei Schritten:
  - In der Sagittalebene (physiologische WS-Krümmungen).
  - In der Frontalebene (Lateralflexion).
  - In der Transversalebene (Rotation).

  Dabei Aktivierung/Kräftigung der konvexseitigen Muskulatur und Dehnung der konkavseitigen Muskulatur; Hilfen über verbale (Kommando), taktile (Führungwiderstand) und optische (Spiegel) Reize.

→ *Volle Kraft:* Bei Erreichen der Symmetrie Aufbau einer Muskelmantelspannung, Stabilisation in verschiedenen Ausgangsstellungen wie z.B. Vierfüßlerstand, Sitz.

→ *Gedehnte Muskulatur:* Packegriffe, Dehnlagerungen. Atemtherapie (☞ 2.2.6). Lösen der konkaven Muskulatur.

→ *Bestmögliche Haltung und Bewegung:* Schulung neuer Haltungs- und Bewegungsmuster (☞ 2.3.1).

Fixierte Skoliose

→ *Korrigierte WS:* Wie bei skoliotischer Fehlhaltung.

→ *Volle Kraft:* Erreichen der konvexen Muskulatur über Arm- und Beinstellung z.B. bei rechts-konvexer BWS-Skoliose im Vierfüßlerstand: den rechten Arm abheben; je nach Scheitelpunkt unterschiedliche Abduktionsstellung des Arms.

→ *Gedehnte Muskulatur:* Wie bei skoliotischer Fehlhaltung.

→ *Bestmögliche Atemverhältnisse:* Atemtherapie (☞ 2.2.6) mit Durchlüftung der konkaven Seite.

→ *Bestmögliche Kreislaufverhältnisse:* Ausdauertraining, dabei Stauchung der WS vermeiden.
→ *Bestmögliche Haltung und Bewegung:* Schulung neuer Haltungs- und Bewegungsmuster (☞ 2.3.1), Beratung über ungünstige Alltagsgewohnheiten.
! Der Therapieerfolg besteht in der Regel nur in der Vermeidung weiterer Progredienz.

Skoliosebehandlung im Korsett

PT wie bei fixierter Skoliose. Zunächst im Korsett üben; Pat. kann sich an den Pelotten und Freiräumen orientieren. Später evtl. häusliches Üben im Korsett, in der PT-Behandlung ohne Korsett zur besseren Orientierung.

PT nach Skoliose-OP

5

Phase I (präoperativ, stationär)

→ *Bestmögliche Beweglichkeit*: Pat. in Halo-Extension. Mobilisation der WS mit Manueller Therapie (☞ 2.3.15): Mobilisation aller zur OP vorgesehenen Segmente in alle Bewegungsrichtungen (Verbesserung und Erleichterung der operativen Versorgung). PNF: Rumpfpattern (Chopping und Lifting). Übungen aus der Funktionellen Bewegungslehre (☞ 2.3.12). Extension mit Gewichten; maschinelle Traktion (z.B. Tru Trac® ☞ 4.1). Bewegungsbad.
→ *Schmerzarmut:* : Klassische Massage (☞ 2.4) mit Knetung, Zirkelung, Streichungen, Vibration. Fango (bes. HWS-Bereich und konkave Abschnitte).
→ *Bestmögliche Atmung:* Steigerung der Vitalkapazität. Dreh-Dehn-Lagerung (☞ 2.2.6).
→ *Vorbereiteter Pat.*: Drehen, Aufstehen über Bauchlage üben.

Phase II (postoperativ, Bettruhe)

→ *DKPT-freier Patient* ☞ 2.2.7.
→ *Schmerzarmut*: Lagerung auf dem Rücken mit kleinem Kopfkissen und Knierolle.
→ *Erhaltene Beweglichkeit*: Assistives Bewegen der Extremitätengelenke ohne Mitbewegung der WS.
→ *Bestmögliche Transfers*: Drehen in Seitlage.
→ *Rumpfspannung*: Beginn vorsichtiger Isometrie für die Rumpfmuskulatur.
→ *Krafterhalt*: Kräftigung der Arm- und Beinmuskulatur in Rückenlage.

Phase III (postoperativ, mobilisiert im Rumpfgips)

→ *Bestmögliche Rumpfspannung:* Isometrische Anspannung unterstützt durch Overflow von Extremitätenpattern.
→ *Bestmögliche Transfers*: Anfänglich über Stehbrett Aufstehen, später über Bauchlage.
→ *Bestmögliche Haltung:* Erlernen der aufrechten Haltung (☞ 2.3.1) angelehntes Stehen erlaubt.
! Sitzen verboten, wenn die unteren Lumbalsegmente (L3–L5) betroffen sind. → Stehhilfe verwenden (Pat. kann sich im Stehen anlehnen, ohne zu sitzen)!
→ *Bestmögliches Gangbild*: Zunächst mit Gehstützen (☞ 2.2.5).
→ *Bestmögliche ADLs*: Einüben von Alltagsbewegungen (z.B. Bücken, Schuhe anziehen).

5.9.4 Degenerative Erkrankung der LWS

Häufigste Ursache von Rückenbeschwerden bei Pat. > 30 Jahre. 70 % der Pat. > 50 Jahre haben degenerative Veränderungen der LWS, M > F. LWS am häufigsten betroffen (biomechanische Ursachen). LWS-Beschwerden resultieren häufig aus einer Kombination von Schäden, deswegen schwierige Diagnosestellung und schwierige Therapie. 50 % der vorzeitigen Rentenanträge in der BRD sind bandscheibenbedingt.

Chondrose

Regressive Veränderung der Bandscheibe mit Degeneration des Gallertkernes, Risse im Faserring; Bandscheibeninstabilität im Bewegungssegment, Abnahme der Pufferfunktion. Rö: Höhenabnahme des Zwischenwirbelraumes. Chondrose führt zur Osteochondrose mit subchondraler Sklerosierung der Deck- und Grundplatten.

Osteochondrose

Vermehrte mechanische Belastung bei Chondrose. Deck- und Grundplatten der Wirbelkörper zeigen vermehrte subchondrale Sklerosierung und exophytäre Randzackenbildung mit daraus resultierender Instabilität des Bewegungssegmentes.

Spondylose

Instabilität des Bewegungssegmentes → Gefügelockerung → vermehrte Zugbeanspruchung der Bänder → an den Wirbelkörperrändern Bildung von reparativen appositionellen Knochenzacken (Spondylophyten).

Spondylarthrose

Instabilität des Bewegungssegmentes führt zur Inkongruenz im Bereich der kleinen Wirbelgelenke → vermehrte Belastung → Spondylarthrose.

Verschiebung der Wirbelkörper

Verschiebung der WK gegeneinander durch Instabilität: Retrolysthesis (Rückwärtsgleiten); degenerative Spondylisthesis (Vorgleiten); Drehgleiten (seitliches Gleiten).

Klinik: Schleichender oder akuter Schmerzbeginn. Dumpfe, ziehende, evtl. stechende Schmerzen mit radikulärer oder pseudoradikulärer Ausstrahlung. Oft durch mechanische Faktoren (Bücken, Aufrichten, Drehen, Heben) ausgelöst.

Ärztliche Therapie

Konservativ Akutes Stadium: Aufklärung, orale Analgetika/Antiphlogistika, Muskelrelaxantien; evtl. Stufenbett. Chronisches Stadium: Miederversorgung, Injektionsbehandlung.

Operativ

Auswahlkriterien für OP bei Kreuzschmerz: Häufig rezidivierende oder dauernde, lokalisierbare Kreuzschmerzen mit eindeutig segmental zuzuordnenden anatomisch-funktionellem Substrat, therapieresistent und „normale" Persönlichkeitsstruktur. *OP-Ind.:* Echte oder degenerative Spondylolysthesis (mit/ohne engen Lumbalkanal); ein-/mehrsegmentale Segmentarthrose mit Instabilität (mit/ohne engen Lumbalkanal). OP-Verfahren z.B.:

- *Posterolaterale Spondylodese* (nach WILTSE): Knochenanlagerung dorsal zwischen L5/S1.
- *Dorsale Spondylodese:* Transpedikuläre Verschraubung.

- *Ventrale interkorporelle Spondylodese:* Ausräumung des Bandscheibenraumes und Einbringen von Knochen.
- Kombinierte ventrale/dorsale Spondylodese.

Physiotherapeutische Maßnahmen

PT bei akuten Beschwerden

Schmerzfreiheit: Fango (☞ 2.6.3). E-Therapie: Interferenz 100 Hz, Ultrareizstrom, Diadynamische Ströme: DF, CP, LP. Massage (☞ 2.4.1), Unterwassermassage (☞ 2.4.3). Lagerung mit optimaler WS-Stellung. Hubfreie WS-Mobilisation ☞ 2.3.12.

PT bei chronischen Beschwerden

5

→ *Schmerzfreiheit:* Wie bei akuten Beschwerden, zusätzlich Puzzlefango (☞ 2.6.3).
→ *Weitere Ziele* wie bei Rundrücken; dabei dosierte Kräftigung, kürzere Anspannungsphasen; Ausgangsstellungen eher ohne axiale Belastung der WS (z.B. Rückenlage, Vierfüßlerstand), öfter wechseln.

Bei Spangenbildung (Ankylose) im Röntgenbild keine mobilisierenden Maßnahmen; durch Fehlhaltung verkürzte Muskeln könen jedoch gedehnt werden.

5.9.5 Lumbalsyndrom

Sammelbegriff für Rückenschmerzen, i.d.R. ohne Ausstrahlung und ohne neurologische Defizite. Urs.: Blockierungen, degenerative Veränderung, Tumoren, Spondylolisthesis, traumatisch und posttraumatisch, chron. Polyarthritis.

Begriffsbestimmung

- *Lumbalgie:* Chron. Kreuzschmerz.
- *Lumbago:* Hexenschuß, akuter Kreuzschmerz.
- *Lumboischialgie:* Kreuzschmerz mit Ausstrahlung in die untere Extremität.
- *Ischialgie:* Schmerz im Verlauf des N. ischiadicus.
- *Radikuläre Schmerzen:* Wurzelkompressionsschmerz. Segmentale Schmerzausbreitung (☞ Abb. 5.27).
- *Pseudoradikuläre Schmerzen:* Ausgehend von Bandscheiben, Zwischenwirbelgelenken, Muskeln, Bändern der WS, extraspinalen Strukturen. Es besteht keine segmentale Zuordnung.

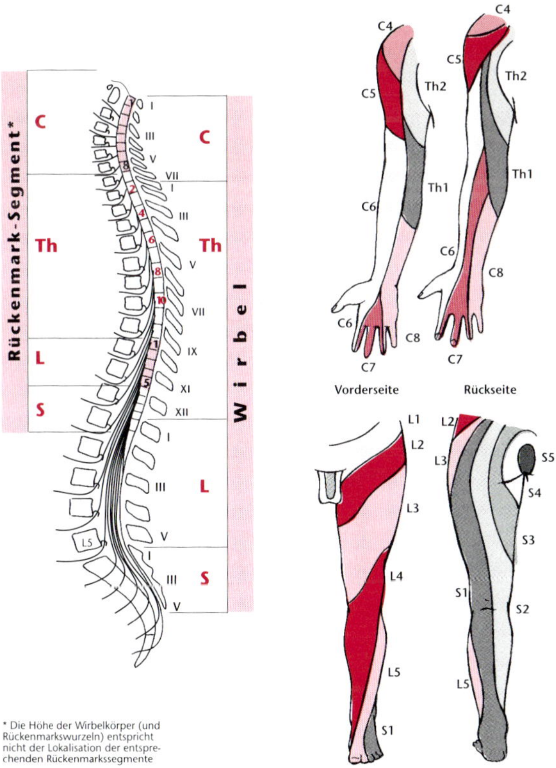

Abb. 5.27: Wirbelkörper und korrespondierende Rückenmarksegmente (links). Dermatome der oberen und unteren Extremität (rechts)

Ärztliche Therapie (konservativ und operativ): Richtet sich nach der Grunderkrankung.

Physiotherapeutische Maßnahmen

PT bei Lumbalgie ohne neurologische Störungen

Die Muskulatur reagiert auf einseitige Belastung, auf Fehl- oder Überbelastung meist im Sinne der krummen Körperhaltung.

→ *Schmerzfreiheit:* Puzzlefango. E-Therapie (☞ 2.7). Massage, Unterwassermassage. Lagerung mit optimaler WS-Stellung (☞ 5.9.1). Hubfreie WS-Mobilisation (☞ 2.3.12). Schlingentisch: Becken-Bein Aufhängung in Rückenlage, Seitlage, Bauchlage.

→ *Volle Dehnfähigkeit:* Längsdehnung aller Muskeln, die die aufrechte Haltung behindern. Über Antagonisten-Hemmung die exzentrische Kontraktionsfähigkeit fördern z.B. der ischiokruralen Muskulatur, Adduktoren der Hüfte, Bauchmuskulatur, Interkostalmuskeln, Innenrotatoren und Adduktoren der Schultergelenke, dorsale und seitliche HWS-Muskulatur.

→ *Volle Muskelkraft:* Statische und dynamische Muskelarbeit der aufrichtenden Muskulatur in Muskelketten und -verbänden in der aufrechten Haltung z.B. der Beckenkipper, Abduktoren der Hüfte, Rückenmuskulatur, Außenrotatoren im Schultergelenk, ventrale HWS-Muskulatur, Bauchmuskulatur.

5

→ *Volle Beweglichkeit:* Falls durch die Dehnung noch nicht erreicht, hubfreie/hubarme WS-Mobilisation (☞ 2.3.12) im Sinne der Extension von BWS und LWS. Pezziballgymnastik. Dehnlagerungen. Streckübungen.

→ *Bestmögliche Haltung und Bewegung:* Schulung neuer Haltungs- und Bewegungsmuster (☞ 2.3.1).

PT bei Ischialgie mit radikulärer Symptomatik

→ *Schmerzfreiheit:* Traktionen. Schlingentisch: Becken-Bein-Aufhängung in Rückenlage oder Seitlage. Lagerung in Annäherung an die optimale WS-Stellung, abhängig von den Schmerzen.

PT bei Ischialgie mit pseudoradikulärer Symptomatik s.o.

PT nach den akuten Beschwerden

→ *Schmerzfreiheit:* s.o.

→ *Optimale Dehnfähigkeit:* Exzentrische Kontraktionsfähigkeit der Muskeln, die die aufrechte Haltung behindern, z.B. der ischiokruralen Muskulatur, Adduktoren der Hüfte, Bauchmuskulatur, Interkostalmuskeln, Innenrotatoren und Adduktoren der Schultergelenke, dorsalen und seitlichen HWS-Muskulatur. Längsdehnung aller Muskeln, die die aufrechte Haltung behindern.

! Kräftigung ist nur dann möglich, wenn die Ursache beseitigt wurde. Bei einem Prolaps ist kaum eine Besserung zu erwarten.

→ *Volle Muskelkraft:* Kräftigung der durch den Prolaps geschwächten oder ausgefallenen Muskeln (Kennmuskeln). Je nach Muskelstatus auch: E-Therapie (☞ 2.7); Tapping; PNF: z.B. Stabilisation über Extremitätenpattern, Agonistische Umkehr, Rumpfmuster.

→ *Bestmögliche Haltung und Bewegung:* Schulung neuer Haltungs- und Bewegungsmuster (☞ 2.3.1).

Stufenbettlagerung tut den Pat. nur für eine Zeit subjektiv gut. Sie befinden sich wieder in ihrer Belastungshaltung, der ventrale Bandscheibendruck ist erhöht, dorsal wirken Zugkräfte ein. Das gleiche gilt für das Perlsche Gerät, in dem die kyphosierenden Kräfte noch stärker wirken.

5.9.6 Thorakalsyndrom

Sammelbegriff für Schmerzen im Bereich der BWS mit und ohne Bewegungseinschränkung, ggf. Ausstrahlung entlang der Nn. intercostales (entlang der Rippen). Urs.: Blockierung, degenerative Osteochondrose, Spondylose, Spondylophyten, Bandscheibenvorfälle, chronische Polyarthritis (cP), Tumoren, Spondylolysthesis. Häufig sind BWS-Syndrome bei degenerativ veränderten Wirbeln sowie Blockierungen, die zu Schmerzen und Bewegungseinschränkungen führen.

Ärztliche Therapie ☞ *5.9.7*

Physiotherapeutische Maßnahmen ☞ *5.9.5.*

5.9.7 Zervikalsyndrom (HWS-Syndrom)

Sammelbegriff für von der HWS ausgehenden Beschwerden. Urs.: Degenerative Veränderung im Bereich der HWS, Blockierung im Bereich der HWS, Bandscheibenvorfall, postraumatisch (Schleudertrauma), chron. Polyarthritis, Spondylolyse, Tumor, psychogen.

Begriffsbestimmung

- *Zervikalgie:* Nackenschmerzen.
- *Zervikozephales Syndrom:* Durch Druck auf die A. vertebralis und den Sympatikus hervorgerufene Beschwerden. Symptome: Kopfschmerzen, Schwindel, Hör-, Seh- und Schluckstörungen (Segmente C0–C3, ☞ Abb. 5.27).
- *Zervikobrachiales Syndrom:* Durch Wurzelreizung, hervorgerufene Nacken-, Schulter-, Arm- und Handschmerzen (Segmente C4–C7, ☞ Abb. 5.27).

Ärztliche Therapie

Konservativ: Analgetika (Tramal®), Antiphlogistika (Diclofenac®), Infiltration von Lokalanästhetika/Glucokortikoiden, evtl. Halskrawatte, Extension, PT.
Operativ: Bei Kompression einer Nervenwurzel, der Medulla oblongata oder der A. vertebralis. OP-Methoden: Unkoforaminektomie mit selektiver Dekompression der A. vertebralis bzw. von Nervenwurzeln. Ggf. Spondylodese (Knochenspaninterposition nach Ausräumung der Bandscheibe). OP n. ROBINSON.

Physiotherapeutische Maßnahmen

PT bei Spondylodesen der HWS

Prinzipiell wie bei Spondylodesen der LWS durchführen (☞ 5.9.11).

→ *Schmerzfreiheit:* Halskrawatte. Lagerung in Rückenlage ohne oder mit flachem Kopfkissen.

→ *Volle Beweglichkeit:* Aufstehen über Seitlage (HWS unterlagert).

PT bei Zervikalsyndrom

Keine neurologischen Ausfälle

→ *Schmerzfreiheit:* Hitze (☞ 2.6, Fango, Heiße Rolle). E-Therapie bei akutem Zervikalsyndrom: Interferenz 100 Hz, Ultrareizstrom. Diadynamische Ströme: paravertebral quer DF, CP, LP, Ultraschall 0,2–0,5 Watt paravertrebral. Ultraschall in Kombination mit Reizströmen. Allgemeine Entspannung (☞ 2.3.9, 10, 11). Lagerung in optimaler WS-Stellung (☞ 5.9.1). Traktionen (intermittierend zur Entlastung). Massage. Bindegewebsmassage (☞ 2.4.6).

→ *Optimale Dehnfähigkeit:* Aktive Dehnung der durch die Belastungshaltung verkürzten Muskeln (Mm. scaleni, M. trapezius pars descendens, HWS-Strecker).

! Kein passives Nachdehnen oder Drücken der HWS (empfindl. Strukturen!).

→ *Volle Beweglichkeit:* Üben isolierter Kopfbewegungen, evtl. unter Traktion oder in der PNF-Kopfdiagonale, nicht gegen die Schwerkraft.

→ *Volle Muskelkraft:* Statische Muskelarbeit aller Muskeln, die die physiologische HWS- und Kopfstellung durchführen (HWS-Flexoren, ventral). Statische und dynamische Muskelarbeit aller Muskeln, die die Aufrechthaltung unterstützen (☞ 2.3.1, 2.3.5).

→ *Bestmögliche Haltung und Bewegung:* Schulung neuer Haltungs- und Bewegungsmuster (☞ 2.3.1).

Störfaktoren können auch in einem anderen Körperabschnitt liegen und die HWS Beschwerden reflektorisch sein (Brügger ☞ 2.3.5).

Radikuläre Symptomatik mit segmentaler Zuordnung

→ *Schmerzfreiheit:* Statische manuelle Traktionen (nur wenn Beschwerdelinderung eintritt). Schlingentisch: Schulter-Arm-Aufhängung in Rückenlage oder Sitz, Dauer bis 20 Min. Massage (☞ 2.4.1). BGM (☞ 2.4.6). Lagerung schmerzfrei in annähernd optimaler WS-Stellung (☞ 5.9.1).

→ *Volle Muskelkraft:* Wie oben; zusätzlich: Innervationsschulung für die paretische Muskulatur (☞ 6.3.1). Je nach Muskelstatus auch E-Therapie: Neofaradischer Schwellstrom, Exponentialstrom. Tapping. PNF: Arm- und Scapulapattern soweit schmerzfrei möglich und ohne Stretch und Traktion.

→ *Bestmögliche Haltung und Bewegung:* Schulung neuer Haltungs- und Bewegungsmuster (☞ 2.3.1).

Pseudoradikuläre Symptomatik (ohne segmentale Zuordnung)

Die Störungen können ihre Ursache in allen Strukturen haben und durch reflektorische Schaltung der Muskulatur zu ähnlichen Beschwerden führen wie bei radikulärer Symptomatik. Ursächlich Körperfehlhaltung, -fehlbelastung.
PT wie bei Rundrücken (☞ 5.9.2).

PT nach Schleudertrauma

→ *Schmerzfreiheit:* Halskrawatte. detonisierende Maßnahmen für den Schulterbereich und Rumpf (nur dort: Hitze, Massage). E-Therapie (☞ 2.7).

→ *Volle Muskelkraft:* Nach Beseitigung der akuten Schmerzen Stabilisation (☞ 2.3.15).

→ *Bestmögliche Haltung und Bewegung:* Schulung neuer Haltungs- und Bewegungsmuster (☞ 2.3.1).

! Keine Mobilisation und Dehnung für mindestens 6 Wochen. Danach gezielte manuelle Untersuchung der HWS. Bei Blockierungen (☞ 2.3.15) Manipulation durch entsprechend ausgebildete Therapeuten.

5.9.8 Bandscheibenvorfall

Lumbaler Bandscheibenvorfall

Verlagerung von Bandscheibengewebe nach dorsal mit oder ohne neurologischer radikulärer Symptomatik durch Wurzelkompression (☞ Abb. 5.28). Über 90 % aller lumbalen Vorfälle treten in L4/5 bzw. L5/S1 auf. Richtung des Vorfalls: medio-lateral ca. 90 %. Thorakale Bandscheibenvorfälle sind sehr selten.

- *Bandscheibenprotrusion* (medial, paramedian, lateral oder intraforaminal): Vorwölbung der Bandscheibe, die äußeren Schichten des Anulus fibrosus bleiben intakt.
- *Bandscheibenprolaps* (Vorfall): Gallertkern quillt hinter das hintere Längsband; pendelnder Prolaps: Stielartige Verbindung; sequestrierender Prolaps: freies Bandscheibengewebe im Spinalkanal; Massenprolaps: Austritt großer Bandscheibenanteile.

Klinik

- Meist plötzlicher Schmerz (Hexenschuß), häufig nach abrupten Körperdrehbewegungen.
- Anamnese: Schmerzausstrahlung? Schmerzverstärkung bei Niesen, Pressen, Husten? Blasen-, Mastdarmstörungen, Erektionstörungen? → *Kauda-Syndrom* (Notfall!).

Untersuchung

- Ziel: exakte Höhenlokalisation des Bandscheibenvorfalls.
- Inspektion: Typische Zwangshaltung (Ischiaskoliose), vorsichtige, langsame Bewegungen, Lendenstrecksteife mit fixierter Verspannung der paravertebralen Muskulatur, FBA (☞ 5.9.1) zunehmend.
- Neurolog. Befund (☞ 6.1): Lasègue positiv (Ischiasdehnungsschmerz: bei Anheben des gestreckten Beins Schmerzausstrahlung von LWS bis Oberschenkelrückseite). Sensible und motorische Ausfälle, Reflexabschwächung bzw. Reflexausfall.

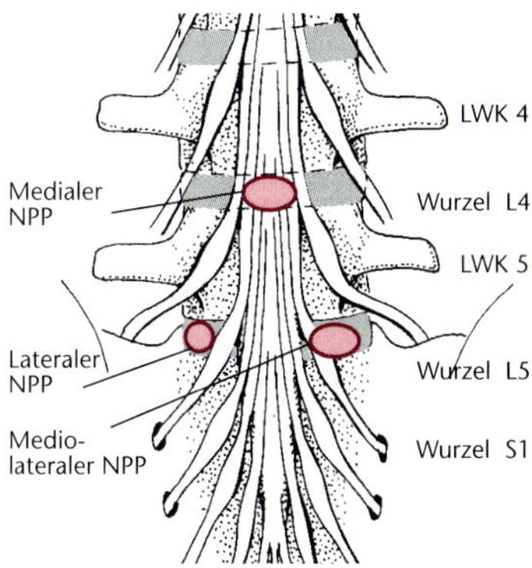

Abb. 5.28: Lokalisationsmöglichkeiten der lumbalen Diskushernie (NPP: Nucleus-pulposus-Prolaps)

Synopsis der lumbalen Wurzelsyndrome			
Wurzel	**Dermatom**	**Kennmuskeln**	**Reflexe**
L 3	Schmerz, Sensibilitätsstörung quer über Oberschenkelvorderseite zum Condylus med. ziehend	Parese des *M. quadriceps* und der *Hüftadduktoren* (Knieextension ↓, Hüftadduktion ↓)	PSR fehlend oder abgeschwächt
L 4	Oberschenkelaußenseite über Patella und Innenseite des Unterschenkels	Parese des *M. quadriceps* und M. tibialis anterior (Knieextension ↓, Supination ↓)	PSR fehlend oder abgeschwächt
L 5	Knieaußenseite, ventrolateraler Unterschenkel, Fußrücken, Großzehe	Parese des *M. extensor hallucis longus, M. ext. digitorum brevis* (Fersengang ↓, Fußheber ↓, Zehenheber ↓)	Tibialis-post.-Reflex fehlend oder abgeschwächt
S 1	Laterodorsaler Ober- und Unterschenkel, Ferse, Kleinzehe	Parese des *M. triceps surae, M. peronaeus, M. glutaeus max.* (Zehengang ↓, Fußsenker ↓, Pronation ↓)	ASR fehlend oder abgeschwächt

Ärztliche Therapie

Konservativ

Wenn keine schweren neurologischen Ausfälle vorhanden sind, zunächst konservativer Therapieversuch:

- Kombinationstherapie: Individueller Therapieplan unter Berücksichtigung von Schmerzausmaß, Alter, Psyche, klinischem Befund, Krankheitsstadium.
- Aufklärungsgespräch: Bettruhe, entlastende Lagerung (geeignete Körperposition findet Pat. meist selbst), evtl. Stufenbett (angewinkelte Hüft- und Kniegelenke).
- Periodische oder Dauerextension: Druckreduktion im Zwischenwirbelraum, Zugkräfte greifen am Becken an. Extensionswirkung auf LWS mit verschiedenen Übungen und Geräten (Aushängen an der Sprossenwand, Türrahmen, Streckbandage, Tru Trac®) erzielen.
- Medikamente: Analgetika (z.B. Tramal® Infusion); Antiphlogistika (z.B. Voltaren®); Muskelrelaxantien (z.B. Muskeltrancopal®); Tranquilizer (z.B. Valium®).
- Weichteilinfiltration: An Stellen schmerzhafter Insertion von Bändern, Sehnen der WS (Lokalanästhetika/Glukokortikoide).
- Paravertebrale Injektion: In die Umgebung des Foramen intervertebrale (Lokalanästhetika/Reischauer Blockade).

Operativ

- OP-Prinzip: Entfernung des verlagerten Bandscheibengewebes zur Entlastung der Nervenwurzel.
- *Chemonukleolyse:* Enzymatische Andauung des Nukleus z.B. durch Chymopapain. Voraussetzung: intaktes hinteres Längsband, kein sequestrierter Prolaps, i.d.R. bei Protrusion.
- *Perkutane Nukleotomie:* Ausräumung des Bandscheibenraumes über eine perkutan eingeführte Sonde bzw. Faßzange, i.d.R. bei Protrusion.

- *Offene Nukleotomie:* Mikrochirurgische Operation. Häufig Entfernung von Anteilen des Wirbelbogens, i.d.R. bei sequestriertem Vorfall.
- Postoperativ bei allen OPs: 6 Wochen bis 3 Monate halbelastisches Mieder.

PT nach Bandscheiben-OP

(PT bei konservativer Therapie ☞ 5.9.5)

Phase I (Bettruhe), 1.–3. post-OP Tag

→ *DKPT-freier Patient:* ☞ 2.2.7.

→ *Schmerzfreiheit:* Lagerung entsprechend dem aktuellen Schonungsbedürfnis, möglichst physiologische Lordose. Behandlung ansatzgereizter Muskulatur mit Hitze außerhalb des OP-Gebietes, Querfriktionen, Dekontraktionen und Ultraschall, evtl. spezifische Schmerztraktion aus Seitlage.

→ *Muskelgesichertes Segment*: Stimulation der gelenknahen Muskeln durch Bewegungs- und taktile Reize, isometrische Spannungsübungen.

→ *Innervierbare Muskulatur:* Evtl. Stimulation paretischer Muskulatur durch: Quick-Eis. Tapping. PNF-Techniken. Elektrostimulation mit BMR®-Gerät (☞ 2.7).

→ *Bestmögliche Transfers:* Drehen in Seitlage en bloc.

Phase II (Mobilsation), ab 4. post-OP Tag

→ *Bestmögliche Transfers:* Aufstehen über Bauchlage mit halbelastischem Mieder, Sitzen für 14 Tage verboten, angelehntes Stehen erlaubt.

→ *Bestmögliche Stabilität in Segment:* Wie Phase I, jedoch längere Hebel, verschiedene ASTE.

→ *Bestmögliche Stellung von Becken und LWS:* Vorsichtige Dekontraktionen von kontrakten Muskeln der Becken-Region, spät (nach 12 Wochen) Mobilisation hypomobiler Wirbelsäulenabschnitte zur Entlastung des operierten Segmentes mit hubfreier WS-Mobilisation (☞ 2.3.12).

→ *Bestmögliche ADL (☞* 2.3.1): Einüben von rückenschonenden Alltagsbewegungen (z.B. Bücken, Schuhe anziehen), Sitzhaltung erarbeiten (Sitzkeil, Lordosekissen).

→ *Schmerzfreiheit:* Bei Bedarf vorsichtige intermittierende Traktion in Schonhaltung (maximal bis Stufe II).

→ *Bewegliches Nervengewebe:* Um Verklebungen vorzubeugen, Nerv bei schmerzfrei eingestellter Hüftflexion und Knieextension über Dorsal- und Plantarflexion des Fußes bewegen.

Zervikaler Bandscheibenvorfall

Bandscheibenvorfälle im HWS-Bereich sind ca. 100x seltener als im LWS-Bereich. Überwiegend dorsolaterale Vorfälle.

Klinik: Je nach Form radikuläre Nacken-, Schulter-, Armschmerzen mit und ohne Parästhesien; ggf. Bewegungseinschränkungen der HWS („Schiefhals"), Paresen, Sensibilitätsstörungen, Reflexausfälle bzw. -abschwächung, positiver HWS-Kompressionstest.

Synopsis von Wurzelreizsyndromen im HWS-Bereich			
Wurzel	**Dermatom**	**Kennmuskeln**	**Reflexe**
C 3/4	Schmerz bzw. Hypalgesie im Schulterbereich	Partielle oder totale *Zwerchfellparese*	Keine faßbaren Reflexstörungen
C 5	Schmerz bzw. Hypalgesie etwa über dem Bereich des M. deltoideus	Innervationsstörungen des *M. deltoideus* und *M. biceps brachii* (Schulterabd. ↓, Flexion im Ellenbogen ↓)	BSR abgeschwächt
C 6	Radialseite des Ober- und Vorderarmes, bis zum Daumen abwärts ziehend	Paresen des *M. biceps brachii* und *M. brachioradialis* (Flexion im Ellenbogen ↓)	Abschwächung oder Ausfall des BSR und des Radiusperiostreflexes
C 7	Dermatom lateral-dorsal vom C6-Dermatom, zum 2.–4. Finger ziehend (insbes. 3. Finger)	Parese *M. triceps brachii*, des *M. pronator teres*, gelegentlich der *Fingerbeuger.* (Ellenbogenext. ↓ Flexion im Handgelenk ↓). Oft sichtbare Atrophie des Daumenballens	Abschwächung oder Ausfall des TSR
C 8	Dermatom dorsal neben C7, zieht zum Kleinfinger	Parese der *kleinen Handmuskeln* (Finger-Abd. und -Add. ↓). Sichtbare Atrophie insbes. des Kleinfingerballens	Abschwächung des TSR

5

Ärztliche Therapie

Konservativ: Wenn keine schweren neurologischen Defizite: Ruhigstellung (Halskrawatte), Analgetika (Tramal®), Antiphlogistika (Diclofenac®), Infiltration (Lokalanästhetika/Glukokortikoide); langfristig Rückenschule.

Operativ:

Robinson Spondylodese: Ausräumung des Bandscheibenraumes meist von ventral und Spondylodese (Versteifung durch Einbringen von autologem Knochen oder Zement). Postoperativ Halskrawatte für 6 Wochen bis 3 Monate.

Physiotherapeutische Maßnahmen ☞ *5.9.7*

5.9.9 Blockierung

Blockierung eines WS-Segments oder einer Ileosakralfuge (ISG): Reversible Bewegungseinschränkung (oft primär hypermobil) in eine oder mehrere Richtungen ohne radikuläre Symptomatik. Meist spontan einsetzender Schmerz bei einer Bewegung.

Ärztliche Therapie

Konservativ: Infiltration von Lokalanästhetikum (Scandicain®) und Glukokortikoid (Celestan®); Muskelrelaxans (Musceltrancopal®); Antiphlogistika (Di-clofenac®); ggf. Manipulation (Manuelle Therapie).

Physiotherapeutische Maßnahmen

Schmerzfreiheit: Manuelle Therapie zum Lösen der Blockierung: kleine Bewegungen unter Traktion, Weichteiltechniken, Mobilisation, Mainpulation.

Zusatzmaßnahmen: Fango, Heiße Rolle (☞ 2.6); Funktionsmassage; BGM (☞ 2.4.6).

Nach erfolgreicher Lösung der Blockierung erneute manuelle Untersuchung. Da insbesondere hypermobile Segmente zu Blockierungen neigen, sind folgende ergänzende Maßnahmen zur *Rezidivprophylaxe* sinnvoll:

→ *Bestmögliche Muskelkraft:* Statische Muskelarbeit der aufrichtenden Muskulatur in der HWS. Statische und dynamische Muskelarbeit am Rumpf. Kräftigung erfolgt besser über die Extremitäten oder über den Rumpf, weniger direkt am Kopf.

→ *Bestmögliche Haltung und Bewegung:* Schulung neuer Haltungs- und Bewegungsmuster (☞ 2.3.1)

5.9.10 M. Scheuermann (Adoleszentenkyphose)

Im Jugendalter auftretende Wachstumsstörung an Grund- und Deckplatten der BWS und/oder LWS mit teilfixierter vermehrter Kyphose. Häufigste WS-Erkrankung im Jugendalter (ca. 20 % der Bevölkerung). Unklare Ätiologie.

Pathogenese: Reduzierte Belastbarkeit der knorpeligen Abschlußplatten → Bandscheibengewebe bricht in den Wirbelkörper ein *(Schmorlsche Knötchen)* → Schädigung vor allem der ventralen Wachstumszonen der Wirbelkörper → zunehmende Keilwirbelbildung und fixierte Kyphosierung.

Lokalisationstypen

- Thorakal → Hohlrundrücken
- Thorakolumbal → totaler Rundrücken
- Lumbal → Flachrücken (selten).

Klinik: Oft muskelschwache Jugendliche mit segmentaler Fixation der WS. Nur ca. 30 % der Erkrankten im Wachstumsalter haben Beschwerden. Die Lumbalform ist schmerzanfälliger.

Ärztliche Therapie

Konservativ

- Bei leichten Formen konsequente Rückendisziplin; Berufsberatung (keine körperlich anstrengenden Berufe); Sport (z.B. Schwimmen).
- Schwere progrediente Kyphose: wie oben, zusätzlich ab Kyphosewinkel > 50° nach COBB Korsettbehandlung (Milwaukee-Korsett ☞ 11.2).

Operativ: Selten; ab Kyphosewinkel > 70° nach COBB; bei ausgewachsenen Patienten dorsales und ventrales Vorgehen notwendig (ventrale Mobilisation mit Ausräumung der Bandscheiben und Durchtrennung der Ligamente sowie dorsale Aufrichtung, z.B. Harrington-Spondylodese).

Physiotherapeutische Maßnahmen ☞ 5.9.5, 5.9.6

5.9.11 Spondylolyse, Spondylolisthesis

Spondylolyse

Defekt in der Interartikularportion eines Wirbelbogens → Ablösung des Wirbelbogens vom Wirbelkörper.

Röntgen: LWS a.p., seitlich und Schrägaufnahme. In der Schrägaufnahme stellt sich eine Spondylolyse am besten dar („Hündchen" = Wirbelbogen mit aufgehelltem „Halsband" = Lysezone). Beurteilung, ob ein- oder doppelseitigt Lyse vorliegt.

Spondylolisthesis

Ventrale Verschiebung eines Wirbelkörpers mit Bogenwurzeln, Querfortsätzen und oberen Gelenkfortsätzen (☞Abb. 5.29) über den nächst tieferen (= Olisthesis).

6 % der Bevölkerung haben eine Spondylolyse, 2 % davon eine Spondylolisthesis. In 80 % der Fälle ist der LWK 5, in 15 % der LWK 4 betroffen. Gehäuftes Auftreten bei Leistungssportlern mit Hyperlordosierungsbelastung der LWS (Turner, Speerwerfer). In 50 % der Fälle ist die Spondylolisthesis asymptomatisch und ein Zufallsbefund. Einteilung der Ventralverschiebung nach MEYERDING I–IV.

Spondyloptose
Abkippen eines Wirbels nach ventral, stellt sich in der Röntgen-a.p.-Aufnahme als umgekehrter „Napoleonshut" dar.

Ärztliche Therapie

Konservativ

Immer, wenn keine Beschwerden oder neurologischen Ausfälle vorhanden sind. Bei Beschwerden zunächst konservative Therapie mit entlordosierender, stabilisierender WS-Gymnastik, entlordosierendes halbelastisches Mieder.
- Bei Lyse oder geringer Ventralverschiebung (Olisthesis) ohne Beschwerden: keine Therapie notwendig. Aufklärung über Vermeidung von reklinierenden Sportübungen (z.B. Flic-Flac). Kontrolle wichtig → Gefahr des Abgleitens.
- Spondylolysen im Kindesalter: Rumpforthese für 6–12 Monate, da knöcherne Konsolidierung möglich.

Operativ

- Bei geringgradiger Olisthesis: Direkte Verschraubung des Wirbelbogens mit Spongiosaplastik des Defekts.
- Bei höhergradiger Olisthesis: Posterolaterale Spondylodese, dorsale (transpedikulare) Spondylodese oder ventrale (interkorporelle) Spondylodese.
- Bei Spondyloptose: dorsale/ventrale Spondylodese kombiniert.

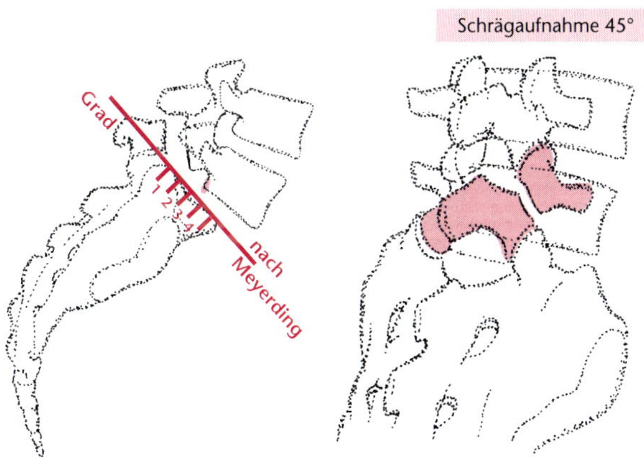

Abb. 5.29: Gleitsegment bei degenerativer Spondylolisthesis

PT bei konservativer Behandlung (keine Mobilisation)

Entlordosierende Übungen bringen durch die Krafteinwirkung das Gleiten genauso weiter in Gang wie hyperlordosierende Übungen. Die günstigste WS-Stellung ist auch hier die physiologische LWS-Lordose bei gekipptem Becken. Diese Haltung ist zu stabilisieren.

PT nach Spondylodese

Phase I (Bettruhe)

→ *DKPT-freier Patient:* ☞ 2.2.7.

→ *Schmerzfreiheit:* Lagerung entsprechend dem aktuellen Schonungsbedürfnis, möglichst in physiologischer Lordose. Behandlung ansatzgereizter Muskulatur mit Hitze (außerhalb des OP- Gebietes); Querfriktionen; Dekontraktionen; Ultraschall.

→ *Bestmögliche Transfers:* Drehen en bloc in Seitlage.

→ *Innervierbare Muskulatur*: Evtl. Stimulation paretischer Muskulatur durch Quick-Eis. Tapping. PNF. Elektrostimulation: Gleichstromfreier Exponentialstrom (BMR®-Gerät)

→ *Krafterhalt*: Isometrische Spannungsübungen für Rumpf- und Beinmuskulatur.

→ *Beweglichkeitserhalt*: Assistives Bewegen der rumpfnahen Gelenke ohne Mitbewegung der LWS, freies Bewegen der distalen Gelenke.

Phase II (mobilisiert)

→ *Bestmögliche Transfers*: Zusätzlich Aufstehen über Bauchlage üben.

→ *Bestmögliche Stellung von Becken und WS:* Vorsichtige Dekontraktionen von kontrakten Muskeln der Lenden-Becken-Hüft-Region. Später (nach 12 Wochen) Mobilisation hypomobiler Wirbelsäulenabschnitte zur Entlastung des operierten Segmentes mit hubfreier WS-Mobilisation (☞ 2.3.12), und manueller Therapie.

→ *Bestmögliche Haltung*: Erlernen der Entlastungshaltung (BRÜGGER ☞ 2.3.5), angelehntes Stehen erlaubt.

! Sitzen verboten. Stehhilfe verwenden.

→ *Bestmögliches Gangbild*: Normales Gehen ohne Stöcke, falls Belastungsschmerz an der Entnahmestelle für Knochenspan entsteht, Hinken mit Gehstützen vermeiden.

→ *Bestmögliche ADL (☞ 2.3.1):* Einüben von rückenschonenden Alltagsbewegungen (z.B. Bücken, Schuhe anziehen).

5.9.12 Osteoporose

Verminderung der Knochenmasse, der Knochenfunktion und der Knochenstruktur bei regelgerechter Verteilung des Verhältnisses Osteoid:Mineral. Erhöhtes Auftreten von Frakturen und Skelettdeformitäten. Häufig mit akuten bzw. chron. Schmerzen im Bereich der WS (LWS) einhergehend. 25 % der Frauen entwickeln aufgrund des postmenopausalen Östrogenmangels im höheren Alter eine manifeste Osteoporose (☞ Abb. 5.30). Ca. 65 000 Schenkelhalsfrakturen pro Jahr in Deutschland sind Folge einer Osteoporose.

Ursachen

- *Primäre Osteoporose*: Postmenopausal durch Östrogenmangel („hight turn over Osteoporose") oder senile Altersinvolution („low turn over Osteoporose").
- *Sekundäre Osteoporose*: Endokrin, medikamentös (z.B. Glukokortikoide), durch chron. Polyarthritis, Alkoholabusus, Inaktivität und Bindegewebserkrankungen.

Anamnese: Verdachtsdiagnose bei akuten und chronischen Rückenschmerzen (speziell bei Frauen nach der Menopause) sowie bei Frakturen von proximalem Femur, distalem Radius, Wirbelkörpern bei inadäquatem Trauma in fortgeschrittenen Alter.

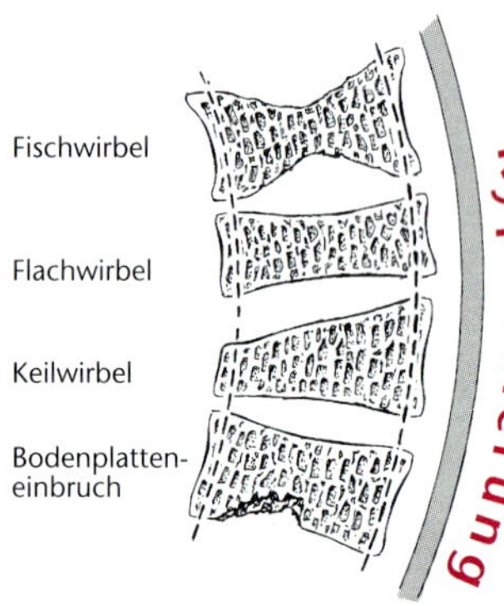

Abb. 5.30: Wirbelveränderungen bei manifester Osteoporose

Klinischer Befund bei manifester Osteoporose

- Betonte Kyphose der BWS („Witwenbuckel"), Körperlängenverlust.
- Hartspann der Rückenmuskulatur.
- Schmerzen bei Seitneigung (Kontakt von Rippenbogen und Beckenkamm).
- „Tannenbaumeffekt" durch schlaffe quere Hautfalten am Rücken.
- Scheinbare Überlänge der Arme durch Rumpfverkürzung.

Diagnostik

- Röntgen BWS/LWS in zwei Ebenen zeigt Abnahme der Knochendichte.
- Knochendichteanalyse (Knochendensitometrie).
- Knochenbiopsie.
- Laborbestimmungen (Parathormon, Kalzium, Phosphor, AP).

Ärztliche Therapie

Konservativ

- Osteoporose-Prophylaxe: Ausreichende orale Kalziumzufuhr (Milch, Milchprodukte).
- Postmenopausale Osteoporose: Östrogensubstitution über mindestens 10 Jahre; körperliche Aktivität über Gymnastik, Sport; Verzicht auf Alkohol und Nikotin.
- Schmerztherapie bei Osteoporose: Bei akuter, stark schmerzhafter Osteoporose, z.B. nach Wirbelkörperfrakturen Analgetika (Voltaren®; Tramal®); Infiltration von Schmerzpunkten (Lokalanästhetika, Glukokortikoide); halbelastisches Mieder; gelockerte Bettruhe; E-Therapie. Bei chron. Schmerzen zusätzlich stabilisierende PT.
- Pharmakotherapie der manifesten Osteoporose mit Östrogenen, Fluoriden (mind. 2–4 Jahre, Stimulation knochenbildender Zellen), Kalzitonin (z.B. Karil® s.c.), Anabolika.

Operativ

Bei Schenkelhalsfrakturen Versorgung mit Totalendoprothese oder dynamischer Hüftschraube (DHS); WS-Frakturen sind im allg. keine OP-Indikation.

Prophylaxe der Osteoporose

Viel Bewegung/Sport schon Jahre vor Beginn der Menopause, um dem Knochen eine hohe Festigkeit zu geben; richtige Ernährung (viel Milchprodukte); Gewichtsregulierung (weder Über- noch Untergewicht).

Physiotherapeutische Maßnahmen

→ *Schmerzfreiheit:* Puzzlefango, Heiße Rolle. Lagerung in Annäherung an die optimale WS-Stellung abhängig von den Schmerzen. Vorsichtige Massage (ohne Druck). BGM. Unterwassermassage. E-Therapie: Akut: Interferenz 100 Hz, Ultrareizstrom. Diadynamische Ströme: paravertebral quer DF, CP, LP, Ultraschall 0,2–0,5 Watt paravertrebral. Ultraschall in Kombination mit Reizströmen. Bewegungsbad. Hubfreie Mobilisation (☞ 2.3.12). Schlingentisch: Becken-Bein-Aufhängung, Oberkörper-Aufhängung, Sitz-Aufhängung. Exzentrische Kontraktionsfähigkeit der verkürzten Muskulatur.

→ *Optimale Kraft:* Vorsichtige Widerstände, kürzere Anspannungsphasen, Ausgangsstellung eher ohne axiale Belastung der WS (z.B. RL, Vierfüßlerstand) und öfter wechseln.
→ *Bestmögliche Haltung und Bewegung:* Schulung neuer Haltungs- und Bewegungsmuster (☞ 2.3.1).
Zusatzmaßnahmen: Gipsliegeschale, Korsett.

5.9.13 Osteomalazie

Die Osteomalazie ist die Rachitis der Erwachsenen. Vitamin-D-Mangel entweder durch verminderte Aufnahme und/oder durch verminderte Resorption führt zu einem verminderten mineralisierten Skelettanteil. Dadurch verliert der Knochen an Festigkeit. Dies führt zur Deformierung. Charakteristisch sind generalisierte Schmerzen und Gangstörungen.

5

Klinik

Generalisierte Knochenschmerzen, Gehstörungen, rasche Ermüdung infolge allgemeiner Muskelschwäche (Watschelgang), allmähliche Deformierung der belasteten Knochen → WS-Kyphose, Beckenverformung, Genu varum.

Ursachen

- Störung des Vitamin D-Stoffwechsels, z.B. bei Mangelernährung, Malabsorption (Magenresektion, Dünndarmerkrankung), Leberzirrhose, Antiepileptikaeinnahme; verminderte Sonneneinstrahlung führt über verminderte Bildung von Vitamin D_3 zu Rachitits bei Kindern.
- Störung des Phosphatstoffwechsels führt zu Phosphatdiabetes und Osteomalazie.

Ärztliche Therapie

Konservativ: Vitamin D-Gabe (oral, i.m.), ggf. Phosphatgabe.
Operativ: Nur bei schweren Beinachsfehlstellungen Korrekturosteotomie.

Physiotherapeutische Maßnahmen ☞ 2.3.1. Keine Stufenbettlagerung!

5.9.14 Wirbelsäulentumoren

Primäre Wirbelkörpertumoren sind in 85 % gutartig, z.B. Chondrome, Hämangiome, Osteoblastome, Riesenzelltumoren. Unterscheidung: Intradural (Neurinome, Meningnome) und extradural (vertebral, intraspinal). Wirbelsäulenmetastasen: die WS ist der häufigste Ort von Skelettmetastasen (70 %). Am häufigsten metastasieren folgende Tumoren in die WS: Mammakarzinom > Prostatakarzinom > Bronchialkarzimon > Nierenkarzinom > Lymphom. Komplikationen: Querschnitt, Instabilität.

Ärztliche Therapie

Operativ

Bei Instabilität, drohendem Querschnitt oder bösartigem Tumor.

- Wenn möglich (operationstechnisch, Tumorstadium) Operationsverfahren von ventral: Radikale Tumorresektion, Resektion des Wirbelkörpersegements, Defektauffüllung mit Knochenzement ggf. Knochentransplantat, Stabilisierung mit Instrumentarium (Osteosynthese, Fixateur interne).
- Dorsale Operationsverfahren, z.B. Stabilisierung mit einem Harrington-Instrumentarium und/oder einem Luque-Rahmen. Bei schlechtem Allgemeinzustand oder weit vorgeschrittenem Tumorwachstum ggf. Fixateur interne, ggf. Dekompression des Rückenmarks (dorsale Entdachung). Kombination von Operationsverfahren mit Radiatio bei strahlensensiblen Tumoren und/oder Chemotherapie bei sensiblen Tumoren.

PT wie bei Schmerzfreiheit und Stabilisation der entspr. WS-Abschnitte.

Ulrike Buck
Werner Wenk

6

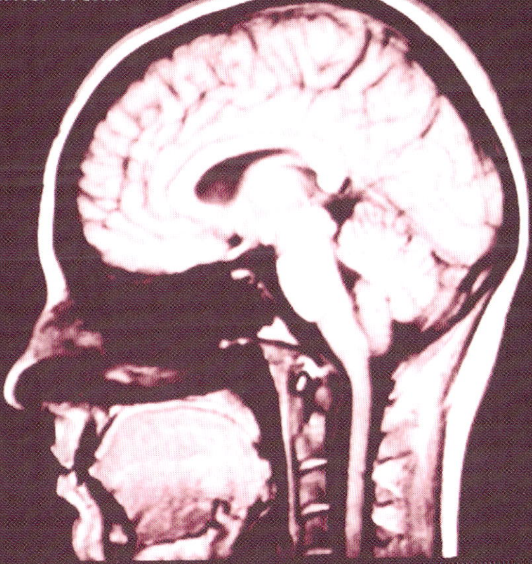

Neurologie

6.1 Befunderhebung

Besonderheiten der Befunderhebung

Sensibles System

- *Oberflächensensibilität:* Berührung und Schmerzempfinden (möglichst alle Dermatome prüfen, v.a. an den Extremitäten, ☞ Abb. 6.01), Temperatursinn.
- *Tiefensensibilität:* Lagesinn, Vibration und Zwei-Punkte-Diskrimination (Unterscheidung zweier Reizpunkte auf der Haut).

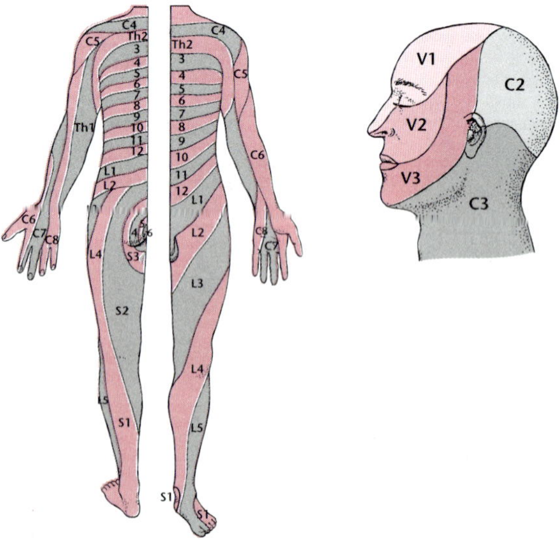

Abb. 6.01: Dermatome

Prüfung der groben Kraft

- Bewegung zunächst aktiv ausführen lassen, dann in Endstellung gegen Widerstand halten lassen. Die grobe Kraft kann z.T. auch in Mittelstellung geprüft werden.
- Prüfung der wesentlichen Muskelgruppen in allen großen Gelenken, evtl. Trendelenburg-Zeichen (bei einer Schwäche des M. glutaeus medius kann das Becken beim Einbeinstand nicht mehr fixiert werden, sondern fällt auf der gelähmten Seite ab), Beurteilung des Muskeltonus (Widerstand beim schnellen passivem Durchbewegen?), Atrophien, Hyperkinesen.

Muskelfunktionsprüfung – Einteilung in 5 Kraftgrade		
Kraftgrad	**Beurteilung**	**Befund**
Status 5	Normal	Bewegung auf dem vollen Bewegungsweg, gegen die Schwerkraft, gegen max. Widerstand
Status 4	Gut	Bewegung auf dem vollen Bewegungsweg, gegen die Schwerkraft, gegen leichten Widerstand
Status 3	Schwach	Volles, aktives Bewegungsausmaß unter Abnahme der Eigenschwere, gegen die Schwerkraft, ohne Widerstand
Status 2	Sehr schwach	Volles, aktives Bewegungsausmaß unter Abnahme der Eigenschwere
Status 1	Anspannung	Muskelanspannung spürbar oder sichtbar, keine Bewegung
Status 0	Keine Kraft	Keine Muskelkontraktion möglich

Merkregel für die Reflexe und ihre Segmente					
Reflex	**ASR**	**PSR**	**RPR**	**BSR**	**TSR**
Segment*	1–2 (S)	3–4 (L)	5–6 (C)	5–6 (C)	7–8 (C)

* *Ansteigende Folge der Segmentzahlen, wenn Reflexe am Körper von unten nach oben getestet werden.*

Reflexe

- *Eigenreflexe:* Monosynaptisch; Auslösung nach dem Alles-oder-Nichts-Prinzip; keine Ermüdung. Bahnung (d.h. erleichterte Auslösung) durch
  - den *Jendrassik'schen Handgriff* (Fingerhakeln mit sich selbst) für die Beinreflexe
  - *Aufeinanderbeißen der Zähne* für die Armreflexe.

  Ein Reflex gilt nur als fehlend, wenn die Bahnung erfolglos war.

! Funktionsstörungen der Pyramidenbahnen führen zur *Steigerung*, periphere Nervenschädigungen zur *Abschwächung* der Eigenreflexe.

- *Kloni:* Rasche, wiederholte Abfolge von Eigenreflexen als Ausdruck einer gesteigerten Reflextätigkeit. Seitendifferenz und fehlende Erschöpfung (> 6) sind pathologisch und deuten auf Pyramidenbahnschädigung; erschöpfliche Form nur bei Seitendifferenz pathologisch.
  - *Patellarklonus auslösen:* Patella ruckartig nach distal schieben
  - *Fußklonus auslösen:* Ruckartige Dorsalflexion des Fußes.

- *Fremdreflexe:* Polysynaptisch; Lebhaftigkeit ist abhängig von Reizstärke; ermüdbar. Verlust der Fremdreflexe ist ein empfindlicher Indikator für eine Pyramidenbahnschädigung.

  BHR = Bauchhautreflexe (Th9-Th12): am besten in drei Höhen prüfen (Dermatome ☞ 4.4); mit stumpfer Nadelspitze rasch und energisch von *lateral nach medial* über die Bauchhaut streichen → sichtbares Zucken der Bauchmuskulatur; falsch neg. Ergebnisse bei Adipositas, Narben, Schwangerschaft; Ausfall als ED-Frühzeichen; wichtig zur Höhenlokalisation von Rückenmarksläsionen.

Befunderhebungsbogen Neurologie

Datum der Befundaufnahme: ....
Name des Behandlers: ....
Name des Patienten: ....
Alter: ....
Beruf/Tätigkeit: ....

Ärztliche Diagnose: ....

1. Anamnese

Beginn der Erkrankung: .... Weiterer Verlauf: ....
Medizinische Versorgung: ....
Physikalische Therapie: ....
Bereits Bewegungstherapie verordnet? ....
Welche? ....
Medikamente: ....
Familiäre Häufung: ....
Sonstige Erkrankungen: ....

2. Kommunikation

Bewußtseinslage
- zeitliche, räumliche, persönliche Orientierung: ....
- Gedächtnis, Wahrnehmung: ....

Sprache
- Aphasie: sensorisch, motorisch, global, amnestisch? ....
- Dysarthrie: ....
- Sehstörungen (z.B. Heminaopsie)? ....
- Hörstörungen? .... Neglect syndrom? ....

Persönlichkeit des Patienten: ....
Einstellung zu Erkrankung und Therapie: ....

3. Sichtbefund

Wie treffe ich den Patienten an
- Position, Körperhaltung: ....
- Anschluß an Infusionen, Überwachungs-, Versorgungsgeräte: ....
- Katheter? ....
- Gesichtsausdruck, auffallende Veränderungen: ....
  (z.B. Facialisparese, Blickparese)

Atmung: ....

Auffallende Hautveränderungen
- Ödeme: ....
- Hämatome: ....
- Narben: ....
- Atrophien: ....
- Hypertrophien: ....
- Hautfarbe: ....

Besondere Phänomene
- Klonus: ....
- Tremor: ....
- Faszikulationen: ....
- Myoklonien: ....
- Tics: ....
- Hyperkinesen: ....

4. Tastbefund

Haut
- Temperatur: ....
- Feuchtigkeit: ....
- Verschieblichkeit: ....
- Spannungszustand: ....

Gelenk
- Endgefühl bei Kontrakturen: ....
- Krepitation? ....

Muskulatur
- Tonus: ....
- Widerstand beim passiven Durchbewegen: ....
- Art des Widerstandes (elastisch, plastisch): ....
- Zahnradphänomen: ....
- Taschenmesserphänomen: ....
- Myogelosen: ....

6

5. Funktionsbefund

Sensibilität

Oberflächensensibilität

Berührungssensibilität: ....

Temperaturempfinden: ....

Zweipunktediskrimination: ....

Tiefensensibilität

Erkennen der Gelenkstellung: ....

Stereognosie: ....

Schmerzempfinden

Analgesie: ....

Hypalgesie: ....

Hyperalgesie: ....

Parästhesien: ....

Schmerzanalyse

Art: ....

Lokalisation: ....

Intensität (Skala 0-5): ....

Dauer: ....

Motorik

Händigkeit: ....

Muskelkraft: ....

Koordination

Intentionstremor: ....

Dysmetrie: ....

Diadochokinese: ....

Finger-Finger-Versuch (FFV): ....

Finger-Nase-Versuch (FNV): ....

Knie-Hacke-Versuch (KHV): ....

Verlängerter KHV: ....

Barany Zeigeversuch: ....

Arm-Vorhalte-Test: ....

Unterberg-Tretversuch: ....

Gleichgewicht

Sitz: ....

Rombergstand: ....

Einbeinstand: ....

Stand in Schrittstellung: ....

einseitiger Kniestand: ....

automatische Schutzreaktionen: ....

Reflexverhalten

Eigenreflexe

Patellarsehnenreflex (PSR): ....

Achillessehnenreflex (ASR): ....

Trizepssehnenreflex (TSR): ....

Bizepssehnenreflex (BSR): ....

Trömner: ....

Pathologische Reflexe

Babinsky: ....

Spinale Automatismen: ....

Statische Reaktionen (ATNR, STNR, TLR): ....

Stellreflexe: ....

Gelenkfunktion

Einschränkung

aktive, passive Gelenkbeweglichkeit: ....
(Messung Neutral-Null-Methode)

Umfang (Differenz rechts - links): ....

Beinlängendifferenz: ....

Ganganalyse

Feinmotorik

Welche wichtigen Gebrauchsbewegungen sind nur teilweise oder gar nicht möglich: ....

Grad der Unabhängigkeit/Selbstständigkeit

An- und Ausziehen: ....

Körperpflege: ....

Nahrungsaufnahme: ....

Fortbewegung: ....

Hilfsmittelversorgung ....

- *Pathologische Reflexe:* In jedem Fall pathologisch, Frühzeichen einer ipsilateralen Pyramidenbahnläsion.
  - *Babinski-Reflex:* Bestreichen des äußeren Randes der Fußsohle mit Holzstab von der Ferse in Richtung Zehen. „Babinski pos.“: tonische Dorsalflexion der großen Zehe, meist mit Abspreizung und Plantarflexion der Zehen II-V
  - *Gordon-Reflex:* Kneten der Wadenmuskulatur: wie „pos. Babinski“
  - *Oppenheim-Reflex:* kräftiges Streichen entlang der Tibiakante von proximal nach distal: wie „pos. Babinski“.

Der Babinski-Reflex gilt nur dann als negativ, wenn auch die alternativen Methoden negativ waren.

Koordination

- *Finger-Nase-Versuch (FNV):* Pat. führt bei geschlossenen Augen und mit gestrecktem Arm den Zeigefinger in bogenförmiger Bewegung an die Nasenspitze.
- *Finger-Finger-Versuch (FFV)*: Pat. versucht, bei geschlossenen Augen und mit gestreckten Armen die Zeigefingerspitzen beider Hände zusammenzuführen.
- *Knie-Hacken-Versuch (KHV):* Der Pat. soll das gestreckte Bein in Rückenlage anheben, die Ferse auf das Knie des gestreckten anderen Beines legen und zügig am Schienbein nach unten gleiten lassen (Verlängerter KHV).

6

- *Prüfung der Diadochokinese:* Gegensätzliche Bewegungen schnell alternierend ausführen. Z.B. mit beiden Händen „Glühbirne einschrauben“, „Klavierspielen“.
- *Barany-Zeigeversuch:* Pat. zielt erst mit offenen dann mit geschlossenen Augen mit dem Zeigefinger des gestreckten Arms den Zeigefinger der UntersucherIn an.
- *Romberg-Stand:* Pat. steht mit geschlossenen Füßen und nach vorn ausgestreckten Armen vor UntersucherIn. Vergleich der Standfestigkeit bei offenen und geschlossenen Augen durch wechselseitige Druckimpulse an der Schulter.
- *Rebound-Phänomen:* UntersucherIn drückt den vorgehaltenen Arm gegen den Widerstand des Pat. nach unten und läßt plötzlich los.
- *Unterberger-Tretversuch:* Pat. tritt mit geschlossenen Augen 50 mal auf der Stelle. Pathologisch, wenn dabei eine Drehung des Rumpfes um mehr als 45° erfolgt.

Weitere Kriterien der Befundung

- *Gang:* Beurteilung des Gangbildes (Humpeln? Spastik? Unsicherheit? Fallneigung?) Prüfung von Zehen- und Fersengang, Romberg-Versuch, evtl. Seiltänzergang.
- *Sprache:* Sprachstörung (siehe Aphasie), Sprechstörung (Dysarthrie, Anarthrie, Dyslalie).
- *Vegetatives Nervensystem:* Hyperhidrosis? Cutis marmorata? Dermographismus albus (nach mechanischer Reizung der Haut Abblassen infolge einer Gefäßkonstriktion)? Schweißsekretionsstörung? Störung von Blasen- oder Mastdarmfunktion?
- *Psychischer Befund:* Bewußtseinslage, Orientierung (zeitlich, örtlich, situativ und zur eigenen Person), Antrieb, Initiative, Merkfähigkeit, Gedächtnis, Intelligenz, Affekt, Wahn, Halluzinationen, Suizidalität.

6.2 Neurologische Syndrome und Erkrankungen des ZNS

6.2.1 Zentrale Lähmung

Entstehung durch Schädigung des zentralen Nervensystems (Gehirn oder Rückenmark), z.B. durch Hirninfarkte, intrazerebrale oder intraspinale Blutungen, Tumore, entzündliche Prozesse.

Klinik

- *Lähmung der Muskulatur:*
  - Hemiparese (unvollständige Halbseitenlähmung) oder Hemiplegie (vollständige Halbseitenlähmung).
  - Tetraparese bzw. Tetraplegie: Lähmung aller 4 Extremitäten, z.B. bei hoher Rükkenmarksschädigung oder beidseitiger Hirnsubstanzschädigung.
  - Paraparese bzw. Paraplegie: Lähmung nur der unteren oder nur der oberen Extremität, z.B. bei Rückenmarkschädigung in Brust- oder Lendenmark.
- Reflexsteigerung.
- Auftreten pathologischer Reflexe (z.B. Babinski-Zeichen).
- Später Entwicklung einer Spastik (federnder Dehnungswiderstand, *„Taschenmesserphänomen"*).
- Häufig in Kombination mit Sensibilitätsstörungen (Hemihypästhesie, -anästhesie, -hypalgesie).

Physiotherapeutische Maßnahmen

Besonderheiten bei der PT-Befundung

→ *Einfluß pathologischer Reflexe* (ATNR = Asymmetrisch tonischer Nackenreflex, STNR = Symmetrisch tonischer Nackenreflex, TLR = Tonischer Labyrinthreflex usw.) auf die Motorik: Persistierende (pathologische) Reflexe verhindern physiologische Bewegungsmuster. Beispiel: Nahrungsaufnahme setzt einen Hand-Mund-Kontakt voraus, dieser wird jedoch verhindert durch einen persistierenden ATNR.

→ *Tonusverhältnisse* in den verschiedenen Positionen und Stellungen der proximale Gelenke, Tonusveränderungen bei Lagewechsel.

→ *Muskeldehnfähigkeit:* Inwieweit behindern verkürzte Hüftadduktoren und flexoren oder verkürzte Plantarflektoren die Gehfähigkeit, ebenso verkürzte Schulteradduktoren und Ellenbogenflektoren sowie Fingerflektoren die Gebrauchsbewegungen.

→ *Haltung des Rumpfes:* Sind die Gleichgewichtsreaktionen beeinträchtigt?

→ *Grad der Selbständigkeit*: Ist eine selbständige Lebensführung (Körperhygiene, Nahrungsversorgung) möglich?

Physiotherapie

! Übungspositionen dürfen fehlgestellte Gelenke nicht zusätzlich belasten.

! Bei Bettlägerigkeit oder Rollstuhlabhängigkeit auf Atemfunktion, Dekubitusprophylaxe achten.

- → *Tonusreduzierende Maßnahmen:* Rumpfmobilisation, reflexhemmende Lagerung (☞ 2.3.4), reflexhemmendes Handling. Anwendung von Lagerungsschienen und Orthesenmaterial, Üben in spastikhemmenden Ausgangsstellungen (☞ 2.3.4); Ermüden durch aktive Arbeit, feinschlägige Vibrationen, elektrisches Fahrrad, Long-ice in Form von Eistauchbädern, Eishandtüchern. Schlingentisch (☞ 2.3.20): Dehnlagerungen, Rumpfmobilisation in mobilen Wirbelsäulenaufhängungen.
  - *Zusatzmaßnahmen:* Bewegungsbad: McMillan (☞ 2.5.9) oder Ragazer Ringmethode, Unterwassermassage (☞ 2.4.3); Hippotherapie (☞ 2.3.22); Stangerbad: absteigende Behandlung (Anode–Kopf, Kathode–Füße).
- → *Aktivierung der nichtspastischen agonistischen Muskulatur:* Quick-ice, Tapping, Klopf-Druck-Massage, wohldosierter Stretch mit anschließendem wohldosiertem Widerstand zur Ausnutzung der reziproken Hemmung, intensives Streichen mit Hand oder Bürste in Kontraktionsrichtung.
- → *Reflexhemmende Maßnahmen:*
  - *Reflexhemmendes Durchbewegen:* Spastik von den proximalen Schlüsselpunkten her (Schulterblatt, Becken) auflösen; dann bei distaler Reflexhemmung (Hand und Fuß) die proximalen Gelenke dynamisch, rotatorisch, angulär oder mit widerlagernder Mobilisation (☞ 2.2.2) durchbewegen.
  - *Reflexhemmende Lagerung* (Das Ausmaß der Gelenkstellung richtet sich nach dem Grad der Spastizität): Bei *Beugespastik* in der *oberen Extremität:* Arm in Außenrotation, Abduktion, Elevation, Ellenbogenstreckung, Handdorsalextension, Fingerstreckung, Daumenabduktion. Bei Tendenz zur *Streckspastik im Arm:* Ellenbogen in mittlerer Beugestellung. Bei *Streckspastik im Bein:* Je nach Spastizitätsgrad leichte bis starke Hüft- und Kniebeugung, Dorsalextension des Fußes und leichte Zehenstreckung. Bei *Beugespastik im Bein:* Lagerung in Bauchlage, Stehbrett.

  ! Je stärker die Spastik, desto endgradiger sollte die Lagerung angestrebt werden.
  - *Reflexhemmende Positionen*: *Bauchlage* gegen Beugespastik im Bein, *Vierfüßlerstand* gegen Beugespastik in Hand, Fingern und Streckspastik im Bein. *Seitsitz* und *Drehdehnlagerung* gegen Streckspastik im Bein und Spastik im Rumpf, *Stand im Stehbrett* gegen Spastik der Plantarflektoren des Fußes und gegen Beugespastik der Hüft- und Knieflektoren, *Handstütz* gegen Beugespastik der Hand- und Fingerflektoren.
  - *Hemmung pathologischer Reflexaktivitäten und assoziierter Reaktionen:* Bahnung von reflexhemmenden funktionellen Bewegungen aus reflexhemmenden Positionen heraus mit reflexhemmendem Handling (☞ 2.3.4).
- → *Erzielung einer funktionellen Gelenkbeweglichkeit:* Lagerung, Umlagerung, endgradiges, weiches Durchbewegen mit kurzem Verharren in der Endstellung. Durchbewegen in PNF-Mustern, reziprokes Durchbewegen. Intervall-Gipsbehandlung. Muskeldehnung und Dehnlagerungen, Manuelle Therapie. Versorgung mit Orthesenmaterial (☞ 11.2): Stehbrett gegen Spitzfußstellung, Hüftbeuge- und Kniebeugekontraktur. Hohe Basketballschuhe, Peronaeusschiene, Valenserschiene gegen Spitzfuß. Innenschuh zur Korrektur der Pro- oder Supination. Zirkuläre Mecronschiene, aufblasbare Druckmanschetten gegen Beugespastik im Arm. Abduktionsschiene gegen die Adduktorenspastik im Arm. Sitzkeil gegen Adduktorenspastik in den Beinen. Heidelberger Schiene mit Schweizer Sperre oder dorsale Schiene gegen Kniebeugekontraktur. Zirkuläre Handschiene gegen Beugekontraktur in Hand- und Fingergelenken. Genu-recurvatum-Schiene gegen Überstreckung im Kniegelenk.

→ *Funktionelle Muskelaktivität:* Stimulierung der nicht-spastischen Muskulatur mit extero- und propriozeptiven Reizen, Arbeiten mit submaximalem Widerstand und Stretch als Stimulus für die inaktive Muskulatur, Aktivierung der Muskulatur mit Vojta-Technik in Bauch- und Seitenlage, PNF-Diagonalen in die *nicht spastischen Bewegungskomponenten* mit dosiertem Initialstretch.

! Verstärkt sich bei Widerstand die Spastik: Widerstand reduzieren, Reflexhemmung intensivieren oder andere Bewegungsmuster ausprobieren.

→ *Bestmögliches Gleichgewicht:* Training der automatischen Halte- und Gleichgewichtsreaktionen mit den Techniken von BOBATH in den funktionell wichtigen Positionen Sitz und Stand (☞ 2.3.4). Zu trainieren sind:
  - Automatische Steuerung der Körperlage durch Rumpfaktivität wie: Lateralflexion, Flexion, Extension zur Sicherung des Gleichgewichts.
  - Die automat. Schutzreaktionen am Arm (Stütz) und Bein (Schutzschritt).

→ *Bestmögliches Gangbild mit größtmöglicher Unabhängigkgeit von Gehhilfen.* Prinzip der minimalen Therapiehilfe: Gangschule mit minimaler Unterstützung, um den Lerneffekt für den Patienten zu maximieren. Möglichst keine Gangschule mit 2 Th. oder mit Hilfsmitteln. Zum Steh- und Kreislauftraining besser Stehbrett einsetzen.
  - *Bei Überwiegen der Spastizität:* Anwendung von tonusreduzierenden Maßnahmen vor der Gangschulung.
  - *Bei ataktischen Bewegungsstörungen:* ☞ 6.2.3.

✓ Gangschule bei zentraler Lähmung

Die Gangschule kann verschieden gestaltet werden: Üben von einzelnen Gangphasen selektiv oder des Gehens als kompletter Bewegungsablauf; Gangschule mit Unterstützung der TherapeutIn, freies Gehen mit Kommando oder verbaler Korrektur.

- *Gangarten:* Zuschwunggang, Durchschwunggang, Vierpunktegang mit Gehstützen. Bei Unterstützung durch Th.: Rotationsgang, Zügelgang, Schwunggang, Sturmgang (☞ 2.2.5).
- *Zu trainierende Elemente des Gehens:* In der *Standbeinphase* der erste Bodenkontakt mit der Ferse, Gewichtsverlagerung, Schwerpunktverschiebung nach vorne, Abrollvorgang, Kniekontrolle, Rumpfhaltung (z.B. Duchenne – übertriebene Lateralflexion zu einer Seite), Hüftstabilität (z.B. Trendelenburg – Absinken einer Beckenhälfte), Abdruckphase. *Spielbeinphase:* Pre-Swing (passive Knieflexion), Schwungphase mit Hüft- und Knieflexion, Knie-kick, Fußdorsalextension.
- *Gehhilfen:* Rollator, Gehstützen, Gehwagen, Vierpunktestock, Reziprokes Gehgestell, Gehbarren, Laufkatze.

→ *Optimaler Umgang mit Hilfsmitteln:* Beratung bei der Auswahl der Hilfsmittel, Hinweis auf verschiedene Hilfsmittel für Haushalt, Kommunikation, Beruf, Körperpflege, An- und Ausziehen, Schulung im Gebrauch und Pflege von Hilfsmitteln, Anleitung von Hilfspersonen.

→ *Größtmögliche Selbständigkeit:*
  - Fortbewegung: Z.B. Transfer Rollstuhl → Bett oder Auto, Aufstehen vom Boden, Kriechen, Rollen, Gehen mit Hilfsmitteln, Transfer: Sitz → Stand.
  - Körperpflege: Z.B. Transfer in die Badewanne, Kämmen, Waschen, Hautpflege, Rasieren, Zähneputzen.

- Kommunikation: Z.B. Schreib- und Lesehilfen, Telefonhilfen, Kommunikationstafeln.

→ *Verbesserte Feinmotorik für Gebrauchsbewegungen:* Ergotherapie. Feinmotorische Übungen: (☞ 6.2.2). Vorbereitend: Gelenkmobilisation mit Manueller Therapie, Dehnung der spastischen Muskeln, Stimulierung der entsprechenden Muskulatur mit Reizen (☞ 2.2.7).

→ *DKPT-freier Pat.:* ☞ 2.2.7

→ *Verhinderte Knochenatrophie:* Belastung im Stehbrett, Gangschule.

Zusatzmaßnahmen

Hippotherapie, Ergotherapie, Logopädie, Kryotherapie, Schlingentisch.

6.2.2 Stammgangliensyndrome

Die Stammganglien steuern die unwillkürliche, aber auch die willkürliche Motorik und sind die Zentren des „extrapyramidalen Systems". Die durch Störungen der Stammganglien ausgelösten Symptome werden deshalb auch als „extrapyramidale Syndrome" bezeichnet.

6

Parkinson-Syndrom („hypokinetisch-rigides Syndrom")

Ausgelöst durch Untergang von Zellen in der Substantia nigra entsteht ein Dopaminmangel im Corpus striatum, der ein Überwiegen des cholinergen Systems zur Folge hat.

Ätiologie: z.B. dominant vererbte Degeneration der Stammganglien, arteriosklerotische Veränderungen, postenzephalitisch, überwiegend idiopathisch (Ursache unbekannt). Das Erkrankungsalter liegt meist über dem 40. Lebensjahr.

Klinik

- Trias „Rigor, Tremor, Akinese"
- Zusätzlich: Verarmung an mimischen und gestischen Ausdrucksbewegungen (Hypomimie), leise, monotone Sprache, nach vorne gebeugte Körperhaltung bei kleinschrittig schlurfendem Gangbild. Verringerte Mitbewegung der Arme beim Gehen (bedingt u.a. durch den Rigor).
- Der Tremor ist typischerweise ein Ruhetremor niedriger Frequenz (4–6 Hz), der bei Intentionsbewegungen abnimmt.
- Häufig vegetative Begleitsymptome wie vermehrter Speichelfluß, Verdauungsprobleme (Obstipation) oder Seborrhoe (Salbengesicht) durch vermehrte Talg- und Schweißproduktion.

Ärztliche Therapie

Ziel der Arzneitherapie ist es, das gestörte Verhältnis zwischen dem cholinergen und dopamaninergen System im Corpus striatum wiederherzustellen.

- Dopaminersatz durch L-Dopa und Decarboxylasehemmer (z.B. Madopar®, Nacom®).
- Dopaminagonisten (ähnliche Wirkung wie Dopamin), z.B. Bromocriptin (z.B. Pravidel®) oder Lisurid (z.B. Dopergin®).

- Verminderung des Dopaminabbaues durch Monoaminooxydase-B-Hemmer, z.B. Deprenyl (z.B. Movergan®).
- Anticholinergika, um das Überwiegen des cholinergen Systems zu vermindern, z.B. Biperiden (z.B. Akineton®)
- Amantadin (z.B. PK-Merz®) insbesondere bei akinetischer Krise.
- Physiotherapeutische Maßnahmen.

Physiotherapie

Besonderheiten bei der PT-Befundung

→ *Gelenkbeweglichkeit:* Die Extensionsfähigkeit ist in den Extremitätengelenken und in der Brustwirbelsäule eingeschränkt.

→ *Gangbild:* Fehlende Rumpfmobilität, kleine Tippelschritte, Retro- oder Propulsion und ungenügendes Reaktionsvermögen bei der automatischen Schutzreaktion können Pat. erheblich gefährden.

→ *Grad der Selbständigkeit:* Bes. alleinstehende Menschen haben durch fehlende Mobilität Defizite bei der Körperpflege und Nahrungsmittelversorgung.

→ *Atmung:* Beeinträchtigt die fehlende Rumpfmobilität die kosto-sternalen Atembewegungen?

Physiotherapeutische Maßnahmen

Prinzipien: Keine Widerstandsübungen (Mobilität vor Stabilität), Pat. motivieren durch forciertes Kommando, Partner- und Gemeinschaftsspiele, reichhaltige Auswahl an Geräten, Ortswechsel (Gymnastikraum, Bewegungsbad, Gymnastik im Freien), viel Lob und Anerkennung, leichte Übungsauswahl, Verwendung von Rhythmik und Musik.

→ *DKPT-freier Pat.:* ☞ 2.2.7

→ *Größtmögliche Mobilität:* Rumpfmobilisation, Schlingentisch: Mobile Wirbelsäulenaufhängungen, assistierte, schnelle reziproke Bewegungsmuster, z.B. Boxen, Sägen, Rudern, Fahrradfahren, Wischen, Reaktionsspiele. Schnelle Positionswechsel, z.B. Stand → Kniestand → Seitsitz → Rückenlage → Seitenlage → Bauchlage → Vier-Füßlerstand → einseitiger Kniestand oder Bärenstand → Stand.

→ *Bestmöglicher Muskeltonus:* Drehdehnlagerung (☞ 2.2.2), HWS-Traktion als einleitende Behandlung, Entspannungsübungen, Körperwahrnehmungsschulung (☞ 2.3.9, 2.3.10, 2.3.11, 2.3.19), rhythmische Bewegungsübungen, unterstützt durch Musik.

→ *Bestmögliches Reaktionsvermögen und Gleichgewicht:* Reaktive Stabilisierung (Haltewiderstand plötzlich loslassen), Training der automatischen Schutzreaktionen an Arm (Stütz) und Bein (Ausfallschritt). Ballfangspiele, Fußballspielen, Federball, Family-Tennis, Schaukelbrett, Pezziball.

→ *Bestmögliche Haltung:* Erarbeiten der Entlastungshaltung nach BRÜGGER (☞ 2.3.1, 2.3.5). Muskeldehnung: M. pectoralis major, M. iliopsoas. Hilfen für die Aufrichtung: Reize am Scheitel, Sternum; Anlehnen an die Wand.

→ *Bestmögliches Gangbild:* Rotationsgang (☞ 2.2.5) mit verschiedenen Schlüsselpunkten: Schultern, Sternum, Arme oder Becken. Gehen über vorgegebene Hindernisse, Gehen nach Rhythmus oder Musik, Gehen mit Start/Stopp-Phasen oder Richtungswechsel, Treppengehen (☞ 2.2.5). Bei Retropulsion: vorbereitend Gewichtsverlagerung nach vorne im Sitz, Üben des Aufstehens mit genügender Vorverlagerung des Gewichts; an die Wand lehnen, und versuchen, von dieser wegzukommen. Hände auf die Schultern der TherapeutIn und diese vor sich herschieben, Rollstuhl o.ä. vor sich herschieben.

- *Bestmögliche Feinmotorik:* Vorbereitend Finger-PNF. Schreibübungen an einer Tafel (Schrift soll größer werden); Schreiben in vorgegebenen Zwischenräumen auf einem Blatt Papier, Figuren nachzeichnen. Knoten machen und wieder auflösen, Papier falten, Seiten in einem Buch oder einer Zeitschrift einzeln umblättern, Papier zerreißen, Geld aus einem Portemonnaie herausholen, Schrauben auf- und zudrehen.
- *Größtmögliche Vitalkapazität.* Vorbereitend Rumpfmobilisation. Maßnahmen: Atemtherapie (☞ 2.2.6).
- *Bestmögliche Sprache:* Gesichts-PNF (☞ 2.3.16). Zungenbewegungen, Exspirationsübungen, Totraumvergrößerer zur Verstärkung der Ausatmung, laute Phonationsübungen mit Vokalen oder Konsonanten, die eine intensive Lippen und Zungenbewegung erfordern: Bla Bla, hoho, mei mei etc.
- *Verbesserte Mimik:* Gesichts-PNF (☞ 2.3.16).
- *Aufgeklärter Pat:.* Beratung in bezug auf Kleidung (sie soll leicht an- und ausziehbar sein); Nahrung (z.B. viele Ballaststoffe wegen der Darmträgheit); Anziehhilfen; Sicherheitshinweise (z.B. Teppiche als Stolperfallen); Hilfen für die Körperpflege, Hilfen zum Aufstehen aus dem Bett, Gehhilfen. Hinweis auf Selbsthilfegruppen zur Vermeidung einer sozialen Verarmung.

Hyperkinetisch-hypotones Syndrom

Syndrome mit vermehrter Bewegungsunruhe bei gleichzeitig hypotoner Muskulatur.

Choreatisches Syndrom

Dauernde, schnelle Muskelkontraktionen in regellos wechselnden Muskelgruppen (anfänglich oft wie Verlegenheitsbewegungen: Grimassieren, Schmatzen usw.). Zugrunde liegen Läsionen des Corpus striatum, z.B. durch Hirninfarkt oder -blutungen, aber auch durch erbliche Einflüsse (Chorea Huntington).

Chorea Huntington

Seltene, dominant erbliche Erkrankung. Erkrankungsalter zwischen dem 40. bis 60. Lebensjahr. Krankheitsdauer 12–20 Jahre.

Klinik: Ständige Bewegungsunruhe der Extremitäten sowie Grimassieren des Gesichts mit ständigen Kau- und Zungenbewegungen. Früh kommt es zu psychischen Veränderungen (z.B. erhöhte Reizbarkeit und Neigung zur Gewalttätigkeit). Im Verlauf meist schwere Wesensänderung und Demenz. Eine kausale Therapie ist nicht bekannt. Evtl. Besserung der Hyperkinesen durch Neuroleptika.

PT bei hyperkinetischen Bewegungsstörungen

Besonderheiten bei der PT-Befundung

Achten auf: Rumpfhaltung, Hyperkinesemuster, Gangbild, Alltagsbewegungen, Sprache, Gesichtsausdruck, psychisches Verhalten.

Physiotherapeutische Maßnahmen

- Behandlung in ruhiger und reizarmer Umgebung. Bewegungsintention und positive (Lob, Freude, Lachen etc.) sowie negative Affekte (negative Kritik, Schreck, depressive Stimmung etc.) beeinflussen die Hyperkinesen.

- *Vorbereitung zur aktiven Ther.* Stangerbad (absteigende Behandlung), Entspannungsmaßnahmen, entspannende Massage, bes. zentrifugale Streichungen am Rücken. Alle Extremitätenbewegungen mit voller Konzentration, ohne Leistungszwang unter Begleitung von Augen-, Kopf-, Rumpfbewegungen.
- *Erarbeiten der Kopfkontrolle*, da die Kopfstellung oft die Hyperkinesen an Rumpf (bes. Extensionsmuster) und Extremitäten stark beeinflußt.
- An Kopf und Rumpf überwiegend in die Flexion arbeiten, da meist ein Hyperextensionsmuster besteht, welches das Bewahren des Gleichgewichts in einer Position unmöglich macht.
- *Hilfen für den Pat.:* Kontaktbewegen, Bewegungen unter Zug oder Approximation, Bewegen gegen gedachten oder realen Widerstand, Wahl einer großen Unterstützungsfläche.
- Weitere mögliche Behandlungstechniken: ☞ 6.2.3.

Dystone Syndrome (Dystonien)

Langsame, unwillkürliche Tonussteigerungen und Bewegungen sowie abnorme Haltungen. Verstärkung durch emotionale Erregung und Bewegungsintentionen, Nachlassen im Schlaf.

Torsionsdystonie

Drehbewegungen des ganzen Rumpfes und der proximalen Extremitätenabschnitte, wobei diese auch gegensinnig zueinander gedreht werden können. Häufig auch Grimassieren durch Hyperkinesen der Gesichtsmuskulatur. 2 Formen: symptomatische Form (z.B. durch frühkindliche Hirnschädigung oder Überempfindlichkeit gegen Psychopharmaka) und idiopathische Form (Beginn meist im Jugendalter mit Fortschreiten zu einer schweren Behinderung mit erheblicher Fehlstellung der Wirbelsäule)

Physiotherapeutische Maßnahmen: s.o.

Torticollis spasticus

Erkrankungsbeginn im mittleren Lebensalter ohne Geschlechtsbevorzugung. Es kommt zu unwillkürlicher Seitwärtsdrehung des Kopfes mit gleichzeitiger Neigung zur Gegenseite, während sich meist die gleichseitige Schulter anhebt. Die Bewegung wird hauptsächlich durch den M. sternocleidomastoideus und den M. trapezius der Gegenseite bewirkt, der bei lang bestehender Erkrankung oft hypertrophiert ist. Mit bestimmten Hilfsgriffen ohne großen Krafteinsatz kann der Kranke versuchen, die dystonen Hyperkinesen abzuschwächen (z.B. Hand- oder Fingerspitzen an das Kinn legen). Neben einer medikamentösen Behandlung ist die Therapie mit Botulinustoxininjektion in die betroffene Muskulatur möglich. Diese führt zu einer Blockierung der neuromuskulären Übertragung und damit zu einer (meist nur vorübergehenden) Lähmung der Muskulatur.

Physiotherapeutische Maßnahmen: Traktion der HWS, Ausstreichungen der HWS, Extensionsmassage, feuchte Wärme, Stemmführung nach BRUNKOW in verschiedenen Positionen, PNF-Kopfdiagonalen in das entgegengesetzte Muster. Behandlungsprinzipien wie bei Chorea Huntington (s.o.)

Athetotisches Syndrom

Langsame, träge, nicht-rhythmische wurm- oder schraubenartige Bewegungen, v.a. im distalen Extremitätenbereich. Nicht selten mit choreatischen Formen gemischt (Choreoathetose).

Zugrunde liegen auch hier Schädigungen des Striatums, zumeist als Folge eines Sauerstoffmangels bei der Geburt (Asphyxie), selten beim Erwachsenen nach einem Hirninfarkt (kontralateral zur geschädigten Hirnhälfte). Beginn meist im frühen Kindesalter. Sie kann einseitig (Hemiathetose) oder doppelseitig (Athetose double) auftreten. Bei gleichzeitiger Agonisten- und Antagonistenanspannung kommt es zu bizarren Bewegungen der Hände und Füße („*Thalamushand*“: volarflektierte Hand, in den Grundgelenken überstreckte Finger, Fuß in vermehrter Dorsalextension). Häufig führen die athetotischen Impulse auch zu einer Koordinationsstörung der Sprech- und Atemmuskulatur und zu übersteigerten mimischen Mitbewegungen („pathologisches Lachen und Weinen“).

Physiotherapie

Physiotherapeutische Maßnahmen ☞ *6.2.2 (Choreatisches Syndrom)*

Besonderheiten bei der physiotherapeutischen Befundung

- → *Gelenkstellung:* Überstreckung in Ellenbogen, Fingergrundgelenken, Kniegelenk, Knickfuß mit Valgusstellung im Vorfuß.
- → *Rumpfhaltung:* Hyperlordose in LWS.
- → *Kopfhaltung:* Hyperlordose mit Lateralflexion und Rotation zur Gegenseite oder Kyphose. M. sternocleidomastoideus meist verkürzt und hypertroph.
- → *Muskeltonus:* Wechselnd.
- → *Koordination:* Gezielte Bewegungen oft nicht möglich.
- → *Gleichgewicht:* Sehr instabil besonders im Stand und Kniestand.
- → *Gangbild:* (meist nur mit Unterstützung überprüfbar) Trendelenburg, Adduktion und Innenrotation der Beine, Plantarflexion der Füße.
- → *Einfluß der Kopf- und Rumpfhaltung auf die Bewegungen der Extremitäten:* Einschießende Hyperextension in der HWS läßt z.B. den gesamten Rumpf extendieren, so daß ein normales Stehen unmöglich wird.
- → *Grad der Selbständigkeit:* Körperpflege, Nahrungsversorgung, Fortbewegungsmöglichkeiten, Kommunikation.

Ballistisches Syndrom

Selten, meist halbseitig (Hemiballismus) nach zerebralen Ischämien mit Beteiligung der Stammganglien (Nucleus subthalamicus). Im Vergleich zu den choreatischen Bewegungsstörungen sind diese gröber, meist im Schulter- und Beckengürtelbereich lokalisiert. Es kommt zu plötzlich einsetzenden unwillkürlichen Bewegungen, die zum Heran- oder Wegschleudern der Gliedmaßen vom Rumpf führen und weit ausfahrend sind.

Physiotherapeutische Maßnahmen: Keine wirkungsvolle Therapie bekannt.

6.2.3 Kleinhirnsyndrome

Urs.: Kleinhirnschädigung, z.B. durch Tumoren, Durchblutungsstörungen, Schädel-Hirn-Trauma, Atrophien (zerebelläre Heredoataxie), Multiple Sklerose, Alkohol.

! Wichtig ist die Unterscheidung der zerebellären Ataxie von der spinalen Ataxie. Pat. mit spinaler Ataxie können über die Optik fehlerhafte Motorik korrigieren (Ataxie verstärkt sich bei geschlossenen Augen), während dies Pat. mit zerebellärer Ataxie nicht mehr möglich ist (Ataxie mit geschlossenen und offenen Augen gleich stark). Während die zerebelläre Ataxie durch Schädigung des Kleinhirns entsteht, ist die spinale Ataxie durch Schädigungen der sensiblen Bahnen der Rückenmarks bedingt.

Klinik

- *Gang-, Stand-, Rumpf- und Extremitätenataxie.*
- *Dysdiadochokinese:* Schnelle Wechselbewegungen, z.B. Händeklatschen, sind nicht mehr oder nur unvollkommen möglich.
- *Dysmetrie:* Zielbewegungen werden meist zu schnell und ausfahrend durchgeführt (Extremitätenataxie).
- *Charcotsche Trias:* Intentionstremor, Nystagmus und skandierende Sprache.
- *Kleinhirnhypotonie:* Muskeltonus auf der Seite der Läsion abgeschwächt.

Physiotherapie

Besonderheiten bei der PT-Befunderhebung

→ *Gleichgewicht:* Test im Sitz (Rumpfataxie), Stand (z.B. Romberg-Stand), Einbeinstand (wichtig für die Standbeinphase beim Gehen), Kniestand oder einseitigem Kniestand.

→ *Stabilität:* Sind die unter „Gleichgewicht“ genannten Positionen auch gegen Widerstände oder bei Labilisierung der Unterstützungsfläche stabil?

→ *Tiefensensibilität:* Getestet werden zuerst die kleinen Gelenke Finger und Zehen. Ist hierbei das Gefühl für die Gelenkstellung bei geschlossenen Augen in Ordnung, brauchen die großen Gelenke nicht mehr getestet zu werden, da diese dann ebenfalls unauffällig sind.

→ *Ganganalyse:* Breitbeiniger Gang, ataktische Bewegungen in der Spielbeinphase, instabiler Rumpf oder Beckengürtel.

→ *Koordinationsprüfung:* Mit dem Zeigefinger oder den Zehenspitzen auf verschiedene Gegenstände zeigen lassen, Arm oder Bein in verschiedenen Positionen halten lassen (Placing).

Physiotherapeutische Maßnahmen

→ *Koordinierte Bewegungen der Extremitäten:*

- *PNF:* Dynamische Umkehr mit Halten in verschiedenen Bewegungsabschnitten, rhythmische Stabilisation, betonte Bewegungsfolge bei proximaler Stabilisierung durch Approximation, Widerstand der TherapeutIn oder Kontakt mit einer Unterstützungsfläche.
- *Konzentrative Bewegungsführung:* Langsame Bewegungen gegen Führungswiderstand unter Blickkontakt (nicht bei Nystagmus und Doppelbildern) und verbaler Unterstützung, langsame und bewußte aktiv-passive Bewegungsführung durch Th. unter Blickkontakt und verbaler Unterstüt-

zung, zuerst eingelenkig eindimensional, später mehrgelenkig mehrdimensional (PNF-Pattern).

  - *Kontaktbewegen:* Pat. hält den Kontakt z.B. mit seiner Handfläche an der Hand der TherapeutIn und folgt bei allen Bewegungen. Th. kann durch die Intensität des Kontaktes und durch die Bewegungsrichtungen den Schwierigkeitsgrad bestimmen. Diese Technik ist nicht zu verwechseln mit dem Bewegen gegen Führungswiderstand.
  - Bewegen gegen einen gedachten Widerstand: Durch ein Moor gehen, einen zähen Brei rühren, etwas Schweres vor sich her schieben, wegstemmen oder zu sich ranziehen.
  - Bewegungen auf einer Unterstützungsfläche, z.B. einer Wand, auf dem Boden, auf dem Tisch. Zielübungen: Pat. soll körpereigene oder körperfremde Ziele mit der Hand oder dem Fuß ansteuern. Wichtig ist, daß Pat. die Zielansteuerung in entspannter Haltung und ohne Leistungszwang durchführt. Passive Unterstützung durch Th. oder Anwendung von Gewichtsmanschetten können Hilfestellung bieten.

→ *Sichere Bewegungsübergänge:*
  - Mattenprogramm: Schulen von Bewegungsübergängen gegen Führungswiderstände oder im Sinne der Stemmführung nach BRUNKOW (☞ 2.3.6). Bewegen gegen gedachten Widerstand.
  - Wenn der Intentionstremor nicht mehr zu kontrollieren ist: Einschulen von Kompensationsmechanismen und Trickbewegungen zur Reduzierung der ausfahrenden Bewegungen, z.B. bei allen Armbewegungen Ellenbogen an den Körper drücken, Hände falten oder die andere Hand am Handgelenk fixieren, sich an einer Fläche entlang bewegen, Füße am Boden schleifen, Arme an der Wand oder auf der Tischfläche entlang bewegen, im Stand oder beim Gehen zur Minderung der Rumpfataxie Arme hinter dem Rükken oder vor dem Körper verschränken, Hände auf den Beckenkämmen und Schultern nach hinten unten spannen.

! Jeder Pat. reagiert unterschiedlich auf die verschiedenen Kompensationsmechanismen, deshalb müssen bei jedem Pat. evtl. wieder neue Möglichkeiten ausprobiert werden.

→ *Bestmögliches Gleichgewicht*: Stabilisierung einer Ausgangsposition durch: langsam an- und abschwellende Widerstände einseitig oder diagonal, schnelle und unerwartete Widerstände, Widerstände plötzlich loslassen (reaktive Stabilisierung). Zur Steigerung: Pat. soll beim Stabilisieren die Augen schließen.

! Die Variation des Schwierigkeitsgrades einer Ausgangsposition geschieht durch: Auswahl einer Ausgangsposition wie sie in der kindlichen Entwicklung vorkommen: Bauchlage, Rückenlage, Seitenlage, Vier-Füßlerstand, Langsitz, Fersensitz, Seitsitz, Kniestand, halber Kniestand, Bärenstand, Stand und Einbeinstand; Vergrößerung oder Verkleinerung der Unterstützungsfläche einer Ausgangsposition, z.B. breitbeiniger Stand oder Stand in Schrittstellung; Labilisierung einer Unterstützungsfläche durch Pezziball, Schaukelbrett, Trampolin, weiche Matte, Sportkreisel, Sitzrolle, Bewegungsbad, Gehen auf Sand, Waldboden. Verlagerung des Schwerpunktes in einer Ausgangsposition durch Gewichtsverlagerung oder asymmetrische Übungen, z.B. einen Arm zur Seite heben.

! Hilfen für Pat.: Approximation durch Th. an Becken, Schultern oder Kopf, Spiegelkontrolle, Ganzkörperspannung, Anlehnen oder Stützen an der Wand z.B. beim Sitz oder Stehen.

→ *Sicheres Gangbild:* Gehen unter Rumpfspannung oder mit Hilfen (s.o., „Sichere Bewegungsübergänge"), z.B. mit Approximation an Becken oder Schultern. Gehen gegen Widerstand am Becken oder an den Schultern (Sturmgang). Während des Gehens etwas Schweres vor sich herschieben. Gehen auf markierten Feldern, Gehen mit schleifenden Fersen (mit den Füßen über den Boden rutschen), Gangschule im Gehbarren, Gehen mit Gewichtsmanschetten, Gehen unter Stemmführung (☞ 2.3.6).

→ *Bestmögliches Lageempfinden:* Z.B. Methoden nach FELDENKRAIS (☞ 2.3.10), SCHAARSCHUCH-HAASE (☞ 2.3.19); konzentratives Nachempfinden der Gelenkstellung mit geschlossenen Augen: zuerst die endgradigen Gelenkstellungen, später die mittleren Bewegungsabschnitte. Stimulierung der Gelenkrezeptoren durch „push and pull". Halten der Position einer Extremität mit geschlossenen Augen ohne Bewegung oder Absinken. Auf der betroffenen Seite Gelenkstellung einnehmen, Pat. soll auf der gesunden Seite die Stellung nachahmen oder umgekehrt. Bei einseitigen Lageempfindungsstörungen hilft die konzentrative Projektion des Lagegefühls von der gesunden auf die betroffene Seite.

6.2.4 Rückenmarkssyndrome

Querschnittslähmung

Durch Schädigung der Rückenmarksstrukturen in horizontaler und/oder vertikaler Ebene kommt es zu einem unvollständigen bzw. vollständigen Querschnittssyndrom

Ursachen

- *Traumatische Schädigung* des Rückenmarks (z.B. Verkehrsunfälle, Abstürze, Sport- und Badeunfälle) mit Prellung, Zerrung oder Quetschung des Rückenmarks (Contusio spinalis) oder kompletter Durchtrennung.
- *Rückenmarkstumoren* (6 x seltener als Hirntumoren, zu über 60 % gutartig).
- *Spinalis-anterior-Syndrom:* Rückenmarksschädigung (Myelomalazie) durch Durchblutungsstörung im Versorgungsgebiet der A. spinalis anterior. Zunächst radikuläre Schmerzen, dann Ausbildung eines unvollständigen Querschnittssyndroms.
- *Akute Querschnittsmyelitis:* Meist viraler Genese, seltener bakteriell bedingt; meist verbleibt eine Restsymptomatik.

Klinik

- Frühstadium bei plötzlicher Entwicklung des Querschnitts (z.B. traumatisch). *Spinaler Schock:* kompletter Ausfall der Willkürmotilität (Paraparalyse bzw. Tetraparalyse bei Halsmarkläsion) unterhalb der Schädigungsstelle, schlaffer Muskeltonus und Erlöschen der Muskeleigenreflexe. Ausgefallene Sensibilität unterhalb der Schädigungsstelle, Unfähigkeit, Harn- und Stuhldrang zu empfinden bzw. Harn und Stuhl zu entleeren, Störung der Sexualfunktion. Dauer des spinalen Schocks: 4–6 Wo.
- Folgestadium: *Spastisches Syndrom:* Der unterhalb der Schädigungsstelle gelegene Rückenmarksabschnitt nimmt seine Eigenaktivität wieder auf. Entwicklung innerhalb der ersten drei Monate nach Querschnittsläsion. Symptome:
  - Unwillkürliche aktive Harnentleerung („Reflexblase").
  - Reflektorische Darmentleerung.

- Spastik der Muskulatur, die unbehandelt zu Beuge- oder Streckkontrakturen führt (Paraspastik, Tetraspastik)
- Hyperreflexie, pathologische Reflexe (Zeichen nach BABINSKI).
- Als Komplikationen können auftreten:
  - Trophische Störungen (Wachstumsstörungen), Druckgeschwüre mit Gefahr der Osteomyelitis (Knochenmarksentzündung), Dekubitus.
  - Infektionen der Harnwege mit nachfolgender Schädigung der Niere.
  - Verkalkungen im Gelenkbereich durch Kontrakturen.
  - Bein- und Beckenvenenthrombosen mit der Gefahr der Lungenembolie.
  - Pneumonie.

Ärztliche Therapie

- Operation zur Stabilisierung einer evtl. Fraktur.
- Konservativ-funktionelle Behandlung und Pflege mit regelmäßigem Umlagern, Blasentraining, Vermeidung von Kontrakturen.
- Medikamentöse Behandlung, z.B. antibiotische Ther., Thromboseprophylaxe.
- Rehabilitationsmaßnahmen: Steh- und Gehtraining (☞ 2.2.5); Rollstuhltraining: Umgang mit dem Rollstuhl, Hindernisparcour; Rollstuhlsport (z.B. Basketball); Schwimmtraining (z.B. nach McMillan ☞ 2.5.10); Transfertraining: Rollstuhl – Auto, Rollstuhl – Bett, Rollstuhl – Stuhl.
- Ergotherapie.

Brown-Séquard-Syndrom („Halbseitensyndrom des Rückenmarks")

Ursache dieses seltenen Syndroms ist eine meist traumatische halbseitige Rückenmarksläsion (z.B. Stich- oder Schußverletzung).

Klinik

Auf der geschädigten Seite entsteht eine zentrale Parese durch Pyramidenbahnläsion und eine Störung der Tiefensensibilität durch Schädigung der gleichseitigen Hinterstränge. Auf der Gegenseite besteht eine sog. dissoziierte Sensibilitätsstörung (Störung des Schmerz- und Temperaturempfindens).

Zentrale Rückenmarksschädigung

Ursache: Syringomyelie, intramedulläre Rückenmarkstumoren.

Klinik

Sind die Vorderhörner betroffen, so entwickeln sich *periphere Lähmungen*. Durch Schädigung der kreuzenden Fasern des Tracus spinothalamicus entsteht eine *beidseitige dissoziierte Sensibilitätsstörung* ab der Läsionshöhe. Evtl. *trophische Störungen* der Haut, Nägel und Muskeln (Atrophien) durch Schädigung der Seitenhörner, wo z.T. auch das sympathische Nervensystem seinen Ursprung hat.

Kauda- und Konusläsion

Da die Fasern der Cauda equina dicht am Conus medullaris entlang laufen, findet man häufig eine Schädigung beider Strukturen. Ursachen sind häufig Bandscheibenvorfälle oder traumatische Läsionen.

Klinik

- Bei *Kaudasyndrom:* Periphere Lähmung beider Beine (schlaffer Muskeltonus, Eigenreflexe abgeschwächt). Reithosenförmig begrenzte Sensibilitätsstörungen für alle Qualitäten. Harn- und Stuhlverhalt. Störung der Sexualfunktion.
- Bei *Konusläsionen:* Harn- und Stuhlverhalt. Störung der Sexualfunktion. Analreflex nicht auslösbar. Sensibilität perianal beeinträchtigt.

Physiotherapeutische Maßnahmen

Besonders bei traumatischer Querschnittlähmung. Methoden: z.B. VOTJA, PNF, Schlingentisch.

Frühphase (0–6 Wo.)

→ *DKPT-freier Pat.* (☞ 2.2.7): Besonderheiten: Lagerung im Stryker-Drehbett, Drehung alle 2–3 Std.. Beim passiven Durchbewegen darf keine Bewegung auf die Frakturstelle übertragen werden (zuerst keine Flexionsbewegungen in der Hüfte bei LWS-Frakturen). Bei C6–Pat. wird der Arm in Außenrotation und Ellenbogenextension gelagert, damit die Überstreckung im Ellenbogengelenk zur Kompensation des Trizeps bei Handstütz gesichert wird, die Hand in Funktionsstellung (Manschette).

→ Bei Paraplegien auf eine gute Überstreckfähigkeit des Fußgelenkes, der Zehen und des Hüftgelenkes (Steh- und Gehfähigkeit mit Orthesen) und die volle Streckfähigkeit des Knies achten. Wichtig ist die venöse Rückstromförderung, Sekretlösung und Vergrößerung des Atemvolumens.

! Zwerchfelltraining, Abhusttechniken (☞ 2.2.6) unmittelbar nach dem Inhalieren üben.

! Täglich Muskelstatus und Sensibilität überprüfen (Querschnitt kann sich durch Nachblutungen oder Ödembildung verschlechtern).

Übergangsphase (6–10 Wo.)

→ *Stabiler Kreislauf und verhinderte Knochenatrophie:* Stehbrettbelastung und Rollstuhlbelastungstraining. Später: Gangschule bei Paraplegikern.

→ *Bestmöglicher Umgang mit dem Rollstuhl:* Rollstuhlgebrauchstraining (☞ 11.4.3).

→ *Bestmögliche Blasenfunktion.* Blasentraining: Abklopfen der Blase zur Tonisierung und besseren Entleerung, Kontrolle der Flüssigkeitszufuhr und Ausscheidungsmenge (Zeitplan), Reizung von Triggerpoints, Sensibilisierung für die Vorboten der beginnenden Blasenentleerung, Umgang mit Kondomen, Urinalen und suprapubischen Kathetern, Hautpflege.

→ *Funktionelle Gelenkbeweglichkeit:* Dehnung der ischiokruralen Muskulatur, des Iliopsoas, der Adduktoren und Innenrotatoren der Beine. Bewahrung der Überstreckung von Fußgelenk und Zehen bei Paraplegikern, Funktionelle Versteifung der Fingerbeuger bei C5 bis C7-Tetraplegikern für die aktive oder passive Funktionshand und Dehnung der Innenrotatoren der Schulter sowie des Biceps brachii für die kompensatorische Stützfunktion ohne Trizeps.

→ *Verbesserte Muskelkraft in den Muskeln mit Restfunktionen:* ☞ 2.3.15.

Spätphase

→ *Maximale Muskelkraft und Ausdauer in der nicht betroffenen Muskulatur.* PNF: alle Techniken, evtl. abgewandelte Fixierung. Schlingentisch (☞ 2.3.20): Arbeit mit Expandern und Gewichten. Hanteltraining, Medizinische Trainingstherapie (☞ 10).
→ *Funktionelle Gelenkbeweglichkeit und Muskeldehnfähigkeit:* wie in der Übergangsphase. Soweit möglich selbständiges Durchbewegen. Dehnlagerungen im Schlingentisch für Iliopsoas, Adduktoren und Innenrotatoren des Beins, Ischiokrurale Muskulatur, Gastrocnemius.
→ Bei Kontrakturen MT ☞ 2.3.15.
→ Zu forciertes Durchbewegen und Dehnen (Pat. empfindet keinen Dehnschmerz) kann paraartikuläre Ossifikationen begünstigen! Auf Schwellung, Rötung und Erwärmung im Gelenkbereich achten.
→ *Bestmögliche Selbständigkeit und Mobilität:* Rollstuhltraining, Rollstuhlsport, Transfer: Rollstuhl → Boden → Bett → Auto, und zurück. Transfer: Rückenlage → Bauchlage, Rückenlage → Langsitz und zurück. Hinfallen aus dem Stand und aus dem Rollstuhl trainieren. Aufstehen vom Boden üben. Gleichgewichtstraining auf der Matte, eigenständiges Durchbewegen, Training von An- und Ausziehen, Körperpflege, Kommunikation (Schreiben, Telefonieren) mit Hilfsmitteln. Gangschule im Gehbarren oder mit Gehstützen: Zuschwung-, Durchschwung- und Vierpunktegang.
→ *Funktioneller Muskeltonus:* Reduzierung der Spastik in den Muskeln, die eine wichtige Funktion behindern, z.B. Beugespastik in den Beinen für die Stehfunktion. Spastik z.B. im Quadrizeps fördert die Stehfähigkeit und verhindert eine Knochen- sowie Muskelatrophie, die Durchblutung ist besser als in einem schlaffen Muskel, Dekubitus kann wegen der besseren Muskelmasse nicht so leicht entstehen.
→ *Dekubitusfreiheit:* Kontrolle der gefährdeten Hautbezirke durch Pat. mit Spiegel oder durch Hilfsperson, Hautpflege, Bürstungen oder kalte Abreibungen der gefährdeten Stellen, Stimulierung der atrophischen Muskulatur mit TENS-Heimgeräten. Es wird ein besseres Weichteilpolster geschaffen, die Durchblutung ist verbessert und die Körperteile erscheinen nicht so atrophisch. Regelmäßiges Entlasten im Rollstuhl (ca. alle 15 Min.).
→ Neurogene Blasenentleerungsstörungen ☞ 6.6.

6

Zusatzmaßnahmen

Schwimmtherapie nach McMillan (☞ 2.5.10), Ergotherapie (☞ 2.7), Rollstuhlsport.

Physiotherapeutische Maßnahmen bei Harninkontinenz (☞ 6.6)

- *Hydrotherapie:* Ansteigende Unterschenkelbäder, Sitzbäder mit T-Wickel, Heiße Rolle auf Kreuzbein.
- *BGM:* Bearbeiten der Reflexzonen der Blase.
- *E-Therapie:* Schwellstrombehandlung (wenn keine nervale Schädigung vorliegt) oder Exponentialstrombehandlung (bei nervaler Schädigung) zur Stimulierung der Blasenschließmuskulatur: Kathode über Symphyse, Anode über Kreuzbein, Impulszeit: 200 ms Dreieck. Interferenzstrom: 0–100 Hz im Intervall, Behandlungsdauer 8–10 Min., 2 Elektroden über Harnblase, je eine Elektrode an die proximale Oberschenkelinnenseite, vaginale oder rektale Reizung der Harnblase oder der nervalen Strukturen.

6.2.5 Dezerebrationssyndrome (Hirnstammschädigung)

Der Hirnstamm (Medulla oblongata, Pons und Mittelhirn) wird von sämtlichen efferenten und afferenten Bahnen durchzogen. Eine Unterbrechung führt zum weitgehenden Ausfall der gesamten Großhirntätigkeit.

Dezerebrationssyndrome

Funktionelle Abkoppelung des Hirnstammes vom Hirnmantel (*„apallisches Syndrom"* = „ohne Hirnmantel"). Die häufigsten Ursachen sind ein schweres Hirntrauma (meist mit Kleinhirneinklemmung im Foramen ovale), Enzephalitis, Intoxikationen oder Sauerstoffmangel nach Reanimationen.

Phasen der Hirnstammschädigung

Die Hirnstammschädigung verläuft in mehreren Phasen vom sog. *Mittelhirn-Syndrom* bis zum Hirntod:

- Der Beginn einer Mittelhirnschädigung ist durch eine leichte Benommenheit und eine Reaktionsverzögerung gekennzeichnet. Mit fortschreitender Schwere der Hirnstammschädigung treten Somnolenz bis zur Bewußtlosigkeit, Pupillenstörungen, vegetative Störungen (Blutdruckschwankungen, Pulsfrequenzstörungen, gesteigerte Schweißsekretion) und motorische Entäußerungen hinzu (Streckstellung der Arme und Beine). Im Vollbild des Mittelhirnsyndroms besteht eine Bewußtlosigkeit mit Streckkrämpfen und Rückwärtsbeugung des Kopfes (Opisthotonus) bei erhöhtem Muskeltonus und einer Hyperreflexie sowie Auftreten von pathologischen Reflexen (Babinski-Phänomen).
- Werden auch tiefere Hirnstammregionen (Pons und Medulla oblongata) geschädigt, tritt das *akute Bulbärhirnsyndrom* auf: tiefe Bewußtlosigkeit durch das Fehlen jeglicher spontanen oder reaktiven Motorik bei schlaffem Muskeltonus. Die Muskeleigenreflexe sind erloschen, pathologische Reflexe nicht mehr zu erhalten. Es kommt zum Absinken der Pulsfrequenz und des Blutdrucks, schließlich zum Hirntod mit Atemstillstand.

Grundsätzlich sind alle Dezerebrationsstadien reversibel, wobei die klinischen Erscheinungsbilder rückläufig durchlaufen werden. In der Rückbildungsphase ist oft bei Aufhellung des Bewußtseins eine exogene Psychose zu beobachten. Bei irreparabler Schädigung kann es zu einer chronischen Dezerebration ohne Aussicht auf Rückbildung kommen. Die Prognose des Bulbärhirnsyndroms ist insgesamt sehr schlecht und geht oft in das Syndrom des *dissoziierten Hirntodes* (= vollständiger Ausfall aller Hirnfunktionen bei erhaltener basaler Herz-Kreislaufaktivität) über.

Physiotherapeutische Maßnahmen

Akutphase

→ *DKPT-freier Pat.:* DKPT-Prophylaxe zur Vermeidung von Sekundärschäden (☞ 2.2.7). Besonderheiten: Vorsichtiges und ruhiges reziprokes Durchbewegen ohne Schmerzen zu provozieren (alle unangenehmen Reize vermeiden); Überprüfung der Reaktionslage durch taktile, akustische und visuelle Reize. Begleitverletzungen an Wirbelsäule, Extremitäten und inneren Organen sowie ein bestehendes hirnorganisches Psychosyndrom beachten. Das Durchbewegen ungeachtet der Bewußtseinslage immer verbal begleiten – der Pat. hört auch „unbewußt" mit.

→ *Reduzierter Muskeltonus:* Weiches Dehnen der spastischen Muskulatur, Reflexhemmende Lagerung, Orthesenmaterial wie Schienen, Gipsschalen, Innenschuhe etc. ☞ 6.2.1.

→ *Verbesserte Reaktionslage:* Setzen von akustischen (Ansprache), taktilen (Hautreize) und thermischen (Eis) Reizen zur Verbesserung des Wachheitsgrades und der Ansprechfähigkeit.

Spätphase

→ *Verbesserte kognitive Funktionen:* Neurotraining (☞ 2.8).

→ *Behandlungsziele und Maßnahmen*: Wie bei zentraler Lähmung (☞ 6.2.1), Hemiplegie (☞ 6.2.7), Ataxie (☞ 6.2.3).

6.2.6 Aphasie und Apraxie

Aphasie

6

Es handelt sich um eine zentrale Sprachstörung, bei erhaltener Funktion der zum Sprechen benötigten Muskulatur, ausgelöst z.B. durch Hirninfarkt, Hirnblutungen, Hirntumoren.

Im Gegensatz zur Dysarthrie (Sprechstörung) sind hierbei die Sprechorgane und deren nervale Versorgung intakt, nur der Sprachentwurf oder das Sprachverständnis sind gestört.

✓ Aachener-Aphasie-Test

Mit dem Aachener-Aphasie-Test (AAT) lassen sich die einzelnen Formen der Aphasien unterscheiden. Es werden Spontansprache, Schriftsprache, Nachsprechen, Benennen und Sprachverständnis untersucht. Der Token-Test ist im AAT integriert: Anhand von vorgelegtem Testmaterial soll der Pat. eine Auswahl farbiger Kreise und Rechtecke zeigen und benennen.

Formen

- *Motorische (Broca-) Aphasie:* Störung der Sprachproduktion, die Pat. können kaum oder sogar überhaupt nicht sprechen und nicht schreiben. Wenn sie sprechen, besteht ihre Sprache aus einzelnen Worten (Telegrammstil), teilweise werden Silben vertauscht oder entstellt (Paraphasien). Es treten häufig beharrliche Wiederholungen von einzelnen Wörtern (Perseverationen) oder sich wiederholende inhaltslose Redefloskeln (sprachliche Stereotypien) auf.
- *Sensorische (Wernicke-) Aphasie:* Störung des Sprachverständnisses. Die Pat. können das Gesprochene kaum oder überhaupt nicht verstehen. Sie sprechen mit normalem Sprachfluß und normaler Sprachmelodie. Da aber die Kontrolle über die Sprache fehlt, können Worte durch Paraphrasien völlig entstellt sein, es werden teilweise neue Worte gebildet, die nicht dem Sprachgebiet angehören (Neologismen).
- *Globale Aphasie:* Kombination aus motorischer und sensorischer Aphasie.
- *Amnestische Aphasie:* Wortfindungsstörungen, die durch Umschreibungen kompensiert werden.

Physiotherapeutische Maßnahmen

Bei sensorischer Aphasie die Bewegungsaufträge durch Demonstration, passives Führen (nonverbaler Körperkontakt) oder schriftlich vermitteln.

Zusatzmaßnahme: Logopädie.

Apraxie

Zentrale Störung von integrierten Handlungs- und Bewegungsfolgen bei erhaltener Muskelkraft und Koordination von Einzelhandlungen. Ursachen wie bei Aphasie.

Formen

- *Ideomotorische Apraxie:* Unfähigkeit, gezielte mimische (Gesichtsapraxie) oder gestische (Gliedmaßenapraxie) Bewegungen auszuführen, z.B. Nase rümpfen, Lippen ablecken, sich räuspern, Winken, Armbewegung des Kämmens symbolisieren, Bewegung des Ballkickens imitieren.
- *Ideatorische Apraxie:* Pat. ist nicht imstande, logische und gewohnte Handlungsfolgen korrekt durchzuführen, z.B. den aus mehreren Handlungsfolgen bestehenden Vorgang des Zähneputzens oder Ankleidens.
- *Konstruktive Apraxie:* Geometrische Figuren können nicht korrekt nachgezeichnet werden.

Zusatzmaßnahmen

Neurotraining (☞ 2.8), Logopädie.

6.2.7 Zerebrale Durchblutungsstörungen

Bei 85 % aller Schlaganfälle handelt es sich um akute zerebrale Durchblutungsstörungen durch Sauerstoffmangel des Gehirns (ischämischer Insult). Dies kann Folge einer Gefäßstenose bei Arteriosklerose sein, von Emboli aus ulzerierten Plaques der hirnversorgenden Arterien oder von Herzrhythmusstörungen, insbesondere Embolien aus dem linken Vorhof bei absoluter Arrhythmie.

Stadien der zerebralen Durchblutungsstörung nach Hennerici

Stadium	Klinische Symptomatik
I	Symptomlose Stenose der hirnversorgenden Arterien
II	• *Transitorische Ischämische Attacke* (TIA): neurologische Ausfälle, die innerhalb von 24 h vollständig abgeklungen sind. 30–40 % erleiden in den nächsten 5 Jahren einen Hirninfarkt • *Prolongiertes Reversibles Ischämisches Neurologisches Defizit* (PRIND): neurologische Ausfälle mit völliger Rückbildung nach mehr als 24 h
III	Frischer Schlaganfall: Hirnsubstanzschädigung (Hirninfarkt) mit neurologischen Ausfällen (teilweise reversibel)
IV	Endstadium eines abgelaufenen Schlaganfalls mit chronischem neurologischem Defizit

Klinik

Die klinische Symptomatik ergibt sich aus dem jeweils betroffenen Gefäßgebiet (☞ Abb. 6.02).

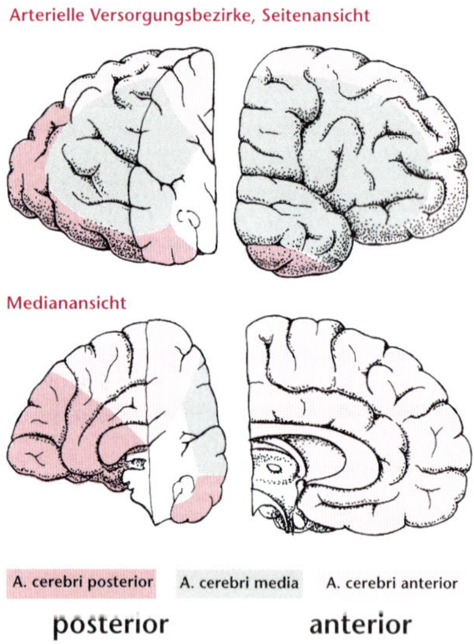

Abb. 6.02: Arterielle Versorgungsbezirke des Gehirns

- *Syndrom der A. carotis interna (ca. 10 %)*: Kontralaterale Hemiparese mit Sensibilitätsstörungen, gesteigerten Eigenreflexen, positiven spastischen Zeichen und spastischer Tonuserhöhung. Aphasie bei Befall der dominanten Hirnseite. Anamnestisch flüchtige gleichseitige Sehstörungen („Amaurosis fugax"), Hemianopsie.
- *Syndrom der A. cerebri media (ca. 30 %)*: Kontralaterale brachiofazial betonte Hemiparese mit Sensibilitätsstörungen. Hemianopsie. Gesteigerte Muskeleigenreflexe mit spastischen Zeichen. Wernicke-Mann-Gangtyp. Aphasie bei Befall der dominanten Hirnseite.
- *Syndrom der A. cerebri anterior (weniger als 5 %)*: Kontralaterale beinbetonte Hemiparese, evtl. Sensibilitätsstörungen. Gesteigerte Muskeleigenreflexe mit spastischen Zeichen.
- *Syndrom der A. cerebri posterior (5–10 %)*: Kontralaterale homonyme Hemianopsie. Bei doppelseitigen Verschlüssen Blindheit. Leichte kontralaterale Hemiparese und Sensibilitätsstörungen möglich.

- *Vertebrobasiläre Syndrome (Basilarisinsuffizienz):* Die Vertebralarterien und die daraus hervorgehende A. basilaris versorgen Teile des oberen Halsmarks, die Medulla oblongata, die Brücke (Pons), das Kleinhirn und Teile des Mittelhirns. Bei arteriosklerotischer Einengung resultieren (meist flüchtige) Durchblutungsstörungen, aber auch Hirnstamm-, Kleinhirn- oder Mittelhirninfarkte. Wegen des Verlaufs der Vertebralarterien durch die Foramina costotransversaria der Halswirbelsäule treten die flüchtigen Störungen häufig bei extremen Kopfbewegungen (z.B. Rückwärtsfahren mit dem Auto, Rasieren am Kinn, Wäscheaufhängen) auf. Die Vielfältigkeit der möglichen Hirnstammsymptome ist durch die enge Nachbarschaft von Bahnen, Hirnnervenkernen und Funktionssystemen in diesem Bereich bedingt:
  - Drehschwindel, Kopfschmerzen, Übelkeit mit Erbrechen.
  - Augenmuskellähmungen mit Doppelbildern, Gesichtsfeldstörungen.
  - *Horner-Syndrom:* Ptosis (Hängen des Augenlids), Miosis (Engstellung der Pupille) und Enophthalmus (Zurücksinken des Augapfels).

- Hörstörungen, Sprechstörungen, Schluckstörungen.
- Paresen, Sensibilitätsstörungen.
- Zerebelläre Ataxie und kurzdauernde Tonusverluste der Muskulatur, die zum plötzlichen Hinstürzen der Patienten führen (drop attacks).

Je nach Lokalisation der Durchblutungsstörung bzw. des Infarktes im Hirnstamm unterscheidet man eine Vielzahl von Hirnstamm-Syndromen (insgesamt selten). Häufigster Vertreter: *Wallenberg-Syndrom* mit plötzlich einsetzendem Drehschwindel, dazu Erbrechen, Heiserkeit, Nystagmus, Horner-Syndrom, Trigeminusausfall, Schluckstörung, gleichseitige Extremitätenataxie, gegenseitige Halbseitenlähmung und Sensibilitätsstörung.

Diagnostik

- Klinische Untersuchung zur Feststellung des Syndroms und Rückschluß auf den Ort der Schädigung.
- CT, bei V.a. Hirnstammbeteiligung auch Magnetresonanztomographie zur Lokalisation der Schädigung (dient u.a. auch der Unterscheidung zwischen Hirninfarkt und Hirnblutung oder selten Tumor).
- Dopplersonographie zur Feststellung einer evtl. Verengung der Halsgefäße.
- Evtl. EEG zur Lokalisation und Verlaufskontrolle.
- Evtl. Evozierte Potentiale zum Nachweis von Hirnstammfunktionsstörungen.
- Angiographie zur Feststellung von operationswürdigen Gefäßverengungen oder -verschlüssen.
- EKG zur Beurteilung der Herzfunktion (z.B. bei V.a. kardiale Embolien).

Ärztliche Therapie

- Vorbeugende (prophylaktische) Maßnahmen, wie medikamentöse Senkung eines erhöhten Blutdrucks, gute Einstellung des Blutzuckers bei Diabetes mellitus. Meiden von Nikotin und Alkohol, Reduktion von Übergewicht etc.
- Bei flüchtigen Durchblutungsstörungen: Behandlung mit Medikamenten, die die Gerinnungsneigung des Blutes herabsetzen, meist Acetylsalicylsäure (Aspirin).

PT bei zerebralen Durchblutungsstörungen

Besonderheiten bei der PT-Befundung

→ *Muskeltonus:* Erniedrigt meist in den Hand-, Finger- und Unterarmstreckern sowie am M. deltoideus, Kniebeuger, Fuß und Zehenstrecker; erhöht (besonders in der Spätphase) bei folgenden Muskeln: Innenrotatoren und Adduktoren der Schulter, Beuger und Pronatoren des Unterarms, Fingerflexoren, Adduktoren der Hüfte, Kniestrecker, Plantarflektoren und Supinatoren des Fußes, Zehenbeuger.

→ *Gelenkbeweglichkeit:* Häufig eingeschränkt sind die Schulterabduktion und Außenrotation, Supination im Ellenbogen, Extension der Fingermittel- und endgelenke und die Dorsalextension im Sprunggelenk, Innenrotation im Hüftgelenk.

→ *Sensibilität:* Inwieweit beeinflußt die fehlende Tiefen- und Oberflächensensibilität die Motorik?

→ *Gleichgewichtsreaktionen* im Sitz und Stand: Reagiert der Rumpf mit einer kompensatorischen Lateralflexion oder Flexion/Extension, kommt es zu automatischen Mitbewegungen der Extremitäten bzw. zu Schutzreaktionen oder statt dessen zur Verstärkung der spastischen Muster (assoziierte Reaktionen, ☞ 2.3.4)?

→ *Aphasie:* Versteht Pat. nonverbale Aufträge?

→ *Neglect:* Wahrnehmung der betroffenen Seite. Vergißt Pat. seine geschädigte Seite, übernimmt er das Gewicht auf die betroffene Seite?

→ *Apraxie:* Elemente einer komplexen Handlung (z.B. Kaffeekochen) werden nicht folgerichtig kombiniert.

→ *Grad der Selbständigkeit:* Inwieweit kann Pat. unabhängiger werden, kann er seine Spastizität kontrollieren?

! Besonderheiten bei der Krankengymnastik der vertebrobasilären Syndrome zusätzlich zu beachten: Bei Schwindel auf Häufigkeit und Intensität, Gleichgewicht, Schluckakt, Zungenbewegungen, Blickparesen achten.

Physiotherapeutische Maßnahmen

Methode der Wahl: BOBATH (☞ 2.3.4).

Frühphase

→ *DKPT-freier Pat.* (☞ 2.2.7): Lagerung in reflexhemmenden Positionen (☞ 2.3.4), reflexhemmendes Handling (☞ 2.3.4).

! Vorsicht beim Handling mit der Schulter, da bei unsachgemäßer Handhabung wegen der schlaffen Muskulatur der Humerus subluxieren kann. Folge ist eine Kapselreizung mit Mikrotraumen, die zur schmerzhaften Schultersteife führen und damit die Behandlung erheblich behindern können.

6

→ *Kompensation des Neglectsyndroms:* Aktivitäten des TherapeutInnenteams immer von der betroffenen Seite her: Ansprache, Standort, Nahrungszufuhr usw. Lagerung des Kopfes leicht zu betroffenen Seite gedreht, bei allen Aktivitäten der gesunden Seite so oft wie möglich die hemiplegische Seite einbeziehen. Pat. soll so oft wie möglich betroffene Seite mit dem gesunden Arm berühren, streicheln, durchbewegen. Der Nachttisch sollte sich ebenfalls auf der betroffenen Seite befinden.

→ *Bestmögliche Muskelaktivität:* Placing, Pressure Tapping, vorsichtige Approximationsimpulse auf ein Gelenk, mentales Training funktioneller Bewegungen unter Blickkontakt und verbaler Begleitung. Zur Tonisierung der nichtspastischen Muskulatur Applikation von extero- und propriozeptiven Reizen (☞ 2.3.16).

→ *Größtmögliche Rumpfaktivität:* Drehen aus Rückenlage in Seitenlage oder Bauchlage zu beiden Seiten hin üben, Transfer Rückenlage → Sitz, Aufrichtung des Rumpfes im Sinne der Entlastungshaltung nach BRÜGGER (☞ 2.3.5), Lateralflexion im Rumpf durch Schwerpunktverlagerung im Sitz zur Seite. Gleichgewichtstraining in den verschiedensten Positionen.

Übergangs- und Spätphase

→ *Verbesserte Kopf- und Rumpfkontrolle:* Einstellung von Rumpf und Kopf bei allen Stell- und Stützreaktionen in den verschiedenen Ausgangspositionen und Bewegungsübergängen üben. Unterstützung durch manuelle Hilfen und propriozeptive Reize (☞ 2.3.16) mit möglichst wenig verbalen Stimuli (keine kortikale Steuerung).

→ *Bestmöglicher Muskeltonus:* Maßnahmen zur Tonussenkung der spastischen Muskulatur und Aktivierung der inakt. nichtspastischen Muskeln (☞ 2.3.4).

→ *Normale Muskelkraft:* ☞ 2.3.4.

→ *Bestmögliches Gangbild:* Voraussetzungen zur Gangschule sind sicheres Gleichgewicht und Stabilität im Stand. Schulung der Gewichtsverlagerung, selektives Üben der Stand- und Spielbeinphase, Üben der Kniekontrolle (Überstreckung vermeiden). *Gangarten:* Rotationsgang, Zügelgang (Spielbein wird mit Gurten o.ä. durch Th. geführt), Oberschenkelgang (manuelle Führung des Beins am Oberschenkel in der Spielbeinphase und Stabilisierung des Knies in der Standbeinphase durch die Th.-Hand). *Hilfen zum Gehen:* Peronaeusschiene, Genu-recurvatum-Schiene, wenn keine Besserung der Fußheberaktivität mehr zu erwarten ist.

- → *Schmerzfreie Schulter:* Zur Prophylaxe vorsichtiges passives Durchbewegen, korrektes Handling am Arm, Anleitung des Pflegepersonals, korrekte Lagerung, beim Transfer nie Pat. am schlaffen Arm anfassen, sondern an der Scapula (Griff in die Achselhöhle). Bei akuten Schmerzen Eishandtuch, Ultraschall, feuchte Wärme
- → *Verbesserte Gesichts-, Zungen- und Mundmotorik.* Fazio-orale Therapie: Ausstreichungen mit Fingern am Zahnfleisch und im Rachenraum, Führung von Zungenbewegungen; Gesichts-PNF (☞ 2.3.16), Logopädie.
- → *Größtmögliche Selbständigkeit:* (☞ 6.2.1, 6.2.4).
- → *Verbesserte kognitive Funktionen:* Neurotraining (☞ 2.8).

Zusatzmaßnahmen

Logopädie, Neurotraining, Schlingentisch.

Physiotherapie der vertebrobasilären Syndrome

- → Grundsätzliche Behandlungsprinzipien: PT bei Ataxie (☞ 6.2.3), bei Hemiplegie (☞ 6.2.1).
- → Gangschule, Gleichgewichtstraining.
- ! Pat. nicht überlasten, Puls- und Blutdruckkontrolle.

6.2.8 ZNS-Blutungen

Intrazerebrale Blutung

Meist Blutung aus arteriosklerotisch veränderten kleinen Hirnarterienästen bei arterieller Hypertonie („hypertensive (Massen)-Blutung"), seltener bei Schädelverletzungen, Angiomen, Aneurysmen, Tumoren und Gerinnungsstörungen. Ursache von 15 % aller „Schlaganfälle".

Klinik: Initial Kopfschmerzen, Übelkeit und Erbrechen; Bewußtseinsstörungen bis hin zum Koma. Auftreten meist unter körperlicher Tätigkeit oder bei Aufregung. Lokalisationsabhängige neurologische Ausfälle (Entwicklung über Minuten bis Std., z.B. Halbseitenlähmung, Aphasie, konjugierte Blickwendung, Pupillenerweiterung auf der Herdseite, hirnorganische Anfälle). *Komplikationen:* Durch den raschen Anstieg des Hirndrucks kann es zur Einklemmung des Mittelhirns mit Störung der vitalen Regelfunktionen kommen. *Diagnostik:* CT, evtl. Angiografie zum Angiomnachweis.

Ärztliche Therapie: In der Regel konservativ; nur bei guter anatomischer Zugänglichkeit operative Entfernung der Blutung.

Physiotherapeutische Maßnahmen ☞ 6.2.7

Subarachnoidalblutung

Die Blutungsquellen sind meist sackförmige Aneurysmen (Aussackungen der Gefäßwand), aber auch arteriovenöse Fehlbildungen (z.B. Angiome) an Gefäßen der Hirnbasis.

Klinik: Schlagartig einschießender, meist okzipital akzentuierter Kopfschmerz, Meningismus (Nackensteifigkeit); Bewußtseinsstörungen, evtl. Krampfanfälle und vegetative Regulationsstörungen (z.B. Übelkeit, Erbrechen). Auftreten häufig bei schwerer körperlicher Belastung.
Diagnostik: CT: Nachweis von Blut im Subarachnoidalraum, in den Ventrikeln oder auch im Hirngewebe. Lumbalpunktion (→ blutiger Liquor?) nur bei unauffälligem CT. Angiografie nur, wenn sekundäre Vasospasmen durch transkranielle Doppleruntersuchung ausgeschlossen sind.

Ärztliche Therapie: Bettruhe mit Vermeidung jeglicher Belastung (evtl. medikamentöse Ruhigstellung). Prophylaxe und Therapie der nach einigen Tagen oft auftretenden Gefäßspasmen durch Nimodipin (Kalziumantagonist). Bei Aneurysma oder Angiom frühzeitige Operation (Gefahr eines Rezidivs).

Physiotherapeutische Maßnahmen: DKPT-Prophylaxe (☞ 2.2.7), Atemtherapie (☞ 2.2.6).

Hirnsinus- und Hirnvenenthrombosen

Thrombosen im Bereich der Hirnvenen und Hirnsinus. Formen:
- Primäre Form, v.a. bei Gerinnungsstörungen (z.B. bei Schwangerschaft, Einnahme von oralen Kontrazeptiva).
- Sekundäre Form: bei fortgeleiteten Infektionen (z.B. bei Nasennebenhöhlenentzündung, Otitis media oder Mastoiditis) oder bei Schädel-Hirntrauma.

Klinik: Kopfschmerzen mit Übelkeit und Erbrechen, häufig Fieber, Schüttelfrost, später Hirnödem mit Stauungspapille, evtl. zentrale Paresen, Hirnnervenlähmungen, evtl. epileptische Anfälle.

Ärztliche Therapie: Ursächliche Behandlung bei septischen Formen, Therapie mit Antikoagulantien (→ Hemmung der Blutgerinnung).

6.2.9 Entzündliche Erkrankungen des ZNS

Meningitis

Infektiöse Hirnhautentzündung durch Bakterien, Viren, seltener auch Pilze; Ausbreitung über den Blut- oder Lymphweg oder direkt aus benachbarten Entzündungen, z.B. Mastoiditis.

Klinik

Starke Kopfschmerzen bei Nackensteifigkeit z.T. mit Übelkeit und Erbrechen. Starke Licht- und Geräuschempfindlichkeit. Evtl. Fieber. Im Liquor Pleozytose (Zellzahlerhöhung).

Komplikationen: verbleibende Hirnnervenstörungen (Hör- oder Sehstörungen), seltener zerebrale Paresen, Ataxie.

PT-Maßnahmen bei neurologischen Ausfallerscheinungen: Wie bei zerebralen Paresen (☞ 6.2.1) und bei Ataxie (☞ 6.2.3).

Enzephalitis

Entzündung der Hirnsubstanz, meist viral bedingt („neurotrope" Viren), selten para- oder postinfektiös (Autoimmunreaktionen) oder als sog. embolische Herdenzephalitis mit septischen Emboli, z.B. ausgehend von einer Endokarditis.

Krankheitsbilder (Auswahl)

- Frühsommermeningoenzephalitis (FSME, Erreger sind durch Zecken oder Mücken übertragene Arboviren).
- Herpesenzephalitis (akut nekrotisierende = zellzerstörende Enzephalitis mit Betonung im Temporallappen und in den Stammganglien); Erreger ist das Herpes-simplex-Virus Typ I.
- Enzephalitis nach Infektion mit Borrelia burgdorferi (von Zecken übertragene Bakterien).
- Tuberkulöse Meningoenzephalitis (oft mit Hirnnervenlähmungen).
- „Seröse Meningoenzephalitis", hervorgerufen durch Pilze, Protozoen und Parasiten (z.B. Toxoplasmose, Malaria, Trichinose und Zystizerkose).

Klinik

Psychopathologische Auffälligkeiten (Aufmerksamkeitsstörungen, psychotische Symptome), zerebrale Herdsymptome oder auch Hirnnervenlähmungen (z.B. bei der tuberkulösen Meningoenzephalitis).

Bei Herpesenzephalitis typisches Bild mit zweigipfligem Fieberverlauf, rasch fortschreitenden psychotischen Symptomen mit Geruchs- und Geschmackshalluzinationen, Aphasie, psychomotorischen Ausfällen, Augenmuskellähmungen oder Halbseitensymptomen.

PT-Maßnahmen bei neurologischen Ausfallerscheinungen

Wie bei Zerebralen Paresen (☞ 6.2.1) und bei Ataxie (☞ 6.2.3).

Encephalomyelitis disseminata („Multiple Sklerose")

Eine der häufigsten organischen Nervenkrankheiten. Betroffen sind hauptsächlich Erwachsene zwischen dem 20. und 45. Lebensjahr, Frauen häufiger als Männer, es besteht eine familiäre Häufung. Zugrunde liegt ein ungeklärter degenerativer Prozeß der Nervenscheiden → multiple Entmarkungsherde in der weißen Substanz des ZNS, vor allem im Hirnstamm, im Kleinhirn, im Rückenmark und im Nervus opticus, seltener in den Stammganglien und in der Hirnrinde.

Klinik

Die Symptomatik wird von der Lage der Entmarkungsherde bestimmt.

- Zu Beginn oft nur Zeichen eines einzelnen Fokus, z.B. einseitige Neuritis des N. opticus (→ Ausfall des zentralen Sehfeldes), Augenmuskellähmungen mit Doppelbildern oder umschriebene Sensibilitätsstörungen.
- Später Pyramidenbahnzeichen Auftreten pathologischer Reflexe: BABINSKI, OPPENHEIM, GORDON (☞ 6.1).
- Störungen von seiten des Kleinhirns (Koordinationsstörungen, skandierende Sprache, Gleichgewichtssstörungen), spastische Lähmungen und Sensibilitätsstörungen.
- Evtl. hirnorganisches Psychosyndrom mit Stimmungsschwankungen, Kritiklosigkeit und Wesenänderung, das meist zu Beginn nicht wahrgenommen wird.

Physiotherapie

Physiotherapeutischer Befund

→ *Muskelkraft:* Abgeschwächt, meistens Kraftgrade 0–3.

→ *Feinmotorik:* Wichtige Gebrauchsbewegungen z.B. Schreiben, Schuhe binden, Kleidung auf- und zuknöpfen, Umgang mit Essbesteck, Kämmen sind nur mangelhaft durchführbar (gestörte Koordination).

→ *Oberflächen- und Tiefensensibilität:* Es können alle sensiblen Qualitäten betroffen sein. Für die Therapie besonders wichtig ist das Druckempfinden an den Fußsohlen (Gleichgewicht beim Stehen und Gehen) und das Erkennen von Gelenkstellungen.

→ *Parästhesien:* Wichtig sind Mißempfindungen, die die Physiotherapie behindern können: Berührungsüberempfindlichkeit für das Widerstandsetzen, Dehnschmerzhaftigkeit der Muskeln für das Stretchen bei PNF (☞ 2.3.16) und endgradiges Durchbewegen zur Kontrakturprophylaxe, Gelenkbelastungsschmerz beim Üben in verschiedenen Ausgangsstellungen, z.B. Vierfüßlerstand oder Seitsitz.

→ *Koordination und Gleichgewicht:* Koordinationssteste (☞ 6.1).

→ *Sprache:* Meist skandierend (abgehackt).

→ *Vegetative Störungen:* Vermehrtes Schwitzen, Durchblutung der Haut (bläuliche oder extrem rote Verfärbung), trockene, schuppige Haut.

→ *Gelenkbeweglichkeit:* Messung der Gelenke nach der Neutral-Null-Methode (☞ hintere Umschlagseite), Differenzierung zwischen myogener und kapsulärer Kontraktur durch Testen des Endgefühls: weich elastisch bei Muskelverkürzung und Spastik, hart elastisch bei Kapselschrumpfung.

→ *Muskeltonus:* Normal bis hyperton.

→ *Reflexverhalten:* Gesteigerte Eigenreflexe und pathologische Reflexe (z.B. BABINSKI).

→ *Harnblasenfunktion:* Harnretention oder Inkontinenz.

→ *Bei Bettlägerigkeit:* Grad der Selbständigkeit (Drehen im Bett, Aufstehen, Rollstuhlbedienung, Nahrungsaufnahme, Körperpflege); Dekubitus (Problemstellen sind Kreuzbein, Trochanter major und Fersen); Atemfunktion (Messungen mit dem Spirometer ☞ 3.1.1).

Physiotherapeutische Maßnahmen

Je nach Symptomatik (s.o.) muß differenziert werden! Die Therapiemöglichkeiten sind je nach Symptomatik teilweise konträr!

! Zu starke körperliche Belastung vermeiden, öfter Pausen einlegen und diese mit passiven Begleitmaßnahmen oder Beratung füllen. Pat. können depressiv oder euphorisch gestimmt sein.

→ Bei Spastischer Bewegungsstörung: BOBATH (☞ 2.3.4), VOJTA (☞ 2.3.23), Übungsmethoden bei zerebralen Paresen ☞ 6.2.1.
→ Bei ataktischen Bewegungsstörungen: Ataxiebehandlung ☞ 6.2.3.
→ Bei pseudoschlaffer Symptomatik: ☞ 6.3.1, PNF (☞ 2.3.15) und Schlingentisch (☞ 2.3.20)
→ Bei Rollstuhlabhängigkeit oder Bettlägerigkeit DKPT-Prophylaxe (☞ 2.2.7)
→ Bei Miktionsproblemen: ☞ 6.2.4, 6.6.

Zusatzmaßnahmen

Hippotherapie, Kryotherapie, Bewegungsbad, Logopädie, Schlingentisch, FELDENKRAIS.

6.2.10 Schädel-Hirn-Trauma (SHT)

Formen der Kopfverletzungen	
Schädelprellung	Kopfverletzung *ohne* Bewußtseinsstörung oder -verlust
Schädel-Hirn-Trauma (SHT)	Kopfverletzung *mit* Bewußtseinsstörung oder -verlust: - **SHT 1. Grades:** Commotio cerebri: keine morphologischen Veränderungen (Veränderungen von Form und Struktur), keine bleibenden Funktionsstörungen. - **SHT 2. Grades:** Leichte Contusio cerebri strukturelle Schädigung der Hirnsubstanz - **SHT 3. Grades:** Schwere Contusio cerebri

Dem SHT können folgende Mechanismen zugrunde liegen:

- *Gedeckte Hirnschädigung*: Hirnschädigung ohne Verletzung der Dura mit Schädigung des Gehirns durch Hirnödem oder Hämatome (Bluterguß), z.B.:
  - *Epidurales Hämatom:* Entsteht durch eine arterielle Blutung, meist durch Zerreißung der A. meningea media. *Symptomatik:* anfängliche kurze Bewußtlosigkeit, danach häufig „freies Intervall" von einigen Stunden; anschließend fortschreitende Bewußtseinstrübung und neurologische Störungen (Hemiparese, Okulomotoriuslähmung mit weiter Pupille auf der betroffenen Seite) durch Zunahme des Hirndrucks. *Ther.:* sofortige operative Ausräumung des Hämatoms.
  - *Subdurales Hämatom:* Meist Folge einer Sickerblutung aus verletzten Venen der Dura, seltener aus einer kleinen Arterie an der Hirnrinde. Das Hämatom liegt zwischen harter und weicher Hirnhaut und entwickelt sich meist *sehr langsam*

(Tage bis Wochen, manchmal sogar über Monate). *Symptomatik:* allmähliche psychische Veränderung mit Bewußtseinsbeeinträchtigung im Anschluß an einen Sturz oder eine leichte Schädelprellung. Später neurolog. Ausfälle (meist Halbseitensymptome, z.B. Hemiparesen, Aphasie) oder hirnorganische Anfälle. *Ther.:* OP zur Ausräumung des Hämatoms.

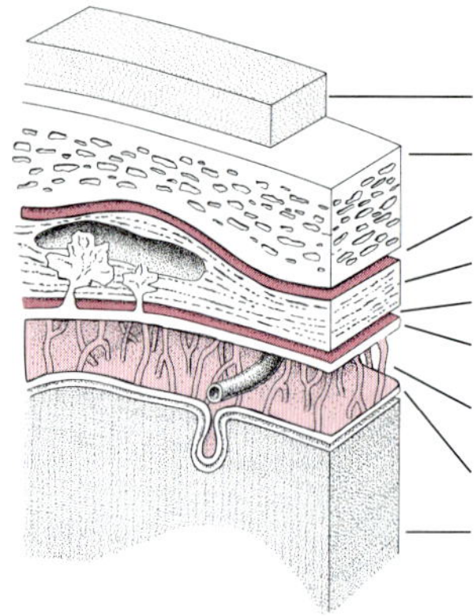

Abb. 6.03: Topographie der Hirnhäute

6

- *Offene Hirnverletzung*: SHT mit Duraverletzung (→ Verbindung zwischen Gehirn oder Liquorraum und der Außenwelt). Zusätzlich zur direkten Hirnschädigung (Contusio, Compressio, s.u.) besteht die Gefahr der Infektion mit Entwicklung von bakterieller Meningitis, subduralem Empyem (Eiteransammlung unter der Dura), Hirnabszeß. *Therapie:* chirurgische Säuberung der Wunde, Verschluß des Duradefektes sowie intensive antibiotische Therapie.

Klinik von Commotio und Contusio cerebri

- *Commotio cerebri:*
  - Direkte posttraumatische Bewußtlosigkeit von wenigen Sekunden bis zu 1–2 Std. oder Bewußtseinstrübung in Form von Schläfrigkeit oder Unruhe; oft gefolgt von leichten psychischen Auffälligkeiten („Durchgangssyndrom").
  - Amnesie: Anterograde Amnesie (Erinnerungslücke für einige Zeit nach dem Trauma) oder manchmal retrograde Amnesie (Erinnerungslücke für die Zeit vor dem Trauma).
  - Evtl. vegetative Erscheinungen, vor allem Übelkeit und Erbrechen, aber auch z.T. monatelang anhaltende Kopfschmerzen. Keine bleibenden Schäden.
- *Contusio cerebri (Hirnsubstanzschädigung):* Ähnlich wie nach einer schweren Commotio cerebri, die Bewußtlosigkeit dauert jedoch > 1–2 Std. Außerdem z.B. zerebrale Lähmungen, Sprachstörungen. Nachfolgend treten häufig Durchgangssyndrome auf (meist Delir).
  - *Befunde:* EEG verlangsamt, evtl. mit Herdbefunden, im CT evtl. Kontusionsblutung, später oft Substanzdefekte.
  - *Verlauf:* bei der unkomplizierter Contusio mit Rindenprellungsherden meist günstig. Häufig bleiben jedoch leichtere psychische Veränderungen und eine Verminderung der geistigen Leistungsfähigkeit zurück. Bei schwererem Verlauf können Defektsysndrome bleiben, z.B. Anosmie (Geruchstörung), leichte Spastik, Reflex-

differenzen, Sensibilitätsstörungen, „Traumatische Spätepilepsie", Veränderung des Antriebs, der Persönlichkeit und der Stimmung.
- *Komplikationen:* Beim Auftreten eines Hirnödems mit Hirndruck kann es zum Entstehen von Dezerebrationssyndromen (☞ 6.2.5) und schließlich zum dissoziierten Hirntod kommen.

PT-Maßnahmen bei neurologischer Symptomatik

Behandlungsprinzipien wie bei zentralen Paresen (☞ 6.2.1), Dezerebrationssyndromen (☞ 6.2.5) und Ataxie (☞ 6.2.3).

6.2.11 Degenerative Systemerkrankungen des ZNS

Progressive spinale Muskelatrophien

Eine genetisch bedingte Degeneration von motorischen Vorderhornzellen führt zu peripheren Lähmungen mit Muskelatrophien, Erlöschen der Eigenreflexe und Faszikulationen (unwillkürliche kleine Muskelzuckungen). Sensibilitätsstörungen fehlen. Je nach Erkrankungsalter, Lokalisation und Verlauf unterscheidet man:
- *Infantile spinale Muskelatrophie (Typ WERDNIG-HOFFMANN):* Autosomal rezessive Erkrankung; manifestiert sich meist zuerst im Beckengürtelbereich. Die Kinder sind bereits im 1. Lj. auffällig, das 6. Lj. wird selten überlebt.
- *Hereditäre proximale neurogene Amyotrophie (Typ KUGELBERG-WELANDER):* Erkrankungsalter zwischen dem 2. und 16. Lj. bei unregelmäßig dominantem Erbgang, langsame Progredienz. Beginn der Erkrankung mit Muskelschwächen, die beim Treppensteigen auffällig werden.
- *Typ ARAN-DUCHENNE:* Erkrankungsalter dieser häufigsten spinalen Muskelatrophie ohne geklärtem Erbgang ist etwa zwischen dem 20. und 40. Lj. Beginn distal mit Atrophie der kleinen Handmuskeln, langsame Progredienz von distal nach proximal.
- *Typ VULPIAN-BERNHARD:* Beginn der Atrophien im Schultergürtelbereich mit Ausbreitung nach distal. Beckengürtelmuskulatur nur selten betroffen.

Physiotherapie

Besonderheiten bei der physiotherapeutischen Befundung

Muskelkraft und -dehnfähigkeit, Faszikulationen, Gelenkbeweglichkeit, Gelenkfehlstellungen. Bei Bettlägerigkeit: Atembefund, Dekubitus.

Physiotherapeutische Maßnahmen

→ Im Anfangsstadium wie bei peripheren Paresen (☞ 6.3.1), im fortgeschrittenen Stadium wie bei Guillain-Barré-Syndrom und Progressiver Muskeldystrophie (☞ 6.3.5 und 6.4.1).

→ Behandlungsmethoden: PNF (☞ 2.3.16), BRUNKOW (☞ 2.3.6), VOJTA (☞ 2.3.23).

Zusatzmaßnahmen

Bewegungstherapie im Schlingentisch (☞ 2.3.20), Bewegungsbad (☞ 2.5.9), Manuelle Therapie (☞ 2.3.15).

Progressive Bulbärparalyse

Durch eine symmetrische Degeneration der motorischen Hirnnervenkerne (V, VII, X, XII) mit Ausnahme der Augenmuskelkerne kommt es etwa im 3.–5. Lebensjahrzehnt rasch fortschreitend zu Sprechstörungen bis hin zur Anarthrie, Kau- und Schluckstörungen mit häufigem Verschlucken und der Gefahr von Aspirationspneumonien, die neben der Kachexie häufig zum Tode führen.

Die progressive Bulbärparalyse wird häufig als Sonderform der amyotrophischen Lateralsklerose angesehen, bei der es nicht mehr zur Ausbildung zentraler Symptome kommt.

Spastische Spinalparalyse

Sehr seltene, vermutlich genetisch bedingte Degeneration der Pyramidenbahn und des Gyrus praecentralis.
Klinik: Im Kindesalter beginnend, kommt es über zwei bis drei Jahrzehnte zu einer ausgeprägten spastischen Paraparese (Steifigkeitsgefühl der Beine, Adduktorenspasmus). Die Arme sind erst viel später betroffen, Sensibilitätsstörungen fehlen.

Physiotherapeutische Maßnahmen

Wie bei Querschnittslähmung (☞ 6.2.1) und zerebralen Paresen (☞ 6.2.1), z.B. VOJTA (☞ 2.3.23), BOBATH (☞ 2.3.4), PNF (☞ 2.3.16).

Zusatzmaßnahmen

Schlingentisch (☞ 2.3.20), Bewegungsbad (☞ 2.5.9), Hippotherapie (☞ 2.3.22).

Amyotrophische Lateralsklerose (ALS)

Meist sporadisch auftretende häufigste Systematrophie mit nukleärer Atrophie (Vorderhornzellen und Hirnnervenkerne) und Pyramidenbahndegeneration.

Klinik

Sie beginnt meist mit einer Atrophie der kleinen Handmuskulatur und befällt bevorzugt Männer im 40. bis 60. Lebensjahr. Rasch progredient kommt es zu hochgradigen Lähmungen, wobei sowohl periphere Lähmungen mit schweren Muskelatrophien als auch spastische Lähmungen auftreten können. Sensibilitätsstörungen fehlen. Bei Befall der Hirnnervenkerne treten bulbäre Lähmungen, z.T. auch als Erstsymptom, auf.
Im EMG lassen sich sogenannte „Riesenpotentiale" durch Bildung größerer motorischer Einheiten sowie Faszikulationen nachweisen.

Physiotherapeutische Maßnahmen

Da bei dieser Erkrankung schlaff und spastisch gelähmte Muskeln nebeneinander bestehen, gelten hier die Behandlungsrichtlinien wie für periphere Paresen (☞ 6.3.1), zentrale Paresen (☞ 6.2.1), Muskeldystrophien (☞ 6.4.1) und Querschnittlähmung (☞ 6.2.4).

Friedreichsche Ataxie

Genetisch bedingte Degeneration der Hinterstränge, Hinterwurzeln und Kleinhirnseitenstrangbahnen, später auch das Kleinhirn, manchmal auch die Pyramidenbahnen betroffen. Beginn: Zwischen dem 8. und 14. Lj.

Klinik

- Sensible Ataxie durch Störung der Tiefensensibilität.
- Hypotonus der Muskulatur mit fehlenden Muskeleigenreflexen.
- Langsam fortschreitend über 3–4 Jahrzehnte entwickelt sich eine zerebellare Ataxie, eine skandierende Sprache, ein grober Intentionstremor sowie einer Dysdiadochokinese.
- Bei Befall der Pyramidenbahn kann sich ein spastisch-ataktisches Gangbild zeigen, wobei auch die Muskeleigenreflexe wieder auslösbar sein können oder pathologische Reflexe auftreten.
- Durch pathologischen Muskeltonus können sich bereits im Kindesalter Skelettdeformitäten entwickeln: Hohlfuß mit Hammerzehen („*Friedreich-Fuß*“), Kyphoskoliose, „*Friedreich-Hand*“ (seltener).
- Im Spätstadium findet sich nahezu immer ein dementieller Abbauprozeß.

Physiotherapie

Besonderheiten bei der PT-Befunderhebung

- → *Oberflächen-und Tiefensensibilität:* Parästhesien.
- → *Koordination:* Dysdiadochokinese, grober Intentionstremor, explosive skandierende Sprache, unleserliche Schrift.
- → *Gangbild:* Ataktischer Gang.
- → *Muskelkraft:* Besonders distale Muskelschwächen mit Atrophien.
- → *Muskeltonus:* Kann erhöht oder erniedrigt sein.
- → *Reflexverhalten:* Es können Reflexabschwächung und Reflexerhöhung nebeneinander bestehen.
- → *Gelenke:* Einschränkungen der Gelenkbeweglichkeit.
- → *Gelenkfehlstellung:* Hohlfuß mit Krallenzehen.
- → *Haltung:* Skoliose.

Physiotherapeutische Maßnahmen

- → Prophylaktisch: Orthopädische Fußgymnastik, Skoliosetherapie nach LEHNERT-SCHROTH (☞ 2.3.21).
- → Weitere Maßnahmen wie bei Ataxie (☞ 6.2.3) und zentralen Paresen (☞ 6.2.1).

Zusatzmaßnahmen

PNF (☞ 2.3.16), BOBATH (☞ 2.3.4), VOJTA (☞ 2.3.23).

Zerebelläre Heredoataxie (NONNE-PIERRE-MARIE)

Bei dieser sehr seltenen, dominant erblichen Erkrankung kommt es etwa ab dem 35. Lebensjahr langsam progredient durch eine Kleinhirndegeneration zu einer zerebellären Ataxie (Gang- und Standataxie sowie einer explosiven skandierenden Sprechstörung (Löwenstimme)). Eine Großhirnrindenatrophie ist verantwortlich für eine zentrale Paraparese mit spastischer Tonuserhöhung und pathologischen Reflexen. Durch

Untergang von Kernen und Bahnen im Hirnstamm entstehen Augenmuskel- oder Blickparesen, Hör- und Schluckstörungen. Im Laufe der Erkrankung kommt es meist zur Demenz.

Physiotherapeutische Maßnahmen
Wie bei Ataxie (☞ 6.2.3) und zentralen Paresen (☞ 6.2.1).

Olivo-ponto-zerebelläre Atrophie

Durch Degeneration des Brückenfußes, der unteren Olive, Teilen des Kleinhirns sowie der Substantia nigra kommt es etwa ab dem 40. Lebensjahr zu einer fortschreitenden Gangstörung, Ausbildung eines Parkinsonsysndroms und einer Demenz. Hirnnervenlähmungen und Blickparesen können auftreten. Die Ätiologie ist bislang ungeklärt, Erblichkeit nur selten nachzuweisen.

Physiotherapeutische Maßnahmen
BRUNKOW (☞ 2.3.6). Weitere Maßnahmen wie bei Ataxie (☞ 6.2.3) und extrapyramidalen Bewegungsstörungen (☞ 6.2.2).

6

6.2.12 Entwicklungsstörungen des ZNS

Spina bifida dorsalis ☞ 8.3

Syringomyelie

Durch fehlerhaften Schluß des Neuralrohres in Verbindung mit Zellwucherung und Gewebsdegeneration kommt es zu einer fortschreitenden Höhlenbildung (Syrinx) im dorsalen Rückenmarksgrau vor allem des Hals- und Brustmarks. Beim Übergreifen des Prozesses auf den Hirnstamm spricht man von Syringobulbie. Die Erstsymptome setzen zwischen dem 20. und 40. Lebensjahr ein, Männer sind doppelt so häufig betroffen wie Frauen.

Klinik
- Diffuse Schulter-, Armschmerzen.
- Früh Entwicklung von dissoziierten Empfindungsstörungen (Störung von Schmerz und Temperaturempfinden) auf beiden Seiten: Verbrennungen und Verletzungen werden nicht wahrgenommen!
- Vegetativ-trophische Störungen durch Läsion des Sympathikus im Seitenhorn (z.B. Störungen der Schweißsekretion, bläuliche Verfärbung und Schwellung der Hände, Knochenentkalkung, brüchige Nägel).
- Mischung von peripheren Lähmungen mit Muskelatrophien und spastischen Lähmungen mit Reflexerhöhung und pathologischen Reflexen.

Physiotherapeutische Maßnahmen
Behandlungsprinzipien wie bei zentralen Paresen (☞ 6.2.1), Querschnittslähmung (☞ 6.2.4) und peripherer Lähmung (☞ 6.3.1).

6.2.13 Schädigung des Nervensystems durch Alkohol

Alkoholdelir

Das Delir entsteht meist nach akutem Alkoholentzug bei jahrelang bestehendem Alkoholismus, z.B. durch plötzliche Erkrankungen oder Unfälle, die das gewohnheitsmäßige Trinken unterbrechen. Sehr viel seltener ist das Kontinuitätsdelir bei anhaltender Alkoholzufuhr.

Klinik: Störungen des Bewußtseins, der Orientierung, des Denkens und der Wahrnehmung, z.T. mit optischen und akustischen Halluzinationen, sowie einer erheblichen motorischen Unruhe; häufig mit vegetativen Funktionsstörungen (Veränderungen von Blutdruck und Puls), gelegentlich mit Krampfanfällen. Vor allem fällt ein starkes, grobes Zittern der Arme und Hände auf *(Delirium tremens).*

Ärztliche Therapie: Gabe von Clomethiazol (Distraneurin®) oder auch Carbamazepin (Tegretal®), langfristig Versuch einer Entzugsbehandlung.

Alkoholische Polyneuropathie

Die alkoholische Polyneuropathie ist Folge eines jahrelangen Alkoholkonsums, tritt aber vollausgebildet nur bei sehr wenigen AlkoholikerInnen auf. Ursächlich wird eine Ernährungsstörung vermutet. Typisch für die Alkoholpolyneuropathie ist eine Rückbildung nach Alkoholkarenz sowie eine stärkere Betroffenheit der Beine. Insbesondere treten Fuß- und Zehenheberparesen auf (☞ 6.3.4).

Physiotherapie: wie bei peripheren Lähmungen (☞ 6.3.1).

Wernicke-Enzephalopathie

Ursache des Wernicke-Syndroms ist ein ein Vitamin B_1-Mangel (Thiamin), der bei verschiedenen Erkrankungen mit Mangelernährung, häufig aber bei Alkoholikern auftreten kann. Hauptsymptome: Augenmuskel- und Blickparesen, Nystagmus, zerebelläre Ataxie, psychische Störungen, z.T. Auftreten eines Korsakow-Syndroms.

Ärztliche Therapie: Parenterale Gabe von Vitamin B_1.

Physiotherapie: wie bei Ataxiebehandlung (☞ 6.2.3).

Korsakow-Syndrom

Kombination von Desorientiertheit, Merkfähigkeitsstörungen und Konfabulationen; Auftreten nach langjährigem Alkoholismus.

6.3 Erkrankungen und Syndrome des peripheren Nervensystems

6.3.1 Periphere Lähmung

Die periphere oder schlaffe Lähmung entsteht durch eine Schädigung des zweiten peripheren motorischen Neurons, das seinen Ursprung im Vorderhorn des Rückenmarks hat und dessen Neurit über Spinalnerv, Plexus und peripheren Nerv zur Muskulatur führt. Schädigungsursachen: Kompression der Spinalwurzeln, z.B. durch Bandscheibenprolaps, Tumor, Hämatom, Infektionen (Polyradikulitis), iatrogene Läsionen (z.B. Spritzen, Bestrahlung, Schnittverletzungen bei OP), Schädigung peripherer Nerven durch Schnittverletzungen, Zerrung, Kompression durch Knochenfragmente bei Frakturen, Polyneuropathien.

Klinik

Minderung oder Aufhebung der Muskelkraft. Muskelatrophien, Muskeltonus erniedrigt, Reflexabschwächung oder Reflexlosigkeit, keine pathologischen Reflexe, bei Störungen der vegetativen Fasern arterielle Durchblutungsstörungen, venöse Insuffizienz sowie Aufhebung der Schweißsekretion möglich. Gefühlsstörungen: An-, Hyp- oder Hyperästhesien, Parästhesien, Kausalgien. *Spätfolgen* sind Gelenkkontrakturen und Gelenkfehlstellungen, Muskelverkürzungen, Thrombosen.

Ärztliche Therapie: Behebung der Ursache: Nervennaht, Antibiotika bei nachgewiesenem Infekt, Reposition und Ruhigstellung einer Fraktur, Ausräumung eines Hämatoms oder Entfernung eines Tumors.

Physiotherapeutische Maßnahmen

→ *Bestmögliche Muskelkraft:*
- E-Therapie: Reizung der paretischen Muskulatur bis Muskelstatus 2 mit Exponentialstrom.
- PNF: Alle Techniken, bei Status 0–1 keinen Stretch auf die paretische Muskulatur, abgewandelte Grifftechnik auf der betroffenen Seite, Ausnutzung des ipsi- und kontralateralen Overflows.
- Einsatz des Myofeedbackgerätes (☞ 2.3.3)
- *Allg. Techniken:* Placing, Halten in Annäherung, mentales Training (Pat. verfolgt in Gedanken die von Th. verbal unterstützte Bewegung mit, versucht aktiv, die geführte Bewegung zu unterstützen oder gibt sich selbst beim eigenen Durchbewegen das Kommando), dyn. konzentrische und exzentr. Arbeit gegen angepaßten Widerstand, Ausnutzen automat. Gleichgewichts- und Schutzreaktionen und des Reboundphänomens (☞ 6.1).
- *Schlingentisch:* Pendeln, Pendeln mit Zielangabe, Placing, exzentrische Nullpunktnäherung in axialen Aufhängungen.

! Folgende extero- und propriozeptive Reize unterstützen die aktive Arbeit: Tapping (☞ 2.3.16), Klopf-Druckmassage nach TEIRICH-LEUBE (☞ 2.4.3), Quick-ice (☞ 2.6.1), Bürstungen oder intensive Streichungen in Kontraktionsrichtung.

! Keine starke Dehnung der paretischen Muskulatur durch extreme Ausgangsstellungen, Lagerungen oder Stretch.

→ *Schmerzfreiheit:* ☞ 6.3.4 (Kausalgien).

→ *Bestmögliche arterielle Durchblutung:* Die betroffenen Extremitätenabschnitte warmhalten, Bürstenmassage (☞ 2.4.4), BGM (Unterhauttechnik), E-Therapie (☞ 2.7): Stabile Galvanisation, Hydrogalvanisches Teilbad, Kurzwellenbestrahlung. Aktives Arbeiten mit der benachbarten ipsilateralen und kontralateralen gesunden Muskulatur (konsensuelle Reaktion). Hydrotherapie: Ansteigendes Teilbad, auf gesunder Seite Wechselgüsse.

→ *Bestmöglicher venöser Rückstrom:* Hochlagerung der betroffenen Extremität, Kompressionsbandagen, intermittierende Drückungen, zentripedale Ausstreichungen, aktive Übungen der benachbarten gesunden Muskulatur, rhythmisches Durchbewegen.

! Kontrolle der venösen Thrombose-Druckpunkte.

→ *Freie Gelenkbeweglichkeit:* Lagerung der gelähmten Muskulatur in Annäherung oder Funktionsstellung, endgradiges Durchbewegen und kurzzeitiges Verharren in der Endstellung, prophylaktisches Dehnen der antagonistischen Muskulatur nach vorheriger Relaxation durch dynamische oder statische Ermüdung, Manuelle Therapie, Lagerung in geeignetem Schienenmaterial, Löschen der Ausweichbewegungen durch Training der aktiven Widerlagerung (☞ 2.3.12).

→ *Normale Oberflächen- und Tiefensensibilität:* Bürstungen, BGM, E-Therapie (Stabile Galvanisation: Kathode auf betroffenes Gebiet bei Hyp- oder Anästhesie, Anode auf betroffenes Gebiet bei Hyperästhesie oder Hyperalgesie)

→ *Förderung der Tiefensensibilität:* ☞ 6.2.3.

→ *Normaler Muskeltonus:* Alle aktiven Maßnahmen zur Steigerung der Kontraktionsfähigkeit (s.o.) und Hautreize, z.B. Tapping, Quick-ice, Klopf-Druck-Massage, können den Tonus direkt oder indirekt beeinflussen.

→ *Aufgeklärter und informierter Pat.:* Aufklärung über die Regenerationszeit des Nerven und über die Folgeerscheinungen, Beratung über die Notwendigkeit des selbständigen Übens und über die Hilfsmittel sowie deren Gebrauch, evtl. Einweisung, Aufklärung und Integration der Angehörigen in die Behandlung.

6.3.2 Plexusparesen (Plexus cervico-brachialis)

Plexusschädigungen durch traumatische Einwirkungen (Motorradunfall, Sportunfall, Geburtsverletzungen, Schnittverletzungen), Röntgenbestrahlung beim Mammakarzinom, Ausräumung von Lymphknoten bei Mammakarzinomoperationen, chronische Druckschädigung (Rucksacklähmung), Halsrippe, Tumoren der Lungenspitze (Pancoast-Tumor), Reizung des Plexus in den anatomischen Engpassagen: Skalenuslücke, kosto-sternale Passage, kosto-pektorale Passage (☞ 5.8.4).

Klinik

- Durchblutungsstörungen, vegetative Störungen.
- *Obere Plexuslähmung (ERB-DUCHENNE) C5–C6:*
  - Ausfall des M. deltoideus: Der Arm kann nicht nach vorne, zur Seite und nach hinten gehoben werden.

- Ausfall des M. supra- und infraspinatus: Der Arm kann nicht nach außen gedreht und abduziert werden.
- Ausfall des M. biceps brachii, M. brachialis und M. brachioradialis: Der Arm kann nicht gebeugt und supiniert werden.
- Zusätzlich können der Ellenbogenstrecker und die Handstrecker bei Beteiligung der Wurzel C7 ausgefallen sein.
- Sensible Störungen: Über dem M. deltoideus und der radialen Unterarmseite.

• *Untere Plexuslähmung (DEJERINE-KLUMPKE) C8–Th1:*
  - Ausfall der kleinen Handmuskeln und Fingerbeuger.
  - Atrophie des Kleinfinger- und Daumenballens, Krallenhand mit eingefallenen Spatii interossii (Zwischenräume zwischen Mittelhandknochen).
  - Zusätzlich können der M. triceps brachii und die Hand- und Fingerextensoren mitbetroffen sein (bei C7-Schädigung).
  - Horner-Syndrom (Miosis, Ptosis und Enophthalmus) bei zusätzlichem Wurzelausriß bei der unteren Plexuslähmung.
  - Bei wurzelnahen Schädigungen oder Wurzelausrissen können zusätzlich zur oberen und unteren Plexuslähmung der M. trapezius, der M. latissimus dorsi, der M. pectoralis major und die Mm. rhomboidei ausgefallen sein.
  - Sensible Störungen: Ulnarer Unterarm.

Ärztliche Therapie: Nervennaht, z.T. operative Dekompression nach traumatischer Schädigung sinnvoll und nötig.

6

Physiotherapeutische Maßnahmen

Wie bei peripheren Paresen (☞ 6.3.1).
→ Gefahr von Mikrotraumen in der Gelenkkapsel und Luxation bei unsachgemäßer Handhabung der Schulter. Arm nicht hängenlassen, da Luxationsgefahr und vegetative Störungen die Durchblutungen beeinträchtigen.
→ Fingermittel- und -endgelenke werden besonders schnell in Flexion kontrakt!
→ Orthetische Versorgung: Drillich-Armschlinge, Abduktionsschiene.

6.3.3 Radikuläre Reiz- und Ausfallerscheinungen

Die neurologischen Reiz- und Ausfallserscheinungen sind einer oder mehreren Wurzeln zugeordnet, d.h., Lähmungen, Reflexabschwächungen, Reflexausfälle oder Gefühlsstörungen lassen eine Höhenlokalisation der zugrundeliegenden Störung zu.

Ursachen: Bandscheibenvorfälle, knöcherne Veränderungen (Ostechondrose, Osteophyten), spinale Tumore, Anomalien des Durasacks, Muskelverhärtungen, Neurinome, Meningeome, Lipome, Wirbelsäulenmetastasen, Zosterinfektionen.

Klinik

• Schmerzen, Parästhesien und Gefühlsstörungen in dem entsprechenden segmentalen Hautversorgungsgebiet.
• Muskelschwächen und Reflexabschwächungen in den segmental zugehörigen Muskeln.
• Verstärkung der Beschwerden beim Husten, Niesen und Pressen.
• Blasenentleerungsstörungen und Muskellähmungen (Operationsindikation).

Häufig betroffene Wurzeln			
Wurzel	**Betroffene Muskeln**	**Reflexabschwächung**	**Abgeschwächte Dermatome**
C 6	M. biceps brachii	BSR	Radialseite des Ober- und Unterarmes bis Daumen
C 7	M. triceps brachii und Fingerbeuger; Atrophie des Daumenballens	TSR	2. bis 4. Finger
C8	Kleine Handmuskeln; Atrophie des Kleinfingerballens	TSR	Ulnarer Unterarm und ulnare Hand
L4	M. quadriceps femori	PSR	Schmales Band von der lateralen Oberschenkelseite über die Patella, Tibia zum medialen Fußrand
L5	Fuß- und Zehenheber, besonders M. extensor hallucis longus	Tibialis posterior-Reflex	Laterale Knieseite über laterale Vorderseite des Unterschenkels bis zum Fußrücken und Großzehe
S1	Plantarflektoren des Fußes und Zehenbeuger	ASR	Von der Oberschenkelrückseite über den lateralen Gastrocnemiuskopf zum lateralen Fußrand

Ärztliche Therapie: Operation, paravertebrale Anästhesie, Muskelrelaxantien.

Physiotherapeutische Maßnahmen

→ *Schmerzfreiheit:* Elektrotherapie: DD-Ströme segmental, Interferenzstrom, Ultraschall kombiniert mit DD-Strömen. Schlingentisch: Traktion in der Kopfaufhängung und Becken-Beinaufhängung. Massage (☞ 2.4.1), Bindegewebsmassage (☞ 2.4.6).

→ *Normale Muskelkraft:* Reizung der betroffenen Muskulatur mit Exponentialstrom oder Neofardischem Schwellstrom (☞ 2.7).

6.3.4 Läsionen einzelner peripherer Nerven

Axillarisparese (N. axillaris)

Der N. axillaris entspringt aus C5–C6. Muskuläre Versorgung: M. deltoideus, M. teres minor. Urs.: Schulterluxation, Schulterprellung.

Symptome: Ausfall des M. deltoideus und des M. teres minor, fehlende Armhebung zur Seite, nach vorne und nach hinten, abgeschwächte Außenrotation.

Physiotherapeutische Maßnahmen

Behandlungsrichtlinien wie bei peripheren Paresen (☞ 6.3.1).

! Verwendung einer Abduktionsschiene zur Vermeidung einer Kontraktur. Luxationsgefahr bei unachtsamem Durchbewegen.

! Der M. trapezius kompensiert teilweise die fehlende Bewegungsmöglichkeit im Schultergelenk und reagiert mit Hyertonus. Haltungskorrektur (BRÜGGER ☞ 2.3.5, KLEIN-VOGELBACH ☞ 2.3.12).

Fazialisparese

Ursachen

Idiopathische periphere Fazialisparese, Schädelbasisfrakturen, Schnittverletzungen im Gesicht, Polyneuritis, Infektionen bei Otitis media, Meningitis, Zoster oticus, Tumoren (z.B. Kleinhirnbrükkenwinkeltumor), Schlaganfall (zentrale Fazialisparese).

Symptome

Unterschiedl. je nach Läsionsort.
Motorische Lähmung der Gesichtsmuskulatur, Geschmacksstörung der vorderen 2/3 der Zunge. Minderung oder Aufhebung der Speichelsekretion. Hyperakusis. Verminderung oder Aufhebung der Tränensekretion. Bläschenausschlag am Ohr bei Zoster oticus, Hörstörungen. Bei zentralen Schädigungen kann ipsi- oder kontralateral eine Hemiplegie bestehen (*Foville-, Millard-Gubler-Syndrom*).

Bei zentraler Fazialisparese ist der Stirn- oder Augenast nicht mit betroffen, da dieser von beiden Hemisphärenseiten innerviert wird. Ther. der Ursache.

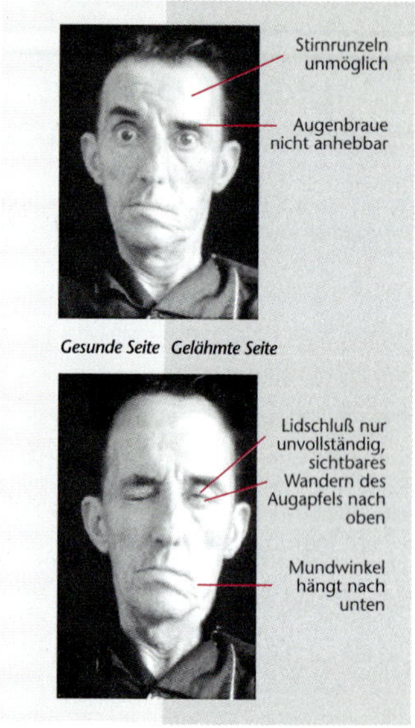

Abb. 6.04: Fazialisparese

Physiotherapie

Befund

Muskelaktivität, Gesichtsasymmetrie, Sprechen, Muskeltonus, Fazialisspasmus, Geschmack, Hören, Tränensekretion, Schwierigkeiten bei Nahrungsaufnahme, Bläschenausschlag am Ohr, Hörfähigkeit, Geschmack.

Physiotherapeutische Maßnahmen

Größtmögliche Muskelaktivität der betroffenen Seite und bestmögliche Gesichtssymmetrie: Gesichts-PNF, evtl. mit Spiegelkontrolle. Es werden immer beide Seiten beübt, da der Overflow hier sehr gut ausgenutzt werden kann. Techniken: passives Bewegen und Placing am Bewegungsende, wohldosierter

Initialstretch und dynamisch-konzentrische Arbeit, Haltewiderstand, Verhinderte Bewegung auf der gesunden Seite. Funktionelle Übungen, z.B. Blasen, mit Strohhalm trinken, Augenzwinkern, Wangen aufblasen, Zähnezeigen, Lachen; Sprechübungen, besonders die Vokale „o", „u", „e" und die Konsonanten „b", „f", „m", „p", „w". Wärmeanwendung und detonisierende Gesichtsmassage auf der nicht betroffenen Seite. Zur Tonisierung und als Hilfe für aktive Anspannung der betroffenen Seite: Tapping, Quick-ice, Bürstungen. Die Anwendung von Exponentialstrom ist umstritten. Strombehandlung fördert nicht die Regeneration des Nerven. Anleitung zum selbständigen Üben.

Femoralisparese (N. femoralis)

Läsion des N. femoralis (L2–L4, Innervation von M. quadriceps femoris, M. iliopsoas, teilweise M. sartorius). Urs.: Tumore im Bauch-,Beckenraum, iatrogene Läsionen bei Bauch-, Hüft- und gynäkologischen OPs, retroperitoneale Hämatome.

Symptome

- Fehlende Hüftbeugung und Kniestreckung durch Ausfall des M. quadriceps femoris und M. iliopsoas.
- Gehstörungen: Treppen werden nur mit Hilfsmitteln bewältigt.
- Sensibilitätsausfall im Bereich des vorderen Oberschenkels und an der vorderen Tibiakante.

Physiotherapeutische Maßnahmen

Wie bei peripheren Paresen (☞ 6.3.1).

! Kompensatorisches Training des M. glutaeus maximus für die Standbeinphase. Bei ungenügender Kraft des Glutaeus zur Kompensation: Heidelberger Schiene oder dorsale Schiene (☞ 11.2.3). Häufig zusätzlich Verspannungen im Quadratus lumborum-Bereich wegen der kompensatorischen Zirkumduktion.

Medianusparese (N. medianus)

Entstehung durch Frakturen am Ober- und Unterarm, distale Radiusfraktur, Luxationsfraktur der Handwurzel, Kompression bei Pronator-teres-und Karpaltunnel-Syndrom. Schnittverletzungen bei Suizidversuchen (C6–Th1).

Muskuläre Versorgung: M. pronator teres, M. pronator quadratus, M. palmaris longus, M. flexor carpi radialis, M. flexor digitorum profundus und superficialis radiale Hälfte, M. flexor pollicis longus und brevis, M. opponens pollicis, M. abductor pollicis brevis, M. lumbricales I und II.

Klinik

- Fehlende Fingerbeugung des 2. und 3. Fingers (D2 und D3; ☞ Abb. 6.05).
- Positives Flaschenzeichen (☞ Abb. 6.06) durch Ausfall des M. abd. pollicis brevis.
- Einschränkung der Pronation durch Ausfall der Mm. pronator quadratus et pronator teres.
- Fehlende Opposition des Daumens durch Ausfall des M. opponens pollicis.

- Sensibilitätsausfälle an Daumen, Zeigefinger und Mittelfingerkuppen.

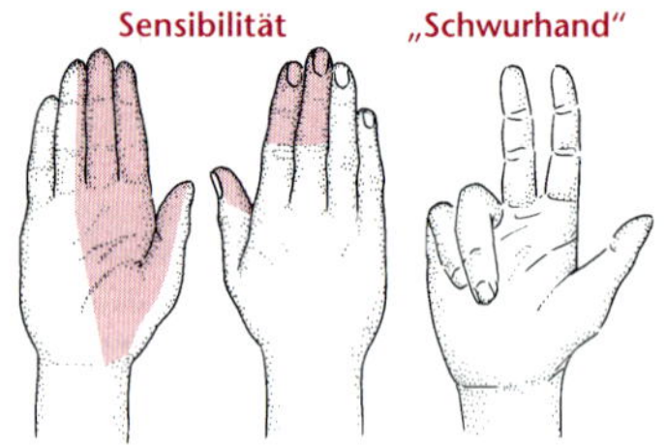

Abb. 6.05: Schwurhand bei Medianusparese (mit sensiblem Ausfallsgebiet)

Physiotherapeutische Maßnahmen

Wie bei peripheren Paresen (☞ 6.3.1)

! Verwendung der Opponensschiene zur Verbesserung der Greiffunktion. Das Grundgelenk des Daumens neigt wegen der fehlenden stabilisierenden Funktion des M. abductor pollicis brevis zur Dislokation oder Subluxation. Vegetative Ausfälle an der Hand sind hier besonders häufig.

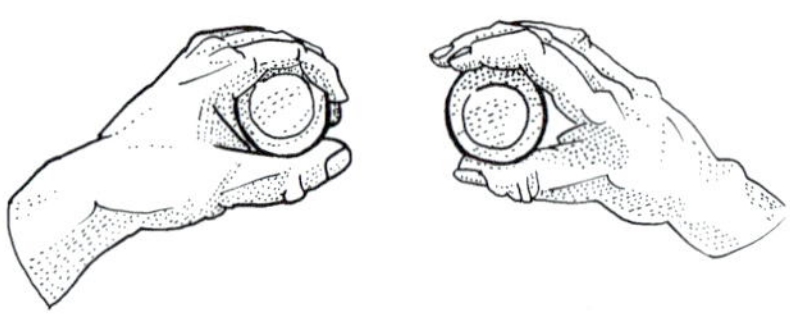

Abb. 6.06: Positives Flaschenzeichen bei Medianusparese rechts: Durch die fehlende palmare Abduktion des Daumens kann ein runder Gegenstand nicht ganz umschlossen werden.

Peronaeusparese (N. peronaeus)

Läsion des N. peronaeus (L4–S2) durch Oberschenkelfrakturen, Oberschenkelverletzungen, Knieverletzungen, Fibulafrakturen, Stoffwechselstörungen und toxische Einwirkungen (s.u.), Degeneration (☞ 6.3.5). Muskuläre Versorgung: M. tibialis anterior, M. extensor digitorum longus und brevis, M. extensor hallucis longus, Mm. peronaei longus et brevis.

Klinik

- Fehlende Dorsalextension des Fußes durch Ausfall der Fuß- und Zehenstrecker.
- Steppergang (das Knie wird reflektorisch höher genommen).
- Spitzfuß, pes-equino-varus als Spätfolge.

Physiotherapeutische Maßnahmen

Wie bei peripheren Paresen (☞ 6.3.1).

! Spitzfuß und Klumpfußgefahr. Erhaltung der Überstreckfähigkeit der Zehen, besonders der Großzehe für den Abrollvorgang. Orthetische Versorgung: Peronaeusschiene, Valenserschiene (☞ 11.2).

Radialisparese (N. radialis)

Schädigung des N. radialis (C5–C8) in seinem Verlauf. Urs.: Oberarmfrakturen, Druckschädigung (Krückenlähmung, Parkbanklähmung), Plexusläsion, toxische Ursachen (Bleivergiftung), Supinatorlogen-Syndrom, Luxation des Radiusköpfchens. Muskuläre Versorgung: M. triceps brachii, M. extensor digitorum, M. extensor pollicis longus et brevis, M. abductor longus, M. extensor carpi radialis et ulnaris, M. brachioradialis, M. supinator.

Klinik

- Fehlende Ellenbogenstreckung, Fallhand durch Ausfall des M. extensor digitorum, M. extensor carpi radialis und M. extensor carpi ulnaris.
- Fehlende Daumenabduktion durch Ausfall des M. extensor pollicis longus, M. extensor pollicis brevis und M. abductor pollicis longus (M. abductor pollicis brevis wird durch den N. medianus versorgt).
- Mangelnde Greiffunktion, ödematöse Schwellung am Handrücken (Gublersche Schwellung).
- Sensible Ausfälle: Radialseite des Unterarms und der Hand, besonders das Gebiet zwischen Metacarpale I und Metacarpale II (☞ Abb. 6.07).

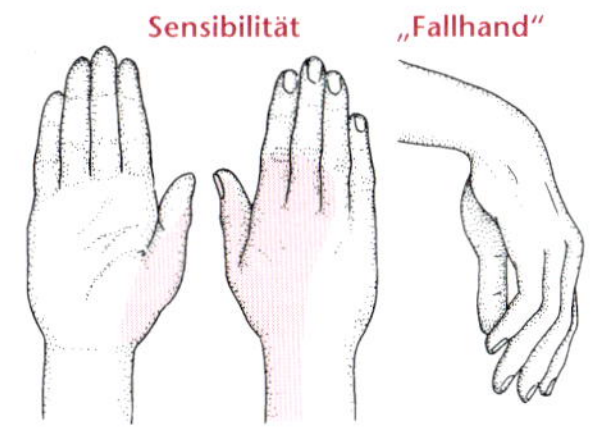

Abb. 6.07: Fallhand bei Radialisparese (mit sensiblem Ausfallgebiet)

Physiotherapeutische Maßnahmen

Wie bei peripheren Paresen (☞ 6.3.1).

! Lagerung der Hand in Funktionsstellung, Verwendung der Radialisschiene. Bei Trizepsbeteiligung: Lagerung in Schulteraußenrotation und Ellenbogenextension.

! Die M. lumbricales können die Fingerextension bei gebeugten Grundgelenken vortäuschen. Selektives Training der Fingerextensoren durch Streckung der im Mittelgelenk gebeugten Finger.

Serratus-Lähmung (N. thoracicus longus)

Schädigung des N. thoracicus longus (C5–C7) in seinem Verlauf. Urs.: Druckläsion (bei Rucksacklähmung), Transport von Gewichten auf den Schultern, Schulterläsionen, Plexusschädigungen. Durch Ausfall des M. serratus anterior entsteht eine Scapula alata (inspektorisch steht das Schulterblatt der betroffenen Seite leicht ab), Pat. kann den Arm bei vollständiger Lähmung nicht über 90 Grad heben.

Physiotherapeutische Maßnahmen

Wie bei peripheren Paresen (☞ 6.3.1).

! Vermeidung von Ellenbogen- oder Handstütz wegen der massiven Dehnung des M. serratus ant. und Arbeiten mit gestrecktem Arm (langer Hebelarm).

Zusatzmaßnahmen

VOTJA (☞ 2.3.23); Schlingentischtherapie (☞ 2.3.20): Seitliche Armaufhängung; Stemmführung nach BRUNKOW ☞ 2.3.6.

Tibialisparese (N. tibialis)

Schädigung des N. tibialis in seinem Verlauf. Urs.: Kniegelenksverletzungen, suprakonduläre Femurfraktur, Tibiafrakturen, Polyneuropathie, Kompression unter dem Retinaculum der Mm. flexorum am medialen Malleolus (Tarsaltunnelsyndrom).
Muskuläre Versorgung: Alle Plantarflexoren und Zehenflexoren.

Symptome

- Gestörter Abrollvorgang beim Gehen und Treppenabsteigen durch fehlende Plantarflexion.
- Verminderung des venösen Rückstroms durch fehlende Muskelpumpe.
- Überstrecken des Knie in der Standbeinphase.
- Brennende Schmerzen bzw. Sensibilitätsstörungen an der Fußsohle oder Parese der kleinen Fußmuskeln beim Tarsaltunnelsyndrom.

6

Physiotherapeutische Maßnahmen

Wie bei peripheren Paresen (☞ 6.3.1).

! Das Knie wird kompensatorisch wegen der fehlenden Abdruckphase überstreckt. Kein Laufen oder Hüpfen auf der Stelle möglich. Orthetische Versorgung durch Schuhe mit Abrollsohle. In manchen Fällen Gefahr der Hackenfußbildung.

Ulnarisparese (N. ulnaris)

Schädigung des N. ulnaris (C8–Th1) in seinem Verlauf. Urs.: Schnittverletzungen und Frakturen am Unterarm, mediale Kondylenfraktur, Ellenbogenfrakturen, distale Oberarmfrakturen, Plexusschädigung. Muskuläre Versorgung: M. flexor carpi ulnaris, ulnarer Anteil des M. flexor digitorum profundus, Mm. interossei dorsales und palmares, Mm. lumbricales III und IV, M. adductor pollicis.

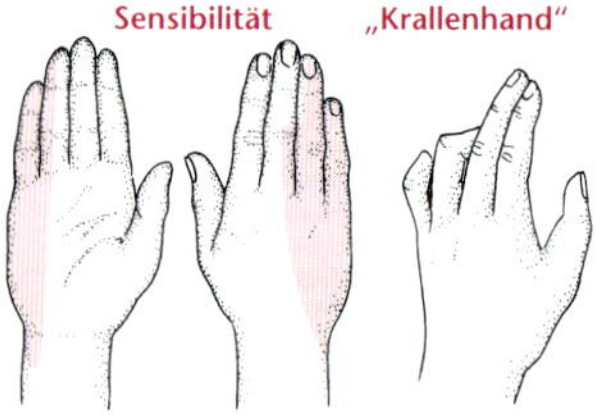

Abb. 6.08: Krallenhand bei Ulnarisparese (mit sensiblem Ausfallsgebiet und Atrophie der Mm. interossei)

Klinik

- Sichtbare Atrophie der Mm. interossii und des Spatium interosseum I. Krallenhand wegen Ausfall der Mm. interossii und Mm. lumbricales (☞ Abb. 6.08).
- Positives *Froment-Zeichen:* Pat. kann kein Papier zwischen Daumen und Zeigefinger wegen der fehlenden Add. des Daumens festhalten. Er kompensiert durch Flexion des Daumenendgliedes (☞ Abb. 6.09).

Physiotherapeutische Maßnahmen

Wie bei peripheren Paresen (☞ 6.3.1).

! Mittel- und Endgelenke von D4 und D5 neigen besonders zur Beugekontraktur, da im Grundgelenk überstreckt wird. Verwendung des Ulnaris-Splints (☞ 11.2) zur Korrektur dieser Fehlstellung. Gezieltes Training der Mm. lumbricales IV und V.

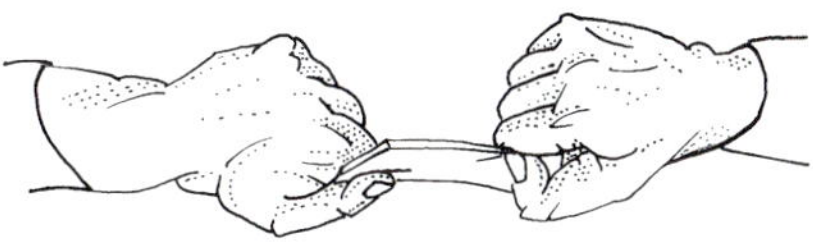

Abb. 6.09: Positives Froment-Zeichen rechts bei Ulnarisparese. Die fehlende Daumenadduktion wird durch Flexion des Daumenendgliedes kompensiert.

Kausalgien

Dumpf brennender, anfallsartiger Schmerz, häufig nach traumatischer Nervenschädigung. Schmerzauslöser können taktile, thermische oder später sogar akustische bzw. optische Reize sein. Besonders häufig sind der N. medianus oder N. tibialis betroffen, da sie viele vegetative Fasern enthalten.

Ärztliche Therapie: Sympathikusblockade oder Sympathikusresektion.

Physiotherapie

Befund

Lokalisation, Dauer und Art des Schmerzes.

Physiotherapeutische Maßnahmen

Hauptziel Schmerzfreiheit: Elektrotherapie: Stabile Galvanasition, Anode auf Schmerzbereich. Hydrogalvanisches Teilbad. Hydrotherapie: feuchte kalte Umschläge, Kryotherapie in Form von Eishandtüchern. Entspannungstherapie, Körperwahrnehmung (☞ 2.3.2).

Neuralgien

Anfallsartiger Schmerz, der als hell, reißend oder brennend empfunden wird und sich auf das sensible Versorgungsgebiet eines peripheren Nerven oder einer Nervenwurzel beschränkt.

Formen
Trigeminusneuralgie, Interkostalneuralgie, Okzipitalneuralgie, Zosterneuralgie nach Zosterinfektion.

Ärztliche Therapie: Sympathikusblockade oder Sympathikusresektion.

Physiotherapeutische Maßnahmen: Ultraschall 0,2–0,5 Watt über den Austrittsstellen des betroffenen Nerven bzw. dessen Ausbreitungsgebiet, stabile Galvanisation.

6.3.5 Polyneuropathien

6

Läsionen multipler peripherer Nerven z.B. durch metabolische Ursachen (Diabetes mellitus, Niereninsuffizienz, Porphyrie), Vitaminmangelzustände, Fehlernährung, toxisch durch Alkohol, Medikamente oder Blei, Infektionen (Lepra, Zoster), immunologisch bzw. parainfektiös oder auch genetisch bedingt (neurale Muskelatrophie).

Formen
- *Mononeuropathie:* Schädigung eines einzelnen Nerven (selten).
- *Mononeuritis multiplex:* Schädigung mehrerer isolierter Nerven.
- *Symmetrisch distal betont.*
- *Symmetrisch proximal betont.*

Klinik
- Nicht auf das Versorgungsgebiet einzelner Nerven oder Nervenwurzeln beschränkte schlaffe Lähmungen sowie sensible Reiz- und Ausfallerscheinungen.
- Anfangs Sensibilitätsstörungen in Form von Hypästhesie oder Parästhesie, gestörtes Vibrationsempfinden.
- Später: Schlaffe Paresen, Reflexabschwächungen, Durchblutungsstörungen, trophische Störungen der Haut, Störungen der Blasen-, Mastdarm- und Sexualfunktion, gelegentlich Hirnnervenbefall (Fazialisparese, Okulomotoriusparese).

Diagnostik
- Laboruntersuchungen (z.B. Blutzucker-, Harnstoff- und Kreatininbestimmung).
- Apperative Untersuchungen: Elektroneurographie (ENG), Elektromyographie (EMG), Nervenbiopsie.
- Liquoruntersuchungen bei Verdacht auf entzündliche Genese (Polyradikulitis).

Ärztliche Therapie: Behandlung der Grunderkrankung, Ausschaltung tox. Substanzen, Gabe von Immunsuppressiva, Analgetika. Plasmapherese.

Physiotherapie

Befund

Periphere Paresen. Zusätzlich: Parästhesien beachten, Dehnschmerz bei Muskeldehnung, vegetative Ausfälle, Miktionsstörungen.

Physiotherapeutische Maßnahmen

Wie bei peripheren Paresen (☞ 6.3.1).

! Die Muskeln können dehnschmerzhaft sein. Vorsicht bei extrem endgradigen Gelenkstellungen und bei Anwendung von Stretch (Dehnungsreize).

! Durch Parästhesien kann der Handkontakt unangenehm sein.

Idiopathische Polyneuritis (Guillain-Barré-Syndrom)

Ursächlich scheint eine Autoimmunreaktion gegen peripheres Nervengewebe zu sein, die z.B. parainfektiös ausgelöst werden kann. Da keine sichere Ätiologie faßbar ist, spricht man von einer idiopathischen Polyneuritis. Auffällig ist eine jahreszeitliche Häufung im Frühjahr und Herbst.

Klinik

Beginn mit Parästhesien oder Schmerzen an Füßen, seltener an Händen. Danach Auftreten von schlaffen Paresen an den Extremitäten. Innerhalb von wenigen Tagen kann sich das Vollbild einer Tetraparese mit Atemlähmung, Blasen- und Schließmuskellähmung und Befall der Hirnnervenkerne (Gesichts-, und Zungenmotorik, Schluckstörungen) ausbilden: *Landry'sche Paralyse*. Bei Befall des vegetativen Nervensystems bestehen orthostatische Hypotonie, Herzrhythmusstörungen, Schweißsekretionsstörungen. Die Rückbildung erfolgt in der umgekehrten Reihenfolge des Auftretens der Symptome und ist nicht immer vollständig.

Diagnostik: Im Liquor ist eine starke Proteinerhöhung bei normaler Zellzahl auffällig.

Physiotherapeutische Maßnahmen

→ *Akut- und Frühphase:* DKPT-Prophylaxe ☞ 2.2.7.

→ *Spätphase:* ☞ 6.3.1

! Bei allen aktiven Maßnahmen und besonders bei Belastung im Stehbrett Puls- und Blutdruckkontrolle. Komplikationsmöglichkeiten: Drohende Emboliegefahr, Herzversagen; Kontrakturgefahr: Streckkontraktur im Knie, in den Fingerbeugern, den Zehenbeugern und Plantarflektoren (Spitzfuß). Bei Rollstuhlabhängigkeit Gefahr der Hüft- und Kniebeugekontraktur.

Zusatzmaßnahmen: Rollstuhl-Fahrtraining.

Gefährdet sind die Pat. durch Atemlähmung, Herzrhythmusstörungen, Schluckstörungen, Dekubitus, Lungenembolie und Infektionen.

Neurale Muskelatrophie

Die neuralen Muskelatrophien werden heute als Untergruppe der hereditären motorisch-sensiblen Neuropathien (HMSN) zugeordnet. Typ I und II entsprechen der neuralen Muskelatrophie CHARCOT-MARIE-TOOTH, die die häufigste genetisch bedingte Neuropathie ist. Meist autosomal dominant vererbt kommt es bei ihr im 2.–3. Lebensjahrzehnt durch Degeneration der Myelinscheiden des peripheren Nervensystems, bes. des N. peroneus, zu distal betonten sensiblen und motorischen Ausfällen.

Klinik

- Infolge symmetr. peripherer Lähmungen mit Muskelatrophien entstehen Fußdeformitäten (Hohlfuß, Hammerzehen und eine Wadenatrophie („Storchenbeine“).
- Steppergang (Lähmung der Fuß- und Zehenheber).
- Bügeleisengang (Lähmung der Plantarflektoren- und Zehenbeuger).
- Achillessehnenreflex (ASR) früh erloschen.
- Nervenleitgeschwindigkeit (NLG) stark erniedrigt.

Physiotherapeutische Maßnahmen

Wie bei peripheren Paresen (☞ 6.3.1).

Diabetische Polyneuropathie

Ca. 80 % der DiabetikerInnen zeigen zumind. leichte polyneuropathische Veränderungen!

Klinik

- Nächtliche Parästhesien sowie Wadenkrämpfe.
- Distal betonte, symmetrische strumpf- oder seltener handschuhförmig begrenzte Hypästhesien, -algesien, Störungen des Vibrationsempfindens.
- Sensible Ataxie.
- Muskeleigenreflexe abgeschwächt bzw. erloschen, insbes. ASR früh betroffen.
- Durch Störungen des vegetativen Nervensystems entstehen trophische Hautveränderungen, Diarrhöen, Herzfrequenzstarre, Blasen- und Potenzstörungen.
- Asymmetrische diabetische Neuropathie (diabetische Amyotrophie): selten. Nächtliche Schmerzen und Lähmungen typischerweise des Quadrizeps und Iliopsoas.
- Paresen der Fuß-, Unterschenkel- und kleinen Handmuskulatur.

Ärztliche Therapie: Normalisierung der Stoffwechsellage.

Physiotherapie: ☞ 6.3.1.

6.4 Muskelerkrankungen (Myopathien)

Nach dem zugrundeliegenden Defekt unterscheidet man:
- *Funktionsmyopathien* ohne morphologische Veränderungen der quergestreiften Muskulatur (Myasthenien, Myotonien).
- *Strukturmyopathien* (degenerativ, entzündlich, stoffwechselbedingt).

Klinik

Durch Störungen im Bereich der motorischen Endplatte, der Muskelzellen bzw. -fasern oder des umliegenden Bindegewebes kommt es zu folgenden Symptomen:
- Schlaffe Lähmungen ohne Sensibilitätsstörungen.
- Normale, abgeschwächte oder fehlende Eigenreflexe je nach Schädigungsgrad.
- Häufig langsam fortschreitender Muskelschwund, der z.T. durch Fettgewebe ersetzt oder verdeckt wird.
- Vorwiegend symmetrischer Befall in bestimmten Körperbereichen.
- Ausfälle entsprechen nicht den Versorgungsgebieten peripherer Nerven.
- Oft Nachweis einer Erhöhung des Muskelenzyms Kreatinkinase (CK) im Blut. Dieses wird beim Untergang von Muskelzellen freigesetzt.
- Gehäuft familiäres Auftreten bei degenerativen Muskelerkrankung.
- Im EMG Nachweis eines myopathischen Musters mit kurzen polyphasischen Potentialen und einem dichten, niedrigen Aktivitätsmuster.

Einteilung

- *Dystrophische Myopathien:* Progressive Muskeldystrophie, Dystrophia myotonica
- *Entzündliche Myopathien:* Polymyositis, Herdmyositis, Dermatomyositis
- *Funktionelle Myopathien:* Myotonie, Myasthenie, Stoffwechselerkrankungen.

6.4.1 Progressive Muskeldystrophie

Es handelt sich um eine Gruppe von erblichen Erkrankungen mit fortschreitender Degeneration der quergestreiften Muskulatur. Ihre Ursache liegt in genetisch bedingten Stoffwechselstörungen in den Muskelzellen. Die verschiedenen Formen der progressiven Muskeldystrophie unterscheiden sich hinsichtlich des Erbgangs, des Manifestationsalters, des Verteilungsmusters und der Geschwindigkeit des Muskeluntergangs.

In der Regel wird die proximale (stammnahe) Muskulatur bevorzugt befallen. Daraus resultieren typische Bewegungs- und Haltungsstörungen, wie „Watschelgang“, „lose Schulter“, ein positives Trendelenburg-Zeichen. Häufig wird der Muskelschwund durch eine Zunahme von Fett und Bindegewebe kompensiert („Gnomenwaden“).

Die häufigsten Muskeldystrophien

- *Typ DUCHENNE:* Rezessiv-X-chromosomal erblich, nur Knaben betroffen, Auftreten im 1.–3. Lj., Beckengürtel, sehr rascher Verlauf, der Tod tritt meist vor 20. Lj. ein.
- *Typ BECKER-KIENER:* Rezessiv-X-chromosomal erblich, nur Knaben betroffen, Auftreten im 12.–25. Lebensjahr, gutartige Beckengürtelform, langsamer Verlauf, oft erst im 5. Lebensjahrzehnt gehunfähig.

- *Fazio-Skapulo-Humerale Muskeldystrophie:* Autosomal dominant vererbte Erkrankung. Die ersten Symptome treten zwischen dem 7. und 25. Lj. auf und schreiten langsam voran.

Klinik

Facies myopathica bei Befall der mimischen Muskulatur, Paresen des Schultergürtels bzw. Beckengürtels, Skapula alata.

Diagnostik

Typische EMG-Befunde und typische histologische Befunde; Erhöhung der Transaminasen (Leberenzyme) und vor allem der CK im Blut. Keine kausale (ursächliche) Behandlungsmöglichkeit bekannt.

Physiotherapie

Besonderheiten bei der physiotherapeutischen Befundung

Muskelkraft, Pseudohypertrophien und Atrophien der Muskulatur, Gelenkbeweglichkeit, Atmung, Dekubitus.

PT-Maßnahmen

Behandlungsziele und Maßnahmen im Anfangsstadium decken sich mit denen der peripheren Paresen (☞ 6.3.1). Physiotherapie ☞ 8.5.3.

→ *Erhaltung der Muskelkraft:* Isometrische Übungen besonders für die folgende Muskeln: M. erector spinae, M. glutaeus maximus, M. quadriceps femoris, Bauchmuskeln, Fußheber und Fußsenker, M. triceps brachii, Hand- und Fingerextensoren. Besonders geeignet hierfür sind Stabilisierungsübungen in Rücken- oder Bauchlage auf dem Pezziball oder in mobilen Schlingentischaufhängungen, Stabilisierungsübungen im Wasser mit Auftriebskörpern, Isometrie in PNF-Diagonalen, Stemmübungen nach BRUNKOW. Das Verhältnis von statischen zu dynamischen Übungen sollte etwa 2:1 betragen. Statische Übungen dienen zur Erhaltung bzw. Verlängerung der Muskelkraft, dynamische Übungen zur Verbesserung bzw. Erhaltung der Ausdauer.

! Nicht bis an die Leistungsgrenze gehen, keine extreme Muskeldehnung, kein maximaler Stretch und keine längerdauernden Ausgangsstellungen (z.B. Fersensitz) einnehmen, bei denen orthostatische Muskeln extrem gedehnt werden.

→ *Optimale Muskeldurchblutung vor der aktiven Arbeit:* E-Therapie: Stabile Galvanisation, Ultraschall. BGM: Unterhaut-Faszientechnik. Hydrotherapie: feuchte Wärme. Zur Unterstützung der aktiven Arbeit können zusätzlich Hautreize wie bei den peripheren Paresen (☞ 6.3.1) angewandt werden.

→ *Orthesenversorgung*: Nachtschienen gegen Spitzfuß, Liegeschale oder Stützkorsett gegen eine beginnende Skoliose, Stehbrett, Bauchlageschrägbrett oder Bauchliegekeil, Rollstuhl mit umklappbarer Rückenlehne (gegen Hüftbeugekontraktur) und hochstellbare Fußstützen (gegen Kniebeugekontraktur).

→ *Bettlägrige Pat. und Rollstuhlabhängigkeit:* DKPT-Prophylaxe ☞ 2.2.7.

! Atemtherapie ist besonders wichtig zur Erhaltung von Vitalfunktionen und Kondition bei Fortschreiten der Erkrankung.

Zusatzmaßnahmen

BRUNKOW, Schlingentisch, Bewegungstherapie im Wasser, Ganzkörperisometrie, VOTJA, PNF.

6.4.2 Entzündliche Myopathien (Myositiden)

Man kann eine Herdmyositis bei bekannten Erregern wie Viren, Parasiten, Bakterien oder Pilzen von einer Myositis ungeklärter Ätiologie (Polymyositis) unterscheiden.

Polymyositis

Die Erkrankung setzt häufig zwischen dem 40. und 60. Lj. ein, wobei Frauen etwa doppelt so häufig betroffen sind. Ein Autoimmunprozeß scheint der Erkrankung zugrunde zu liegen. Der Verlauf ist meist subakut bis chronisch. Akute Bilder, die innerhalb weniger Wochen unter hohem Fieber, Muskelschmerzen und -schwäche zum Tode führen, sind eher selten.

Klinik
- Muskelschmerzen und -schwäche proximal im Becken- und Schultergürtelbereich (erschwertes Treppensteigen, Kämmen oder Rasieren).
- Ausbreitung auf die Nacken- und Schlundmuskulatur (Schluckstörungen, nasale Sprache).
- Fieber, Blutsenkungsbeschleunigung, Kreatinkinase- und Transaminasenerhöhung.
- Okuläre Myositis: Augenmuskelparesen, Ptose.
- Hautveränderung (Dermatomyositis).
- Muskelbiopsie zeigt entzündliche Infiltrate.

Ärztliche Therapie: Glukokortikoide.

Physiotherapeutische Maßnahmen: Behandlungsprinzipien wie bei der Progressiven Muskeldystrophie (☞ 6.4.1).

6.4.3 Myasthenie

Das myasthenische Syndrom ist durch eine abnorme Ermüdbarkeit der Muskulatur unter Belastung sowie einer Rückbildung der auftretenden Lähmungen nach langen Ruhephasen gekennzeichnet. Man unterscheidet die Myasthenia gravis pseudoparalytica von verschiedenen symptomatischen Formen, u.a. das Lambert-Eaton-Syndrom bei kleinzelligem Bronchialkarzinom.

Myasthenia gravis pseudoparalytica

Die Erstsymptome treten meist zwischen dem 20. und 40. Lj. auf, Frauen sind doppelt so häufig betroffen wie Männer. Bei ca. 80 % der Erkrankten lassen sich Antikörper gegen Acetylcholinrezeptoren nachweisen, die eine Blockierung der Rezeptoren an der postsynaptischen Membran verursachen sollen. Bei der Entstehung von Autoantikörper scheint der Thymus eine große Rolle zu spielen, da man häufig bei Erkrankten Thymome bzw. Thymushyperplasien findet. Die chronisch verlaufende Erkrankung beginnt meist an der Muskulatur, die von den motorischen Hirnnervenkernen versorgt wird und breitet sich allmählich auf die übrige Muskulatur aus. Es kommt zu schubartigen Verschlechterungen mit partieller Remission, im Endstadium bilden sich die

Muskellähmungen auch in Ruhe nicht mehr zurück. Die Pat. sind besonders durch Atemlähmung gefährdet, so daß die Letalität mit 15 bis 20 % relativ hoch ist.

Klinik

Hängen des Augenlids (Ptose), Doppelbilder durch Augenmuskelparesen. Facies myopathica durch Lähmungen der mimischen Muskulatur. Kau- und Schluckstörungen. Näselnd-kloßige Sprache. Später Ausbreitung auf die Arm-, Hals- und Rumpfmuskulatur, einschließlich der Atemmuskulatur.

Myasthenische Krise: Atemlähmung, allgemeine Muskelschwäche, Schluckstörungen und Verschleimung des Respirationstraktes.

Diagnostik

„Tensilontest" (Gabe von Cholinesterasehemmern bessert die klinische Symptomatik), Stimulations-EMG (Abnahme der Amplitude).

Ärztliche Therapie: Cholinesterasehemmer (Mestinon®), Immunsuppressiva (Kortison, Azathioprin (Imurek®)), Thymektomie, Plasmapherese.

Physiotherapeutische Maßnahmen

→ PNF, Funktionelles Alltagstraining, Beratung über rationelle Bewegungsabläufe und Handlungsmuster, Veränderung der Arbeitsweise im Haushalt und Beruf. ADL (☞ 2.3.1), Medizinische Trainingstherapie (☞ 10).

→ Bei Beteiligung der Atemmuskulatur: Atemtherapie (☞ 2.2.6).

6.4.4 Myotonien

Durch Störungen an der Muskelfasermembran kommt es auch nach Beendigung eines Reizes nur zu einer verzögerten Erschlaffung der Willkürmuskulatur, die bei wiederholten Übungen zunehmend rascher wird, bis Normalzustand erreicht wird.

Myotonia congenita (THOMSEN)

Dominant vererbte Erkrankung, die sich als Störung an der Muskelzellmembran oder motorischen Endplatte und dadurch mit einer verlängerten Erschlaffungszeit des Muskels äußert (myotone Reaktion). Die Pat. klagen über Muskelsteifigkeit, besonders am Beginn von Willkürbewegungen. Die Willkürmuskulatur ist meist gut ausgebildet (Hypertrophie). Die Erkrankung beginnt bereits im Jugendalter, läßt aber im Laufe des Lebens etwas nach. Keine wirksame Therapie bekannt.

Physiotherapeutische Maßnahmen

Konzentrative Bewegungstherapie, FELDENKRAIS (☞ 2.3.10), SCHAARSCHUCH-HAASE (☞ 2.3.19).

Dystrophia myotonica (CURSCHMAN-STEINERT)

Die im frühen Erwachsenenalter einsetzende, langsam fortschreitende, autosomal dominant vererbte Erkrankung ist durch ein myotones Syndrom in Verbindung mit einer fortschreitenden Muskeldystrophie sowie einer typischen äußeren Gestalt („Jammergestalt“) gekennzeichnet. Sie ist die zweithäufigste Krankheit unter den erblichen Myopathien. Keine kausale Therapie möglich.

Klinik

- Facies myopathica (schlaffes, mimikarmes Gesicht).
- Distal betone Muskelatrophien mit myotoner Reaktion.
- Angeborene Minderbegabung oder Schwachsinn, fortschreitendes hirnorganisches Psychosyndrom mit Entwicklung einer Demenz.
- Stoffwechselstörungen: Hodenatrophie bzw. Amenorrhoe, Schilddrüsenunterfunktion, evtl. mit Struma (Kropf), myotonische Katarakt (Linsentrübung am Auge).
- Myotone Reaktion mit typischem EMG-Befund (auf Einzelreiz Salven von Muskelentladungen).
- Händedrucktest: Hand kann nicht sofort gelöst werden.

Physiotherapeutische Maßnahmen

Behandlungsprinzipien wie bei der Progressiven Muskeldystrophie (☞ 6.4) und Myotonia congenita (s.o.).

6.5 Kopfschmerzsyndrome

Der Kopfschmerz ist eine sehr häufige Beschwerde und kann ein Symptom vieler neurologischer, internistischer oder auch HNO-Erkrankungen sein. Da das Gehirn selbst nicht schmerzempfindlich ist, gibt es durchaus auch Hirnerkrankungen ohne Kopfschmerzen.

Zur Zuordnung von Kopfschmerzen ist neben einer gründlichen Anamnese (Schmerzmittelmißbrauch, familiäre Häufung, Begleitsymptome) eine ausführliche neurologische bzw. internistische (z.B. Hypertonieausschluß) Untersuchung erforderlich. Evtl. sind Zusatzuntersuchungen wie EEG, cCT, Liquor zu veranlassen.

6.5.1 Migräne

Überwiegend sind Frauen bis zum 40. Lebensjahr betroffen. In der Gesamtbevölkerung schwanken die Angaben über die Häufigkeit zwischen 8 und 20 %. Die Ursache ist ungeklärt. Es besteht eine familiäre Häufung. Auslösende Faktoren sind z.B. Wetterfühligkeit, Zufuhr von Alkohol oder Käse, Schlafmangel und Streß.

Zu Beginn des Migräneanfalls ist eine Konstriktion der intrakraniellen Arterien, ausgelöst durch eine Serotoninfreisetzung, nachgewiesen worden. In der zweiten Phase, der Gefäßdilatation, tritt erst die eigentliche Kopfschmerzsymptomatik auf.

Klinik

- Anfallsartig, z.T. mit periodischer Häufung, kommt es meistens morgens zu dumpf drückenden oder auch klopfenden Halbseitenkopfschmerzen, evtl. mit vegetativen Symptomen (Übelkeit, Erbrechen, Durchfall, Schwitzen) sowie Licht- und Geräuschempfindlichkeit. Der Anfall dauert einige Stunden, selten einen ganzen Tag und endet in allgemeiner Erschöpfung.
- „Migraine accompagnée“: Es treten neurologische Reiz- und Ausfallerscheinungen wie Kribbelmißempfindungen oder flüchtige Lähmungen auf.

Formen

- *Einfache Migräne:* Halbseitige pulsierende Kopfschmerzen mit Übelkeit, Erbrechen, Durchfall.
- *Klassische Migräne:* Zu Beginn des Anfalls zusätzlich Flimmerskotome (visuelle Aura), später neurologische Herdsymptome, z.B. Hemiparese oder Aphasie.
- *Basilarismigräne* (Sonderform der klassischen Migräne): Okzipital betonte Kopfschmerzen mit einer visuellen Aura, Drehschwindel, Hypakusis, Ohrenklingen und Mißempfindungen um den Mund, an Zehen und Fingern. Besonders betroffen sind junge Frauen.
- *Komplizierte Migräne:* Die visuelle Aura dauert länger als eine halbe Stunde und die neurologischen Herdsymptome überdauern die Kopfschmerzen.
- *Status migraenosus:* Eine Attacke geht unmittelbar in die andere über.

6

Physiotherapeutische Maßnahmen

→ *E-Therapie:* 1. Blockade des Ganglion stellatum mit DF 3 Min. oder mit Interferenzstrom 1000 Hz. DF 2 Min. mit Kathode auf Schläfe, Anode auf Halsschlagader. Paravertebral quer oder längs obere HWS mit DF 2 min, CP 3–4 Min. Achtung: absteigende Behandlung, Anode immer kranial.

! Äußerst vorsichtige Dosierung.

→ *BGM:* Behandlung des Rückens (kleiner und großer Aufbau), abschließend Striche vom Hinterhaupt Richtung Schultern und Oberarme, und Richtung Os sacrum.

→ *Manuelle Segmentmassage* nach QUILITZSCH (☞ 2.4.7)

→ *Hydrotherapie:* Aufsteigende Teilbäder, kalte Güsse, Unterwassermassage, Heiße Rolle, Fango.

→ *Körperwahrnehmungsschulung* nach SCHAARSCHUCH-HAASE (☞ 2.3.19), FELDENKRAIS (☞ 2.3.10), Eutonie (☞ 2.3.9), Psychomotorische Übungen nach ALEXANDER (☞ 2.3.2), Autogenes Training (☞ 2.3.2). Durch die Körperwahrnehmungsübungen soll der Pat. die Möglichkeit bekommen, mit dem Zustand besser umgehen zu können.

6.5.2 Vasomotorische Kopfschmerzen

Dieses sehr häufig auftretende Kopfschmerzsyndrom ist gekennzeichnet durch dumpf drückende, weniger intensive Schmerzen. Es besteht keine Halbseitigkeit. Häufig findet sich eine allgemeine vegetative Labilität mit Neigung zu Hypotonie aus. Maßnahmen zur vegetativen Stabilisierung sind therapeutisch erfolgversprechend.

6.6 Neurogene Blasenfunktionsstörungen

Da eine Vielzahl neurologischer Erkrankung zur Störung der Blasenfunktion führen kann, müssen diagnostisch und therapeutisch sowohl urologische als auch neurologische Ursachen berücksichtigt werden.

Anatomische Voraussetzungen

Die Blase wird, wie auch andere viszerale Organe, von beiden Teilen des autonomen Nervensystems versorgt. Das spinale Zentrum der sympathischen Innervation liegt in der grauen Substanz der Seitenhörner von Th12–L2, das der parasympathischen Innervation im unteren Sakralmark (S2–S4). Eine zentrale Kontrolle der spinalen Zentren und der von hier ausgehenden Reflexbögen geschieht über efferente Bahnen, die z.T. aus dem Lobulus paracentralis und auch der Stammganglien stammen. Die präganglionären parasympathischen Neurone werden über den N. pelvicus, die des Sympathicus nach Durchlaufen des Grenzstranges über den N. hypogastricus zum Plexus pelvicus geführt. Von dort gelangen postganglionäre sympathische Neurone zur Harnblase und präganglionäre parasympathische zu den intramuralen Ganglien.

Die *motorische* Innervation der glatten Blasenmuskulatur (M. detrusor vesicae), die bei der Miktion zur aktiven Öffnung des Blasenausganges führt, geschieht über den Parasympathicus. Der Sphinkter internus, gebildet aus Blasenhals und glatter proximaler Harnröhrenmuskulatur, wird vorwiegend sympathisch innerviert. Neben der autonomen Innervation der Blase werden über den N. pudendus (S2–S4) efferente Impulse zum M. sphincter externus (quergestreifte Muskulatur) und afferente Impulse der Blasenschleimhaut (Füllungsgrad) zum ZNS geführt. Zur Miktion ist eine Erschlaffung des M. sphincter externus und des Beckenbodens bzw. zur Beendigung der Miktion eine Kontraktion durch Impulse des N. pudendus erforderlich. Eine vorzeitige Detrusorkontraktion bei Dehnung der Blasenwand wird durch zentrale Hemmung des parasympathischen Reflexbogens verhindert. Gleichzeitig wird bei zunehmender Blasenfüllung der Sympathicus aktiviert und verschließt vorübergehend den Blasenhals. Die Miktion wird willkürlich über Großhirnaktivität eingeleitet.

Detrusorhyperreflexie

Da zerebrale Zentren einen hemmenden Effekt auf den Miktionsprozeß bzw. die spinalen Zentren der Blaseninnervation haben, kann eine Schädigung dieser zu einer sog. Detrusorhyperreflexie (hypertone, spastische Blase) führen. Ursachen sind z.B. dementielle Prozesse, das Parkinson-Syndrom, ED, Hydrozephalus oder Hirntumoren. Die Enthemmnung des Miktionsreflexes zeigt sich klinisch in imperativem Harndrang bzw. unwillkürlicher Miktion. Die Blase ist klein und die Miktion restharnfrei.

Ärztliche Therapie

Blasentraining mit dem Ziel einer zunehmenden Verlängerung des Miktionsintervalls. Durch vermehrte Dehnung kann die Empfindlichkeit der Mechanorezeptoren in der Blase z.T. gesenkt werden. Medikamentös: anticholinerg wirkende Pharmaka, die als Nebenwirkung zum Harnverhalt führen können.

Detrusor-Sphinkter-Dyssynergie (DSD)

Bei gleichzeitiger Detrusorkontraktion besteht auch eine Hyperaktivität des M. sphincter internus und/oder externus (Blasenausgang). Die DSD tritt häufig zusammen mit einer hypertonen Blase bei Schädigung der Bahnen im Rückenmark unterhalb der zerebralen Zentren und oberhalb des sakralen Miktionszentrums auf. Häufigste Ursachen sind eine traumatische Querschnittläsion nach Abklingen der sogenannten Schockblase und spinale Entmarkungen bei der ED. Klinisch kommt es bei der Miktion durch unzureichende Öffnung des Blasenausgangs zur Verminderung bzw. Unterbrechen das Harnstrahles, aber auch durch Schädigung der hemmenden Einflüsse zu unwillkürlicher Kontraktion mit Inkontinenz. Restharn ist möglich.

Detrusorarreflexie

Inaktivität der glatten Blasenmuskulatur, die man auch als schlaffe, atone, sog. „Überlaufblase" bezeichnet. Sie kann nach akuten Querschnittverletzungen im Rahmen eines spinalen Schocks oder bei anderen akuten Krankheiten des ZNS entstehen. Nach Abklingen des ersten Stadiums kann es zur Ausheilung kommen, in eine hypertone Blase übergehen (s.o.) oder auch bei Verletzungen und Läsionen in Höhe des Miktionszentrums bzw. darunter (Cauda equina) eine schlaffe Blase bestehen bleiben.

Ursachen: medialer Bandscheibenvorfall, Trauma, ED, Konus-Kaudatumor, autonome Polyneuropathie, Radikulitis.

Die intramuralen Ganglienzellen können einen geringen Grundtonus der Blasenwand aufrecht erhalten, und die Blase sich bei einem gewissen Füllungsgrad teilweise zusammenziehen (autonome Blase). Da der Wandtonus herabgesetzt ist, bleibt bei großer Blasenkapazität viel Restharn zurück. *Klinisch* zeichnet sich die schlaffe Blase durch einen erschwerten Miktionsbeginn, den Einsatz der Bauchpresse bei Blasenentleerung und eine Überlaufblase durch Überdehnung des Blasenausganges bei fehlendem Harndrang aus. Ein akuter schmerzhafter Harnverhalt ist z.B. bei medialen Bandscheibenvorfällen zu beobachten.

Ärztliche Therapie

Restharnfreie Miktion durch die Bauchpresse oder manuelles Ausdrücken der Blase (Credé-Manöver) möglich. Ist dies nicht ausreichend, sollte der Pat. sich selbst katheterisieren. Medikamentöse Behandlung ist nicht erfolgversprechend.

Physiotherapeutische Maßnahmen

- Beckenbodengymnastik (☞ 7.2.1).
- *Hydrotherapie:* Ansteigende Unterschenkelbäder, Sitzbäder mit T-Wickel, Heiße Rolle auf Kreuzbein.
- *BGM:* Bearbeiten der Reflexzonen der Blase.
- *E-Therapie:* Schwellstrombehandlung (wenn keine nervale Schädigung vorliegt) oder Exponentialstrombehandlung (bei nervaler Schädigung) zur Stimulierung der Blasenschließmuskulatur: Kathode über Symphyse, Anode über Kreuzbein, Impulszeit: 200 ms Dreieck. Interferenzstrom: 0–100 Hz im Intervall, Behandlungsdauer 8–10 Min., 2 Elektroden über Harnblase, je eine Elektrode an die proximale Oberschenkelinnenseite.

Zusatzmaßnahmen: Hydrotherapie.

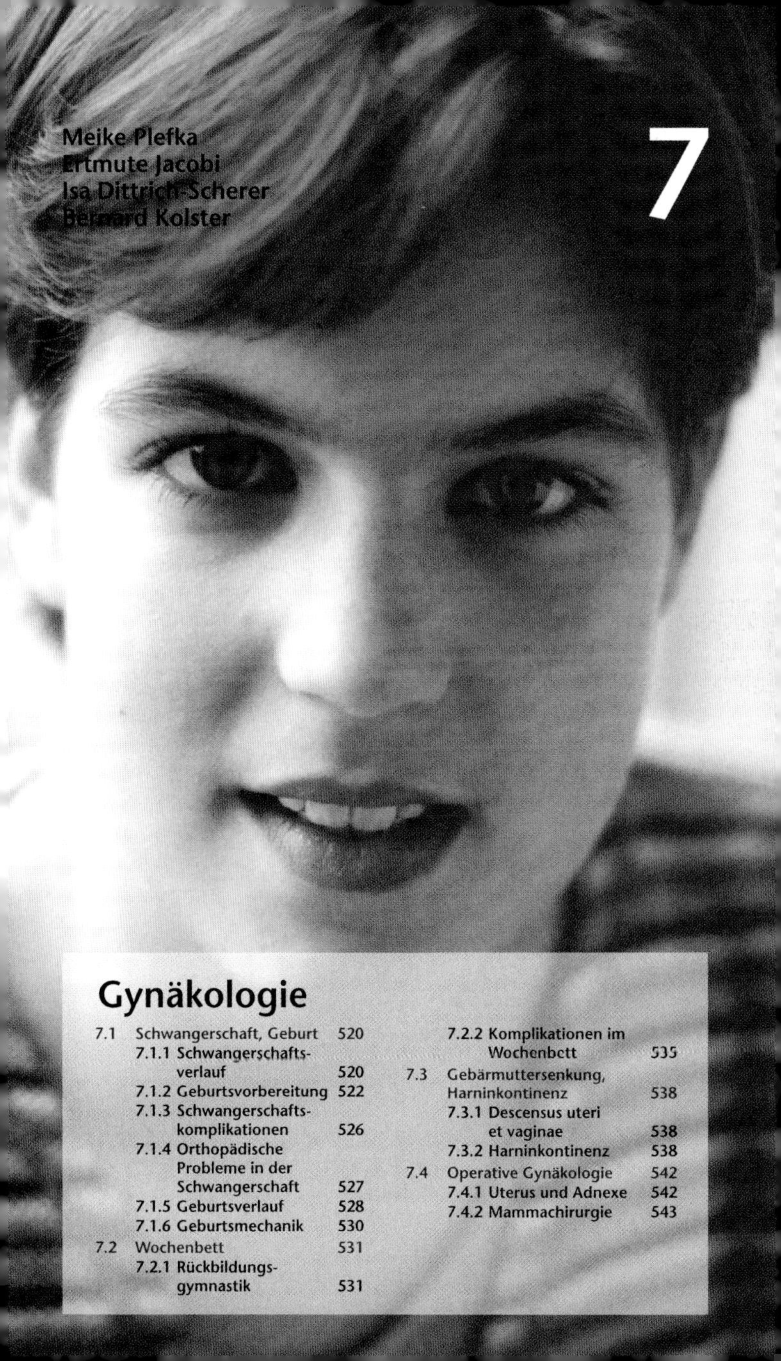

Meike Plefka
Ertmute Jacobi
Isa Dittrich-Scherer
Bernard Kolster

7

Gynäkologie

7.1 Schwangerschaft und Geburt

7.1.1 Schwangerschaftsverlauf

Die Dauer der normalen Schwangerschaft beträgt 267 Tage p.c. (post conceptionem) bzw. 281 Tage p.m. (post menstruationem, gerechnet vom 1. Tag der letzten Regelblutung bei einem 28-Tage-Zyklus).

Haltung und Statik

Der Schwerpunkt der Frau verlagert sich mit zunehmender Schwangerschaftsdauer durch das Wachstum der Gebärmutter nach vorne. Im Laufe der Schwangerschaft erfolgt eine Kompensierung durch eine zunehmende Lordosierung im Bereich der LWS und eine vermehrte Kyphosierung im BWS-Bereich (☞ Abb. 7.01).

Diese Veränderungen führen zu erhöhter Beanspruchung der Muskeln und Bänder des Halte- und Stützapparates. Eine Überlastung kann Schmerzen im HWS- und LWS-Bereich verursachen.

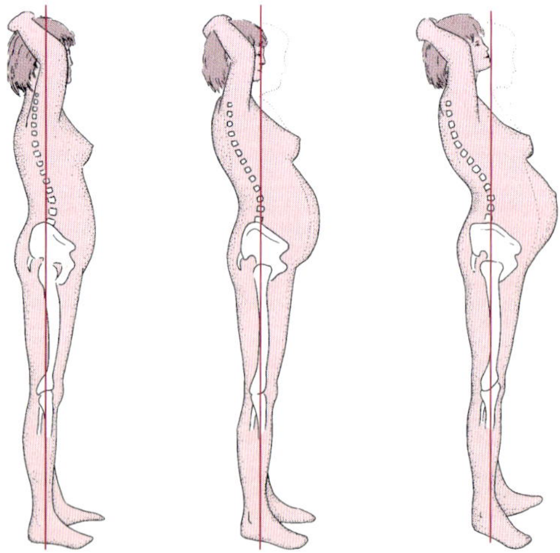

Abb. 7.01: Haltungsveränderungen in der Schwangerschaft

Beratung der Schwangeren

Ernährung und Gewicht

- Die Gewichtszunahme in der Schwangerschaft beträgt etwa 10–12 kg. Sie ist abhängig von der Schwangerschaftsdauer:
  - 1.–3. Monat: keine wesentliche Gewichtszunahme
  - 4.–6. Monat: 200–250 g/Woche
  - 7.–10. Monat.: 400–500 g/Woche.
- Ballaststoff- und kohlenhydratreiche Kost empfehlen. Fette (bes. versteckte Fette, z.B. in Wurst, Käse und Fleisch) sollten vermieden werden. Der Kalorienbedarf beträgt 2300–2800 kcal/Tag.
  - Eiweiß: 80–100 g/Tag, 1/3 pflanzlicher Herkunft, 2/3 tierischer Herkunft.
  - Kohlenhydrate: 320–380 g/Tag, Vollkornbrot, ungeschälter Reis, Nudeln. Stark zuckerhaltige Speisen, z.B. Bonbons, Schokolade und Eis reduzieren.
  - Fett: 60–80 g/Tag, die Hälfte davon wird durch versteckte Fette bereits zugeführt.
  - Mineralien: Den erhöhten Jodbedarf durch jodiertes Speisesalz und ggf. durch Jodtabletten, den Kalziumbedarf durch Milchprodukte decken.
  - Flüssigkeit: Mindestens 1,5–2 l/Tag.
  - Meiden: Rohes Hackfleisch (Toxoplasmose, Trichinen).

Genußmittel

Generelle Verbote können zu Schuldgefühlen oder Ablehnungsreaktionen gegenüber dem Ungeborenen führen.

- *Koffein* (Kaffee, Tee, Cola): Nicht mehr als 5 Tassen am Tag, da sonst mit erhöhter Rate fetaler Mangelentwicklungen zu rechnen ist.
- *Alkohol:* Das Abort- und Mißbildungsrisiko steigt ab 60 g Alkohol/Wo. (ca. 100 ml Wein/Tag oder 200 ml Bier/Tag) deutlich an. Auch in geringeren Dosen kann eine Alkoholtoxizität nicht ausgeschlossen werden.
- *Nikotin* (auch Passivrauchen!): Durch Gefäßkontraktion Mangelentwicklung des Kindes. Kinder können bei Geburt Symptome des Nikotinentzugs aufweisen. Rauchen in der Familie fördert die Allergie- und Asthmaneigung des Kindes sowie akute und chron. Entzündungen der Atemwege.
- *Drogenabhängigkeit* (Opiate): Ein Entzug in der Schwangerschaft stellt für das Kind ein höheres Risko dar, als die weitere Drogeneinnahme. Auf Methadon übergehen, wenn die Kooperation der Pat. gewährleistet ist (Schwangerschaft stellt eine Verordnungsindikation für Methadon dar, kann auf BtM-Rezept verordnet werden).

Geschlechtsverkehr

Gegen Geschlechtsverkehr ist bei normal verlaufender Gravidität nichts einzuwenden. Vorsicht vor Orgasmus (→ Uteruskontraktion) und Ejakulat (→ prostaglandinhaltig) jedoch bei: Blutungen in der Schwangerschaft, vorzeitiger Wehentätigkeit, Zervixinsuffizienz, Uterusmißbildungen, Placenta praevia und bei habituellen Aborten.

Impfungen

Aktive Impfungen sind, abgesehen von Tetanus und Poliomyelitis, in der Schwangerschaft kontraindiziert. Passive Impfungen (z.B. Polyglobuline bei Hepatitis A, Masern) sind möglich; spezifische Immunglobuline sollten möglichst direkt nach der Exposition verabreicht werden und stehen zur Verfügung für: Hepatitis B, Frühsommer-Meningoenzephalitis (FSME), Mumps, Röteln, Tollwut, Varizellen.

Medikamente

Indikation zur medikamentösen Therapie in der Gravidität so streng wie möglich.

Ramadan

Moslemischer Fastenmonat, durch eigenen Kalender in jedem Jahr zu einem anderen Zeitpunkt. Das Fasten einer Schwangeren ist nach dem Koran „Sünde" (ist den Frauen evtl. nicht bekannt). Probleme durch Fasten entstehen insbesondere bei:

- Hyperemesis gravidarum (Verstärkung der Beschwerden)
- EPH-Gestose (ungenügende Eiweißzufuhr)
- Durch Elektrolytverschiebungen (Kalium-Mangel).

Reisen

Zusätzlich zu den Reiseanstrengungen belasten die Schwangere Milieu- und Klimawechsel sowie ein eventueller Arztbesuch in fremder Umgebung. Vorsicht vor Tropenreisen (Infektionsgefahr, notwendige Lebendimpfungen, große Hitze). Fliegen im Flugzeug ist bis 4 Wochen vor Entbindung möglich (danach nur in Ausnahmefällen), dabei muß allerdings die hohe Strahlenbelastung insbesondere bei Interkontinentalflügen berücksichtigt werden! → Rücksprache mit GynäkologIn. Empfehlenswert ist die Bahn, abzuraten ist von längeren Autofahrten. Tragen schwerer Koffer und Höhen-Aufenthalte über 2500 m sind zu meiden, gegen Seilbahnfahrten bestehen keine generellen Bedenken. Ggf. bei der Krankenkasse Behandlungsschein für Ausland besorgen. *Cave:* Schwangerschaftserkrankungen sind bei Reiserückholversicherungen meistens von der Leistungspflicht ausgeschlossen!

Sport

Kraftsportarten, Leistungssport und Sportarten, die mit starken Erschütterungen einhergehen, wie Karate oder Tennis, vermeiden. Günstig sind Schwimmen, Fahrradfahren, Wandern und leichte Gymnastik.

Sodbrennen

Häufige Beschwerde in der Schwangerschaft, bedingt durch Weitstellung der Hohlorgane und Druck der Gebärmutter auf den Magen. Therapie: 5 kleine Mahlzeiten, nach dem Essen mit leicht erhöhtem Oberkörper liegen, Milch trinken.

7.1.2 Geburtsvorbereitung

Kurse werden für Frauen oder Paare oder zur individuell angepaßten Einzelvorbereitung durchgeführt. Beginn in der 25.–28. SSW.

Ärztliche Verordnung

Rezept: x mal Geburtsvorbereitung

Seit dem 1.10.93 darf einer gesunden Schwangeren kein Kassen-Rezept zur Geburtsvorbereitung ausgestellt werden. Die Rezeptierung erfolgt nur noch auf Privatrezept. Eine Kostenübernahme (oder Teilerstattung) durch die entsprechende Krankenkasse ist in der Regel nachträglich möglich.

Physiotherapeutische Maßnahmen

Ziele

- → Selbstvertrauen der Schwangeren stärken, der Geburtsarbeit und der veränderten Lebenssituation gewachsen zu sein.
- → Verständnis dafür wecken, was während der Schwangerschaft und der Geburt im Körper der Schwangeren geschieht.
- → Natürliche und ursprünglich vorhandene Kräfte und Verhaltensweisen bei der werdenden Mutter fördern, damit sie sich unter der Geburt adäquat der Situation anpassen kann.

Kursinhalte

Schwangerschaftsveränderungen

Schwangerschaftsveränderungen und entsprechende Verhaltensweisen besprechen und Übungen dazu anbieten.

- → *Veränderungen der Körperstatik:* Rückenschulung, rückenschonendes Bükken und Heben üben, Haltungskorrektur zur Vermeidung einer Hohlkreuzhaltung.
- → *Übungen zur Vermeidung schmerzhafter Muskelverspannungen.* Beispiele: Beckenkreisen auf Pezziball sitzend; in Rückenlage mit angebeugten Beinen Becken anheben und Wirbelsäule abrollen.
- → *Vermeiden einer größeren Rektusdiastase:* Aufstehen aus der Rückenlage über Seitlage üben; Übungen zur Bauchmuskelanspannung immer mit der Ausatmung verbinden, keine schweren Bauchmuskelübungen durchführen lassen (Negativbeispiel: In Rückenlage beide Beine gleichzeitig gestreckt anheben lassen).
- → *Neigung zu Varizen (Hämorrhoiden):* Kreislaufanregende und entstauende Übungen zur Förderung des Venenrückstromes wie bei Thromboseprophylaxe (☞ 2.2.7). Knie-Ellenbogen-Lage zur Beckenraumentstauung empfehlen.
- → *ADL:* Täglich eine halbe bis eine Stunde Spazierengehen, evtl. Stützstrumpfhosen tragen, Beine öfters (evtl. auch während der Nacht) hochlagern.
- → *Striaeprophylaxe* (Striae = Schwangerschaftsstreifen): Zupfmassage, Streichmassage erklären und üben.
- → *Tips zur Stillvorbereitung:* Brustwarzen abhärten durch leichte Abbürstungen mit Babyhaarbürste, rauhem Frotteehandschuh. Bei Hohl- oder Schlupfwarzen Tragen von sogenannten Brustschilden empfehlen.
- → *Bei Vena-cava-Syndrom:* Flache Rückenlage vermeiden, bei Auftreten von Schwindel oder Übelkeit aus der Rückenlage in die Seitlage rollen.

Geburtsablauf (☞ 7.1.5)

- → Geburtsablauf besprechen, anatomische Voraussetzungen an Hand von Bild- und Filmmaterialien erklären.
- → Einüben der angepaßten Verhaltensweisen für die verschiedenen Stadien der Geburt:
  - *Eröffnungsphase:* Gelassen bleiben, viel bewegen, bequeme Wehenstellungen einnehmen (Schwerkraft unterstützt den Geburtsvorgang), bewußter Einsatz der Wehenatmung erst, wenn Wehenstärke es erforderlich macht; entspannt bleiben.

- *Übergangsphase:* Schwieriger Abschnitt mit unregelmäßig heftigen Wehen. Angepaßt atmen, Seufzeratmung, evtl. flachere beschleunigte Atmung. Wenn Pressdrang auftritt, dies der Hebamme mitteilen. Falls noch nicht mitgepreßt werden darf: Hecheln, um Pressdrang zu widerstehen.
- *Austreibungsphase:* Aktive Mitarbeit durch Drücken während der Presswehe bei gleichzeitiger Beckenbodenentspannung; Drücken, Schieben mit Pressimpuls, Reagieren auf Signalworte.
- *Nachgeburtsphase:* Plazentalösung, Abnabeln, erstes Anlegen des Babys an die Brust.

→ Klinik aufsuchen bei Blutungen, Blasensprung (auch ohne Wehentätigkeit), bei regelmäßigen Wehen (alle 10 Minuten über mehr als eine Stunde).

! Bei Blasensprung liegender Transport, um einen eventuellen Nabelschnurvorfall und damit die Komprimierung der Nabelschnurgefäße zu verhindern.

→ *Geburtshilfliche Eingriffe* (☞ 7.2.2) besprechen: Dammschnitt, Saugglocke/Zange, Kaiserschnitt. Darauf hinweisen, daß geburtshilfliche Eingriffe kein Versagen der werdenen Mutter bedeuten.

→ *Schmerzmittel* unter der Geburt.

→ *Kreißsaalbesichtigung,* Gespräch mit Hebamme ermöglichen.

Schulung der Körperwahrnehmung und Entspannungsfähigkeit

→ Körperauflage in verschiedenen Ausgangsstellungen spüren. Beispiel: Erspüren der Fußauflage: „Spüren Sie mit welcher Stelle der Fuß auf der Unterlage aufliegt. Sind es die Zehen, die Fußaussenseite, die Fußinnenseite, die Ferse? Wie spüren Sie die Auflage: schwer/leicht, schmal/breit, hart/weich?“ Wahrnehmungsübung auf den ganzen Körper ausdehnen.

→ Spannung herstellen, wahrnehmen und lösen. Beispiel: Hand zur Faust ballen: „Wo spüren Sie die Spannung? In Hand, Unterarm, Oberarm, Schulter? Spannung lösen und den Unterschied Entspannung/Anspannung wahrnehmen. Mehrmals ausführen.“

→ Passives Bewegen der Arme und Beine, Partnermassage, Tennisballmassage.

→ Wehenerleichternde und geburtsfördernde Körperhaltungen mit und ohne Unterstützung durch Partner ausprobieren. Beispiele: Vierfüßlerstand, Knie-Ellenbogenlage, unterstützte Hocke, bequeme Seitlage, Schneidersitz, im Stehen nach vorne lehnen/an Partner anlehnen.

Atemschulung für die Geburtsarbeit

→ Erklären und Bewußtmachen des normalen Atemvorganges (3-phasige Ruheatemform: Einatmung/Ausatmung/endexspiratorische Pause).

→ Atembewegung wahrnehmen. Auflegen der Hände auf Bauch, Brust, Flanken

→ Veränderung der Atembewegung, des Atemrhythmus (durch Anspannung, Anstrengung, Schmerz, Angst) wahrnehmen lernen.

→ Erspüren der Beziehungsebenen Beckenboden – Zwerchfell – Mundraum. Beispiel: Beckenbodenmuskulatur fest anspannen, gleichzeitig Lippen fest aufeinanderpressen; Spannung in beiden Ebenen halten und dann nur die Spannung der Lippen lösen → die Spannung im Beckenboden wird sich automatisch auch lösen.

- → Einfluß der vertieften Bauchatmung auf die Beckenbodenmuskulatur wahrnehmen lernen. Beispiel: Beckenbodenmuskulatur fest anspannen, dann tief in den Bauch atmen → bei richtiger Bauchatmung wird sich die Spannung der Beckenbodenmuskulatur automatisch lösen.
- → Hyperventilationsphänomene erklären: bei Anzeichen (Kribbeln im Bereich der Mundregion, in Händen und Füßen, Schwindelgefühl) als Sofortmaßnahme beide Hände dachartig vor den Mund halten und die Ausatemluft eine zeitlang wieder einatmen (Rückatmung)

Kontraktionen beatmen üben

Eine Minute pro gedachter Wehe.

- → Für die Eröffnungsperiode:
  - *Grundatmung:* Zu einer vertieften, verlangsamten Bauchatmung mit einer Frequenz von 6–10 Atemzügen/Minute hinführen. Ein- und Ausatmung durch die Nase, endexpiratorische Pause, dabei Lippen und Kiefer entspannt. In verschiedenen wehenerleichternden Körperhaltungen üben.
  - *Seufzatmung:* Einatmung durch die Nase, Ausatmung durch den Mund. Entweder mit Lippembremse oder auf „aaah" ausatmen. Angepaßt an die Wehenstärke darf die Atmung schneller und flacher werden.
- → Für die Übergangsphase:
  Wenn Preßdrang auftritt, aber noch nicht mitgedrückt werden soll:
  - Flachere, beschleunigte Seufzatmung; wenn nicht möglich,
  - *Hecheln:* flache, beschleunigte Atmung; Ein- und Ausatmung durch die leicht geöffneten Zähne und Lippen; Ein- und Ausatmung gleich lang, Atemrhythmus und Frequenz nicht starr vorgegeben. Um einer Verkrampfung entgegen zu wirken, kann das Hecheln bei Bedarf immer wieder durch vertieftes Durchatmen unterbrochen werden.
- → Für die Austreibungsperiode:
  Pressen/Drücken/Herausschieben/Herausatmen des Babys besprechen: Signalworte: „Einatmen – Kopf nach vorne nehmen – schieben!"
  - Pressübungen werden *nicht* durchgeführt
  - Beim Schieben Bauchmuskeleinsatz bei gleichzeitiger Entspannung der Beckenbodenmuskulatur, Kiefer locker lassen.
  - Nicht zu tief einatmen, Pressdruck geht sonst in den Kopf. Bei Druck in den Kopf etwas ausatmen, dann weiter nach unten schieben.

Wochenbettzeit

- → Hinweise zur Rückbildungsgymnastik. Die Beckenbodenmuskulatur und Bauchmuskulatur sollen wieder den Spannungszustand erreichen, der vor der Schwangerschaft bestand.
- → Hinweis auf Hebammennachsorge: Innerhalb 6 Wochen nach Geburt steht jeder Entbundenen Hebammenbetreuung zu. Kosten trägt die Krankenkasse.

Gespräche/Erfahrungsaustausch

in der Gruppe anregen. Hoffnungen und Ängste sollen ausgesprochen werden können. Geburtsvorbereitung benötigt Raum für seelische Vorbereitung, In-sich-Horchen, Gefühle zulassen, Loslassen lernen.

7.1.3 Schwangerschaftskomplikationen

Zu den wichtigsten Erkrankungen während der Schwangerschaft gehören die Gestosen. Diese werden in Früh- und Spätgestosen unterschieden.

Frühgestose

Häufigkeitsgipfel im ersten Schwangerschaftsdrittel. Kennzeichen sind Übelkeit und morgendliches Erbrechen *(Emesis gravidarum)*. Besserung meist im weiteren Verlauf der Schwangerschaft. Keine spezielle Therapie nötig. Die Steigerungsform, die *Hyperemesis gravidarum*, geht mit mehrmals täglich auftretenden Brechanfällen einher. Das häufige Erbrechen führt durch Flüssigkeits- und Elektrolytverlust zur Austrocknung *(Exsikkose)*. Als auslösende Ursachen werden hormonelle Dysregulationen und psychische Faktoren (Ablehnung der Schwangerschaft; umstritten) angenommen.

Ärztliche Therapie

Bei gelegentlichem morgendlichen Erbrechen keine spezielle Therapie. Stationäre Behandlung der Hyperemesis gravidarum mit Nahrungskarenz und ggf. parenteraler Ernährung (intravenöse Zufuhr von Nährstoffen und Elektrolyten).

Spätgestose

Synonyme: EPH-Gestose, Schwangerschaftsinduzierte Hypertonie (SIHT), Präeklampsie. Schwere Form der Gestose, die im letzten Drittel der Schwangerschaft auftritt. Zählt zusammen mit den Blutungen zu den häufigsten Schwangerschaftskomplikationen.

Symptome
- *Ödeme (E):* Schwellung im Bereich der Extremitäten und des Gesichtes durch übermäßige Wassereinlagerung im Gewebe.
- *Proteinurie (P):* Vermehrte Eiweißausscheidung im Urin (mehr als 0,3 g/l im 24-Std-Urin).
- *Hypertonie (H):* Druckerhöhung über 140/90 mmHg.

Als Steigerungsformen treten auf:
- *Drohende Eklampsie:* Zusätzliches Auftreten von ZNS-Symptomen wie Kopfschmerzen, Augenflimmern, Sehstörungen, Übelkeit und Erbrechen.
- *Eklampsie:* Tonisch-klonische Krämpfe mit Bewußtseinsverlust bis hin zum Koma. Müttersterblichkeit und perinatale Mortalität nehmen mit der Anzahl der Anfälle zu.

Ärztliche Therapie

Stationäre Behandlung: Bettruhe, Regulierung des erhöhten Blutdrucks, Vorbeugung von Krampfanfällen, Ausschwemmung der Ödeme, Regulierung von Flüssigkeits- und Elektrolytbilanz, Verordnung von Physiotherapie.

Vorzeitige Wehentätigkeit, Zervixinsuffizienz

Symptome einer drohenden Frühgeburt sind vorzeitige Wehentätigkeit und beginnende, vorzeitige Zervixreifung. Kriterien für eine erhöhte, therapiebedürftige Gebärmutteraktivität sind:

- Vorzeitige Wehentätigkeit: Kontraktionen der Gebärmutter mit einer Frequenz von mehr als 6 Kontraktionen/Stunde mit einer Dauer von ca. 30 Sek.
- Fortschreitende Verkürzung oder Eröffnung der Zervix auch ohne Nachweis einer erhöhten Gebärmutteraktivität.

Ärztliche Therapie

Bettruhe. Medikamentöse Wehenhemmung mit β-Mimetika in der 20.–35. SSW. Operativer Verschluß der Zervix durch eine Cerclage: Umschlingung der Zervix durch Legen einer sogenannten Tabaksbeutelnaht mit nicht resorbierbarem Nahtmaterial. Verordnung von Physiotherapie.

Physiotherapeutische Maßnahmen

im Stadium der Bettruhe bei Gestosen, vorzeitiger Wehentätigkeit, Zervixinsuffizienz.

→ *DKPT-freie Patientin* (☞ 2.2.7).
→ *Erhalten der Kraft der Beinmuskulatur:* isometrische Anspannungsübungen ohne Einsatz der Bauchmuskulatur.
→ *Schulung der Körperwahrnehmung und Entspannungsfähigkeit.* Beispiel: Körperauflage erspüren, passives Bewegen, Kontaktatmung.
→ *Geburtsvorbereitung* nach Anordnung, individuell angepaßt.

7.1.4 Orthopädische Probleme in der Schwangerschaft

Symphysenlockerung

Symphysenschaden durch Auflockerung der gelenkigen Beckenverbindungen während der Schwangerschaft, unter der Geburt oder im Wochenbett. Diagnose etwa ab dem 4. Schwangerschaftsmonat. Häufig bedingt durch Hormoneinwirkung (Östrogene). Symphysenlockerungen können über eine Lockerung des Beckenringes zu schmerzhaften Blockierungen im Bereich der Iliosakralgelenke führen.

Klinik

Druckschmerzen in der Symphysenregion, Verstärkung der Beschwerden bei Tätigkeiten, die zu einer einseitigen Belastung des Beckenringes führen (Treppensteigen, Einbeinstand, Aufstehen, Heben, Tragen, Rotationsbewegungen). *Test:* Einbeinstand auf der betroffenen Seite schmerzhaft. Typischer „Watschelgang" bei stärkerer Schädigung. Schwellung in der Symphysenregion.

Ärztliche Therapie

Symptomatische Behandlung mit schmerzlindernden (z.B. Paracetamol) und entzündungshemmenden (z.B. Bromelain®) Medikamenten. Bei stärkeren Beschwerden Symphysengürtel oder orthopädische Leibbinde mit seitlichen Stützpelotten. Verordnung von PT.

Physiotherapeutische Maßnahmen

→ *Erarbeiten der Bauch-Beckenboden-Gesäßspannung* im Liegen, Sitzen, Stehen.
→ *Anleitung für schmerzarme Bewegungsübergänge.* Beispiel: Drehung en bloc mit leicht gegeneinander angespannten und gebeugten Beinen.
! Abspreizübungen, Scherbewegungen, asymmetrische Übungen vermeiden!

Rückenschmerzen

Die schwangerschaftspezifischen Veränderungen wie Verstärkung der Lendenlordose, Auflockerung der bindegwebigen Strukturen und Gewichtszunahme führen zu einer Mehrbelastung von Wirbelsäule, Muskulatur und Bandapparat. Als Folge dieser Überbeanspruchung treten im Verlauf der Schwangerschaft häufig Schmerzen im Bereich der Lenden- und Halswirbelsäule auf.

Ärztliche Therapie: Verordung von PT und Schwangerschaftsgymnastik.

Physiotherapeutische Maßnahmen

→ *Gangschulung* (☞ 2.2.5).
→ *Haltungsschulung:* Rückenschonendes Bücken, Heben, Tragen üben.
→ *Isometrisches Training* der Rücken- und Bauchmuskulatur im Liegen, Sitzen, Stehen. Übungen in Seitlage, im Vierfüßlerstand, auf Pezziball. Immer individuell der Schwangeren anpassen.

7.1.5 Geburtsverlauf

Der normale Geburtsverlauf umfaßt folgende Phasen: Eröffnungs-, Übergangs-, Austreibungs- und Nachgeburtsperiode.

Eröffnungsperiode

Die Eröffnungsperiode beginnt mit regelmäßiger Wehentätigkeit oder nachdem die Fruchtblase gesprungen ist. Sie umfaßt den Zeitraum bis zur vollständigen Eröffnung des Muttermundes (10 cm). Bei der Erstgebärenden dauert diese Phase 8–12 h, bei der Mehrgebärenden 4–8 h. Der vorangehende Teil (im Normalfall der Kopf) paßt sich dem Wehendruck und dem Geburtskanal an und steht am Ende der Eröffnungsperiode mit gerader Pfeilnaht und führender kleiner Fontanelle im längsovalen Beckenausgang (Abschnitt 1–3 der Geburtsmechanik, ☞ Abb. 7.02). Die Eröffnungsperiode läßt sich in unterschiedliche Phasen unterteilen.

- *Langsame Phase:* Der Gebärmutterhals verkürzt sich und der Muttermund beginnt, sich zu öffnen. Die Wehen sind zunächst schwach. Die langsame Phase dauert etwa 8 Stunden bei der Erstgebärenden und 4 Stunden bei Mehrgebärenden. Sie ist abgeschlossen, wenn der Muttermund 3 cm geöffnet ist.
- *Aktive Phase:* Mit stärker werdenden Wehen erfolgt eine schnellere Eröffnung des Muttermundes auf etwa 8 cm. Dauer 4 Stunden bei Erst- und 2 Stunden bei Mehrgebärenden.

Stadien des Geburtsverlaufes

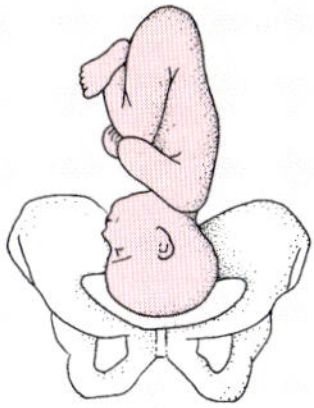

1. Abschnitt: Eintritt des Kopfes in den querovalen Beckeneingang. Die Pfeilnaht verläuft quer.

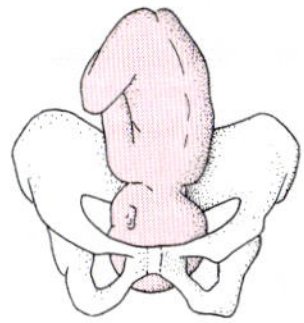

2. Abschnitt: Beim Durchtritt durch die Beckenhöhle nimmt der Kopf eine Beugehaltung ein (Flexion) und führt eine Rotationsbewegung um 90° durch, um sich dem längsovalen Beckenausgang anzupassen.

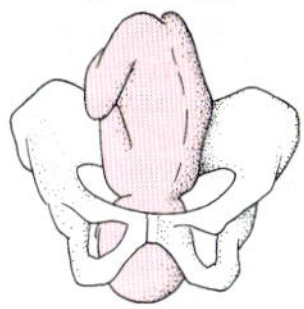

3. Abschnitt: Vor dem Austritt aus dem Geburtskanal ist der Kopf ausrotiert. Die Pfeilnaht steht gerade, die kleine Fontanelle führt.

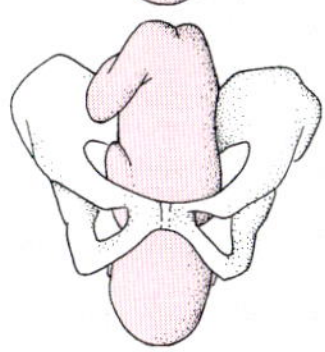

4. Abschnitt: Zum Austreten des Kopfes aus dem Geburtskanal muß sich der Kopf um die Symphyse drehen. Dazu muß die Beugehaltung aufgegeben werden (Deflexion). Der Hinterkopf tritt unter das Schambein. Der Bereich der Nackenhaargrenze dient als Stemmpunkt für den unteren Rand der Symphyse.

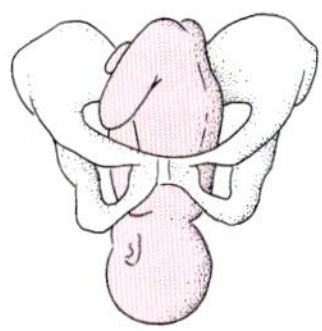

5. Abschnitt: Nachdem der Kopf über den Damm geboren ist, drehen sich die Schultern in den längsovalen Beckenausgang ein. Bei dieser Drehung wird der bereits geborene Kopf mitgedreht.

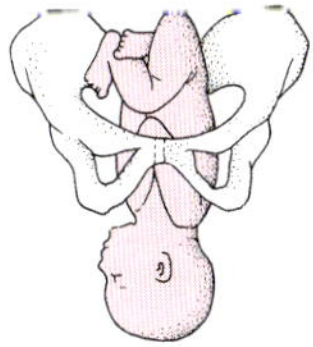

6. Abschnitt: Nach der vollendeten äußeren Drehung des Kopfes erfolgt der Austritt der Schultern. Zunächst tritt die vordere, dann die hintere Schulter gefogt vom übrigen Körper aus.

Übergangsphase

Diese Phase stellt den Übergang zwischen Eröffnungs- und Austreibungsperiode dar und entspricht dem Ende des 3. Abschnittes des Geburtsmechanismus (☞ Abb. 7.02).

Austreibungsperiode

Die Austreibungsperiode umfaßt den Zeitraum von der vollständigen Eröffnung des Muttermundes bis zur Geburt des Kindes. Dauer bei Erstgebärenden 30–40 Minuten und bei Mehrgebärenden 20–30 Minuten (Abschnitt 4–6 des Geburtsmechanismus, ☞ Abb. 7.02). Durch den Druck des kindlichen Kopfes auf die Scheidenwände entsteht der Pressdrang. Bei diesen Presswehen wird die Gebärende zum Mitpressen angeleitet. Pro Wehe sollten 3–4 Pressversuche erfolgen.

Nachgeburtsperiode

Die Nachgeburtsperiode umfaßt den Zeitraum zwischen Geburt und Loslösung der Plazenta von ihrer Haftstelle und die vollständige Ausstoßung aus der Gebärmutter.

7.1.6 Geburtsmechanik

Im Geburtsverlauf (☞ Abb.7.02) öffnet sich der Muttermund. Das Kind passiert den Geburtskanal, der sich in einen knöchernen Anteil (Becken) und einen Weichteilanteil (Gebärmutter, Muttermund, Scheide und Beckenbodenmuskulatur) unterscheidet. Die Länge dieses Kanales beträgt 9–12 cm. Etwa 3–4 Wochen vor der Geburt senkt sich der Fundus uteri und ist unterhalb des Rippenbogens tastbar. Zu diesem Zeitpunkt tritt bei der Erstgebärenden der kindliche Kopf ins Becken ein. 95 % aller Geburten verlaufen als vordere Hinterhauptslagen (VHL).

7.2 Wochenbett

Die Wochenbettzeit beginnt nach der Geburt der Plazenta und dauert ca. 6–8 Wochen. In dieser Zeit erfolgt die Rückbildung der schwangerschaftsbedingten Veränderungen. Die Rückbildungsvorgänge betreffen die

- Genitalorgane, insbesondere die Gebärmutter.
- Umgebung des Genitaltraktes: Beckenboden, Beckengürtel, Blase und Darm.
- Umgebung außerhalb des Genitalbereiches: Tonuszunahme der Bauchmuskulatur; Rückbildung der schwangerschaftsbedingten Flüssigkeitseinlagerungen.

7.2.1 Rückbildungsgymnastik

Beginn: ab 24 Std. nach der Geburt. Dauer: bis zur vollständigen Rehabilitation der Bauch- und Beckenbodenmuskulatur (bis zu 6 Monaten).

Ziele

- Gut rückgebildeter Uterus
- Funktionstüchtige Beckenbodenmuskulatur
- Funktionstüchtige Bauchmuskulatur
- Senkungsprophylaxe.

Thromboseprophylaxe: ☞ *2.2.7.*

Erlernen einer übungsrelevanten Atemform

- Atmung kosto-abdominal, Kontaktatmung, Lippenbremse (☞ 2.2.6).

! Spannungsaufbau der zu rehabilitierenden Muskulatur mit *Ausatmung* verbinden, um intraabdominale Druckerhöhung weitgehend zu vermeiden.

Erarbeiten der Beckenbodenmuskelspannung

- Aufklärung über Lage und Funktion der Beckenbodenmuskulatur (☞ Abb. 7.03).
- Erklären und Einüben einer isolierten Beckenbodenmuskelspannung in Rückenlage mit angestellten Beinen (☞ Rückbildungsprogramm).

! Einsatz der Gluteal- und Adduktorenmuskulatur vermeiden. Bei Episiotomie (☞ 7.2.2) Schmerzgrenze beachten.

Erarbeiten der synergistischen Bauchmuskelspannung

- Aufklärung über Lage und Funktion der Bauchmuskulatur
- Erklären und Einüben der synergistischen Bauchmuskelspannung in Rückenlage mit angestellten Beinen (☞ Rückbildungsprogramm).

! Lendenwirbelsäule zur Vermeidung eines Hohlkreuz auf die Unterlage drücken. Der Bauch darf sich im Bereich der Mittellinie und des Nabels nicht vorwölben.

Erarbeiten der Grundspannung

- Aufklärung über Funktionseinheit von Beckenboden und Bauchmuskeln (☞ Rückbildungsprogramm).
- Erklären und Einüben der kombinierten Bauch- und Beckenbodenmuskelspannung in Rückenlage mit angebeugten Beinen (☞ Rückbildungsprogramm).
- Die Grundspannung wird in verschiedenen Ausgangsstellungen geübt. Steigerungsfolge: Rückenlage mit angebeugten Beinen – bequeme Seitenlage – Rückenlage mit gestreckten Beinen – Sitz – Stand.

Beckenboden-Entlastung; Dehnen der verkürzten Rückenmuskulatur

- *Übungsbeispiel:* Ausgangstellung: Rückenlage mit angestellten Beinen. Becken abheben, dann die Wirbelsäule Wirbel für Wirbel abrollen und zuletzt das Gesäß wieder auf der Unterlage ablegen.

! Wird diese Übung mit Beckenbodenspannung verbunden, lassen sich der Trainingszustand der Beckenbodenmuskulatur und der Übungsfortschritt erkennen. Die Wöchnerin soll versuchen, diese Übung mit Beckenbodenspannung zu beginnen, diese beim Abheben so lange wie möglich beizubehalten und ebenso beim Abrollen sobald wie möglich die Beckenbodenspannung hinzunehmen.

! Wird in den ersten Tagen nach der Geburt das Becken schnell und weit abgehoben und dabei gute Beckenbodenspannung bis zum Bewegungsende angegegeben, wird meist die Beckenbodenspannung mit der Gesäßmuskelspannung verwechselt. Mit den nachfolgenden Übungen dann noch warten, bis das Gefühl für den Beckenboden vorhanden ist.

7

Kräftigung der Bauch- und Beckenbodenmuskulatur

Trainieren der schrägen Bauchmuskeln unter Beibehaltung der Grundspannung (☞ Rückbildungsprogramm).

! Mit den Übungen für die schrägen Bauchmuskeln erst beginnen, wenn die Spannung der Beckenbodenmuskulatur beim Abheben des Kopfes gehalten werden kann. Immer wieder die Beckenbodenmuskulaturspannung bei den Übungen betonen, da für die Wöchnerinnen meistens der Bauch im Vordergrund steht.

! Falsch ausgeführte oder zu schwere Übungen können eine Senkung begünstigen oder dazu führen, daß sich eine Rektusdiastase schlecht zurückbildet.

! Übungssteigerung der Haltekraft der Beckenbodenmuskulatur anpassen. Bei *keiner* Übung die Luft anhalten, da durch die daraus entstehende intraabdominale Druckerhöhung *Senkungsgefahr* besteht.

Sensibilisierung für die Belastung des Beckenbodens im Alltag

Verstärkter Druck entsteht bei Heben und Tragen, Husten, Niesen, Pressen beim Stuhlgang, Jogging, Springen, Krafttraining und auch längerem Stehen.

ADL (☞ 2.3.1)

- Über die Seite aufstehen, Informationen über Hebe- und Tragetechnik, Merkblatt mitgeben.
- Tägliches Üben gehört zur Körperpflege und kann unauffällig in die Alltagsaktivitäten eingebaut werden. Beispiele: Beim Zähneputzen, an der Ampel, beim Fernsehen oder Telefonieren die Beckenbodenmuskulatur öfter fest anspannen.

Senkungsprophylaxe: lebenslanges Beckenbodentraining.

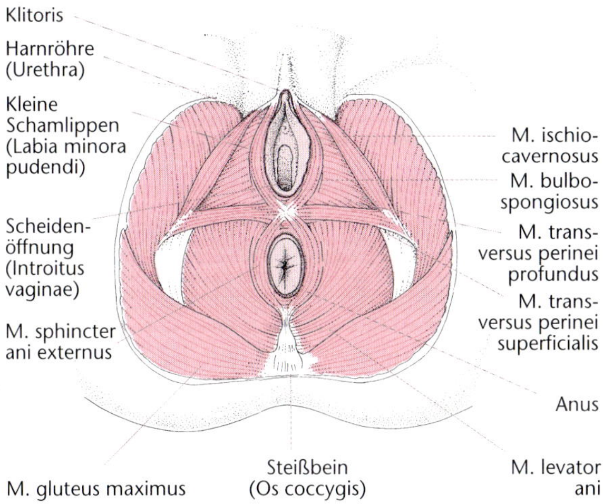

Abb. 7.03: Muskulatur des Beckenbodens

Rückbildungsprogramm

Auszug aus dem Rückbildungsprogramm der Universitätsklinik für Frauenheilkunde und Geburtshilfe Marburg (Leiter Prof. Dr. Schulz).

Übungsprogramm zur Rückbildung

Ausgangsstellung: Rückenlage, Oberkörper evtl. leicht erhöht, Beine bequem aufgestellt, Hände liegen auf dem Bauch.

Erlernen der Bauchatmung

- → Atmen Sie langsam durch die Nase ein und langsam hörbar durch den Mund aus („ff...").
- → Spüren Sie, wie sich unter Ihren Händen der Bauch beim Einatmen hebt und beim Ausatmen senkt.
- → Üben Sie über mehrere Atemzüge.

Erlernen der Beckenbodenspannung

- → Spannen Sie die Blasen- und Darmschließmuskeln an (wie Urin- und Stuhleinhalten).
- → Verstärken Sie die Spannung, indem Sie Scheiden- und Aftergegend nach innen oben ziehen (Scheide eng machen).
- → Verbinden Sie die Beckenbodenspannung nun mit der Atmung, d.h. spannen Sie an, während Sie langsam hörbar durch den Mund ausatmen („ff...“).
- → Entspannen Sie beim Einatmen.
- → Machen Sie zwei Atemzüge Pause, bevor Sie die Übung wiederholen.
- → Achten Sie beim Anspannen der Beckenbodenmuskulatur darauf, daß Gesäß- und Oberschenkelmuskulatur nicht mit anspannen. Überprüfen Sie dies, indem Sie beim nächsten Mal die Hände unters Gesäß legen.
- → Diese Übung kann in der ersten Zeit noch sehr schwierig sein, lassen Sie sich nicht entmutigen, üben Sie weiter.

Erlernen der Bauchspannung

- → Ziehen Sie den Bauch sternförmig zum Nabel hin zusammen, ziehen Sie den Nabel nach innen zur Wirbelsäule, der Bauch wird kleiner und flacher.
- → Verbinden Sie die Bauchspannung nun mit der Atmung, d.h. spannen Sie an, während Sie langsam hörbar durch den Mund ausatmen.
- → Entspannen Sie beim Einatmen.
- → Machen Sie zwei Atemzüge Pause und wiederholen Sie die Übung.

Erlernen der Grundspannung

7

Funktionstüchtige Bauch- und Beckenbodenmuskeln arbeiten zusammen, d.h. sie spannen bei Belastungen wie Husten, Niesen, Lachen, Heben gleichzeitig an. Um dieses nach der Geburt gestörte Zusammenspiel wiederherzustellen (und aufrechtzuerhalten), ist die nachfolgende Übung von besonderer Bedeutung.

Grundspannung in Rückenlage

Spannen Sie die Beckenbodenmuskeln und die Bauchmuskeln gleichzeitig an. Sie erreichen damit die sogenannte Grundspannung. Verbinden Sie die Grundspannung nun mit der Atmung. Spannen Sie an, während Sie langsam hörbar durch den Mund ausatmen („fff...“). Entspannen Sie, während Sie einatmen, machen Sie zwei Atemzüge Pause, wiederholen Sie.

Grundspannung in Seitlage

Ausgangsstellung: bequeme Seitenlage, Beine angebeugt, den Kopf nach vorne nehmen, so daß Sie auf den Bauch schauen können. Im entspannten Zustand wölbt sich der Bauch vor, Hand an den Bauch legen.

- → Spannen Sie wieder die Beckenboden- und Bauchmuskeln beim Ausatmen an. Der vorgewölbte Bauch zieht sich dabei von der Hand weg zum Körper hin.
- → Entspannen Sie beim Einatmen.
- → Machen Sie zwei Atemzüge Pause.
- → Wiederholen Sie.

Grundspannung in anderen Ausgangsstellungen

Üben Sie die Grundspannung im Sitzen und im Stehen.

Grundspannung in Belastungssituationen

Setzen Sie die Grundspannung ein beim Heben und Tragen, auch des Babies.

! Beim Husten und Niesen Beckenbodenmuskeln gegenspannen.

Übungen für die schräge Bauchmuskulatur

Ausgangsstellung: Rückenlage, Oberkörper evtl. leicht erhöht, Beine bequem aufgestellt oder gestreckt.

Übung 1

→ Während der Ausatmung Grundspannung aufbauen, dabei Kopf und rechte Schulter in Richtung linke Hüfte nur so weit abheben, daß der Bauch sich nicht vorwölbt.
→ Beckenbodenspannung beibehalten, evtl. nachspannen.
→ Langsam zurücklegen und über zwei Atemzüge entspannen.
→ Wiederholen zur anderen Seite.

Übung 2

→ Während der Ausatmung die Grundspannung aufbauen. Kopf, rechte Schulter und rechte Hand ziehen dabei schräg vor in Richtung Außenseite des linken Knies (oder linke Hüfte).
→ Beckenbodenspannung beibehalten, evtl. nachspannen.
→ Langsam zurücklegen und über zwei Atemzüge entspannen.
→ Wiederholen zur anderen Seite.

Übung 3

Ausgangsstellung: Sitz an der Stuhlkante, Beine hüftbreit aufgestellt, Fußsohlen haben Bodenkontakt, rechte (linke) Hand auf linken (rechten) Oberschenkel.
→ Während der Ausatmung Grundspannung aufbauen, dabei mit der rechten Hand nur so fest gegen den linken Oberschenkel drücken, daß die Beckenbodenspannung gehalten werden kann.
→ Entspannen Sie beim Einatmen, machen Sie zwei Atemzüge Pause.
→ Wiederholen Sie zur anderen Seite.

7.2.2 Komplikationen im Wochenbett

Rektusdiastase

Gegen Ende der Schwangerschaft wird die Bauchmuskulatur so stark gedehnt, daß sie im Bereich der Bauchmittellinie mehr als 2 Finger breit auseinanderweicht. In diesem Bereich kommt es dann zu einer typischen Vorwölbung, der sogenannten Rektusdiastase. Nach der Geburt kann es eine Zeit dauern, bis sich die Lücke zwischen den beiden Muskelanteilen schließt. Eine konsequente Rückbildungsgymnastik beschleunigt diesen Vorgang.

Klinik

- *Optischer Befund und Tastbefund:* Nabel verstrichen oder herausgestülpt.
- *Test:* Ausgangsstellung Rückenlage – beim Anheben von Kopf und Schultern wölbt sich der Bauch spitzbauchartig vor, die Muskelränder der Mm. recti abdomini sind beidseits des Spaltes tastbar.

Physiotherapeutische Maßnahmen (☞ 7.2.1)

→ Wöchnerin anleiten unter Tast- bzw. Sichtkontrolle zu üben
→ Gefühl für Nabelregion und Bauchmuskulatur ist oft sehr beeinträchtigt → synergistische Anspannungsübungen der Bauchmuskulatur durch taktile Reize (Streichen Richtung Nabel)
→ Beim Üben der schrägen Bauchmuskulatur für Wöchnerinnen individuelle Zugrichtung ausprobieren. Beispiel: Statt in Richtung Knie/Hüfte besser Zug in Richtung Taille.

Tips & Fallen

→ Die inneren Muskelränder des M. rectus abdominis müssen sich während der Übungen so weit wie möglich annähern.
→ Bei keiner Übung darf sich der Bauch spitzbauchartig vorwölben.

Symphysenschaden (☞ 7.1.4)

Physiotherapeutische Maßnahmen bei Symphysenschaden

→ Grundspannung in verschiedenen Ausgangsstellungen einüben (☞ 7.2.1)
→ Schräge Bauchmuskeln erst dann trainieren, wenn bei den Übungen keine Schmerzen im Symphysenbereich auftreten!

Dammverletzungen

7

Episiotomie: Dammschnitt zur Vergrößerung des Geburtskanales, Durchführung als mediane, laterale und mediolaterale (Standardmethode) Episiotomie (☞ Abb. 7.04).

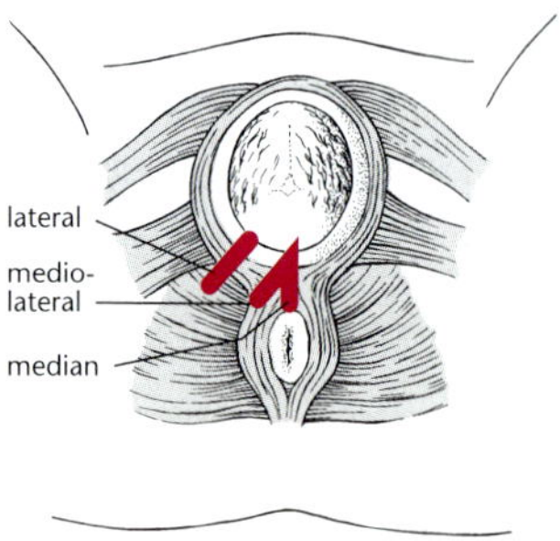

Abb. 7.04: Schnittführungen bei Episiotomie

- *Dammriß I. Grades:* Oberflächlicher kleiner Riß der Scheidenschleimhaut bis max. zur Mitte des Dammes
- *Dammriß II. Grades:* Riß bis an den M. sphincter ani, Dammuskulatur mit eingerissen
- *Dammriß III. Grades:* Zusätzlich Verletzung des M. sphincter ani externus
- *Dammriß IV. Grades:* zusätzlich Verletzung des Rektums.

Ärztliche Therapie

- Episiotomie, Dammriß I. und II. Grades: Infiltration mit Lokalanästhetikum und schichtweiser Wundverschluß.
- Dammriß III. und IV. Grades: Kurznarkose, Naht des M. sphincter ani externus, Rekonstruktion des Beckenbodens. In den ersten drei Tagen sollten die Frauen nach Möglichkeit keinen Stuhlgang haben, daher in dieser Zeit nur flüssige Ernährung.

Physiotherapeutische Maßnahmen

nach operativ versorgtem Dammriß III. und IV. Grades:
- → Thromboseprophylaxe (☞ 7.2.1).
- → Beginn der Rückbildungsgymnastik nach Rücksprache mit der ÄrztIn (meist 3.–6. Tag post partum).

Vakuum-Extraktion und Forzeps-Entbindung

Voraussetzungen für eine Vakuum-Extraktion (Saugglockenentbindung) oder eine Forzeps-(Zangen-)Entbindung sind: Schädellage, vollständige Eröffnung des Muttermundes, Stand des größten Kopfumfanges auf Interspinalebene oder auf Beckenboden, eröffnete Fruchtblase und Ausschluß eines Mißverhältnisses zwischen Kopf und Beckenboden.

Indikationen für vaginal-operative Entbindungen
- Geburtsstillstand in der Austreibungsperiode, wenn der Kopf mindestens interspinal oder auf Beckenbodenebene bei vollständig geöffnetem Muttermund steht (sekundäre Wehenschwäche, straffes, rigides Weichteilgewebe).
- Drohende kindliche Asphyxie.

Physiotherapeutische Maßnahmen

- → Thromboseprophylaxe (☞ 2.2.7).
- → Beginn der Rückbildungsgymnastik nach Rücksprache mit ArztIn (3.–6. Tag post partum).

Kaiserschnitt

Indikationsbeispiele für die Schnittentbindung
- *Mütterliche Indikation* bei verengtem Becken, Plazenta praevia totalis und vorangegangenen Gebärmutteroperationen (Myom-Ausschälungen, plastisch-korrigierende Operationen an der Gebärmutter, mehrere vorangegangene Schnittentbindungen).
- *Kindliche Indikation* bei drohender Asphyxie (kindlicher Herztonabfall im CTG), Nabelschnurkomplikationen (Umschlingung, Knoten), Lageanomalien (Querlage), Einstellungsanomalie (hoher Geradstand).

Physiotherapeutische Maßnahmen

- → 1.–4. Tag: DKPT-freie Patientin (☞ 2.2.7)
- → Ab 4.–5. Tag Beginn der Rückbildungsgymnastik: Grundspannung (☞ 7.2.1).
- → Ab 7.–8. Tag: Normales Rückbildungsprogramm.

7.3 Gebärmuttersenkung, Harninkontinenz

7.3.1 Descensus uteri et vaginae

Als Folge einer funktionellen Insuffizienz der Haltestrukturen im kleinen Becken können sich Gebärmutter und Vagina gemeinsam oder getrennt senken (Descensus uteri, Descensus vaginae, Descensus uteri et vaginae). Die Portio kann im Scheideneingang sichtbar werden. Die Gebärmutter kann schließlich unter Umstülpen der Scheide vor den Introitus vorfallen als Sub- oder Totalprolaps (☞ Abb. 7.05).

Ursachen

Körperliche Überforderung: Adipositas, schwere berufliche körperliche Tätigkeit (Landwirtschaft, dauerndes schweres Heben). Bindegewebsschwäche. Z.n. Geburten und Geburtsverletzungen.

Klinik

Schmerzen im Rücken und Unterbauch. Druckgefühl nach unten. Harninkontinenz. Häufig Blasenentzündung. Neigung zu Verstopfungen.

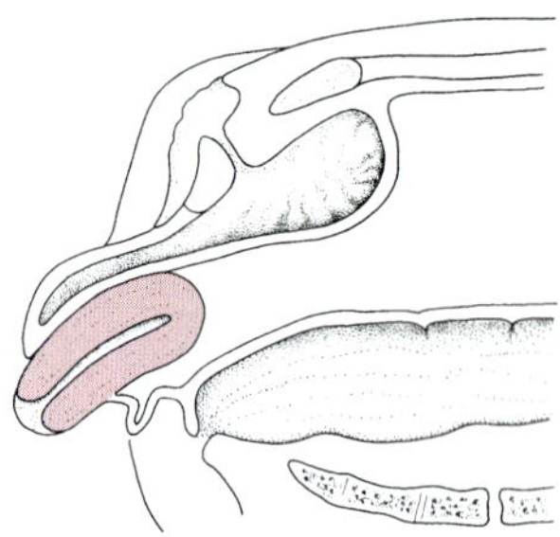

Abb. 7.05: Vollständiger Gebärmutterprolaps

7.3.2 Harninkontinenz

Unwillkürlicher Urinverlust.

Streßinkontinenz

Unwillkürlicher Urinabgang bei körperlichen Anstrengungen (Belastungsinkontinenz), bei ca. 50 % aller Frauen; bei ca. 20 % besteht Behandlungsbedürftigkeit. *Ursache:* Genitaldeszensus, Insuffizienz des Blasenverschlußmechanismus, hormonelle Faktoren (Absinken des Hormonspiegels in der Menopause führt zu Spannungsverlust der Harnröhre). *Diagnose:* Anamnese; Urodynamik (Messung des Urethraverschlußdruckes), radiologische oder sonografische Messung des Blasenhalswinkels.

- *Grad 1:* Urinabgang bei erhöhtem intraabdominalem Druck (Husten, Pressen, Niesen, Heben von schweren Gegenständen).
- *Grad 2:* Urinabgang bei leichtere körperlicher Tätigkeit (Laufen, Treppensteigen).
- *Grad 3:* Urinabgang in Ruhe (Stehen).

Ärztliche Therapie

Konservativ

Bei leichter Ausprägung der Beschwerden Normalgewicht anstreben, Training der Beckenbodenmuskulatur (Physiotherapie, Femkonen, Elektrostimulation des Beckenbodens, Biofeedback ☞ 2.3.3) und medikamentöse Behandlung: Bei Östrogenmangel Östrogensubstitution (z.B. Presomen comp. 0,6®). Bei hypotoner urethraler Verschlußmuskulatur Behandlungsversuch mit α-Sympathomimetika zur Tonisierung der glatten Muskulatur der Urethra (z.B. Gutron®). Pessarbehandlung unter lokaler Östrogentherapie bei Inoperabilität.

Operativ

Bei stärkeren Beschwerden (Harninkontinenz, Versagen der konservativen Behandlungsversuche, Totalprolaps) stehen verschiedene operative Verfahren zur Verfügung. Das gewählte Verfahren ist abhängig vom Grad der Harninkontinenz (II. und III. Grad) und dem klinischen Befund (Ausprägung der Senkung).

✓ Operationsverfahren

- Von abdominalem Zugang ventro-kraniale Verlagerung des Meatus urethrae internae. Das periurethrale Gewebe wird mit einem Luftknoten beiderseits lose am Lig. ileopectinale fixiert.
- Vordere und hintere Scheidendammplastik (vaginaler Zugang). Hierbei wird eine Anhebung des Blasenbodens bzw. die Versenkung einer Rektozele durchgeführt. Bei beiden Plastiken wird die überschüssige Vaginalhaut reseziert.
- Je nach Befund werden die beiden Verfahren miteinander kombiniert.

Urge-Inkontinenz

Urinabgang mit Harndrang bei intaktem Blasenverschlußmechanismus. Unterscheidung in motorische (nicht beeinflußbare Detrusorkontraktionen) und sensorische (verstärkte afferente Impulse der Dehnungsrezeptoren der Blasenwand bei normaler zentraler Hemmung führen zu Detrusorkontraktionen) Inkontinenz.

Ärztliche Therapie: Ausschluß von Harnweginfekten, Harnblasensteinen, urogenitalem Tumor. Medikamentöse Behandlung mit Anticholinergika (z.B. Uro-Riperin®).

Reflexinkontinenz

Als Folge anomaler spinaler Reflexaktivität kommt es zu selbstständigen, unkontrollierbaren Blasenkontraktionen (häufig bei Querschnittssyndromen, ☞ 6.6).

Überlaufinkontinenz

Bei zunehmender Blasenfüllung wird der Harnröhrenverschlußdruck überschritten. Es kommt zum Urinabgang bei voller Blase ohne Detrusoraktivität (z.B. nach Verletzungen des Sakralmarks).

Ärztliche Therapie s.o.

Physiotherapeutische Maßnahmen

bei Harnstreßinkontinenzen und Lageveränderungen der weiblichen Genital- und Nachbarorgane.

Fragebefund zum Beckenboden

- → Art der Beschwerden: z.B. Druckgefühl nach „unten", Inkontinenz, Rückenschmerzen.
- → Seit wann treten die Beschwerden auf?
- → In welchen Situationen tritt Inkontinenz auf (z.B. beim Lachen, Husten, Niesen, Heben, Joggen)?
- → Wieviele Schwangerschaften und Geburten, Geburtstraumata (Dammriß III. oder IV. Grades; Zangen- oder Saugglockengeburt).
- → Welche körperlichen Belastungen bestehen im Alltag, Beruf, beim Sport (z.B. schweres Heben und Tragen, langes Stehen, Joggen)?
- → Druckbelastung durch Husten (bei Asthma, Bronchitis, Raucherhusten)?
- → Kenntnisse über Lage und Funktion der Beckenbodenmuskulatur?
- → Ist isoliertes Anspannen der Beckenbodenmuskulatur möglich?
- → Kann der Urinstrahl willkührlich unterbrochen werden?

Funktionsbefund der Bauchmuskulatur

Geschwächte, insuffiziente Bauchmuskeln (Muskelstatus < 3, ☞ 6.1) müssen trainiert werden. Übungen individuell an den Trainingszustand des Beckenbodens anpassen.

! Belastung darf Haltekraft des Beckenbodens nicht übersteigen.

7

Maßnahmen

- → *Motivation*
  - Entscheidend für den Erfolg einer konservativen Senkungsbehandlung ist die Motivierung der Patientin zum täglichen Üben über einen Zeitraum von mindestens einem halben Jahr.
  - Um den Trainingszustand der rehabilitierten Muskulatur zu erhalten, muß das Erlernte in den Alltag übertragen werden („Lebenslang im Training bleiben").
  - Aufklärung darüber, daß kontinuierliches Training evtl. eine Senkungsoperation überflüssig machen kann oder bei unumgänglicher OP den Operationserfolg sichern hilft, daß sich Inkontinenz und sexuelle Empfindungsfähigkeit verbessern können.
- → *Erarbeiten der Beckenbodenmuskelspannung*
  - Informieren über Lage, Aufbau und Funktion des Beckenbodens mit Hilfe von Bildmaterial.
  - Erklären des physiologischen Zusammenspiels von Bauch- und Beckenbodenmuskulatur.
  - Patientin soll versuchen, beim letzten Drittel des Wasserlassens den Urinstrahl zu unterbrechen und dabei aufmerksam nachspüren, wo Spannung entsteht. Nach Beendigung des Wasserlassens Anspannung mehrmals wiederholen.

  ! Nicht als tägliche Übung gedacht, Gefahr der Induktion einer unphysiologischen Blasenentleerung.

- Erspüren der Beckenbodenmuskulatur mit Hilfe von Vorstellungsbildern (z.B. Lift- oder Aufzugübung); Die Patientin soll versuchen, ihren Beckenboden hochzuziehen, zu heben.
- Patientin soll mit eigener Hand ihre Beckenbodenanspannung erspüren. Beispiel: 2 Finger in Scheide legen, Scheide eng machen.

→ *Üben mit Hilfsmitteln*: Z.B. mit Konen (z.B. Femkonen®), Biofeed-back Mechanismus (☞ 2.3.3). Elektrostimulation mit Vaginal- oder Analsonde kann Frauen helfen, die ihre Beckenbodenmuskulatur überhaupt nicht bewußt anspannen können (z.B. Uno Max® oder Duo Max®).

→ *Kräftigung der Beckenbodenmuskulatur*
- Beckenbodenmuskulatur während der Ausatmung anspannen. Wichtig: Isoliertes Anspannen der Beckenbodenmuskulatur *ohne Glutealmuskulatur und Adduktoren*. Um unbewußtes Anspannen dieser Muskelgruppen zu verhindern, soll die Patientin ihre Hände unter Gesäß legen.
- Wenn die Beckenbodenmuskulatur isoliert angespannt werden kann, wird zusätzlich die Bauchmuskulatur mit angespannt (☞ 7.2.1).
- Übungen in verschiedenen Ausgangsstellungen durchführen lassen (z.B. Steigerung von Rückenlage mit unterlagertem Becken bis hin zum Stand).

! Spannungsstärke, Spannungsdauer und Anzahl der Wiederholungen variieren, um unterschiedliche Trainingsreize zu setzen.

- Anspannen in Belastungssituationen wie Heben und Tragen üben.
- Schnelles Anspannen für Belastungssituationen wie Husten, Niesen, Lachen üben.

→ *Sensibilisierung für Druckbelastung im Alltag (☞ 2.3.1):* Verstärkter Druck entsteht beim Heben und Tragen, Husten, Niesen. Eventuell sind Veränderungen am Arbeitsplatz erforderlich. Einkaufstasche mit Rädern empfehlen.
- Obstipation vermeiden durch ballaststoffreiche Ernährung und ausreichende Trinkmenge.
- Ungeeignet sind Sportarten, bei denen Laufen, Hüpfen, Springen im Vordergrund stehen (z.B. Joggen, Tennis).
- Krafttraining.

→ *Entstauter Bein- und Beckenbodenbereich:* Knie-Ellenbogen-Lage. In Rükkenlage Beine und Becken hochlagern (Stufenlagerung), täglich 20 Minuten und immer dann wenn Druckgefühl im Beckenbereich auftritt. Häufig ist eine Varikosis vorhanden: Muskelpumpe.

→ *ADL (* ☞ 2.3.1): Tägliches Üben gehört zur Körperpflege und kann unauffällig in die Alltagsaktivitäten eingebaut werden. Beispiele: Beim Zähneputzen, an der Ampel, beim Fernsehen und Telefonieren die Beckenbodenmuskulatur fest anspannen.

PT bei erforderlicher operativer Behandlung

Eine intensive physiotherapeutische Behandlung sollte mindestens drei Monate vor einer geplanten Senkungsoperation begonnen werden. Jeder operative Eingriff zur Behebung der Senkungsbeschwerden führt selbst zu einer Schädigung der sensiblen und motorischen Nervenäste im Bereich des Beckenbodens.

→ Ab 1. post-operativem Tag; DKPT-freie Patientin (☞ 2.2.7)

→ Die Wiederaufnahme des Beckenbodentrainings ist notwendig, um das OP-Ergebnis zu sichern; das Training sollte lebenslang als zur Körperpflege gehörend beibehalten werden.

→ Übungsbeginn wird von ÄrztIn bestimmt.

7.4 Operative Gynäkologie

7.4.1 Uterus und Adnexe

Eine Vielzahl von Erkrankungen führt zu operativen Eingriffen im Bereich der Genitalorgane. Das postoperative Management ist bei den verschiedenen Eingriffen im Bereich des Unterleibes im wesentlichen gleich. Wichtig ist das Vorbeugen von Komplikationen wie Dekubitus, Pneumonie, Thrombose und Kontraktur (☞ 2.2.7).

Ärztliche Therapie

Abdominelle Hysterektomie

Komplette Entfernung des Uterus als einfache abdominelle Hysterektomie von einem Bauchschnitt aus (Längsschnitt oder Querschnitt). Je nach Indikation mit Entfernung beider Tuben und ggf. auch der Ovarien.

7

Vaginale Hysterektomie

Entfernung des Uterus von der Scheide aus, ggf. in Kombination mit einer beidseitigen Adnexektomie (Entfernung von Eierstöcken und Eileitern). Bei Senkungsbeschwerden, Vorwölbung des Scheidendaches durch die Blase (Zystozele) oder Vorwölbung des Scheidenbodens durch das Rektum (Rektozele) erfolgt im gleichen Eingriff eine vordere bzw. hintere Plastik. Hierbei wird die überflüssige Vaginalhaut reseziert und das darunter liegende Gewebe gerafft, mit speziellen Nahttechniken adapiert und ein straffes Widerlager für Darm oder Blase hergestellt.

Op nach Wertheim-Meigs

Hysterektomie mit Entfernung der Parametrien und des oberen Scheidendrittels; Lymphknotenresektion entlang der A. iliaca interna, externa und communis sowie im Bereich der Obturaratorloge. Bei jüngeren Frauen wird auf eine Entfernung der Eierstöcke verzichtet.

Physiotherapeutische Maßnahmen

→ Ab 1. post-operativem Tag DKPT-freie Patientin (☞ 2.2.7).
→ Hustentechnik (☞ 2.2.6).

Zusatzmaßnahmen

bei Operationen mit Lymphknotenentfernung (z.B. Werthheim-Meigs OP): Bekken-Bein-Hochlagerung; Muskelpumpe, ggf. Stützstrumpfhose; ggf. Lymphdrainage, Merkblatt über Lymphödemprophylaxe mitgeben.

7.4.2 Mammachirurgie

Anatomische Grundlagen der Brustregion (☞ Abb. 7.06)

- *Lokalisation der Brustdrüse:* Parasternal bis zur vorderen Axillarlinie und von 3.–6. Rippe, der Pektoralisfaszie verschieblich aufsitzend.

- *Aufbau:* Der Drüsenkörper besteht aus 15–20 bindegewebig getrennten Lappen (Lobi) mit einem Milchgang. Die Lappen sind aus kleineren Untergruppen (Lobuli) und Azini (Drüsenendstücken) aufgebaut.

- *Arterien:* Medial: Rami mammarii mediales aus der A. thoracica. Lateral: Rami mammarii laterales aus dem Bereich der A. axillaris.

- *Lymphabfluß:* zur Axilla: Nodi lymphatici pectorales, axillares centrales und infraclaviculares, entlang der A. mammaria interna zu parasternalen und mediastinalen Lymphknoten, zur kontralateralen Brustseite über die Nodi lymphatici interpectorales. Die axillären Lymphknoten werden klinisch in 3 Level eingeteilt:
  - Level I: Lateral des M. pectoralis minor
  - Level II: Zwischen lateralem und medialem Rand des M. pectoralis minor

Level III: Vom medialen Rand des M. pectoralis minor bis unter die Klavicula.

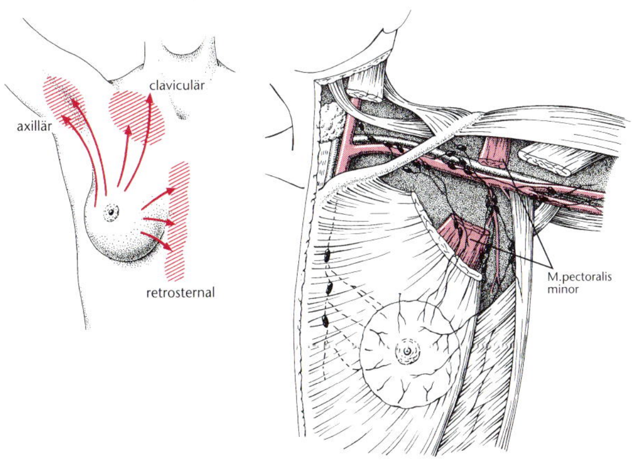

Abb. 7.06: Anatomie der Axilla und Lymphabflußgebiete der Mamma

Zysten

Intramammäre Zysten durch Sekretretention, oft mit fibrös-zystischer Mastopathie (s.u.)

Mammographie, Sonographie. Bei Malignitätsverdacht: Exzision. Bei nicht malignitätsverdächtigem Befund: Punktion der Zyste unter Ultraschallkontrolle und zytologische Untersuchung des Sekretes.

Fibroadenome

Häufigste gutartige Neubildung der Mamma vor der Menopause. Altersgipfel 20–40 Jahre.

Exzision und feingewebliche Untersuchung zum Ausschluß eines Mammakarzinoms.

Mastopathie

Durch Hormoneinflüsse (Progesteronmangel und relativer Östrogenüberschuß) entstehende Umbaureaktionen der Mamma (Fibrosierung, intraduktale Epithelproliferationen, Zystenbildung). Vorwiegend peri- und postmenopausal auftretend. Altersgipfel 50. Lebensjahr. Häufigste gutartige Erkrankung der Mamma.

7

Einteilung nach PRECHTEL
- *Mastopathie Grad I:* Ohne Epithelproliferationen, 70 % aller Mastopathien, kein erhöhtes Karzinomrisiko.
- *Mastopathie Grad II:* Epithelproliferationen, jedoch keine Zellatypien, gering erhöhtes Karzinomrisiko.
- *Mastopathie Grad II:* Epithelproliferationen und Zellatypie, Karzinomrisiko um den Faktor 3 erhöht.

Ärztliche Therapie

Bei allen verdächtigen Befunden Probeexzision und feingewebliche Untersuchung. Bei Mastopathie Grad III und zusätzl. Risikofaktoren (positive Familienanamnese, Alter der Pat.) ist eine subkutane Mastektomie (Erhalt der Mamille, ggf. gleichzeitiger Brustaufbau durch subpektorale Prothese) anzuraten. Ansonsten engmaschige, jährliche klinische und mammografische Kontrolle.

Mammakarzinom

Häufigster maligner Tumor der Frau (24 % aller Karzinome), häufigste Todesursache bei Frauen zwischen 40.–50. Lebensjahr. Jede 9. Frau erkrankt im Laufe ihres Lebens an einem Mammakarzinom.

Operative Therapie

Brusterhaltend (Quadrantektomie, Segmentresektion, Tumorexzision mit Sicherheitssaum) und verschiedene Mastektomieformen (☞ Abb. 7.07).

✓ Mammaoperationen

- *Subkutane Mastektomie:* Durchführung z.B. bei Mastopathie Grad III (s.o.). Exzision des Drüsenkörpers unter Belassung von Haut, Mamille und subkutanem Fettsaum.
- *Modifizierte radikale Mastektomie:* Standardverfahren der operativen Behandlung des Mammakarzinoms. Querovale Umschneidung der Brust mit leicht in die Axilla ansteigender Schnittführung, Entfernung der Brustdrüse und Ausräumung der axillären Lymphknoten vom selben Zugang aus.
- *Radikale Mastektomie nach ROTTER-HALSTEDT:* Durchführung bei ausgedehntem Karzinom mit Infiltration des M. pectoralis. Entfernung der Brustdrüse, beider Mm. pectorales und Ausräumung der axillären Lymphknoten vom selben Zugang aus.

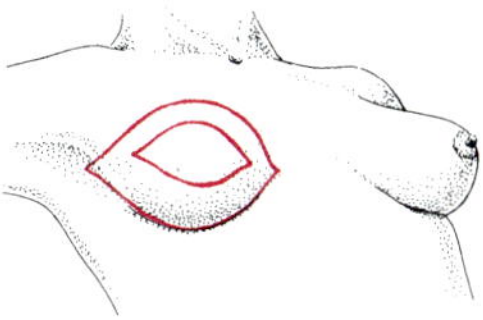

Schnittführungen zur Mastektomie

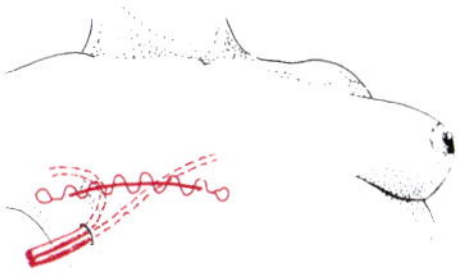

Zustand nach der Hautnaht mit Redondrainage

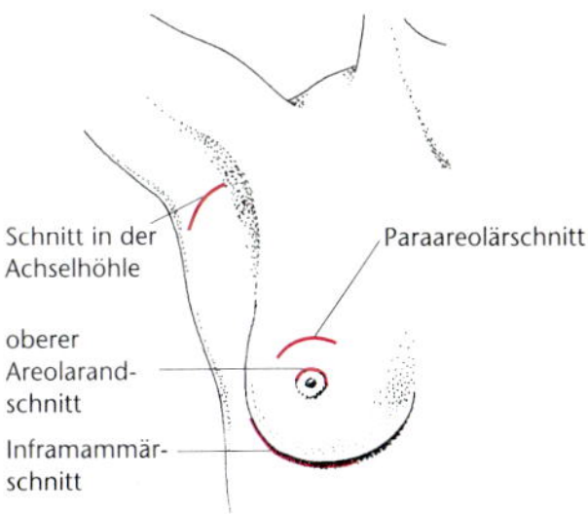

Schnittführungen zur PE

Abb. 7.07: Mastektomie

Strahlentherapie

Primärtherapie bei fortgeschrittenen Karzinomen, als Kombinationstherapie in Verbindung mit brusterhaltender OP. Die Bestrahlung erfolgt in der Regel mit Telekobalt. Behandlung der Bestrahlungsregion:

- Während der Radiatio: keine Cremes und Öle (Verhinderung der Hitzeabstrahlung durch die Haut).
- Täglich mehrmals die Appliktion von Azulen-Puder® auf die betroffenen Hautabschnitte. Sonnenbestrahlung vermeiden.
- 4 Wo. nach Abschluß der Radiatio: Baby-Öl (z.B. Penaten-Öl®), Fettcreme (z.B. Linola-Fett®).
- Physiotherapeutische Behandlung.

Chemotherapie

Durchführung als adjuvante Therapie bei Lymphknoten-Metastasen oder als palliative Therapie bei inoperablen Karzinomen. Es existiert eine große Anzahl unterschiedlicher Zytostaseschemata.

Hormontherapie

Bei hormonsensiblen Tumoren (positiver Östrogen- und Progesteronrezeptorstatus) werden verschiedene „Antihormone" eingesetzt.

Physiotherapeutische Maßnahmen

Beginn ab 1. postoperativem Tag bis zur bestmöglichen Rehabilitation.

Ziele

- Verbesserung und Behebung von funktionellen Einschränkungen.
- Erreichen eines guten Körpergefühles.
- Stärkung des Selbstvertrauens.

Frühphase/klinische Phase

DKPT-freie Patientin (☞ 2.2.7)

! Bei allen aktiven und passiven Maßnahmen Schmerzgrenze berücksichtigen!

Schmerzfreiheit

- Unterlagerung des ganzen Armes der operierten Seite mit Kopfkissen; Patientin anleiten den Arm selbst in leichter Abduktion zu lagern
- Entspannungsübungen. Beispiel: Körperauflage spüren, passives Bewegen im absolut schmerzfreien Bereich.
- Atemübungen, Beispiel: Kontaktatmung.

Förderung des venösen und lymphatischen Rückflusses

- *Lagerungsmöglichkeiten*
  - In Rückenlage Unterlagerung des Armes mit Kissen oder Keil etwas über Herzhöhe (Gefälle von der Hand zur Schulter).
  - Wenn Liegen auf der nicht operierten Seite wieder möglich ist: Arm der operierten Seite auf der Hüfte ablegen oder mit einem Kissen vor dem Körper bequem lagern.
  - Im Sitzen, bei Spannungs- oder Schweregefühl Arm auf Stuhl- oder Sessellehne mit oder ohne Kissen erhöht lagern. Arm auf den Tisch ablegen.
- *Entstauende Übungen*

  Ausgangsstellungen:
  - Rückenlage, Arm entstauend gelagert
  - Seitenlage, Arm entstauend gelagert oder bis max. 60–80 Grad abduziert (Schmerzgrenze!)
  - Im Sitzen, entstauend gelagert oder bis ca. 100 Grad abgehoben in Elevation/Abduktion (Schmerzgrenze!)
  - Im Stehen oder Gehen, Arm bis ca. 100 Grad Elevation/Abduktion (Schmerzgrenze!)

→ *Übungsbeispiele*
- Im Sekundenrhythmus Faust öffnen und schließen.
- In ruhigem Rhythmus Faust schließen mit Supination und Ellbogenbeugen; Finger strecken und spreizen, mit Pronation Ellbogenstrecken
- Übung jeweils 5 bis 10 mal wiederholen mit entsprechend langen Erholungspausen. Das Üben darf nicht zu Ermüdungserscheinungen, Schmerzen oder Schweregefühl im Arm führen.
- Langes Herunterhängenlassen des Armes erschwert den Rückfluß! Bei längerem Gehen oder Stehen, Hand der betroffenen Seite in die Tasche stekken oder auf der Hüfte abstützen.
- Die entstauenden Maßnahmen auch zu Hause weiter durchführen, mehrmals täglich oder immer bei Schwere- oder Stauungsgefühl im Arm!

Lymphödemprophylaxe
- Bei Brustoperationen mit Ausräumung der axillären Lymphknoten besteht das Risiko, an einem Armödem zu erkranken. Nachfolgende Strahlentherapie kann das Risiko erhöhen. Patientinnen über vorbeugende Maßnahmen und adäquate Verhaltensweisen aufklären.
- Patientinnen darüber informieren, daß noch vorhandene Lymphwege nicht eingeengt oder zerstört werden dürfen und im lymphabflußbehinderten Arm nicht übermäßig viel Lymphflüssigkeit entstehen darf.

✓ Die wichtigsten Punkte zur Ödemprophylaxe

- *Lymphabflußbehinderung auf der betroffenen Seite vermeiden!*
  Risiken:
  - Einschnürende BH-Träger, Blutdruckmanschette.
  - Langes Herunterhängenlassen des Armes.
- *Überanstrengungen und Übermüdung der betroffenen Seite vermeiden!*
  Risiken:
  - Schweres Arbeiten.
  - Bewegungsübungen mit großem Kraftaufwand, überdehnende und zerrende Bewegungsausschläge.

  ! Bei Arbeit und Sport *vor* Eintritt der Ermüdung Pausen einlegen.
- *Überwärmung und Unterkühlung vermeiden!*
  Risiken:
  - Heiße Packungen, Eispackungen, knetende Massagen am betroffenen Körperquadranten.
  - Heiße Bäder, ausgiebige Sonnenbäder, extreme Sauna.
- *Verletzungen und Entzündungen am betroffenen Arm vermeiden!*
  Gefahrenquellen:
  - Schnitt- und Brandwunden, Insektenstiche, Verletzungen durch Stacheln und Dornen, Kratzer und Bisse von Haustieren.
  - Blutabnahme, Injektionen, Infusionen.
  - Sportarten mit hohem Verletzungsrisiko (Judo, Karate).

  ! Auch bei Bagatellverletzungen Wunde vorbeugend desinfizieren, ggf. antibakterielle und bei Insektenstichen antiallergische Salben auftragen. Bei Entzündungszeichen sofort ArztIn aufsuchen, da Gefahr einer schnellen Ausbreitung der Entzündung (Beispiel: Erysipel) besteht.

Übungsbehandlung

Übungsauswahl und Übungssteigerung orientieren sich an Operationsverfahren, Ausdehnung des Operationsgebietes und zunächst an der Schmerzgrenze der Patientin. Grundsätzlich keine zerrenden, unkontrolliert schwungvollen Übungen, die Verletzungen von Blut- oder Lymphgefäßen verursachen können, durchführen. Möglich sind:

- → Bewegungsübungen unter der Abnahme der Eigenschwere.
- → Erarbeiten von Gebrauchsbewegungen (Essen, Waschen, Kämmen, Anziehen).
- → Gruppenbehandlung mit anderen Mastektomie-Patientinnen.

Übungen in RL

- → Hände auf Unterarme legen, Arme heben bis zur Schmerzgrenze, ablegen.
- → Hände auf Unterarme legen, Arme heben, nach re/li schieben, ablegen.
- → Hände falten, Arme strecken und abheben bis Schmerzgrenze, Arme beugen und ablegen.

Übungen im Sitzen

! Alle Übungen, die in RL durchgeführt werden, sind auch im Sitzen möglich.

- → Ausgangsstellung: aufrechter Sitz, Füße haben Bodenkontakt. Beispiele:
  - Hände liegen auf Oberschenkeln, beide Schultern gleichzeitig oder im Wechsel heben und senken.
  - Hände liegen auf Oberschenkeln, beide Hände vorschieben zum Knie und zurückziehen bis zur Leiste, Ellbogen zeigen nach hinten.
  - Hände auf Schultern, mit Ellbogen von vorne nach hinten kreisen.
  - Hände falten und auf den Kopf legen, Ellenbogen zeigen zur Seite, gefaltete Hände senkrecht zur Decke strecken. Hände zurück auf Kopf legen.

7

Übungen im Stand

- → Ausgangsstellung: aufrechter Stand, Füße hüftbreit, Gesicht zur Wand.
- → Mit beiden Händen an der Wand hochkrabbeln bis zur Schmerzgrenze und zurück.
- → Ausgangsstellung: aufrechter Stand, Füße hüftbreit, Arme gestreckt vor dem Körper kreuzen, über den Kopf heben, öffnen und Arme gestreckt im großen Bogen nach unten führen.
- → Übungen mit Geräten (Stab, Tuch, Luftballon).

Gutes Körpergefühl

- → Übungen mit beiden Armen symmetrisch ausführen, um Haltungsasymmetrie zu vermeiden.
- → Ausweichbewegungen korrigieren, vor dem Spiegel üben (Selbstkontrolle). Haltungsschulung, ggf. Gangschule.
- → Bei Übungen im Sitz und Stand senkrechte Körperachse (Schonhaltung vermeiden).
- → Prothesenversorgung (Statik).

Psychosoziale Betreuung

→ Patientin aus Isolation herausführen, Gespräche ermöglichen über Ängste (Krankheitsbedrohung, Verlust der Weiblichkeit, Ausgrenzung, Partner).
→ Austausch mit anderen betroffenen Frauen ermöglichen.

Spätphase/Zeit nach dem Klinikaufenthalt

→ Auch nach abgeschlossener Wundheilung besteht für lange Zeit eine Schrumpfungsneigung im Narbenbereich, evtl. mit Strangbildung der verödeten Lymphgefäße in der Achsel und am Arm.
→ Um bestmögliche Beweglichkeit wiederzuerlangen und einer Narbenkontraktur vorzubeugen, sollen weiterhin gymnastische Übungen durchgeführt werden (bis 1 Jahr nach OP).
→ Übungskriterien verändern sich dahingehend, daß dehnende Übungen im Schmerzgrenzbereich erlaubt, bzw. notwendig sind.
→ Bei den genannten Übungen können Positionen im Schmerzgrenzbereich über 2–3 Atemzüge gehalten werden, um sanfte Dehnung zu erreichen.
! Kriterien der Ödemprophylaxe gelten weiterhin.
→ *ADL:* Maßvoll durchgeführte Hausarbeiten (Staubwischen, ein Fenster putzen, kleine Wäschestücke aufhängen) können auch als Gymnastik gelten. Dehnhaltungen und entstauende Lagerungen können unauffällig in den Alltag integriert werden (beim Gespräch, im Büro, beim Fernsehen). Hinweise auf Selbsthilfegruppen, Gymnastikangebote für Frauen nach Brust-OPs.

✓ Sport in der Nachsorge

- Um Erfolge zu festigen und soziale Kontakte zu knüpfen, sind spezielle Gymnastikgruppen für betroffene Frauen empfehlenswert. Übungsangebote können durch spielerische Elemente Spaß an Bewegung und neue Lebensfreude fördern. Beispiele:
  – Elemente aus Tanz und Rhythmik
  – Volleyball mit Schaumstoffball spielen
  – Übungen mit großem Schwungtuch.
- Für viele Frauen sind diese speziellen Gruppen nur Durchgangsstation. Es ist durchaus anzustreben, in die ehemaligen Gymnastik- oder Sportgruppen zurückzukehren oder sich ggf. eine leichtere Sportart auszusuchen.
  Gut geeignet sind: Tai Chi, Schwimmen, Tanz.
- Die Kriterien zur Ödemprophylaxe (s.o.) bei gefährdeten Patientinnen gelten weiterhin.

Zusatzmaßnahmen

Lymphödem: Manuelle Lymphdrainage und spezielle Kompressionsbandagierung, ggf. maßgefertigter Kompressionsstrumpf für den Arm, bei Bedarf auch für die Hand.

Brustwiederaufbaumethoden

Zeitpunkt: Im Rahmen der Ablatio oder 6 Monate nach Amputatio. Bei Z.n. Bestrahlung 12 Monate danach.

Ärztliche Therapie

Operationen mit Schwenklappenplastiken

Prinzip: Mit Körpergewebe, zum Teil inkl. Muskulatur, wird der durch die Mammaamputation enstandene Defekt aufgefüllt. Kann genügend Gewebe verlagert werden, erübrigt sich die Einlage einer Prothese.

- *Thorakoepigastrischer Lappen:* Er besteht aus Haut und Fettgewebe (= kutaner Lappen ☞ Abb. 7.08)
- *Latissimus-dorsi-Lappen* (☞ Abb. 7.08): Ein Stück des M. latissimus dorsi mit dem darüberliegenden Hautareal (myokutaner Lappen) wird unter dem Arm hindurch auf die Brust verlagert
- *Transversaler Rectus-abdominis-Lappen (TRAM):* Aufwendigste der drei Methoden. Der gerade Bauchmuskel (M. rectus abdominis) wird nach distal abgetrennt und mit dem darüberliegenden Hautareal in den Mastektomiedefekt eingeschwenkt (☞ Abb. 7.08).

Operationen ohne Schwenklappenplastik

Ist auf der operierten Seite ausreichend stabile Haut vorhanden, kann auf eine Schwenklappenplastik verzichtet und eine weniger aufwendige Rekonstruktion durchgeführt werden.

7

- *Oberbauch-Verschiebeplastik:* Mobilisierung eines Hautmantels für die wiederaufzubauende Brust aus dem Oberbauchbereich. Von der alten, eröffneten Mastektomienarbe wird die für die neue Brust erforderliche Haut von der Thorax- bzw. Bauchfaszie abgehoben. Die unten liegende Haut wird nach oben gezogen und im Bereich der neuen Inframammarfalte an der Thoraxwand fixiert. Dann Einlage einer Prothese.
- *Hautexpander:* Implantation einer Expanderprothese in einer Sitzung mit der Ablatio mammae oder zu einem beliebigen späteren Zeitpunkt. Die Expanderprothese wird 1–2 x wöchentlich durch Auffüllung mit NaCl-Lsg. vergrößert. Ist die gewünschte Größe erreicht, wird der Expander gegen eine Prothese ausgetauscht.

PT nach rekonstruierenden Brustoperationen

Zahlreiche, teilweise modifizierte Verfahren. Daher spezifisches Nachbehandlungskonzepte nach Möglichkeit in Zusammenarbeit mit OperateurIn entwickeln. Die Angabe eines festen Schemas ist nicht möglich.

Bei subpektoralem Aufbau kein Pektoralistraining; Übungsbehandlung nicht forcieren – M. pectoralis steht unter Dehnspannung.

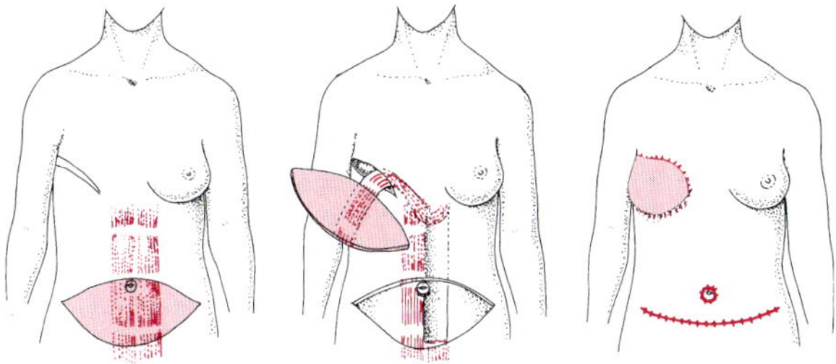

a Transversale Rectus abdominis-Lappenplastik (TRAM)

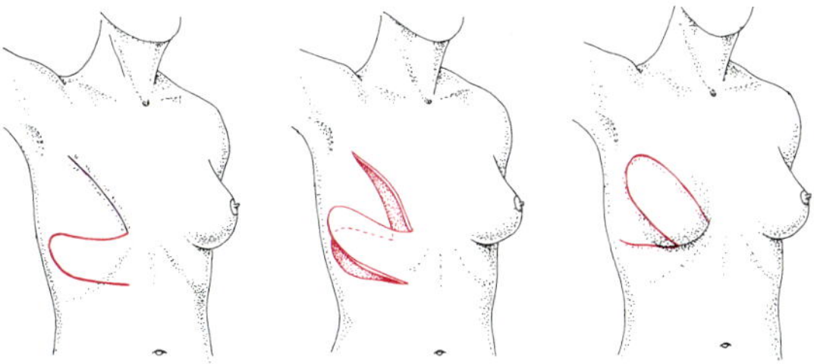

b Thorakoepigastrische Lappenplastik

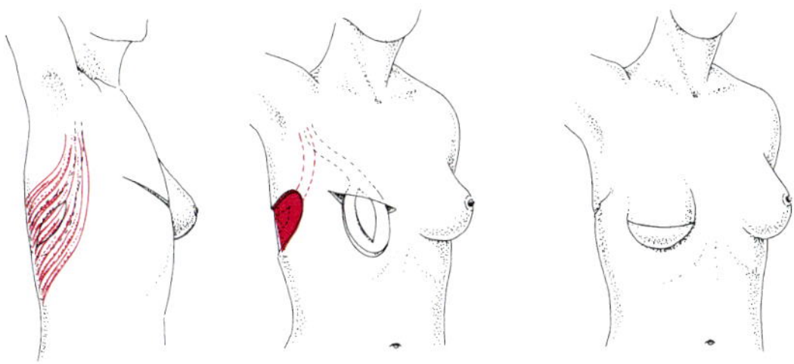

c Latissimus-dorsi-Lappenplastik

Abb. 7.08: Schwenklappenplastiken

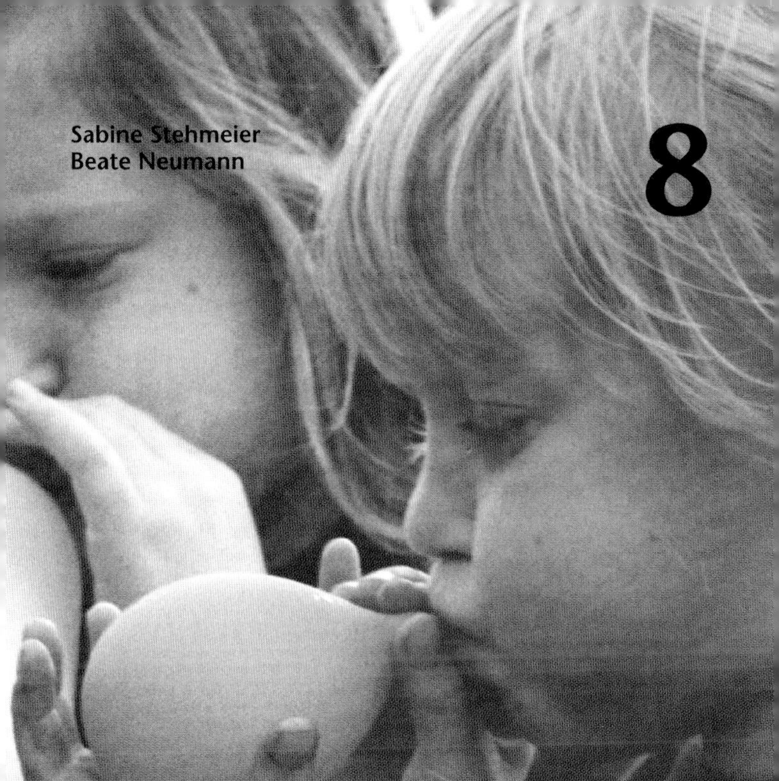

Sabine Stehmeier
Beate Neumann

8

Pädiatrie

8.1 Das kranke Kind

8.1.1 Was ist anders an Kindern?

Grundsätzlich gilt: Keine Angst vor kleinen Menschen! Die meisten physiotherapeutischen Fertigkeiten sind auch bei Kindern anwendbar.

- Der Krankheitsverlauf ist häufig schwierig einzuschätzen → genaue Befunderhebung und Information durch ArztIn bzw. Akte; regelmäßige Verlaufskontrolle/Neubefundung!
- Auch Erwachsene haben Angst bei der Behandlung, aber Kinder *zeigen* ihre Angst und wehren sich! → mit rücksichtsvoller Konsequenz vorgehen.
- Neben dem Patienten begibt sich in der Regel ein ganzes System von Angehörigen in Behandlung → die Eltern miteinbeziehen, gut informieren, Ängste verstehen und ernst nehmen. Jedoch: leicht wird beim „vernünftigen" Umgang mit den Eltern das „unvernünftige" Kind vergessen. Das Kind muß primär wissen, was los ist.
- Die Altersstufen der Kinder haben ihre eigenen Gesetze (s.u.) → nicht schlecht, wenigstens die Definitionen zu kennen: Neugeborenes: bis 28 Tage; Säugling: bis 1 Jahr; Kleinkind („toddler"): 2–4 Jahre.

Grundsätze und Tips zum Umgang mit kranken Kindern

- Allgemeiner Rahmen: Möglichst ruhige, freundliche Atmosphäre. Keine Hektik, ruhige Stimme.
- Kleine Kinder mit Schnullern, Spielzeug und ähnlichen Tricks spielerisch in die Untersuchung/Behandlung einbeziehen.
- Freundlicher Umgang mit den anwesenden Eltern („wer sich mit Mammi gut versteht, kann nicht der Schlimmste sein...").
- Langsame Annäherung; warme Instrumente (in den Handflächen vorwärmen), warme Hände.
- Grundsatz: Niemals Dinge versprechen, die nicht zu halten sind („Das tut gar nicht weh"). Kinder verzeihen keine Lügen → vor schmerzhaften oder unangenehmen Manipulationen stets sagen, was passieren wird, und wie das Kind evtl. helfen kann.
- Bei Kleinkindern sind Schmerzangaben mit Vorsicht zu genießen. Oft werden Schmerzen aus anderen Körperregionen (z.B. auf den Bauch) „projiziert".
- Oft leiden die Eltern bei der Untersuchung bzw. Therapie mehr als das Kind → klare „Führung" der Eltern (kleine Aufgaben verteilen; Thematisierung des Problems, z.B.: „Auch wenn's unangenehm ist, ist diese Übung wichtig, weil...")
- Auf Kinderstationen (insbes. Säuglings- und Neugeborenenstationen) grassieren meist vielfältige und durchschlagende Infekte → peinlich genaue Beachtung der Hygieneregeln (Handdesinfektion vor und nach jedem Patientenkontakt; „Kittelpflege"; stationsinterne Regeln insbesondere auf Neugeborenenstationen beachten!).

Besonderheiten einzelner Altersstufen

- *Im 1. Lj.:* Warmer (!) Untersuchungs-/Therapieplatz. Satte und ausgeschlafene Kinder sind am ausgeglichensten (Ther. z.B. 1 Stunde nach der Fütterung). Mit Pflegepersonal abstimmen! Ab 6–9 Mon. („Fremdeln") fühlen sich Kinder auf dem Schoß von Mutter/Vater am wohlsten → bei Befund soweit möglich berücksichtigen.

- *1–3 Jahre alte Kinder:* Spielerische Einbeziehung des Kindes (z.B. Übungen an einem Teddy demonstrieren oder auch an sich selbst). Die Kinder sind oft überraschend verständig (Kinder loben; die Dinge erklären, die man tut).
- *3–6 Jahre alte Kinder:* Komplimente! Erzählen lassen. Alles erklären, auch wenn nicht alles verstanden wird und nochmals: Keine falschen Versprechungen!
- *7 Jahre:* Meist Erwachsenen-ähnliche Modalitäten, oft Untersuchung in Kooperation möglich.

Allgemeines Handling von Säuglingen

Beispiele zum Hochnehmen, Tragen und Lagern:

- *Hochnehmen und Hinlegen:* Aus der Rückenlage die Bewegung mit Rotation vom Schultergürtel einleiten und über die Seitlage hochnehmen; zum Hinlegen den gleichen Weg zurück.
- *Tragen:* Neugeborene und Säuglinge bis ca. 3. Monat seitlich im Arm tragen und halten. Säuglinge ab 3./4. Monat in Bauch- oder Seitlage vor dem Körper tragen. Halten in Bauchlage: Längs über dem Schoß oder seitlich im Arm mit leichter Rückenlage noch nicht in voller Aufrichtung (noch keine Sitzposition).
- *Lagern:* Zum Schlafen abwechselnd Seitlage rechts und links; zur Unterstützung eine Handtuchrolle an den Rücken. Im weiteren Verlauf der Entwicklung kommt die Bauch- und Rückenlage als Schlafposition hinzu. Die Bauchlage zum Spielen mit kurzen Zeitabschnitten beginnen, diese langsam steigern.

! Die Rückenlage bietet keine ausreichenden Möglichkeiten zum Spielen, deswegen die Säuglinge in dieser Lage nicht zu lange spielen lassen.

Umgang mit Frühgeborenen (Frühgeborenen-Handling)

Allgemeine Hinweise

- Jeglichen Streß vermeiden
- Ruhige Atmosphäre (Hektik und Lärm vermeiden)
- Optimale Zusammenarbeit zwischen PhysiotherapeutInnen und Pflegepersonal anstreben
- Pflegepersonal mit einbeziehen.

Physiotherapeutische Ziele

- Verbessertes Wohlbefinden
- Verminderte Atemarbeit
- Geförderte Perzeption
- Geförderte sensometrische Entwicklung.

Physiotherapeutische Maßnahmen

Inkubator-Lagerung

Lagewechsel zwischen re. und li., SL, RL und BL auf einer Fellunterlage.

→ SL: Begrenzung von hinten und vorne mit einem Corpomed-Kissen oder mit Wasser gefüllten Gummihandschuhen.

→ RL: Eine Nestlagerung ist für eine gute Begrenzung des ganzen Körpers wichtig. Kopf muß sich in der Mittellinie befinden.

- → BL: Für die Unterlagerung mit Wasser (nicht zu prall) gefüllten Handschuh benutzen. Evtl. seitliche Begrenzung schaffen, damit das Kind nicht wegrutschen kann. Den Kopf abwechselnd zur rechten und linken Seite ablegen.

Lagerung und Behandlung außerhalb des Inkubators

- → Eine weitaus bessere Alternative zur Lagerung im Inkubator bietet die Möglichkeit, das Kind warm eingepackt, auf dem Körper der Eltern abwechselnd in BL und SL abzulegen.
- → Wenn möglich das Kind aus dem Inkubator herausnehmen und mit der Nestlagerung in RL oder SL in eine Federwiege (Lulla-Baby) legen (→ Schaukeln in der Federwiege oder auf dem Körper der Eltern stimuliert das vestibuläre System)
- → Stimulation der Haut und der Tiefensensibilität durch sanfte Massagen und Streichungen (☞ 8.5.1.)
- → Mit kurzen Behandlungseinheiten auf dem Schoß (☞ 8.5.1) beginnen, sobald ärtzlicherseits keine Einwände bestehen.
- → Unterstützung der Atmung, z.B. wenn nach einer Langzeitbeatmung Probleme auftreten (☞ 8.6.4.)

✓ Tips zum Umgang mit neu- und frühgeborenen Kindern

- Mahlzeiten: Günstiger Zeitpunkt für die Behandlung 30–60 Min. nach der Nahrungsaufnahme. Wenn die Kinder zum Behandlungszeitpunkt jedoch zu schläfrig sind, nur die Hälfte der vorgesehenen Mahlzeit vorher und den Rest direkt im Anschluß an die Behandlung füttern.
- Abstimmung mit dem Pflegepersonal bei intensiv-überwachten Kindern: Sich von dem zuständigen Pflegepersonal in die elementare Bedienung der Überwachungsgeräte einweisen lassen und die Behandlungen nach Bedarf (in Abstimmung mit den Mahlzeiten, s.o.) durchführen. Darauf achten, daß nach Ende der Behandlung Infusionsleitungen und ähnliches korrekt angelegt sind.
- Inkubatorbehandlung: vorher mit den behandelnden Ärzten absprechen, ob das Kind kurzzeitig für die Behandlung aus dem Inkubator herausgenommen werden kann. Wenn dies möglich ist, erfolgt die Behandlung unter der Wärmelampe am besten auf dem Schoß (bei mobiler Wärmelampe), sonst auf der Wickelunterlage (unter der Wärmelampe).
- Wenn eine Behandlung außerhalb des Inkubators nicht möglich sein sollte, erfolgt die Physiotherapie im Rahmen der gegebenen Möglichkeiten. Im Vordergrund stehen die Prinzipien der Lagerung.
- Hygiene auf Neu- und Frühgeborenenstationen:
  - Händedesinfektion mit alkoholischer Lösung (z.B. Sterilium®) vor *und* nach jeder Behandlung.
  - Kittelpflege: den üblichen Stationskittel an der Schleuse ablegen und den Kittel am Bett des Kindes anlegen. Prinzipiell sollte bei jedem Kind ein separater Kittel bereitliegen.
  - Mundschutz: bei Atemwegserkrankungen der TherapeutIn (oder Pat. unter Quarantänebedingungen) Mundschutz verwenden und diesen nach jeder Behandlung wechseln.

8

8.1.2 Meilensteine der kindlichen Entwicklung

Motorische, sprachliche und soziale Entwicklung

Neugeborenes

- *BL (Bauchlage):* Arme und Beine gebeugt
- *RL (Rückenlage):* Gebeugte Haltung; dreht Kopf von einer Seite zur anderen; keine Kopfkontrolle
- *Sehen:* Wahrnehmung von Licht oder Gesicht; „Puppenaugenbewegung" wenn Körper gedreht wird
- *Soziales:* Bevorzugt menschliches Gesicht.

6 Wochen

- *BL:* Im Wachzustand Hüften häufig gestreckt, im Schlaf häufig noch gebeugt. Kopf kann kurz angehoben werden
- *RL:* Kopf zur Seite, Extremitäten auf dieser Seite mehr gestreckt (asymmetrischer tonischer Nackenreflex). Kopfkontrolle für Augenblick
- *Sehen:* Fixiert Objekte; folgt bewegtem Objekt von Seite bis Mittellinie (90°)
- *Soziales:* Reaktives Lächeln; Interesse.

✓ *Diagn. erforderlich bei:* Gestreckten Gliedmaßen, ausgeprägter Schlaffheit, Asymmetrie von Tonus/Bewegungen, Nystagmus, fehlendem Fixieren/Folgen von Objekten mit den Augen, schwachem Saugen, fehlendem Lächeln.

2 Monate

- *BL:* Hüften häufig gestreckt. Kopf kann bis 45° von Unterlage angehoben werden
- *RL:* Kopfkontrolle beim Hochziehen zum Sitzen für mehrere Augenblicke; in sitzender Haltung ist Kopf meist zur Seite geneigt.
- *Sehen:* Konvergiert beim Fixieren, folgt bewegten Objekt von Seite über Mittellinie hinaus.

3 Monate

- *BL:* Hüften flach auf Unterlage. Kopf und Schultern können 45–90° von Unterlage gehoben und für längere Zeit gehalten werden, Sgl. stützt sich auf Unterarme
- *RL:* Beim Hochziehen zum Sitzen hängt Kopf nur noch geringfügig nach hinten, beim Halten im Sitzen kippt er noch gelegentlich nach vorn
- *Sehen:* Beobachtet eigene Hände, folgt bewegtem Objekt von einer Seite zur anderen (180°), schaut sofort auf Gegenstand in Mittellinie.

✓ *Soziales:* Aufgeregt, wenn etwas Angenehmes in Aussicht ist (z.B. Flasche).

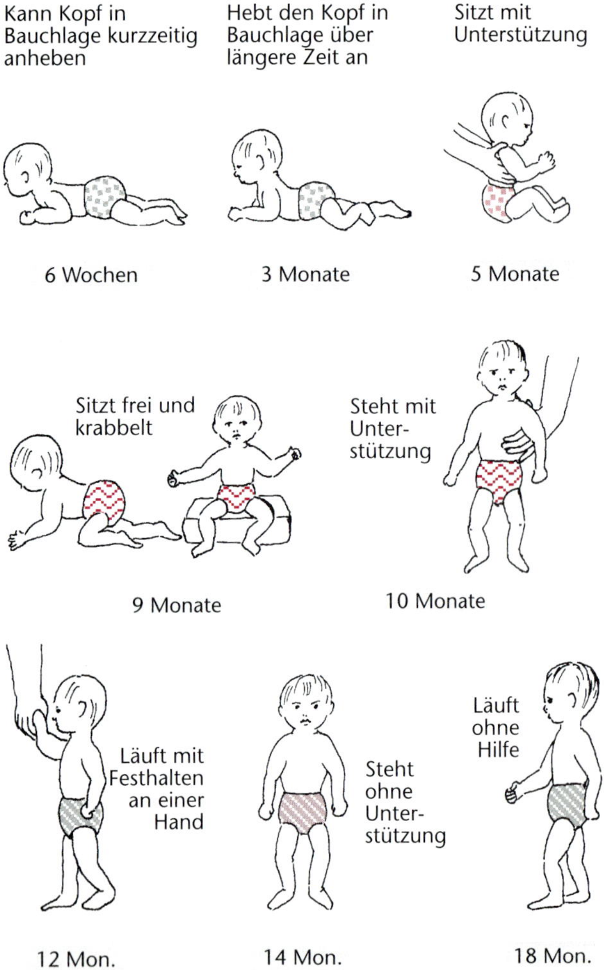

Abb. 8.01: Motorische Entwicklung bis zum 18. Lebensmonat

4 Monate

- *BL:* Schwimmbewegungen, Extremitäten gestreckt. Kopf kann 90° von Unterlage gehoben werden
- *RL:* Kopf in Mittellinie; beim Hochziehen zum Sitzen nur noch zu Beginn leichtes Zurückbleiben des Kopfes, im Sitzen kann er auf Dauer gehalten werden
- *Feinmotorik:* Gegenstände werden zum Mund geführt. Beim Versuch, einen Gegenstand zu ergreifen, wird zu weit gegriffen
- *Sehen:* Kann quer durch Zimmer sehen, erkennt bewegten Gegenstand sofort
- *Soziales:* Lacht, freundlich gegenüber Fremden; sitzt gern (mit Unterstützung).

5 Monate

- *BL:* Abstützen auf Unterarmen; Umdrehen in RL kann beginnen
- *RL:* Füße werden in den Mund genommen. Beim Hochziehen zum Sitzen und im Sitzen gute Kopfkontrolle
- *Sitzen:* Mit Unterstützung, Rücken gerade
- *Stehen:* Mit Unterstützung, trägt größten Teil seines Gewichts
- *Feinmotorik:* Gegenstände können ergriffen werden, Klötzchen werden mit beiden Händen gleichzeitig ergriffen, spielt mit Zehen.
- *Sprache:* Silben aus den Konsonanten m, b, p, die auf Vokale enden, z.B. maa, paa.

6 Monate

- *BL:* Abstützen auf Hände, Brust und Oberbauch werden von Unterlage gehoben. Dreht sich in RL
- *RL:* Hebt Kopf von Unterlage
- *Sitzen:* Beginnt mit dem Sitzen, stützt sich dabei mit Armen ab
- *Stehen:* Mit Unterstützung, trägt fast sein ganzes Gewicht
- *Feinmotorik:* Palmares Greifen (d. h. Gegenstände werden zwischen allen Fingern und Handfläche gehalten), gibt Gegenstände von einer in andere Hand
- *Sprache:* Imitiert Konversation (Töne, Rhythmen)
- *Soziales:* Reagiert auf Spiegelbild (lächeln, plappern); Fremdeln kann beginnen.

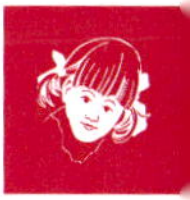

✓ *Diagn. erforderlich bei:* Ausgeprägter Schlaffheit, mangelndem Gebrauch beider Hände, Strabismus (kann bis 8. Mon. normal sein, Diagn. aber bei jedem konstanten Strabismus > 3. Mon.), mangelnder Hinwendung zu Geräuschquellen, geringer oder fehlender Reaktion auf Personen.

9 Monate

- Sitzen: Kann sich aus Bauchlage alleine aufsetzen, sitzt frei
- *Stehen:* Mit Festhalten, kann sich aber nicht alleine wieder hinsetzen
- *Krabbeln:* Kann Krabbeln
- *Feinmotorik:* Haut Klötzchen aneinander; ißt Kekse allein; Pinzettengriff beginnt
- *Hören:* Geräuschquelle ca. 1 m ober- bzw. unterhalb der Ohrebene kann sofort lokalisiert werden
- *Sprache:* Plappern, Rufen, um Aufmerksamkeit zu erregen
- *Soziales:* Wirft Spielzeug auf Boden; winkt; kennt seinen Namen; versteht „nein“; fremdelt.

> ✓ *Diagn. erforderlich bei:* Unfähigkeit zu sitzen, Asymmetrie. Kein Krabbeln möglich, hyper- oder hypotoner Muskeltonus.

12 Monate

- *Laufen:* Mit Festhalten an einer Hand
- *Feinmotorik:* Reifer Pinzettengriff; nimmt Gegenstände nicht mehr in den Mund
- *Sprache:* 2–3 Worte, versteht mehr
- *Soziales:* Streckt Arm zum Anziehen aus; ißt Fingermahlzeiten selbständig.

> ✓ *Diagn. erforderlich bei:* Unfähigkeit zu stehen, fehlendem Pinzettengriff, fehlender Reaktion auf Geräusche.

18 Monate

- *Laufen:* Läuft frei; steigt Treppe auf und ab mit Festhalten; klettert auf Möbel; beginnt mit zwei Füßen zu springen
- *Feinmotorik:* Turm aus 2–3 Klötzchen; wirft Ball; zieht Handschuhe, Socken aus, öffnet Reißverschluß; ißt gut mit Löffel, trinkt aus Becher; kritzelt spontan, imitiert Linien
- *Sprache:* Jargon, > 3 verständliche Worte (außer Mama, Papa), 2-Wortsätze. Zeigt auf ein genanntes Körperteil. Gehorcht einfachen Aufforderungen
- *Soziales:* Imitiert Hausarbeit. Liebt Bücher, blättert 2–3 Seiten gleichzeitig.

> ✓ *Diagn. erforderlich bei:* Tremor, Unfähigkeit zu laufen.

2 Jahre

- *Laufen:* Steigt Treppen, 2 Füße/Stufe. Kann rennen
- *Feinmotorik:* Turm aus 6 Klötzchen, Zug aus 3 Blöcken. Kopiert horizontale und vertikale Linien mit Stift
- *Sprache:* Kurze Sätze, benutzt Pronomen (mein, dein, ich, du). Benennt sich mit Namen
- *Soziales:* Folgt einfachen Instruktionen. Gelegentlich tagsüber sauber und trocken.

> ✓ *Diagn. erforderlich bei:* Tremor oder mangelnder Koordination, Unfähigkeit, einfache Aufforderungen zu verstehen.

3 Jahre

- *Laufen:* Steigt Treppe hoch mit 1 Fuß/Stufe, herab mit 2 Füßen/Stufe. Springt mit Füßen zusammen auf der Stelle. Kann sekundenlang auf 1 Fuß stehen, kann Dreirad fahren
- *Feinmotorik:* Handpräferenz (Rechts- bzw. Links-Händigkeit) ausgebildet. Turm aus 8 Klötzchen, imitiert Brücke aus Klötzchen. Kopiert Kreis, Kreuz. Zieht sich aus und unter Anleitung auch an
- *Sprache:* Ganze Sätze; kennt sein Geschlecht; benutzt Mehrzahl.

- *Soziales:* Kennt einige Kinderlieder. Evtl. Zählen bis 10. Sauber und trocken bei Tag und gelegentlich auch bei Nacht. Kann unter Aufsicht Hände waschen und trocknen. Beginnt mit anderen Kindern zu spielen.

✓ *Diagn. erforderlich bei:* Gebrauch nur einzelner Wörter, Gangstörungen.

5 Jahre

- *Laufen:* Kann 10 Sek. auf 1 Bein balancieren und auf 1 Bein hüpfen. Läuft entlang Linie in Fersen-Zehen-Gang
- *Feinmotorik:* Hält Bleistift mit 3 Fingern. Malt Männchen aus 3–6 Teilen (ein Paar Gliedmaßen, Augen etc. zählt als 1 Teil). Baut Brücke aus Erinnerung
- *Sprache:* Spricht fließend; kennt eigenen Vor- und Zunamen, Alter, Adresse
- *Soziales:* Sauber und trocken Tag und Nacht. Kleidet sich ohne Aufsicht an. Wählt seine Freunde selbst, kann teilen und sich abwechseln.

8.1.3 Der pädiatrische Befund

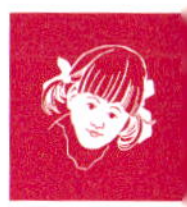

- *Anamnese der Eltern:* Alter, sozialer Hintergrund, familiäre und genetische Erkr.
- *Bei älteren Kindern:* Anamnese des Kindes (Erkrankung aus der Sicht des Kindes, Schmerzen, Ängste)
- *Schwangerschaftsanamnese:* Geburtstermin (z.B. Frühgeburt?), Komplikationen
- *Geburtsanamnese:* Lage, Geburtsverlauf, Komplikationen, APGAR-Wert
- *Anamnese des Kindes:* Alter (bei Frühgeborenen zusätzlich Schwangerschaftswoche notieren), Erkrankungen, Krankenhausaufenthalte, Operationen, Krampfanfälle, Medikamente
- *Erster Eindruck:* Kurze Beschreibung, welchen Eindruck das Kind bei der ersten Kontaktaufnahme macht (Sozialkontakt)
- *Augenkoordination:* Angaben über Fixieren, Verfolgen und evtl. abnorme Symptomatik (z.B. Schielen)
- *Gehör:* Akustische Orientierungsfähigkeit, Reaktion auf Klatschen
- *Mimik:* Gesichtsausdruck, mimisches Verhalten
- *„Orale Situation":* Koordination der Mundmotorik in Ruhe und in Aktivität (z.B. beim Saugen)
- *Atmung:* Sichtbare Atembewegungen, abnorme Symptomatik (z.B. Einziehungen), Geräusche (z.B. Stridor). Atemfrequenz
- *Sprachentwicklung:* Lautieren und Sprachverständnis
- *Haut:* Sicht- und Tastbefund (Farbe, Ausschläge, Turgor, trockene/fettige Haut)
- *Muskulatur:* Sicht- und Tastbefund (z.B. Atrophien, Diastasen)
- *Gelenke:* Deformitäten, Mißbildungen
- Funktioneller Befund (z.B. beim Säugling Beschreibung der RL und BL und Drehen von RL → BL → RL)
- Testen der Reaktionen, evtl. noch zusätzlich die Vojta-Lagereaktionen.

8.2 Lähmungen des Plexus brachialis

Schädigung des Plexus meistens durch Geburtstrauma, Unfall, Schlüsselbeinfraktur.

8.2.1 Obere Armplexuslähmung (Erb-Duchenne)

Schädigung der Nervenwurzeln C4–C6. Meist Geburtstraumen (Beckenendlagen), Unfälle, Schlüsselbeinfrakturen.

Symptome

Schlaff nach unten herabhängender, leicht nach innen rotierter und deutlich pronierter Arm. Der Arm kann im Schultergelenk nicht gehoben oder außenrotiert werden. Die Schulter der betroffenen Seite steht tiefer. Der Ellenbogen kann nicht gebeugt oder gestreckt werden. Bei Schädigung der Wurzel C4 besteht zusätzlich eine partielle Zwerchfellähmung.

Ärztliche Therapie

Fixation des gelähmten Armes in Adduktion am Körper.
Anschließend Physiotherapie.

8

Physiotherapeutische Maßnahmen

Erhaltene Beweglichkeit

→ *Lagerung in der Frühphase (0–3 Monate):* Abwechsend RL und SL.
- Rückenlage: Betroffenen Arm dicht am Körper in Add. und Rotationsnullstellung lagern oder mit einem Schlauchmullüberzug in Add., leichter IR und Ellenbogenflexion vor dem Körper fixieren.
- Seitenlage: Auf der betroffenen Seite: Schulter nicht zu stark belasten (→ gute Durchblutung gewährleisten). Darauf achten, daß die Schulter in Protraktion liegt. Kind evtl. auf zwei Kissen lagern, so daß ein Freiraum für die Schulter ensteht. Auf der gesunden Seite: betroffener Arm darf nicht frei nach vorne oder hinten herunterhängen, vorn auf einem Kissen lagern oder mit einem Schlauchmullüberzug seitlich am Körper fixieren.
- Nicht am betroffenen Arm manipulieren: Es darf kein Zug oder Dehnung auf den Plexus ausgeübt werden. Bei Handling und Elternanleitung (☞ 8.1.1) darauf achten, daß die Schwere des Armes immer abgenommen wird. Später immer am Bewegungsausmaß der gesunden Seite orientieren.

→ *Lagerung in der Spätphase (ab 3./4. Monat):*
- Rückenlage: Betroffenen Arm nicht mehr fixieren. Das Kind soll durch Reize den Arm aktiv mit einsetzen. Kind soll in der Symmetrie liegen.

- Seitenlage: Kind liegt auf der gesunden Seite: betroffenen Arm nicht mehr fixieren. Kind liegt auf der betroffenen Seite → darauf achten, daß die Schulter in Protraktion ist.
- Bauchlage: Beide Arme liegen mit Abd, AR und Flex. auf der Unterlage.

→ *Passiv-assistives Durchbewegen:* Bei Schmerzen kein passives Durchbewegen des Armes in der Frühphase; in der Spätphase beim assistiven Durchbewegen am Bewegungsausmaß der gesunden Seite orientieren

→ *Provozieren von Bewegungen* über Anbieten von Spielzeug, Handling und Fazilitieren. Beim Handling das Kind ständig auffordern, den betroffenen Arm zum Greifen einzusetzen. Während des Fazilitierens immer wieder Stütz- und Greifaktivität auf der betroffenen Seite fordern.

Geförderte Entwicklung gemäß der sensomotorischen Entwicklung

→ *Handling:* Im alltäglichen Umgang das Kind immer wieder dazu anregen, seinen betroffenen Arm einzusetzen.

→ *Schoßbehandlung:* Bewegungen der betroffenen Seite provozieren; der Arm soll zum Greifen eingesetzt werden.

→ *Fazilitation*: U.a. Stützfunktion im Unterarmstütz, Handstütz, Langsitz, Seitsitz und Vierfüßlerstand schulen. Eine gute Stützfunktion ist Voraussetzung für eine gute Greiffunktion. Die Greiffunktion über Spielzeuge provozieren, dabei den gesunden Arm durch Stützen fixieren.

→ *Psychomotorikgruppe:* Kinder ab 3 Jahren. Kinder werden in einer Gruppe stärker zur Eigenaktivität angeregt.

→ *Säuglings- und Kleinkindschwimmen:* Im Wasser sind die Bewegungen erleichtert, das Kind hat bessere Möglichkeiten, seinen Arm einzusetzen. Beim Kleinkind mit Oberarmschwimmhilfen (wenn der Schultergürtel stabil genug ist) die freie Bewegung im Wasser fördern.

Optimale Kraft

→ *Innervationsschulung:* Im Rahmen der Fazilitation, des Erarbeitens der Stützfunktion und des Anbahnens von Bewegungsübergängen wird dir Kraft geschult.

→ *Vojta-Technik* (☞ 2.3.23): Zur Behandlung gehören das Kriech- und Drehmuster (neurophysiologische Bewegungsmuster). Beide Bewegungsmuster werden je nach Schwerpunkt der Behandlung verwendet.

→ *Statische und dynamische Muskelarbeit* mit verschiedenen Materialien (Pezziball, Rollbrett und Trampolin).

Geförderte Perzeption

→ *Säuglingsmassage* zur taktilen und propriozeptiven Wahrnehmungsförderung.

→ *Säuglingsschwimmen* zur Anregung der Eigenaktivität und damit zur Förderung der Tiefensensibilität (= propriozeptive Stimulation), der taktilen und der vestibulären Wahrnehmung

→ *Basale Stimulation* (umfaßt alle Wahrnehmungsbereiche): Taktil-kinestetische, vestibuläre und propriozeptive, je nach Auswahl der Behandlungsreize. Der Körper des Kindes kann mit unterschiedlichen Materialien stimuliert werden (z.B. mit Bürste, Frotteetuch, Creme).

8.2.2 Untere Armplexusparese (Klumpke-Lähmung)

Schädigung der Zervikalwurzeln C8–Th1.

Symptome

Halb offene Fallhand bei gebeugtem Unterarm und Krallenhand durch Lähmung der langen und kurzen Handmuskeln sowie teilweise des M. triceps brachii. Bei Beteiligung des Sympatikus (Th1) zusätzlich Horner-Symptomatik: Ptosis (hängendes Augenlid auf der betroffenden Seite), Miosis (enge Pupille), Enophthalmus (tief in die Orbita zurückgesunkener Augapfel).

Ärztliche Therapie

Schienung der Hand, dadurch Vermeidung von Fingerkontrakturen; frühzeitig beginnende Bewegungsübungen.

Physiotherapeutische Maßnahmen

Erhaltene Gelenkbeweglichkeit

- In der Frühphase keine spezielle Lagerung; in der Spätphase Schienenversorgung, falls die Hand funktionsunfähig bleibt.
- ! Beim Anlegen der Schiene darauf achten, daß die Hand nicht eingeklemmt wird. Wenn Sensibilitätsstörungen vorliegen, merkt das Kind nicht, ob die Schiene drückt.
- *Passiv-assistives Durchbewegen:* Bei Schmerzen kein passives Durchbewegen in der Frühphase; in der Spätphase am Bewegungsausmaß der gesunden Seite orientieren.
- *Provozieren von Mitbewegungen:* Durch Anbieten von Spielzeug auf der geschädigten Seite Bewegungen provozieren.

Geförderte Entwicklung gemäß der sensomotorischen Entwicklung

- *Handling:* Im alltäglichen Umgang das Kind immer wieder auffordern, seine Hand zum Greifen einzusetzen.
- *Schoßbehandlung:* Die geschädigte Seite über Spielzeug, gezielte Stimulation beginnender Stütz- und Gleichgewichtsreaktionen zur Aktivität auffordern.
- *Fazilitation:* Schulen von Stütz- und Gleichgewichtsreaktionen → Basis für eine gute Greiffunktion. Stützreaktionen in unterschiedlichen Positionen anbahnen, z.B. im Unterarmstütz oder Vierfüßlerstand. Gleichgewichtsreaktionen provozieren, um automatische Bewegungen der geschädigten Seite zu erreichen.

Optimale Kraft und Geförderte Perzeption ☞ 8.2.1

8

8.3 Spina bifida

Angeborene dorsale Verschlußstörung (Dysraphie) der Wirbelsäule (→ Wirbelbogenspalt). In 80 % lumbosakrale Lokalisation. Häufig in Kombination mit Hydrozephalus und Kyphoskoliose, selten Nierenfehlbildungen und Rippenanomalien. Häufigkeit ca. 1–2 auf 1.000 Geburten. Je nach Ausmaß und Beteiligung umgebender Gewebe wird unterschieden:

- *Spina bifida occulta (☞ 8.02):* Spaltbildung der Wirbelkörper, evtl. Hautveränderung oder vermehrte Behaarung im betroffenen Bereich, keine Ausstülpung des Rückenmarks oder der umgebenen Rückenmarkshäute, meist harmlose Fehlbildung. Problem: Verwachsungen im Bereich der Spina bifida können zu einer Wachstumsdifferenz zwischen Wirbelsäule und fixiertem Rückenmark führen *(tethered cord syndrome)*. Sakralmark- oder Nervenwurzelschädigung können die Folge sein.
- *Meningozele (☞ 8.02):* Zehenartige Ausstülpung der Rückenmarkshäute bei normaler Morphologie des Spinalmarks.
- *Meningomyelozele (☞ 8.02):* Aussackung der Hirnhaut und der weichen Hirnhaut sowie des Rückenmarks. In 80 % kombiniert mit Hydrozephalus.
- *Diagnostik:* Pränatale Sonographie, erhöhtes Alpha-Fetoprotein (im Fruchtwasser oder mütterlichen Serum) und postnatale Röntgenaufnahmen.

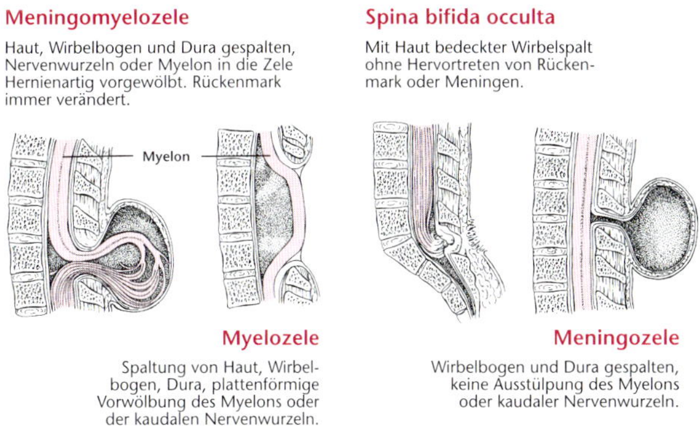

Abb. 8.02: Formen der Myelozelen

- *Klinik der Meningozele und Meningomyelozele*
  Abhängig vom Ort der Läsion: Zervikale (1 %), thorakale (3 %), thorakolumbale (21 %), lumbale (41 %), lumbosakrale (23 %), sakrale (11 %) Formen. Häufig Assoziation mit Hydrozephalus. Weitere Begleitkomplikationen: Nabelhernien, Fußdeformitäten (Klump-, Hacken- oder Knickfüße vor allem bei sakralen Formen), neurogene Blasenstörungen mit rezidivierenden Harnwegsinfekten. Fast 2/3 der er-

krankten NG zeigen schon bei der Geburt Paresen der unteren Extremität bis hin zur kompletten Querschnittssymptomatik. Bei Heranwachsenden können Skoliosen und ein Gibbus entstehen. Gehfähigkeit korreliert mit Höhe der Läsion.

Ärztliche Therapie

Ziel: Gehfähigkeit etwa bis zum 18. Lebensmonat. Multidisziplinäres Konzept mit Einbeziehung von Eltern, PädiaterIn, NeurochirurgIn, OrthopädIn, UrologIn, PhysiotherapeutIn u.s.w.

- *Neurochirugie:* Primärversorgung, Defektdeckung, bei Hydrozephalus ggf. Ventilimplantation.
- *Urologie:* Kontrolle der Blasenfunktion.
- *Physiotherapie (s.u.)* zur Prophylaxe von Skelettdeformitäten, Kontrakturen, Kräftigung der Rumpfmuskulaur bei thorakalen Formen, Blasen- und Mastdarmtraining.
- *Orthopädische Behandlung:* Wachstumslenkung durch korrigierende Schienen, Sitz- und Stützhilfen, Orthesen, orthopädische Schuhzurichtungen.

Physiotherapeutische Maßnahmen

Erhaltene Gelenkbeweglichkeit

→ Passives, assistives und aktives Durchbewegen der Gelenke.
→ Dauerlagerung in Bauchlage bei lumbaler und thorakaler Schädigung: Hüftstreckung (Gesäß durch einen Gurt fixieren), Rotations-0-Stellung, 0-Stellung zwischen Abduktion/Adduktion, Knie in Streckung, Füße in Nullstellung überhängen lassen oder in Dorsalschienen fixieren.

Optimale Blasen-Mastdarm-Funktion

Ziel: Anleitung zur Selbständigkeit

→ Blasentraining zur Unterstützung bzw. Anregung der Blasenentleerung: Tonisierung der Blase durch festes Klopfen oder kräftiges Ausdrücken der Blase mit dem Handballen von oben nach unten (= *Grätscher-Handgriff*).
→ Mastdarmtraining durch aktiven Einsatz der Bauchmuskulatur.

8

Geförderte Perzeption

→ Säuglingsmassage, Säuglingsschwimmen.

Geförderte Entwicklung gemäß der sensomotorischen Entwicklung

→ Anspannung der nicht ausreichend innervierten Muskulatur durch komplexe Bewegungen (z.B. BOBATH, VOJTA, PNF).
→ Säuglings- und Kleinkindschwimmen.
→ *Basale Stimulation:* Zur Stimulierung der Oberflächensensibilität die Haut mit unterschiedlichen Materialien abreiben. Schulung der vestibulären und Tiefenwahrnehmung durch unterschiedliche Bewegungserfahrungen (z.B. Spontanmotorik auf Trampolin, Schaukelbrett, Schaukel).
→ Steh- und Gehtraining je nach Ausfall der Muskulatur mit Hilfsmitteln (orthopädische Schuhe, Gehapparat mit Beinschienen und Beckenteil, Stehständer oder Stehbrett).

Optimale Kraft der oberen Extremität

Aktive dynamische Muskelarbeit in Einzel- oder Gruppentherapie durch kleine Sportspiele, die die Muskelausdauer schulen, oder durch Techniken wie PNF und VOJTA.

Gute funktionelle Hilfsmittelversorgung (☞ 11)

8.4 Hyperkinetisches Syndrom (HKS)

Aufmerksamkeits- und Konzentrationsstörungen mit Hyperaktivität. Ursache ungeklärt. Eine kausale Therapie ist nicht möglich.

Symptome

- Motorische Unruhe, ständiger Bewegungsdrang
- Leichte Ablenkbarkeit, geringe Ausdauer und Konzentrationsfähigkeit
- Neigung zu impulsivem Verhalten, Stimmungsschwankungen, geringe Frustrationstoleranz
- Teilleistungsschwächen, z.B. in der visuellen und der auditiven Wahrnehmung
- Hyperaggressivität und gestörtes Sozialverhalten.

Ärztliche Therapie

- Änderung der erzieherischen Erwartungen der Eltern zur Entlastung des Kindes.
- Heilpädagogisches oder verhaltenstherapeutisches Training der Selbstkontrolle und der sozialen Anpassungsfähigkeit.
- Gezielte Förderung bei Teilleistungsschwächen: Psychomotorische Übungsbehandlung, Motopädie, Physiotherapie, ggf. Rechtschreib- und Lesetraining.

Physiotherapeutische Maßnahmen

Ziele: Geförderte Entwicklung gemäß der sensomotorischen Entwicklung, geförderte Perzeption, optimal geschulte Konzentration und Koordination, gefördertes Sozialverhalten.

→ Fazilitieren mit viel Stimulation zur Unterstützung der Wahrnehmung (z.B. propriozeptive Reize über Approximation, ☞ 2.3.16).

→ Säuglings- und Kleinkindschwimmen zur Frühförderung im Wasser (Psychomotorik im Wasser) nach dem Konzept von R. CHEREK. Zu diesem Programm gehören spezielle Übungen für Säuglinge und Kleinkinder, die aufeinander aufbauen und die motorische Entwicklung und die Wahrnehmungsentwicklung unterstützen.

→ Säuglings- und Kleinkindmassage zur Stimulation der Wahrnehmung. Die Massage für Kinder nach dem Konzept von G. KESPER/C. HOTTINGER umfaßt unterschiedliche Griffe zur Wahrnehmungsförderung.

→ Basale Stimulation, Psychomotorik, Sensorische Integration (SI): Die Behandlung dieser Kinder umfaßt einen Zeitraum von mehreren Jahren. Für die Behandlung ein gezieltes Programm zur Stimulation der unterschiedlichen Wahrnehmungsbereiche erstellen. Der tägliche Ablauf muß einen festen Rahmen bekommen, die Eltern übernehmen zu Hause einzelne gezielte Maßnahmen. Eine gute Anleitung zur Therapie bietet das Konzept von G. KESPER/C. HOTTINGER.

8.5 Genetische Erkrankungen

8.5.1 Morbus Down (Trisomie 21, Down-Syndrom)

Häufigste Chromosomenanomalie (Häufigkeit 1:650), bei der in den meisten Fällen (95 %) ein dreifaches Chromosom Nr. 21 vorliegt. Das Risiko, ein Kind mit einer Trisomie zu gebären, steigt mit dem Alter der Mutter (z.B.: mit 35 Jahren beträgt das Risiko 1 %, mit 40 Jahren 3 %).

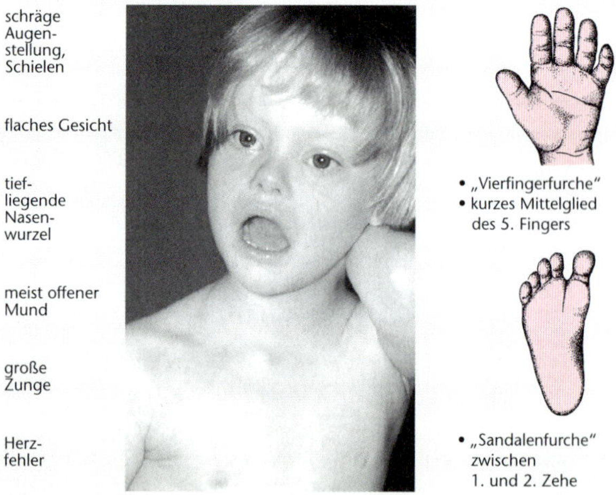

Abb. 8.03: Down-Syndrom.

Klinik (☞ Abb. 8.03)

- *Gesicht:* Mongoloide (schräg nach oben stehende) Augenstellung, flaches Gesicht, Epikanthus (sichelförmige Hautfalte am inneren Rand des Oberlides), breite, tiefliegende Nasenwurzel, kleine, im oberen Teil abgewinkelte Ohrmuschel, helle Iris mit kleinen weißen Flecken (Brushfield-Flecken), Schielen, Makroglossie (große Zunge).
- *Skelett, Muskulatur, Extremitäten:* Minderwuchs, Brachyzephalus, Mikrozephalus, verspäteter knöcherner Schluß der Schädelnähte und Fontanellen, Unterentwicklung

der Kiefer und Zähne, erhöhte Gelenkbeweglichkeit, Muskelhypotonie im Neugeborenen- und Kleinkindalter, kurze plumpe Finger (Tatzenhände), Vierfinger-Furche an der Handfläche, vergrößerter Abstand zwischen 1. und 2. Zehe (Sandalenfurche).

- *Innere Organe:* Häufig angeborene Herzfehler (ca. 50 %), Stenosen und Atresien des Verdauungstraktes, Immunschwäche mit erhöhter Infektanfälligkeit, Neigung zu Malignomen (Leukämien).
- *Nervensystem:* IQ meist < 50, mit zunehmendem Alter abnehmende Tendenz. Kinder sind meist heiter, froh, anschmiegsam, selten aggressiv, können durch ihren ausgeprägten Nachahmungstrieb einfache Arbeiten erlernen und z.B. in beschützten Werkstätten arbeiten.

Prognose

Abhängig von der Schwere der inneren Fehlbildungen und der Ausprägung der Immunschwäche.

Diagnostik

Chromosomenanalyse. Suche nach Fehlbildungen innerer Organe.

Ärztliche Therapie

Operative Korrektur der inneren Fehlbildungen (Herzfehler, Darmatresien und -stenosen), evtl. plastisch-operative Korrektur der Makroglossie wegen der Sprachbehinderung, logopädische Behandlung, soziale Integration, Frühförderung durch Physiotherapie.

Physiotherapeutische Maßnahmen

Optimaler Muskeltonus

→ Feste Handgriffe zur Steigerung des Muskeltonus beim Handling sowie bei der gesamten Behandlung.

→ *Schoßbehandlung:* Tapping, Druck und Vibrationen während der gesamten Behandlung.
  - Pressure-Tapping zu Beginn der Schoßbehandlung von den Schultern Richtung Becken.
  - Vibrationen in Verbindung mit Druck an bestimmten Körperzonen als Vorbereitung der Behandlung (nach CASTILLO MORALES).
  - Vibrationen in Verbindung mit Zug an Armen und Beinen: Arme (bei 90° Abduktion) oder Beine in Streckung bringen, am Hand- oder Fußgelenk fixieren und unter Zug Vibrationen ausführen.

Geförderte Entwicklung gemäß der sensomotorischen Entwicklung

→ *Handling:* ☞ 8.1.1

→ *Schoßbehandlung:* in Rückenlage mit tonussteigernden Maßnahmen beginnen. Danach Anbahnen und Verbessern der Kopfhaltung über Rotation vom Schultergürtel aus in Verbindung mit Druck- und Stauchimpulsen (= Pressure-Tapping) an der obenliegenden Schulter. Weitere Ausgangsstellungen sind die Seitlage (rechts und links) sowie die Bauchlage. In allen Positionen wird in Verbindung mit der Entwicklungsförderung gleichzeitig die Perzeption gefördert, u.a. Anbahnen von Hand–Hand-, Hand–Auge- und Hand–Mund-Koordination.

- → *Neuromotorische Entwicklungstherapie* und *orofaziale Regulationstherapie* nach CASTILLO MORALES sind zwei spezielle Behandlungsmethoden zur Förderung der Entwicklung und der Mundmotorik.
- → *Fazilitieren:* Bereits erreichte Entwicklungsstufen stabilisieren und die nächsthöheren Entwicklungsstufen anbahnen.
  - Zum Stabilisieren alternierendes und Pressure-Tapping einsetzen sowie Gleichgewichtsreaktionen provozieren.
  - Die nächsthöheren Entwicklungsstufen durch Anbahnen der Bewegungsübergänge von der Rückenlage bis zum freien Laufen erreichen.
- → *Psychomotorik:* Bei Kleinkindern ab dem 3./4. Lj. ist eine Psychomotorikgruppe für eine soziale Integration sowie zur Förderung der Entwicklung und Perzeption empfehlenswert.
- → *Säuglingsschwimmen, Kleinkindschwimmen:* Wasser hat eine stimulierende Wirkung auf die Oberflächen- und Tiefensensibilität. Im Wasser werden durch die veränderten Bedingungen (z.B. durch den Auftrieb) neue Anforderungen an das Gleichgewichtssystem gestellt.
  - Es können verschiedene Schwungübungen gegen den Wasserwiderstand ausgeführt werden.
  - Das Kind soll den Umgang mit Oberarmschwimmhilfen und verschiedenen Spielmaterialien erlernen.

Geförderte Perzeption

- → *Säuglingsmassage:* Griffe aus der Säuglingsmassage zur Förderung der Wahrnehmung, z.B. Ausstreichen von der Brustmitte nach außen, diagonal vom Becken aufwärts zur Schulter; Bauch ausstreichen vom unteren Rippenbogen abwärts und als kreisende Bewegung im Verlauf des Kolon; im weiteren Verlauf Arme, Beine, Rücken und Gesicht massieren.
- → Säuglingsschwimmen.
- → *Basale Stimulation:* zur Stimulation der Hautoberfläche unterschiedliche Alltagsmaterialien einsetzen, z.B. Küchenschwämme, Waschlappen, Noppenbälle, Bürsten.

Optimale Kraft

- → Beim Anbahnen von Bewegungsübergängen mit Stops, angepaßtem Widerstand und Tapping arbeiten.
- → Beispiel zur Schulung der Bauch- und Rückenmuskulatur: Drehen von der Rückenlage in die Bauchlage, den Bewegungsablauf durch manuellen Widerstand anhalten und den Bewegungsweg gegen angepaßten Widerstand zu Ende führen lassen.

  Weiterhin können zur Schulung der Muskulatur Materialien wie Pezziball, Schaukelbrett und Trampolin eingesetzt werden. Beispiel: Im Langsitz auf dem Schaukelbrett soll das Kind seine Balance halten, während das Brett seitlich hin und her bewegt wird. Dabei kommt es zu vermehrter Anspannung der Rumpf- und Beinmuskulatur und zu Gleichgewichtsreaktionen.

Volle Stütz- und Gleichgewichtsreaktion

Zum Anbahnen der Stütz- und Gleichgewichtsreaktion fazilitieren; entsprechender Einsatz von Materialien (s.o.).

Gut angepaßte Ausdauerleistung

Wenn möglich, kann bei Kleinkindern ab 3 Jahren eine psychomotorische Übungsbehandlung in einer Gruppe erfolgen. Durch die Gruppenbehandlung besteht gleichzeitig die Möglichkeit zur Integration als Vorbereitung auf Kindergarten oder Schule. Die Leistungsfähigkeit bei Kindern mit Herzfehlern muß berücksichtigt werden.

8.5.2 Mukoviszidose (Cystische Fibrose; CF)

Häufigste genetische Erkrankung (ca. 1:1500); autosomal-rezessiver Erbgang. Der Defekt ist auf Chromosom Nr. 7 lokalisiert. Die Genetik ist nicht einheitlich, es treten verschiedene Ausprägungen und Verlaufsgrade der Erkrankung auf.

Im Mittelpunkt der Erkrankung steht eine Dysfunktion der schleimproduzierenden exokrinen Drüsen (Pankreas, Bronchialdrüsen), die ein hochvisköses (zähes), stark eiweißhaltiges Sekret absondern. Der Natriumchloridgehalt sämtlicher exokriner Drüsen ist erhöht. Die Dysfunktion führt nach und nach zu einer bindegewebigen Degeneration der Bronchien und des Pankreas.

Symptome

- Im Frühstadium variables Krankheitsbild. Bei ca 10 % der Neugeborenen tritt ein sogenannter Mekoniumileus auf (Darmverschluß durch Mekonium).
- *Pankreasinsuffizienz:* Führt im Säuglingsalter zu hartnäckigen Durchfällen (Fettstühlen). Sekundär Auftreten von Wachstumsretardierung, Dystrophie, Anämie und Hypoproteinämie. Die Kinder haben typischerweise sehr dünne Extremitäten und ein ausladendes Abdomen.
- *Pulmonale Symptome:* Im Säuglings- und Kleinkindalter rezidivierend auftretende Pneumonien oder schwer verlaufende Atemwegsinfekte. Später chronische Bronchitis, Husten mit reichlich zähem, grünlichem Auswurf. Häufig auch gleichzeitig Entwicklung eines Asthma bronchiale und chronisch rezidivierender Sinusitiden (s.u.).

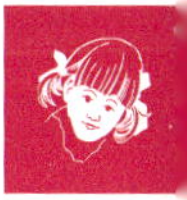

Diagnostik

- *Schweißtest* (beweisend): Nachweis eines erhöhten Chloridgehaltes im Schweiß. Dieser Test sollte bei jedem chronisch hustendenen oder dystrophen Kind durchgeführt werden.
- *Chymotrypsinnachweis im Stuhl:* Erniedrigt bei Mukoviszidose, aber auch bei exokriner Pankreasinsuffizienz anderer Genese.

Komplikationen und Spätfolgen

- *Lunge:* Pneumothorax (hohe Rezidivquote); Hämoptysen (blutiges Sputum): Wegen erhöhter Infektanfälligkeit bei Hämoptysen antibotische Behandlung und Physiotherapie durchführen; Atelektasen (Minderbelüftete Bezirke in der Lunge); Schweres obstruktives Emphysem; Inhalationsallergien und Asthma bronchiale in ca. 30 %.
- *Verdauungstrakt:* Leberzirrhose (relativ häufige Todesursache); Rektumprolaps (Vorfall des Enddarms); Mekoniumileus; Hypovitaminosen durch verminderte Aufnahme fettlöslicher Vitamine.
- *Diabetes mellitus:* Meist erst bei Jugendlichen, mit zunehmendem Alter immer häufiger werdend.

- *Herz:* Rechtsherzversagen bei Cor pulmonale; Rhythmusstörungen.
- *Skelett:* Kyphose; Faßthorax (durch chronische Ateminsuffizienz), Trommelschlegelfinger, Uhrglasnägel.
- *Elektrolyt- und Wasserhaushalt:* Exsikkosegefahr durch erhöhten Salz- und Wasserverlust bei vermehrtem Schweißverlust (Hitze, größere Anstrengungen).

Ärztliche Therapie

Lungenemphysem

- Antibiotische Behandlung nach Erregerbestimmung (viele Infektionen werden durch Pseudomonas aeruginosa-Keime hervorgerufen). Einige Antibiotika können inhaliert werden (Aminoglykoside, einige Cephalosporine).
- Mukolytika (schleimlösende Medikamente): N-Acetylcystein (z.B. Fluimucil®) oral oder als Inhalation; anschließend Lagerungsdrainage oder autogene Drainage (☞ 3.1.2).
- Antiobstruktive Inhalationstherapie mit einem Betamimetikum (z.B. Sultanol®) bei Patienten mit positivem Broncholysetest (medikamentöse Erweiterung der Bronchien führt zu einer Verbesserung der Lungenfunktion).
- *Physiotherapie:* Autogene Drainage, Lagerungsdrainage (nicht unmittelbar nach den Mahlzeiten: Gefahr des Erbrechens), Atemgymnastik. PEP-Atmung, oszillatorische PEP-Atmung (Flutter VRP 1), Sport etc. (s.u.)

Verdauungsapparat

- Substitution von Pankreasenzymen
- *Diät:* Kalorienreiche Kost mit ausreichender Eiweiß- und Vitaminzufuhr. (Besonders bei Hitzeexposition, vermehrtem Schwitzen reichlich Flüssigkeit und Kochsalz zuführen).
- Ernährungsschulung: Pat. lernt frühzeitig Nahrungszufuhr, Enzymgabe und Vitaminsubstitution in physiologischer Menge aufeinander abzustimmen.

Herz: Medikamentöse Behandlung der Rechsherzinsuffizienz.

Skelett

- Haltungskorrektur einer evtl. bestehenden Kyphose.
- Allgemein: Anregung zur Ausübung von Sportarten, die die Ausdauer trainieren und den Sekrettransport in den Bronchien anregen (Radfahren, Laufen, Schwimmen).

Psyche

- Förderung der sozialen Integration
- Psychotherapeutische Gesprächsbetreuung
- Eltern-Selbsthilfegruppen.

Physiotherapeutische Maßnahmen

Die physiotherapeutischen Basismaßnahmen zielen auf eine aktive Sekretmobilisation. Die Therapiemaßnahmen (z.B. Bruştkorbmobilisationen, -vibrationen, Drainagelagerungen) werden bereits im Säuglingsalter angewendet. Die Therapiemaßnahmen sollen so früh wie möglich in Eigenverantwortlichkeit selbständig durchgeführt werden.

Verflüssigtes Sekret

Inhalation mit NaCl-Lösung; bei akuten Infekten Inhalation mit Mukolytika und Antibiotika (☞ 8.5.2).

Optimale Sekretmobilisation und -transport

→ Beim Säugling

- *Drainagelagerungen in Verbindung mit manuellen Techniken:* KI: Bronchospasmus, hyperreagibles Bronchialsystem.
  Den Säugling auf dem Schoß in unterschiedlichen Positionen halten, gleichzeitig manuelle Techniken zur Unterstützung der Sekretmobilisation einsetzen, z.B. Vibrationen und Klopfungen auf dem Brustkorb, Schüttelungen des ganzen Körpers vom Becken aus. Die unterschiedlichen Drainagelagerungen für die oberen, mittleren und unteren seitlichen Brustkorbabschnitte beginnen mit Kopfhochlage im Sitz, dann Kopfflachlage in Rücken- und Bauchlage bis Kopftieflage in Rücken-, Bauch- und Seitlage. Zur Unterstützung der Ausatmung wird zusätzlich die manuelle Brustkorbkompression eingesetzt.
- *Pezziballbehandlung:* Drainagelagerungen sind mit Säuglingen und Kleinkindern gut auf dem Pezziball durchzuführen; gleichzeitig kann dabei die Eigenschaft des Wippens und Schaukelns ausgenutzt werden. Schnelle Lagewechsel in Verbindung mit Schüttelungen durchführen, z.B. Drehen von Rücken- in Bauchlage oder aus der Rückenlage über Rotation zum Sitz.

→ Beim Kleinkind

- *Atemtherapie:* Zur Vertiefung der Atmung mit dem Kind spielerische Übungen durchführen, z.B. Seifenblasen, Papierschlangen aufblasen, Watte pusten, ins Wasser blubbern mit einem Strohhalm, Lieder singen, auf Laute ausatmen. Kontaktatmung wird mit zusätzlicher verbaler Aufforderung durchgeführt, wenn das Kind versteht, daß es die Atembewegungen unter den Händen des Therapeuten vergrößern soll.
- *Therapeutische Körperstellungen (☞ 2.2.6):* Es gibt insgesamt acht unterschiedliche Körperstellungen. Für kleinere Kinder eignen sich Schraube, Rutschbahn, Kobra, Überschlag, Giraffe und Vögelchen. Für größere Kinder und Erwachsene Rutschbahn, Schraube, Fisch, Überschlag und Knoten.
- *Autogene Drainage (AD):* Die AD kann mit Kindern ab dem 7./8. Lj. erlernt werden. Es ist eine günstige Methode zur Schleimentfernung ohne fremde Hilfe. Zur Durchführung das Kind anleiten, über den aktiven Teil der Ausatmung mit Unterstützung der Bauchmuskulatur den Schleim zum Mund zu transportieren.
- *Yoga:* Die unterschiedlichen Yoga-Stellungen bieten eine zusätzliche Möglichkeit in Verbindung mit den therapeutischen Körperstellungen zur Sekretmobilisation.
- *Forcierte Ausatemtechnik (Huffing* ☞ 3.1.2*)*: Die Technik nur bei älteren Kindern und Erwachsenen anwenden, die die Autogene Drainage gut beherrschen. Mit Hilfe des Huffings kann mit 2–3 Atemzügen das Sekret zum Mund transportiert werden.
- *Einsatz der PEEP-Atemmaske:* Bei Säuglingen und Kleinkindern kann die PEEP-Atemmaske gleichzeitig zur Inhalation und Unterstützung des Schleimtransportes eingesetzt werden. Größere Kinder können mit einem Inhalationsgerät mit angepaßter Stenose für die Ausatmung gleichzeitig inhalieren und die Autogene Drainage durchführen. Durch die angepaßte Stenose (Ausatmung gegen Widerstand) findet zusätzlich eine Schulung der Ausatmung und Erweiterung der Vitalkapazität statt. Mit dem VRP 1 Desitin (Flutter, ☞ 2.2.6) können ältere Kinder und Erwachsene zur selbständigen Bronchial-Reinigung atmen. Die durch die sich bewegende Me-

tallkugel entstehenden Vibrationen des Gerätes übertragen sich auf den Brustkorb und unterstützen so die Sekretmobilisation.

Optimale Brustkorb- und Wirbelsäulenbeweglichkeit

→ *Therapeutische Körperstellungen:* Die therapeutischen Körperstellungen und die Yoga-Übungen eignen sich sehr gut zur Erhaltung der Beweglichkeit bei Kindern und Erwachsenen.

→ *Dynamische Übungen:* Dazu gehören alle spielerischen Bewegungsabläufe in der Einzel- und Gruppentherapie.

Optimale Haltung und Bewegung

→ *Haltungsschulung:* Mit Kindern ab dem 7.–8. Lj. kann eine Haltungs- oder Rückenschule durchgeführt werden. Die Anleitungen soll das Kind in seinen Alltag zu Hause und in der Schule umsetzen.

→ *Dynamische Muskelarbeit:* Bewegungsspiele oder gezielte aktive Übungen werden zur Kräftigung der Muskulatur oder Dehnung evtl. verkürzter Muskulatur durchgeführt.

Optimale Ausdauer und Koordination

→ Für Kleinkinder ab 3 Jahre ist eine Psychomotorikgruppe gut geeignet. In der Gruppe z.B. Trampolinspringen, Kletterparcours, Schaukeln, Balancieren oder Reaktionsspiele zur Schulung der Koordination, Konzentration und Schnelligkeit anbieten.

→ Ältere Kinder und Erwachsene zu Sportarten hinführen, die die Ausdauer und den gesamten Muskelstoffwechsel trainieren (z.B. Radfahren, Skilanglauf, Reiten, Jogging, Schwimmen oder Tischtennis).

→ Spielerische Wettkämpfe sollen Kinder und Erwachsene zur Freude an der aktiven Freizeitgestaltung anregen und unterstützen gleichzeitig die physiotherapeutische Behandlung.

! Im fortgeschrittenen Stadium der Krankheit (abhängig vom Schweregrad der Erkrankung) verringert sich die Vitalkapazität. Damit verändern sich auch die Schwerpunkte der Behandlung.

! Eine gute Anleitung der Kinder selbst und der Eltern zur Durchführung der Therapie zu Hause ist ein ganz entscheidender Bestandteil der physiotherapeutischen Behandlung.

8.5.3 Muskeldystrophie vom Typ Duchenne

Primär progredient verlaufende Degeneration der quergestreiften Muskulatur mit frühzeitiger, starker Erhöhung der Muskelenzyme im Serum (CK, GOT, GPT, LDH). X-chromosomal rezessiver Erbgang (nur Jungen sind betroffen).

Klinik

Manifestation der Erkrankung zwischen dem 2. und 5. Lebensjahr mit Gangunsicherheit: Watschelgang, Hyperlordose und zunehmende Muskelschwäche beim Treppensteigen oder beim Aufrichten aus der Hocke, wobei sich die Pat. mit den Händen an den Oberschenkeln abstützen (Gower'sches Zeichen). Typisch pseudohypertrophe Waden („Gnomenwaden"). Die Muskulatur wird durch Fett- oder Bindegewebe ersetzt bei ansonsten dünnen Extremitäten. Später ist aszendierend die Muskulatur des Rumpfes, des Schultergürtels, des Nackens und der Oberarme betroffen.

Komplikationen

Beugekontrakturen, Skoliose, zunehmende respiratorische Insuffizienz mit sekundärer Pneumonie durch Hypoventilation. Vermehrte Infektneigung, evtl. Herzmuskelschwäche (Kardiomyopathie).

Diagnostik

Verändertes Elektromyogramm, abgeschwächte Muskeleigenreflexe bei erhaltener Sensibilität, Erhöhung der CK, Aldolase und der Transaminasen im Serum. Muskelbiopsie: Zunächst sind Nekrosen und eine erhöhte Variabilität der Fasergrößen typisch.

Ärztliche Therapie

Eine kausale Therapie ist nicht möglich. Je stärker der Muskel beansprucht wird, desto schneller geht er zugrunde. Schutz vor Infekten, Vermeidung von Bettlägerigkeit, Vermeidung von Adipositas, eiweiß- und vitaminreiche Kost, vorsichtige PT-Übungsbehandlungen. Eine genetische Beratung ist angezeigt.

Prognose

Die Pat. sterben meist vor dem 25. Lebensjahr bei zunehmender respiratorischer Insuffizienz an einer Atemwegsinfektion oder an den Folgen einer zusätzlichen Herzmuskelschwäche (Kardiomyopathie).

Physiotherapeutische Maßnahmen

Frühphase (0–3 Jahre)

Geförderte Spontanmotorik im Rahmen der sensomotorischen Entwicklung

- → Fazilitieren und Stimulieren zur Bahnung entwicklungsgerechter physiologischer Bewegungen bis zum freien Laufen.
- → *Schwimmen:* Wassergewöhnung steht am Anfang des Säuglings- und Kleinkindschwimmens. Psychomotorische Frühförderung im Wasser zur Unterstützung bzw. Bahnung physiologischer Bewegungsmuster. Wenn genügend Stabilität im Schultergürtel vorhanden ist, Schwimmen mit Oberarmschwimmhilfen beginnen.
- → *Psychomotorikgruppe:* Die Integration in eine Psychomotorikgruppe ist von großer Bedeutung um soziale Kontakte herzustellen. Die Leistungsfähigkeit muß in der Gruppe berücksichtigt werden.

Optimale Kraft, vor allem der Rumpf- und Beinmuskulatur

- → *Dynamische Muskelarbeit* in einer gut dosierten Kombination in Intervallen. Spielerische Übungen auf dem Schaukelbrett, Pezziball, Therapiekreisel oder Bauchliegebrett.
- → *Fahrzeuge für zu Hause:* Bauchliegebrett, Dreirad und Roller mit Ballonreifen, Fahrrad mit Stützrädern oder Therapiefahrrad, „Holländer“ (Vierradfahrzeug mit Antriebshebel für die Arme).

Erhaltene Beweglichkeit, optimale muskuläre Koordination, gute Ausdauer

→ Dynamische Muskelarbeit in spielerischer Einzeltherapie oder in einer Psychomotorikgruppe.
→ Spielangebote für zu Hause aus der Therapie übernehmen. Beim Spielen zu Hause darauf achten, daß die Kinder möglichst mit ausgestreckten Beinen auf dem Boden sitzen. Grundsätzlich sollen die Eltern darauf achten, daß die Kinder nicht zu lange in derselben Position verharren.

Erhaltene Vitalkapazität

Für diese Altersstufe keine gezielte Atemtherapie. Vorteilhaft ist das Erlernen eines Blasinstruments.

Spätphase I (3–6 Jahre)

Erhaltene Haltungs- und Bewegungsmuster

Dynamische Übungen zur Erhaltung der Muskelarbeit; Fazilitieren und Stimulieren zur Bahnung physiologischer Bewegungen (BOBATH, ☞ 2.3.4); Neuromuskuläre Fazilitation zur Bahnung physiologischer Bewegungen (PNF, ☞ 2.3.16).

Erhaltene Beweglichkeit

Muskellängsdehnung zur Vermeidung von Kontrakturen, vor allem der Hüft-, Knie- und Sprunggelenksbeuger, die bes. schnell zur Verkürzung neigen.
! Keine Ermüdungstechniken zur Kontrakturbehandlung (begünstigen den Muskelabbau).

Hilfsmittelversorgung

Die korrekte Versorgung mit Hilfsmitteln (Schuhe, Schienen, Korsett u.s.w.) muß früh erfolgen, bevor Fehlstellungen entstehen.

Erhaltene Vitalkapazität

→ Aktive Atemübungen zur Vertiefung der Atmung (z.B. Ausatmen auf Laute, Watteballe mit Strohhalm ansaugen, mit Strohhalm ins Wasser blubbern).
→ Dynamische Übungen zur Erhaltung der Brustkorbbeweglichkeit (z.B. Therapeutische Körperstellungen, Yoga-Übungen).
→ Weitere Ziele und Maßnahmen wie bei der Frühphase.

Spätphase II (6–10 Jahre)

Erhaltene Steh- und Gehfähigkeit

→ Dynamische Muskelarbeit in allen Positionen, die das Kind aktiv einnehmen kann. Spielerische Übungen mit verschiedenen Materialien in Einzel- und Gruppentherapie.
→ Schlingentisch als Ergänzung zur Erhaltung der aktiven Bewegungsmuster. Unter Abnahme der Eigenschwere kann das Kind alle Bewegungsmuster aktiv ausführen.
→ Steh- und Gehtraining (wenn notwendig mit Hilfsmitteln durchführen). Die Gehfähigkeit mit Hilfsmitteln sollte im Interesse der Selbständigkeit des Kindes so lange wie möglich erhalten werden.
→ Schwimmen, evtl. mit Auftriebskörpern, um dem Kind freie aktive Bewegungen im Wasser zu ermöglichen.

Erhaltene Beweglichkeit

- → Dehnen verkürzter Muskulatur (s.o.).
- → Nacht- bzw. Ruhelagerung in funktionellen Gelenkstellungen. Für die Lagerung geeignetes Lagerungsmaterial benutzen, damit die funktionellen Stellungen beibehalten werden können.
- → Funktionelle Hilfsmittelversorgung (Korsett, Schuhe, Schienen, Rollstuhl); hierbei darauf achten, daß die Hilfsmittel frühzeitig eingesetzt werden, um Fehlstellungen oder Überlastung zu vermeiden.
- → Passives Durchbewegen der Gelenke.

Erhaltene Vitalkapazität

- → Atemtherapie.
- → Aktive und passive spielerische Übungen zur Vertiefung der Atmung.
- → Brustkorbmobilisation.
- → Therapeutische Körperstellungen in abgewandelter Form, abhängig davon, welche Positionen dem Kind möglich sind; Halbmondlagerung und Drehdehnlagerung aus der Atemtherapie.

Optimale Durchblutung

Hydrotherapeutische Maßnahmen wie warme oder ansteigende Teilbäder zur Erweiterung der peripheren Gefäße; warme Teilwickel (Fango, Heiße Rolle) für die Unterschenkel und den LWS-Bereich oder Ganzwickel als wärmezuführende Wickel.

Spätphase III (älter als 10 Jahre)

Erhaltene Steh- und Gehfähigkeit

- → Dynamische Muskelarbeit (z.B. PNF, BOBATH), um alle aktiven Bewegungsmuster so lange wie möglich zu erhalten.
- → Geschicklichkeitsübungen zur Erhaltung der Muskelkoordination in den Positionen, die dem Kind möglich sind, z.B. Stand und Sitz.
- → Gleichgewichtsschulung in unterschiedlichen Positionen (z.B. Sitz, Vierfüßlerstand) auf Rolle, Pezziball oder Schaukelbrett.
- → Statische Muskelarbeit in den Positionen, die dem Kind möglich sind (z.B. Rückenlage, Seitlage, Vierfüßlerstand, Sitz).
- → Passives Durchbewegen der Gelenke.
- → Steh- und Gehtraining (im fortgeschrittenen Stadium der Erkrankung mit Hilfsmitteln). Hierzu gehören orthopädische Schuhe und dorsale Beinschienen zum Stehen und Gehen im Gehbarren. Später kann ein Stehständer oder Stehbrett mit unterschiedlichen Fixierungen, z.B. für Füße, Knie, Becken und Brustkorb, notwendig sein.
- → Weitere Ziele wie bei Spätphase II.

8.6 Atemwegserkrankungen

8.6.1 Asthma bronchiale

Anfallsweises Auftreten von Atemnot infolge einer variablen und reversiblen Bronchialverengung durch Hyperreagibilität der Atemwege.

Meist Kombination verschiedener Auslöser. Die häufigsten Infekte sind Virusinfekte der Atemwege und Pertussis (Keuchhusten). Der Schweregrad richtet sich nach der Häufigkeit der Anfälle (leicht: weniger als 5 Anfälle pro Jahr; schwer: wöchentliche Anfälle).

Klinik

- Hustenreiz bzw. trocker Husten, Atemnot, verlängertes Exspirium
- Auskultation Giemen, bei sehr starker Obstruktion kein bzw. abgeschwächtes Atemgeräusch
- Zäher, glasiger Auswurf
- Erhöhter Einsatz der Atemhilfsmuskulatur, Unruhe, Angst, Zyanose
- Zeichen der chronischen Obstruktion: Thoraxdeformierungen, Flankeneinziehungen, Verkürzung der Pektoralismuskulatur.

Asthmaauslöser (in der Reihenfolge ihrer Bedeutung)

Kleinkinder	Schulkinder
Infekte	Allergene
Unspezifische Reize	Infekte
Allergene	Unspezifische Reize
Anstrengung	Anstrengung
Emotion	Psyche

8

Diagnostik

- Anamnese: Medikamente und therapeutische Maßnahmen erfragen.
- Allergietestung:
  - Hauttest: Verschiedene in Frage kommende Allergene (z.B. Pollen, Hausstaub, Tierepithelien) werden direkt auf die Haut aufgebracht oder intrakutan verabreicht. Die Hautreaktion (Durchmesser, Rötung, Quaddel) wird nach einem bestimmten Zeitraum ausgewertet.
  - Nachweis Allergen-spezifischer Antikörper vom Typ IgE im Blut mittels Radio-Allergen-Sorbent-Test (RAST).
  - Nachweis der aktuellen Pathogenität eines Allergens durch bronchialen Provokationstest (durch erfahrenen Allergologen). Inhalativ, nasal, konjunktival werden verschiedene Allergene zugeführt und damit möglichweiser ein Asthmaanfall ausgelöst.
- Schweißtest (einmalig): Natrium- und Chloridgehalt zum Ausschluß einer Mukoviszidose (☞ 8.5.2).
- Röntgenuntersuchung des Thorax.
- Lungenfunktionsprüfung in regelmäßigen Abständen.

Ärztliche Therapie

Ziele: Reduzierung der Anfallshäufigkeit, Dämpfung der bronchialen Hyperreagibilität, Verhinderung der Spätfolgen (Emphysem, Cor pulmonale).

- *Meiden von unspezifischen Reizen:* Rauchverbot in Wohn- und Arbeitsräumen, Bettsanierung, Reduzierung von Staubquellen, Verzicht auf Haustierhaltung. Wenn möglich Allergenkarenz, Hyposensibilisierung.
- *Medikamentöse Ther.* der Bronchialobstruktion und Schleimhautschwellung.
  - Inhalation von Cromoglycinsäure (z.B. Intal®), dadurch Stabilisierung der Zellmembranen als vorbeugende Maßnahme.
  - Inhalation von Betamimetika, dadurch Relaxation der Bronchialmuskulatur (z.B. Sultanol®).
  - Inhalation oder systemische Gabe von Kortikoiden.
  - Theophyllin und/oder Antihistaminika oral.
  - Schleimlösende Maßnahmen: Inhalationen, schleimlösende Medikamente (z.B. Fluimucil®, Mucosolvan®).
- Infektprophylaxe: Sanierung möglicher Herde im Mund-/Zahn- und Hals-Nasen-Ohren-Bereich.
- Psychotherapie bei entsprechender Indikation
- Physiotherapie (Atemtherapie).

✓ Umgang mit Inhalationsgeräten im ambulanten Bereich

Auf eine Reinigung mit Desinfektionsmitteln (Risiko einer chemischen Irritation der Schleimhäute) kann im ambulanten Bereich bei Beachtung der folgenden Leitlinien verzichtet werden:

- Geeignete Geräte verwenden: für den Hausgebrauch z.B. Pari-Boy®, Heyer Pro Domo®.
- Verneblersystem möglichst erst unmittelbar vor Inhalation zusammensetzen.
- Das Gerät sollte nur von Pat. selbst und nicht von anderen Familienmitgliedern mitbenutzt werden.
- Vor der Benutzung des Gerätes Hände gründlich reinigen.
- Als Trägersubstanz nur sterile isotone Lösungen (NaCl-Lösung 0,9 %) oder Fertiginhalate verwenden.
- Nach **jeder** Inhalation (die Reinigung 1 x pro Tag ist unzureichend):
  - Verneblersystem in alle Einzelteile zerlegen
  - Unter fließendem Wasser abspülen und abtrocknen
  - Zum Nachtrocknen mit einem sauberen Tuch abgedeckt mindestens 4 Std. in einem trockenen Raum (möglichst nicht Küche oder Bad) auslegen.

Der Trockenvorgang kann durch Kaltluft auf eine Stunde verkürzt werden.
Vorgehen:

- 30 Sek. Luft aus dem Kompressor des Düsenverneblers applizieren, dabei Durchblasen der Düse, welche für eine Keimbesiedlung besonders prädestiniert ist
- Warmluft (1 Minute alle Einzelteile fönen), Dampfsterilisation.

In jedem Fall jedoch alle Teile 1 Stunde nachtrocknen lassen!

Hinweise zur Spraytechnik

- Dosieraerosole sind erst ab dem Schulalter sinnvoll.
- Bei Betamimetika und Kombinationen besteht die Einzeldosis oft aus zwei Hüben: Abstand von 5–10 Minuten zwischen beiden Hüben einhalten (verbesserte Wirkung in der Peripherie).
- Cromoglycinsäure (z.B. Intal®) bzw. inhaltive Steroide einige Minuten *nach* der Einnahme von Betamimetika.
- Durchführung der Medikamenten-Inhalation:
  - Spray schütteln
  - Bei längerer Nichtbenutzung den ersten Hub in die Luft sprühen
  - Tief ausatmen
  - Mundstück in den Mund nehmen, die Patrone zeigt nach oben
  - Bei Beginn der Einatmung Sprayknopf betätigen
  - Tief einatmen
  - Einige Sekunden die Luft anhalten.

Physiotherapeutische Maßnahmen

Optimale Atemerleichterung

→ *Atemerleichternde Körperstellungen:* Im akuten Stadium (Anfall) oder bei auftretender Atemnot dem Säugling und Kleinkind Positionen anbieten, die die Atmung erleichtern, z.B. Bauchlage mit Unterlagerung des Brustkorbs und des Beckens oder „Päckchensitz", bei dem der Po auf den Fersen liegt, die Arme im Unterarmstütz auf der Unterlage oder erhöht auf einem Polster liegen und der Kopf auf den Armen abgelegt wird. Größeren Kindern kann zusätzlich noch der Sitz auf einem Stuhl angeboten werden, wobei die Arme nach vorn auf dem Tisch abgelegt werden und der Kopf auf den Armen liegt.

→ *Therapeutische Körperstellungen* zur Unterstützung und Vertiefung der Atmung im anfallsfreien Stadium oder in abgewandelter Form (nicht in die Endstellungen der Positionen gehen) im Anfall.

→ *Dehnlagerungen:* Z.B. die Halbmond- oder Sichellage (☞ Abb. 2.13) und die obere und untere Drehdehnlage zur Erweiterung der unterschiedlichen Thoraxabschnitte.

→ *Atemtherapie* zur Verlängerung bzw. Unterstützung der Ausatmung. Um die Atemwege länger offen zu halten, muß die Luft langsam ausströmen. Für kleinere Kinder bieten sich spielerische Übungen an z.B. Seifenblasen, Luftschlangen blasen, Wattebälle wegblasen, gegen einen Spiegel hauchen, mit einem Strohhalm ins Wasser blubbern. Für größere Kinder eignen sich Lippenbremse, wahrnehmende Atmung („Kontaktatmung") und Ausatmen auf Laute.

Optimale Sekretlösung und -transport

→ Heiße Rolle oder warme Brustwickel und warme Getränke unterstützen die Sekretlösung und führen zum leichteren Sekrettransport. Im akuten Anfall kann der warme Brustwickel mehrmals erneuert werden, während sich das Kind in einer atemerleichternden Stellung befindet.

→ Drainagelagerungen.

- → Autogene Drainage (AD) zum besseren Sekrettransport und Abhusten ist unbedingt mit dem Kind zu erlernen (ab dem 6./7. Lj.). Die forcierte Ausatemtechnik (Huffing ☞ 3.1.2) kann zusätzlich erlernt werden, wenn die AD gut beherrscht wird.
- → Dehnlagerungen.
- → Schüttelungen, Vibrationen, Packegriffe: Diese manuellen Techniken werden zur Unterstützung während der Dehnlagerungen oder in Verbindung mit den Drainagelagerungen angewandt.

Erhaltene Thoraxmobilität, korr. Fehlstellungen und Fehlhaltungen

- → *Atem-, Brustkorbübungen:* In Verbindung mit der Atmung werden dynamische Bewegungen des Oberkörpers und der Arme ausgeführt, z.B. im Sitz mit der Einatmung den Oberkörper aufrichten und mit der Ausatmung leicht nach vorne zusammensinken; in Bauchlage auf dem Pezziball (Auflage im Bereich der Hüfte), die Arme befinden sich im Handstütz vor dem Ball und werden abwechselnd nach hinten oben aufgedreht.
- → Rückenschule für Kinder eignet sich gut zur Behandlung der Kinder mit Asthma, um Haltungsfehler zu vermeiden.

Gesteigerte Abwehr

- → Kneipp'sche Anwendungen (☞ 2.5.4)
- → Allgemeine Abhärtung: So oft wie möglich zur spielerischen Freizeitgestaltung im Freien aufhalten. Möglichst kein Aufenthalt in überheizten Räumen mit trockener Luft; angepaßte Raumtemperatur evtl. mit Luftbefeuchtung.

Optimale Ausdauerleistung

Sinnvoll ist eine Hinführung zu Sportarten, die die Ausdauer und Gesamtkoordination schulen. Auswahl an Sportarten ☞ 8.8.

Asthmatikerschulung für betroffene Familien (z.B. „Luftiku(r)s")

Da durch die chronische Asthmaerkrankung weitreichende psychosoziale Folgen für die betroffenen Familien bestehen, werden von verschiedenen Organisationen, z.B. dem Kinderhospital Osnabrück, Schulungskurse für Asthmatiker und ihre Angehörigen angeboten.

Das Schulungsteam besteht aus ÄrztInnen, PsychologInnen, Pflegepersonal und (Sport-)physiotherapeutInnen. Inhalte der Schulungen sind:

- Informationen über die Erkrankung
- Darstellung des Behandlungspektrums: Medikamente, Physiotherapie, Hilfsmittel (Inhalationsgeräte, Peak-Flow-Meßgeräte).
- Anleitung zu Selbsthilfe: Einweisung in die Benutzung der Dosieraerosole, Selbsteinschätzungsprotokolle, Entspannungs- und Atemtraining.
- Erfahrungsaustausch zwischen Betroffenen: Elternerfahrungsgruppe, Rollenspiele
- Kontaktadresse: Gisela Friede, Kursleiterin des „Luftiku(r)s", Kinderhospital Osnabrück, Iburger Str. 187, 49082 Osnabrück.

8.6.2 Pneumonien

Pneumonien sind entzündliche Erkrankungen des Lungengewebes. Folgende Formen werden unterschieden:

- *Primäre, infektbedingte Pneumonien* (z.B. durch Bakterien oder Viren); je nach Lokalisation als Segment-, Lappen- oder Bronchopneumonie.
- *Sekundäre Pneumonien:* Pneumonien als Folge von z.B. Aspiration, Langzeitbeatmung, Mukoviszidose, Asthma bronchiale, Bronchiektasen, Herzfehler mit Lungenstauung, AIDS, Muskeldystrophie und anderen neuromuskulären Erkrankungen mit Hypoventilation.
- *Nichtinfektiöse Pneumonien:* Entstehen im Rahmen von bestimmten Grunderkrankungen oder anderen einwirkenden Ursachen (z.B. allergische Alveolitis, rheumatoide Arthritis, Aspiration, Inhalation von toxischen Substanzen). Hier handelt es sich oft um sog. interstitielle Pneumonien (d.h. die entzündliche Reaktion ist vorwiegend im Bereich des Lungeninterstitiums lokalisiert, die intraalveolären Veränderungen sind meist gering).

Klinik

Beeinträchtigter Allgemeinzustand, Husten, Erhöhung der Atemfrequenz (Tachypnoe) bzw. Atemnot (Dyspnoe) mit Nasenflügelatmung, oft nur angedeutete, vorwiegend periorale Zyanose, geblähtes Abdomen, Bauchschmerzen. Bei Mitbeteiligung der Pleura evtl. endexpiratorisch anstoßende, stöhnende Atmung, Zurückbleiben einer Thoraxseite sowie Dämpfung in der Perkussion.

Diagnostik

8

- *Röntgen:* Thoraxaufnahme in zwei Ebenen.
- *Labordiagnostik:* Blutbild, Blutkörperchen-Senkungs-Reaktion, CRP (Akute-Phase-Proteine), Elektrolyte.
- Bei schwer verlaufenden Pneumonien zusätzlich: Blutgasanalyse, Blutkultur, ggf. bakteriologische Untersuchungen (Sputum).

Ärztliche Therapie

Je nach Ätiologie antibiotische bzw. antimykotische Therapie; liegt der Verdacht auf eine Viruspneumonie vor, so kann zunächst auf ein Antibiotikum verzichtet werden, bei erneutem Fieberanstieg nach vorübergehender Besserung jedoch Einleitung einer antibiotischen Behandlung (bakterielle Superinfektion). Außerdem Bettruhe, ausreichende Flüssigkeitszufuhr, Expektorantien, Frischluft, behutsame physiotherapeutische Maßnahmen, Antipyretika, unter Umständen auch O_2-Gabe und Intensivmaßnahmen. Antitussiva sind evtl. in der Phase des trockenen Reizhustens sinnvoll.

Physiotherapeutische Maßnahmen

Wie bei Surfactant-Mangelsyndrom beim Frühgeborenen (☞ 8.6.4).

8.6.3 Atemstörungen beim Neugeborenen

Störungen der Atmung beim Neugeborenen können zentral (Apnoe), durch Obstruktion der Atemwege, durch Diffusionsstörungen oder durch andere Ursachen bedingt sein (z.B. Aspirations-Pneumonie, Surfactantmangel, Unreife des Atemzentrums beim Frühgeborenen, Zwerchfellhernie, Pneumothorax, angeborene Herzfehler). Bei nicht zentralen Atemstörungen besteht Atemnot mit Tachypnoe, Zyanose, Nasenflügeln, interkostale, juguläre, subkostale Einziehungen und expiratorisches Stöhnen.

Physiotherapeutische Maßnahmen

Wie bei Surfactant-Mangelsyndrom beim Frühgeborenen (☞ 8.6.4).

8.6.4 Surfactant-Mangelsyndrom beim Frühgeborenen

Surfactant ist ein Gemisch von Phospholipiden und Proteinen, welches die Oberflächenspannung der Alveolen vermindert und dadurch den Kollaps der Alveolen verhindert. Frühgeborene produzieren zu wenig Surfactant. Ebenso besteht bei Neugeborenen diabetischer Mütter ein erhöhtes Risiko für Surfactant-Mangel.

Pränatale Diagnostik und Prävention

Durch Fruchtwasserpunktion kann evtl. der Lungenreifegrad beurteilt werden. Die Gabe von Glukokortikoiden oder Mucosolvan® an die Mutter beschleunigt die Lungenreifung.

Symptome

Zyanose und Zeichen der Atemnot (Tachypnoe, Einziehungen, Nasenflügeln, exspiratorisches Stöhnen) kurz nach der Geburt.

Ärztliche Therapie

Zur Verhütung des Alveolenkollaps während der Ausatmung Atemhilfe in Form eines kontinuierlichen positiven Atemwegsdrucks (CPAP), gegen den das Kind ausatmen muß. Bei zusätzlicher Ventilationsstörung muß das Kind maschinell beatmet werden. Rescue-Surfactant-Substitution (falls keine Prophylaxe erfolgte). Breite antibiotische Behandlung bis zum Infektionsausschluß. Verordnung von Physiotherapie.

Physiotherapeutische Maßnahmen

Bei Pneumonien, Atemstörungen beim Neugeborenen und Surfactant-Mangel-Syndrom.

Ziele

- → Vermindertes Risiko einer Lungeninfektion.
- → Optimale Sekretmobilisation und Sekrettransport.
- → Verbesserte alveolare Belüftung.
- → Verminderte Atemarbeit.

Maßnahmen

→ Feuchtinhalation (NaCl-Lösung)
→ Drainagelagerungen; können auch in abgewandelter Form z.B. ohne Kopftief- und Bauchlage durchgeführt werden.
→ *Kopftieflage:* Wenn erlaubt, werden die Kinder im Anschluß an die Drainagelagen 2–4 Minuten lang in eine symmetrische, ca. 30° steile, kopftiefe Rumpfstellung gebracht.
→ *Therapeutische Körperstellungen:* Wie bei den Drainagelagerungen sind auch hier Abwandlungen jederzeit möglich.
→ Dehnlagerungen.
→ *Unterstützung der Ausatmung:* Während der Ausatmung leichte Vibrationen mit Kompression auf dem Sternum und den lateralen Thoraxabschnitten. Zur Sekretmobilisation leichte Klopfungen auf dem Brustkorb, bei Früh- und Neugeborenen mit den Fingerspitzen ausführen. KI: z.B. Bronchospasmus, hyperreagibles Bronchialsystem.
→ *Wahrnehmende Atmung:* Zur Vertiefung der Atmung vorsichtige manuelle Atemführung an Sternum oder Rippen.
→ *Fersen ausdrücken:* Vorsichtig die Fersen des Kindes kneten; dies führt reflektorisch zu einer Vertiefung der Atmung.
→ *Segmentale Abflußlagen:* Bei lokal begrenzten Atelektasen und Pneumonien können die Kinder zusätzlich über längere Zeit (5–20 Min.) in eine auf das Lungen- und Bronchialsegment abgestimmte segmentale Abflußlage gebracht werden. Wahl der Abflußlage nach Befund.
→ *Atemerleichternde Lagerungen:* Das Prinzip ist die Lagerung des Brustkorbs in Einatemstellung und die Schaffung von Hohlräumen zwischen dem Körper des Kindes und der Auflagefläche zur Unterstützung der Brustkorberweiterung (→ Verringerung des Widerstandes).
→ *Vojta:* 1. Phase bei Säuglingen, die nicht mehr von Geräten abhängen.

8.7 Gedeihstörungen

Häufige Ursachen (v.a. in Entwicklungsländern) sind Hunger und qualitative Fehlernährung (Milch- und Mehlnährschäden, Eiweiß- und Vitaminmangel), außerdem ungenügende Nahrungsaufnahme durch Passagehindernisse (z.B. Pylorusstenose) oder ungenügende Nahrungsverwertung (Maldigestion, Malabsorption) und Nahrungsmittelproteinintoleranzen (z.B. Zöliakie, Kuhmilchproteinintoleranz). Folgezustände sind:

- *Dystrophie (Malnutrition):* Zustand einer leichten bis mittelschweren Unterernährung, das Gewicht liegt 15–20 % unter dem Sollgewicht.
- *Atrophie (Marasmus):* Schwerste Form der Gedeihstörung, durch nahezu vollständiges Fehlen des Unterhautfettgewebes und schwere Mangelerscheinung gekennzeichnet. Das Gewicht liegt um mehr als 30 % unter dem Normalgewicht.

Klinik

Untergewicht, reduziertes subkutanes Fettpolster, trockene und faltige Haut (greisenhafte Facies, Tabaksbeutelgesäß, mangelhaft entwickelte Muskulatur, blasses Hautkolorit (Eisenmangelanämie), evtl. Proteinmangelödeme, Wachstumsverzögerung und herabgesetzte Widerstandskraft gegenüber Infektionen.

Zöliakie

Schwere Schädigung der Dünndarmschleimhaut durch Unverträglichkeit des Klebereiweißes (Gluten) in Roggen- und Weizenmehl. Ähnliche Proteine befinden sich auch im Hafer- und Gerstenmehl. Folge: Hochgradiger Zottenverlust der Dünndarmschleimhaut und dadurch Insuffizienz der intestinalen Resorption (Malabsorptionssyndrom).

Die Ursache ist nicht geklärt, wahrscheinlich liegen immunologische Vorgänge zugrunde; in 5–10 % familiärer Befall. Mädchen erkranken 1,5–2 x häufiger als Knaben.

Klinik

Krankheitssymptome ab ca. 4. Lebensmonat, meistens jedoch erst im 2. Lebenshalbjahr:

- Häufige, massige, übelriechende, fettglänzende Stühle (Steatorrhoe), aufgetriebenes Abdomen, Meteorismus. Die verminderte Resorption von Fettsäuren, Kohlenhydraten und Vitaminen sowie der Kalziumverlust führen zu Minderwuchs, Dystrophie, trockener faltenreicher Haut, Eiweißmangel, Anämie (in leichten Fällen einziges Symptom), Appetitlosigkeit.
- Verdrießliche Stimmung: die Kinder sind gereizt, antriebsarm, depressiv.
- Gute Prognose unter Diät, welche auch im Erwachsenenalter eingehalten werden muß. Es besteht ein statistisch höheres Risiko, an Darmtumoren zu erkranken.

Diagnose

Bestimmung von IgG und IgG-AK gegen Gliadin und IgA-AK gegen Endomysium (Screeningmethode). Saugbiopsie der Dünndarmschleimhaut. Hier zeigt sich eine subtotale Zottenatrophie.

Ärztliche Therapie

Elektrolyt- und Glukosesubstitution, Kostaufbau mit viel Traubenzucker, Bananen. Auf *keinen Fall* Roggen-, Weizen-, Hafer- oder Gerstenmehl. Stattdessen Reis, Mais, Johannisbrotkernmehl. (Informationsmaterial über Deutsche Zöliakie-Gesellschaft ☞ 12).

Physiotherapeutische Maßnahmen

Optimale Atemfunktion

→ *Manuelle Atemführung:* wahrnehmende Atmung zur Vertiefung der Atmung im Bereich des Sternums und der Rippen.
→ Vibrationen und leichte Kompression auf dem Sternum und den lateralen Thoraxabschnitten zur Unterstützung der Atmung.
→ Atemübungen bei größeren Kindern, z.B. Ausatmen auf Laute, Lippenbremse, Seifenblasen.

Geförderte Entwicklung gemäß der sensomotorischen Entwicklung

→ Innerhalb des Handlings, der Schoßbehandlung und des Fazilitierens soll das Kind in seiner Entwicklung unterstützt werden. Stabilisation bereits erreichter Fähigkeiten, z.B. das Kopfabheben aus der Bauchlage beim Tragen oder im Unterarmstütz und Anbahnen nächsthöherer Entwicklungsschritte.

→ Säuglings- und Kleinkindschwimmen ergänzt die Bahnung neurophysiologischer Bewegungsmuster.

Geförderte Perzeption

Wie bei oberer Plexusparese (☞ 8.2.1) oder M. Down (☞ 8.5.1)

Optimale Muskelkraft

→ *Anbahnen neurophysiologischer Bewegungsmuster:* Beim Fazilitieren besonders auf die Aktivierung der Rücken- und Bauchmuskulatur achten. Spannungsaufbau durch angepaßten Widerstand und kurze Haltepausen (= Stops) innerhalb eines Bewegungsablaufs oder in einer aktiv gehaltenen Position provozieren.

→ *Dynamische Übungen mit Geräten:* Spielerische Übungsangebote mit unterschiedlichen Geräten wie Pezziball, Trampolin oder Rollbrett, angepaßt an das Alter des Kindes. Kleine Spiele in der Einzel- oder Gruppensituation zur Schulung der Muskelkoordination.

→ *Psychomotorikgruppe:* Weiterführung der Behandlung bei Kindern ab 3 J.

8.8 Diabetes mellitus

Aufgrund mangelnder Insulinsekretion oder -wirkung entsteht eine mangelnde Glukoseverwertung mit Hyperglykämie und Glukosurie. Beim Typ I Diabetes (juvenile Form) produziert die Bauchspeicheldrüse kein oder sehr wenig Insulin, beim Typ II Diabetes (Erwachsenenform) wird Insulin produziert, die Insulinwirkung ist jedoch reduziert (periphere Insulinresistenz). Außerdem setzt die Wirkung oft verzögert ein (sog. Sekretionsstarre).

Beim sog. sekundären Diabetes kann eine Mehrsekretion antiinsulinärer Hormone (z.B. STH, Glukokortikoide) aber auch Erkrankungen des exokrinen Pankreas (Mukoviszidose) die Ursache sein. 98 % der Kinder haben einen Typ I Diabetes.

Die Ursache des Typ I Diabetes ist nicht völlig geklärt, es scheint eine Vergesellschaftung mit Auto-Antigenen und exogenen Faktoren (Viren) zu geben, die zu einer Zerstörung der Betazellen der Bauchspeicheldrüse führen.

Klinik

Bei langsamer Entwicklung zunächst Durst, vermehrtes Wasserlassen, Gewichtsabnahme, Mattigkeit, Leistungsschwäche, Infektanfälligkeit. Bei schneller Verlaufsform zusätzlich Übelkeit, Erbrechen, abdominelle Beschwerden, Geruch der Atemluft nach Azeton, Kussmaul'sche Atmung und schließlich Bewußtseinsstörungen mit Coma diabeticum. Häufige Erstmanifestation bei Kindern ist das ketoazidotische Koma: Der Blutzucker beträgt über 300 mg/dl, der pH < 7,3, die Kinder sind somnolent bis komatös.

Komplikationen

- Ketoazidose: z.B. hervorgerufen durch psychischen Streß, hormonelle Umstellung (Pubertät) und Infekte.
- Auftreten von Hypoglykämien.
- Spätkomplikation: Mikroangiopathie, Makroangiopathie, diabetische Nephropathie und Neuropathie sowie Retinopathie nach ca. 10–20 Jahren Krankheitsdauer.

Diagnostik

- Blutzucker, Blutgasanalyse, Blutbild, (Hämatokrit meist erhöht)
- Cholesterin, Triglyzeride, Harnstoff, Kreatinin
- Urin: Zucker und Ketonkörper
- Inselzell- und Insulin-Autoantikörper
- Oraler Glukosetoleranztest
- HbA1c: Aussage über die Blutzuckereinstellung in den vorangegangenen 3 Monaten
- Fructosamin: Aussage über die Blutzuckereinstellung in den vorangegangenen letzten zwei Wochen
- C-Peptid: Indikator für die Restaktivität der insulinproduzierenden Zellen.

Ärztliche Therapie

Die Initialtherapie hängt von der Schwere der Entgleisung ab. Wenn keine Ketoazidose besteht, reicht die Gabe von Altinsulin s.c. und perorale Gabe von Flüssigkeit bis zur Normalisierung des Blutzuckers. Die diabetische Ketoazidose ist lebensbedrohlich → intensive Überwachung von Kreislauf- und Blutwerten (Blutzucker, pH-Wert, Elektrolyt- und Wasserhaushalt). Ziele der Langzeitbehandlung sind Insulintherapie, Diätbehandlung und Stoffwechselkontrolle (Glukose im Urin, Blutzuckerkontrolle).

Physiotherapeutische Maßnahmen

Ziele

→ Optimale Ausdauerleistung
→ Herabgesetzte schnelle Ermüdbarkeit
→ Angemessene Muskelkraft
→ Geförderte Flexibilität, Koordination und Konzentration.

Maßnahmen

→ *Dauergymnastik im submaximalen Bereich.*
→ *Dynamische Muskelarbeit, Schwimmen:* in Einzel- oder Gruppentherapie aktive Übungen mit und ohne Geräte durchführen. Bei der Auswahl der Übungen darauf achten, daß die Kinder Spaß haben beim Mitmachen (Motivation wecken). Ausdauerleistung im submaximalen Bereich schulen, keine Schnellkraft trainieren. Kinder neigen dazu, Übungen ruckhaft und schnell auszuführen; deshalb bei der Anleitung genau auf die Durchführung achten.

! Zur weiterführenden Therapie außerhalb der Klinik Kinder in Psychomotorikgruppen oder ältere Kinder in Sportgruppen integrieren. Die Kinder sollen je nach Neigung entscheiden, was sie an sportlichen Angeboten nutzen wollen. Günstig sind Sportarten ohne großen Wettkampfcharakter und ohne zu lange Wartepausen, z.B. Schwimmen, Radfahren, Reiten, Waldlauf, Rudern.

8.9 Adipositas (Fettsucht)

Def. der Adipositas bei Kindern: Übergewicht mehr als 20 % über dem Sollgewicht entsprechend den Perzentilkurven. Später gilt als Grundlage für die Beurteilung einer Adipositas der Body-Mass-Index (BMI, s.u.). BMI > 27 = Adipositas. In der Regel liegt auch ein Großwuchs vor (Adiposogigantismus). Ursache: In ca 99 % der Fälle alimentär durch erhöhte Kalorienzufuhr bedingt. Seltene Ursachen: verschiedene endokrine Erkrankungen (STH-Mangel, Hyperkortisolismus, Hypothyreose, Hyperinsulinismus) oder Dysmorphiesyndrome (Down-Syndrom, Turner-Syndrom).

$$\mathbf{BMI} = \frac{\text{Gewicht (kg)}}{(\text{Körperlänge in m})^2}$$

Diagnostik

Ernährungsanamnese, Gewicht der Eltern (bei einem adipösen Elternteil Risiko 40 %, bei beiden Eltern 60 %), Blutzuckerwerte, bei V.a. endokrine Erkrankung entsprechende Hormonparameter.

Ärztliche Therapie

Diät, Bewegungstherapie, psychologische Betreuung besonders bei reaktiver Fettsucht (familiäre Konflikte, Scheidung).

Physiotherapeutische Maßnahmen

Ziele

- → Optimale Ausdauerleistung
- → Herabgesetzte schnelle Ermüdbarkeit
- → Angemessene Muskelkraft
- → Geförderte Flexibilität, Koordination und Konzentration.

8

Maßnahmen

- → *Dauergymnastik im submaximalen Bereich.*
- → *Dynamische Muskelarbeit:* In der Einzel- oder Gruppentherapie Schulung der Ausdauerleistung im submaximalen Bereich. Behandlungszeit anfangs 2–3 x tgl. 10–15 Minuten, auf 2–3 x tgl. 30–40 Minuten steigern. Günstig für einen Einstieg in die Therapie ist ein Kuraufenthalt von 4–6 Wochen, je nach Alter der Kinder mit oder ohne Eltern. Zusätzliche Beratung und Anleitung der Eltern, um die Therapie zu Hause weiterzuführen. Vorteilhaft für die Kinder ist eine aktive Freizeitgestaltung in Sportgruppen. Die Motivation wird durch die Teilnahme in Gruppen stärker gefördert.
- → Günstige Sportarten sind solche ohne großen Wettkampfcharakter und ohne lange Wartepausen (☞ 8.8).

Wichtig ist, parallel zur physiotherapeutischen Behandlung eine Diät durchzuführen und genau auf die Einhaltung des Tagesablaufs zu achten.

8.10 Infantile Zerebralparese

Synonyme/Abkürzungen: CP, ZKS (Zentrale Koordinationsstörung). Unterschiedlich ausgeprägte, entwicklungsabhängige Lähmungserscheinungen, die auf einer nicht progredienten frühkindlichen zerebralen Schädigung beruhen.

Symptome

Die klinischen Symptome richten sich nach dem Ausmaß der Schädigung. Typisch neurologische Symptomatik mit positiven Pyramidenbahnzeichen (z.B. pathologische Mitbewegungen, unerschöpfliche Kloni; pathologische Reflexe, z.B. Babinski), gesteigerten Muskeleigenreflexen, spastischer Muskeltonuserhöhung, begleitet von mehr oder weniger deutlichen Zeichen einer extrapyramidalmotorischen Schädigung (z.B. Rigor, Dystonie, Athetosen). Zusätzlich häufig geistige Retardierung, Sprachentwicklungsverzögerung oder Anfallsleiden.

Diagnostik

- Nachweis der zerebralen Schädigung durch Computertomographie.
- Pathologische frühkindliche Reflexe.

Hinweise zur Eltern-Anleitung

In der Frühbehandlung hat die Eltern-Anleitung (Hausaufgabenprogramm) einen sehr hohen Stellenwert für die Behandlung. Prinzipien:

- → Eltern sollen eindeutig angeleitet werden und *wissen*, was und warum sie etwas tun.
- → Die Anleitung sollte sich auf 3 bis (max.) 4 Schwerpunkte konzentrieren.
- → Diese Schwerpunkte (Behandlungsziele) müssen im Behandlungsverlauf immer wieder neu definiert werden.
- → Eltern sollten *nicht* zu Kotherapeuten angeleitet werden, um eine spontane (elterngerechte, gefühlsbetonte) Interaktion mit dem Kind nicht zu zerstören. Das Kind soll von den Eltern nicht ständig aus therapeutischer Sicht betrachten und von außen manipuliert werden.
- → Die Inhalte eines Hausaufgabenprogramms sind vom Entwicklungsstand und Alter des Kindes abhängig.

8.10.1 Spastische Hemiparese

Die Lähmungserscheinungen betreffen lediglich eine Körperhälfte, sie können arm- oder beinbetont sein. Die geistige Entwicklung der betroffenen Kinder ist meist gut. Besteht gleichzeitig ein Anfallsleiden ist die Prognose schlechter.

Physiotherapeutische Maßnahmen

Hemmung assoziierter Reaktionen, Verminderung von Kontrakturen

Ziel der Behandlung ist, daß das Kind lernt, seine hemiparetische Seite immer mit einzusetzen.

- *Aktive Inhibition:* Zur Hemmung assoziierter Reaktionen die Gewichtsverlagerung auf die hemiparetische Seite anbahnen. Diese Gewichtsübernahme soll das ältere Kind zur Vermeidung der Tonuserhöhung selbst durchführen. Je besser das Kind angeleitet ist und die Hemmung durchführt, desto eher können Kontrakturen vermieden werden.
- *Funktionelle Hilfsmittelversorgung:* In Absprache mit den Eltern Hilfsmittelversorgung zur Unterstützung der Behandlung und Förderung der Selbständigkeit des Kindes.

Beispiele für Hausaufgabenprogramme

Zielgruppe Säuglinge

Behandlungsschwerpunkt: Handling und Schoßbehandlung (im Rahmen der Frühbehandlung)

- *Alltäglicher Umgang*: Tragen, Halten auf dem Schoß: Paretische Seite immer mit einbeziehen: darauf achten (ggf. unterstützen), daß beide Hände/Arme vor dem Körper in der Mitte zusammengebracht werden. Spielzeuge usw. als Anreiz anbieten.
- *Lagerung:* Schlafphasen bezogener Wechsel zwischen Rückenlage, Seitlage auf der betroffenen Seite und Seitlage auf der gesunden Seite. Die Bauchlage wird zu Anfang nicht durchgeführt, da unter anderem Gefahr für den paretischen Arm besteht, unter dem Körper eingeklemmt zu werden.
- *Baden:*
  - Möglichst viele taktile Reize zur Stimulation auf paretischer Seite geben.
  - mit dem Schwamm/Waschlappen abreiben.
  - Eincremen mit betontem Druck auf der paretischen Seite.
- *Wickeln:* Beim Wickeln Anwendung des sogenannten Kreuzgriffs (aus dem Bobath-Konzept). Vorteil: das Kind wird beim Wickeln nicht in eine pathologische Streckhaltung „hochgezogen".
  - ASTE des Kindes: Rückenlage, Beine zeigen zu TherapeutIn.
  - Mit einer Hand seitlich unter einem Oberschenkel durchgreifen und den anderen Oberschenkel flächig umfassen
  - Beide Beine in maximaler Hüftflexion bringen, dadurch erfolgt das Abheben des Gesäßes von der Unterlage.

Zielgrupe ältere Kinder (ab 1,5–2. Lebensjahr)

Behandlungsschwerpunkt: Inhibition (Vermeiden von assozierten Reaktionen): Anleitung zu günstigen Spielpositionen; Ziel: freies Hantieren mit gesunder Seite.

- Seitsitz auf der paretischen Seite auf dem Boden, Knie und Hüften beidseits flektiert und mit Kontakt zueinander.
- Der hemiparetische Arm sollte seitlich neben dem Körper möglichst mit geöffneter Hand zum Abstützen mit Gewichtsübernahme gebraucht werden.

Zielgrupe ältere Kinder, ab Schulalter

Behandlungsschwerpunkt: aktive Inhibition.

→ Sitz am Tisch:
  - Nach vorne Bringen und Ablegen des hemiparetischen Armes auf dem Tisch mit Unterstützung des gesunden Armes.
  - Integration der betroffenen Seite bei Alltagsaktivitäten wie Essen, Trinken, Dinge-Festhalten usw.

→ Stehen neben dem Tisch: Hemiparetischer Arm sollte zum Abstützen mit der geöffneten Hand eingesetzt werden.

→ Alltagsaktivitäten: Bei Aktivitäten wie Stehen, Gehen usw. sollte die paretische Hand geöffnet in der Hosentasche stecken.

8.10.2 Spastische Diparese

Die Lähmungserscheinungen betreffen hauptsächlich die Beine. Die geistige Entwicklung ist i.d.R. weniger beeinträchtigt.

Physiotherapeutische Maßnahmen

Optimale Tonusregulation

Spastikhemmende Positionen oder Ausgangsstellungen herausfinden und dem Kind anbieten.

Geförderte Perzeption

→ Stimulation: Streichungen des ganzen Körpers, damit das Kind seine Körpergrenzen, vor allem die der unteren Extremität, kennenlernt.

→ Basale Stimulation (☞ 8.2.1)

→ Säuglings- und Kleinkindschwimmen: Im Wasser werden verschiedene Schwünge durchgeführt zur Bahnung physiologischer Bewegungsmuster; gleichzeitig findet eine starke Stimulation der Oberflächen- und Tiefensensibilität sowie der vestibulären Wahrnehmung statt.

Geförderte Entwicklung gemäß der sensomotorischen Entwicklung

Techniken: Handling; Schoßbehandlung; Fazilitieren; Schwimmen; Hippother.

Während aller Entwicklungsstufen Anbahnen isolierter Bewegungen in der Hüfte oder im Knie, z.B. zur Streckung der Hüfte in Rückenlage bei gebeugten Knien den Po abheben (Bridging) oder für eine isolierte Hüftstreckung im Kniestand den Po nach vorne bringen.

! Im Verlauf der Behandlung (vom Säugling bis zum größeren Kind) verändern sich die Schwerpunkte:
  - Am Anfang viel Wert auf die Bahnung der Rumpfrotation und der physiologischen Bewegungsmuster (Aktivität) der Beine legen.
  - Beim Kleinkind auf günstige Positionen zum Spielen achten, da die Kinder oft sehr lange in diesen Positionen verweilen (z.B. Sitz auf einem Stuhl oder Sitz auf dem Boden).
  - Im weiteren Verlauf der Behandlung steht das Anbahnen eines physiologischen Gangmusters im Vordergrund.

Geförderte Stell- und Gleichgewichtsreaktionen

- In den jeweils vom Entwicklungsstand abhängigen Positionen werden Stell- und Gleichgewichtsreaktionen angebahnt, z.B. im Unterarmstütz einen Arm abheben fordert Gewichtsverlagerung zu einer Seite und Gleichgewichtsreaktion am Bein der entlasteten Seite.
- Angemessene funktionelle Hilfsmittelversorgung zur Unterstützung der Therapie und zur Förderung der Selbständigkeit in Absprache mit den Eltern.

8.10.3 Spastische Tetraplegie

Schwer ausgeprägte, oft an Armen und Beinen gleich starke aber auch seit- oder armbetonte Lähmungserscheinungen als Folge einer globalen ischämischen oder hämorrhagischen Läsion des Gehirns. Die geistige Entwicklung der betroffenen Kinder ist meist schwer beeinträchtigt, oft besteht gleichzeitig ein Anfallsleiden, eine Mikrozephalie findet sich häufig.

Physiotherapeutische Maßnahmen

☞ 8.10.1, 8.10.2

- Im Vordergrund der Behandlung bei älteren Kindern mit Tetraparese steht eine angepaßte funktionelle Hilfsmittelversorgung zur Vermeidung von Kontrakturen und zur Unterstützung der Selbständigkeit des Kindes.
- Individuell sollen für jedes Kind geeignete Positionen bzw. Lagerungen für eine größtmögliche Selbständigkeit gefunden werden, z.B. eine günstige Sitzposition zum Essen oder zur Betätigung in einer aufrechten Haltung.

8.10.4 Athetose

Form einer Hyperkinese mit langsamen, tonischen, wurmartigen, unwillkürlichen, geschraubten Bewegungen, meist distal an den Fingern und Zehen sowie im Gesicht (☞ 6.2.2). Hauptsächlich hervorgerufen durch Schädigung des extrapyramidalen Systems (Kernikterus, Asphyxie, Trauma, degenerative Erkrankung).

Physiotherapeutische Maßnahmen

Optimale Tonusregulation

Stimulation nach dem Bobath-Konzept zur Tonusregulation als Vorbereitung für die Bahnung physiologischer Bewegungsmuster.

Geförderte Entwicklung gemäß der sensomotorischen Entwicklung

- Handling
- Schoßbehandlung
- Fazilitieren.

In der Frühbehandlung liegt der Schwerpunkt auf der Verbesserung der Kopf- und Rumpfkontrolle. Wichtig ist die Inhibition in der Symmetrie; wenn das Kind diese Kontrolle übernehmen kann, Bewegungsanbahnung mit kleinen Bewegungen aus der Symmetrie heraus beginnen. Um genügend Stabilität bei freien Bewegungen zu gewährleisten, für jedes Kind je nach Alter und Art der Beschäftigung (Essen, Spielen) günstige Positionen ermitteln. Bei älteren Kindern steht die Eigenkontrolle in hohen Positionen (Sitz, Stand) im Vordergrund.

Geförderte Perzeption ☞ 8.10.1

Geförderte Stell- und Gleichgewichtsreaktionen

Aufgrund der Tonusschwankungen können die Kinder sich nicht auf ihre Stütz- und Gleichgewichtsreaktionen verlassen. Die Schulung dieser Reaktionen erfolgt in für die Kinder wichtigen Positionen (Sitz, Stand) auf der Rolle, dem Schaukelbrett oder anderen labilen Unterlagen.

Optimale Hilfsmittelversorgung

Eine funktionelle Hilfsmittelversorgung soll die Selbständigkeit der Kinder unterstützen.

Die Behandlung der Athetose ist aufgrund der Tonusschwankungen von hyper- bis hypoton sehr schwierig. Für die Kinder bedeutet dies, daß sie sich auf keine Tonusqualität einstellen und verlassen können.

8.10.5 Umschriebene Entwicklungsstörungen

Teilleistungsstörungen bei normaler Gesamtintelligenz und ohne Vorliegen von spezifischen neurologischen Erkrankungen; z.B. umschriebene Leseschwäche (Legasthenie), Rechtschreib-, Rechenschwäche. Häufig auch motorische und neurologische Ungeschicklichkeit, mäßige Körperhaltungs- und Bewegungskontrolle, Hyperkinesien. Zugrunde liegt eine partielle Unreife des Zentralnervensystems. Die Ursachen hierfür sind nicht einheitlich (bei Sprach- und Rechtschreibstörungen genetische Faktoren, Rolle der frühkindlichen Hirnschädigung umstritten).

Ärztliche Verordnung

Frühförderung durch Physiotherapie, Ergotherapie, Logopädie.

Physiotherapeutische Maßnahmen

Ziele

- → Geförderte Perzeption
- → Geförderte Entwicklung gemäß der sensomotorischen Entwicklung
- → Optimale Koordination und Konzentration
- → Optimales Gleichgewicht und Geschicklichkeit
- → Optimale Förderung des Verhaltens.

Maßnahmen

Zur Therapie dieser Kinder eignet sich eine psychomotorische Einzel- oder Gruppenbehandlung oder eine sensomotorische Integrationsbehandlung. Je nach Schwächen der Kinder entscheiden, welche Übungsangebote notwendig sind. Die Therapie beinhaltet alle Wahrnehmungsbereiche, die durch die Stimulation von außen, durch motorische Eigenaktivität oder beides gefördert werden. Zusätzlich Schwimmen oder Hippotherapie.

8.11 Muskulärer Schiefhals

Häufig schon beim Neugeborenen, deutlicher beim jungen Säugling. Neigung des Kopfes nach der betroffenen Seite und Drehung zur Gegenseite. Auf der Seite, zu der der Kopf geneigt ist, ist der M. sternocleidomastoideus derb, aber nicht druckschmerzhaft.

Ursachen: Ischämische Schädigung aufgrund einer intrauterinen Fehllage oder eine traumatische Schädigung mit Hämatombildung unter der Geburt, genetisch bedingt. Sonographisch Nachweis eines Hämatoms des M. sternocleidomastoideus. Bei Verdacht auf knöcherne, ophthalmologisch oder neurologisch bedingte Schiefhaltung des Kopfes weitere Abklärung. Eine unbehandelte Fehlhaltung kann zu einer sekundären Gesichts- und HWS-Skoliose führen.

Ärztliche Therapie

Frühzeitig einsetzende PT (Lagerungs- und Bewegungsübungen). Bei narbiger Umwandlung des M. sternocleidomastoideus mit Verkürzung kann nur durch chirurgische Spaltung eine Besserung erzielt werden. Günstiger OP-Zeitpunkt zwischen dem 1. und 3. Lebensjahr.

8

Physiotherapeutische Maßnahmen

Frühphase

Symmetrische Kopfhaltung

- → *Lagerung in Rückenlage:* eine kleine Rolle oder ein kleines Polster seitlich am Kopf auf der geschädigten Seite, um Seitneigung und Drehung des Kopfes zu vermeiden. Wenn das Kind kompensatorisch eine Lateralflexion im Rumpf ausführt, muß auch dieser seitlich durch eine Rolle fixiert werden.
- → *Lagerung in Seitlage:* Seitlage auf der geschädigten Seite, wenn der akute Zustand (Hämatom, Schwellung, Schmerz) abgeklungen ist (Unterlagerung des Kopfes ist meistens nicht notwendig). Dabei daran orientieren, wie weit eine passive Dehnung der verkürzten (geschädigten) Seite vom Kind zugelassen wird (darauf achten, daß die Schulter nicht eingeklemmt, sondern in Protraktion gebracht wird). Seitlage auf der nicht geschädigten Seite mit Unterlagerung des Kopfes; auch hier an der zugelassenen Dehngrenze orientieren; das Kind darf keinen Schmerz äußern.

→ *Lagerung in Bauchlage:* Der Kopf soll entgegen dem gewohnten Muster abgelegt werden. Wenn diese Position vom Kind toleriert wird, kann die Bauchlage als Schlafposition genutzt werden → optimale Dehnung für die betroffene Muskulatur, eine weitere Therapie ist dann meistens nicht mehr notwendig.

Geförderte Entwicklung gemäß der sensomotorischen Entwicklung

→ *Vorbereitende Maßnahmen:* Lokale Wärme auf der geschädigten Seite (warmer Waschlappen oder Wärmflasche).
→ Streichungen in Verbindung mit pass. Dehnung der verkürzten Muskulatur.
→ Querfriktionen der verkürzten Muskulatur.
→ *Handling:* Im Umgang mit dem Kind beim Tragen, Spielen und Füttern immer auf eine symmetrische Kopfeinstellung achten. Das Kind z.B. beim Füttern auf den Schoß legen, die Flasche von vorne unten anbieten und darauf achten, daß der Kopf symmetrisch in der Kuhle zwischen den Beinen liegt.
→ *Schoßbehandlung:* Den Kopf passiv oder aktiv vom Kind selbst in die Symmetrie bringen. Aktivität vom Kind immer wieder über „Verfolgen des Blickkontaktes", oder durch Anbieten von Spielzeug fordern. Günstige Ausgangsstellungen hierbei sind die Rücken-, Bauch- und Seitlage.
→ *Fazilitieren:* Mit Hilfe von Stimulation versuchen, die symmetrische Kopfhaltung so lange wie möglich zu halten. Erarbeiten der symmetrischen Kopfhaltung in Rückenlage durch Disoziieren vom Becken aus oder Provozieren der aktiven Kopfeinstellung über Anreize von außen.

Geförderte Perzeption

→ *Säuglingsmassage:* Wert legen auf die Ausstreichung am Hals aufwärts zum Hinterhaupt.
→ *Säuglingsschwimmen:* Beim Durchführen verschiedener Schwungübungen auf die Kopfeinstellung entgegen der gewohnten Haltung achten.
→ *Basale Stimulation:* Dem Kind Unterstützung geben, vor allem seine geschädigte Seite besser wahrzunehmen.

Spätphase

Wenn in der Spätphase noch eine Behandlung nötig ist, Übungsbehandlung in einer Psychomotorikgruppe oder eine gezielte kindliche Rückenschule durchführen. Übungsangebote für die Psychomotorikgruppe oder für zu Hause sollen darauf abzielen, vom Kind eine symmetrische Haltung zu fordern, z.B. mit beiden Händen einen großen Ball zu fangen oder zu werfen.

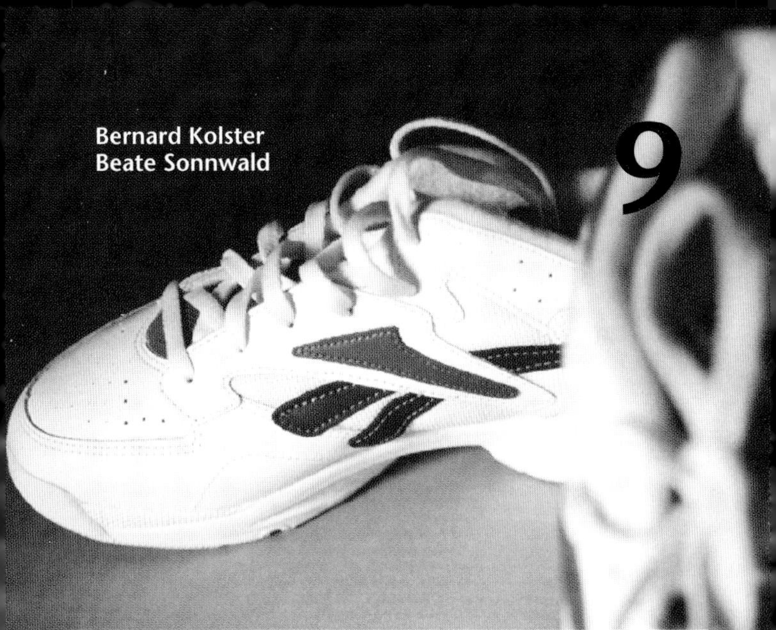

Bernard Kolster
Beate Sonnwald

9

Sportmedizin und Sportphysiotherapie

9.1 Sportverletzungen, Überlastungsschäden, Überlastungsfolgen

Die Sportphysiotherapie dient der Prävention und der Behandlung von Fehl- und Überbelastungen bzw. Verletzungen, der Betreuung von SportlerInnen in Training und Wettkampf und der Rehabilitation von Sportverletzungen.
Ca. 4 % aller SportlerInnen erleiden pro Jahr einen Unfall beim Training (ca. 25 % der Unfälle) oder Wettkampf (ca. 75 % der Unfälle).

Ursachen

- *Endogen:* Unzureichender Trainingszustand, geistiger und körperlicher Ermüdungszustand (u.a. bei vorbestehenden Erkrankungen, z.B. grippalen Infekten), Mangelzustände bezüglich Ernährung, Elektrolythaushalt; nicht ausgeheilte Verletzungen.
- *Exogen:* Ungenügende Sportausrüstung, Fremdeinwirkung (Foul), ungünstige Rahmenbedingungen (Bodenbelag, Sportgeräte, Witterung).

Prophylaxe

Optimierung des Trainingzustandes, sorgfältige Trainings- und Wettkampfvor- und -nachbereitung (Aufwärmen, Dehnung, Abwärmen), geeignete Sportausrüstung (Schuhwerk, Schutzkleidung), ausgewogene Ernährung (ggf. ergänzende Zufuhr von Grundnährstoffen, Mineralien, Vitaminen), Einschränkung der Belastung bei Ermüdungszuständen in Folge von allgemeinen Erkrankungen oder bei noch nicht vollständig ausgeheilten Verletzungen.

9

✓ Sofortmaßnahmen am Unfallort

Bei geschlossenen Verletzungen der Haltungs- und Bewegungsorgane:
PECH-Schema nach BÖHMER
- **P**ause: Abbruch der sportlichen Tätigkeit, Untersuchung zur Schadensfeststellung
- **E**is-„Wasser“ zur Schmerzlinderung: Kompressionsverband mit Eiswasser oder kaltem Wasser anfeuchten, sofern keine offene Wunde besteht
- **C**ompression: Druckverband mit mäßiger Spannung
- **H**ochlagerung des verletzten Körperabschnittes
  Gegebenenfalls weitere Diagnostik einleiten (Röntgen, Ultraschall).

Tips & Fallen

→ Eine Eistherapie sollte nach neueren Erkenntnissen nur in den ersten 15–20 Min. der Verletzung erfolgen, falls sie zur Schmerzlinderung nötig ist. Im weiteren Verlauf (24–48 h) stören Kälteanwendungen die physiologische Wundheilung (Wingerden 1992).
→ Nach jeder Verletzung vollständige sportmedizinische Untersuchung durchführen, um Begleitverletzungen auszuschließen.

9.1.1 Vorbeugung von Muskelverletzungen

Ziel ist die Prävention von Muskelverletzungen durch sinnvollen Trainingsaufbau, gute Wettkampfvorbereitung und -betreuung und das Vermeiden und Minimieren von Risikofaktoren.

Risikofaktoren für muskuläre Verletzungen

- *Ungenügende Startvorbereitung:* Zu kurze oder ungeeignete Aufwärmphasen.
- *Unzureichender Trainingszustand:* Der Trainingszustand muß dem geforderten Belastungsprofil angepaßt sein. Dazu gehört ein sinnvoller Trainingsaufbau nach den Grundlagen der Trainingsprinzipien (☞ 10).
- *Muskuläre Dysbalancen* (☞ 9.4): Tonische und phasische Muskeln stehen in einem bestimmten *Funktionsverhältnis* zueinander. Besonders nach Verletzungen neigen phasische Muskeln (Schnellkraft) zu Abschwächung, während tonische Muskeln (Statik) sich verkürzen. Diese Dysbalancen, werden sie nicht erkannt, tragen zu einer erhöhten Verletzungsgefährdung bei.
- *Aktuelle oder nicht vollständig ausgeheilte Erkrankungen:* Ungenügend ausgeheilte Verletzungen des Bewegungsapparates, Infektionskrankheiten („banale Grippe"), Infektionsherde (vereiterte Tonsillen oder Zahnwurzeln) können zu Muskelverletzungen führen.
- *Ernährungsmangel und Flüssigkeitsverluste (Schwitzen):* Elektrolytstörungen (Magnesium, Kalium, Kalzium, Natrium) führen zu Leistungsbeeinträchtigungen, Muskelkrämpfen, neuromuskulärer Übererregbarkeit und vorzeitiger Ermüdbarkeit.
- *Ungeeignete Sportausrüstung:* Witterungsangepaßte Sportkleidung auswählen, geeignete Schuhe (☞ 9.2.3), Sportausrüstung vor Training und Wettkampf überprüfen.

9.1.2 Muskelkater

Vorübergehende belastungsabhängige Muskelschmerzen aufgrund von Mikrotraumen von Muskelfasern, welche mit einer zeitlichen Latenz von ca. 8–24 h nach Überbeanspruchung auftreten. In der Regel spontanes Abklingen innerhalb von Tagen.

Diagnose: Druck- und Dehnungsschmerz der betroffenen Muskulatur, Muskelverhärtungen.

→ Muskelkater führt zu verminderter Muskelkraft. Bis zum Abklingen der Schmerzen Trainingsintensität verringern.
→ Vor schweren, ungewohnten (besonders exzentrischen) Belastungen zu Beginn mit kürzeren Trainingsphasen und geringeren -intensitäten anfangen.

9.1.3 Muskelkrämpfe

Treten meist während oder nach extremer Belastung auf (in Ruhe, nachts). Oberschenkel- und Wadenmuskulatur sind am häufigsten betroffen. Begünstigende Faktoren: extremer Flüssigkeits- und Elektrolytverlust, lokale Durchblutungsstörungen (zu enge Schuhe oder Strümpfe, Varizen, Infektionen), unzureichender Trainingszustand.

Therapie: Unterbrechung der sportlichen Aktivität. Passive Dehnung oder besser aktive Kontraktion der antagonistischen Muskulatur und somit Detonisierung der synergistischen Muskulatur bis zur Krampflösung.
Prophylaxe: Ausreichende Flüssigkeits- und Elektrolytversorgung, v.a. bei warmer Witterung und lang andauernden sportlichen Belastungen. Bei häufigem Auftreten Ausschluß von Ursachen wie Kalzium- und Magnesiummangel, Durchblutungsstörungen, neurologischen Erkrankungen (z.B. Polyneuropathien), Stoffwechselstörungen (z.B. M. Cushing, M. Addison).

Physiotherapeutische Maßnahmen

→ Substitution von Magnesium, Kalzium als Tabletten oder Getränk.
→ Bei Krämpfen der Beinmuskulatur:
  - Schuhwechsel versuchen.
  - Dehnungsübungen unter Einbeziehung der Zehenbeuger und der übrigen Unterschenkelmuskulatur. Übungsbeispiele:
    Stand: mit Zehenspitzen z.B. auf einer Treppenstufe stehen, Heben und Senken des Rumpfes aus der Unterschenkelmuskulatur, beim Senken erfolgt eine Dehnung der hinteren Wadenmuskulatur.
    Auf schiefer Ebene (Schrägbrett) stehen, Zehen Richtung Beugen anspannen und so lange wie möglich halten.

9.1.4 Myogelosen

9

Stoffwechselentgleisungen in vorwiegend statisch beanspruchten Muskeln (z.B. M. trapezius, M. erector trunci, M. soleus) mit reaktiver muskulärer Verhärtung.

Diagnose: Druckschmerzhafte knötchen- bis spindelförmige Verhärtungen der Muskulatur, Fehlstatik, Schmerzen bei Überbelastungen der betroffenen Muskulatur, schmerzreflektorische Muskelverspannung, schmerzhaft eingeschränkte Bewegungen.

Ärztliche Therapie

Antiphlogistika (z.B. Voltaren®, 3 x 50 mg, 2–3 Tage), fibrinolytische Enzyme (z.B. Wobenzym® 3 x 2 Drgs. über 2–3 Wochen), Muskelrelaxantien (z.B. Muskel Trancopal®, 1 x 1 Tabl. zur Nacht), Infiltration mit Lokalanästhetika.

Physiotherapeutische Maßnahmen

→ *Optimale Entspannung:* Wärme (Heißluft, Fango), Bewegungsbad; leichte schmerzfreie Massage.
→ *Optimal gedehnte Muskulatur:* Stretching (verbesserte Durchblutung), auch umgebende Muskulatur mitdehnen, z.B. bei Verspannungen des M. trapezius

auch Brust- und Armmuskulatur zur Vermeidung einer Schmerzschonhaltung beachten.

Zusatzmaßnahmen: Entspannungstechniken (z.B. nach JACOBSEN ☞ 2.3.11), Massage, Hydrotherapie.

9.1.5 Muskelprellung

Direkte Gewalteinwirkung mit konsekutiver Hämatombildung, reaktiver Muskelverhärtung, Zelluntergang und narbiger Abheilung.

Diagnose: Sofortiger Schmerz, Lähmungsgefühl, schmerzbedingte Bewegungseinschränkung, Hämatombildung (evtl. mit Fluktuation). Bei starker Muskelverhärtung und Hämatombildung Gefahr eines Kompartmentsyndromes (☞ 4.17.2).

Ärztliche Therapie

Lokale abschwellende Salbenverbände, Antiphlogistika (z.B. Voltaren®, 3 x 50 mg, 2–3 Tage), Muskelrelaxantien im Verlauf der ersten drei Tage (z.B. Muskel Trancopal®, 1 x 1 Tabl. zur Nacht), fibrinolytische Enzyme (z.B. Wobenzym® 3 x 2 Drgs. über 2–3 Wochen).

Tips & Fallen

→ Je nach Größe des Hämatoms ca. 48 h Belastungspause, im schmerzfreien Bereich aktive Bewegungen, danach Belastungssteigerung.
→ Bei ausgedehnteren Hämatomen Nachbehandlung entsprechend dem Vorgehen bei Muskelzerrung (☞ 9.1.6).

9.1.6 Muskelzerrungen, Muskelfaserriß, Muskelriß

Folge einer plastischen Verletzung der betroffenen Muskeln bzw. Muskelanteile. Während bei der Muskelzerrung die anatomische Strukur erhalten bleibt, kommt es beim Muskel- oder Muskelfaserriß zu einer zunehmend mit bloßem Auge erkennbaren Kontinuitätsunterbrechung. Ätiologie: Unzureichende Aufwärmung, kalte Witterung vor sportlicher Belastung, Neigung zu Muskelverhärtungen in der Anamnese.

Alle drei Verletzungsfolgen sind auf eine muskuläre Störung in Folge einer muskulären Dekompensation (Ermüdung, Stoffwechselentgleisung) und/oder neuromuskulärer Fehlsteuerung (Störung der reziproken Innnervation, Dysbalancen, ☞ 9.4) zurückzuführen.

Symptome

- *Zerrung:* Rasch zunehmender, krampfartiger Schmerz
- *Faserriß/Riß:* Akut auftretender, stechender Schmerz. Schnelle Bewegungsabläufe werden abgebrochen.

Spätkomplikationen

Zystenbildung, narbige Ausheilung mit Funktionsverlust, Myositis ossificans, Reruptur.

Diagnose

Druck-, Dehn- und Anspannungsschmerz; Schonhaltung.

- *Zerrung:* Evtl. spindelförmige, abgrenzbare Zone tastbar. Faserriß: Evtl. äußerlich sichtbares Hämatom distal der Verletzung.
- *Teilruptur, komplette Ruptur:* Äußerlich sichtbares Hämatom distal der Verletzung. Tastbare Delle (Frühstadium), partieller bis kompletter Funktionsverlust.
- Sonografie: Lokalisation und Ausdehnung der Läsion bzw. des Hämatoms.

Ärztliche Therapie

- *Konservatives Vorgehen bei Zerrung und Muskelfaserriß:*
  - Sofortige (innerhalb Minuten!) Maßnahmen nach dem PECH-Schema (☞ 9.1).
  - 1.–3. Tag: Elektrotherapie (Galvanisation, Iontophorese, ☞ 2.7.2), funktionelle Verbände (Tape, elastische Binde, ☞ 11.6), abschwellende Salbenverbände (z.B. Voltaren Emulgel®), orale Antiphlogistika (z.B. Diclofenac® 1–2 x 100 mg, Vorsicht bei Magenbeschwerden), fibrinolytische Enzyme (z.B. Wobenzym® 3 x 2 Drgs. über 2–3 Wochen), Muskelrelaxantien (z.B. Muskel Trancopal®, 1 x 1 Tabl. zur Nacht), ab 4. Tag Interferenzstrom, Ultraschall.
  - Sofortige Belastung, sofern dies schmerzfrei möglich ist.

  ! *Cave*: Keine passive Dehnung oder Massage der verletzten Muskulatur innnerhalb der ersten 2 bis 3 Wochen (Gefahr einer Myositis ossificans).
- *Operativ:* Indikationen zur operativen Versorgung: Muskelrisse von mehr als einem Drittel des Querschnittes, erhebliche Diskontinuität, ausgedehntes Hämatom. Zu erwartender erheblicher Funktionsverlust insbesondere bei Hochleistungssportlern.
  - OP-Technik: Ausräumung des Hämatoms, Adaptation der rupturierten Enden mit durchgreifenden resorbierbaren Nähten.
  - Postoperativ Ruhigstellung für ca. 4 Wochen.
  - Teilbelastung mit Steigerung zur Vollbelastung bis ca. zur 12. postoperativen Woche.

Physiotherapeutische Maßnahmen

Bei konservativer Therapie

→ 48 h lang den Muskel in leichter Verlängerung ruhigstellen. Beispiel: Wadenmuskulatur in 90° Dorsalextension, M. quadriceps in 90° Knieflexion (Sitzen und Schlafen); ischiokrurale Muskulatur mit gestrecktem Knie.

→ Nach 48 h Ruhe sofort Beginn mit schmerzfreien, funktionellen Bewegungsübungen. Ziel ist das schnellstmögliche Erlangen des normalen Bewegungsausmaßes (sollte nach ca. 14 Tagen erreicht sein).

Übungsbeispiele

1.–14. Tag:

→ Bestmögliches Gangbild: Schmerzgrenze beachten, ggf. mit Unterarmstützen gehen.

→ Optimale Beweglichkeit: sofort mit aktiven Bewegungsübungen beginnen; ggf. auch passive Übungen.

→ Optimale Belastungsfähigkeit: Belastung langsam steigern.
→ Optimale Kraftausdauer: Beginn mit niedrigen Gewichten, hoher Anzahl an Wiederholungen, kurze Pausendauer. Radfahren, Bewegungsbad: Aqua-Jogging: hierbei steht der Patient mit einer speziellen Weste, welche soviel Auftrieb liefert, daß die Füße keinen Bodenkontakt haben, im Wasser. Vorteil dieser Methode ist, daß viele propriozeptive Reize gegeben werden – hierbei kann auch ein sportartspezifisches Training durchgeführt werden.

Sportartspezifische Trainingsbeispiele für verschiedene Sportarten:

→ Laufsport: Läufe auf verschiedenen Untergründen (Sand, Rasen, Schotter usw.); Steigerungsmöglichkeiten: Hindernisse, Steigungen, Widerstand durch Gummiband (Thera- oder Deuserband) um die Hüfte.
! Möglichst mehrere Schuhpaare verwenden, besonders bei täglichem Training. Begründung: In den verschiedenen Schuhpaaren werden jeweils geringfügig unterschiedliche propriozeptive Reize vermittelt, was zur Prävention von Verletzungen beitragen kann.
→ Ballsportarten: Augenmerk auf Fuß- und Beinarbeit richten
→ Absprünge mit verschiedenen Anläufen (kurz, lang, schnell, verzögert usw.) trainieren – wettkampfnah.
! Als Rechtsfüßer oder -händer auch mit links (und umgekehrt) trainieren, um die Gesamtkoordination zu verbessen.

Bei operativer Therapie

PT-Maßnahmen in Absprache mit dem OperateurIn festlegen. Vorgehen wie bei Muskelzerrung, -faserriß, -riß (☞ 9.1.6), Steigerung allerdings langsamer.

Sportliche Belastung

Bei Schmerzfreiheit zunehmende Belastungssteigerung. Volle sportliche Belastung der betroffenen Gliedmaße bei Zerrung nach 2–4 Wochen, bei Faserriß nach 4–6 Wochen, bei Muskelriß (operativ versorgt) nach 12 Wochen.

9.1.7 Tendopathien und Insertionstendopathien

Reaktive, schmerzhafte Entzündungsreaktionen der Sehne bzw. der Sehneninsertion, häufig mit degenerativen Veränderungen dieser Gewebebereiche.

Klinik

Erstes Auftreten von Sehnenschmerzen häufig am Tag nach extremen bzw. ungewohnten sportlichen Belastungen, bei schlechtem Trainingszustand, grippalem Infekt, ungewohntem Bodenbelag, neuem Trainingsgerät (z.B. Tennisschläger) und anderen Begleitumständen. In der Folge Anlaufschmerzen, die unter Belastung verschwinden, dann anhaltende Schmerzen unter Belastung. *Komplikationen:* Chronifizierung, Ossifikation im Bereich der Sehne (Tendinosis calcarea) und des Sehnenansatzes (Spornbildung).

Tendopathien		
Betroffene Muskulatur	**Insertion**	**Bevorzugte Belastungen**
M. supraspinatus (☞ 5.8.7)	Tuberculum majus humeri	Wurfsportarten, Tennis, Volleyball
M. subscapularis	Tuberculum minus humeri	Wie bei M. supraspinatus
Finger- und Handextensoren („Tennisellbogen“; ☞ 5.7.6)	Epicondylus lat. humeri	Wie bei M. supraspinatus
Finger- und Handflexoren („Golferellbogen“)	Epicondylus med. humeri	Wie bei M. supraspinatus, Golf
Oberschenkeladduktoren	Os pubis	Fußball, Leichtathletik
Ischiocrurale Muskulatur	Os ischii distale Ansätze	Laufsportarten (Langstrecke, Sprint)
M. rectus femoris	Spina iliaca ant. inferior	Fußball
M. quadriceps femoris („jumper's knee“)	Oberer u. unterer Patellapol, Tuberositas tibiae	Sprungsportarten, Basketball, Volleyball
M. triceps surae	Tuber calcanei	Alle lauf- und sprungbelastenden Sportarten
Plantarfaszie, M. flexor digitorum	Tuber calcanei	Alle lauf- und sprungbelastenden Sportarten

Diagnose

Lokaler Druck- und Dehnungsschmerz, Schmerzen bei Belastung gegen Widerstand, Verhärtung und Verkürzung der Erfolgsmuskulatur (☞ 2.2.4, 10.2).

Ärztliche Therapie

- Sportkarenz, solange die Beschwerden andauern (unter Umständen 3–6 Mon.)
- *Im Akutstadium (3–4 Tage):* Entlastung bzw. Teilbelastung im schmerzfreien Bereich, ggf. funktionelle Verbände, E-Therapie (Galvanisation, Iontophorese, ☞ 2.7.2), antiphlogistische Verbände (z.B. Diphlogont®), Antiphlogistika (z.B. Voltaren®, 3 x 50 mg/Tag über 2–3 Tage), fibrinolytische Enzyme (z.B. Wobenzym® 3 x 2 Drgs. über 3–6 Wo.). Evtl. Achillodyn-Bandage®.
- *Im postakuten Stadium:* Muskeltonisierende PT, E-Therapie (Interferenzstrom, ☞ 2.7.13), Ultraschall (☞ 2.7.15), Massage, aktives Stretching (Nutzung der detonisierenden Wirkung der Antagonisten), ggf. ergänzt durch 2–3 Injektionen mit z.B. Peroxinorm® und Carbostesin® im Bereich des Sehnenansatzes.
- *Bei erfolgloser Therapie:* Operative Entlastung des Sehnenansatzes, Entfernung degenerativer, narbiger Sehnenveränderungen.
- *Sportliche Belastung:* Bei Schmerzfreiheit statisch orientiertes Muskelaufbautraining, kontrollierter Bewegungsablauf, ausreichende Trainingspausen.

! *Cave:* Selbst bei Schmerzfreiheit ist das Risiko einer erneuten Überlastung groß (wegen Muskeldefiziten). Beschwerden treten dann mit Verzögerung etwa am Tage nach dem Training auf.

! *Cave:* Keine Injektion von Kortikoiden wegen erhöhter Rupturgefahr.

Physiotherapeutische Maßnahmen

- → Beschwerden werden oft bagatellisiert. Auch wenn keine Verdickung im Sehnenbereich nachweisbar ist, ca. 3 Wochen Ruhe, d.h. während dieser Phase betreffende Sehne nicht so stark belasten, jedoch aerobe Belastung im *schmerzfreien* Bereich: Laufen, Radfahren, Aqua-Jogging (☞ 9.1.6).
- → Nach der Ruhephase wieder langsam mit sportartspezifischem Krafttraining beginnen.

Sehnenrupturen (☞ 4.7.3)

9.1.8 Periostitis (Knochenhautentzündung)

Häufigste Lokalisation: Mediale Tibiakante. Ursachen: Muskelverhärtungen in Verbindung mit hohen Laufbelastungen auf ungewohnten, harten Bodenbelägen, zu abrupter Übergang auf Laufbelastung mit Spikes, ungünstige Fußstabilisierung und verstärkte Pro- und Supinationsstellung.

Klinik: Verspannung der Unterschenkelmuskulatur, belastungsabhängige Schmerzen, die sich mit dem Aufwärmen der Muskulatur reduzieren.

Diagnose: Druckschmerz, Schwellung, Schmerzverstärkung, z.B. bei Dorsalflexion des Fußes gegen Widerstand. Ergänzende Diagnostik (Röntgendiagnostik) bei Persistieren der Beschwerden über mehr als 6 Wochen. DD: Ermüdungsfraktur.

Ärztliche Therapie

Reduktion der sportlichen Belastung (Aktivität nur im schmerzfreien Bereich), keine Ausdauerbelastung. Lokale Therapie (Salbenverband z.B. mit Voltaren Emulgel®) und Antiphlogistika (z.B. Voltaren®, 3 x 50 mg, 2–3 Tage), fibrinolytische Enzyme (z.B. Wobenzym® 3 x 2 Drgs. über 2–3 Wochen).

Physiotherapeutische Maßnahmen

- → Ca. 10 Tage leichte Belastungen (unterhalb der Schmerzgrenze)
- → Querfriktionen
- → Stretching
- → Bei Ödemfreiheit Durchführung sogenannter Kryokinetics: 5–7 Zyklen aus je 30–45 Sek. Eisapplikation und im Anschluß 3–5 Min. aktive Übungen im schmerzfreien Bereich (durch die kurzzeitige Eisapplikation kommt es zu einer reflektorischen Mehrdurchblutung und somit zu einer Stoffwechselaktivierung innerhalb des gekühlten Bereiches).

9.2 Prävention von Sportverletzungen

9.2.1 Sportarten allgemein

Präventionsmaßnahmen bei Sportverletzungen

Primäre Prävention: alle einer Verletzung oder Überbelastung vorbeugenden Maßnahmen. In dieser Phase ist noch keine Verletzung vorhanden. Sekundäre Prävention: nach einer Sportverletzung soll durch ein entsprechendes Training verhindert werden, daß eine erneute Verletzung eintritt.

- *Sportmedizinische Untersuchung:* SportlerIn auf anatomische Varianten untersuchen: z.B. Coxa valga antetorta, Beinlängendifferenz, Muskelschwäche/-verkürzung, muskuläre Dysbalancen (☞ 9.4), Fußdeformitäten (z.B. Senk-, Platt-, Spreizfuß); Bandinstabilitäten, Crura valga/vara. Ausschluß kardialer Risiken (z.B. Myokarditis), Ausschluß grippaler Infekte mit erhöhter Körpertemperatur.
- *Trainingsanalyse:* Trainingsintensität und Dauer, Zahl der Wiederholungen, Böden/Schuhe und Sportgerät (z.B. Schlägerbespannungen, Stabhärte des Stabhochsprung-Stabes).
- *Passive Schutzmaßnahmen:* Sportartspezifische, intakte Ausrüstung. Beispiele: Helme, Stutzen, Tibiaschutz, Knie- und Ellenbogenschoner, Mund- und Gesichtsschutz, geeignete Schuhe. Schutzkleidung (Football, Fechten, Eishockey, Reiten usw.); entsprechende Sport- und Wettkampfstätten (Böden und Rasenflächen sollen den Sportarten angepaßt sein); regelmäßige sportmedizinische Untersuchungen (vor Beginn der Saison, vor Wettkämpfen: z.B. zum Ausschluß von Herz-Kreislauf-Erkrankungen, Infektionen).
- *Aktive Schutzmaßnahmen:*
  - Entsprechendes „Background-Wissen" der SportlerIn bezüglich Grundlagen, Regeln, Trainingslehre, Verletzungsmöglichkeiten und -risiken der gewählten Sportarten, Grundprinzipien der Ernährungslehre (Vitamine, Mineralstoffe, Proteine, Fette, Kohlenhydrate).
  - *Opt. Trainingzustand:* Kraft, Ausdauer, mentale Vorbereitung, Abstimmung der Trainingsintervalle, -inhalte und -intensitäten auf die Wettkampfphase (Timing).
  - *Optimale Koordination* und propriozeptives Training (☞ 2.3.16).
  - Adäquate Aufwärmphasen. Betreuung der SportlerIn im Wettkampf.
  - Optimal gedehnte Muskulatur.
  - Ausreichende Regenerationsphasen.
- *Aspekte eines sekundären Präventionstrainings (☞ 2.3.16):*
  - Nach einer Verletzung stufenweises Heranführen an sportartspezifische Bewegungsmuster, normale Trainingsbelastung und Wettkampffähigkeit (☞ 10.1).
  - Präventive mechanische Schutzmaßnahmen: z.B. Tapeverbände für Sprunggelenke nach Außenbandverletzungen.
- *Präventives Tapen* (☞ 11.6.5). Ziele:
  - Einschränkung und Festlegung von möglichen Gelenkbewegungen (z.B. unteres Sprunggelenk: Einschränkung der Supination und Begrenzung der Pronation, Dorsalextension und Plantarflexion bleiben frei erhalten).
  - gezielte Entlastung von Kapsel, Bändern, Muskeln, Sehnen und Sehnenscheiden.
  - Verletzungsprophylaxe.

! Präventive Tape-Verbände können zu einer Abhängigkeit führen (wie auch verschiedene Bandagen), im Leistungssport aber sinnvoll sein. Beipiel: In den USA werden die Sprunggelenke der Basketball-Profis präventiv getaped. Die Verletzungszahlen sind seitdem deutlich gesunken.

9.2.2 Betreuung der SportlerIn in Training/Wettkampf

Warming up

Wichtige Vorbereitung auf sportliche Belastung. Die Aufwärmphase dient der optimalen Abstimmung aller funktionellen Systeme (physiologische, psychische und koordinative Elemente) → Steigerung der Leistungsfähigkeit. Eine durch das Aufwärmen erhöhte Muskeltemperatur führt zu einer vermehrten Stoffwechselaktivierung sowie zu einer erhöhten Nervenleitgeschwindigkeit mit einer erhöhten Kontraktionsgeschwindigkeit der Muskulatur.

- *Grundlagen:* zur Aktivierung des Herz-Kreislauf-Systems sollte mindestens ein Sechstel der Gesamtmuskelmasse einbezogen werden. Die Herzfrequenz sollte zwischen 100 und 130 Schlägen pro Minute liegen. Folgende Aktivitäten erfüllen diese Bedingung; Einlaufen, Einschwimmen, Einfahren. Je nach Sportart passende Dehntechniken wählen (☞ 10).
- *Aufwärmzeit:* optimal sind 25–30 Min., die Wirkung der Aufwärmung hält nur eine begrenzte Zeit an. Nach ca. 45 Min. besteht keine Wirkung im Sinne einer Stoffwechselaktivierung mehr. Daher sollte die eigentliche sportliche Leistung unmittelbar im Anschluß an die Aufwärmphase folgen.
- *Sportartspezifische Vorbereitung:* gezielte Vorbereitung auf die ausgeübte Sportart nach der allgemeinen Aufwärmphase. Bei Wurfsportarten gezieltes Aufwärmen und Dehnen der Schultergürtelmuskulatur, bei Laufsportarten gezieltes Aufwärmen und Dehnen der Beinmuskulatur. Sprinter üben beispielsweise Startantritte. Die gewählte Dehntechnik ist unter anderem abhängig vom gewünschten Ziel.
- Durch *mentale Einstellung und Entspannungstechniken* können Athleten vor dem Wettkampf die Durchblutung steigern und somit die Muskelstoffwechselsituation optimieren.

! Tip: Nach dem Aufwärmen die durchgeschwitzte Sportbekleidung gegen trockene austauschen.

Ziel Tonuserhöhung bei Schnellkraftsportarten

Durchführung von rhythmisch-dynamischen Stretchingformen. Beispiele:

- *Sprinter:* Federnde Bewegungen in Startposition im Startblock vor dem Start.
- *Speerwerfer:* Federnde Bewegungen mit dem Speer aus Wurfposition (maximale Dehnung des M. pectoralis major).

Abwärmen (cool down)

Ziel ist eine Überführung der adrenergen (katabolen) Ausgangslage zu einer anabolen Stoffwechsellage. Im Anschluß an hohe Belastungsintensitäten beschleunigen lockere Abwärmübungen und Dehnübungen die Regenerationsphase. Bei aktiver Nachbelastung sinken Laktatwerte schneller als bei Passivität. Die Muskulatur ist früher wieder optimal belastbar. Beispiele: lockeres Auslaufen, Ausschwimmen, Ausradeln, leichte Dehnübungen zur Senkung des Muskeltonus, Dauer ca. 10–15 Min.

Optimale Wettkampfbetreuung

Voraussetzungen für eine optimale Wettkampfbetreuung im Vorfeld sind Kenntnisse der allgemeinen Trainingslehre (☞ 10.1) mit dem Schwerpunkten Trainingsinhalte, Trainingsmethoden, Trainingsplan und Belastungsprinzipien.

Optimale Trainingsbetreuung

Jede Sportart hat ihre spezifischen Trainingsanforderungen. Prinzipiell werden leistungslimitierende Faktoren verringert sowie die sportartspezifische Ausdauer-, Kraft- und Schnelligkeitsform trainiert. Beispielsweise kann ein schwerpunktmäßig auf Muskel- und Kraftzuwachs ausgelegtes Training für einen Hochspringer ungünstig, für einen Gewichtheber jedoch die Trainingsform der Wahl sein.

9.2.3 Prävention von Fehl- und Überbelastungen

Beispiel Laufsport. Er hat einen hohen Stellenwert und eine große Anhängerzahl im Breitensport. Das Aktivitätsniveau der Teilnehmer reicht vom gelegentlichen „Joggen" bis zur regelmäßigen Teilnahme an Marathonläufen. Aufgrund der zunehmenden Verbreitung besteht ein zunehmendes Verletzungspotential. Verletzungen im Bereich des Bewegungsapparates sind (mit abnehmender Häufigkeit): Sprung-, Knie- und Hüftgelenksverletzungen. Beeinträchtigungen im Bereich des Herz-Kreislauf-Systems entstehen, wenn eine Diskrepanz zwischen Leistungsanforderung und Trainingsniveau besteht.

Trainingsanalyse

z.B. Laufgewohnheiten der SportlerIn:
- Kilometer/Woche
- Hauptsächliche Untergrundbeschaffenheit: Straße, Wald, Schotter, Sand, Halle
- Gewicht des Läufers
- Ernährung
- Konditionsniveau
- Sonstige Sportarten.

Laufmuster, z.B. Fußabwicklung: Sprinter sind Vorfußläufer, im Gegensatz zu Mittel- und Langstreckenläufern.

Normale Fußabwicklung

- *Landephase:* Fersenkontakt hinten-außen in leichter Supination des Fußes (Aktivität von M. tibialis anterior und M. peronaeus longus) – Das Körpergewicht wird vom Talus übernommen – Beginn der Pronation – Vorfußlandung in Pronationsstellung.
- *Stütz-/Standphase:* Pronation wird beendet (gebremst durch M. tibialis post. und ant., M. soleus) – Beginn der Supination – Mit der Ablösung der Ferse beginnt die Abstoßphase.
- *Abstoßphase:* erfolgt in verriegelter Supination mit Gewichtsbelastung innen auf dem 1. und 2. Zehenstrahl – kräftiger Abdruck – nächster Schritt – erneuter Fersenkontakt in leichter Supination.

✓ Laufschulung

- Laufen auf verschiedenen Untergründen: Minitrampolin, Weichmatte, Sand, Rasen.
- Laufen in verschiedenen Geschwindigkeiten: Steigerungsläufe.
- Laufen über Hindernisparcours.
- Laufen mit steigenden Widerständen: Partnerübungen mit Thera-Band (ein um das Becken gelegtes Band wird von dem einen Partner festgehalten, während der andere sich gegen den elastischen Widerstand fortbewegt).

Auf gut gedehnte Unterschenkel- und Fußmuskulatur achten!
Bei Wadenmuskeldehnung die Zehenbeuger mit einbeziehen.

Übungsbeispiel:
Stand mit den Zehenspitzen auf einer Treppenstufe – langsam Fersen so weit wie möglich absinken lassen – in der Endstellung die Spannung so lang wie möglich halten (gleichzeitig auch Krafttraining für die Wadenmuskulatur), 10–20 Wiederholungen.

Sonderformen der Fußabwicklung

Überpronationsläufer
Bei 65 % der Läufer: Fersenkontakt in Supination mit unmittelbarem Übergang in Pronation (oft Innenrotation auch im Hüftgelenk → große Spannung des M. sartorius) – nach Gewichtsverlagerung von Ferse auf Vorfuß bleibt Pronation zu lange und zu ausgeprägt bestehen – Supination wird erst nach Verlust des Fersen- und Zehenkontakts eingeleitet – M. tibialis post. (Funktion: Supination im Oberen Sprunggelenk) wird überdehnt und muß aus dieser Position beim Abstoß aktiv sein. Die Folge ist eine chronische Überlastung mit erhöhter Verletzungsgefahr.

Physiotherapeutische Maßnahmen

- → Systematische Dehnung der Fuß- und Wadenmuskulatur und besonders der Hüftinnenrotatoren.
- → Kräftigung des M. tibialis anterior und M. peronaeus longus: Laufschulung.
- → Richige Auswahl der Schuhe: s.u.
- → Z.B. Kniehebel- und Hopserläufe. Dabei ganz bewußt Fuß- (vor allem Fußaußenrand) nachziehen.

Supinationsläufer

Die Supinationsstellung des Fußes nach dem Fersenkontakt am Boden bleibt zu lange erhalten. Beim Lösen der Ferse und der Zehen vom Boden erfolgt die plötzliche Verlagerung des Gewichts nach medial mit Überlastungsgefahr für den M. peronaeus longus.

Physiotherapeutische Maßnahmen

→ Kräftigung der Zehenbeuger und Pronatoren.
→ Dehnung der Fuß- und Wadenmuskulatur.
→ Laufschulung (s.o.).
→ Richtige Auswahl der Schuhe: s.u.

Pronationsläufer

Selten: Landung mehr auf der Fersenmitte in Pronationsstellung, die während der Gewichtsverlagerung und Abdruckphase beibehalten wird (= verriegelter Senkfuß). Diese Läufer klagen häufig über Überdehnungsschmerz („Fuß durchgetreten", bei jedem Schritt ziehende Schmerzen im Waden- und Achillessehnenbereich).

Physiotherapeutische Maßnahmen

→ Systematische Dehnung der Fuß- und Wadenmuskulatur und besonders der Hüftinnenrotatoren.
→ Kräftigung des M. tibialis anterior und des M. peronaeus longus: Laufschulung (s.o.).
→ Richtige Auswahl der Schuhe: s.u.
→ Ermüdungspunkt beachten: bei Übermüdung erfolgt eine verstärkte Überbelastung mit einer erhöhten Verletzungsgefahr für die ohnehin schon überbeanspruchte Muskulatur.

Empfehlung für die Auswahl geeigneter Schuhe

- Alte, gebrauchte Laufschuhe beurteilen: Wo ist die Untersohle abgelaufen (medial oder lateral)? Druckstellen? Wie steht Fersenkappe? Wo ist Mittelsohle am meisten eingedrückt? (Normalzustand: hinten-außen).
- Jeder Schuh sollte gute Fersenkappen haben, die aber weder zu fest noch zu hoch (Aussparung für Achillessehne) sein sollen.
- Wichtig ist eine Zwischensohle mit Dämpfungssystemen.

! Zuviel Dämpfung kann die Gelenkstabilität auch negativ beeinflußen, weil dadurch die propriozeptive Wahrnehmung vermindert wird (das bedeutet, daß die Gelenkposition und der Druck nicht richtig vom ZNS beurteilt werden können). Die Folge ist, daß zuviel Kraft ohne muskulären Schutz auf das Gelenk einwirkt.

- Schuharten
  - *Neutralschuh:* Einfarbige Zwischensohle, geeignet für Läufer mit normaler Fußabwicklung
  - *Anti-Pronationsschuh:* Korrektur in die Supination, medial mit festerer Zwischensohle ausgestattet, welche meist von dunklerer Farbe ist als die übrige Sohle
  - *Anti-Supinationsschuh:* Korrektur in die Pronation, im Kleinzehenbereich ist eine festere Zwischensohle eingearbeitet.

9.3 Rehabilitation von Sportverletzungen

Ziel: Bestmögliche und ausreichende Wiederherstellung der Funktions- und Sportfähigkeit durch Behebung der verletzungsbedingten Defizite sportmotorischer Fähigkeiten (Koordination, Beweglichkeit, Kraft und Ausdauer).

9.3.1 Immobilisationsschäden

Eine Ruhigstellung nach Verletzungen führt in kürzester Zeit zu einer Beeinträchtigung aller betroffenen Strukturelemente (Immobilisationsschäden). Immobilisationszeiten daher so kurz wie möglich halten und frühfunktionelle Behandlung so schnell wie möglich einleiten.

Übersicht über Immobilisationsschäden

Strukturelement	Immobilsationsschaden	Kompensation durch Aufbautraining
Muskel	– Atrophie der Muskelfasern: die roten Muskelfaser neigen zu vermehrter Atrophie – Kraftabnahme: die Kraftabnahme erfolgt etwa 4x schneller als die Kraftzunahme	– Kraft- und Dickenzunahme durch Muskelaufbautraining – Trainingsziele in Abhängigkeit von den Rehabilitationsphasen: Kraft-Ausdauer, Maximalkraft
Kapsel-Band-Apparat	– Kapselschrumpfung: Verminderung der Gelenkbeweglichkeit – Gelenkerguß durch synoviale Reizzustände – Verminderte Kapseldurchblutung – Gelenkinstabilität durch Abschwächung der ligamentären Strukturen – Verklebungen (Adhäsionen)	– Kapseldehnung: Verbesserung der Mobilität – Lymphdrainage: Verbesserung der Mobiltät, Verminderung der Schmerzen – Stoffwechselanregende Maßnahmen: Bewegungstraining, Kälte- oder Wärmeapplikation – Hypertrophie, Zunahme der Belastungsfähigkeit durch Muskelaufbautraining – Vorbeugung durch frühfunktionelle Übungsbehandlung
Knorpelgewebe	– Abnahme des Wassergehaltes → Elastizität ↓, Dicke ↓ – Ernährungsdefizite durch fehlende Bewegungsreize – Zerstörung der Knorpelsubstanz durch proteolytische Enzyme der Synovia	– Intermittierende leichte Kompressionsbehandlung mehrmals täglich über 10 Min. – Dosierte leichte Belastungen: z.B. Fahrradergometer mit leichter Belastung (maximal 40 Watt) über mindestens 15 Min.
Sehnen	– Verminderte Ernährung: Abnahme von Dicke, Elastizität – Verkürzung und Verklebung der Sehnen und Sehnenscheiden durch Inaktivität oder Ruhigstellung	Intermittierende Dehnung, Querfriktionen; vorsichtig und nachRücksprache mit Arzt nach Sehnenrissen dosieren
Neuromuskuläres System	Störung und Verlust der intra-/intermuskulären Koordination	Verbesserung der Koordination und des Zusammenspiels der beteiligten Muskelgruppen durch Komplexübungen

Prinzipien der Rehabilitation

- *Rehabilitationsbeginn* bereits zum Zeitpunkt der Versorgung einer Verletzung durch Training der nicht verletzten Körperabschnitte.
- Sobald wie möglich Einbeziehung der verletzten Gliedmaßenbereiche durch primär statisch ausgerichtete Trainingsprogramme.
- *Übergang zu dynamischen Muskelübungen* erst, wenn die statische Belastung schmerzfrei möglich ist.
- *Medizinisches Aufbautraining* mit Geräten, wenn die statische und dynamische Belastung schmerzfrei und kontrolliert stattfindet.
- *Isokinetisches Krafttraining* (☞ 10.1.4), wenn die Belastung beschwerdefrei toleriert wird.
- *Konditionstraining* zur Vorbereitung auf die früheren sportlichen/beruflichen Aktivitäten.
- *Koordinationstraining* zur Integration und Stabilisierung des Traingserfolges (Gangschule, Mattenprogramm).
- *Sportartspezifisches Training:* Heranführen an das Leistungsniveau, das vor der Verletzung erreicht wurde.

9.3.2 Sportfähigkeit nach Operationen

Einteilung des Belastungsaufbaus nach operativ versorgten Verletzungen in folgende Phasen:
- *Therapie:* postoperative Nachsorge, ggf. Ruhigstellung, ergänzende medikamentöse und physikalische Therapie.
- *Rehabilitation:* Möglichst frühzeitig sportliche Beanspruchung der nicht verletzten Gliedmaßenbereiche und der in Abheilung befindlichen Gliedmaßenabschnitte zur Erhaltung der Koordination und Kondition (Fahrradergometer, Schulterergometer, Stepper, Rudergerät, Laufband, Schwimmen).
- *Sportartspezifisches Training:* Koordinativ und konditonell ausgerichtetes Training, Belastungssteigerung nur bei ausreichender Bewegungskontrolle, d.h. Belastung ohne wesentliche Ausweichbewegungen. Steigerung in den Ermüdungsbereich nur bei vollständiger Bewegungskontrolle.
- *Wettkampftraining/Wettkampf* erst, wenn extreme sportliche Belastung schmerzfrei und ohne nachfolgende Reizzustände der betroffenen Gliedmaße möglich ist und wenn keine Angst mehr vor der der Verletzung vorausgegangenen Belastung besteht.

Rehabilitation nach OP

Verletzung (operative Versorgung)	Therapie für [Wo.]	Rehabilitation ab [Wo.]	Sportspezifische Belastung ab [Wo.]	Wettkampffähigkeit nach [Mon.]
Oberarmfraktur (OS)	12–14	15./16.	17./18.	4–6
AC-Gelenksprengung (OS, Bandnaht)	7–8	9./10.	11./12.	3–4
Komplexe Ellbogenfraktur (OS)	8–10	9.–12.	13./14.	4–5
Unterarmfraktur (OS)	6–7	7./8.	9.–12.	3–4

Rehabilitation nach OP				
Verletzung (operative Versorgung)	**Therapie für [Wo.]**	**Rehabilitation ab [Wo.]**	**Sportspezifische Belastung ab [Wo.]**	**Wettkampffähigkeit nach [Mon.]**
Spondylolisthesis (Spondylodese)	bis 1 J.	13./14. Mon.	14./15. Mon.	18–24
Femurfraktur (OS)	12–16	13./14.	14.–16.	6–8
Patellafraktur (OS)	10–12	11./12.	13./14.	4–6
Kreuzbandruptur (Naht, Plastik)	10–12	12.–14.	14.–18.	6–12
Knieseitenbandruptur	8	9./10.	11./12.	4–6
Meniskusläsion, keine Naht (arthroskopische OP)	3–4	4–6	5–8	1–3
Unterschenkelschaftfraktur (OS)	12–14	13./14.	15./16.	4–6
OSG-Fraktur (OS) Außenbandruptur, Naht funktionell-konservativ	10–14 4–6 3–4	15./16. 7./8. 3.–4.	17./18. 9./10. 3.–4.	4–6 2–3 4–6
Achillessehnenruptur (Naht)	12	12.	16.	5–6
Fußwurzelfrakturen	12	16.	16./26	12–15
Metatarsalfraktur	8	11./12.	11./16.	4–6

9.3.3 Beispiel: Inversionstrauma oberes Sprunggelenk

Aufbau eines Rehabilitationstrainings, das sich nach den Phasen der Wundheilungsprozesse richtet, am Beispiel eines konservativ versorgten Inversionstrauma des Fußgelenks (Bandruptur).

1. Phase: Entzündungsphase 0.–5. Tag

Unmittelbar nach der Verletzung erfolgt eine Vasokonstriktion und Blutpfropfbildung im verletzten Gebiet. In der Umgebung der Verletzung kommt es zur Vasodilatation (Ödembildung). Nach 2 h beginnt die Kapillarisierung im Wundgebiet und die Makrophagenaktivierung. Nach 48 h besteht eine volle Durchblutung im Verletzungsgebiet. Neubildung des Gewebes beginnt nach 24 h.

PT-Maßnahmen

→ Dem Organismus Zeit lassen, um die physiologischen Stadien Entzündung, Ödembildung und -resorption zu durchlaufen (→ 48 h Übungspause). Therapie in dieser Phase: Hochlagerung mit leichter Kompressionsbandage.

→ Zur Förderung des Lymphabflusses direkt vom Zeitpunkt des Traumas an im schmerzfreien Bereich aktiv bewegen. Wenn aktive Bewegungen nicht möglich sind, passive Bewegungen durchführen zum Erhalt der Beweglichkeit und zur Verbesserung der Durchblutung.

→ Medikamente sind meistens nicht nötig, eine hohe Vitamin C-Zufuhr kann die Heilungsdauer verkürzen (Förderung der Kollagensynthese). Ein nach 2 Tagen immer noch bestehendes größeres Ödem weist auf eine zu frühe/zu starke Belastung oder auf eine Gelenkbeteiligung hin. In dieser Phase kann eine medikamentöse Therapie angezeigt sein: orale Antiphlogistika (z.B. Diclofenac® 2–3 x 50 mg/Tag, 1–2 Wochen, Vorsicht bei Magenbeschwerden), fibrinolytische Enzyme (z.B. Wobenzym® 3 x 2 Drgs. über 2–3 Wo.).

→ Nach 2 Tagen Gehübungen, bei Schmerzen mit Unterarmstützen im teilbelasteten 3-Punkte-Gang (☞ 2.2.5).

→ Beweglichkeit mit aktiven und passiven Bewegungsübungen normalisieren, damit die Muskelfasern sich in funktionaler Richtung ausrichten.

→ Anlage eines therapeutischen Tape-Verbandes (☞ 11.6.5) nach 2–4 Tagen, wenn die Schwellung abgeklungen ist; oberes Sprunggelenk dabei passiv in 0-Stellung halten, erst Klebebandage und dann Tape anlegen. Der Patient muß mit dem therapeutischen Tape normal gehen können. Die aktive Plantarflexion muß annähernd möglich sein, der Zehenstand ist leicht eingeschränkt. Tape alle 10 Tage erneuern, zwischen den Wechseln mindestens zwei Stunden Pause lassen, damit sich die Haut etwas regenerieren kann.

Bei Beschwerden (Schmerzen, Stauung, Kribbeln), die bei Hochlagerung der Extremität nicht zurückgehen, Tape umgehend entfernen.

2. Phase: Proliferationsphase (Kollagenphase) 6.–21. Tag

Der Körper baut zunächst kollagene Fasern vom Typ 3 auf, diese Fasern werden dann langsam zu den Typ-1 Fasern umgewandelt; erst nach 300–500 Tagen sind kollagene Fasern wieder optimal belastungsfähig. Durch spezifische Belastung und viel propriozeptives Training kann die Adaption so gut erreicht werden, daß eine volle Belastung früher möglich ist.

PT-Maßnahmen

→ *Aerobes Training:* Durchblutung nicht nur lokal fördern, sondern gesamtes Herz-Kreislaufsystem anregen, damit ausreichend oxigeniertes Blut in den Verletzungsbereich gelangt.

→ *Ausdauer und Koordination trainieren,* funktionell in komplexen Bewegungsmustern trainieren: Fußtraining, Laufschulung (evtl. leichte Dauerläufe, wenn der Patient diese Belastung beschwerdefrei toleriert).

→ *Progressive propriozeptive Neuorientierung mit Übungsgeräten* (z.B. „labiles Holzbrett": Herstellung durch einen längshalbierten Rundstab, der auf ein ca. 20 x 30 cm großes Holzbrettchen genagelt wird, ☞ Abb. 9.01). Ausführung: Patient steht mit dem betroffenem Fuß auf dem Brettchen und versucht das Brett in der Waagerechten zu halten. Der Therapeut steht vor dem Patienten und stabilisiert im Schulterbereich. Dauer: 5 x 1 Min., mind. 3 x tgl. (Pat. übt allein). Solche Übungen können auch in den Alltag integriert werden (z.B. beim Zähneputzen). Vorbereitend kann diese Übung auch auf der Weichmatte durchgeführt werden.

→ *Kryokinetics:* Wenn das Ödem abgeklungen ist (etwa ab dem 2. Tag), kann mit kryokinetischen Übungen begonnen werden: 30–40 Sek. den verletzten

Bereich mit Eis abreiben. Die Folge ist eine reaktive Hyperämie mit gleichzeitiger Anregung des Lymphsystems, danach 3–5 Min. im schmerzfreien Bereich aktiv bewegen lassen (z.B. Fahrrad fahren); 5–7 x hintereinander, 2 x täglich durchführen.

- *PNF* (☞ 2.3.16): Bilaterale und reziproke Pattern.
- *Kon- und exzentrisches Krafttraining:* vorsichtig beginnen. Beispiel: Kraftmaschine – Leg press, sitzend: Physiologische Bewegungsform, durch den Fußkontakt (geschlossene Kette) werden ganze Muskelketten des Beines angesprochen. Das „Wegdrücken" der Fußplatte entspricht der konzentrischen und das „Herankommenlassen" der exzentrischen Kraftentwicklung des M. quadriceps. Zunächst mit leichten Gewichten und hohen Wiederholungszahlen beginnen und Gewichte allmählich steigern.

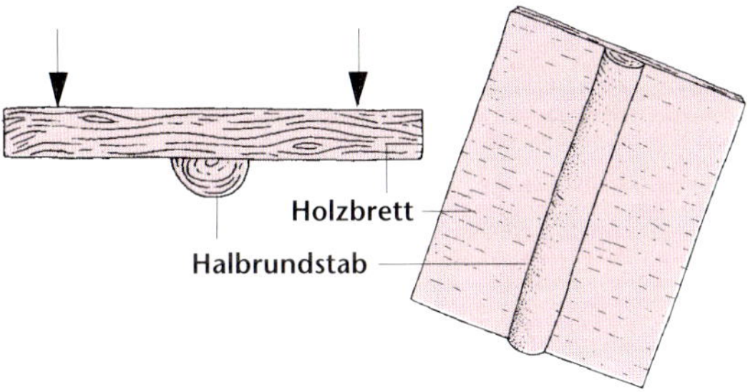

Abb. 9.01: Labiles Holzbrettchen

3. Phase: Organisationsphase (Remodellierung) ab 21. Tag

Umbau von Kollagen Typ 3 in Kollagen-Typ 1

PT-Maßnahmen

- Langsam die durch Stütz- bzw. Tapeverbände hervorgerufene Stabilisierung abbauen und zur „kollagenen Belastungsphase" übergehen (Anpassung an normale Belastung), z.B. Trampolinspringen, Sportkreisel (mit beiden Beinen und später mit einem Bein Gleichgewicht trainieren: mit den Rändern langsam im Wechsel von medial nach lateral den Boden berühren).
- *Sportartspezifisches Koordinationstraining:* Angst nehmen, evtl. Ursache/Entstehungsmechanismus des Traumas trainieren: z.B. Basket-/Volleyballer auf Brettchen springen und Reaktionstraining durchführen lassen.
- *Dehntechniken* anwenden: bei Verkürzungen (☞ 10.2).
- *Sportartspezifisches Training.*

9.4 Häufige Probleme und Behandlungstips

Patella-Spitzen-Syndrom (Jumpers Knee)

Insertionstendopathie; betroffen sein können oberer und unterer Patellapol sowie Tuberositas tibiae. Betroffener Muskel: M. quadriceps femoris.

- → Patellamobilisation, auch unter Kompression; Quadrizepsdehnung; evtl. Training umstellen.
  Technik: Kniegelenk in leichter Flexionsstellung (Unterlagerung mit weicher Rolle), Patella mit Kompression (die komprimierende Hand greift von oben auf die Patella) nach kaudal gleiten lassen, bei dem „Rückweg" nach kranial keine Kompression ausüben, Schmerzprovokation vermeiden. Dosierung: 15–20 Wiederholungen, 2–3 Serien, 1 x täglich. Danach den Patienten 20–30 Min. radfahren lassen (Fahrradergometer; leichte bis mittlere Intensität: 40–60 Watt). Ziele dieser Knorpelbehandlung sind Stoffwechselverbesserung und Anreiz zur Matrixneubildung.
- → Quadrizepsdehnung in Bauchlage: z.B. postisometrische Relaxation (☞ 2.2.4).

Beschwerden im LWS/Iliosakralgelenk-Bereich

Adduktoren testen (vor allem bei Läufern), diese sind häufig verkürzt und verspannt. Da diese Muskeln am Becken (im Tuber-Bereich) ansetzen, können sie indirekt auch Spannung auf das Iliosakralgelenk (ISG) ausüben und zu schmerzhaften Blockierungen in diesem Abschnitt führen. Auch der M. iliopsoas tendiert zur Verkürzung und kann dann aufgrund seines Verlaufes von den Querfortsätzen der unteren Lendenwirbeln zum Trochanter minor zu Beschwerden in der Leiste oder im LWS-Bereich führen. Bei Verkürzung dehnen, z.B. postisometrische Relaxation (☞ 2.2.4).

Leistenprobleme bei Fußballern

Testen der Beckenmuskeln. Auch hier liegen häufig Verkürzung/Verspannung des M. iliopsoas vor. Dehnung in verschiedenen Flexions- und Adduktions-Stellungen des Beines. Beispiel: Ausgangsstellung Rückenlage, ein Bein in Hüfte und Kniegelenk passiv beugen mit wechselweiser Abduktions- und Adduktionsbetonung, um die Position herauszufinden, welche die entsprechenden Beschwerden in der Leiste hervorruft. An diesem Punkt gegenhalten lassen und diese Spannung so lange wie möglich aufrecht erhalten.

Periostitis Tibiae (Skinsplints) (☞ 9.1.8)

9.5 Sportfähigkeit

9.5.1 Sportphysiotherapeutische Untersuchung

Klinische Untersuchung zur Beurteilung der sportlichen Belastbarkeit (Sportmediziner, Orthopäde). Ziel: Prävention von Sportverletzungen und Sportschäden durch:

- Individuelle Beratung über geeignete Sportarten.
- Mitwirkung an der Trainingsgestaltung unter Berücksichtigung sportphysiotherapeutischer Gesichtspunkte.

Vorgehen: Orthopädische Anamnese, Sportanamnese (Trainingsgestaltung, -intensität, Leistungsentwicklung), Untersuchung des gesamten Haltungs- und Bewegungsapparates unter Berücksichtigung von Fehlformen, Bewegungsdefiziten und Muskeldysbalancen.

Muskeldysbalancen

Unausgewogene Funktionszustände der Skelettmuskulatur (kein Ungleichgewicht der Muskelkräfte!), die die tonische und phasische Muskulatur betreffen (☞ 10.1.3). Ursache ist ein insuffizientes Stabilisierungsvermögen der Rumpf-Muskulatur. Eine aktive, vollständige Nutzung der physiologischen Bewegungsausmaße wird verhindert und zwar auch dann, wenn eine freie passive Beweglichkeit gegeben ist.

Eine Muskeldysbalance liegt vor, wenn ein verkürzter tonischer Muskel seinen phasischen Gegenspieler (Antagonisten) und/oder Mitspieler (Synergisten) hemmt. Eine maximale Aktivierung und damit die optimale Trainierbarkeit wird dadurch verhindert.

Beispiel: Eine Verkürzung der ischiokruralen Muskulatur (tonisch) verhindert die optimale Trainierbarkeit des M. quadriceps → vor dem Quadrizepstraining Dehnung der ischiokruralen Muskulatur.

! Verkürzung und Bewegungseinschränkungen lassen sich durch Muskelfunktionstests (z.B. nach JANDA) nachweisen.

9.5.2 Kontraindikationen für Wettkampfsportteilnahme

Eine Wettkampfsportart kann nicht ausgeübt werden bei:

- *Sekundären Sportschäden:* Muskel-, Sehnen- und Gelenkverletzungen bzw. Erkrankungen mit fehlender funktioneller Kompensation.
- *Hochgradigen Formfehlern* und Anomalien von Rumpf bzw. Extremitäten.
- *Aseptischer Knochennekrose* (☞ 5.5.9): Beschwerden bei sportartspezifischer Exposition und fehlenden Kompensationsmöglichkeiten.

- *M. Scheuermann* (☞ 5.9.10): Bei der Notwendigkeit einer Korsett- oder operativen Versorgung und besonderer sportlicher Exposition sowie bei progredientem Verlauf oder floridem Stadium.
- *Doppelseitiger Spondylodese, Spondylolisthesis* (☞ 5.9.11): Nicht kompensierbare Belastungsbeschwerden beim Sport (Kunstturnen, rhythmische Sportgymnastik, Delphin-Schwimmen, Gewichtheben.
- *Skoliose* (☞ 5.9..3): Bei Korsett- oder operativer Versorgung. Sportarten mit erheblicher Beanspruchung der Wirbelsäule (z.B. Kunstturnen).
- *Hüftgelenksluxation* (☞ 4.9.2, 5.5.4): Bei sportartspezifischer Exposition.

9.5.3 Freizeitsport

Belastungsprobleme im Freizeitsport entsprechen denen im Wettkampfsport und im Schulsport. Sie lassen sich reduzieren durch regelmäßige (mindestens 3–4 x /Woche) sportliche Betätigung nach dem Motto: Lieber häufiger und kürzer als einmal zu lang! Bei fast jeder Erkrankung des Bewegungsapparates ist eine freizeitmäßige, individuell ausgerichtete und dosierte Belastung möglich.

Trainingsempfehlungen für Freizeitsportler

- *Aufwärmphase:* 10–15 Min. vor einer sportlichen Aktivität den Körper aufwärmen (Radfahren, Seilspringen, leichter Dauerlauf).
- *Dehnen:* Alle Hauptmuskelgruppen dehnen.
  - *Passiv-dynamisch:* Dehnstellung einnehmen, in dieser Position 15–30 Sek. verweilen; ruckhafte Bewegungen vermeiden; ruhig und gleichmäßig atmen.
  - *Anspannungs-Entspannungs-Dehnen:* Dehnstellung einnehmen, in dieser Position Muskel/Muskelgruppe gegen Widerstand isometrisch 5–7 Sek. anspannen, Spannung lösen, etwas weiterdehnen und wieder anspannen. Diesen Vorgang 2–3mal wiederholen.
- *Trainingsphase:* je nach Sportart: Laufen, Radfahren, Rudern, Schwimmen.
- *Abwärmphase:* Leichte Dauerbelastung für 10–15 Min. zum Abschließen des Trainings (Radfahren, Seilspringen, leichter Dauerlauf).

9.5.4 Sport mit Endoprothesen

Ziel: Verbesserung von Leistungsfähigkeit und Lebensqualität. Individuelle Beurteilung der Sportfähigkeit: Allgemeinerkrankungen, Zustand der Haltungs- und Bewegungsorgane, Mobilität insbesondere des durch eine TEP versorgten Gelenkes, Lokalisation der Prothese in Bezug zur sportlichen Betätigung, Ausgangssituation des vesorgten Gelenkes, Prothesenmodell und -technik (zementiert, unzementiert). TEP-Patienten, die dosiert Sport treiben, haben in der Regel weniger Beschwerden und Schmerzen (v. Strempel et al. 1992).

Sportartempfehlungen bei Prothesen des Hüft- und Kniegelenkes

Geeignet

- *Schwimmen:* Gut temperiertes Wasser, kräftigen Beinschlag beim Brustschwimmen vermeiden. Beste Diziplinen: Kraulschwimmen, Rückenschwimmen.
- *Radfahren:* Gut geeignet für Hüft-TEP, weniger gut geeignet für Kniegelenk-TEP; wegen Sturzgefahr Heimtrainer empfehlenswert.
- *Gymnastik:* Geeignet, sofern das Ziel die Erhaltung und Verbesserung der muskulären Leistungsfähigkeit und nicht die Beweglichkeitsverbesserung ist. Keine extreme Bewegungen des operierten Kniegelenkes.
- *Rudern:* Geeignet sowohl für Hüftgelenks- als auch Kniekelenks-TEP, sofern eine übermäßige Hüft- und Kniebeugung vermieden wird.
- *Segeln, Paddeln, Wandern:* Ohne Einschränkungen möglich.

Bedingt geeignet

- *Skilanglauf:* Prinzipiell günstig für Hüft- und Knie-TEP bei ausschließlicher Diagonaltechnik. Empfehlung zur Benutzung von breiten Wanderskiern.
- *Dauerlauf:* Geeignet nur bei guter Lauftechnik, weichem Boden, stoßabsorbierenden Laufschuhen, zeitlicher Begrenzung und ohne Muskelermüdung.
- *Golf:* Problemlos bei guter Spieltechnik, d.h. kontrollierter Torsionsbelastung im LWS- und Hüftbereich, unterstützt durch Schuhe ohne Spikes.

Nicht geeignet

Sportarten mit Belastungen im Schnelligkeits-Ausdauer-Bereich oder abrupten, schnellen Richtungswechseln, Kampfsportarten, Sprungdisziplinen, Ballspiele (Ausnahme Prellball, Schlagball), Rückschlagspiele (Tennis nur dann sinnvoll, wenn z.B. in kontrollierter Form von der Grundlinie gespielt wird), alpiner Skilauf.

9.5.5 Sport nach Gliedmaßenamputationen

Armamputierte

- *Laufen:* Belastung eher im Ausdauerbereich. Sprinten wegen Sturzgefahr weniger geeignet.
- *Sprungdisziplinen:* Weitsprung, Hochsprung (Flop-Technik).
- *Rückschlagspiele* (bei einseitiger Amputation): Faustball, Prellball, Fußball, Tennis, Tischtennis.
- *Schwimmen:* Einseitige Amputation – Brustschwimmen; beidseitige Amputation – Rückenschwimmen.

Beinamputierte

- *Ohne Prothese:* Schwimmen, bei beidseitiger Amputation mit Schwimmflosse, Ballspiele im Sitzen oder Rollstuhl (Volleyball, Basketball, Prellball).
- *Mit Prothese:* Geschicklichkeitsgehen (verschiedene Hindernisse, Schulung im Umgang mit der Prothese), bei sicherer Beherrschung der Prothese: Wurfdisziplinen und Ballspiele im Stand.
- *Mit Spezialausrüstung:* Angeln, alpiner Skilauf mit Krückenski oder Monoski.

Prinzipiell gilt: Ergänzung der sportlichen Betätigung durch rumpfstabilisierende Gymnastik. Sport sollte mit und ohne Prothese erfolgen. *Informationen:* Deutscher Behindertensportverband (☞ 12).

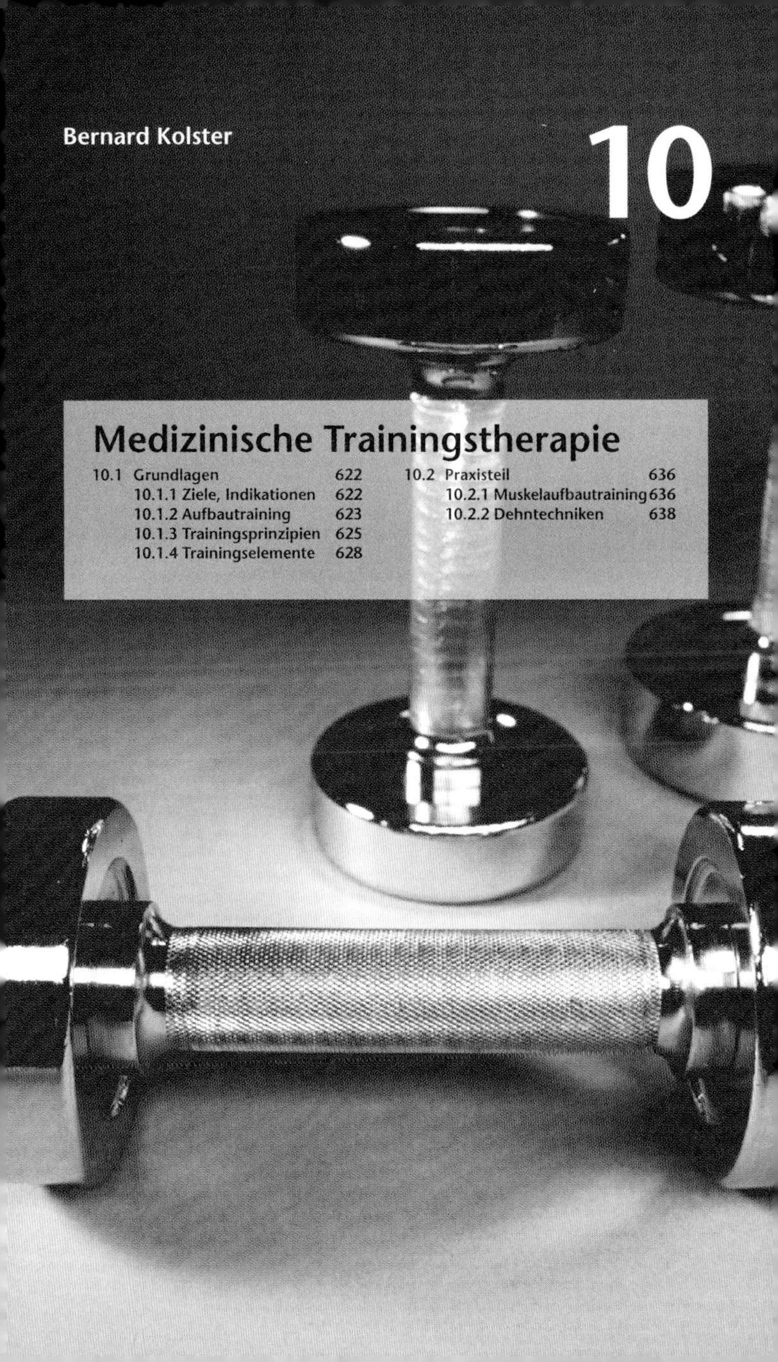

Bernard Kolster

10 Medizinische Trainingstherapie

10.1 Grundlagen

Die MTT entspricht weitgehend dem sogenannten Aufbautraining. In den frühen achtziger Jahren wurde erkannt, daß ein intensives Aufbautraining bei Hochleistungssportlern nach Verletzungen des Bewegungsapparates zu einer bedeutend schnelleren Wiederherstellung und damit Wettkampffähigkeit führte. Kennzeichen dieser Trainingsform sind die

- *Intensität des Trainings:* Trainingseinheiten von bis zu drei Stunden pro Tag, mindestens dreimal pro Woche.
- *Komplexität:* Nicht nur der verletzte Körperteil wird trainiert, sondern der ganze Körper unter Berücksichtigung der wesentlichen Elemente der modernen Trainingslehre.
- *Interdiziplinäre Zusammenarbeit* von ÄrztInnen, PhysiotherapeutInnen und SportlehrerInnen.
- *Sportartspezifische Trainingsinhalte.*
- *Prävention von erneuten Verletzungen:* Verletzungsauslösende Momente (z.B. muskuläre Dysbalancen, aber auch sportartspezifische verletzungsauslösende externe Faktoren) können unter Trainingsbedingungen kontrolliert werden.

Aus diesem Grund entschlossen sich zunächst die Berufsgenossenschaften diese kostenintensive Maßnahmen auch für „Nicht-SportlerInnen" zu übernehmen, da unter dem Strich durch die schnellere berufliche Reintegration von „NormalpatientInnen" wieder Kosten eingespart wurden (kürzere Krankheitsdauer, niedrige Invaliditätsrate). Diese Therapieform wurde bis Ende 1993 unter dem Namen „Besonders indizierte Therapie (BiTh)" geführt. Das Genehmigungsverfahren war jedoch sehr kompliziert und umständlich, so daß diese Therapieform keine nennenswerte Verbreitung fand. Anfang 1994 wurde die Verordnungsregelung vereinfacht: unter dem Begriff „Erweiterte Ambulante Physiotherapie (EAP)" kann diese Therapieform von allen D-ÄrztInnen verordnet werden. Die Durchführung darf jedoch nur in speziell zugelassenen Zentren, welche die personellen, räumlichen und apparativen Anforderungen der BGs erfüllen, erfolgen. Informationen über diese Anforderungen sind erhältlich unter anderem beim „Zentralverband Ambulanter Therapieeinrichtungen (ZAT)". (Adresse ☞ 12).

10

10.1.1 Ziele und Indikationen

Indikationen

Prinzipiell alle operativ und konservativ versorgten Verletzungen des Bewegungsapparates, bei denen eine EAP sinnvoll und und angemessen erscheint. Das früher von der BG aufgestellte Indikationsverzeichnis ist nicht mehr gültig. Die verordnende ÄrztIn (in der Regel D- oder H-ÄrztIn) trifft die Verordnung nach den Kriterien der Angemessenheit. Die ÄrztIn muß gleichzeitig gegebene Kontraindikationen berücksichtigen. Insgesamt ist eine Zusammenarbeit zwischen den TherapeutInnen und der zuweisenden ÄrztIn über eine regelmäßige Befunddokumentation vorgesehen.

Ziele der MTT

- Völlige Schmerzfreiheit.
- Wiederherstellung der bestmöglichen muskulären Funktion: Kraft, Ausdauer und Koordination.
- Wiederherstellung der bestmöglichen Funktionen von Gelenken sowie der am Gelenkaufbau beteiligten Strukturen (Bänder, Sehnen, Knorpel).
- Wiedererlernen alltag- und sportspezifischer Bewegungsmuster.
- Prävention von erneuten Verletzungen.

10.1.2 Aufbautraining

Das Aufbautraining beginnt im allgemeinen nach der Phase der postoperativen physiotherapeutischen Behandlung. Voraussetzung für die Durchführung des Aufbautrainings ist die Diagnose mit einem Behandlungsplan der zur Verordnung berechtigten ÄrztIn (D- oder H-ÄrztIn). Turnusmäßige Untersuchungen (Eingangs-, Zwischen- und Enduntersuchung) durch die ÄrztIn dokumentieren den Therapieverlauf. Im Behandlungsverlauf durchläuft der Rehabilitant nacheinander 4 Rehabilitations-phasen:

- 1. Phase – *Mobilisation:* Frühfunktionelle Therapie
- 2. Phase – *Stabilisation:* Funktionelle Therapie
- 3. Phase – *Funktionelles Muskelaufbautraining:* Uneingeschränkte Funktionsfähigkeit
- 4. Phase – *Muskelbelastungstraining:* Uneingeschränkte Belastungsfähigkeit.

Die zeitliche Definition der Phasen (☞ Tabelle) ist abhängig von unterschiedlichen Faktoren:

- Art der Verletzung
- Operationsverfahren
- Postoperativer Heilungsverlauf
- Individuelle Kondition
- Klinikinterne Nachbehandlungsrichtlinien.

Phasenübersicht für Aufbautraining (nach Freiwald)

Verletzungsbereich/-art	1. Phase	2. Phase	3. Phase	4. Phase
Meniskus	1.–2. Wo.	2. -4. Wo.	4.–6. Wo.	6.– 8. Wo.
Kreuzbänder	1. -4. Wo.	5.–8. Wo.	8.–13. Wo.	13.–17. Wo.
Seitenbänder	1.–3. Wo.	3.–5. Wo.	5.–7. Wo.	7.–10. Wo.
Achillessehne	1.–3. Wo.	3.–6. Wo.	6.–10. Wo.	10.–16. Wo.
Sprunggelenk/Bänder	1. Wo.	2. Wo.	3.–4. Wo.	4.–5. Wo.
Sprunggelenk/Fraktur	1.–2. Wo.	2.–5. Wo.	5.–7. Wo.	7.–12. Wo.

1. Phase – Mobilisation: Frühfunktionelle Therapie

Dem Trainingsbeginn geht in den meisten Fällen eine Zeit körperlicher Inaktivtät voraus. Daher steht in dieser Phase ein Training der allgemeinen (kardiovaskulären) Leistungsfähigkeit (Ausdauer) als Grundlage für alle weiteren Maßnahmen an vorderster Stelle. Ein Muskelaufbautraining ohne eine Basis-Kondition ist nicht sinnvoll.

- → *Trainingsziele:* Verhinderung bzw. Beseitigung der verletzungsbedingten Muskelatrophie; Optimale Schmerzbekämpfung; Optimierung der Muskelkraft; Verbesserung der koordinativen Fähigkeiten, Verbesserung der Beweglichkeit und der allgemeinen Ausdauer.
- → *Trainingsmethoden und -inhalte:* Kryotherapie; Lympdrainage; Gangschulung; Muskeldehnung; Ausdauertraining; isometrisches Training; dynamisches Training.
- → *Trainingsmittel:* Fahrradergometer; Schulter-Arm-Ergometer; Sprossenwand; Matte; diverse Trainingsgeräte für bestimmte Körperregionen (Beine, Gesäß, Rumpf, Schultern, Arme).
- → *Trainingsdosierung*
  - ca. 60 Min. pro Trainingseinheit
  - LeistungsportlerInnen: bis zu einer Trainingseinheit pro Tag
  - FreizeitsportlerInnen: mindestens 2 Trainingseinheiten pro Woche
  - Zeitraum: 1–3 Wochen.

2. Phase – Stabilisation: Funktionelle Therapie

- → *Trainingsziele:* Ausbau der unter Phase 1 genannten Ziele (Stabilisierung der Muskulatur; Verbesserung der Kraft, Verbesserung der Ausdauer und der Koordination).
- → *Trainingsmethoden und -inhalte:* Kryotherapie; Lympdrainage; Gangschulung; Muskeldehnung; Ausdauertraining; isometrisches, isotonisches, isokinetisches, auxotonisches Training.
- → *Trainingsmittel:* Wie unter Phase 1. Isokinetische Test- und Trainingssysteme (z.B. Cybex®, Biodex®, Lido®).
- → *Trainingsdosierung:*
  - 60–90 Min. pro Trainingeinheit
  - LeistungsportlerInnen: 2 Trainingseinheiten pro Tag
  - FreizeitsportlerInnen: 1 Trainingseinheit pro Tag
  - Zeitraum: 1–5 Wochen.

10

3. Phase – Funktionelles Muskelaufbautraining

- → *Trainingsziele:* Ausbau der unter Phase 2 genannten Ziele
- → Muskelaufbau → Uneingeschränkte Funktionsfähigkeit
  - Optimierung der Reaktionsschnelligkeit
  - Bahnung funktioneller Bewegungsmuster und Integration von Teilbewegungen zu Gesamtbewegungen (z.B. Gehen, Laufen)
  - Training sportartspezifischer Bewegungsmuster
  - Psychische Vorbereitungen auf sportliche Belastungen.
- → *Trainingsmethoden:* Muskeldehnung; Gangschule; Lauftraining (zunächst auf Weichmatte, -boden); Ausdauertraining; isometrisches, isotonisches, isokinetisches, auxotonisches Training; intensives und extensives Intervalltraining; Komplextraining.
- → *Trainingsmittel:* Wie in Phase 2. Weichboden, Laufmatte, Mini-Trampolin.

→ *Trainingsdosierung:*
- 60–90 Min. pro Trainingseinheit
- LeistungsportlerInnen: 2 Trainingseinheiten pro Tag
- FreizeitsportlerInnen: 1 Trainingseinheit pro Tag
- Zeitraum: 2–6 Wochen.

4. Phase – Muskelbelastungstraining

→ *Trainingsziele:* Ausbau der unter Phase 3 genannten Ziele.
- Optimierung von Reaktionsschnelligkeit und Sprungkraft
- Optimierung von Kraft- und Schnelligkeitsausdauer
- Volle uneingeschränkte Belastbarkeit
- Volle psychische Stabilität während der Belastungen.

→ *Trainingsmethoden:* Isotonisches Training, auxotonisches Training, isokinetische Test- und Trainingsmethoden, Schnelligkeits- und Ausdauertraining, Sprungkraft. Sportartspezifische Trainingsformen: Lauftraining, Sprints, Steigerungsläufe, Tempowechselläufe, Sprungkraftserien.

→ *Trainingsmittel:* Wie unter Phase 3. Laufband, verschiedene Bodenformen und -beläge (Waldboden, Sandboden); Sportgeräte.

→ *Trainingsdosierung:*
- 60–90 Min. pro Trainingeinheit
- LeistungsportlerInnen: 2–3 Trainingseinheiten pro Tag
- FreizeitsportlerInnen: 1–2 Trainingseinheit pro Tag
- Zeitraum: 2–6 Wochen.

10.1.3 Trainingsprinzipien

Grundlage: Aufbau des Skelettmuskelgewebes

Das elementare Bauelement des Skelettmuskels ist die quergestreifte Muskelfaser, eine vielkernige Riesenzelle von einer Länge von bis zu 15 cm und einem Durchmesser bis ca. 0,1 mm.

Die Muskelfasern lassen sich in zwei Fasertypen unterscheiden:
- Typ 1: *Slow-Twitch Fibers* (ST-Fasern, „rote Fasern"). Langsam zuckende, wenig ermüdbare Muskeln, mit vorwiegend aerober Energiebereitstellung.
- Typ 2: *Fast-Twitch Fibers* (FT-Fasern, „weiße Fasern"). Schnell zuckend, schnell ermüdbar, vorwiegend anaerobe Energiegewinnung gekennzeichnet.

Daraus ergeben sich drei Muskelgruppen:
- *Tonische Muskulatur (Typ-1-Fasern)*
- *Phasische Muskulatur (Typ-2-Fasern)*
- *Gemischte Muskulatur.*

Tonische Muskulatur dient als Haltemuskulatur der Stabilisation und tendiert zur Verkürzung. Phasische Muskulatur dient der Fortbewegung (Schnellkraft, Mobilität) und neigt zur Abschwächung. Tonische und phasische Muskulatur existieren jeweils als Mischform, wobei die eine oder andere Komponente überwiegt.

Merkmale der verschiedenen Muskelfasern		
Merkmale	**Tonische Muskulatur**	**Phasische Muskulatur**
Fasertyp	ST-Fasern („rote Fasern")	FT-Fasern („weiße Fasern")
Energiebereitstellung	Vorwiegend aerob	Vorwiegend anaerob
Erregbarkeit	Langsamer	Schneller
Mitochondrien	Viele	Weniger
Kontraktions-geschwindigkeit	Langsam	Schnell
(Haupt)-Auswirkung von Inaktivität	Verkürzung	Abschwächung
Funktion	Statik, Stützmotorik, (Überwiegend tonische Muskulatur)	Fortbewegung, Zielmotorik, (Überwiegend phasische Muskulatur)
Beispiele	M. pectoralis major M. biceps brachii M. erector spinae M. iliopsoas Mm. ischiocrurales M. rectus femoris Mm. adductores M. triceps surae	Mm. rhomboidei M. triceps brachii M. abdominis Mm. glutaei max., med., min. Mm. vasti lat., med. M. tibialis anterior
Ermüdbarkeit	Langsam	Schnell

Grundsätze zu Durchführung und Dosierung des Aufbautrainings

Grundlagen für den Trainingsplan

- Art und Versorgung der Verletzung
- Diagnose
- Aktivitätsgrad: HochleistungssportlerIn, FreizeitsportlerIn, Untrainierte.

Regelmäßige Überprüfung des Trainingserfolges

(und gegebenenfalls Modifkation des Trainingsplanes):

- *Überprüfungszeitpunkte:*
  - Trainingsbeginn (Eingangsuntersuchung)
  - Alle 10 Therapieeinheiten (Zwischenuntersuchungen)
  - Abschluß der Rehabilitationsmaßnahme (Abschlußuntersuchung).
- *Untersuchungsparameter*
  - Klinischer Befund: Schmerz, Schwellung
  - Beweglichkeitsausmaß: Neutral-0-Methode (☞ hintere Umschlagseite)
  - Muskelumfang: in cm (☞ 2.1)
  - Muskelkraft in Nm: Isokinetisches Testverfahren (☞ 10.1.4).

Die Untersuchungsintervalle und -parameter sind von den meisten Kostenträgern vorgeschrieben.

Trainingsumfang und Übungsauswahl

So steigern, daß ein kontinuierlicher Muskelaufbau stattfindet. Eine zu hohe Anfangsbelastung vermeiden, da durch eine damit verbundene vorzeitige Muskelermüdung das Trainingsziel nicht erreicht wird.

Trainingsplanung

Die Reihenfolge der Trainingsinhalte, Übungsauswahl und -intensität müssen sich an der individuellen Belastungsfähigkeit (maßgebend sind Eingangs- und Zwischenuntersuchungen) und an den Grundlagen der Trainingslehre orientieren. Reihenfolge der Trainingsinhalte:

- 1. *Aufwärmphase*
- 2. *Differentialbehandlung:* Physiotherapeutische Behandlung bezogen auf die verletzte Region.
- *3. Aufwärmen und Dehnung* unmittelbar vor isokinetischer Belastung.
- *4. Schnelligkeits- und Koordinationstraining:* Durchführung vor dem Krafttraining, da durch Krafttraining eine Ausschöpfung der Energiereserven erfolgt. Die Folge ist eine ermüdete und geschwächte Muskulatur, bei gleichzeitig erhöhtem Verletzungsrisiko.
- 5. *Dehnung* (☞ 2.2.4): Aktive Dehnung (☞ 10.2.2) aller distal und proximal der Verletzung befindlichen Muskelgruppen auch auf der gesunden Seite.
- 6. *Ausdauertraining* ☞ 10.1.4.
- 7. *Krafttraining* ☞ 10.1.4.
- 8. *Abwärmphase* – (Cool Down): ☞ 9.2.

✓ Beispiel Kniegelenk

Z.n. Kreuzbandersatzplastik mit Patellarsehne rechts, Ende der Phase 1 (☞ 10.1.2).

Befund: Atrophie der gesamten Beinmuskulatur rechts, M. quadriceps vastus med. am stärksten betroffen, Beuge- und Streckdefizit, Schwellung und belastungsabhängige Schmerzen des Kniegelenkes.

Sinnvoller Behandlungsaufbau im Rahmen des Aufbautrainings:

- Allgemeine Aufwärmphase:
  Fahrradergometer: 15 Min. mindestens 50 Watt. Da Schwellung und Schmerz im rechten Kniegelenk bestehen, sollte das rechte Bein nicht mittreten, sondern auf einem Hocker abgestützt werden.
  Handkurbelergometer: 10 Min. 50 Watt.
- Differentialbehandlung: Lymphdrainage, Muskeldehnung (☞ 2.2.4), Kräftigung: PNF (☞ 2.3.16), Schnelligkeits- u. Koordinationsübungen (☞ 10.1.4)
- Kräftigung: ☞ 10.2
- Abwärmphase: analog der Aufwärmphase.

Trainingsdosierung

Durch regelmäßiges Training erfolgt eine schnellere Belastungsanpassung. Unregelmäßige Trainingsintervalle (z.B. einmal und weniger pro Woche) verzögern den Rehabilitationserfolg.

- Allgemein: Dauer einer Therapieeinheit 60–90 Min., mindestens drei Therapieeinheiten/Wo.
- Individuelle Dosierung in Abhängigkeit vom Aktivitätsgrad: HochleistungssportlerIn, FreizeitsportlerIn, Untrainierte. HochleistungssportlerInnen können zwei (bis drei) Therapieeinheiten pro Tag durchführen (ab Phase 3, ☞ 10.1.2).

Tips & Fallen

- → Zur optimalen Regeneration zwischen den Trainingseinheiten mind. 6 Std. Pause einhalten. Innerhalb der Therapieeinheiten Schwerpunkte setzen: z.B. eine Therapieeinheit Krafttraining, die andere Therapieeinheit Lauftraining.
- → Die Belastungsdosierung ist eines der entscheidenen Kriterien der MTT. Die Dosierung ist abhängig von der Belastungsfähigkeit, der Motivierungsfähigkeit und dem Engagement des Patienten und von der Erfahrung und dem „Fingerspitzengefühl" der BehandlerIn.
- ! Ziel ist es, den (schmalen) Pfad zw. Unter- und Überforderung zu finden.

10.1.4 Trainingselemente

Motorische Leistungen setzen sich aus mehren ineinander verzahnten Teilkomponenten zusammen: Kraft, Beweglichkeit (Flexibilität, Koordination), Ausdauer. Im gesunden Zustand stehen diese Teilkomponenten im ausgewogenen Verhältnis zueinander.

Krafttraining

Statisches (isometrisches) Training

Die Länge des Muskels bleibt bei einer Kontraktion konstant (isometrisch). Die Kontraktion erfolgt gegen einen fixierten Widerstand. Die Trainingsleistung erfolgt durch Halte- oder Widerstandsarbeit. Der Querschnitt des Gesamtmuskels wird vergrößert, jedoch nicht die Kraft pro cm².

Vor- und Nachteile des statischen Trainings

- *Vorteile:* Frühzeitig post-operativ als Atrophieprophylaxe durchführbar; Gute Fixierungsmöglichkeiten; Selektive Auswahl von Muskelgruppen. Gute Dosierbarkeit.
- *Nachteile:* Keine Einbeziehung der koordinativen Elemente einer Bewegung, daher unphysiologische Trainingsform. Training der phasischen (langsamen) Muskelfasern, keine Trainingswirkung der Schnellkraft.

10

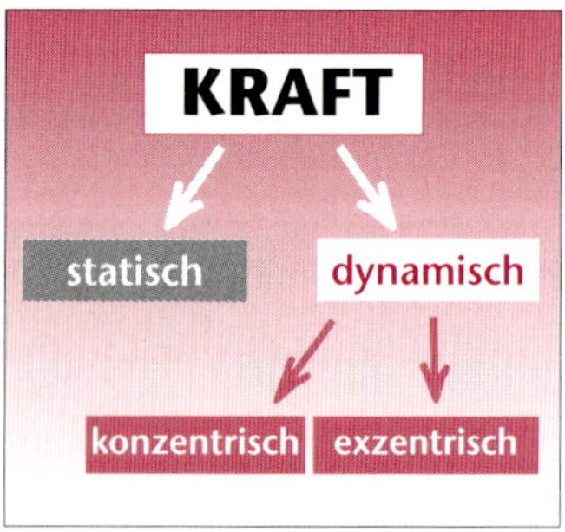

Abb. 10.01: Krafttrainingsmethoden

Krafttrainingsmethoden

Verbesserung

- der Maximalkraft
- der Kraftausdauer
- der intramuskulären Koordination.

Übersicht: Statistisches (isometrisches) Training		
Anwendungsbereiche	**Belastung (%)**	**Belastungsdauer**
Maximalkraft Zunahme des Muskelquerschnittes: • Atrophieprophylaxe • Phase 1 des Muskelaufbaues	75–90	7–12 Sekunden
Kraftausdauer	30–50	25–130 Sekunden
Intramuskuläre Koordination	85–100	3–5 Sekunden

Dynamisches Krafttraining

Längenänderung der Muskulatur bei konstanter Spannung durch Verkürzung oder Verlängerung der kontraktilen Elemente des Muskels.

- *Konzentrische Kontraktion:* Anspannung unter Verkürzung des betreffenden Muskels. Beispiel: Stemmen einer Langhantel in Rückenlage erfolgt durch konzentrische Kontraktion der Mm. triceps brachii.
- *Exzentrische Kontraktion:* Anspannung unter Verlängerung des betreffenden Muskels. Dabei wird eine negativ-dynamische Arbeit verrichtet. Beispiel: Das Herablassen der Hantel im vorangehenden Beispiel führt zu einer exzentrischen Kontraktion der Mm. triceps brachii.
- *Auxotonische Kontraktion:* Diese Muskelkontraktion ist eine Kombination aus isometrischer und isotonischer Kontraktionsform (Spannungs- und Längenänderung) und stellt die häufigste Trainingsform im Kraftsport dar.

Vor- und Nachteile des Dynamischen Krafttrainings

- *Vorteile:* Training physiolog. und komplexer Bewegungsformen; Variable Belastungsparameter (Belastungsintensität, Anzahl der Wdhl., Pausenintervalle.)
- *Nachteile:* Häufig großer apparativer Aufwand (Trainingsgeräte, Kraftmaschinen); Betreuung der Pat. personell aufwendig; Verletzung bzw. Überlastungsschäden durch unsachgemäße Anwendung der Trainingsgeräte.

Krafttrainingsmethoden

- Dynamisch-schnell
- Dynamisch bremsend (exzentrisch).

Übersicht dynamisches Krafttraining		
Anwendungsbereiche	**Belastung (%)**	**Wiederholungen**
Dynamisch-schnell		
• **Maximalkraft**		
- Muskelquerschnitt	65–90 %	5 13
- intramuskuläre Koordination	80–100 %	1–6
• **Kraftausdauer**	40–50 %	20–40
• **Schnellkraft**	30–60 %	10–20
Dynamisch bremsend (exzentrisch)		
• **Maximalkraft**		
- intramuskuläre Koordination	100 %	1–6
• **Schnellkraft**	60–90 %	6–12

Isokinetisches Training

Die Isokinetik ist eine (Sonder-)form der dynamischen Trainingsform. Die einzige Vorgabe ist eine Winkelgeschwindigkeit. Der Widerstand wird durch den Pat. selbst erzeugt und über eine mechanische Einrichtung – den Dynamometer – gewissermaßen gespiegelt. Der Patient erhält genau den Widerstand, den er selbst am Gerät erzeugt. Isokinetische Bewegungsführung wird durch den Dynamometer ermöglicht (ab Muskelkraft > Grad 3).

Vergleich der isotonischen und isokinetischen Arbeitsweise

Isokinetik	Isotonie
Festgesetzte Geschwindigkeit	Festgesetzter Widerstand
Veränderter, sich vollkommen anpassender Widerstand an • Muskel-Skelett-System • Schmerz • Ermüdung (diese Ziele werden durch den Dynamometer erreicht)	Unterschiedliche, unbekannte Faktoren (z.B. Geschwindigkeit)
Pat. vollendet mit jeder Bewegung den gesamten Bewegungsbereich	*Widerstand = Gewicht* Das Gewicht ist über den gesamten Bewegungsbereich gleich, ohne Rücksicht auf Änderung der Hebelkraft, Ermüdung, Schmerz
Übungen mit funktionellen Geschwindigkeiten sind möglich	Verringerung des Bewegungsbereiches durch Ermüdung

Isokinetik kann sowohl als Trainingsmittel als auch als Testsystem eingesetzt werden und liefert folgende Meßparameter: Bewegungsbereich, Drehmoment, Leistung, Beschleunigungsenergie.

✓ Dynamisches Ramping

Sondermodus bei dem Einsatz der Isokinetik als Trainingsmittel. Die Winkelgeschwindigkeit paßt sich an die Eigen-(anfangs-)geschwindigkeit des Patienten an. Diese Geschwindigkeit ist etwas niedriger als die Anfangsgeschwindigkeit und dient als eine Art Führungswiderstand. Dadurch wird eine schonende Adaptation an die jeweilige Trainingsgeschwindigkeit gewährleistet.

! Wenn der Modus *Dynamisches Ramping* (geräteabhänigig) eingestellt werden kann, sollte immer mit dyn. Ramping trainiert werden (schonender). In der Diagnostik (Testverfahren) ohne den Modus dyn. Ramping üben, um möglichst exakte Testergebnisse zu erhalten.

Grundsätzliches zum isokinetischen Training

Zwischen Geschwindigkeit und Kraftentfaltung gelten folgende Zusammenhänge:

- Tiefe Geschwindigkeiten ermöglichen hohe Kraftleistungen und damit hohe Belastungen für das Gelenk (z.B. Winkelgeschwindigkeit 0 Grad/Sek. entspricht isometrischer = maximaler Belastung). Daher immer die Geschwindigkeit dem gewünschten Krafteinsatz anpassen.
- Bewegungsbegrenzung: Je kleiner der Bewegungsbereich desto kleiner sollte die Geschwindigkeit sein.

Geschwindigkeitsdefinitionen		
Grad/Sekunde	**Geschwindigkeit**	**Belastung**
0–90	niedrig	hoch
90–180	mittel	mittel
180–300	hoch	niedrig
> 300	funktionell	niedrig

✓ Praktische Hinweise für den Einsatz isokinetischer Systeme

Für gute Test- und Trainingsresultate ist ein Vertrautwerden im Umgang mit dem zunächst ungewohnten Gerät erforderlich.

- Die TherapeutIn sollte sich selbst mit dem Gerät vertraut machen, indem sie Test- und Trainingsformen an sich selbst ausprobiert.
- Dem Patienten gute und verständliche Anweisungen geben, dies kann in standardisierter, möglichst für alle Patienten gleicher Weise erfolgen:
  „Die Bewegung gleichmäßig durchführen!"
  „Die Bewegung nicht plötzlich abstoppen!"
  „Streckung und Beugung in einem gleichmäßigen Ablauf durchführen!"
- Vor einem Test sollte der Patient die Bewegung probeweise durchführen zwecks Gewöhnung an die jeweilige Testgeschwindigkeit.

Vor- und Nachteile des isokinetischen Trainings

- *Vorteile*
  - Test- und Trainingsverfahren.
  - Genaue Trainingsdosierung.
  - Protokollierung und Analyse des gesamten Trainingsfortschrittes.
  - Gute und schnelle Trainingswirkung.
  - Vielfältige Anwendungsgebiet (z.B. Muskelaufbau nach unterschiedlichsten Erkrankungen, Hochleistungssport).
  - Widerstand dem Patienten angepaßt.
  - Hohe Winkelgeschwindigkeiten ermöglichen ein gutes Training der intra- und intermuskulären Koordination sowie der Ausdauer.
  - Konzentrische und exzentrische Trainingsformen (geräteabhängig) möglich.

- *Nachteile*
  - Betreuung der Patienten personell aufwendig.
  - Verletzung bzw. Überlastungsschäden durch unsachgemäße Anwendung der Trainingsgeräte.
  - Häufig Ablehnung dieser Therapieform aufgrund von Inkompetenz.
  - Isokinetische Geräte in der Anschaffung sehr teuer und daher wenig verbreitet.
  - Einsatz ab Phase 3 (Funktionelles Muskelaufbautraining: Uneingeschränkte Funktionsfähigkeit) bzw. nach Rücksprache mit (sachkundige) Ärztin.

Durchführung

- Vor isokinetischem Test oder Training gut aufwärmen (z.B. 10–15 Min. Fahrradergometer, 50–70 Watt).
- Die entsprechenden Muskelgruppen dehnen.
- Bei Schmerzen im entsprechenden Gelenk Training oder Test sofort unterbrechen.
- Bei Gelenkerguß keine isokinetischen Test- oder Trainingseinheiten durchführen.

Übersicht isokinetisches Training		
Anwendungsbereiche	**Grad/Sekunde**	**Wiederholungen**
Test		
Beispiel Oberschenkelstrecker und -beuger	300 240 180 90 45	2–3 2–3 2–3 2–3 2–3
Training		
Maximalkraft (Beispiel Oberschenkelmuskulatur, Phase 4 ☞ 10.1.2)	180 45 60 90	10 6 8 10
Schnelligkeit (Beispiel Oberschenkelmuskulatur, Phase 4 ☞ 10.1.2)	180 300 240 270 300	10 20 20 25 20

Die Trainingsdosierung hängt allein vom situativem Befund ab und muß für jeden Patienten „maßgeschneidert" werden. Keine „fertigen" Programme unkritisch übernehmen.

Ausdauer

Die Widerstandsgröße gegenüber Ermüdung stellt die Ausdauer dar. Unterschieden werden allgemeine und lokale Ausdauer. Je nach Art der Energiebereitstellung werden Leistungen aerob, anaerob-laktazid oder anaerob-alaktazid vollbracht.

Folgende Energielieferanten stehen dem Organismus zur Verfügung (vereinfacht):

- *Kreatinphosphat-System (KPS)* – anaerob-alaktazid
  Kreatinphosphat + ADP → Kreatin + ATP.
  Dieser Vorrat reicht für etwa 50 Kontraktionen und ist das Energiesystem für kurzzeitige Höchstbelastungen. Beispiel: 100 m-Lauf.
- *Anaerobe Glykolyse* – anaerob-laktazid
  Glykogen → Glukose → ATP + Laktat.
  Die anaerobe Glykolyse setzt mit einer kurzen Verzögerungszeit von etwa einer halben Minute nach der Kreatininphosphatspaltung ein. Diese Form der Energiegewinnung ist für den Körper energetisch ungünstig (2 mol ATP/mol Glukose) und wird durch die Menge an anfallenden Laktats begrenzt. Daher setzt bei leichter Tätigkeit nach rund einer Minute die aerobe Glykolyse ein.
- *Aerobe Glykolyse:* Glukose + Sauerstoff + ADP → ATP (36 mol ATP/mol Glukose) + Kohlensäure + Wasser.
  Wenn diese Energiequelle ausgeschöpft ist, läuft die anaerobe Glykolyse neben dem aeroben Glukoseabbau weiter.
- *Fettabbau:* Energie wird auch durch den Abbau von Fetten bereitgestellt:
  Fett + Sauerstoff + ADP → ATP + Wasser + Kohlensäure.
  Auch dieser Prozeß ist aerob und der Haupt-Energielieferant bei Ausdauerleistungen (z.B. Langstreckenlauf, Marathon).

Die verschiedenen Energiebereitstellungsfomen müssen beim Trainingsaufbau berücksichtigt werden. Wenn der Energiebedarf so groß ist, daß dieser durch die aerobe Energiebereitstellung nicht gedeckt werden kann, entsteht im anaeroben Stoffwechselweg Laktat.

Folgen der Laktatbelastung

- Übersäuerung der Arbeitsmuskulatur: Normalisierung nach 24–96 Stunden
- Schmerzen in den Armen oder Beinen
- Verringerung des Koordinationsvermögens
- Vergrößerung der Verletzungsgefahr
- Beeinträchtigung der Regeneration des Kreatinin-Phosphat-Systems
- Die Leistung kann nicht mehr auf dem anfänglichen Niveau gehalten werden, es kommt zum ¤Leistungsknick“.

Tips & Fallen

→ Die Laktat-Konzentration im Breitensport-orientierten Ausdauertraining sollte zwischen 3–4 mmol/l liegen (Bereich der aeroben Belastungsfähigkeit).

→ Die Kontrolle wird möglich mit der ambulanten Laktatmessung, d.h. mit einem kleinen transportablen Meßgerät. Dies kann im Hochleistungssport bzw. bei der Rehabilitation von HochleistungssportlerInnen eine sinnvolle Trainingsoptimierung darstellen. Im Rehabilitationsbereich ist eine Trainingssteuerung über Belastungsintensität und Herzfrequenzkontrolle ausreichend, da sich die Herzfrequenz auf lange Strecke proportional zum Laktatanstieg verhält.

Herzfrequenz und Laktatspiegel stehen in einer Beziehung zueinander (☞ Abb. 10.02). Da die Laktat-Messung standardmäßig nicht überall Verfügung steht, kann die submaximale Herzfrequenz als Maß für die Belastungsgröße herangezogen werden. Ermittelung über Faustregel:

- Pulsschlag beim Laufen: 200 minus Lebensalter
- Pulsschlag beim Rudern: 180 minus Lebensalter
- Pulsschlag beim Schwimmen: 170 minus Lebensalter

Vorteil: Einfaches Abschätzen der Belastungsgrößen.
Nachteil: Ungenau, nicht für Hochleistungssport geeignet.

Laktatkonzentrationen bei verschiedenen Trainingsformen

	Freizeit /Gesundheits-sportlerInnen	LeistungssportlerInnen
Aerobes Ausdauertraining (z.B. Laufen, Radfahren, Schwimmen)	• nicht spezifisch ausdauertrainiert: 3–4 mmol/l • ausdauertrainiert: 2,5–3 mmol/l	2,5–3 mmol/l • intensiv: 2,5–3 mmol/l • extensiv: 2 mmol/l • regenerativ: 1–1,5 mmol/l
Kraftausdauertraining	bis 4 mmol/l	bis 4 mmol/l
Muskelaufbautraining	4–6 mmol/l	4–6 mmol/l

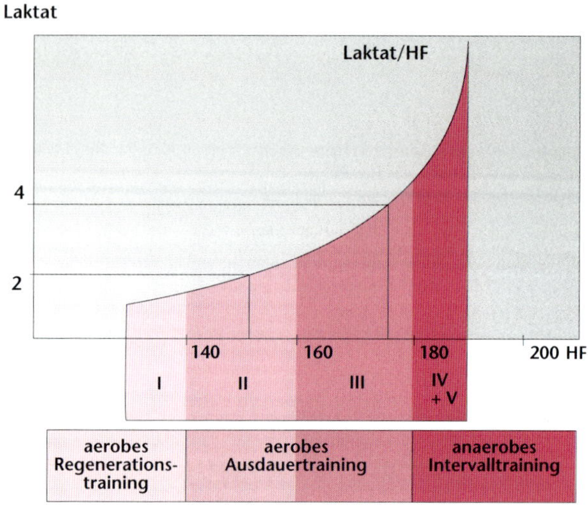

Abb. 10.02: Laktat-Herzfrequenz-Kurve

Ausdauertraining

Optimales Training				
Kreatinphosphatsysteme (KP-System)				
Belastungs-dauer (Sek.)	**HF: Intensität (% vom max.)**	**Pausendauer**	**Laktatbereich (mmol)**	**Bemerkungen**
5–10, max. 20	80–90	> 1 min.	max 6	Ziele: • Zunahme des KP-Speichers • Trainingskurve mit Puls- und Laktatmessung
Training des Milchsäuresystems				
20–180	> 80	30–60	über 6	Intensive Anstrengung von **kurzer** Zeitdauer • Starke Übersäuerung • Beeinträchtigung der aeroben Ausdauerleistung
20–60 Min.	etwas über Umschlag-punkt	länger	über 6	Intensive Anstrengung von längerer Zeitdauer: Beeinträchtigung des Ausdauervermögens

10

Beweglichkeit (Flexibilität)

Beweglichkeit ist das willkürliche Ausmaß des Bewegungsbereiches zwischen den Partnern eines (Ellenbogengelenk) oder mehrerer Gelenken (Wirbelsäule).

Der Bewegungsumfang ist abhängig von:
- Dehnfähigkeit der elastischen Strukturen (Muskeln, Bänder, Sehnen)
- Form der beteiligten Gelenkflächen
- Muskelkraft.

Der Bewegungsumfang wird durch aktive und passive Beweglichkeit definiert. Die passive ist immer größer als die aktive Beweglichkeit. Eine übermäßige Förderung der aktiven und passiven Beweglichkeit kann zu einer Instabilität (Hypermobilität) mit nachteiligen Folgen (Schmerz, erhöhter „Verschleiß") im Bewegungssegment führen.

- *Indikation:* Hypomobilität, Regenerationsmaßnahme innerhalb der MTT
- *Kontraindikation:* Frische Band- oder Muskelverletzungen, Hypermobilität.

Zeitpunkt
- Nach der Aufwärmphase
- Am Ende einer Trainingseinheit, um ermüdete Muskulatur wieder auf die normale Länge zu bringen.

Dehnformen (Passive therapeutische Mobilisation ☞ 2.2.4)

Dehnform	Durchführung	Anspannung (Sek.)	Wdh.	Bemerkungen
Dynamische Dehntechnik	Dehnung durch Wippen, Schwingen oder Federn	sehr kurz	sehr viele	Häufig praktiziert
	Nachteil: durch die ruckhaften, kurzen Dehnungsimpulse werden Muskelkontraktionen durch Eigenreflexe ausgelöst, die der Dehnung entgegenwirken. Hierdurch wird eine optimale Dehnung verhindert, *daher ist diese Dehnform nicht sinnvoll.*			
Passiv-statische Dehnung (Stretching	Nach Einnehmen der entspr. Dehnstellung wird in dieser Position die Dehnung nur min. verstärkt. Dabei Zunahme des Widerstandes, der sich als „Dehngefühl" bemerkbar macht. Ziehen ist erlaubt, Schmerzen sind zu vermeiden.	15–30	2–4	• Durch die langsame Dehnung soll der Dehnreflex vermeiden werden • Gleichmäßige Atmung während der Dehnung beibehalten • Effektive Dehnmethode
Anspannungs-Entspannungs-Dehnung	• Einnehmen der Dehnstellung und isometrische Anspannung über 3–8 Sek. • Entspannen und dabei ca. 10 Sek. weiterdehnen • In dieser Postion erneute isometrische Anspannung mit nachfolg. Entspannung und Dehnung	3–8	2–4	• Therapeutische Maßnahme bei verkürzter Mukulatur • Effektive Dehnmethode
Aktiv-statisches Dehnen	• Einnehmen der Dehnstellung • Anspannen des Antagonisten, dadurch Verstärkung der Dehnung • 10–25 Sek. halten • Entspannen	10–20	2–3	

Dehnung sollte fester Bestandteil in jeder Trainingseinheit sein. Nur regelmäßige Dehnung (mindestens 2–3 x pro Woche von jeweils 10–15 Min. Dauer) verspricht den gewünschten Erfolg.

10.2 Praxisteil

10.2.1 Muskelaufbautraining

Praktische Tips zum Muskelaufbautraining

Tip	Begründung
Vor dem Training Aufwärmen	• Anregung des Herz-Kreislaufsystems • Vorbereitung der Strukturen (Muskel, Sehnen, Bänder, Gelenke) auf die Belastung • Psychische Vorbereitung
Nach dem Aufwärmen und zw. den Übungen dehnen	Verhinderung von (Überlastungs-)schäden wie Muskelzerrungen, -rissen
Mit niedrigen Intensitäten beginnen	• Vor jeder Trainingseinheit, schonende Anpassung des Organismus an die Trainingsreize • Wichtig für untrainierte Personen
Bei der Ausführung der Übungen auf korrekte Technik achten	• Endgradige Bewegungsausführung • Gleichmäßige Geschwindigkeit • Gleichmäßige Atmung bei den Übungen. Prinzip: Bei Belastung ausatmen, bei Entlastung Einatmen; dadurch Vermeidung von Pressatmung
Dysbalancen erkennen und vermeiden	☞ 9.5
Sinnvolle Programmauswahl	Herz-Kreislauf-Training als Basis für alle Kraftarten ist Bestandteil aller Übungsprogramme
Keine einseitige Kräftigung	Arme und Beine lassen sich nur auf Basis einer trainierten Rumpfmuskulatur aufbauen
Integration des gesamten Körpers bei den Übungen	Verbesserung der Koordination
Abwärmphase (Cool Down) nach jeder Trainingseinheit	Verkürzung der Regenerationszeit

Vergleich der Trainingsgeräte		
Gerät	**Vorteile**	**Nachteile**
	Hanteln	
• Fausthantel: Gewicht nicht variierbar • Kurz- und Langhanteln: Gewicht durch aufsteckbare Scheiben veränderbar	• Geringer Geräteaufwand • Großes Spektrum möglicher Übungen • Koordinative Beanspruchung der Muskulatur	• Höheres Verletzungsrisiko bei nicht sachgemäßer Ausführung der Übungen • Erhöhter Zeitaufwand für Veränderungen der Belastungsintensitäten (Scheibenwechsel)
	Kraftmaschinen	
• Geräte für alle Muskelgruppen • Bewegungsführung vorgegeben *Isokinetische Test- und Trainingsgeräte* ☞ *10.1.4*	• Relativ hoher Sicherheitskomfort bezüglich des Verletzungsrisikos • Handhabung einfach • Belastungsintensitäten schnell veränderbar	Durch isoliertes Training weniger Muskelgruppen (z.B. Oberarmbeuger und -strecker) geringe koordinative Anforderung

Ermittlung der Belastungsintensität

Besonders im Reha-Bereich ist die „Dosierung“ und Quantifizierung der Trainingsintensität für eine adäquate Trainingssteuerung erforderlich. Da ein Maximalkraftest (d.h. die Leistung, die bei maximaler Anstrengung einmal wiederholt werden kann) in der ersten Phasen des Rehabilitationstrainings nicht durchgeführt werden kann, wird eine Abschätzung über folgende Tabelle empfohlen:

Abschätzung der Belastungsintensität	
Belastungsintensität in %	**Wiederholungszahl**
100	1
95	2
90	3–4
85	5–6
80	7–8
75	9–10
70	11–13
65	14–16
60	17–20
55	21–24

modifiziert nach Rühl, 1992

Anwendungsbeispiel

Die Armstreckung in Rückenlage mit einer Langhantel von 20 kg ist für den Trainierenden gerade 18 mal durchführbar. Daraus errechnet sich seine Maximalkraftleistung wie folgt:

Ist-Leistung laut Tabelle: 20 kg = 60 %

$$\text{Maximal–Kraftleistung (kg)} = \frac{\text{Maximale Belastungsintensität (100 \%) x Ist–Gewicht (20 kg)}}{\text{Ist–Intensität (60 \%)}} \approx \mathbf{33\ kg}$$

Trainingsintensitäten für Kraft- und Konditionstraining*			
Trainingsintensität	**Kraft (% der Maximalkraft)**	**Ausdauer (% der besten Laufzeit)**	**Pulsfrequenz/Min.**
gering	30–50	30–50	130
leicht	50–70	50–60	140
mittel	70–80	60–75	150
submaximal	80–90	75–90	165
maximal	90–100	90–100	180

** für mittelmäßig Trainierte 20–30jährige (nach Rühl 1992)*

10.2.2 Dehntechniken

Dehnprogramm Beinmuskulatur I – Hintere Unterschenkelmuskulatur

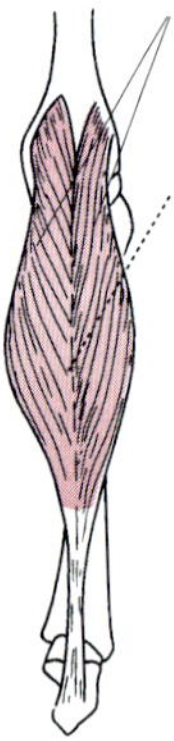

M. gastrocnemius: zweigelenkiger Muskel, optimale Dehnung bei gestrecktem Knie

M. soleus: (verdeckt) eingelenkiger Muskel, gezielte Dehnung bei gebeugtem Knie

M. triceps surae: (M. gastrocnemius und M. soleus zusammen) tonischer Muskel, neigt zur Verkürzung, stärkster Supinator des Fußes, bei Verkürzung erhöhtes Risiko eines Supinationstraumas

Achillessehnenschmerzen: Dehnübungen für M. triceps surae

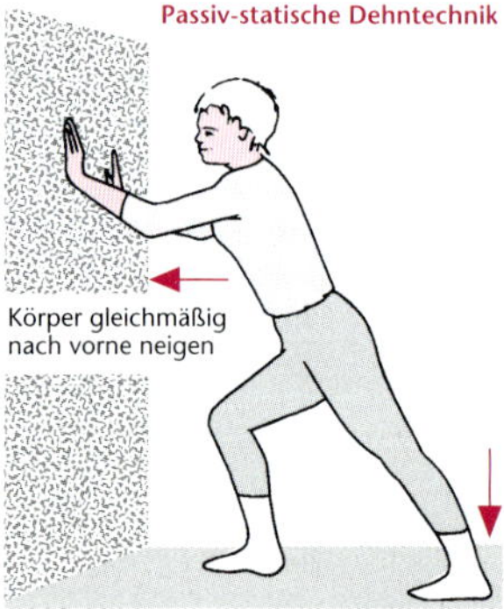
Passiv-statische Dehntechnik
Körper gleichmäßig nach vorne neigen
Ferse auf den Boden drücken
Fuß in Mittelstellung

Dehnprogramm Beinmuskulatur II – Vordere Oberschenkelmuskulatur

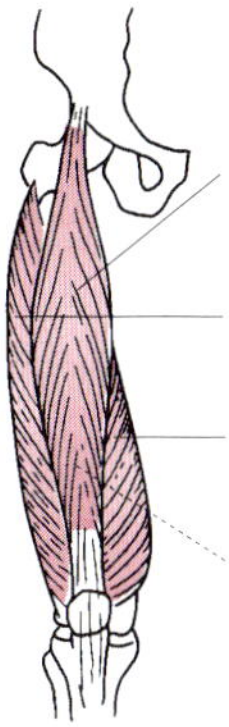

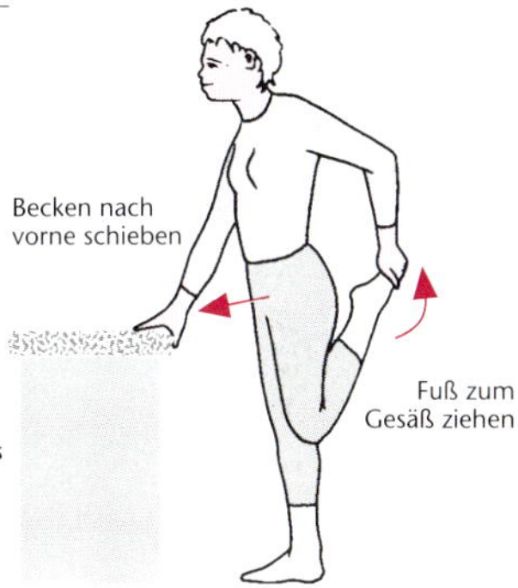

Hinweis: Hohlkreuz als Ausweichbewegung vermeiden

Dehnprogramm Beinmuskulatur III – Hintere Oberschenkelmuskulatur

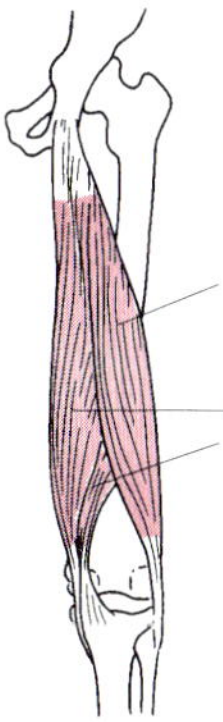

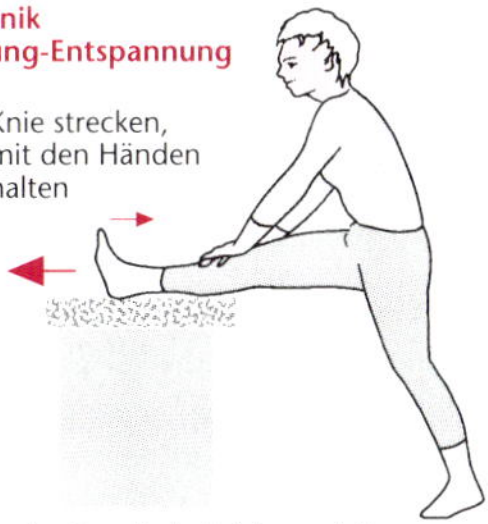

Hinweis: Standbein leicht nach innen drehen (Fußspitze zeigt nach innen), um Ausweichbewegung im Hüftgelenk zu vermeiden.

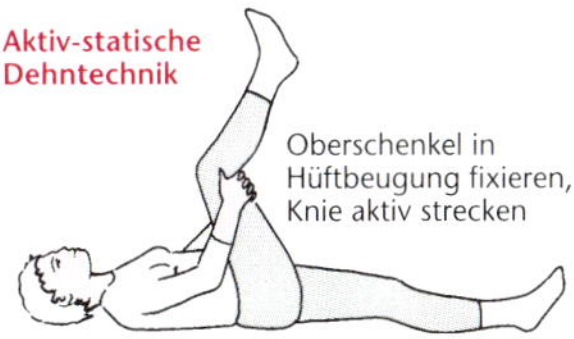

Dehnprogramm Beinmuskulatur IV – Innere Hüftmuskulatur

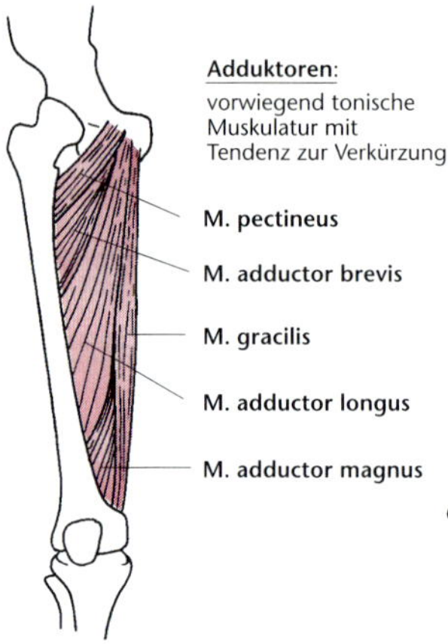

Passiv-statische Dehntechnik

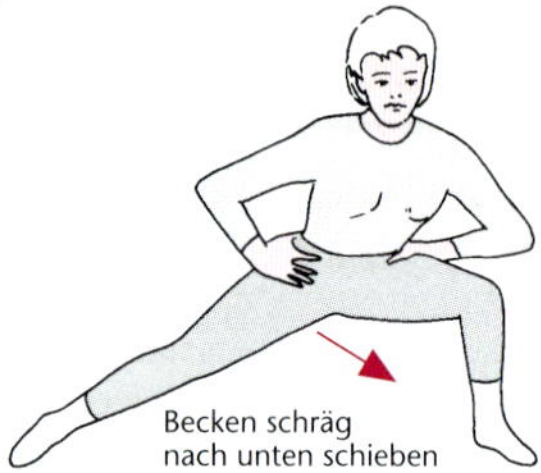

Hinweis: Das gestreckte Bein beim Dehnen leicht nach innen drehen.

Dehnprogramm Beinmuskulatur V – Hintere Hüftmuskulatur

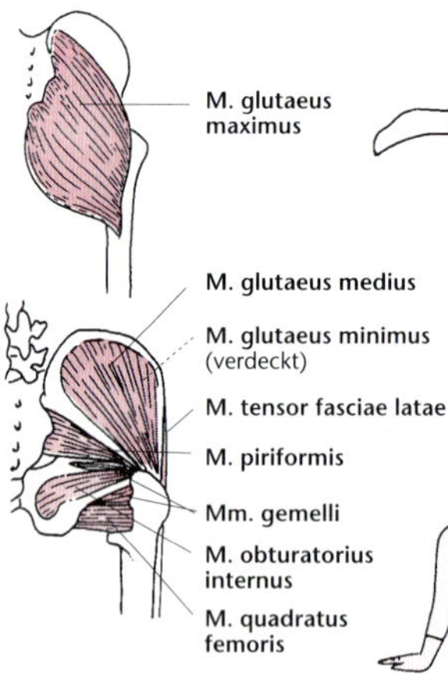

Passiv-statische Dehntechnik

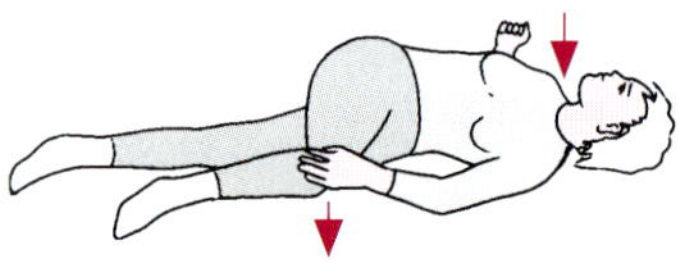

Dehntechnik Anspannung-Entspannung

Druck mit dem Oberschenkel gegen den Ellenbogen (isometrische Spannung 4–8 Sekunden halten), Spannung lösen, mit dem Ellenbogen weiter in die Gegenrichtung drücken (8–12 Sekunden dehnen), ca. 3 Wiederholungen

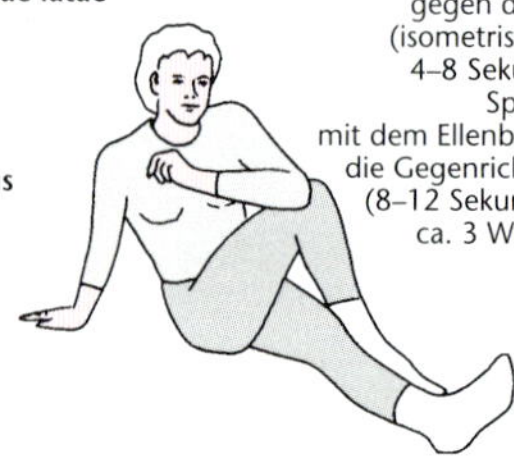

10

Dehnprogramm Beinmuskulatur VI – Vordere Hüftmuskulatur

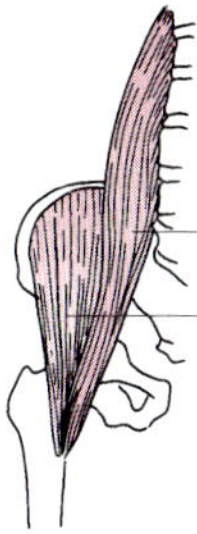

M. iliopsoas:
tonisch,
neigt zu Verkürzung

M. psoas major

M. iliacus

Passiv-statische Dehntechnik

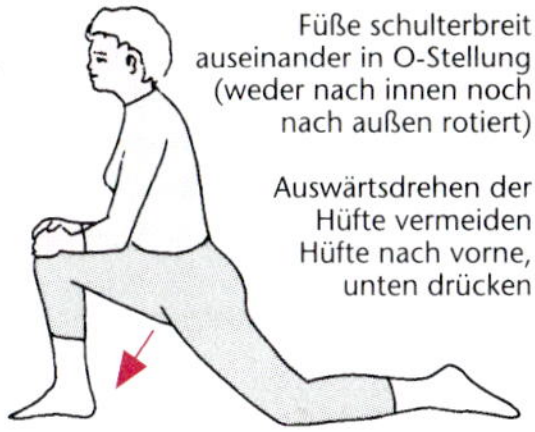

Füße schulterbreit auseinander in O-Stellung (weder nach innen noch nach außen rotiert)

Auswärtsdrehen der Hüfte vermeiden
Hüfte nach vorne, unten drücken

Dehnprogramm Rückenmuskulatur

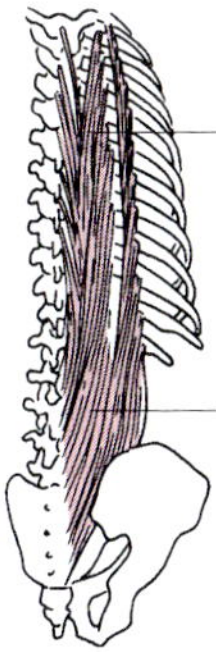

M. erector spinae thoracalis:
Extension im BWS-Bereich,
überwiegend phasisch,
Neigung zur Abschwächung,
Folgen: Rundrücken,
Haltungsschwäche

M. erector spinae lumbalis:
Extension im LWS-Bereich,
überwiegend tonisch,
Verkürzung führt zu
Hohlkreuz, Kreuzschmerzen

Passiv-statische Dehntechnik

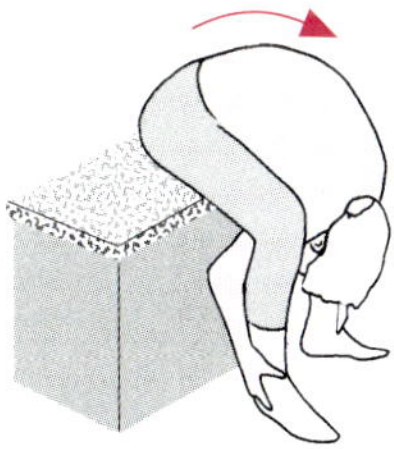

mit Ziehen der Arme Rundrücken verstärken, Dehngefühl wird im Bereich der LWS wahrgenommen, Pressatmung vermeiden, Übung nicht durchführen bei akuten kardiovaskulären Erkrankungen (z.B. Myokardinfarkt)

Dehnprogramm Seitliche Rumpfmuskulatur

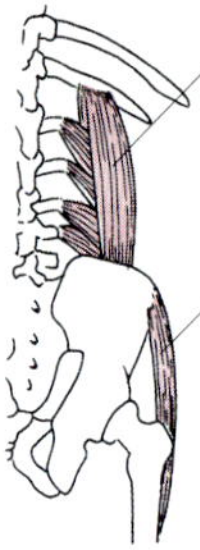

M. quadratus lumborum:
seitliche Neigung des Rumpfes
(einseitige Anspannung)
Stabilisierung des Rumpfes
(beidseitige Anspannung)
Verkürzung begünstigt
Hohlkreuzbildung

M. tensor fasciae latae:
Stabilisierung des Beckens,
Abduktion des
Oberschenkels

M. obliquus externus
abdominis

M. obliquus internus
abdominis

Passiv-statische Dehntechnik

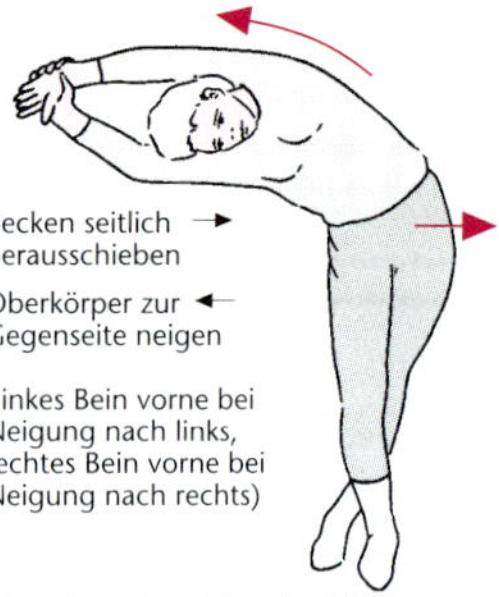

Becken seitlich →
herausschieben

Oberkörper zur ←
Gegenseite neigen

(linkes Bein vorne bei
Neigung nach links,
rechtes Bein vorne bei
Neigung nach rechts)

Hinweis zur korrekten Durchführung:
Bewegungsrichtung ist genau seitlich,
Schulter- und Beckengürtel dürfen bei
der Ausführung nicht gegeneinander
rotiert werden

Dehnprogramm Brustmuskulatur

M. pectoralis major:
Stabilisierung des Schultergelenks,
Innenrotation, Anteversion und
Adduktion des Armes, Atemhilfsmuskel

Beidseitige Verkürzung führt
zu vornübergeneigter Haltung

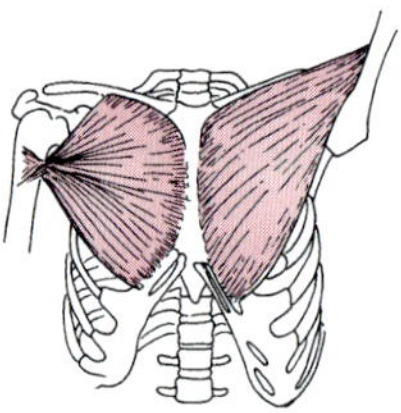

Dehntechnik Anspannung-Entspannung

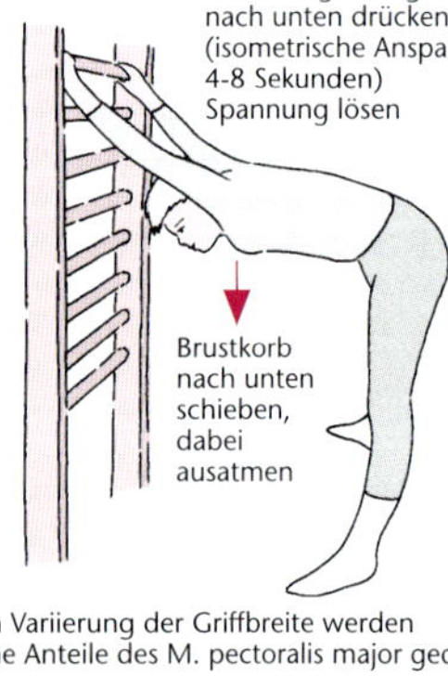

Arme möglichst gestreckt
nach unten drücken
(isometrische Anspannung
4-8 Sekunden)
Spannung lösen

Brustkorb
nach unten
schieben,
dabei
ausatmen

Hinweis: Durch Variierung der Griffbreite werden
unterschiedliche Anteile des M. pectoralis major gedehnt.

Dehnprogramm Schultergürtelmuskulatur

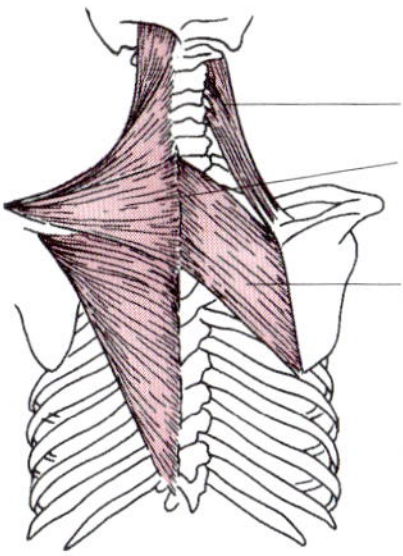

Mm. levator scapulae

M. trapezius

M. rhomboidei:
Schwächung führt zu mangelnder Fixierung der Schulterblätter Rundrücken infolge Fehlhaltung

Passiv-statische Dehntechnik

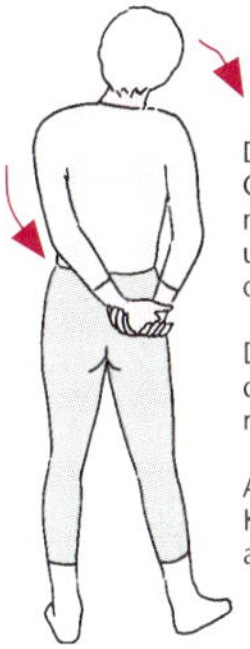

Den Arm mit Gegenhand nach schräg unten ziehen, dabei ausatmen

Den Kopf in die Gegenrichtung neigen

Auf aufrechte Körperhaltung achten

Anmerkungen: Nackenschmerzen, Hinterkopfschmerzen können durch eine Abschwächung der (überwiegend phasischen) Mm. rhomboidei und durch Verkürzung der (überwiegend tonischen) M. levator scapulae und M. trapezius pars descendens mitverursacht werden.
Bei geschwächten Mm. rhomboidei werden die Schulterblätter ungenügend fixiert. Wenn zusätzlich die Pectoralismuskulatur verkürzt ist, werden die Schultern nach vorne gezogen.

Dehnprogramm Armmuskulatur – Hintere Oberarmmuskulatur

Passiv-statische Dehntechnik

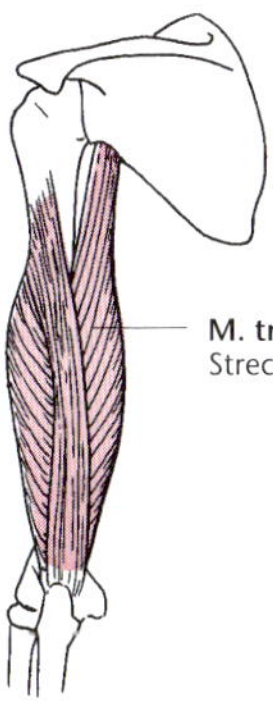

M. triceps brachii:
Streckung des Ellbogengelenks

Den erhobenen Oberarm mit dem Hinterkopf nach hinten drücken

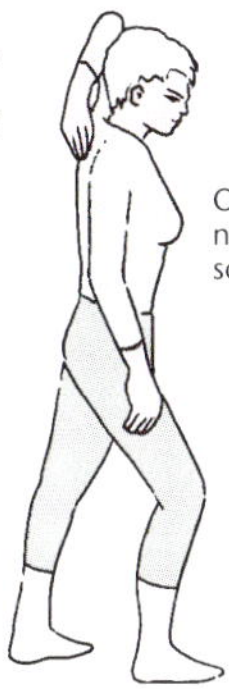

Oberkörper nach vorne schieben

Hinweis: Wichtige Dehnübung für Wurf- und Schlagsportarten wie Volleyball, Tennis, u.a.

Literatur

EHRICH D. u.a.: Aufbautraining nach Sportverletzungen; 3. Aufl. Philippka; Münster; 1992

FREIWALD, J.: Prävention, Rehabilitation im Sport; Rowohlt, Hamburg; 1992

JANSSEN, P.G.J.M.: Ausdauertraining, 2. Aufl.; Perimed, Nürnberg; 1993

KUNZ, H.-R. u.a.: Krafttraining; Thieme Verlag; Stuttgart; New York, 1990

SPRING, H. u.a., Dehn- und Kräftigungsgymnastik; Thieme Verlag; Stuttgart, New York, 1986

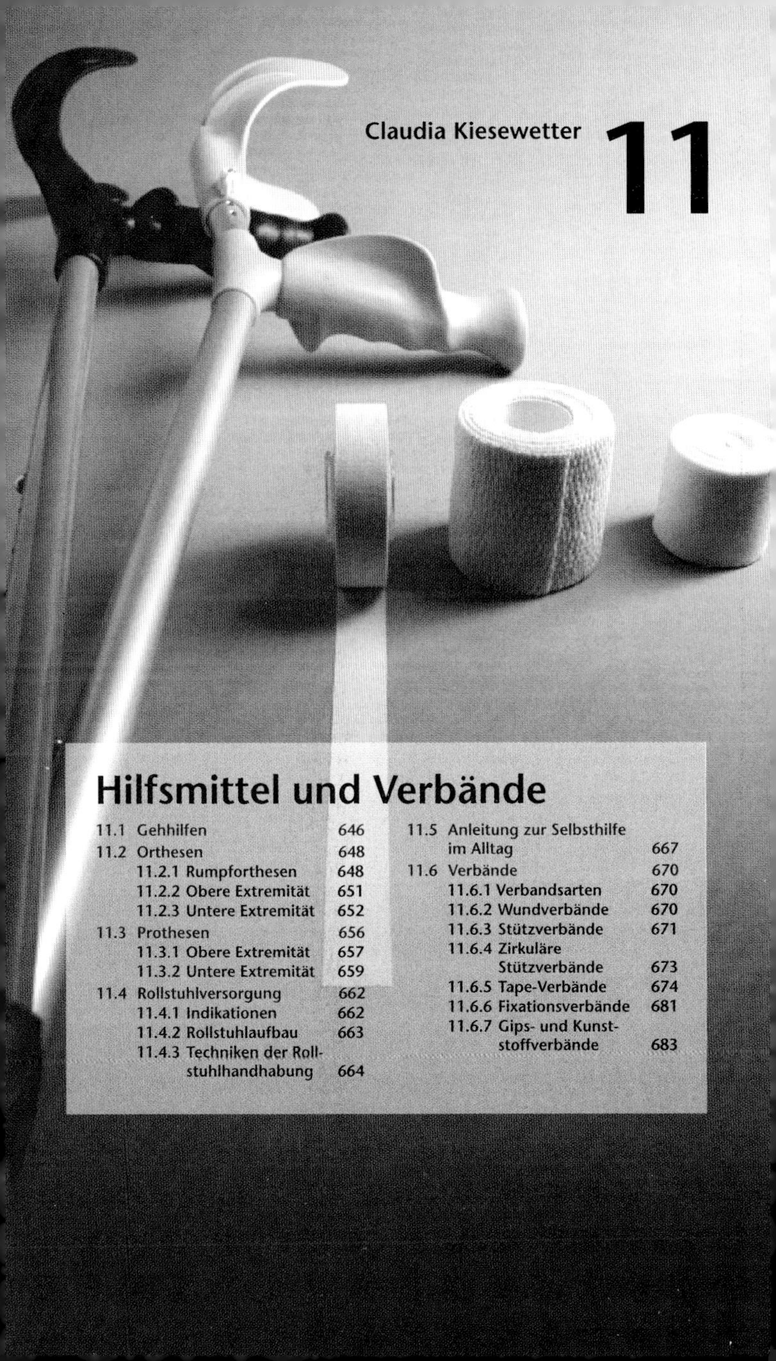

Claudia Kiesewetter

11

Hilfsmittel und Verbände

Die zahlreichen Modelle/Varianten der Hilfsmittel werden in 34 Gruppen (entsprechend dem Gesundheitsreformgesetz von 1993) eingeteilt. Diese Produktgruppen haben Positionsnummern (ersichtlich aus den Prospekten der Vertriebe) und werden von den Krankenkassen erstattet. Für Produkte, die keiner dieser Produktgruppen angehören, muß ein Privatrezept ausgestellt werden. Der Pat. trägt dann die Kosten selbst.

11.1 Gehhilfen

Ind.: z.B. Belastungsunfähigkeit der unteren Extremität, allgemeine Unsicherheit, schlechter AZ.

Gehwagen

Voraussetzung: ausreichende Kraft, um sich darin zu halten und die Beine vorzusetzen. Nutzung für alle Gangarten. Totalentlastung, Teil- oder Vollbelastung sowie unbelasteter Sohlenkontakt möglich. Wird v.a. bei älteren, unsicheren Pat. benutzt; wegen der besseren Selbständigkeit so schnell wie möglich auf Unterarmstützen übergehen.

Gehbock

Zwei Ausführungen: starr und beweglich. Die bewegliche Ausführung ermöglicht einen reziproken Gang. Voraussetzung: ausreichende Kraft zum Stützen, Stehen und Gehen sowie Koordinationsfähigkeit. Totalentlastung, Teil- oder Vollbelastung sowie unbelasteter Sohlenkontakt möglich.

Rollator

Voraussetzung: Kraft zum Stützen, Stehen und Gehen. Koordination der Arme und das Gleichgewicht müssen nicht voll ausgeprägt sein. Nutzung häufig als Gehilfe, wenn das Gehen an Unterarmgehstützen nicht möglich ist, z.B. bei alten, gangunsicheren Pat. oder Pat. mit infantiler Cerebralparese. Ermöglicht einen 3-Punkte-Gang bei Totalentlastung, Teil- oder Vollbelastung sowie einen unbelasteten Sohlenkontakt.

Deltarad

Einsatz ähnlich wie Rollator. Durch die Räder rollt es schneller weg. Seine dreieckige Unterstützungsfläche bewirkt eine gewisse Instabilität (starkes Aufstützen nur unter sicherer Gleichgewichtskontrolle). Voraussetzung: selbständiges Stehen, leichte Gangunsicherheiten. Gute Eignung für Vollbelastung, häufig Einsatz bei älteren Pat., die für die Anwendung des Fritzstocks zu starke Gangunsicherheiten haben. Bei älteren Pat. kontrollieren, ob sie die Bremsen ausreichend kräftig und schnell bedienen können (Bedienung zeigen lassen) → Sturzrisiko. Varianten mit 4 Rädern sind stabiler, dafür weniger wendig.

Achselstützen

Werden nur selten verwendet (nur bei Pat., die aktiv nicht stützen können oder dürfen, z.B. Pat. mit gleichzeitiger Arm- und Beinfraktur). Einsatz wie die Unterarmgehstütze, insbesondere bei nicht ausreichender Armkraft, um mit Unterarmgehstützen zu laufen. Gefahr von Nervenläsionen und Durchblutungsstörungen der Arme.

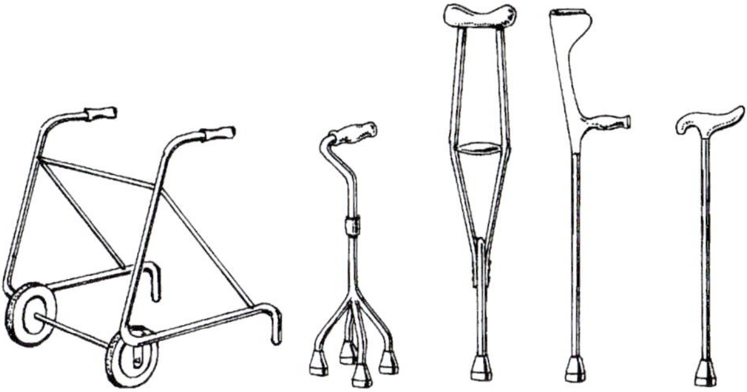

Abb. 11.01: Gehhilfen

Unterarmgehstützen

Voraussetzung: volles Gleichgewicht, volle Koordination, ausreichend Kraft für die Steh- und Gehfähigkeit, den Armstütz und die Rumpfaufrichtung. Nutzung für alle Gangarten und Be- und Entlastungsformen. Einsatz nur einer Unterarmgehstütze auf der nichtbetroffenen Seite möglich. Nachteil: Verschiebung der Körpermittellinie zur Seite der Unterarmgehstütze. Folge: unphysiologischer Gang (Änderungen in der Stand- und Spielbeinphase).

! Merksatz für das Treppensteigen: „Gesund geht's aufwärts, krank abwärts." Bedeutung: beim Hinaufgehen der Treppe immer das gesunde Bein vorsetzen und beim Heruntergehen das kranke Bein.

Vierfußgehstütze

Voraussetzung: ausreichende Kraft für das Gehen und Stehen sowie den Armstütz, ausreichende Koordination, ausreichendes Gleichgewicht. Durch seine vier Füße ist sie stabiler als eine Unterarmgehstütze oder der Fritzstock. Nachteil: höheres Gewicht, umständlicher Umgang sowie bei einseitigem Einsatz Veränderungen des Gangbildes (☞ 2.2.5).

Fritzstock (Handstock)

Voraussetzung: volle Koordination, volles Gleichgewicht sowie einen sicheren Stand und Gang. Nutzung für alle Gangarten (mit ein oder zwei Stöcken). Einsatz häufig bei arthrotischen oder arthritischen Beschwerden der Beingelenke. Abwägen, ob ein einseitiger Einsatz des Fritzstockes zu größeren Beschwerden führen kann → Einsatz von 2 Fritzstöcken.

Gehbarren

Einsatz zum Training vieler Gang- und Standfunktionen sowie des Auf- und Hinsetzens. Erlaubt ein sicheres Üben, vor allem auch der Standbeinphase; geeignet zur PNF-Gangschulung.

Einstellung der Höhe von Gehhilfen

- Aufrecht, in Schrittstellung stehender Pat., Schulter nicht hochgezogen, Arm locker herunterhängend.
- Stütze/Stock seitlich an den Pat. halten, der Gummipuffer steht auf Vorfußhöhe des vorderen (zu entlastenden) Beines.
- Griff des Handteiles wird auf Handgelenkshöhe eingestellt.

Einseitig genutzte Gehhilfen immer auf nichtbetroffener Seite einsetzen.

11.2 Orthesen

Heil- und Hilfsmittel (Orthopädische Prothesen) zum Funktionsausgleich des Bewegungsapparates. Sie umfassen u.a. Schienen, Bandagen, Korsette, Stützmieder, Spreizhosen, Innenschuhe, Einlagen.

11.2.1 Rumpforthesen

Zervikalstützen

Ind. z.B. bei Schleudertraumen und degenerativen HWS-Veränderungen:

- *Schanzscher Kragen:* Watteverband zirkulär um den Hals geschlagen. Ind. z.B. Osteochondrose der HWS.
- *Henßge-Krawatte:* Schaumstoffkragen mit Trikotüberzug und dorsalem Klettverschluß (Immobilisation, Wärme, Entlastung).

Korsett

11

Medizinische Stützvorrichtungen für die Wirbelsäule, z.B. in der Skoliosetherapie.

Boston-Korsett

Anpassung in Modulbauweise (Baueinheiten aus Kunststoff) direkt am Pat. Ein Dreipunkt-Korrektursystem (durch eingearbeitete Pelotten, ☞ Abb. 11.02) bewirkt die derotierende und korrigierende Funktion der Orthese (Derotationsorthese). Typisch ist der Rückenverschluß und die kräftige Bauchpelotte, die den Bauch zurückdrängt (Korrektur der Lendenlordose). Das Korsett wirkt im Bauchbereich stark abgeflacht (Achtung: gelegentlich treten Verdauungsprobleme auf).

Ind.: thorakolumbale Skoliosen (20°–50° nach COBB, maximale Scheitelhöhe Th 8–10), bei höheren Skoliosen i.d.R. zusätzliche Einarbeitung eines Milwaukee-Aufbaus (s.u.).

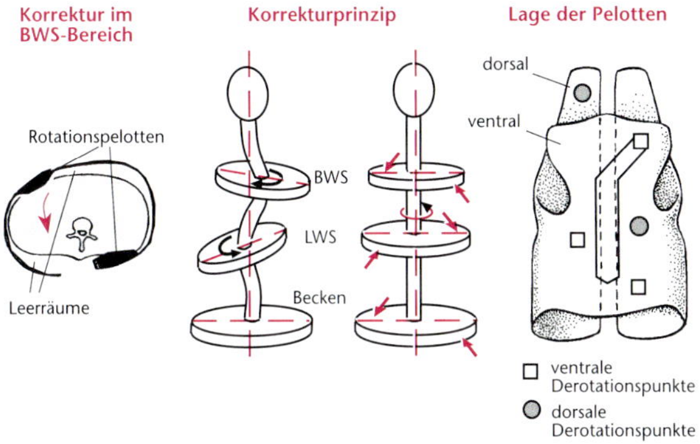

Abb. 11.02: Bostonkorsett

Chêneau-Korsett
(Chêneau-Münster-Toulouse-Derotations-Orthese)*:* besteht aus einem symmetrischen, rumpfumfassenden Kunststoffkorsett mit integrierten Zonen für die Korrektur und Gegenkorrektur. Anpassung durch ein Gipsmodell, auf dem Korrekturpelotten und gefensterte Freiräume einmodelliert werden. Die Verschlüsse des Korsetts sind vorn.
Ind.: lumbale Skoliosen (bis 40° nach COBB), thorakolumbale Skoliosen (bis 50° nach COBB), thorakale Skoliosen (bis 45° nach COBB), Grenzindikation besteht ab Th 6.

Milwaukee-Korsett
Es besteht aus einem Beckenkorb, auf dem Verbindungsstäbe paarweise vom dorsalen und ventralen Beckenkorb bis zum Kopf angebracht sind. An diesen Verbindungsstäben (längsverstellbar) ist am oberen Ende ein Kopfring mit jeweils einer Hinterhaupt- und Kehlkopfpelotte angebracht. An den Verbindungsstäben sind Derotationspelotten angebracht, die durch ein Schulter-Kummet (schulterumgreifende Pelotte) einen Gegenhalt finden. Anfertigung nach Gipsabdruck.
Ind.: hochsitzende thorakale Skoliosen (50° nach COBB), idiopathischen Skoliosen, thorakale Kyphosen.

→ Geringe Akzeptanz des Milwaukee-Korsetts, da es unter der Kleidung sehr aufträgt und das Kopfteil zu sehen ist. Bei entsprechender Ind. häufig Verordnung eines Boston-Beckenkorbs mit Milwaukee-Aufsatz.

✓ Umgang mit einem Korsett

- Tägliche Tragezeit: 23 h, 1 h für Hautpflege und Physiotherapie.
- Tägliches Duschen oder Baden ist möglich. Danach keine Körperlotionen zum Eincremen des Rumpfes verwenden, da durch Schwitzen die Gefahr von Scheuerstellenbildung besteht. Rote Stellen mit Puder oder Franzbranntwein behandeln. Verminderung der Druck- und Scheuerstellenbildung durch Tragen eines *nahtlosen* Baumwollunterhemdes unter dem Korsett (Baumwollstoff saugt Schweiß auf, nahtlos zur Vermeidung von Druck- und Scheuerstellen).
- Um Taille und Hüften können sich dunkle Bereiche bilden (Aufsatzpunkte des Korsetts). Rückbildung nach dem Abschulen des Korsetts.
- Korsettpflege: Das Korsett 1 x tgl. auswaschen und abtrocknen.
- Zur Eingewöhnung des Korsetts erfolgt i.d.R. eine stationäre Aufnahme (seltener ambulante Versorgung).
- Die Abschulung erfolgt bei Kindern nach Abschluß des Wachstums. Zuerst stundenweise Entwöhnung, häufig während der Schulzeit. Später wird das Korsett nur noch nachts getragen.
- Während der Anfangszeit der Abschulung verstärkt physiotherapeutische Maßnahmen (Stabilisationsübungen) durchführen.
- Sportarten: Es können alle Sportarten ausgeführt werden, die mit Korsett möglich sind.

Tips & Fallen

→ Abschulung am günstigsten während der Tageszeiten mit mäßiger körperlicher Belastung (u.a. Schwimmen, Spazieren gehen). Beim langfristigen Sitzen kommt es durch Ermüdung zum Haltungszerfall in die skoliotische Fehlhaltung. Ebenso wird die Skoliose bei starken körperlichen Tätigkeiten (z.B. Sport, Laufen) begünstigt.

→ Erfahrungsgemäß tritt eine Verschlechterung der Skoliose während der Abschulung auf, dies kann durch Weiterführung der konsequenten Physiotherapie gestoppt und verbessert werden.

Indikation der Physiotherapie

Der Einsatz von Korsetts (und Mieder) indiziert eine physiotherapeutische Behandlung zur Aktivierung der Rumpfmuskulatur. Ziel ist die Verhinderung einer Muskelinsuffizienz im Rumpfbereich. Abhängig vom Krankheitsbild sind weitere Zielsetzungen zu verfolgen (z.B. Skoliosebehandlung: aktive Korrektur der Fehlstellung).

11.2.2 Orthesen der oberen Extremität

Fingerschienen (z.B. Kunststoffschienen)

Zur Ruhigstellung des Gelenkes, über dem sich der subkutane Strecksehnenabriß befindet. Die Nachbargelenke bleiben frei.

DAHO-Handorthesensystem

(DAHO = Deutscher Arbeitskreis für Handorthesen). Dynamische konservative prä- und postoperativen Behandlung des 2.–4. Fingers und des Handgelenkes (☞ Abb. 11.03). Vorteil: geringes Gewicht, individuelle Anpassung/Einstellung durch die Modulbauweise.

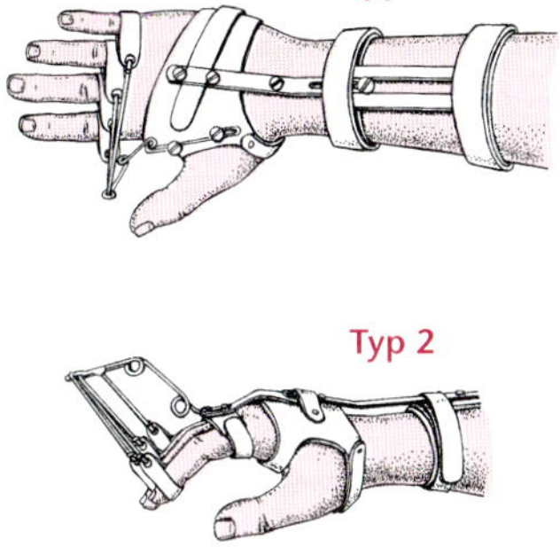

Abb. 11.03: DAHO-Handorthesensystem

3 Grundmodelle

- *Typ 1:* Das Handgelenk ist beweglich oder fixiert. Die MCP-Gelenke erhalten von dorso-radial einen dynamischen Zug (☞ Abb. 11.03).
  Ind.: Ulnardeviation von Hand und Fingern.
- *Typ 2:* Das Handgelenk erhält eine dynamische Extension und ist in Flexion aktiv beweglich, ebenso die DIP-, PIP- und MCP-Gelenke (Versorgung mit dynamischen Extensionszügel; ☞ Abb. 11.03). *Ind.:* periphere Nervenschädigungen (Fallhand).
- *Typ 3:* Das Handgelenk ist fixiert. Flexionszügel ermöglichen eine aktive Extension der Finger. Befestigung der Flexionszügel an den Fingernägeln (künstliche Fingernägel oder aufgeklebte Häkchen). *Ind.:* Kräftigung der Extensorenmuskulatur.

Handlagerungsschienen

Die Gestaltung richtet sich nach der Aufgabe: Anfertigung in Funktions- oder Korrekturstellung. Anlage erfolgt von dorsal oder volar (mit oder ohne Daumeneinschluß) durch Fixierung mit zirkulär verschließbaren Klettverschlüssen. *Ind.:* Lagerung post-OP, Handfehlstellungen.

Schulterabduktionsorthesen

- *Briefträgerkissen:* Keilförmiges Kissen, das unter der Achsel getragen wird. Schulter- und Brustgurt sind verstellbar, Hand- und Ellenbogenfixation durch aufknüpfbare Stofflaschen. *Ind.:* leichte Abduktionslagerung in späteren Behandlungsphasen.
- *Abduktionskeil:* Schaumstoffkeil, der mit Gurten zwischen Arm und Brustkorb befestigt ist. Hand und Unterarm werden mit Klettverschlüssen fixiert. *Ind.:* Vordere Schulterluxation, post-OP.
- *Thoraxabduktionsschiene* (verstellbare Abduktionsorthese): Schalenförmige Armauflage mit auswechselbarer Polsterung sowie Schulter- und Brustgurte. *Ind.:* z.B. nach Schulterluxation.

F

11.2.3 Orthesen der unteren Extremität

Fußorthesen

- *Einlagen:* Zur Therapie von Fußfehlstellungen. Keine leichtfertige Verordnung von Einlagen bei Kindern mit Knickfüßen. Sinnvoller ist eine regelmäßige aktive Fuß- und Beingymnastik (unter Beachtung der Rotationsachsen des Beines).
- *Kunststoffspangen.* Anwendung z.B. bei Hallux valgus als Nachtschiene.
- *Innenschuh:* Zur statischen und dynamischen Verbesserung der Gehsicherheit durch eingearbeitete Korrekturen. Der aus Leder gefertigte Innenschuh kann im Konfektionsschuh getragen werden → erspart häufig Anfertigung von orthopädischen Maßschuhen (insbesondere bei einseitiger Versorgung).
- *Fußpelotte (nach BRÜGGER):* Zur Aktivierung der Fußflexoren → Aufrichtung insbesondere des Quergewölbes (keine passive Orthese). Anfertigung eines Ovals aus Polycushon (Schaumstoffähnliches Material, das fester u. feiner ist). Größe am Pat.-Fuß ausmessen: Länge proximal der Metatarsophalangealgelenke bis in das Längsgewölbe des 2. und 3. Strahls (z.B. bei Schuhgröße 39 ca. 2 x 4 cm).

Schuhzurichtung

Modifikation an Absatz, Laufsohle, Brandsohle, Vorder-, Hinterkappe und Schaft.

- *Schmetterlingsrolle:* Entlastung der Metatarsalköpfchen II–IV. Gleichzeitige Weichbettung der Mittelfußköpfchen und Aussparung der Brandsohle sinnvoll.
  Ind.: Bursitis bei rheumatoider Arthritis, rheumatischer Spreizfuß, Morton-Neuralgie, Dornwarzen.
- *Pufferabsatz:* Anbringung an Konfektionsschuh, auch als Abrollhilfe verwendbar.
  Ind.: Achillodynie, OSG-Arthrose, Gonarthrose, Koxarthrose.
- *Ballenrolle:* Verbesserung der Abrollfähigkeit.
  Ind.: Hallux rigidus, Tarsometatarsalarthritis, Talonavikulararthritis.
- *Mittelfußrolle:* Abrollhilfe zur Erleichterung der Schrittfolge.
  Ind.: Ankylose und Bewegungseinschränkungen im Mittel- und Rückfuß.
- *Zehenrolle:* Scheitel vor den Zehengrundgelenken.
  Ind.: Quadrizepsschwäche, Kniebandläsionen.
- *Negativabsatz:* Abänderung des Absatzes oder Kauf eines Schuhes mit Negativabsatz. *Ind.:* Retropatellararthrose.
- *Pronationskeil:* Außenranderhöhung der Laufsohle von 0,5–1 cm.
  Ind.: Varusgonarthrose, Außenbandläsion.
- *Supinationskeil:* Innenranderhöhung der Laufsohle von 0,5–1 cm.
  Ind.: Valgusgonarthrose, Innenbandläsionen.
- *Schafterhöhung und keilförmige Erweiterung der Fersenkappe:* Druckentlastung am Achillessehnenansatz durch Aussparung der Fersenkappe.
  Ind.: Achillodynie, Tenosynovitis und Bursitis, Haglund-Exostose.
- *Absatzerhöhung:* Schuheinlage, Absatzverringerung der Gegenseite und Absatzerhöhung mit oder ohne Ballenrolle je nach Ausmaß (bis 5 cm).
  Ind.: Beinlängendifferenz. Stufenweiser Ausgleich ist wichtig.

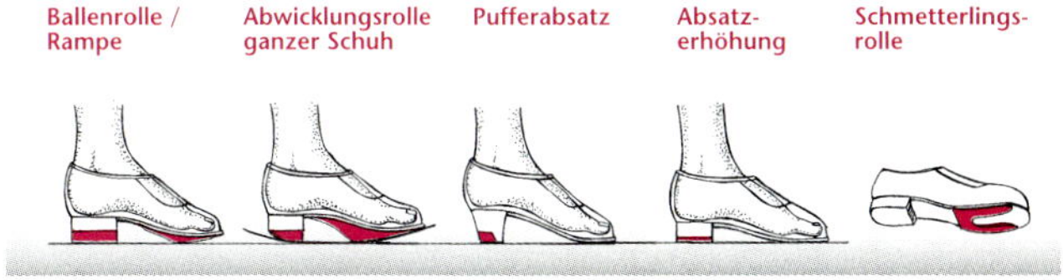

Abb. 11.04: Schuhzurichtung

Ausgleich von Beinlängendifferenzen (Verkürzung)	
bis 0,5 cm	Absatzverringerung am Konfektionsschuh auf der Gegenseite
bis 1 cm	Einlage im Schuh auf betroffener Seite
1–2 cm	• 1 cm im Schuh durch eine Einlage und den Rest als Absatzerhöhung • Komplette Absatzerhöhung
2–3 cm	Absatzerhöhung in Kombination mit einer Ballenrolle
3–7 cm	• Absatzerhöhung mit Ballenrolle am geeigneten Schnürstiefel • Orthopädischer Schnürstiefel
7–12 cm	2 orthopädische Schuhe mit Innenschuh und eingebautem Ausgleich der Verkürzung, evtl. Pufferabsatz
> 12 cm	Verkürzungsorthese (kniehohe Orthese zur Beinverlängerung) mit unterbautem Kunstfuß für Konfektionsschuhe

Peronaeus-Orthesen

Es gibt zahlreichen Varianten und Ausführungen zur Versorgung der peripheren Läsion des N. peronaeus. Gängige Varianten sind:

- *Einfache Peronaeusschiene.* Material Metall oder Kunststoff; konfektionierte Einlage; Federbügel, aufgestecktes Wadenband mit Klettverschluß. *Ind.:* Z.B. Fußheberschwäche, Peronaeuslähmung.
- *Heidelberger Winkel:* Orthopädischer Maßschuh. Es gibt Alternativen, die in der Anfertigung preisgünstiger sind.
- *Valenser-Schiene:* Medial verlaufende Schiene mit Gelenk in Höhe des Sprunggelenks, tragbar mit verschiedenen Schuhen. Zur Versorgung von Hemiplegiepat. Evtl. in Kombination mit dem Bally-Valens-Schuh®.
- *Bally-Valens Schuh®:* Konfektionierter Schuh für hirngeschädigte Pat. mit spastischer Lähmung.

Kniegelenksorthesen (☞ Abb. 11.05)

Dynamische Orthesen sind für sportlich aktivere Pat. mit gutem Muskelkorsett, passive Orthesen für weniger aktive Personen (z.B. ältere Menschen) geeignet. Konfektionierte Orthesen werden direkt am Pat. angepaßt (Beinmaße ermitteln und entsprechende Größe auswählen). Ansonsten Anfertigung eines Gipsabdrucks für die Erstellung und Anpassung der Orthese.

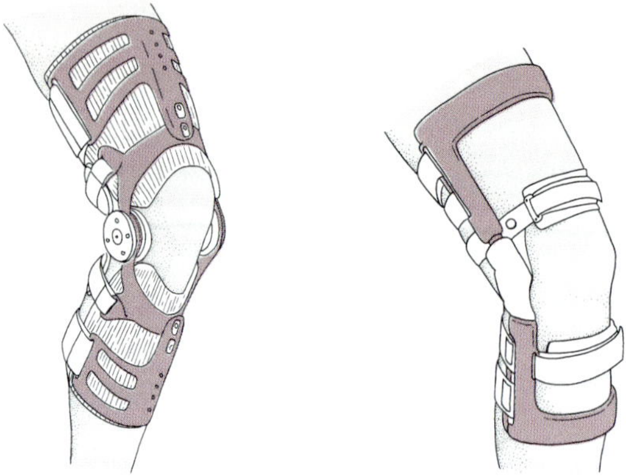

Abb. 11.05 Passive Knieführungsorthese

Varianten und Modelle der Kniegelenksorthesen		
Orthesentyp	**Aufbau**	**Funktion**
Elastische Bandagen	Gummizug-Bandagen mit eingearbeiteten Verstärkungen (z.B. eingenähten Bändern), Polstergruppen, Silikoneinlagen und seitlichen Gelenken	Verbesserung der Gelenk- und Patella stabilisation, bei leichteren Sportverletzungen wie Distorsionen ohne weitere Folgeschäden, nach Abnahme von Gipsverbänden, allgemein bei Arthrose und Knorpelverletzungen.
Passive Knieführungsorthesen	Hülsenbauweise für Ober- und Unterschenkel mit seitlichen, einachsigen Gelenken	Erreichen einer Gelenkführung (keine größere Korrektur): zur Nachbehandlung operativ versorgter Bandinstabilitäten. Frühzeitiger Ersatz des Gipses ab ca. 3. Behandlungswoche mit allmählicher Freigabe des Bewegungsausmaßes.
Dynamische Orthesen (aktiv und teilaktiv)	Hülsenbauweise für Ober- und Unterschenkel, mit Bändern, Patellaführung, Korrekturzügeln und mehrachsigen Gelenken.	Führung und/oder Begrenzung von Gelenkbewegungen bei Instabilitäten in einer Ebene oder um mehrere Achsen. Z.B. Rotationsinstabilitäten in Kombination mit Valgus-Varus-Instabilitäten.

Stützapparate

Schienen-Schellen-Apparat (☞ Abb. 11.06)
Beidseits des Beines verlaufende Schiene, die mit mehreren Gurten das Bein an der Schiene fixiert. Ausführung in verschiedenen Variationen (z.B. mit fixiertem oder frei beweglichem Knie). *Ind.:* insbesondere bei schlaffer Lähmung.

Schienen-Hülsen-Apparat (☞ Abb.11.06)
Beidseits des Beines verlaufende Schiene. Fixation des Beines an die Schienen durch eine Ober- und Unterschenkelhülse (z.B. Gamaschen aus Walkleder). Gute Kraftübertragung auf das Schienengestänge durch die Fläche der Hülsen. Entlastung durch die Hülsen mit Tuberaufsitz und Kniebettung. *Ind.:* Alle Erkrankungen, die die Belastungsfähigkeit des Beines herabsetzen, z.B. fortgeschrittene Kniegelenksarthrose.

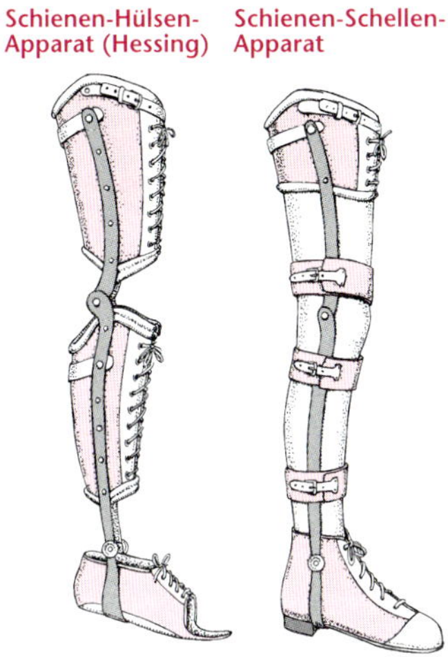

Abb. 11.06: Lähmungsapparate

Thomasschiene (Thomassplint)
Ähnlich dem Schienen-Schellen-Apparat. Durch den zusätzlichen Tubersitz und die locker um das Bein gegurteten Riemen (Schellen) wird das Bein und der Fuß schwebend in der Schiene gehalten. Die Hüftkopfepiphyse wird entlastet. Ein Abrollgehbügel ermöglicht das Gehen. Ein Beckengurt (evtl. Schultergurt) dient als Tragehilfe und Sicherheit. Wichtig ist die Schuherhöhung des gegenseitigen Beines. *Ind.:* Hüft- und Kniegelenkserkrankungen, z.B. Morbus Perthes (☞ 5.5.5).

Allgöwerapparat
Unterschenkelorthese in Modul-Bauweise. Durch Umfassen der Kondylen und Patellaabstützung schwebt der Fuß in der Orthese. Das Körpergewicht wird über einen Abrollgehbügel vom Knie direkt auf den Boden übertragen. Eine Teilbelastungsvorrichtung kann entsprechende Belastungen auf den Fuß übertragen. Wichtig: Längenausgleich (Schuherhöhung) des gegenseitigen Beines. Zur Vorbeugung von Unterschenkelödemen (venöse und lymphatische Stauungen) Bein öfter am Tag hochlagern. Unterziehstrumpf häufig wechseln. Regelmäßige Kontrolle des Abrollgehbügels und des Stollens auf Abnutzung und Lösung von Schrauben durchführen. *Ind.:* z.B. Frakturen im Bereich des Fußes bis zum distalen Unterschenkel.

F

Orthesen zur Behandlung von Hüftdysplasie und Hüftgelenksluxation

- *Spreizhose* (☞ Abb. 11.07): Spreizteil, der durch Hüft- sowie Schultergurte fixiert wird. *Ind.:* Pfannendysplasie ohne Luxation oder Subluxation des Hüftkopfes.
- *Pavlikbandage* (Retentions- und Repositionsbandage, ☞ Abb. 11.07): Brustteil mit Beinzügeln, die die Streckung und Adduktion der Beine verhindern. *Ind.:* Subluxation und geringgradige Luxation in den ersten Lebensmonaten.

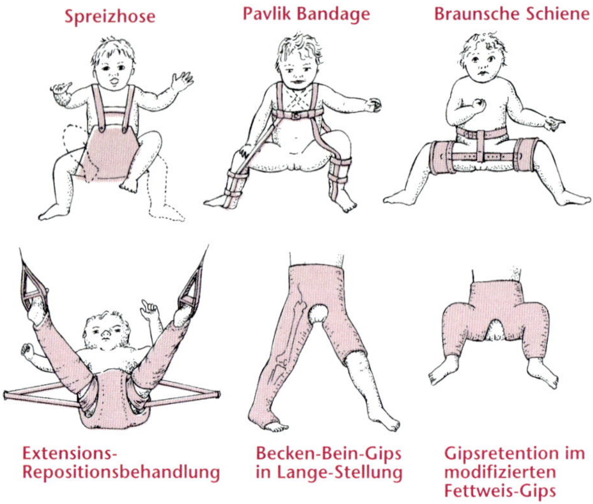

Abb. 11.07: Therapieformen bei Hüftdysplasie/-luxation

11.3 Prothesen

Prothesen ersetzen Körperabschnitte (z.B. nach Amputation). Die häufigste Ind. der Beinamputationen ist die periphere arterielle Verschlußkrankheit (pAVK). Beim Verlust der oberen Extremität steht der Unfall im Vordergrund.

Die Erstversorgung mit einer Prothese (Früh- oder Interimsversorgung) erfolgt so zügig wie möglich. Z.B. bei Z.n. Trauma vom 1. Tag post-OP, bei Avk-Pat. nach Wundheilung (ca. 3 Wochen post-OP). *Vorteile:* frühzeitige Mobilisation, Kreislauftraining, Vorbereitung des Stumpfes auf spätere Belastungen. Bei Beinamputation behält der Pat. sein Gefühl für den Bodenkontakt.

Bei der Erstversorgung wird der Stumpf ausgeformt. Entsprechend der Abnahme des Stumpfumfanges wird der Prothesenschaft ständig nachgepaßt. Die Dauer der Erstversorgung ist unterschiedlich lang (Oberschenkelstumpf ca. 2–5 Monate post-OP). Anschließend Versorgung durch Definitivprothese. Bei einer Modulbauweise könne Rohrskelett- und Fußteil in die Definitivprothese übernommen werden (Kostenersparnis).

Je höher sich das Amputationsniveau befindet, desto komplexer ist die prothetische Versorgung und desto unbefriedigender der Funktionserhalt.

11.3.1 Prothesen der oberen Extremität

Grundsätzliche Versorgungsmöglichkeiten:

- *Kosmetische Prothesen* (Schmuckhand, Schmuckarm): Der menschlichen Hand in Gestalt, Strukturierung und Farbe nachgebildet (☞ Abb. 11.08). Sie dient dem optischen Ersatz der verlorengegangenen Körperteile und besitzt keine Funktion.

- *Passive Greifarme:* Stabile Kraftübertragung. Durch einen Handgelenksanschluß kann alternativ ein Handersatzstück (z.B. Haken) durch Aufschrauben angesetzt werden.

- *Funktionelle Prothesen:*
  - *„Mechanische" Greifprothese:* Auslösen der Funktionen (Öffnen/ Greifen) durch Feder- oder Gummizug. Öffnen über Kraftzugbandage (Schlaufe um eine der Schultern) durch Vorbringen der Schulter. Die Hook-Greifhand (☞ Abb. 11.08) bietet den effektivsten Nutzen aller Greifprothesen. Die aktive Systemhand ist eine Greifprothese mit dem Aussehen einer Schmuckhand (leicht verschmutzbarer Kosmetiküberzug). Ein Kugelrastenanschluß gewährleistet unterschiedl. Pro- und Supinationsstellungen beider Handarten.

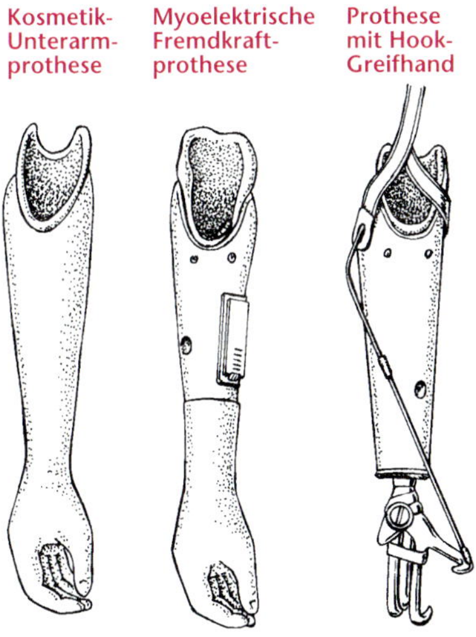

Abb. 11.08: Unterarmprothesen

  - *Myoelektrische Prothesen:* Ansteuerung der Stellmotoren über mechanische Schalter (Betätigung durch Kontakt) oder Sensoren (Aktivierung durch Muskelströme), die die künstlichen Finger bewegen (☞ Abb. 11.08). Nachteil: Die wenigsten Pat. können (nach umfangreichem Training) die mehrfunktionalen Prothesen gezielt steuern. Höherer Reparaturaufwand. Höheres Gewicht. Einsatz nur unter Blickkontrolle (keine Rückmeldung über die Bewegungsausführung). Vorteil: bessere Kosmetik gegenüber den funktionellen Orthesen.

Prothetische Versorgung der oberen Extremität		
Amputation	**Prothetische Versorgung**	**Anmerkung**
Fingeramputation	Bei Klein-, Mittel- und Ringfinger: kosmetischer Ersatz durch Aufsteckfinger, evtl. Versorgung mit Füllstücken für den Handschuh (nicht für Arbeitshandschuhe), evtl. Anfertigung von Arbeits- und Wärmehandschuhen.	Gute kosmetische und funktionelle Kompensation bei Verlust eines Fingers, Ausnahme: Verlust des Daumens.
Teilhandamputation (Finger II. – V.)	*Funktioneller Ersatz:* Unterarmhülse mit Aussparung für die vorhandenen Finger und den Daumen, evtl. mit Gegenlager (Löffel/Spange), für den Daumen *Kosmetischer Ersatz:* Kosmetischer Handschuh zur Befestigung am Unterarm	Beim Verlust aller Finger verliert der Daumen sein Wiederlager für die Greiffunktion. Anpassung der funktionellen Prothese über einen längeren Zeitraum (funktionsbedingte Änderungen an der halbfertigen Prothese).
Teilhand- und Daumenamputation	*Funktioneller Ersatz:* Funktionelle Teilhandprothese mit gelenkig verbundener Vierfinger- und Daumenprothese *Kosmetischer Ersatz:* Schmuckhand	Öffnen und Schließen der funktionellen Hand über die Stumpfbewegung. Anpassung der funktionellen Prothese über einen längeren Zeitraum (funktionelle Änderungen an der halbfertigen Prothese)
Handamputation	*Kosmetischer Ersatz:* Schmuckhand	Rekonstruktions-OP (Krugenberg-OP), Ulna und Radius werden scherenartig voneinander getrennt. Es entsteht eine Greifzange unter Erhalt der Sensibilität.
Unterarmamputation	*Funktioneller Ersatz:* myoelektrische Prothese (evtl. suprakondyläre Fixierung am Oberarm), funktionelle Prothese *Kosmetischer Ersatz:* Schmuckprothese	Ein langer Stumpf erleichtert die Pro- und Supinationsbewegung sowie das Führen der funktionellen und myoelektrischen Prothese
Oberarmamputation	*Funktioneller Ersatz:* myoelektrische oder funktionelle Prothese (schulterumfassende Kontaktbettung und Begurtung) *Kosmetischer Ersatz:* Schmuckprothese	Die Einstellung der Ellenbogen- und Unterarmstellung erfolgt manuell durch die intakte Hand.
Schulterexartikulation; interthorakoskapuläre Exartikulation	*Funktioneller Ersatz:* funktionelle Prothese oder Hybridprothese *Kosmetischer Ersatz:* Schmuckprothese	Schwierige Bettung der Prothese (Abstützpunkte fehlen). Nur begrenzter funktioneller Einsatz → Schulterkulissenaufbau steht im Vordergrund.

Bei Verlust eines Armes häufig Kompensation über den intakten Arm. Daher evtl. keine volle Nutzung der Funktionellen Prothese/Fremdkraftprothese → Abwägen der Versorgungsart.

11.3.2 Prothesen der unteren Extremität

Myoelektrische Prothesen sind derzeit an der unteren Extremität nicht möglich. Beinprothese entweder in Schalenbauweise (meist Holz oder Kunststoff) oder Rohrskelettbauweise (tragende Rohrkonstruktion mit flexibler Ummantelung zur Erzeugung der Beinform).

- → Begurtung ist insbesondere bei schlechten Stumpfverhältnissen indiziert.
- → Langzeitversorgte (z.B. Kriegsversehrte) sollten ihre gewohnte Versorgung behalten → Umstellungsprobleme.

Prothetische Versorgung des Fußes		
Amputationshöhe	**Prothetische Versorgung**	**Anmerkung**
Zehenamputation (Zehen II.-V.)	Zehenersatzstücke mit und ohne Einarbeitung in den Konfektionsschuh.	Bei Gefäßpatienten keine Zehenersatzstücke als Platzhalter zwischen den Zehen verwenden.
Großzehenamputation	Einlage mit Zehenersatzstück (Platzhalter) und eingebauter Plantarfeder (Ersatz der Abstoßfunktion der Großzehe) oder Abrollfeder in den Schuh eingearbeitet.	Nach Amputation besteht eine verminderte Abstoßfähigkeit am Ende der Standbeinphase im Übergang zur Spielbeinphase. Die Verwringung des Beines in der Standbeinphase (Stabilitätserzeugung) ist reduziert.
Transmetatarsale Amputation	Vorfußprothese mit einer Fersenspange zur Kalkaneusführung (Spitzfußprophylaxe) Sohlenverstärkung, Abrollkante nach vorne verlegt.	Je proximaler die Amputationslinie liegt, desto größer ist die Gefahr der Spitzfußbildung. Probleme wie bei Großzehenamputation. Zusätzlich durch die Verkleinerung der Fußfläche und den Ausfall der Fußverwringung Unsicherheit in der Balance und Kniestabilität am Ende der Standbeinphase.
Fußwurzelamputation	Knöchelübergreifende Fußwurzelprothese (Stabilisierung der Rotation), hochgezogene Fersenspange, Konfektionsschuh möglich	Kein physiologisches Abrollen auf dem endbelastbaren Stumpf möglich. Im Einbeinstand ist ein Balancieren kaum möglich.
Fußamputation (Pirogoff-Spitzy, Syme)	Hochreichende Unterschenkelprothese mit Weichwandinnenschaft (bewirkt starke Rotationsstabilität). Evtl. orthopädischer Schuh, Konfektionsschuh selten möglich.	Längenausgleich durch die Prothese: Pirogoff-Spitzy: 3–4 cm Syme: 4–7 cm Durch Fehlen der Fußverwringung (gegenläufig zur Unterschenkelrotation) wird die Unterschenkelrotation nicht mehr passiv ausgebremst starke Instabilität des Beines) → Prothese wirkt dem entgegen.

Schaftarten

- *Haft- und Saugschaft:* In der Schwungbeinphase entsteht (durch einen sog. Saugraum") ein relativer Unterdruck im Bereich des distalen Stumpfendes. Dies verhindert das Abgleiten des Schaftes. Nachteil: durch den Unterdruck wird das Stumpfende belastet (Gefahr von Ödembildung, pathologische Gewebsreaktionen). *Ind.:* z.B. bei Oberschenkelamputationen.
- *Vollkontaktschaft:* Die Einbettung und Druckverteilung über den gesamten Stumpf führt zu geringen Zug- und Druckspitzen. Voraussetzung ist ein myoplastischer, schmerzfreier Stumpf. *Ind.:* z.B. bei Knieexartikulation.

Unterschenkelamputation

- Stumpfende nicht voll belastbar.
- Keine Belastungsaufnahme der Prothese auf die vordere Tibiakante, das Fibulaköpfchen und die Femurkondylen.
- Belastungsaufnahme der Prothese erfolgt durch Kontakt an der medialen und lateralen Vorderseite des Schienbeinkopfes, dem Lig. patellae und mit der gesamten dorsalen Fläche des Stumpfendes.
- Bei entsprechender Ind. (z.B. erforderliche Knieentlastung bei Gonarthrose) kann ein Tuberaufsitz nötig sein.

Prothetische Versorgung bei Unterschenkelamputation

- *Prothesen in Modulbauweise*
  - *PTS (Prothese Tibiale à embiotage Supracodylienne) und Botta-Technik:* Kurzprothese mit Vollkontakttrichter (Weichwandinnentrichter). Durch knieübergreifende, die Kondylen fixierende Spangen wird die Prothese in der Schwungbeinphase gehalten. Kein Ventilloch.
  - KBM (Kondylen-Bettung-Münster): Vollkontaktschaft und suprakondylärer Keil zur Fixation (veraltet).
- *Schalenbauweise mit Oberschaft* (PTB, Patella tendon bearing): Typische Versorgung von Kriegsverletzten. Seltene Ind.: z.B. bei sehr kurzen Stümpfen, benötigtem Tubersitz oder körperlich schwer arbeitenden Pat.

Knieexartikulation

Ein vollbelastbares birnenförmiges Stumpfende ist günstiger als der Stumpf einer Oberschenkelamputation. Bestandteile der Prothese: Oberschenkelschaft mit gespaltenem Weichwandinnentrichter, wählbare Knieadapter für die Gelenkkonstruktion (von starr bis dynamisch) und ein Unterschenkelrohrskelett mit Fußadapter. Die Fußkonstruktionen sind austauschbar.

Oberschenkelamputation

Durch Störung des Muskelgleichgewichts bereitet eine Oberschenkelamputation mehr funktionelle Schwierigkeiten als eine Knieexartikulation.

11

- Kriterien für den Prothesenaufbau:
- Situation des Pat.: Zustand der verbleibenden Gegenseite, Alter, Konstitution, körperliche und psychische Mobilität.
- Postoperative Verhältnisse: Amputationshöhe, -technik, Narbenverlauf.
- Mögliche orthopädische Versorgungskonzepte.
- Verlauf der Rehabilitation: Fortschritt in Gebrauchsschulung, Therapiemöglichkeiten.

! Prothesengestaltung: Je mobiler und anpassungsfähiger der Pat. ist, desto dynamischer ist die Prothese. Junge Pat. i.d.R. mit dynamischen und ältere/immobile Pat. mit statischeren Prothesen versorgen.

Prothetische Versorgung bei Oberschenkelamputation

Modulbauweise

(Rohrskelettbauweise, ☞ Abb. 11.09): Einzelne Prothesenpaßteile, die grundsätzlich aus 4 Elementen bestehen (Oberschaft, Kniegelenkmodul, Prothesenfußkonstruktion, Überzug). Der Überzug besteht aus Schaumstoff, verkleidet das Rohrgestänge und gestaltet die Beinform (optische Anpassung an das andere Bein). Da er bewegungsneutral ist, ist das Tragen von Röcken in Kombination mit Strümpfen möglich.

Schalenbauweise (☞ Abb. 11.09)

Beinform (wird in Holzpaßteil eingeschliffen) der Prothese trägt das Gewicht des Pat. Verdrängung dieses Konzepts durch die Modulbauweise.

Schaft

Gängig sind Haftschäfte (durch Saugwirkung) mit Vollkontakt, aber ohne maximale Endbelastung. Saugwirkung ist abhängig von der Schaftform. Günstig ist ein möglichst kleiner Saugraum. Der gebräuchlichste Schaftquerschnitt ist queroval mit der Spitze nach medial.
Weitere Formen sind ein herzförmiger, ein querovaler Querschnitt mit der Spitze nach lateral und eine nahezu quadratische nach lateral weisende Form. Die Form ist abhängig von der Anatomie der Muskelgruppen. Entscheidend für eine gute Paßform ist die Stumpfbettung (komplette Einbettung der Weichteile). Sie garantiert Tragekomfort, Prothesenführung (ohne Abschnürungen des Stumpfes) und ein entsprechendes Gangbild (Rotationsstabilität).

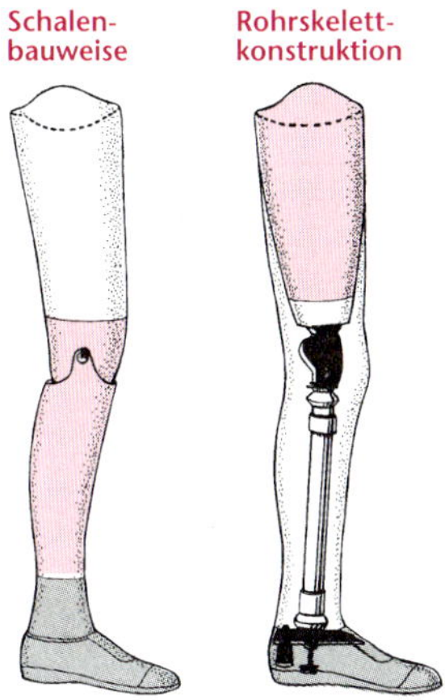

Abb. 11.09: Oberschenkelprothesen

! Falls das Stumpfende nicht ausreichend belastbar ist → Tuberaufsitz. Bringt das Becken in Kippung, das Hüftgelenk wird flektiert (ungünstig für Schwungbeinphase der Prothese.

Kniegelenksmodul

Ausführungen in Titan oder Stahl. Kohlefaserausführungen sind noch in der Erprobung. Unterschiedliche Gelenkbeweglichkeit je nach Kniegelenkskonstruktion:

- *Sperrknie:* Durch Lösen der Verriegelung einknickbar (zum Sitzen).
- *Monozentrische Gelenke* (einachsig) mit einer Belastungssperre bei achsialer Belastung. Erhöhte Stabilität während des Stehens sowie in der Standbeinphase (z.B. Jüpa-Knie). Einsatz bei älteren bzw. undynamischen Pat.
- *Polyzentrische Gelenke* (mehrachsig) i.d.R. für junge, kräftige Pat.
- *Schwungphasengesteuerte Kniegelenke:* Steuerung durch eine Hydraulik oder Pneumatik, passen sich Ganggeschwindigkeit an (z.B. Henschke-Much).

Fußkonstruktionen

- Monozentrisch (Flexions- und Extensionsbewegung): Hängelager-Lang-Fuß
- Polyzentrisch (Flexion, Extension, Supination und Pronation) Fußkonstrutionen: Habermann-, Greissinger-, Sach-, und Telasto-Fuß.

Intertrochantäre Amputation, Hüftexartikulation, Hemipelvektomie

Hauptursache dieser hohen Amputationen sind bösartige Tumore. Voll belastbares Stumpfende. Keine Interimsversorgung möglich.

✓ **Prothetische Versorgung bei hohen Amputationen**

- *Hüftübergreifender Beckenkorb:* Das gegenseitige Bein, die Hüfte und die LWS können so die Führung des Beckenkorbes und der Beinprothese erzeugen → Rotationsstabilität der Prothese.
- *Canadian-hip-system:* Hüftexartikulationsprothese. Die Achse des Prothesenhüftgelenkes ist gegenüber dem normalen Drehpunkt vorverlagert und liegt vor der Sitzfläche. Sitzen ohne Hilfsmittel nur durch Ausgleich der Prothesenseite möglich.
- Weiterer Beinaufbau wie bei prothetischer Versorgung der Oberschenkelamputation (Modul- oder Schalenbauweise).

11.4 Rollstuhlversorgung

11.4.1 Indikationen

- Gehbehinderungen mit funktioneller Beeinträchtigung der oberen Extremität (z.B. geriatrische Rollstuhlversorgung).
- Behinderungen der unteren Extremität ohne neurologische Erkrankungen (z.B. Doppelamputation) oder mit neurologischen Erkrankungen (z.B. Querschnitt-Syndrom).
- Mehrfachbehinderungen mit/ohne geistige Behinderungen.

Indikationen zur Rollstuhlversorgung

Rollstuhlvarianten	Indikation
Aktiv-/Sportrollstühle	Dynamische/junge Menschen, z.B. bei Querschnittslähmung
Standardrollstühle (Faltrollstuhl)	Häufig zur geriatrischen Versorgung
Handbetriebsselbstfahrer mit mechanischem Handantrieb	Zur selbständigen Überwindung längerer Strecken für Pat. mit ausreichender Oberkörper- und Armkraft (Belastungstraining)
Elektrorollstühle	Zur Überwindung von Strecken für Pat. mit geringem körperlichem Leistungsvermögen
Kinderrollstühle	Für Kinder, z.B. bei Spina bifida
Sondersteuerungen, z.B. Kinn- oder Fußsteuerung	Für Pat. mit Armhandicap, z.B. Tetraplegiker, hohe Querschnitt-Syndrome
Dusch-/Toilettenrollstühle (Sonderform)	Für Schwerstbehinderte zum Erhalt der Selbständigkeit
Schiebewagen	Für den Transport (keine selbständige Fortbewegung möglich), z.B. geriatrische Versorgung.

- Der Rollstuhl muß individuell an den Pat. mit Querschnittlähmung (schon für die erste Belastungsphase) angepaßt werden. Zusätzliche Versorgung mit entsprechendem Zubehör (Bremshebelverlängerung, Sitzkissen, Korrekturkissen, usw.).
- Gewährleistung der individuellen Versorgung durch Baukastenprinzip (austauschbare Zubehörteile), z.B. Desk-Armlehne und Handlagerung, hochschwenkbare Beinteile.

→ Auswahl und Entscheidungen immer im therapeutischen Team treffen (PhysiotherapeutIn, ErgotherapeutIn, OrthopädietechnikerIn, ÄrztIn).
→ Bei Schwerstbehinderten ist die Verordnung von zwei Rollstuhlvarianten möglich (z.B. Straßen- und Zimmerrollstuhl).
→ Bei Pat., die auf den Rollstuhl angewiesen sind, Grundausstattung mit 2 Rollstühlen! (Rollstühle sind oft reparaturanfällig; ohne *sofortigen* Ersatz sind Pat. bettlägerig!).

11.4.2 Rollstuhlaufbau

Variable Faktoren des Rollstuhls

- Sitzbreite und Sitztiefe.
- Sitzhöhe (vom Boden gemessen) und -gefälle.
- Höhe und Verstellbarkeit der Rückenlehne.
- Abstand Sitzhöhe–Armlehnenoberkante.
- Unterschiedliche Armlehnen.
- Art und Verstellbarkeit der Fußstützen.
- Art der Räder (klein/groß, z.B. klein für Schiebewagen).
- Position der großen Räder.
- Radstand (Achsverlagerung nach hinten, z.B. zur Sicherung vor Rückwärtskippen beim Bergauffahren für Oberschenkelamputierte).
- Art der Bereifung (Vollgummi- oder Luftreifen).
- Variationen der Greifreifens.
- Art der Bremse (z.B. Trommelbremse, Winkelhebelbremse).
- Gesamtlänge (je kürzer, desto kleiner der Wendekreis).
- Gewicht (u.a. abhängig von der Rahmenverstärkung).

Gängige Rollstuhlausstattung (Auswahl)

- Spezialsitzkissen (Anzahl entsprechend der vorhandenen Rollstühle plus 1 „Reservekissen“).
- Spezialrückenkissen.
- Durchgehende Dekubitusschutzauflage aus Synthetik oder Naturfell (insbesondere für Pat., die ganztägig den Rollstuhl nutzen).
- Hilfsmittel, z.B. für den Transfer (Rutschbrett, Drehscheibe).

11.4.3 Techniken der Rollstuhlhandhabung

✓ Rollstuhltraining bei Querschnittslähmung

Patientenschulung (meist Gruppentraining) in der Rollstuhlhandhabung.

- Rollstuhlgewöhnung:
  - Erstes Umsetzen in den Rollstuhl erfolgt mit 2 Personen
  - Pat. vor erstem Transfer auf mögliche Kreislaufschwäche und Gegenmaßnahme (Ankippen des Rollstuhls über die Hinterräder) hinweisen
  - Zu Beginn Gesäßentlastung ca. alle 15 Minuten durchführen
  - Kontrolle der belasteten Hautareale (Druckstellen)
- Vorbedingungen für ein Rollstuhltraining:
  - Fahren kurzer, ebener Strecken
  - Bedienen der Bremsen
- Die Inhalte des Rollstuhltrainings sind abhängig von Ausfallerscheinung:
  - Hohe Halsmarkläsion (C4/5): I.d.R. mehrstündiges Sitzen im Rollstuhl möglich
  - Mittlere Halsmarkläsion (C5/6/7): Bedingtes Selbständigwerden mit dem Rollstuhl
  - Tiefe Halsmarkläsion und Brustmarkläsion (unter C7): Pat. können mit d. Rollstuhl selbständig werden.

Inhalte des Rollstuhltrainings

Paraplegiker	Tetraplegiker
1. Hallentraining: Handhabung des Rollstuhls beim Fahren, Kippen, Befahren der Schrägen und Überwinden einer Stufe 2. Training im Gelände 3. Instruktion von Angehörigen	1. Hallentraining: Handhabung der beweglichen Rollstuhlteile, des Rollstuhls beim Fahren, Vortraining zur Bewältigung von baulichen „Hindernisse“ (z.B. Öffnen von Türen etc.), Fahren einer längeren Strecke/Zeit 2. Umsetzen der Fähigkeiten außerhalb der Halle 3. Instruktion von Angehörigen

Paraplegiker (Auswahl)

- *Vorwärts-/Rückwärtsfahren:* An den höchsten Punkt des Greifreifens greifen lassen, Rad in entsprechende Richtung in Schwung bringen, Hände lösen, Arme schwingen vor, erneuter Griff an den höchsten Punkt des Greifreifens, usw.
- *Auf der Stelle drehen:* Beide Räder gegenläufig bewegen oder eines festhalten und das andere bewegen (unterschiedlicher Wendekreis), z.B. beim Slalomfahren.
- *Kippen (z.B. zum Drehen auf engem Raum):* Prinzip: Hände liegen auf dem höchsten Punkt des Greifreifens, Reifen gemeinsam vor und schnell zurück bewegen ohne die Hände zu lösen (durch das Abbremsen heben sich die Vorderreifen ab), Oberkörper in die Rückenlehne drücken und Räder vorrollen lassen, so daß die Hände wieder auf dem höchsten Punkt des Greifreifens sind. Senken sich die Vorderräder, das Rad vorwärts bewegen. Vor dem Überkippen nach hinten Räder nach hinten bewegen und Oberkörper nach vorn verlagern. Training an Turnringen oder mit hinter dem Rollstuhl gebundenen Pezzyball.

- *Befahren der Schrägen:* Auf die Schräge mit Schwung zufahren, Räder mit kurzen, schnellen Griffolgen auf der Schrägen antreiben, evtl. Oberkörper/Kopf etwas vorverlagern. Abwärts läuft das Greifrad durch die bremsenden Hände, evtl. den Oberkörper/Kopf nach hinten nehmen.
- *Springen mit dem Rollstuhl:* Beide Reifen greifen. Bei der Auftaktbewegung des Rumpfes (mit Armbewegung unterstützen) den Rollstuhl an den Rädern hochziehen.
- *Bewältigung einer Stufe* (Üben am Podest) 3 Möglichkeiten:
  - Rückwärts herunter: Greifreifen langsam, bremsend durch die Hände gleiten lassen, so daß die Reifen an der Kante abrutschen, Oberkörper vorneigen.
  - Gekippt vorwärts herunter: gekippt vor der Stufe stehen, Greifreifen langsam, bremsend durch die Hände gleiten lassen, so daß die Reifen an der Kante abrutschen.
  - Vorwärts hinauf (Durchführung in schnellem Tempo): Mit Tempo an die Stufe heranfahren, Rollstuhl im Fahren ankippen, dadurch setzen die Vorderräder auf die Stufe auf, Oberkörper vorlegen, Hinterräder rollen auf die Stufe, Oberkörper aufrichten.

Tetraplegiker (Auswahl)

- *Handhabung der beweglichen Rollstuhlteile:* Bedienung der Bremse (evtl. über verlängerten Bremshebel) und der Fußrasten, Herausnehmen/Einsetzen der Seitenteile, etc.
- *Vorwärts-/Rückwärtsfahren:* Zum Räderantieb werden spezielle Handschuhe benötigt (Gumminoppenbelag auf der Volarseite), zum Schutz vor Handverletzungen und zum Erleichtern des Radantriebs. Der Antrieb erfolgt über die großen Räder oder den Greifreifen (abhängig von der Läsionshöhe).
- *Auf der Stelle Drehen:* Wie bei Paraplegie (s.o.).
- *Anheben der Vorderräder:* Möglich nur mit Läsionen unterhalb C7.
- *Befahren einer Schrägen* (mit geringem Gefälle)*:* wie bei Paraplegie.
- *Bauliche „Hindernisse“:* Türen öffnen, Lichtschalter betätigen, etc.
- Fahren über eine längere Zeit als Ausdauertraining.

Auf sicheren, freien Sitz (z.B. für den Transfer in/aus dem Rollstuhl) und physiologische Belastung des Bewegungsaparates achten.

Patiententransfer Sitz → Sitz

Rollstuhl steht seitlich z.B. zur Bank. Seitenteile herausnehmen. Sitzhöhe von Rollstuhl und z.B. Bank sollten sich etwa entsprechen.

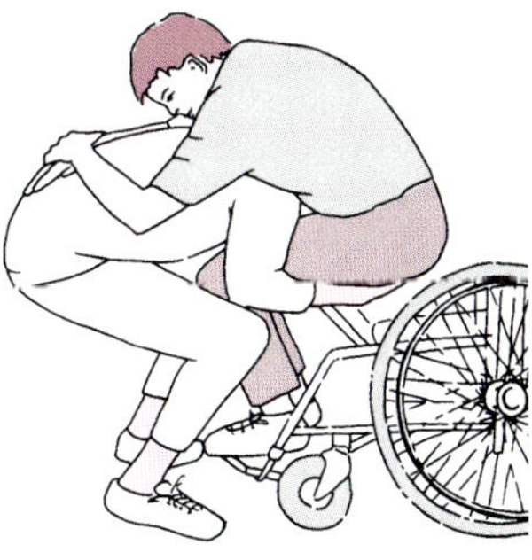

Abb. 11.10: Patiententransfer Sitz–Sitz

- Sehr viel Hilfe (2 Helfende): 1 Th. steht hinter dem Rollstuhl, greift unter den Armen durch und greift über dem Bauch verkreuzte Pat.-Arme (an den Unterarmen). Banknahes Bein auf die Bank stützen (mit Knie). 2. HelferIn steht seitlich des Pat. und unterfaßt mit seinen Unterar-

F

men die Pat.-Beine (unter den Kniekehlen und Achillessehnen).
Auf gemeinsames Kommando Pat. umsetzen.
- Viel Hilfe („Wippe", 1 Th.): Frontal zum sitzenden Pat. stehen. Pat. sitzt an der Vorderkante des Rollstuhls. Pat.-Knie von vorne umfassen, Hände liegen unter den Sitzbeinhöckern, Pat. liegt mit Oberkörper über der TherapeutInnenschulter, Ellenbogen auf den eigenen Knien abstüzen, über Gewichtsverlagerung (eigenes Gesäß fußwärts absenken) Pat.-Gesäß anheben, Pat. um 90° drehen und auf Sitzgelegenheit absetzen (☞ Abb. 11.10). Absichern des Sitzes!

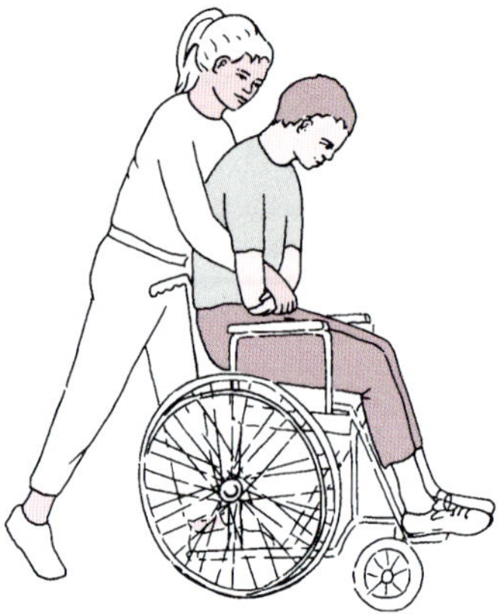
Abb. 11.11: Gesäßentlastung

- Unterstützend (Transfer mit Rutschbrett): Brett dicht an das Gesäß anlegen/darunterstecken, seitlich vor den Reifen zur Bank laufen lassen. Vor oder hinter dem Pat. stehen und unter die Sitzbeinhöcker greifen, um von dort die Rutschbewegung zu unterstützen. Transfer mit Rutschbrett auch bei schwergewichtigen Pat.
- Selbständig: Pat. stützt sich auf dem höchsten Punkt des Reifens und der Bank ab, hebt das Gesäß über Stemmen an und setzt es auf die Bank. Hand setzt vom Reifen auf die Rollstuhlsitzfläche (um Gesäß weiter auf die Bank umzusetzen).

Gesäßentlastung

Hinter dem Rollstuhl stehen, unter den Armen des Pat. durchgreifen, über dem Bauch verkreuzte Arme des Pat. von kopfwärts umfassen. Dabei den Pat.-Rumpf nach vorne neigen. Zusätzlich drücken die Unterarme an den seitlichen Brustkorb des Pat. (zusätzliche Fixation). Durch Beinstreckung den Pat. anheben. Nach langsamem Absetzen des Pat. Kontrolle der Sitzposition! (☞ Abb. 11.11).

Aufsetzen eines aus dem Rollstuhl gestürzten Pat.

Pat. hat sich keine Verletzungen durch den Sturz zugezogen und ist voll ansprechbar.
- Rollstuhl rückwärts umgekippt und seitlich an den Pat. parallel heranlegen (Rückenlehne etwa auf Gesäßhöhe).
- 1. HelferIn (Steht auf noch freier Seite): Beide Knie mit einem Unterarm unterfassen. Mit dem anderen Arm über den Pat. herübergreifen und Hand unter die Gesäßhälfte schieben. Pat.-Beine beugen und Gesäß vom Boden zu sich hinrollen.
- 2. HelferIn: Rollstuhl mit Rückenlehne unter den Pat. schieben, Bremsen feststellen.
- Beide HelferInnen gehen in Einbeinkniestand und setzen den Rollstuhl auf (am Handgriff, später am Lehnengestell fassen). Pat.-Sicherung: zu Beginn des Aufrich-

tens Kopf und Schultern des Pat. unterstützen. Beim weiteren Aufrichten Pat. am Brustbein sichern.
- Bei ausreichender Hand- und Schultergürtelfunktion kann der Pat. den Aufrichtevorgang durch Betätigung der Reifen unterstützen und den 2. Helfer ersetzen.

Rollstuhlkippen bei Kreislaufinsuffizienz

Bremsen feststellen! Th. steht hinter Rollstuhl (Schrittstellung). Rollstuhl (über Handgriffe) zurückkippen. 2. HelferIn kann Beine anheben. Beim Vorkippen in die Ausgangsstellung Pat. am Brustbein sichern.

11.5 Anleitung zur Selbsthilfe im Alltag

Kompensation verlorengegangener Funktionen, i.d.R. durch Fertigartikel.

Untere Extremität

Flexionseinschränkungen des Hüftgelenkes:

- Langer Schuhlöffel und ein Strumpfanzieher ermöglichen das Anziehen von Strümpfen und Schuhen (Slipper oder Ersatz der Schnürung durch einen Elastikzug), wenn das Erreichen des Fußes nicht mehr möglich ist.
- Toilettenerhöhung (Toilettensitzerhöhung), wenn durch die Beugeeinschränkung das tiefe Sitzen nicht möglich ist.
- Greifzange (Greiflippe), wenn der Boden beim Bücken nicht erreicht wird.

Obere Extremität

Bei fortschreitenden, rheumatischen Gelenkerkrankungen ist der frühzeitige Einsatz von Alltagshilfen indiziert. Viele Alltagsbewegungen fördern die Fehlstellungen der Gelenke. Gelenkschutz (Deformitätenvermeidung) durch Hilfsmitteleinsatz (☞ Abb. 11.13):

- Verdickungen für das Eßbesteck, das Schälmesser, die Schreibstifte
- Schlüsseldrehhilfen
- Verdickung der Griffe von Gehhilfen (z.B. mit Schaumstoff)
- Verlängerung und Verstärkung von Türgriffen (besserer Hebel)
- Anziehhilfen bei Schulterversteifungen
- Umgang mit Gegenständen, z.B.: Tasse mit beiden Händen halten (nicht am Henkel), Tablett mit flachen Händen von unten tragen, Einkaufstüte mit Flexion der DIP- und PIP-Gelenke tragen (nicht mit kompletter Faust).

Zusammenarbeit

Eine Optimierung der Hilfsmittelversorgung im Alltag läßt sich erreichen durch enge Zusammenarbeit mit:

- *OrthopädiemechanikerIn* zur Anpassung der Hilfsmittel.
- *TechnikerIn/HandwerkerIn* (z.B. Polsterei/Tischlerei) zur Herstellung von Hilfsmitteln. Manche Materialien können auch ohne Veränderungen genutzt werden, wie Isolationsummantelungen von Wasserrohren zur Verdickung von Schreibstiften.
- *ErgotherapeutInnen* zum Austausch von praktischen Tips und Tricks.

✓ Praktische Tips zur Herstellung von Alltagshilfen (☞ Abb. 11.12)

- *Greiflippe*: Als einfacher Ersatz kann eine Grillzange dienen.
- *Strumpfanziehen:* Unterarmgehstütze kann für geschickte und bewegliche Pat. zum Strumpfanziehen verwendet werden (Strumpf über die Unterarmspange des Griffes ziehen).
- *Eßbestecke/Schreibstifte:* Herstellung von Verdickungen für Eßbestecke, Schreibstifte usw. aus Isolierummantelungen für Warmwasserleitungen (Ummantelungsschlauch mit dem richtigen Querschnitt über den Gegenstand schieben). Isolierummantelungen sind z.B. in Baumärkten zu erhalten. Zur Verdickung von Stiften können auch Übungsgolfbälle verwendet werden.
- *Türgriffe:* Verstärkung mit Schaumstofftennisbällen.
- *Reißverschlüsse* an Jacken und Mänteln mit griffigen Anhängern versehen. Reißverschlüsse an Hosen und Röcken können mit einer größeren Perle „griffiger" gemachen werden (reißfeste Garne wie Angelschnur zur Befestigung verwenden).
- *Schlüsseldrehhilfen:* „Omas" Wäscheklammern (Holzklammern ohne Metallfeder und Gelenk) auf das Schlüsselende stecken (erhalten zusätzlich Halt durch den Schlüsselring des Schlüsselbundes).
- *Sockenanziehhilfe:* Ausschneiden aus einem 10 Litereimer (2 Stück, Form ähnlich eines Schmetterlings)
- *Kleideranziehhilfe:* Herstellung aus einem Holzkleiderbügel (Metallhaken entfernen) und einem Gummifingerhut (Papierwarenhandel), der über ein Bügelende gestülpt wird. Mit dem „Fingerhut-Ende" bei einer zur Hälfte angezogenen Jacke nach der frei hängenden Jackenschulter angeln, um diese dann mit dem Bügel über die eigene Schulter zu ziehen.
- *Schuhe zuknoten* (Einhänderknoten):
  - *Einfädeln des Schnürsenkels:* ein Ende des Schnürsenkels knoten, Schnürsenkel von innen durch die Schuhlaschen ziehen (Knoten zeigt in den Schuh; ☞ Abb. 11.12).
  - *Schleife binden:* Schnürsenkelende zu einer Schlaufe legen und unter letztem Querzug der Schuhschnürung durchziehen. Dies wiederholen. Variante: Zweite Schlaufe durch die erste durchziehen → Schnürsenkel geht nicht so leicht auf.
- *Tube aufdrehen (einhändig):* Tubenende in den Überlaufschlitz des Waschbeckens stecken und mit intakter Hand aufdrehen.
- *Seifen-„Sicherung"* in der Dusche: Durch das Stück Seife ein Band durchbohren und umhängen, so kann es nicht „wegspringen".
- *Fahrradfahren:* Für Pat. mit einer verminderten Beugefähigkeit eines Beines. Installation einer „Kinder"-Tretkurbel und einem Verkürzungsstück (beides im Fachhandel erhältlich), das die Pedale auf ca. 8 cm an die Tretlagerachse heranbringt.
- *Rutschbrett:* Maße 65 x 22 cm. Brettstärke 1,5 cm. Brettecken sind gerundet, Schnittkanten von der Unter- zur Oberseite um ca. 4–5 cm abgeschrägt.

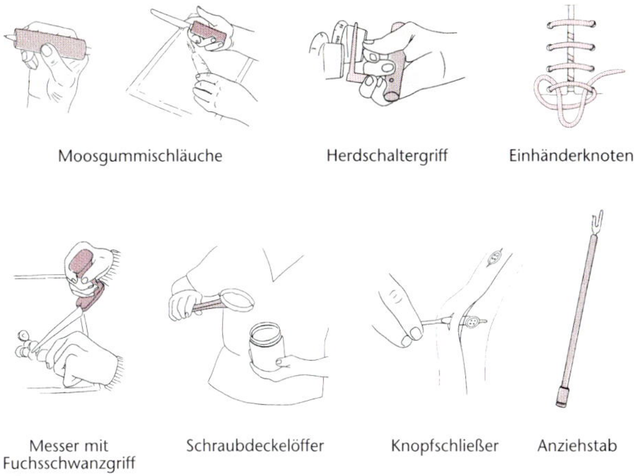

Abb. 11.12: Hilfsmittel

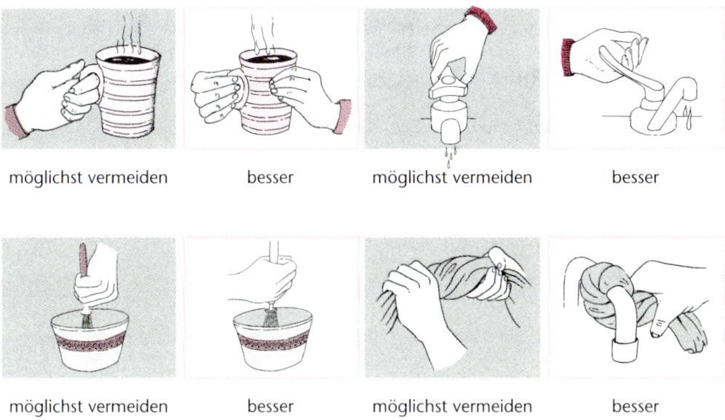

Abb. 11.13: Gelenkschutz

11.6 Verbände

11.6.1 Verbandsarten

Verbandsarten und ihre Indikationen		
Verbandart und Grad der Immobilisation	**Material**	**Indikation**
Wundverbände (Keine/geringe Immobilisation)	*Wundauflage:* Kompressen, Gaze, Tupfer, Binden *Fixationsmaterial:* Heftpflaster, Klebemull, Verbandstoffkleber	Alle Arten von Wunden, Dekubitus
Leichte Stützverbände (Geringe Immobilisation)	Nichtklebende Kurz-, Mittel- oder Langzugbinden, Schlauchbandagen	Nachbehandlung der Gipsabnahme, kühlende und wärmende Verbände, Salbenverbände, Venenerkr. (Kompressionsstrümpfe, -verbände)
Zirkuläre Stützverbände (Leichte Immobilisation)	Elastische Klebebinden, Zink-Binden	Leichte Distorsionen, Tendopathien, Verstauchungen, Venenerkr., (Kompressionsverbände)
Funktionelle Tapeverbände/Redressionsverbände (Mittlere bzw. partielle Immobilisation)	Unelastische Klebebinden/Tapes, ggf. kombiniert mit elastischen Klebebinden/Tapes	Muskelüberdehnungen, -zerrungen, -faserriß; Kontusionen, Distorsionen, Kapsel-Band-Läsionen, Bandinstabilitäten, Knochenfissuren, Periostitis, Tendopathien, Bursitis, prophylaktische Verbände (Sport), postoperative Entlastungsverbände
Extensionsverbände, Schienenverbände, Rucksackverbände (Starke Immobilisation)	Unelastische Klebebinden/Tapes, Schlauchverbände und Schlauchbandagen, ggf. komb. mit Klebebinden	Bestimmte Frakturen und Luxationen; schwere Bänderzerrungen, -risse; Muskelrisse
Gipsverbände Schienenverbände (Totale Immobilisation)	Gipsbinden, synthetische Hartverbände, Schienen	Frakturen, Luxationen, Deformitäten; Bänderrisse, schwere Muskelrisse; schwere Infektionen

11

11.6.2 Wundverbände

Aufgabe

- Schutz der Wunde vor mechanischen und infektiösen Einwirkungen
- Begünstigung eines der Wundheilung förderlichen Milieus
- Aufnahme von Wundflüssigkeiten.

Arten der Wundverbände (Einteilung nach dem Wirkprinzip)

Die alte Ansicht, Wunden müßten „atmen" ist falsch. Insbesondere Schürfwunden, Verbrennungen und chronische Wunden (Dekubitus!) heilen besser, wenn sie vor dem Austrocknen geschützt werden. Dies geht z.B. mit Feucht- und Okklusionsverbänden oder neuartigen Hydrokolloid- oder Hydrogelverbänden:

- *Feuchtverbände* (herkömmlich): Sterile Mullkompresse, die mit steriler Flüssigkeit angefeuchtet ist. Fixierung der Wundauflage z.B. mit einer Binde. Alle zwei Stunden Verbandwechsel/Nachfeuchten.
- *Okklusivverbände:* Verhüllender, druckloser Deckverband (z.B. Augenverband). Eine feuchte Kompresse wird mit wasserdampfundurchlässigem Material abgedeckt. Nachteil: Gefahr von Sekretstau und Infektion.
- *Hydrokolloid- und Hydrogelverbände:* Prinzip der Okklusivverbände. Als Wundabdeckung fungiert ein Pflaster (mit/ohne Kleberand) mit Wirkschicht. Sie übt eine Sogwirkung aus (Aktivierung der Wundsekretion). Sekret, Bakterien und Verschmutzungen werden in die Wirkschicht „gesaugt". Sie bildet ein Gel, das die Wunde ausfüllt. Optimales Ausheilen der Wunde in diesem feucht-warmen Klima. Ein Verbandswechsel erfolgt, wenn sich eine Blase oder Verfärbung auf dem Pflaster gebildet hat, spätestens aber alle sieben Tage.
- *Salbenverbände:* Die Wundabdeckung (Mullkompresse) ist mit einer Salbe versehen, die das Verkleben mit der Wunde verhindert.
- *Trockenverbände:* Einsatz von Mullkompressen, Gaze und anderen Materialien. Anwendung bei primär heilenden (geschlossenen) Wunden (primäre chirurgische Wundversorgung). Achtung: Bei der Abnahme kann die Auflage mit der Wunde verklebt sein.

11.6.3 Leichte Stützverbände

Kompressionsverbände

Einwandfreier Sitz nur bei guter Wickeltechnik. Angemessene Thrombosestrümpfe sitzen meist besser und bieten mehr Tragekomfort.

- *Ind.:* Thrombose, venöse Rückflußstörungen (Varizen, venöses Ulcus cruris), Thromboseprophylaxe.
- *KI:* Arterielle Durchblutungsstörungen, Herz- und Lungenerkr. mit zu großer Belastung des rechten Herzens, massives Beinödem, fixierte Lymphgefäßerkr.
- *Material:* Kurzzug- und Langzugbinden.
- *Vorbereitung:* Ausreichend Material bereitlegen (Binden, evtl. Polster-Material, Klebestreifen). Entspannte Lagerung des Pat. Wenn die Beine entstaut werden müssen (z.B. bei Varizen), diese einige Minuten hochlagern
- *Wickeltechnik:*
  - Die Bandagenrolle direkt auf der Haut abrollen, ohne sie langzuziehen oder abzuheben. Durch Langziehen und Abheben entstehen Einschnürungen im Verband, die zu Stauungen führen können.
  - Die Bandage so abrollen wie sie „läuft" (ihr keinen Verlauf aufzwingen). Dabei kann zwischen den einzelnen Touren Haut- und Fettgewebe hervorquellen. Dies wird auf der rückläufigen Tour überdeckt.
- *Fixation:* Mit zwei Klebestreifen, nicht zirkulär um das Bein schlingen (Gefahr von Abschnürungen). Keine „Schwiegermütter" (Metallklammern) einsetzen.

Durchführung

Die Bandagen werden in 3 Abschnitten gewickelt.

- *Fuß/Unterschenkel:* Einsatz einer 6 oder 8 cm breiten Kurzzugbinde. Mit der Fixationstour am Vorfuß beginnen (Tourenverlauf links herum). Die Binden ohne Zug auf den Patientenfuß, den Unterschenkel bis zum Knie zirkulär abrollen. Richtung Fuß in gleicher Weise zurückwickeln (Tour verläuft rechtsherum). I.d.R. ist ab dem Knie eine weitere Kurzzugbinde nötig (Anfang der neuen Binde unter das Ende der gewickelten Binde legen). Ohne Dirigieren der Binden werden die herausschauenden „Hautröllchen" automatisch überdeckt. Das Bandagenende mit zwei Klebestreifen am Fußende fixieren.
- *Knie:* Einsatz einer 10 cm breiten Langzugbinde (Kurzzugbinden schränken die Mobilität ein und führen zu Einschnürungen). Eine Fixationstour auf Patellahöhe um das Knie schlagen. Bandage in Achtertouren einmal oberhalb und unterhalb der Fixationstour abrollen. Jede neue Tour um ca. die Hälfte der Bandagenbreite überlappen lassen. Das Bandagenende mit zwei Klebestreifen fixieren.
- *Oberschenkel:* Einsatz einer 10 oder 12 cm breiten Kurzzugbandage. Mit einer Fixationstour auf der proximalen Kniebandage beginnen (Tour verläuft links herum). Die Bandage bis auf Leistenhöhe abrollen. Ab dort wird eine neue Bandage benötigt (Ansetztechnik s.o.). Die Rücktour erfolgt nach distal bis zum Knie (Tourenverlauf rechts herum). Dort das Ende mit zwei Klebestreifen fixieren.

„Sitz" des Verbandes überprüfen

Sitz des Verbandes unter Bewegung, am besten unter Belastung (Gehen), überprüfen.
Kriterien:

- Druck- und schmerzfreier Sitz.
- Keine Zeichen von Minderdurchblutung (blaue Zehen).
- Gute Paßform (kein Einschnüren oder Lösen der Bandagen). Kritische Stellen sind Knie und Ferse. Bei leichtem Lösen der Bandage kann die Region mit einem Klebestreifen (Fixierung entlang der Längsachse des Beines) gesichert werden.
  - Knie: Das Knie ist gebeugt. Den Klebestreifen vom ventralen Oberschenkel über die Patella zum ventralen Unterschenkel kleben.
  - Ferse: Das Sprunggelenk ist in 90° Dorsalextension. Den Klebestreifen vom dorsalen Unterschenkel über die Achillessehne und die Ferse bis auf die Fußsohle kleben.
- *Verbandwechsel:* Spätestens alle 12 Stunden.

Kompressionsstrümpfe

- *Ind.:* Thromboseprophylaxe, Varizen, Thrombose.
- *KI:* Arterielle Durchblutungsstörungen, fixierte Lymphgefäßerkrankungen, Herz- und Lungenerkrankungen mit extremer Rechtsherzbelastung (z.B. Lungenödem, dekompensierte Rechtsherzinsuffizienz), massive Beinödeme.
- Bestimmung der Strumpfgröße: Siehe Herstelleranweisung. I.d.R. den Unterschenkelumfang und die Beinlänge (Ferse bis Gesäßfalte) ausmessen. Bei der Größe „XL" zusätzlich den Oberschenkelumfang messen.

- Anziehen des Strumpfes:
  - Von oben in den Strumpf greifen und die Ferse fassen.
  - Das gegriffene Fersenteil durch den Strumpf ziehen, so daß dieser bis auf das Fußteil linksherum gewendet ist.
  - Das rechtsherum liegende Fußteil zusammen mit dem Fersenteil über den Patientenfuß stülpen. Das Zehenloch des Strumpfes zeigt nach oben.
  - Den restlichen links herum gezogenen Strumpf über den Fuß ziehen.
  - Den Strumpf von oben aufraffen.
  - Den Strumpf über die Wade, das Knie und den Oberschenkel ziehen. Der Strumpfabschluß soll die Gesäßfalte erreichen.
  - Durch Zug am Zehenloch den Fuß faltenfrei ausstreichen.
- *Liegedauer:* 24 Stunden, keine Nachtpause, Wechsel nach Bedarf (ca. alle 3 Tage).

11.6.4 Zirkuläre Stützverbände

Sie entsprechen den leichten Stützverbänden, das Verbandsmaterial klebt (→ bessere Stützfunktion).

Elastischer Sprunggelenksverband

- *Indikation:* Allgemein zum Stützen, Bandinsuffizienzen, Kapseleinriß, Zerrungen.
- *Material:* Selbstklebende Kurzzugbinden, Unterzug (bei zusätzlich benötigter Kompression), evtl. Polster.

Anlage des Verbandes

- Am distalen Vorfuß beginnen (vom äußeren Fußrand über den Fußrücken nach medial zur Fußsohle).
- In ca. 1 1/2–2 zirkulären Touren nach proximal weiterarbeiten Ferse einschließen.
- Die Binde von der lateralen Ferse aus vor dem Sprunggelenk herum nach dorsal führen.
- Von der Außenseite des Sprunggelenkes die Bandage an der Ferse entlang unter die Fußsohle ziehen (Sicherung der Pronation).
- Die Bandage unter der Fußsohle durchziehen, am medialen Fußrand aufsteigen lassen und vor dem Sprunggelenk herum über den äußeren Knöchel führen.
- Die Bandage hinter dem Sprunggelenk herum, an der inneren Fersenseite absteigend, unter dem Fußgewölbe hindurch, zum äußeren Fußrand führen (Sicherung der Supination).
- Vor dem Sprunggelenk die Bandagen zum inneren Knöchel führen.
- Oberes Sprunggelenk mit 3 Kornährenumwicklungen stabilisieren und mit einer zirkulären, möglichst weit proximalen Tour enden.
- *Liegedauer:* Bis zu 10 Tage.

11.6.5 Tape-Verbände

Spezielle Verbandstechnik (Tape = Pflasterbinde) zur gezielten Führung, Ruhigstellung und Entlastung gestörter, erkrankter oder verletzter Abschnitte des Bewegungsapparates durch:
- Passive Stabilisation („Stütz- und Begrenzungshülle"). Sie ist abhängig vom verwendeten Material und der Zugrichtung der Verbandstechnik.
- Aktive Stabilisation durch eine erhöhte Kontraktion der Muskeln, die unter dem Verband liegen.

Ziele und Wirkungen von Tapeverbänden

Ziel	Wirkung
Einschränkung und Festlegung von möglichen Gelenkbewegungen (z.B. unteres Sprunggelenk: Einschränkung der Supination und der Pronation, Dorsalextension und Plantarflexion bleiben frei erhalten)	• Gezielte Entlastung von Kapsel, Bändern, Muskeln, Sehnen und Sehnenscheiden • Verletzungsprophylaxe
Stützen der Gelenkstrukturen	Begrenzte Funktionsübernahme von Kapsel und Bändern
Blutungsstillung (z.B. bei Muskeln)	Kompression
Schnellere Resorption von Ödemen und Hämatomen	Erhöhung der Wirkung der Muskelpumpe

Indikationen von Tape-Verbänden

Strukturen	Posttraumatisch	Degenerative Erkr.	Postoperativ
Muskeln	Überdehnung, Zerrung, Quetschung, Entzündung, Faserrisse, Bündelrisse, Faszienrisse, bedingt Teilrupuren	Muskelatrophien, Überlastungsschäden	Keine spezielle Ind. (im Einzelfall abwägen).
Sehnen, -scheiden, -gleitgewebe	Zerrung, Entzündung (Tendovaginits), Sehnenansatzreizung	Überlastungsschäden	Indikationsbeispiele: • früh-funktionelle Nachbehandlung • Ersatz oder Verkürzung einer Immobilisation
Bänder, Kapsel, Gelenk	Überdehnungen, Ein risse, Quetschungen, Zerrungen, Teilruptur, reponierte Luxationen und Subluxationen. Immobilisationsnach behandlung nach konservativer Versorgung	Instabiler Kapsel-Band-Apparat, frühe Arthrose, Überlastungsschäden, statische Veränderung von tragenden Gelenken (Fuß)	• Nachbehandlung nach einer totalen Immobilisationsphase (Muskelatrophie)
Knochen, Knorpel	Leichte Knorpeldefekte, Knochenhautreizung, Entzündungen, Frakturen ohne Dislokationen	Überlastungsschäden, beginnende Arthrose	

Versorgungsindikation anhand der Tapeeigenschaften			
Materialart	**Belastung**	**Indikationsbeispiele – Therapie**	**Indikationsbeispiele – Prophylaxe**
Elastische Pflasterbinden	Allgemeine, alltägliche Belastung	Geringe Überdehnungen von Bändern ohne Hämatom, Sehnenreizungen, Arthrosen, leichte Muskelüberdehnungen	Unsicherheitsgefühl leichte Bandinsuffizienzen
Kombination von elastischen und unelastischen Pflasterbinden	Bei andauernden und starken Belastungen	Muskelzerrungen, -entzündungen, Insertionstendopathien, mittelschwere Distorsionen mit Hämatom, Veränderung der Fußstatik	Verletzungsprophylaxe im Breitensport, in der Freizeit und im Beruf
Unelastische Tapes, evtl. unterstützt mit längselastischen Pflasterbinden	Extreme Belastung	Muskelfaserriß, -bündelriß, -teilriß, komplette oder inkomplette Sehnenruptur, schwere Distorsion mit Hämatom, Kapsel-Band-Läsion	Verletzungsprophylaxe im Hochleistungssport

Kontraindikationen

Allgemein: Ausgedehnte Hämatome, alle Hautschäden und *großflächige* Hautverletzungen.

Spezielle KI:

- Muskulatur: Muskelrupturen (Komplettrupturen, Teilrupturen nur bedingt), ausgedehnte Faserrisse; massive Muskelquetschung; Muskelverletzungen mit arteriellen Blutungen und großen Hämatomen; ausgedehnte Muskelentzündung; entzündlicher Rheumatismus.
- Bänder, Kapseln, Sehnen: Gicht; komplette Rupturen von Kapsel, Band und Sehne; Ausrisse von Bändern und Sehnen; nicht reponierte Luxationen und Subluxationen
- Knochen: Frakturen, Knochennekrosen; ausgedehnte Knochenhautfissuren; Ermüdungsfrakturen, knöcherne Bandausrisse.
- Knorpel: Knorpelfraktur, Arthritis; fortgeschrittene Arthrose, massive Knorpeldefekte.

Bei unklarer oder noch nicht gestellter Diagnose nicht tapen.

Anlagedauer

Die Anlagedauer richtet sich nach Behandlungsziel und der Grunderkrankung.

- *Prophylaxe:* Über den gesamten Belastungszeitraum.
- *Erstversorgung:* Anlagedauer max. 1 Stunde, entsprechend Situation und Ausmaß des Schadens.
- *Therapie:* Abhängig von Ind., Heilungstendenz und zusätzlich angewandten Verbandarten. Max. 8 Tage ohne Unterzug, mit Unterzug max. 10–14 Tage.
- *Rehabilitation:* Variationen je nach Ind. des Tapens und zusätzlich angewandten Maßnahmen.

Anlage des Tape-Verbandes

Vorbehandlung der Haut

- Bestehen kleinere Hautwunden, vor dem Tapen Wundversorgung durchführen.
- Reinigung der Haut von Schweiß, Fett, Öl und Puder durch Waschen. Anschließend die Haut trocknen und ggf. mit Benzin nochmals reinigen (Tapes kleben sonst nicht auf der Haut).
- Rasur der Haut nur bei starker Behaarung, ansonsten Sprühkleber verwenden. Bei sehr empfindlicher Haut oder bei langer Liegedauer des Verbandes einen Hautunterzug verwenden (Allergieschutz).

Bestandteile des Tape-Verbandes

(in der Reihenfolge der Anlage)

- *Haftvermittler:* Sprühkleber zum Hautschutz und der Verbesserung der Haftung zwischen Verband und Haut.
- *Polsterung:* Zum Ausgleich von Vertiefungen/Erhebungen, z.B. bei der Fußsohle zum Stützen des Gewölbes, und als Medikamententräger. Nur bei Bedarf polstern, da der Verband instabiler wird (keine Haftung zwischen Haut und Verband). Als Mittel dienen z.B. Schaumstoffpolster und Filz (Zuschnitt in entsprechender Größe).
- *Unterzug:* Zum Hautschutz, Polsterfixation und Allergieschutz (verhindert den Hautkontakt des Tapes). Unterschiedliche Materialien, z.B. längs- und querelastische Pflasterbinden, ggf. mit zusätzlicher Kompressionswirkung.
- *Ankerstreifen:* Unelastische Tapes zur Aufhängung für die Zügel. Die Anlage erfolgt ohne Zug am Ende des Verbandes. Die Laufrichtung anhand der Gewebsanatomie und der zu schützenden Funktionen festlegen.
- *Basistour* („Grundverband") mit elastischen Pflasterbinden ist erforderlich, wenn zusätzliche Kompression erwünscht ist. Die Anlage erfolgt mit dosiertem Zug.
- *Zügel:* Sie begrenzen und führen die Bewegungen und stützen und entlasten den Bewegungsapparat. Verlauf wird durch die jeweilige Aufgabe bestimmt. Die Anzahl der Zügel ist individuell unterschiedlich, je nach Größe des Gebietes und der zu leistenden Aufgabe. Die Anlage erfolgt teilweise unter Zug (individuell verschieden). Als Mittel elastische oder nichtelastische Pflasterbinden mit großer Klebkraft verwenden.
- *Fixierstreifen:* Unelastische Pflasterverbände halten die Zügel am Verband und auf den Ankern. Die Anlage erfolgt i.d.R. quer zum Zügelverlauf und halbzirkulär.
- *Verschalungsstreifen:* Elastische oder unelastische Pflasterbinden bilden eine stabile Hülle.
- *Sicherungsstreifen:* Unelastische Pflasterbinden oder hautfarbenes Verbandpflaster zum Belastungsschutz bes. beanspruchter Stellen. Die Anlage erfolgt direkt auf den Verschalungsstreifen.
- Überzug aus Schlauchverband zum Schutz vor Verschmutzung.

Tapehandhabung

11

- *Unelastische Tapes:* Vor Verwendung Kontrolle der Klebefähigkeit. Benötigten Streifen von der Rolle abziehen und applizieren (entweder unter Zug oder auflegen und andrücken). Bei Korrektur von Fehlstellungen evtl. den Tapestreifen mit unterschiedlichem Zug anlegen. Bei zirkulärer Anlage Muskulatur max. anspannen lassen und Tape ohne Zug anlegen (Tape nur andrücken). Bei Neigung zur Schwellung nur halbzirkulär tapen.
- *Elastischer Tape:* Handhabung entssprechend der Herstellerangabe. I.d.R. elastische Tapes mit 1/2 der Maximaldehnung applizieren.

- Entsprechend ihrer Rückseitenverklebung Tape v.d. Rolle aufkleben oder abschnittsweise von der Rolle abziehen und aufkleben (z.B. bei starker Rücksseitenverklebung)
- Reihenfolge der Handhabung: 1. Abmessen der ca. benötigten Länge. 2. Ansetzen des gespannten Tapes am Ansatzpunkt und exakt benötigte Lage feststellen. 3. Abreißen der tatsächlich benötigten Länge. 4. Tape anlegen (i.d.R. physiologischer Verlauf). 5. Anmodellieren des Tapes durch leichten Druck.

Gelenkeinstellung beim Tapen

- Die korrekte Gelenkstellung ist i.d.R. die Null- oder Funktionsstellung. Kriterien einer anderen Ausgangsstellung als der Null- oder Funktionsstellung sind:
  - Lokalisation der zu entlastenden Strukturen
  - Schmerzsituation und Schmerzlokalisation
  - Zu erwartende Belastungen.
- Bei der Anlage hält der Pat. die Gelenkeinstellung aktiv (passives Unterstützen ist möglich)
- Im Anlagevorgang die Gelenkeinstellung nicht verändern (Ausnahme: Verbände, die in Entlastung begonnen und in Belastung beendet werden).

Bei lymphatischen und venösen Abflußstörungen muß der Verband geschlossen sein.

→ *Bein:* Verband reicht vom Großzehengrundgelenk bis mindestens zum Knie.
→ *Arm:* Verband soll unter Umständen die Mittelhand und Finger mit einschließen.

Kontrolle des Verbandes

- Durch aktive Belastung (Funktionsaufgaben) auf Einschnürungen und korrekten Sitz prüfen.
- Länger anliegende Verbände im Abstand von einigen Tagen wiederholt kontrollieren. Hat sich der Verband gelockert, leicht anfeuchten und vorsichtig trocknen lassen (nicht mit Heißluft fönen). Durch das Trocknen schrumpft er. Auf korrekten Sitz kontrollieren.

Informationen für PatientInnen

Pat. zum richtigen Umgang mit dem Verband veranlassen (Komplikationen vermeiden und den Verband erhalten). Bei Komplikationen sollen die Pat. in der Lage sein, sich der Situation entsprechend richtig zu verhalten. Es empfiehlt sich, nachfolgende Punkte zu besprechen, sie als Merkblatt zu erstellen und mitzugeben.

Sofortiges Abnehmen des Verbandes bei

- Zunehmenden, starken Schmerzen
- Starken Schwellungen sowie Blau- und Weißverfärbung (insbesondere von Fingern und Zehen), die bei Hochlagerung nicht zurückgehen „Ameisenkribbeln", Taubheitsgefühl, eintretende Bewegungseinschränkungen.

Alltagshinweise

- Tapeverbände vor Wasser schützen (z.B. beim Duschen Plastikhaube über den Verband ziehen). Beim Trocknen schrumpft der Verband i.d.R. und kann dadurch schnüren (Schwellungsgefahr).
- Nasse Verbände nicht mit Heißluft (z.B. heißem Fön) trocknen. Der Verband kann seine Klebefähigkeit verlieren. Mit gut saugenden Stoffen leicht ausdrücken und den feuchten Abschnitt warm halten bis er getrocknet ist. Gefahr der Unterkühlung durch Verdunstungskälte.

- Bei Schwellungen Gliedmaßen hochlagern.
- Bei Handverbänden keine Ringe, bei Fußverbänden keine Zehenringe tragen. Kommt es zur Schwellung können diese Durchblutungsstörungen verursachen.
- Ein Juckreiz unter dem Verband kann auf eine Hautreaktion deuten. Erneute Kontrolle ist erforderlich (evtl. Anlage eines neuen Verbands mit Hautschutz).
- Die Kleidung über dem Verband soll bequem sein. Bei Bein- und Fußverbänden flache Schuhe tragen.

Verbandabnahme

Hilfsmittel

Scharfe Verbandschere mit flacher, abgewinkelter Spitze; Vaseline zum Einfetten der Scherenspitze; Rasierer; gereinigtes Waschbenzin und Verbandswatte; Hautfunktionscreme.

Durchführung

- An einer Stelle den Rand des Verbandes anheben (mit einem Finger unter den Rand des Verbandes gehen), die gefettete Scherenspitze unterschieben, Verband weiter anheben und Stück für Stück aufschneiden. Die Schere dabei nicht über Knochenkanten führen.
- Den aufgeschnittenen Verband in Wuchsrichtung der Haare abziehen. Dabei mit einer Hand auf der Haut einen Gegendruck ausüben (Hautentlastung).

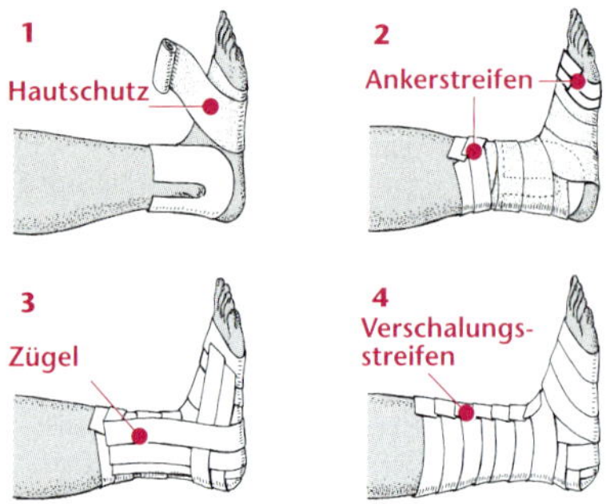

Abb. 11.14: Sprunggelenk-Tapeverband

- Sollten beim Abziehen des Verbandes Stellen stärkerer Behaarung unter dem Verband festgestellt werden, kann der Verband durch Abrasieren der Haare abgelöst werden (Verband vorsichtig Stück für Stück anheben und darunter rasieren).
- Eine andere Möglichkeit zur schonenden Lösung des Verbandes ist das Einweichen des Verbandes mit Waschbenzin (sehr zeitaufwendig).
- Polster vor Abnahme, soweit mit Haftspray fixiert, mit Waschbenzin anlösen.
- Die Klebereste mit Waschbenzin von der Haut entfernen.
- Die Haut mit Funktionscreme eincremen (Unterstützung der Hautregeneration).

Tips & Fallen

→ Soll nach der Abnahme neu getaped werden, auf das Eincremen verzichten, oder abwarten bis die Hautcreme eingezogen ist.

→ Allergische Hautreaktion auf Pflasterbestandteile. Tip: Unterzug mit hypoallergischer Klebemasse (z.B. Polycrylat-Basis) oder Sprühkleber (Haftkleber).

→ Mechanische Hautbeanspruchung (z.B. häufiger Verbandswechsel oder Anlage mit zu hoher Zugkraft). Tip: Reize meiden, z.B. bei häufigem Verbandswechsel Hautschutz verwenden oder zur besseren Zugkraftverteilung flächig verteilen.
→ Chemische Hautreizung (z.B. durch nicht völlig verdunstetes Reinigungsbenzin), die nicht durch Pflasterbestandteile hervorgerufen wurden. Haut vor dem Tapen gut säubern, Reinigungsmittel gut ablüften lassen, Wundbenzin DABB® verwenden.

Beispiele für Tapeverbände

Sprunggelenk (☞ Abb. 11.14), Ellenbogengelenk (☞ Abb. 11.15), Handgelenk (☞ Abb. 11.16), Kniegelenk (☞ Abb. 11.17).

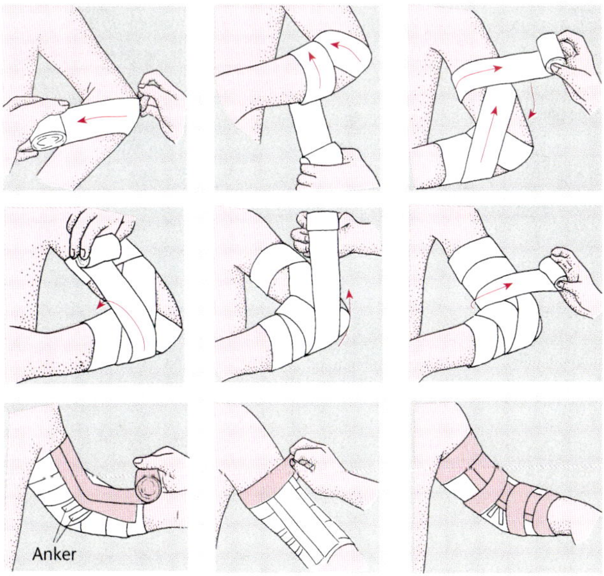

Abb. 11.15: Ellenbogengelenk-Tapeverband

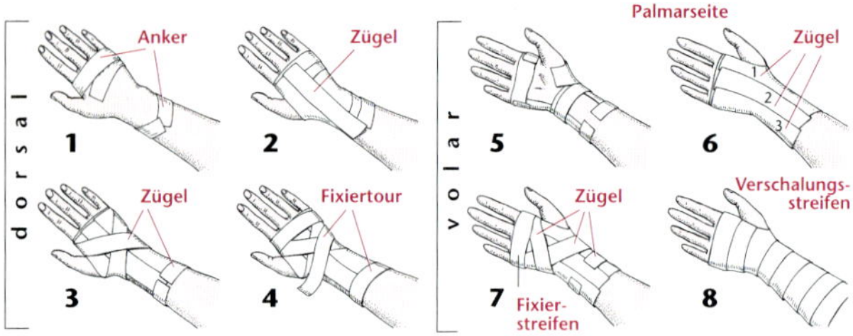

Abb. 11.16: Handgelenk-Tapeverband

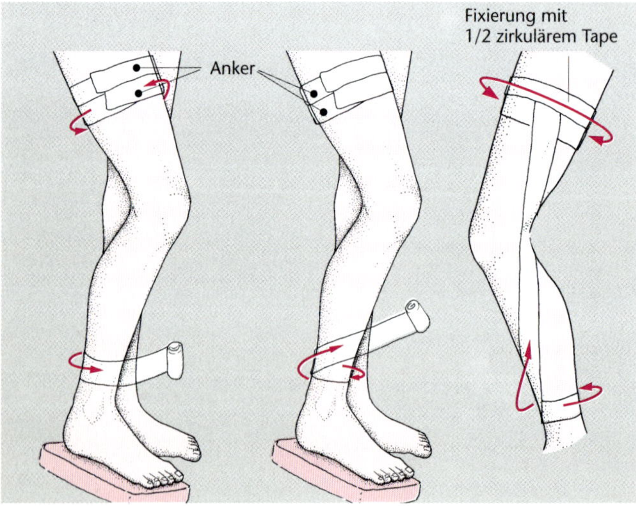

Abb. 11.17: Kniegelenk-Tapeverband

11.6.6 Fixationsverbände

Desault-Verband

Ind.: Vorübergehende Ruhigstellung des Schultergelenkes und Armes.

Wickeltechnik

- Fixation des Achselpolsters am Thorax: in 3 Touren um Thorax und unter Achsel.
- Fixation des Oberarms am Thorax: in 3 Touren um Oberarm und Brustkorb.
- Fixation des Unterarms und Anheben des Oberarms: Herstellen mehrerer Dreieckstouren, bei denen automatisch eine Tour über den Rücken und eine über die Brust entsteht. Unter der nicht betroffenen Achsel beginnen. Die Bandage zur betroffenen Schulter abrollen. Die Schulter überqueren. Von dort die Bandage zum betroffenen Ellenbogen (90° Ellenbogenflexion) führen, den Ellenbogen unterqueren und zurück zur nicht betroffenen Achsel führen (☞ Abb. 11.18). *Merkhilfe für die Reihenfolge*: Das Wort „Asche" (Achsel, *Sch*ulter, *E*llenbogen).
- Abschlußtour bildet eine Schlinge, die vom Rücken über die nicht betroffene Schulter, zum Handgelenk (des betroffenen Arms) läuft.

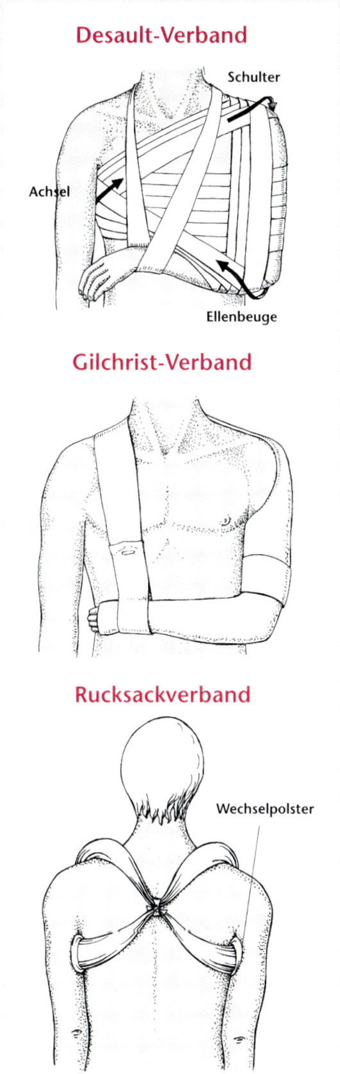

Abb. 11.18: Verbände

Gilchrist-Verband

Ind.: Vorübergehende Ruhigstellung des Schultergelenkes und Armes.

Durchführung

- Schlauchmull abmessen (bei herabhängendem Arm 3 x die Länge der Strecke Fingerspitze – Halsansatz abmessen und abschneiden).

- Von einer Seite 2/3 abmessen und den Schlauchmull quer zur Hälfte einschneiden.
- Betroffenen Arm durch den quergesetzten Schnitt in das lange Ende des Schlauchmulls führen und zur Achsel hochziehen.
- Kurze Seite des Schlauchmulls hinten um den Hals legen und vor der gegenseitigen Schulter abwärts führen.
- Ende der kurzen Schlauchmullseite um das Handgelenk (90° Ellenbogenflexion) des ruhigzustellenden Armes führen (Schlaufe).
- Handgelenksschlaufe mit einer Sicherheitsnadel fixieren.
- Langes Ende, das an der ruhigzustellenden Hand herunterhängt, dorsal um den Rumpf führen, um den distalen Oberarm schlingen und mit einer Sicherheitsnadel fixieren.
- Schlauchmull in Finger- und Daumengrundgelenkshöhe auf der Handrückenseite einschneiden, sodaß die Finger herausgesteckt werden.
- Ein Polster unter die Achsel legen.

Rucksackverband

Ind.: Ruhigstellung des Schultergürtels (Klavikulafraktur, Sprengung des Akromio-Klavikular-Gelenkes) und bei Trichterbrustkorrektur.

Durchführung

- Einen schmalen Schlauchmull mit Watte (Applikator benutzen) füllen und in Form einer „8“ um die Schultern und über den Rücken führen (☞ Abb. 11.18).
- „8“ mit einem Knoten auf dem Rücken schließen, evtl. Polster unter Knoten legen.
- Die Achselpolsterung nicht vergessen.
- Kontrolle der korrekten Längeneinstellung durch Überprüfen des Radialispulses.

Liegt Haut auf Haut, Zwischeneinlagen (z.B. Mullkompressen) zur Verhinderung von Hautmazeration verwenden.

11.6.7 Gips- und Kunststoffverbände

Gipsverbände

Ind.: Totale Ruhigstellung von Frakturen, reponierten Luxationen, Entzündungen.

Anfertigung

Vorbereitung

Wichtig ist eine gute Planung und Vorbereitung, da Gips nach Anmodellieren in ca. 5 Min. hart wird (→ keine Zeit fehlende Utensilien zu besorgen). Die Longuetten abmessen. Gipsbinden, benötigtes Werkzeug (Gipsmesser, Gipsschere, Gipsspreizer, usw.), Polstermaterial, Papierbinden, Schlauchmull und Tauchwasser (20–25°) bereitstellen.

Anlage

Einen Unterzug (z.B. Schlauchmull) und die Polsterung (z.B. Verbandwatte) anlegen. Anschließend Krepp-Papier um Watte wickeln und die Gipsbinden eintauchen. Auf die Tauchzeit achten (Herstellerangaben). Die erste Lage anmodellieren, und dann die Longuetten eintauchen (Tauchzeit beachten). Anschließend die Longuetten glattstreichen und ansetzen. Weitere Gipsbinden eintauchen und zur Fixation der Longuette anbringen. Bruchgefährdete Stellen des Gipses verstärken. Die Schienen nach Abnahme mit einer feuchten Gipsbinde glätten (durch Ausstreichen mit feuchter Binde).

Trockenzeit

Nach ca. 30 Minuten ist der Aushärtungsvorgang so weit fortgeschritten, daß eine Grundstabilität erreicht ist. Schienen, z.B. mediale Unterarmschiene bei schlaffer Hemiparese, können zum weiteren Trocknen abgenommen werden. Eine Belastung ist erst nach kompletter Trocknung möglich (24 Std. Schienen, 36 Std. Gehgips). Bei einigen Gipsen beträgt die max. Trocknungszeit bis zu 5 Tagen.

Vor Gipsanlage keine Rasur der Extremitäten und kein Einfetten.

Kunststoffverbände

Kunstoffverbände sind teurer als Gipsverbände (Materialpreis), Vorteile gegenüber dem Gips: leichter, luftdurchlässig, trotz geringem Materialverbrauch stabil. Anfertigung siehe Herstellerhinweis, ansonsten wie die Gipsverbände. Longuetten werden i.d.R. nicht benötigt.

! Achtung: Scharfe Ränder polstern.

! Bei der Anlage Einmalhandschuhe tragen (Kunststoffverband klebt und färbt)

12 Adressen

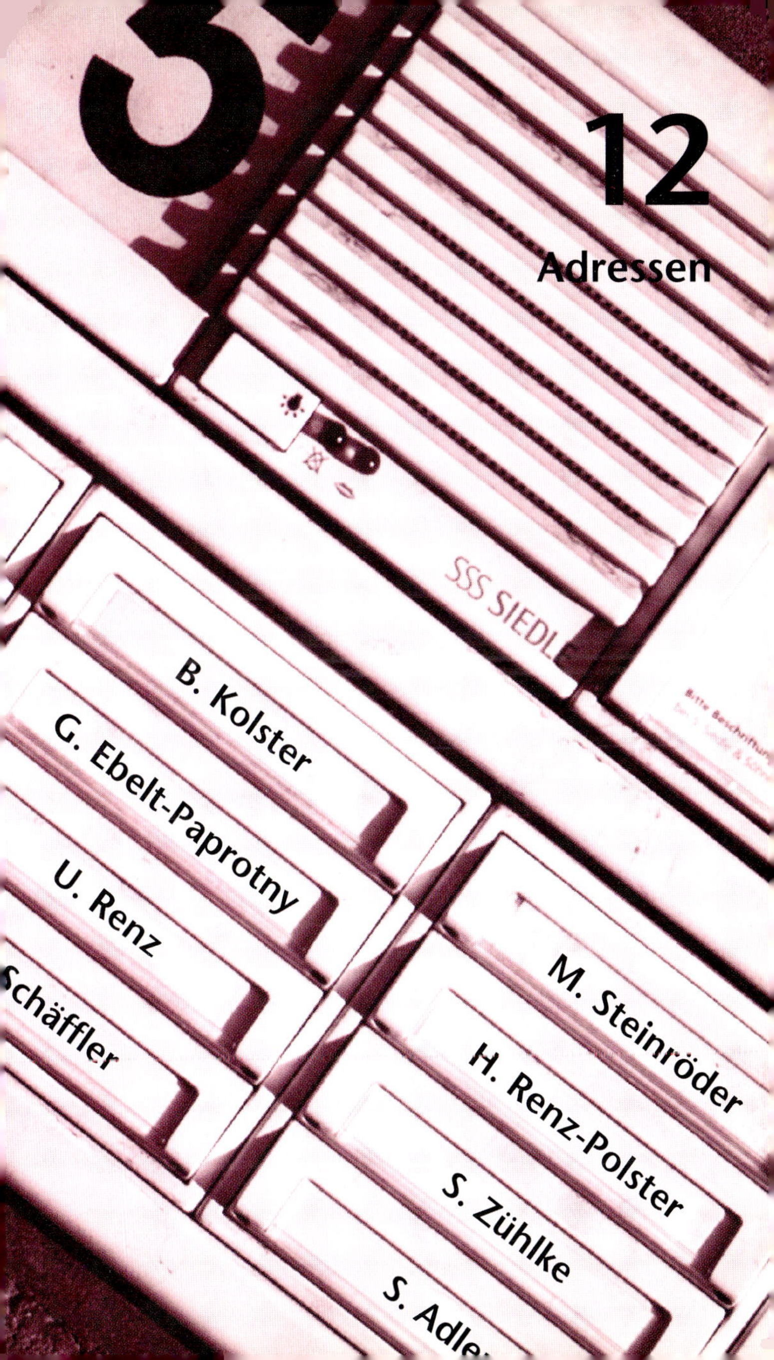

B. Kolster
G. Ebelt-Paprotny
U. Renz
M. Steinröder
H. Renz-Polster
S. Zühlke

Berufsverbände und Arbeitsgemeinschaften

Deutscher Verband für Physiotherapie
Zentralverband der Krankengymnasten (ZVK)
Deutzer Freiheit 72–74, Postfach 21 02 80, 50679 Köln 21, Tel.: 0221/884031

Arbeitsgemeinschaften im ZVK
- Atemtherapie
- Therapeutisches Reiten
- Bobath
- Elektrotherapie
- Funktionelle Bewegungslehre Klein-Vogelbach
- Gynäkologie und Geburtsvorbereitung
- Herz-Kreislauf
- Krankengymnastik an Sonderschulen
- Lehrer für Physiotherapie
- Manuelle Therapie
- Medizinisches Aufbautraining
- PNF
- Psychomotorik
- Sportmedizin
- Vojta

Arbeitskreise/Ausschüsse im ZVK
- Weiterbildung
- Neue Bundesländer
- Ausschuß Angestellte
- Ausschuß Freiberufler

✉ Staatlich anerkannte Weiterbildungsstätte an der Stiftung Orthopädische Universitätsklinik Heidelberg für Lehrkräfte der Krankengymnastik.

Träger: Deutscher Verband für Physiotherapie – Zentralverband der Krankengymnasten/Physiotherapeuten (ZVK) e.V.,
Schlierbacher Landstraße 200a,
69118 Heidelberg

✉ VPT e.V., Hofweg 15,
22085 Hamburg

Verbände und Organisationen

Arbeitsgemeinschaft Orthopädische Medizin nach CYRIAX
Goebenstr. 3
28209 Bremen
Tel.: 0421/442485

Bundesverband selbständiger PhysiotherapeutInnen – IFK e.V.
Königsallee 178a
44799 Bochum
Tel.: 0234/72026

Bundesverband VDB-Physiotherapieverband e.V.
Prinz-Albert-Straße 41
53113 Bonn
Tel.: 0228/210506

Deutsche Gesellschaft für Lymphologie
Haslachstr. 37
79868 Feldberg/Schwarzwald

Deutsche Gesellschaft für Orthopädie und Traumatologie e.V.
Hufelandstr. 55
45147 Essen
Tel.: 0201/7991381

Deutsche Gesellschaft für Orthopädische Manuelle Therapie – DGOMT
Ludwigstr. 20
83646 Bad Tölz

Deutsche Gesellschaft für Rheumatologie e.V.
Hubertusstr. 40
82487 Oberammergau
Tel.: 08822/1811

Deutsche Krebsgesellschaft e.V.
Paul-Ehrlich-Str. 41
60596 Frankfurt/M
Tel.: 069/6300-960

Deutsche Zentrale für Orthopädische Manuelle Therapie am Fortbildungszentrum DFZ Mainz
Weberstr. 8
55130 Mainz

Europäische Akademie für Orthopädische Manuelle Therapie
Klinik Bavaria
Dresdener Str. 12
01731 Kreischa
Tel.: 035206/64337

Gesellschaft der Lehrer der F.M. Alexander Technik e.V. (G.L.A.T)
Postfach 5312
79020 Freiburg im Breisgau
Tel.: 0761/475 995

Gesellschaft für Manuelle Lymphdrainage nach Dr. Vodder
A-6344 Walchsee 79
Tel.: 00435374/5245

Lehrinstitut für Akupunkt-Massage nach Penzel
Willy-Penzel-Platz 1
37619 Heyen

Upledger Institut Deutschland
Sarkwitzer Weg 3
23617 Stockelsdorf

Verband der Atempädagoginnen/Atemtherapeutinnen (AFA)
Kaiser-Friedrich-Str. 17
10585 Berlin 45
Tel.: 030/342 69 88

Zentralverband ambulanter Therapieeinrichtungen e.V. (ZAT)
In der Aue
61231 Bad Nauheim

Selbsthilfe- und Förderorganisationen

✉ Arbeitsgemeinschaft Spina bifida und Hydrocephalus e.V.
Kaiserstr. 4
58706 Menden

✉ Bundesarbeitsgemeinschaft Hilfe für Behinderte e.V.
Kirchfeldstr. 149
40215 Düsseldorf

✉ Bundesverband Contergangeschädigter e.V. Hilfswerk vorgeburtlich Geschädigter
Neufelder Str. 19
51067 Köln

✉ Bundesverband der Eltern körpergeschädigter Kinder e.V.
Bergisch-Gladbacher-Str. 981
51069 Köln

✉ Bundesverband für spastisch Gelähmte und andere Körperbehinderte e.V
Kölner Landstr. 375
40589 Düsseldorf

✉ Bundesverband Selbsthilfe Körperbehinderter e.V.
74238 Krautheim

✉ Bundesverband Skoliose-Selbsthilfe e.V.
Düstergasse 9a
42897 Remscheid

✉ Bundesverband zur Förderung Lernbehinderter e.V.
Kerpenerstr. 157–163
50170 Kerpen-Sindorf

✉ Bundesvereinigung „Lebenshilfe für geistig Behinderte“ e.V.
Raiffeisenstr. 18
35043 Marburg 7

✉ Deutsche Gesellschaft zur Bekämpfung der Muskelkrankheiten e.V.
Hohenzollernstr. 11
79106 Freiburg

✉ Deutsche Hämophiliegesellschaft zur Bekämpfung von Blutungskrankheiten e.V.
Rathausgasse 7
81241 München

✉ Deutsche Multiple Sklerose Gesellschaft Bundesverband e.V.
Rosental 5/II, 80331 München

✉ Deutsche Parkinson Vereinigung e.V. Bundesverband
Kurt-Huber-Str. 3
41466 Neuss

✉ Deutsche Rheuma-Liga Bundesverband e.V.
Rheinallee 69
53173 Bonn

✉ Deutsche Vereinigung Morbus Bechterew
Metzgergasse 16
97421 Schweinfurt

✉ Deutscher Behindertensportverband
Friedrich-Alfred-Str. 15
47226 Duisburg

✉ Deutscher Neurodermitiker-Bund e.V.
Mozartstr. 11
22083 Hamburg

✉ Frauenselbsthilfe nach Krebs Bundesvorstand e.V.
B 6, 10–11,
68159 Mannheim

Gesellschaft für Osteogenesis Imperfecta Betroffene e.V.
Postfach 1453
35781 Weilburg

Kuratorium ZNS
für Unfallverletzte mit Schäden des Zentralen Nervensystems e.V.
Humboldtstr. 30
53115 Bonn

„Luftiku(r)s"
Kinderhospital Osnabrück
Kontaktadr.:
Gisela Friede – Kursleiterin
Iburger Str. 187
49082 Osnabrück.

Osteoporose-Gesellschaft München e.V. – Selbshilfegruppe
Allgäuerstr. 87
81475 München

Index

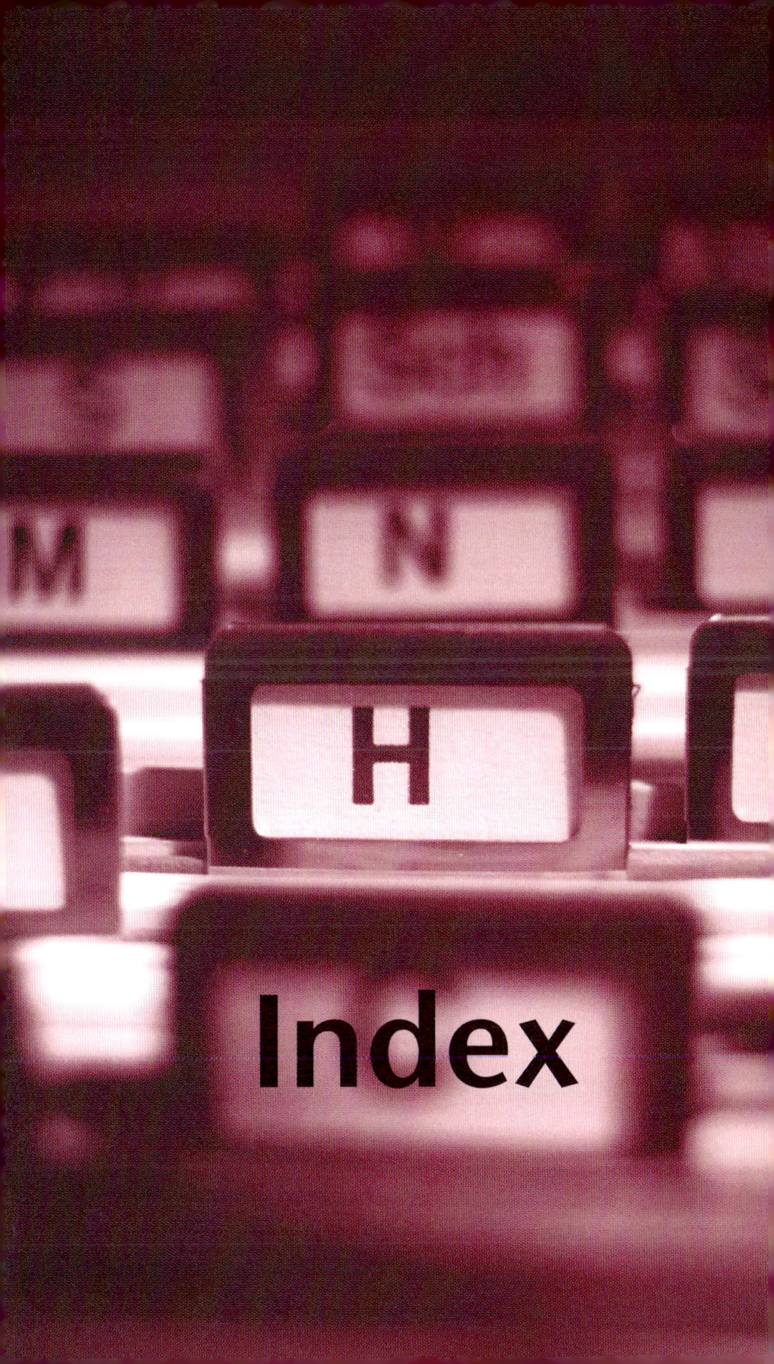

A

B

G

N

O

P

Abb. 2.13 bis 2.20, 2.25 bis 2.27, 2.37 bis 2.40: Boris Löffert, Rodgau
Abb. 6.04 und 26.2: Recom-Verlag, Basel
Abb. S. 249: Bilderberg, Wolfgang Kunz
Abb. S. 289: R. Bühler, Giengen/Brenz.

Bewegungsausmaße (Normalwerte)

Werte beziehen sich auf Erwachsene mit durchschnittlicher Beweglichkeit

Normalwerte Wirbelsäule

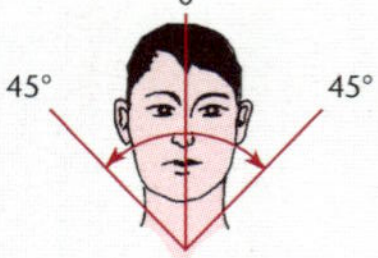

Seitwärtsneigung

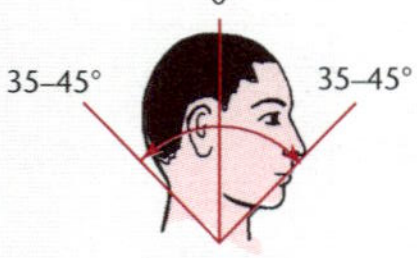

Beugung

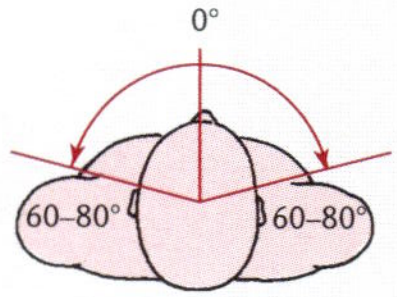

Rotation

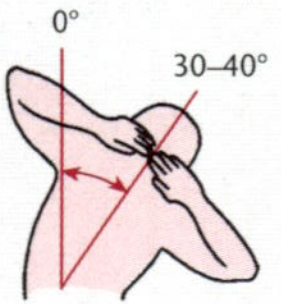

Seitwärtsneigung
bei fixiertem Becken
bis zu 60°

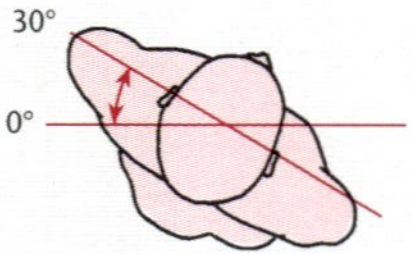

Seitwärtsneigung
bei fixiertem Becken
bis zu 60°

Normalwerte Kniegelenk

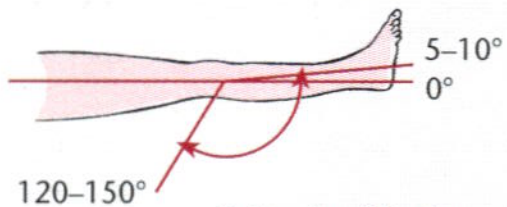

Extension/Flexion
5°–10°/0°/120°–150°

Normalwerte Ellenbogengelenk

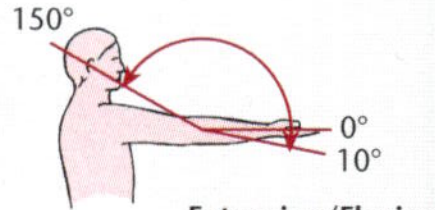

Extension/Flexion
10°/0°/150°

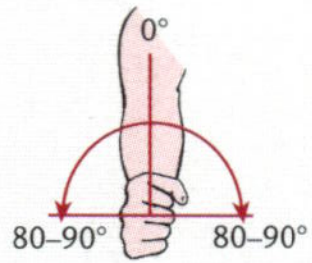

Unterarmdrehung
auswärts/einwärts
80°–90°/0°/80°–90°

Normalwerte Handgelenk

Dorsalextension/Palmarflexion
35°–60°/0/50°–60°

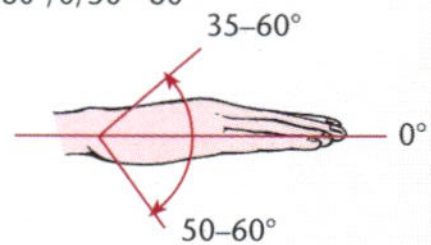

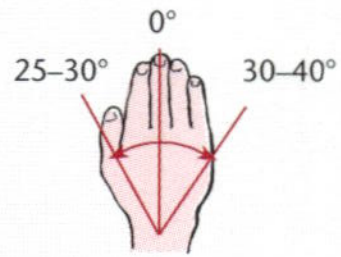

Ulnarabduktion/
Radialabduktion
30°–40°/0°/25°–30°

Normalwerte Hüftgelenk

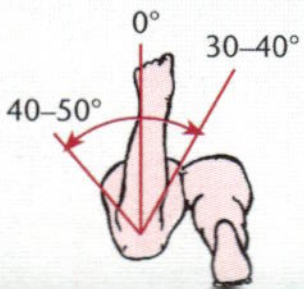

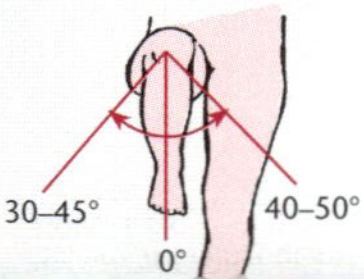

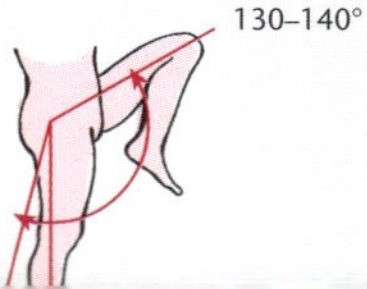

Wirbelsäulenbeweglichkeit

Untersuchung nach (Schober, Ott, FBA)

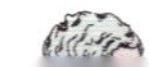

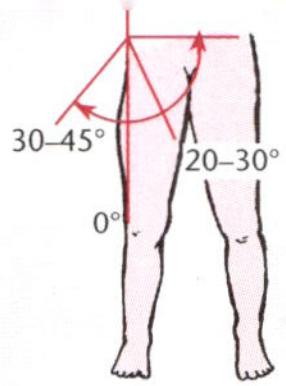

Abduktion/Adduktion
30°–45/0°/20°–30°

bei um 90° gebeugtem
Hüftgelenk
40°–50°/0°/30°–40°

0°

Extension/Flexion
15°/0°/130°–140°

Normalwerte Sprunggelenke

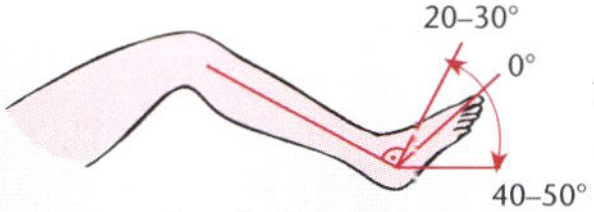

Dorsalextension/
Plantarflexion 20°–30°/0°/40°–50°

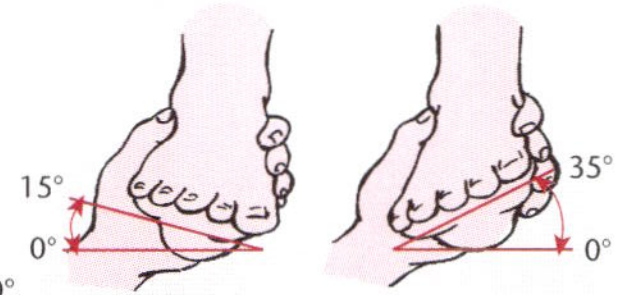

Supination/Pronation
(bei fixiertem Kalkaneus) 35°/0°/15°

Normalwerte Schultergelenk

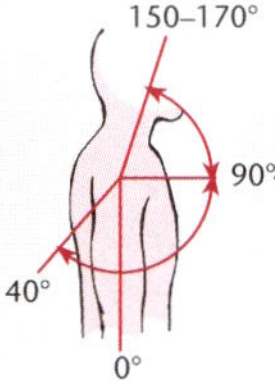

Retro-/Anteversion
40°/0°/150°–170°

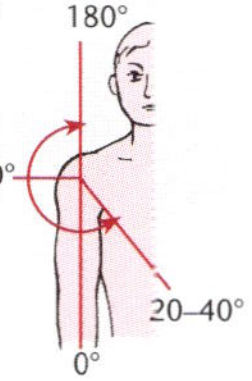

Ab-/Adduktion
180°/0°/20–40°

Innenrotation/Außenrotation

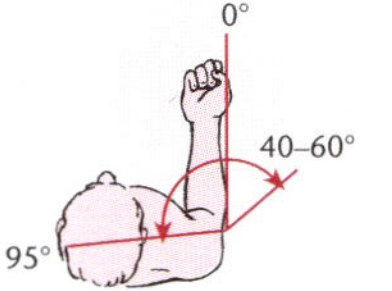

bei anliegendem
Oberarm 40–60°/0°/95°

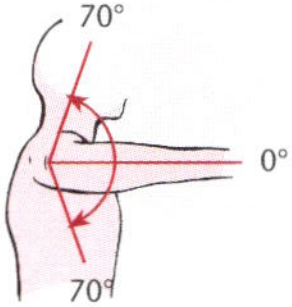

bei um 90° seitwärts
gehobenen
Oberarm 70°/0°/70°

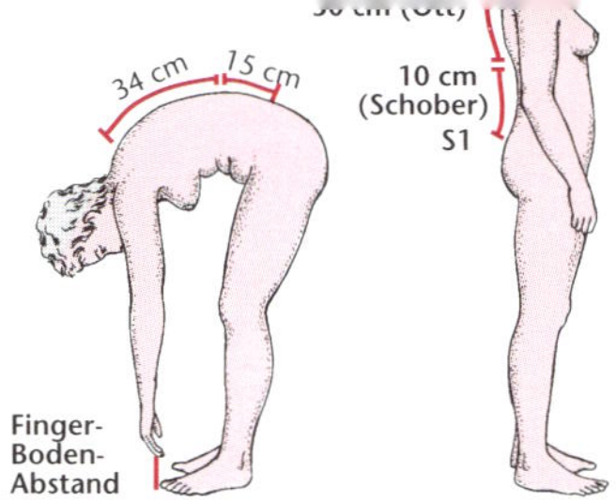

Dermatome

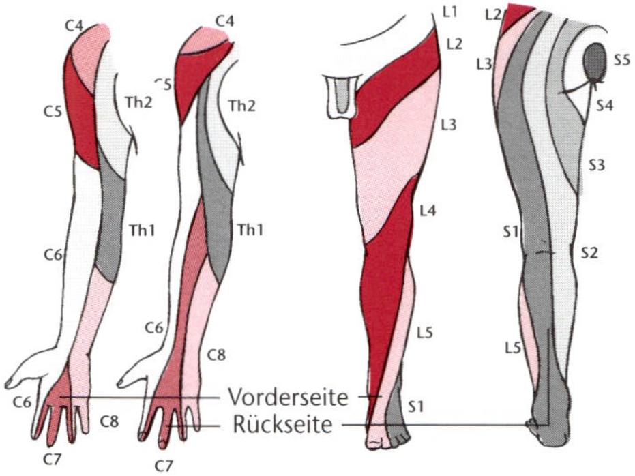